# 脉理探邃

杨洪明　杨绍戊　编著

中医古籍出版社

责任编辑　伊广谦
封面设计　于天水

图书在版编目（CIP）数据

脉理探邃/杨洪明，杨绍戊著. -北京：中医古籍出版社，2007.7
ISBN 7-80174-471-3

Ⅰ. 脉...　Ⅱ. ①杨...②杨...　Ⅲ. 脉诊-研究　Ⅳ. R241.2

中国版本图书馆 CIP 数据核字（2006）第 120580 号

脉理探邃
杨洪明　杨绍戊　原著

---

中医古籍出版社出版发行
（北京东直门内南小街 16 号　100700）
全国各地新华书店经销
北京财经印刷厂印刷
787×1092 毫米　16 开　32.5 印张　808 千字
2007 年 7 月第 1 版　2007 年 7 月第 1 次印刷
印数：0001~3500 册
ISBN 7-80174-471-3/R·466
定价：58.00 元

深研岐黄脉理通，

探邃窥奥贵在精。

心领神会三指妙，

临证合参任驰骋。

谨以此书献给热爱祖国医学的读者及耕耘者

# 内容提要

本书是在中医传统脉学基础上，汇集研究之大成，探索脉理之深邃秘奥。全书共11章。1~8章阐述脉学源流、脉学整体观，对脉中胃、神、根在生命活动中的意义、作用、表现，作了生动描述，对气口与人迎、寸口脉的寸关尺三部的命名、定位、长度等的演变过程，进行了考证，并对诊断标准以及临床体验进行探讨。关于寸口脉的寸关尺分候脏腑中，对历代医家所持不同观点进行论述，并提出《内经》里的分候法是论诊尺肤与寸口脉三部分诊的相参之法，它为以后寸口三部配合脏腑的应用奠定了基础，起到了承上启下的作用。并对历代医家寸关尺分候脏腑及依据进行考证与论述。正常脉象的形成与产生脉动因素以及脉搏的调节、变化因素，对波形、诊脉部位与要求，以及病理脉象，在脉证结合诊断疾病的应用方面，都做了详细说明。9~11章详细介绍脉象与病证的关系。第九章单脉与病证，是本书的重点，在“辨脉纲目”统领下，详细列叙28部脉象的定义、形态、诊法、特点、主证、主病、脉理、案例、鉴别、歌诀、注释、结语等，许多内容在历代医家总结基础上，有所创新和发展。另外，在合脉、怪脉与病证章节中，对判断主证、并发症、危重病及预后方面，也都有较详细论述。因此，本书可供中医、西医、中西医结合工作者及在医学院校的学生、研究生和教学人员学习、研究时参考，并有一定指导作用。

# 自序一

脉诊是中医入门的阶梯，是一门精深、玄妙、奥秘的医学科学，如果能够掌握它，就走进了祖国医学的殿堂；否则，祖国医学的大门将很难开启，无法寻觅到那无价的宝藏。

脉是什么？脉是血管，是血液运行的通路。那么，脉诊又究竟是什么呢？脉诊又有什么意义和价值呢？脉诊是我们人类的祖先——黄帝与臣子岐伯及民间医生扁鹊等共同创造的，历经上千年的实践，它从人体外在的一个部位到数个部位的动脉搏动点处，观察其位置、形态、幅度、节律、频率、力势及部位之间的变化，寻找病源、推断病证，侦察周身和脏腑组织器官的情况，洞彻人体内外环境的规律。因此，脉诊也可称谓脉象，即脉波的形象，它是气血在脉管中运行变化时所反映的现象。

目前医学科学的发展，还不能了解人体的全部。当我们提出脉象这一学说的时候，有的人认为，现代医学科学的发展，已经有了化验、影像、B 超、CT、激光、磁共振、多普勒、电子镜等多种现代化检测仪器，再采用古老的诊脉手段，不是太落后了吗？我们认为不然，科学技术再发展，也离不开人的控制，脉诊这种特殊诊断方法及其价值，就目前看，在一定程度上，是无法用仪器代替的，即使现在已经研制出“电子脉象仪”，仍然不能完全替代人的手指，脉诊到今天还是没有研究透的谜。

有些人从未接触过中医，又不了解脉诊是啥，就说它不科学，这也太不公平了。如果脉象没有博大的精髓内涵所在，也就失去它存在的价值与临床意义，岂不早被历史淘汰了吗？如果中医看病不诊脉，如何找到最切合病情的依据，岂不象断了线的风筝，盲人骑瞎驴那样，出现诊断治疗上的失误！如果主观上固有的偏见不放弃，如何能够把脉诊继承下来，不去实践掌握它，岂不还是“心中了了，指下难明”吗？如果是这样，那么，我们无法找到这一疾病的原因，给予针对性治疗，就不能根除这一疾病，即便治疗方法有效，也可能是短暂的、浮浅的，甚至是片面的，特别是一些难以消除的慢性或者急性疾病治疗后留下那久不愈合的伤痛。如果我们能及早换一种思考方法，采用中医或中西医结合，选择脉诊这一途径为突破口，重新认识这一疾病的病因病机所表现出的症状，也许会得到更加合理的治疗。

脉诊的研究，目前尚停留在某一个阶段。当这一事物被认识了才去实验、证明它，还是远远不够的。对于脉诊这一古老学说，今后还需要发展，只有摒弃偏见，解除困惑，消除畏难情绪，正确看待，熟练掌握，才会进一步提高它的地位与作用，认识到它的真正价值，在医疗技术上产生一个新的飞跃，取得更加辉煌的成就。

脉诊已经给人类健康带来极大的益处，给医者提供疾病发生发展变化的丰富信息，根据人体阴阳、脏腑、气血的盛衰，合理选择有效药物，指明了正确方向。

脉诊是一种方便、简易、有效的诊疗方法，学会运用它，就能及时了解人体生理病理内在变化，尽快采取预防和治疗措施，避免头痛治头、脚病医脚的弊端。同时，从脉象诊法中，进一步看到祖国医学的整体观念，辨证施治，战胜疾病，发挥出的巨大威力。

杨绍戊
2007.7

# 自序二

脉诊是祖国医学最具特色的一项诊断方法，是中医辨证施治、整体观念的重要组成部分。早在《黄帝内经》成书以前，便有了脉法的记载，同时在《内经》、《难经》、《伤寒论》、《金匮要略》及历代的一些医籍中，也都有脉法的论述。经历数千年的医疗实践，历朝历代医家传承下来，不断总结、充实、提高，逐渐形成一套完整脉学体系，成为望、闻、问、切四诊中重要的病因病理、诊断治疗的信息来源，它和整个中医体系一样，含有一定的科学价值和十分准确的检测数据。因此，历尽沧桑，经久不衰。

脉诊作为特有的检测手段和方法，随着中国传统医学的振兴，今后对脉学的发掘与研究，提高治疗水平，必将对医学的发展起到巨大的推进作用，并产生深远的影响。

20世纪中期，我们已开始收集散落在民间的一些有关脉学的手抄本、专著，古医书中的脉法。这些，对编写此书给予了极大的帮助与启示，并起到了重要的参考作用。当我们看到一些初学者，医药院校的学生及医务人员，还在沿袭以往传统的脉法内容，学习并应用这些方法诊治疾病，有的仍然背诵明代《濒湖脉学》定义、相类、主病诗时，我们的心被震撼了！深深感到，传统的脉学需要发展了，因为在许多方面，它不规范、不系统、不完整，还存在不少糟粕，甚至有一些错误的东西，至今还停留在过去那个古老的年代，脉学不发展，怎么可能赶上历史前进的脚步，为今天的医疗服务？我们忧患于此，于是在上世纪70年代初，开始酝酿编写此书，并时刻关注国内外医药学术期刊中登载的有关脉学内容，从中不断获取新的资源与养分，并通过多年的中医教学、临床工作，以及对脉学的研究，编成本书。

上半部分是脉学的基础理论部分，结合教学的理论思路，参阅历代医家对脉法的见解与认识，把脉学发展演变历史过程中的一些片段，一点一滴地收集、整理，梳理出脉学源流。同时把中医学整体观中阴阳、五行、脏腑、气血津液、经络、病因、病理、四诊、八纲、病证、药物、治则等内容，与脉象贯穿起来，引经据典，整体组合，分章分节，系统阐述。其中有四部经典的经文，名家名言，博览引证，深入延伸，这样做，有证可考，有理可依，有据可查。

下半部分主要是脉学在临证诊断疾病方面的具体应用，结合临床实际，将脉诊获取的信息，与其他诊察方法结合起来，互相穿插、印证。例如现代医学仪器的心电图、血流图、脉象图的检查发现与结论，与脉象的形态变化结合起来，共同分析病情，以这种思维逻辑去判断治疗疾病，更加确切有效。这样不断进行侦察，对每一种疾病辨证治疗，便可达到“数之可十，推之可百，数之可千，推之可万，万之大，不可胜数”（《素问·阴阳离合论》）的作用，在治疗上便掌握了主动权。单凭现代科学仪器的检测，还达不到这种理想的效果。

本书中的单脉与病证、合脉与病证，是本书的重点。在“单脉与病证”章节里，将传统28部脉，分别按纲统脉，每一部脉中都列有小标题加以详细论述、评价、注释、总结。其中“歌诀”按七言诗歌形式写成，概括地将一部脉主要内容压缩进去。每首七言八句，56字组成。1~2句描绘脉象定义、特点与诊法。3~4句确定脉象主证，并根据脉的“太过与不及”、“有力与无力”区别疾病的寒热虚实、表里阴阳等。5~8句将寸关尺六部脉主证分列出来，其中也包括病因病理在内。诗句押韵，便于习诵。对初学者和临床工作者，达到应用与借鉴的目的。这一尝试，力图将前贤众多歌括诗赋，进一步完善，加以提高，推陈出新。

在编辑本书中，我们也看到近半个世纪的沧桑巨变。国内外众多学者、科研人员，从现代中医脉象诊断学的角度出发，开展不少有益的研究工作，在客观化方面，突破传统模式，从理论研究，到动物实验阶段，从临床各个领域的应用，到研究出现代脉象仪，他们都付出了艰辛努力，为脉象学的发展注进了活力。为此，我们也收集到了这方面资料，汇集了一些学者的研究成果，充实到本书一些章节中去，目的是将这些成果，更加广泛地利用起来，使脉学不断发展下去。

本书研究了当今脉学的理念与方法，并以此作为今后发展的新起点。所以，本书是医务工作者、生命科学、生物医学、图象信息等人员的参考书，亦可作为大中专学生、研究生的学习参考，或供医学爱好者、关注健康保健者选读。

作者从事中医临床、教学、科研多年，在学校及上级有关部门领导下，特别是在脉象学研究过程中，许多文章在书刊公开发表，得到老一辈中医专家的认可与指导，学校、医院、教研室全体同仁的支持，校刊、图书馆、医学资料编辑部提供资料，以及出版社鼎力相助，才使本书得以完成与出版，在此一并致谢。尽管如此，由于水平有限，错误难免，敬请专家、学者、读者及同仁赐教指正。

杨洪明

2007.7

# 前　言

中医脉学，在数千年的中国医药学发展的历史长河中，占有重要的一席。历代名医，皆精通于脉学，并多有脉书传世。他们通过长期医疗实践，累积了丰富的经验，各自形成了独特的诊脉技法和理论体系。如何将这些宝贵的脉法经验传承下来，为今天的人类健康服务，是摆在我们面前光荣而神圣的使命。为了继承前贤医家留下的经验与技法，我们通过学习、研究、总结，及多年临床实践，得到一定的验证与启示。在此基础上，开始进行整理，去伪存真，去其糟粕，吸取精华，将这些古老的脉法，以崭新的面貌，奉献给广大读者和医务人员，以达到推陈出新、开拓进取、发扬光大的目的。多年来，我们深入研究古典医籍里的脉法，探讨历代医家众多脉书的精髓所在，编写此书。就本书特点，扼要说明如下。

1. 就中医脉象学发展演变过程中一些主要人物的事迹与著作内容，按历史朝代的先后，论述脉学源流，较之古今脉书更为系统、完善、丰富。对历史上有关脉学起源的传说，如黄帝与岐伯、扁鹊与弟子，经考证及史料佐证，作出了较为确切的回答。脉象图形，从最初模式图发展到现代脉象仪的诞生；从脉象最初分纲、归类、简化的过程，到最后统一的概括，使读者有了更直接、更全面的了解。

2. 将脉象与人体的阴阳、脏腑、经络、气血津液、内外环境、疾病证候等诸多因素串联起来，以人体整体观念来看脉象，更有其鲜明特点、重要作用、广泛意义。然后分节详述，务求条理清楚、内容翔实，以提高读者对整体观念的认识能力。

3. 寸口脉中寸关尺的命名、定位、长度的划分，经过艰苦考证，力求分析确凿，认识充分，论述符合历史发展规律。在《难经·二难》寸关尺的长度划分中，提出关脉占距一分之长，寸、尺各距九分之说；撰写的"'尺寸终始一寸九分'辨析"、"寸口脉中寸关尺定位考"、"寸口脉中寸关尺长度考"等，对历史上诸多医家关于关脉定位长度之争，做出了明确答辩。

4. 寸口脉配合脏腑章节中，对古典医籍与诸多医家分配脏腑依据进行探讨分析，提出自己见解。

5. 古代候脉"五十动"诊法，历来诸多医家阐述不多，知之者甚少，或者模糊不解。若只按中医之理而论，很难找出令人信服的解释。作者通过对《周易》、《河图》、《洛书》的学习，结合中医五行学说，回答这个问题。

6. 28 种脉象，是中医临床应用最关键的技法，也是四诊合参、辨证施治不可缺少的一环，因此成为众多医家关注的焦点。我们通过学习实践，反复论证，将众多医家描绘各脉的形态特征，汇集整理，找出其中要点，加用按语，进行点评，提出一些自己的看法。对难点、重点、疑点，注释解答，以帮助读者加深对原文的理解。最后根据每一种脉象的特点与内容，压缩组合到一首歌赋中，从而起到执简驭繁的效果。

7. 本书以中西医结合的观点贯穿全书。每一章节，将中医和西医对脉学的认识与论述，尽力融合在一起，大胆尝试中西医两方面形式与特点的联系。表现较为突出的部分，如“脉象图形”、“正常脉象”、“脉象与病证”等章节，中西医互相印证，在脉学发展中赋与它新的内涵。

8. 本书95%以上的文字与内容，均以论文形式编著而成，拆开可独立成篇，合则集结成书，章节分明，前后衔接，联成一体。

相信读者阅览过此书后，会感到头脑清新，眼前豁然开朗，真正领悟到祖国医学与现代医学诊法的丰富多彩，魅力所在，了解祖国脉学源远流长的发展轨迹，寻觅博大精深，幽微奥妙的无价之宝，消除昔日对脉法的困惑与不解，克服临床工作中一些畏难失落的情绪，获取诊疗疾病过程中必不可缺少的技法。

杨洪明　杨绍戊

2007. 7

# 目　录

# 第一章 脉学源流

## 第一节 脉史纪略

祖国医学中脉法的起源，一般认为最早创始于黄帝和黄帝时代。据史料所载，远古时期，已有伏羲、神农、黄帝、岐伯、鬼臾区、扁鹊、俞跗等论脉之说。到公元前8世纪至公元前1世纪的春秋战国时代，便把脉法记入史册。自此以后，脉法在漫长的历史时期，通过诸多医家的观察认识，充实提高，积累经验，著成种属繁多的脉学书籍。据统计，古今脉学专著约有190～220余种之多。[1,2,3]这些丰富的脉学文献，是构成中国医药学伟大宝库的一部分。近40余年来，国内各地发表的脉学论文约有500余篇，国外发表论文也不下数百篇。特别是日人对脉学的研究，进展更为深入迅速。据中国中医科学院图书情报研究所统计，仅1974～1984年间，国外脉学论文（日文）有24～82篇。这对于指导脉法学习与临床医疗，有着十分的重要意义和价值。

1. **远古时期——脉法起源**（50万年～公元前8世纪）

远古时期，人类为了生存，在与自然灾害、猛兽、疾病作斗争的过程中，开始了保健和医疗活动。从出土的甲骨文可知，远在殷商时代就有除害灭病的记录。从伏羲氏制九针到著成《黄帝针灸》，中国医学有了详细记载。晋·皇甫谧说："伏羲氏……画八卦……乃尝味百药而制九针，以拯夭枉焉。"到了黄帝时代（公元前27～26世纪），开始用麻织布，用玉（坚石）作兵器，造舟车弓矢，染五色衣裳，螺祖养蚕，仓颉造文字，大桡作甲子，伶伦作乐器，与岐伯论脉法，于是从虞至晋代，祭祀黄帝，尊黄帝为始祖，一切文物制度创立推源于黄帝。在医学中，古代医家也都尊黄帝及其臣岐伯为医学师祖，并把脉法的发明归属于黄帝，后世医家一直也是这个看法。如唐·杨玄操说："脉法始于黄帝。"清·吴谦说："脉法倡自岐黄。"（《医宗金鉴》）清·周学霆说："轩辕……使岐伯取气口作脉，以候人之动气。"（《三指禅》）Bedford. D. E氏说："根据传说，中国古代的脉学创始于黄帝。"[4]历代诸家指出，脉法是远古时代黄帝创造，当时并著有《黄帝脉诀》、《黄帝脉经》。据日人·丹波元胤《中国医籍考》著录："《黄帝脉诀》：《崇文总目》一卷，佚"，"《黄帝脉经》：《宋志》一卷（《读书后志》作三卷），佚。"虽然以上著作已佚，仍能说明脉学在黄帝时代已有专书典籍。现存《黄帝内经》一书中，也时见引用其中文献。如《素问·示从容论》："雷公曰：臣请诵《脉经·上下篇》，甚众多矣。"《脉经·上下篇》是上古之脉书（见《中国医学大辞典》），即《黄帝脉经》。《内经》是西汉上至春秋战国时代的书，但它保留上古时期的医学内容。《内经》中关于脉法的记载，有文字可考的就有21篇，如《五色》、《脉变》、《揆度》、《奇恒》、《九针》、《上经》、《下经》等，可作为《黄帝内经》之前就已存在远古医学文献的佐证。[5]这些众多的脉法，不单由黄帝与岐伯、雷公所创造，还应包括其他一些医家和著作在内，如《扁鹊脉经》、《扁鹊脉髓》、《素女脉诀》等。《扁鹊脉经》与《扁鹊脉髓》[6]，相传是由远古时期扁鹊所著。扁鹊乃轩辕时人（见《中国医学大辞典》），他不但医疗活动年代很早，而且还是一位精通医术和脉法的传奇式人物。他生活在民间，长期为民众诊疗疾病，受到人们广泛的传颂爱戴。扁鹊传著脉书，《中国医籍考》："《扁鹊脉经》:《宋志》一卷，佚"，"《扁鹊脉髓》:《菉竹堂书目》，未见。"从史料学角度佐证，在远古黄帝时代，确已有了名叫扁鹊的民间医家，并著有脉书及名号流传于世。关于《素女脉诀》，见《礼记·曲礼下》注疏中，贾公彦曰："三世者，一曰《黄帝针灸》，二曰《神农本草》，三曰《素女脉诀》，又曰《夫子脉诀》，若不习此三世之书，不得服食其药。"（《礼记正义》）《素女脉诀》也可能是从远古流传下来的脉书。1974年，从马王堆三号汉墓发掘出土帛书《足臂十一脉灸经》、《阴阳十一脉灸经》、《脉法》等内容看，是否从远古时期传留下来的[7]，未有定论，但就《脉法》等书只用砭石和灸法，不谈针法，说明其年代较《内经》更古。[8]远古时代，留传下来有关医术和脉法的资料不多，有关黄帝、岐伯、扁鹊、素女等人脉法与医籍的记载，只不过是原始社会一些历史阶段的代表，所形成的几种脉法流派，反映出人类医学活动和脉法起始的史实。

2. **春秋战国——脉法流传**（公元前8世纪~3世纪）

春秋战国时期（公元前722年~前481年），历史上出现大变革，社会经济形态由奴隶制过渡到封建制，政治、经济、文化都迅猛发展。远古时期黄帝和扁鹊等人的脉法流传下来，并在临床得到普遍应用。统治阶层的医政机构有了太医令，民间出现众多号称扁鹊的医家。最后一位号称扁鹊的医者倒在嫉贤妒能的秦太医令李醯刀下的时候，正值战国末期[6]，说明当时这两种医学派系之间存在矛盾和斗争。这期间，医学理论开始形成，《周礼·天官》载有"五色诊"。《周礼》说："以五气、五声、五色视其死生，两之以九窍之变，参（切）之以九脏之动。"后世所谓"四诊"之法，这时都已具备了。[9]民间号称扁鹊的医家，皆精通脉法。故司马迁《史记》载："今天下言脉者，由扁鹊也。"当时著名医学家秦越人（号称扁鹊）即是以切脉著名的。[10]"切脉"，当时也称"摩脉"、"抚脉"、"切循"。[11]"切脉"二字首见《史记》。刘安《淮南子·泰族训》中说："所以贵扁鹊者，非贵其随病而调药，贵其摩息脉血而知病之所由生也。"桓宽《盐铁论·轻重篇》说："扁鹊抚脉息而知病之所由生，阳气盛则损乏而调其阴，阴气盛则损乏而调其阳。""切循"即"抚循"之义，可作"切脉"讲。当时扁鹊切脉，可诊出病源、病灶、预后，为后世脉学的运用，开辟了先河。当时在著名医籍《黄帝内经》一书中，也记载众多的脉法，其中有：

2.1 十二经脉诊法 《灵枢·经脉篇》曰："脉之卒然动者，皆邪气居之。"在叙述每条经的起止、走向以后，都有"是动则病……"的字样。

2.2 三部九候诊法 《素问·三部九候论》曰："故人有三部，部有三候，以决死生，以处百病，以调虚实，而除邪疾……，地以候口齿之气，人以候耳目之气。"这是以头部诊两额、两颊、耳前等动脉，手部诊太阴、阳明、少阴等动脉，足部诊厥阴、少阴、太阴，也是一种循经诊法。

2.3 人迎气口合诊法 《灵枢·终始篇》说："持其脉寸口人迎，以知阴阳有余不足。"这是用一手按寸口，一手按人迎，以此比较二者脉搏形态，作为诊断疾病之法。同时《灵枢经》的"禁服篇"、"终始篇"、"四时气篇"等均有详述。

2.4 气口尺肤合诊法 主要诊察气口和尺泽部动脉与循按鱼际至肘的皮肤相合之法，以观察脉搏的形态和皮肤颜色的粗柔。《素问·平人气象论篇》曰："人一呼脉三动，一吸脉三动而躁，尺热曰病温，尺不热脉滑，曰病风，脉涩曰痹。"《灵枢·邪气脏腑病形篇》、《素问·脉要精微论篇》亦有此内容。

2.5 寸口脉诊法 当时仅是以四时脉形与脏腑相搭配为主的脉法。《素问·五脏别论》说："五脏六腑之气味，皆出于胃，变见于气口。""春弦、夏洪、秋毛、冬石。"《素问·玉机真脏论篇》亦有类似之处。经文中的气口即寸口诊法。"寸"，是指寸口部位的脉，不是寸口三部脉之寸部。"尺"，是指皮肤或尺肤，不是寸口三部脉之尺部。经文中几处写尺脉的，应指此意。

2.6 人迎单诊法 《素问·病能论篇》曰："……人迎者胃脉也。""胃脉"与"人迎"脉是否是一脉，古今医家尚有争议，但据经文原句，唐·王冰注谓："胃脉循喉咙而入缺盆，故云人迎者胃脉也。"清·高士宗认为："申明人迎者，乃结喉两旁之胃脉也。"近人徐兴泽[12]认为此属"人迎单诊法"，说明《内经》有此诊法。《黄帝内经》是由无数医家共同创编的（包括东汉及唐人所补），然其内容，是反映春秋战国时期或春秋战国以前的医学成就，大多数为黄帝、扁鹊等人流传下来的医迹，其切脉法也主要是黄帝和扁鹊两种流派组成的。近人尚启东[13]认为："《内经》切法，就是扁鹊切法，而且《内经》乃是由西汉上至春秋时，扁鹊一派人的总著作"。范行准则说："根据《黄帝内经》有关脉法的文字看来，大部分是不属于扁鹊脉法系统的，可能属于晚出的黄帝脉法系统之内的脉学。"日人·凡山昌郎氏[14]则把《内经》中"十二经脉诊"、"三部九候诊"、"人迎脉诊"归类为"黄帝式"，而"尺诊"、"尺寸诊"、"尺关寸诊"，归类为"扁鹊式"。这是凡山昌朗氏依据脉诊的发展过程进行分类的，难以使人置信，也并无多大意义。1974 年春，从长沙附近的马王堆汉墓出土的医学资料看，其中有《足臂十一脉灸经》、《阴阳十一脉灸经》两种，文中除个别字句外，两者很相同。其中"脉"字，一写为"脈"，一写为"温"，均从目字。内容按照先阳脉后阴脉的顺序排列，每节脉先记该脉循行径路，次记该脉"是动"及"所产"两类病候（这与《灵枢·经脉篇》叙述每条经的起止、走向以后，又都有"是动则病……"，字样雷同），其中在足少阴脉之后还特别记明灸法及调摄事项，这与《史记·扁鹊仓公列传》记载扁鹊与弟子用灸法治病相似。还有一种《脉法》，是医家传授弟子应用灸法和砭法的书，"脉法"与《内经》以后历代诊脉法不同，而是通过灸法，呈现脉的感传现象来达到治疗效果，以及用砭法治痈肿的古医书。这与《史记·扁鹊传》所载扁鹊治赵太子暴疾尸蹶之病，"扁鹊乃使弟子子阳厉鍼砭石，以取外三阳五会。有间太子苏，乃使子豹为五分之熨，以八减之齐和煮之，以更熨两胁下"内容颇相吻合。这些脉法资料多半可能是抄录《黄帝内经》成书以前的早期作品和扁鹊实践经验的总结。再考《史记·扁鹊仓公列传》与《黄帝内经》所载脉名及数量，也都基本相同，如大、小、滑、涩、浮、沉、迟、数、紧、坚、散、弦、长、弱、实、代、短。《内经·素问》还有急、缓、细、虚、横、喘、石、营、钩、毛等。《史记·扁鹊仓公列传》另有疾、躁、小、徐、顺、清、番阴、番阳、平、鼓等。自《内经》出后，一直为古今医家所推崇，在脉法上也为后世的脉学发展奠定了基础。

### 3. 秦汉时代——脉法变革（公元前221年～公元220年）

公元前221年，秦始皇建立了统一的多民族的封建专制主义国家，进行了一系列的改革，统一全国文字和度量衡，推动了生产力和科学文化及医学的发展。到了汉代（公元前206年～公元184年），诊察疾病以切脉为主，用切脉可测知病因病机、疾病转归，确定治则，判断预后，跃登四诊之首。如司马迁《史记·仓公传》载有“意治病人，必先切其脉乃治之。败逆者，不可治；其顺者，乃治之。心不精脉，所期死生，视可治，时时失之，臣意不能全也”。仓公名淳于意（公元前216～前150年），临菑（山东临淄）人，曾作过齐国的太仓长，人称仓公。幼喜医术，受师菑川唐里公孙光，后公孙光又荐到公乘阳庆门下。“庆有古先道遗黄帝扁鹊之脉书五色诊病”（《史记·仓公传》），传授给意，“臣意……谒受其脉书，上下经，五色诊，奇咳术，揆度阴阳外变，药论石神，接阴阳禁书”。淳于意继承了黄帝、扁鹊学术思想，诊病很注意切脉和望色，由此精通脉理，医术高超。从《史记·仓公传》载意治病25例医案中，便可窥见一般。如“知济北王病者，臣意切其脉时，风气也，心脉浊，病法过入其阳，阳气尽而阴气入，阴气入张，则寒气上而热气下，故胸满；汗出伏地者，切其脉气阴，阴气者，病必入中，出及瀺水也。”（《仓公列传》45）在25例“诊籍”中，有10例是据脉断定生死的。

西汉初期，在切脉部位上，仍取十二经脉为主的遍诊法，但也重视寸口诊法。据易纬通卦验记载，有手足三阴三阳十二经脉，从脉的盛虚，可测知应生何种疾病。《史记·仓公列传》记有“少阳初代”、“弦出右口”、“右脉气口至小紧”，可见仓公切脉也是以十二经、三部九候、寸口诊等为主。西汉哀平时（公元前5年至公元前6年），诊脉仍是取十二经脉[13]，说明遍诊法是公元前5世纪以至公元1世纪左右的通行方法。[10]到了东汉时期，自《难经》问世后，诊脉采用专取两手掌后的动脉了。如《难经》开首即指出：“十二经中皆有动脉，独取寸口以决五脏六腑死生吉凶之法……寸口者，脉之大会，手太阴之动脉也。”并明确将《内经》的三部九候法解释为气口部位的寸、关、尺三部，每部又分浮、中、沉三候。这种诊法，专取两手掌后动脉作为寸关尺之脉位，成为后世沿用至今的一种主要切脉法。

《难经》脉法是在《内经》脉法基础上发展起来的，其中1～22难论脉。《难经》的问答，绝大部分都引用《内经》原文，或将原文加以综合。有的与《内经》相同，如《难经·十三难》强调诊脉、察色、检查尺肤等必须结合，与《内经》参合色脉的精神相类似。同时《难经》有着自己独创特点，它把《内经》众多诊法发展为独取寸口法，这种方法，易于分部定位和区别脉形，为医家、患者所能接受。此法根源与经络学说的产生与运用是分不开的，并指出这是脉学发展的趋势。

《难经》有些论脉条文，比《内经》更明确具体，如《难经·第九难》以迟为在脏，数为在腑等，较《灵枢·胀论》“阴为藏，阳为腑”及《素问·平人气象论》、《素问·太阴阳明论》所叙为详。有些内容《内经》则无，或虽有而不及《难经》突出。如《难经·第五难》以菽数多少定五脏脉位，是一种实验性的指法，为《内经》所无。特别是独取寸口，这种提法的鲜明性是《内经》所不及的。另外，东汉初年，四川名医涪翁

（公元25～57年）医术高明，著有《针经》和《诊脉法》传世，程高、郭玉继承之。他们运用脉法诊病的事迹在《后汉书》、晋·《华阳国志》、《先贤士女总览》、清·《后汉书补注》、《新都县志》等，均有记载。

东汉末年，张仲景（公元150～219年），继承了《内经》、《难经》的学术思想，总结2世纪以前的实践经验，确立了“辨证施治”的原则，创造了脉证结合的先例，写成《伤寒杂病论》十六卷。他在自序中说：“撰用《素问》、《九卷》、《八十一难》……为《伤寒杂病论》，合十六卷。”在此书中，切脉采用寸口、趺阳、人迎三部并诊。这是在《内经》、《难经》基础上，结合自己实践总结出来的三部诊法，但并不同于《内经》的遍诊法。其中对寸口脉记叙尤多而详，趺阳居中，人迎较少。对一般外感疾病，通篇概言诊取寸口。若积聚、结胸等上下阻隔的疾病，则用寸口分寸、关、尺三部候之。久病杂病，或病入于胃，则寸口、趺阳并举，并参以声色形态。病在肾及妇人病，多诊足少阴。例如《金匮要略·水气篇》曰：“寸口脉浮而迟……趺阳脉浮而数。”这时期，医家诊脉独取寸口十分盛行，遍诊法几乎废除了。仲景深感于此，提出了“观今之医……按寸不及尺，握手不及足；人迎、趺阳三部不参，动数发息不满五十……所谓管窥而已。”（《伤寒论》自序）但观张氏对当时医家的批评，正反映遍诊法已演变为独取寸口了。公元1世纪时已开始转变，提倡独取寸口，2世纪时已相习成风。[15]同时，寸口脉中已分寸、关、尺三部诊候疾病，在临床得到广泛应用。《伤寒论》、《金匮要略》中有多条是言及寸关尺分部应用的，如《伤寒论》246条有“太阳病，寸缓关浮尺弱”，《金匮要略·血痹虚劳病》篇有“血痹阴阳俱微，寸口关上微，尺中小紧”。仲景运用寸口脉中寸关尺的不同变化而诊治全身疾病，给后世脉学的运用与发展，起到了承前启后的作用。

#### 4. 魏晋隋唐——脉学专著（220～960年）

公元184年一次农民大起义，结束了东汉统治，形成了魏、蜀汉、吴三国分立的局面，这个局面维持到公元264年才结束。其间有一位杰出医家——华佗（公元141～208年），字元化，沛国谯（今安徽亳县）人，在外科手术中首先使用麻醉剂，在脉学上也有很大贡献。相传生平著作很多，《隋书·经籍志》载有《华佗观形察色并三部脉经》一卷（佚）。据《中国医籍考》：“按《脉经》引，有《华佗察声色要诀》，或此书之遗也。”《中藏经》（系后人托名）上卷论有“脏腑虚实寒热生死顺逆脉证之法”等篇，很合古法，书中保存有古代医学文献。

公元265年，西晋结束了三国鼎立局面，统一了中国。公元317年，迁都建康（今南京），建立东晋。这时期，南方相对稳定，长江流域形成文化中心，造纸写书代替了竹简，便利医书的编纂。公元3世纪前半期[9]，王叔和（201～280年）名熙，山阳高平（今山东邹县西南[16]）人，曾先后仕魏、西晋的太医令。[17]他整理了张仲景《伤寒杂病论》后，又汇集了前代脉学著述片段，结合自己实践经验和当代脉学资料，于三国早中期（220～255年），著成《脉经》十卷[18]，这是我国流传下来最早的一部脉学专著。全书共十万一千余字，分为十卷九十八篇，对阴阳、三部九候、人迎气口、十二经络，三焦六腑病变，阐述详明，使脉学理论进一步系统和专门化。据他自序说：“撰集岐伯以来，逮于华佗，经论要诀，合为十卷。百病根原，各以类例相从，声色证候，靡不该备。”是一部旁征博引，搜集全面，总结性很强的典籍。书中分列24脉，确立标准，首次系统描述各脉形态及指感，陈列八组相类脉象，区别对照，不致混淆。肯定《难经》独取寸口脉的主张，赞同寸口分寸关尺三部及分配脏腑的观点。明确把左寸配心与小肠，关配肝胆，尺部配肾与膀胱；右寸配肺与大肠，关配脾胃，尺部配肾与三焦。为了便于应用，每部脉又分阴阳，阴脉主脏，阳脉主腑。书中申明脉理，以脉理综合人的生理病理及证候，分析判断病情，做出治则，进行治疗。如："寸口脉芤吐血，微芤者衄血，空虚血去故也。宜服竹皮汤、黄芪汤，灸膻中。"体现了脉证合参，辨证施治，高度统一性。并在尸厥、霍乱、中风、血痹、妇儿诸多杂病脉证和论治，以及辨别脉的阴阳、顺逆、虚实、生死方面，都有独到见解。王氏《脉经》，也是在《内经》、《难经》及扁鹊、华佗、张仲景诸家脉学文献基础上编纂著成的。其中1~6卷多出《素问》、《灵枢》、《难经》、扁鹊之语。如《脉经·卷五》有"扁鹊阴阳脉法第二"、"扁鹊脉法第三"、"扁鹊华佗察声色要诀第四"等，7卷多出自《伤寒论》；8~9卷多选自《金匮》。据统计，56%文字与《素问》、《灵枢》、《难经》、《伤寒论》、《金匮要略》一致。[19]《脉经》历来受到人们的重视，为魏晋时期脉学之大成。它保存了三国以前一部分有关脉学资料，并充实一些新内容，具有一定价值和意义，对世界医学也产生了很大影响。《脉经》出后，医家诊脉，多取寸口，遍诊法不再被采用，或很少应用了。诸家公认"寸口为脉之大会"，可诊察全身疾病，这虽与封建礼教有关，同时与脉学理论的发展是分不开的。至于"左手关前为人迎，右手关前为寸口"，把遍诊法的"人迎"配入寸口脉左关前一分处，是三国时吴太医吕广（公元250）注《难经》时说的，使后世部分医家对切脉部位和名称产生混淆，出现一些误解，但后来相承无人。据《中国医学大辞典》，王叔和还著有《脉赋》一卷。另外，晋代皇甫谧著有《脉诀》。（见杨玄操《八十一难经注》）

南北朝时代，纷乱了300年，其间脉书有存有毁。仅据《中国医籍考》所录，《脉经》就有三种：黄公兴撰六卷（佚），秦承祖著六卷（佚），康普恩著十卷（佚），但都没有流传下来。公元581年，隋结束了南北朝的对峙，建立了统一的多民族国家。其间也出现了不少脉书，据《隋志》记载，有《脉经略》、《脉生死要说》、《亡名氏三部四时五脏辨诊色决事脉》、《亡名氏脉经》、《脉经》等十余种，但都已亡佚。（见《中国医籍考》）目前只有巢元方等人编写的《诸病源候论》（公元610年）保留下来了，书中载列有较详脉诊内容。

到了唐代（618~907年），医学兴盛，其著作以综合性论述为多，脉学专著较少。652年前后，孙思邈（581~682年）编撰了《备急千金要方》三十卷，其中卷二十八为脉诊，内容有平脉和五脏脉，各脉形态及五脏脉所属，脉象主病及寸关尺分诊主病法、诊病察脉生死等。所论之脉，仍是唐及东汉医论观点，其中包括《内经》、《难经》、《伤寒论》及扁鹊之所属。同时，书中增补儿科脉法。据近代馆藏图书目录[20]记载：孙思邈还有《千金方平脉篇》等，这一些对后世的脉学发展都起到一定的推动作用。另据《中国医籍考》载有甄权《脉经》一卷，王子颙《脉经》二卷，杜光庭《了澄歌》一卷，均已亡佚。

公元6世纪，我国的脉学传到朝鲜、日本、阿拉伯、印度等国。如唐僧义净于671~695年在印度宣讲过切脉法。808年，日本医家编著《大同类聚方》100卷，其中很大一部分内容是以《素问》、《黄帝针经》、《脉经》等书为蓝本。公元10世纪前，脉学传入阿拉伯国家，阿维森纳（Avicenna，980~1037）的《医典》中有这方面详细记载，其中许多脉学内容是选录《脉经》资料，对阿拉伯医学的发展，产生一定影响。

### 5. 宋金元朝——脉学编纂（960～1368年）

公元960年，宋王朝统一了自唐末农民起义失败后引起的五代十国的混乱局面。其间医学发展取得新成就，首先医学教育变革，开办“太医局”，招收学生入馆学习《素问》、《难经》、《伤寒论》、《脉经》等医学经典课程。考试科目增设脉义，试验察脉，在脉学发展史上，承前启后开辟了崭新的一页。临床医学开始重视诊断经验和文献汇集，脉诊独特的诊法，受到格外的重视。这时期高阳生编而署名王叔和撰的《脉诀》大为流行，出现“《脉诀》出而《脉经》隐”现象。高阳生相传为六朝人[21,22]（见《脉诀刊误》序），亦有医家谓出五代。明《脉诀汇辨·高阳生考》曰：“河东王世相曰：五代高阳生著《脉诀》。”《脉诀》未见隋、唐《经籍志》。（见《文献通考》）宋前亦无人引之。李时珍曰：“宋有俗子，杜撰《脉诀》，鄙陋纰缪，医学习诵，以为权舆，逮臻颁白，脉理竟昧。”近代学者多认为“赵宋时人所作”[22][23]。书有五卷[22]，亦曰一卷[21]、三卷、六卷[22]。书中以通俗歌诀形式阐述脉理，联系实践，不少内容是据《脉经》编纂的，其中脉赋为全书总论，概述诊脉部位、四时休旺、辨脉疑似、脉证参合、妇人经产、怪脉等；诊脉候入式歌：概括了三部定位、取脉手法、关分阴阳、脉象分辨等；五脏六腑脉歌：每脏都从藏象说到脉的分辨和主证；脉类：共为七表、八里、九道；两手诊脉歌：分叙两手三部的指法；诊生死顺逆歌：包括动数止代、形证相反、五行相克等；察色观病位歌：从全身总述，亦从五脏分叙；妇人脉歌：叙述妊产的脉候；小儿脉歌：计生死候和外证诸脉；诸杂病脉歌：有伤寒、阴阳毒等病。以上各门歌诀共200余首，为诸脉诀之首。《脉诀》中概括《脉经》主要内容，并且还有独到认识，如“按之不足举有余”、“藏中积冷营中热”句（浮脉诀），是说里阴虚而藏中积冷，故按之不足，表阳盛而营中有热，故举之有余。又“尺部见之风入肺，大肠干涩故难通”句（浮脉诀），是据《脉经·平三关病候并治》篇“尺候腹中”。又据《素问》浮为阳、为风、风阳入肺，传之于腑，大肠燥金之气，故干涩难通。这是以《脉经》24脉可从寸关尺三部分辨病症加以编写的。《脉诀》吸收《脉经》精华，引证《内经》、《难经》之理，编纂成通俗易学之书，是件好事，但也引起后世医家不少非议，认为“词语浅鄙”，“不足深信”。但周学海则曰：“后人虽疑而辨之，卒不似排抵《脉诀》……徒以《脉诀》文词浅鄙，易生轻侮耳。而孰知作者苦心，正在是哉。”（《脉诀刊误·序》）给予中肯评价。近代医家认为《脉诀》是初学者阶梯，入门的捷径。宋代神哲年间（1068～1100），有名医庞安时，字安常，蕲州蕲水人，少时便学《脉诀》，据《宋史》本传说：“独取黄帝、扁鹊之脉书治之。未久，已能通其说，时出新意，辩诘不可屈。”著有《伤寒总病论》、《难经辨》、《主对集》等，对其脉学，经验丰富，提出“察脉之要，莫急于人迎寸口”，主张“定阴阳于喉手，配复溢于尺寸，寓九候以浮沉”，这是《脉经》之后一种独特见解。

宋代有关诊断学及脉学之书，据《中国医籍考》记载有26种。《仲景三十六种脉法图》是许叔微1132年前后撰成。许叔微（1079～1154），字知可，真州人。书中首先用图描绘脉形。并著有《伤寒发微论》二卷，包括22论，其中《论滑脉》说，颇有心得体会。《南阳活人书》是朱肱于1107年著成。朱肱生于11世纪后期至12世纪初，字翼中，号无求子，吴兴人。此书共二十卷，其中第二卷专论脉法，有所谓四脉、四穴、七表、八里等说法。

《四言脉诀》，又名《崔氏脉诀》、《紫虚脉诀》，是崔嘉彦于1189年撰成。书共一卷，是崔氏在《难经》、《脉经》、《脉诀》基础上而有所发挥而成。脉以形态分为26种，逐一加以论述。书中论革、牢二脉，以此最早，实为研究脉学由博而约的开始。以通俗易懂的方式，采用四言歌诀来阐述脉理，便于初学者习诵，这对后世脉学编辑带来很大变化。如《诊家枢要》、《濒湖脉学》都以此为仿本。

《察病指南》，是施发于1241年撰成，共三卷。书中先总论脉法，次辨24脉形象与主病，最后叙述伤寒杂病等21类病症的生死脉法，及妇人病脉、胎脉、小儿病的脉法。同时把脉形绘成脉图33幅，以图示脉，帮助学习理解。这种致力于描绘脉形的尝试早于国外研究600年。法国人马瑞（E·J、Marey）于1860年制成脉波描记器，初步实现了用科学仪器描记脉波图形的愿望。

另外，据宋志记载，还有刘元宾《脉诀机要》三卷、李駉《集解脉诀》二卷、徐裔《指诀》一卷、覃延镐《新集脉色要诀》一卷、张尚容《延灵宝钞》、杨士瀛《脉诀》一卷、黎民寿《决脉精要》一卷等二十余种脉书，有的早已失传了。

金元时代（1127~1367）医学发展形成多种流派，对脉学的发展促进很大。《脉因证治》，旧题为元·朱震亨撰，朱震亨（1281~1358年）字彦修，婺之义乌（浙江金华县）人。此书二卷，介绍各科病症有70篇，详列治病程序为脉诊、病因、证论、治法。作者认为治病应先察知脉象，继当究寻病因，讨论证候，最后确定治法，四者具备，方可施药治病。此书非朱氏原著，係昔人采集《丹溪心法》、《活法机要》、《格致余论》等书的精要而成，犹存朱氏遗绪，故旧题丹溪撰，历来视为学医津梁。朱氏还著有《脉诀指掌病式图说》、《丹溪脉诀》、《丹溪脉法》、《脉诀指掌》等。

《诊家枢要》（一卷），是滑寿于1359年撰成。滑寿（1304~1386年）字伯仁，号撄宁生，原籍许州衮城，后徙仪真，又徙余姚。书中删繁从简，用分类对比之法，把体状相近与相反脉象归纳成浮沉、迟数、虚实洪微、弦紧滑涩、长短、大小等六种类型，并以此为纲，统括三十种脉象，将错综复杂费解之脉，变为形彰易明，言简意赅之义。滑氏还著有《难经本义》，前二十二难有关脉法进行系统注解；《读素问钞》有专论脉象与脏腑、疾病关系的“脉候”、“色脉”专篇；《伤寒例钞》则有“脉例”专卷。此外，还有《滑氏脉诀》一卷（见《浙江通志》书目）、《脉理存真》、《滑氏方脉》等，均已散佚。

《脉诀刊误》，又名《脉诀刊误集解》，是元代戴起宗撰编。戴起宗，字同父，元上元县人。戴氏将高阳生《脉诀》（署名王叔和撰）引证的《内经》、《难经》及张仲景、王叔和、华佗等论脉条文，对其内容，考核辨妄，详细纠正，对每一脉形态、诊法等，进行精详解释，博采众长，论据切实，并录用明人汪机所撰脉法，简明扼要，供初学者习诵。

另外，据考证还有张元素《洁古注叔和脉诀》十卷，张道中《玄白子西原正派脉诀》一卷，刘开《脉诀》一卷，张璧《脉谈》等13种。据近代馆藏图书目录记载，张璧还著有《云岐子七表八里九道脉诀论并治法》。

宋元时期，对外贸易发达，我国脉学也源源不断传至国外。公元1313年，土耳其人将《脉经》译出；波斯医生拉什德·阿尔丁·阿尔哈姆丹尼（Rashida Dina Hamdani）（约1247~1318）用波斯文编写了一部中国医学的百科全书，其中有脉学及王叔和名字，书中附有切脉部位图。

### 6. 明清时代——脉学充实（1368～1840年）

明清时期，封建经济的发展，由此达到最高峰，出现资本主义萌芽状态，医学发展受到极大影响，在宋元医学理论基础上，通过实践创新，逐渐形成一套较为完整系统的理论体系。在诊断上，重视脉证合参，此间有大量脉学的全书、类书和丛书出现，其中仅明代出版的脉学专著即约有60余种。

《图注难经脉诀》，明代张世贤于1501年撰成。张世贤，字天成，号静斋，正德中以名医著，宁波府人。此书是张氏《图注八十一难经》（八卷）和《图注王叔和脉诀》（四卷）二书的合刊本。前者用注文加图解形式注释全书，对理解原文有一定帮助，但注文缺乏精简语句；后者因世所传的伪脉诀用图注说，附方一卷，以脉用药，脉有七表八里九道，而病变化无一定之方，非二十四脉所能概括，故以某脉某方而治病，存有一定局限性，非圆通之说。另外张氏还著有《脉学奇经考》等书。

《濒湖脉学》，李时珍晚年撰成。李时珍（1518～1593）字东璧，号濒湖，湖北蕲州人。此书分两部分：（一）四言诀：是其父李言闻据宋·崔嘉彦《四言举要》删补而成，综述经脉与脉气、诊法与部位、五脏平脉与绝脉、脉纲、形态及主病，杂病脉与妇儿脉等，共2592字，324韵。（二）七言诀：分述27脉的形状，类别及主病，把寸关尺主病附在主病里，均为七言诗句，内容切合实际，易记易读和应用，流传广泛，自此《脉诀》逐废。又撰有诸家考证脉诀之说与所作《奇经八脉考》，附于《本草纲目》后。

《诊家正眼》，李中梓于明代1642年撰成。李中梓，字士材，号念莪，华亭（江苏松江）人。书共二卷，原刻本已散失，今传本系门人尤乘增补的。第一卷为《四言诀》，有脏腑定位、脉形与主病，脉与症、老少妇产脉、十二经与奇经八脉，五脏平、病、死脉及怪脉等，多以《内经》、《难经》之说，语言扼要，纲纪简明。卷二分叙二十八脉，采用四言歌诀形式，述写其体象、主病、兼脉，加以按语，阐发脉理，注释脉义，引证各家学说，论脉辨证。对高阳生《脉诀》李氏提出自己的看法，并附有“脉法总论”一篇，对阴阳变化、脉色合参、尺妇并诊、病症所主，均有心得体会。

《太素脉秘诀》，张太素著，撰年不详。今有董浩重新校订本。此书二卷，内容除诊脉外，宣扬人之智愚贵贱，寿夭穷通，认为均能从脉中反映出来，这种观点是唯心论，是违背科学实际的。此外还有姚濬《脉法正宗》、邢增捷《脉诀删补》、翟良《脉诀汇编》、孙橹《脉经采要》、吴昆《脉语》、吕复《脉绪脉系图》、赵献可《脉论二本一例》、石震《脉学正传》、周宗岳《脉学讲义》、邹志奎《脉辩正义》、吴正伦《脉证治方》等。今据《中国医籍考》载目录60种、《馆藏中医图书联合目录》载有10种，除重复书名外，共计有67种。

清代的脉学著作尤多，约80余种。[2]如《脉诀汇辨》是李延罡撰于1664年，李延罡，字期叔，辰山人。书共10卷，他对高阳生《脉诀》汇集诸家论著，参阅叔父李中梓脉学以辩驳订正。卷一为学脉心得，提出诊脉要点，即“辨析相类之脉，对举相反之脉，熟悉兼至之脉，察定平常本脉，确认真藏绝脉”。卷二至卷六，增删崔嘉彦《四言脉诀》，采集古今各家学说，诠释脉理。卷七阐述四诊合参之义，卷八以“运气”联系脉法，卷九选录李中梓医案若干条，以脉参证，体验脉诊在临床应用；卷十为经络脏象，摘选诊法纲领，并附脉案图式。

《诊宗三昧》，张璐于1689年撰成。张璐，字路玉，号石顽，吴县人。书共一卷十二篇。首二篇为宗旨，二至六篇，叙述脉位、脉象、经络；第七篇“师传三十二则”，分述三十二种脉形、脉理、主证、兼脉，提出见解，分析证治；第八篇“口问十二则”，列叙古今辨证论脉异同。九至十二篇为逆顺、异脉、妇儿等脉。其中“脉象”、“师传”、“口问”三篇，是全书的“三昧”。

《脉确》，黄蕴兮于1746年撰成。共一卷，以歌诀形式，论述二十六脉及主病。编法形式奇特，如介绍浮、沉等脉，用浮、沉等字之韵论析。各脉主病以《内经》记载为主，并录《脉经》及后世脉著作补充，内容简练。

《三指禅》，周学霆于1827年撰成。周学霆，字荆盛，号小颠，邵阳人。书共二卷，自《总论》以下，共81个论题，具体说明诊脉部位、方法及凭脉断症等。以“缓脉”为权度诸脉标准，列浮、沉、迟、数为纲，以定诸病脉。又用对比法，鉴定区分两脉不同点。在论述各种病症时，以脉结合病因、病理、证候来决定治法与方药。书中脉诀用诗歌体裁编写，内容切实，音韵协调，便于诵读，故为后世所推崇。

清初，已有多种脉书在西方出版。1643年，波兰来华传教士卜弥格（Michael. Boym）写成中医脉学稿，于1671年由法国人哈尔维（Harvieu. R. P）译成法文，名为《中国秘典》。其后卜弥格译述的中医脉学在法、德、意大利等国出版。

17世纪末，英国弗洛伊尔（SirJohn. Floyer）把卜弥格中医脉学译述转译成英文，连同他所著《医生诊脉的表》一书，于1707年在伦敦出版。

弗洛伊尔最早用脉搏计数作为诊断方法，并以脉和呼吸研究著称闻世，其成就受到卜弥格译述的中医脉学启发。

欧洲从15～17世纪末，医学院课程，如罗文、蒙培利埃等有名大学，仍以阿维森纳《医典》为主课，《医典》里有中国脉学知识。同时，医学家对心血管的研究成就，也与中国脉学的传入分不开。如哈维氏血循环研究，就是在我国脉学的基础上创立的。

### 7. 近百年来——脉学进展（1840～2003年）

清代自进入18世纪末，脉学丛书开始大量出现。《脉理宗经》，张福田于1868年撰成。此书三卷，补集一卷。张氏认为“脉必以《内经》为正宗”，因此，辑录《内经》内容，详予注释，首录《内经》脉要、诊候，次以仲景脉法及诸家脉学之理补充发挥，并分述30种脉的形象、主治以及足脉脉法，内照图说等。

《脉理存真》，余显廷校订，刊于1876年。余氏叔祖父余燕峰，曾以《诊家枢要》为蓝本，杂采诸家之说，详辨脉象，编辑《脉理》，显廷加以校订补充，书成，其父余丽元定名为《脉理存真》，并撰“滑伯仁先生传”附于卷前。

《脉诀乳海》，六卷，王邦傅纂注，叶子雨参订，刊于1891年。王氏据高阳生《脉诀》注释发挥，颇多独到见解。但对营卫循行等节，杂以唯心观点，将脉学披上玄学的外衣，致使医家读后纷说不一。现存有《珍本医书集成》本。

《周氏医学丛书》，三集32种，周学海编，刊于1891～1911年。周学海，字之，安徽建德人。其中第二集有《脉义简摩》八卷，《脉简补义》二卷，《诊家直诀》二卷，《辨脉平脉章句》二卷。这四种脉书，是继扁鹊、郭玉、张仲景、王叔和、皇甫谧、孙思邈及宋元以来名贤、日本诸家，截至现在是脉学丛书集最完善一书。后来将这四种，删订为两卷，名为《重订诊家直诀》，改为22篇，刊于《周氏医学丛书》第三集中。

除上述众多脉学专著外，还有一些综合性诊断著作，如林之翰《四诊抉微》，吴谦《医宗金鉴》、李文庭《医法征验录》、《冯氏锦囊》、《医学辑要》等，对脉学论述也很详细，并又补充一些少见的内容。

1911年辛亥革命，推翻了清王朝，建立中华民国。这时期（16～19世纪中叶）西洋医学大量传入我国，于是一些医学家，开始探索西方医学理论，结合原有中医和脉学进行发展沟通。如唐容川（1862～1918）著有《中西汇通·医经精义》，明确指出："《内经》名脉，西医名管，其实一也。"文中用西医印证解释中医，汇通中西医学。20世纪上叶，这方面脉书也随之而出，流行全国。

《脉学发微·病理杂谈》，恽铁樵著，章巨膺重行编校，1959年出版。恽铁樵（1878～1935）名树钰，字铁樵，江苏武进人。书分九节，有导言，脉的概述和原理，解释十字脉、浮沉迟数、真脏脉、奇经八脉等。恽氏在"脉之概论"说："脉搏为人身血管之跳动，脉学乃医者指端之触觉，病症不同，脉动亦不同，脉动之不同，乃根于病症之不同。脉学之真正意义。"在中西医结合方面，当时提出许多新观点，得到当时众多医家的高度重视。

这时期，重印出版了不少脉学著作，如《校正图注难经脉诀》、王叔和《脉经》、《脉诀指掌》、《脉诀刊误附录》、《校正濒湖脉学一卷》、《太素脉诀》等20余种（详见广西壮族自治区图书馆《馆藏中医图书联合目录》解放前部分）。

1949年中华人民共和国建国后，开始在北京、上海、成都、广州等地建立中医学院，目前发展到各省最少有一所。中医教材编入脉诊，内容丰富，随时都有新资料选入。全国各地出版的各类中医杂志，斑斓多彩，信息传递快捷，据不完全统计，有关脉学论述已达300～800篇。其间汇编出版脉书也十分丰富。

《脉学研究十讲》，任应秋于1957年编著。全书十讲，主要讲述脉史、脉搏生理、脉法与桡骨动脉、脉分主脏腑的探讨、脉的性质及仲景脉法的应用等。任氏以新颖笔法，阐述自己观点、见解与体会，都有新的创意。

《脉学刍议》，张琪于1965年撰成。书分两部分，前者论述脉的整体观，脉与证，胃神根，寸关尺三部分候脏腑、三部九候与独取寸口五个方面；后者将《伤寒论》、《金匮要略》中有关脉诊的条文，按类逐条解释，结合医案、临床心得，在脉证相参的应用上，恰到好处。

《脉学阐微》，邢锡波撰，李恩复、宗全和整理，1979年出版。书中阐明脉的作用、诊法及各脉变化意义，归纳28脉体状、主病、鉴别等，摘录前人论述，并从脉位、脉力、脉率、脉形等角度分析对比，附以脉象模式图，使初学者能够清楚领悟各脉特征，从而准确掌握脉象各自的特征。

《脉诊》，刘冠军于1979年撰成。初稿曾于1972年在《吉林医药》连载，颇受欢迎。书分总论和各论。总论对脉的意义、起源、发展、如何切脉、注意事项、脉与证的关系，都做了简要说明。各论分八章，从脉位浅深，脉数多寡，脉搏强弱，脉幅大小，脉体长短，脉形变化，脉律改变，合并脉象为纲，分述28脉，每一脉都设有定义、脉象、鉴别、主病、脉机、应用举例、歌诀诗赋等，加以阐述；并列有28脉模式图，对正确判断脉象，提供了生动的图形。

此期间，国内一些出版社翻印不少脉学古籍，如《脉经》、《难经》、《脉诀刊误》、《诊家正眼》、《三指禅》、《脉理求真》、《濒湖脉学白话解》、《濒湖脉学新释》等，和大量脉学新书，如《中医脉诊学》（赵恩俭主编）、《中医脉象研究》（黄世林等著）、《现代中医脉诊学》（费兆馥主编）、《脉法精粹》（许进京等），对于继承和发扬祖国医学的脉学遗产，对于今后研究、探讨脉学领域奥妙之处，提供了丰富的文献资料。

## 参考文献


1. 陈可冀，等. 中医研究院学术论文选集. 人民卫生出版社. 67 页. 1959
2. 余瀛鳌. 清代脉学著作简介. 成都中医学院学报. 3：17；1979
3. 段光周. 关于脉学中的几个问题. 成都中医学院学报. 5：1；1980
4. Bedford. D. E 氏：The ancient art of foeling the Pulse. 刊载于 1951 年出版的英国心脏病杂志第四号. 徐文节译. 上海中医药杂志. 281 页. 1958
5. 中医研究院医史文献研究室. 医史与文献资料研究（5），1979（《内部资料》）
6. 东达人. 扁鹊考异. 河北中医. 3：60；1981
7. 黄瑾明. 有文字记载的祖国医学史考略. 广西中医药. 1：18；1979
8. 马继兴. 马王堆出土的古医书. 中华医史杂志. 10（1）：41；1980
9. 贾得道. 中国医学史略. 山西人民出版社. 19 页，87 页. 1979
10. 姚荷生. 关于中医脉学的一般问题. 江西中医药. 11：10；1955
11. 范行准. 诊法的起始及其演变. 上海中医药杂志. 4：13；1956
12. 徐兴泽.《内经》脉法与仲景脉学特点初探. 宜春医药. 2：14；1981
13. 尚启东. 切脉考. 中华医史杂志. 2：95；1955
14. 日·丸山昌郎氏. 见小仑重成《东洋医学的脉诊》. 国外医学（中医中药分册）. 3：6；1980
15. 姚荷生. 南昌西医学习中医班内经讲座（脉诊）. 江西中医药杂志. 4：25；1957
16. 朱鸿铭. 王叔和籍贯考证. 中医药学报. 1：57；1981
17. 贾以仁. 王叔和籍贯及任晋太医令考. 中华医史杂志. 1（11）：40；1981
18. 孔祥序. 关于王叔和《脉经》的几点看法. 中华医史杂志. 4：238；1982
19. 小曾户洋，等. 脉经之研究（1）. 日本东洋医学会志. 30：45；1980
20. 广西壮族自治区图书馆，等. 馆藏中医图书联合目录（诊法）. 1982
21. 贾得道. 中国医学史略. 114 页
22. 任应秋. 如何阅读脉法书. 中医杂志. 1：29；1963
23. 谢观. 中国医学大辞典（二册）. 2311 页. 商务印书馆


# 第二节　脉象图形

中医脉诊，是靠医者手指的感应获取的脉搏波，传入脑中，经过大脑思维分析判断来识别脉象的形态及类型，然后对其物理特征给以唯物的定性。几千年来，一直是采用这种比拟的手法进行描绘。由于缺少科学依据，没有制定统一标准，给初学者在学习掌握及应用上，造成不少困难，而有“心中了了，指下难明”的感觉。即使一种脉象，几位医家同时诊察，得到的信息不会一样，其结果可能出现误差。因此，脉学这门古老深奥的技法，要想准确掌握，并非易事。在漫长的历史岁月中，脉学没有得到最大限度的发挥和发展，甚至在某些时期，出现徘徊，停滞不前，就是这个原因。

祖国医学中的脉学瑰宝，需要继承，中西医结合，运用现代科学技术研究脉象，建立脉象诊断上的客观定量指标，是目前和今后的研究方向。我国近50年来，在应用仪器描绘脉象图方面，作了不少工作。从1958～1977年，据不完全统计，国内采用近十多种不同类型的这种仪器，共描绘3500余例脉象图。[1]近些年国内从事脉诊客观化研究的部门不少，由于使用仪器不同，分析方法差异，缺少统一标准，因此，与临床接轨目前还有一定距离。但是，随着科学的发展，中西医结合的深入，探讨脉象的实质，使主观感觉的脉象变为客观存在的脉波图形，创造统一标准型号的脉象仪器，应用于临床，正在逐渐趋于成熟，离我们为期不远了。

### 1. 发展概况

早在宋朝时期，许叔微《仲景三十六种脉法图》一书载图36幅，施发《察病指南》描绘脉象模式图33幅。明代，张世贤《图注脉诀》记有图象22幅，沈际飞《人元脉影归指图说》制图21幅，另外吴绍轩《图注指南脉诀》，都用脉象示意图（脉影图）方法模拟脉搏的“体位”和“性状”。由于十分形象，学者受到极大启悟。近几年来，王德州《脉搏示意图说》、刘冠军《脉诊》、邢锡波《脉学阐微》等书更有所发挥。这些脉象示意图是医者从手指感觉引入直观图象的开端，也是用仪器描绘脉象图的前身。

为了掌握脉象的客观规律，确定脉象的“性”和“量”，千余年来，古今中外医家都在努力进行探索。1860年，Vierordt氏在欧洲发明了压力脉搏描记器，描记脉搏的图象，开始用客观记录代替以往主观经验感觉，目的想揭开脉诊中的奥秘。此为第一代压力脉搏描记器（1860至1895年），是以杠杆式弹簧脉搏描记器为代表，属于不换能的机械能直接传递式。

我国50年代，从西方引进脉搏描记器，开始将它运用于中医脉象的研究。朱颜[2]首次采用这种杠杆式脉搏描记器描绘脉波图形，由于其机械惰性大，灵敏度差，振动频率少，描绘的图形失真，且不易放大，加上理论水平指导有限，未能如愿以偿。但是它最早尝试用客观实验记录代替主观经验感觉，标志我国脉象图研究已由模式图进入了波示图阶段。

第二代仍为压力脉搏描记器（1895～1940年），此以杠杆式光学脉搏描记器为代表，它的拾振器皆采用换能方式，用机电、磁电、光电、电化学等原理，将脉搏振动的机械能转变为其它形式的能，经放大后再进行记录。我国从50年代至70年代初期，一直采用这类脉搏描记器来研究脉象图的。陈可冀[3]等人在1958年用酒石酸钾钠压电晶片首次在我国制成脉搏换能器，这种换能器可模拟医者手指，把桡动脉搏动转换成电讯号，放大后可用记录仪记录。到了70年代，换能器的种类，已发展成多种式，如压电晶片式、电磁式、炭粒式、电动切脉器式、应变电阻式、半导体硅应变片式、液态换能器式、血流图仪式、空气压力式等。这类换能器灵敏度较高，振动频率较快，图形清晰，易于分辨和放大，对脉施加不同压力后，可反映出浮、中、沉三部不同取法图，结合脉波的频率、节律、振幅、波形等特征，即可得出各种不同形态的图象。据报导，早在30年代，这类描记器即能测知一些循环系统疾病，如心动过速、多种心律不齐等。

第三代属光电容积脉搏描记器（1940～1970年），是近二三十年内发展起来的。它主要由一个光源和一个光敏元件组成，当脉搏搏动引起照射到光电池上的光通量发生变化时，光敏元件输出的脉动讯号便产生相应变化的电流，将电流放大、整形，计数处理而得。70年代初，国内应用很少，日本研究最系统、广泛，临床已用于各种心功能不全的早期诊断及治疗效果的判定，并将脉搏描记列入心血管检查常规。同时，压力脉搏描记器也有新的进展。

第四代研制成为超声多普勒式诊断仪（1970～1980年），它的传感器采用不换能的杠杆式描记器。它利用超声探测运动物体时，对入射超声发生多普勒效应来观察心、血管的活动情况。80年代初，此诊断仪已成为一个系统，一次探测可通过电表直读、示波器观察、笔描器记录、监听器监听，还可通过多普勒血管显像仪同时显像，从脉冲式多普勒超声流速剖面显示仪测出血管内流速分布曲线，求得平均流速值，又能测出血管内径，算出流量，还可制成超声多普勒遥测系统进行心、血管和脉象的遥测，使脉象的诊断水平更加全面和系统。

第五代是脉象仪诞生。1980年中国医学科学院四川分院和北京医疗仪器厂利用电子学的新进展，成功地研制出脉象仪，当年就在北京医疗仪器厂投产制造。80年后，国内有许多医疗机构相继又研制出各种类“脉象仪”，例如，王善堂[3]等人研制的多普勒脉象仪，国家医药总局推广BYS——14型四导脉象仪，于良[4]等发明C1159B型实时多功能脉象仪，便于开展医疗科研及临床病症的诊断应用。

脉象仪的结构大致分为三个部分：一是探头（传感器），将它绑在寸口脉位，便能起到手指触觉功能，传感器能将脉搏的搏动信息变为电信号，传感器压力的强弱并可调整，从仪表上正确显示压力的大小，以符合“浮、中、沉”取的要求；二是能够将传感器中的电信号放大；三是能将放大后的电信号输送到荧光屏上显示，或者记录在纸上。

由于脉象仪是通过电线输送脉象形态，便实现了几千年医家“牵线搭脉”“悬丝诊脉”的宿愿。这种脉象仪已能描记十余种不同脉象，描记出的脉象图和医者手指按脉所得感觉相吻合。如浮脉不施加压力时，描记曲线明显，施加压力（重按），脉波则减低；沉脉则相反，不加外压时描记不出脉波图，在一定外压下才能描出曲线；洪脉曲线则是波幅特别高，主波陡直上升，下降快，这与它的来盛去衰形状相一致；弦脉是主波上升后，延续一个短时间才开始下降，故主波顶点是平坦的，似切脉指下如按琴弦、如拉弓弦状。其他如迟、数、滑、细、涩、紧、大等脉，均能从脉象仪上反映出各自特征。因此，脉象仪可以作为教学示范手段，也可应用临床，有助于明确诊断。不足的是，脉象仪每次只能按一个部位，要全部离开医者三指切脉，采用脉象仪替代，还有待进一步改进、深化和完善。70年代中期，有的单位试制脉象仪曾采用全晶管电路，脉搏拾振器由半导体硅应变片制成，形如手指，戴在医者指上，按住寸口三部脉，借描笔位置以浮、中、沉不同取法，即能描记出相应的脉波图。到80年代，湖南中医药研究所采用光敏元件，在寸口三部脉内设计800个接触点，力图通过光度强弱，光带宽窄等方面反映桡动脉应力应变的关系。1989年他们试制出脉图循环动力检测仪[28]，它是将一个微型传感器扣在病人手上，使脉搏波通过一根细小电线，传入此仪，荧光屏即可清晰显示有关图象和指数，并能在5

分钟内准确诊断心血管疾病，但还不能将28种脉象准确显示。不过它也与其他电脑脉象仪一样，为研究者提供了有益经验。我们有理由相信，一种能完全准确显示各种脉象的统一标准“现代悬丝诊脉仪”的诞生，为期不远了。

### 2. 分析方法

脉象图的分析方法，目前还没有统一的标准，其研究者，大多各自制定相关不同的方法与标准。例如，在采取部位上，有取寸口脉中一部（关部）描记者[5~9]，有三部（寸关尺）与浮、中、沉皆取者[5,10~15]，也有寸口、额角、冲阳皆取进行比较者[11]等。在研究方法上，有从脉象图与心电图[5,11]，脉图与心音或心音图[6,16]，脉图与心冲击图[6]，脉象与动脉血流图，脑血流图[17]关系进行研究；有从脉象与血压[2,9,15,19,24]；脉象与血液的质和量[9]，脉象与血象[9]，脉象与波速[7]；脉象与植物神经功能[2]的关系进行研究；也有从脉象与心功能、血管功能、微循环、肺循环等整个循环系统的血流动力学进行综合研究[5,11,20~22]；还有从脉象与病和证的关系的临床研究。[5,6,11,15,23]在图形描记上，有单取脉象图的描记[24]，有脉象图、心电图同步描记对比分析的[14]，也有脉象图、心电图、心音图及心冲击图同时描记和观察的[6]，或动脉血流图、心电图、脑血流图同时描记[17,25]进行综合分析。若就脉象图本身的分析研究而言，可从时间、振幅、角度、形态及有关比值来计算分析脉象图的升支和降支的陡缓、重搏波等副波部位高低及其明显程度，主波振幅高低和峰角大小及形态，以及有关高度、宽度和面积大小之比值等。[6,9,10,14,15,24]也可用近代数理知识和医学基本知识来建立和剖析脉图曲线方程组，以函数概念用许多参数值对比分析以表示各脉的特征。[12,20,26]现在国内多数单位分析脉象图的方法是采用时域分析法，即在时间方向上分析波动信息的动态特征。应用它有很多优点，因指面感觉是时向性的，便于和中医抽象的脉象概念相联系，如滑脉指面感觉来去较快，流利如珠，即桡动脉管壁在很短时间内上升到最高点，又很快下降了，在指面感觉短时间内达到最有力一点，短时间内便消失了，从脉图看，上升支与下降支都很陡，重搏波的位置较低。北京中医学院用BYS－14型脉象仪，对被测部位施加不同压力（浮、中、沉取），然后分析各波幅的参量，发现主波幅细脉比弦、滑脉小得多；升支最大斜率，细脉比弦、滑脉小得多，降斜[1]及降中波幅滑、弦、细脉之间都存在明显差异。并发现弦、滑、细三脉各项参数之间的差异显著性方面，浮、中、沉取法结果一致。

另一种是频域分析法，即频谱分析，是近代工程力学中常用的处理波动信息的一种有效手段。施诚[27]等人，运用现代生物力学、信息离散谱，运用电子计算机对桡动脉的压力波及流量波的数据作了20次谐波，在这基础上作了阻抗频谱，发现弦、滑、平脉之间存在明显差异，通过动态分析，弦脉组的脉动作功功率比滑脉组及平脉组低得多，它在输送血液的作功过程中，大部分能量损耗在克服管壁的阻力方面，响应函数的数值，故弦脉组远对照组小，说明其响应性能差。以往对脉象原理的研究，从物理方面研究较多，今后还应从多方面研究，包括从生化、神经、体液、生物力学等方面探讨。总之，运用中西医结合的手段，利用科学仪器的精确测量，使之达到统一客观化标准，实在必行。

### 3. 探索方向

中医脉象及脉象图的客观化研究，采用80年代的光（包括激光、光电比色、光栅摄影等)、声(超声、声频图等)、电(微型电子计算机等)、磁学等新技术，使脉学在集古今大成的基础上，获得更新的进展。但是，这项研究是一项艰巨的任务，有许多仪器、理论、数据等问题须进一步解决，这就需要运用近代科学知识和方法进行探索才能研究出更好的仪器。

3.1 测试技术自动化　在两手寸口脉上测直径1~4mm，管壁厚0.1~0.4mm，管壁脉动性扩张运动的径向位移仅约血管半径的3%，上覆有生物软组织阻隔着桡动脉，进行其血管内的压力、流量、管壁性质、管径等物理参量的定量，需灵敏精确仪器的测试，结合一些基础理论，在现有基础上，通过脉象与脉图的大量对照，积累资料，明确脉象属性指标与其数据范围。进一步加强脉象图定量分析与诊断规律，设计制造更加完善的脉象自动诊断仪，将切脉变成凭图诊断，然后运用电子计算机进行分析判断，显示结果，并且将电子计算机中医辨证施治内容，更加规范和系统，达到更准确的程度。

3.2 扩展到临床运用　运用脉象仪描记脉图，上世纪80年代末还只能分析十余种典型脉象的初级阶段，目前还不能完全扩展到临床运用。描绘出的脉图，如单一脉象(迟、数)，要对其相应的系统参量作分析，确定流体动力学结构，建立客观判据。复杂脉象(弦、滑)要作生物流体力学研究，如寸关尺分部的心血管流体动力学原理，芤、革、涩、濡脉的系统参量；脉象信息分析，确定脉象的病理生理意义，需用近代信息处理理论与技术。江西南昌第二医院等单位已能根据脉图各有关判别方程诊断妊娠和动脉硬化、缺血性心脏病等多种疾病。湖南研制脉图循环动力检测仪在5分钟内便可准确诊断心血管疾病。何素荣[22]研制的这种仪器，把心血管疾病诊断从定性提高到定量的水平，能自动描记人体的脉搏波，推导出心脏力、血管力、血液动力等方面61个参数，可用于临床诊断，也可用于危重病人医疗监护，比传统检查法准确率高，且无痛苦、费用低。她用这台仪器检查2000余例34种心血管患者，积图7000余份，准确率达93.4%。

3.3 有待探讨新途径　从国内许多单位对脉象机理研究成果表明，脉象形成机理及病理生理学紊乱的论述与脉图测定的血流动力学状况是吻合的。由此而入，可把中医脉学形成机理与现代血流动力学理论结合起来，力求从中西医结合中找出相关论据，解决脉象与脉图之间某些悬而未决的问题，求得发展。

对于寸口脉中三部分候脏腑定位法，历来诸医家持有不同观点，但最后还是统一了认识，广泛应用于临床。那么，一条桡动脉，分寸关尺配以五脏六腑，有没有科学依据呢?也有人认为，同样由心输送原动力产生的搏动，寸关尺距离近、密度大，不会有什么差异。而贵州中医研究所，他们根据笛子吹奏发出的不同音调提出：由于笛孔开口端位置不同，气柱长度各异，管中便产生不同类型驻波，因而发出音调产生差异。驻波是由入射波和反射波的干涉产生的，同样，桡动脉由心泵产生的入射波与末端产生的反射波之间也会产生干涉，干涉的结果是否与脉的脏腑定位恰巧相吻合呢？还需要深入探寻。他们在改装应变片探头，测得一先兆流产患者的压力波，经治愈后再测试，然后进行对比发现，潮波消失了，说明某一位置末端阻抗发生改变，其细微变化在指端上是有变化和感应的。我们可以从脉象图上看到指端的感应改变的真实可观的描绘图型的记录。从而可以看出脉象图在祖国脉学几千年的实践中出现的新变化，以及它的实用性和存在价值。

总之，现代科学技术的发展，医疗技术的提高，理论上的充实，实践中的运用，使古老深奥的脉象，现在用仪器描绘出它的形象图型，出现了崭新的面貌。目前虽然还不能将中医全部脉象用图型准确地描记显示出来，但已为今后的研究发展指明了方向，提供了有益的经验。随着有关测试技术、生物流体力学、信息处理及大型数字计算机的广泛应用，必将会创立出统一标准，确切描绘出各种脉象图型的现代化诊脉仪，以便为未来的临床医疗服务。

## 参考文献


1. 沈自尹．中医基础理论研究概况．中医杂志，1979，（10）：12

2. 朱颜．中医对高血压病症的认识和治疗．中华医学杂志，1953，（8）：605

3. 张铭芳．我国首创多普勒脉象仪．山东工人报，478 期，2，1988

4. 李明俊，等．能代替中医诊脉的新仪器．健康报，2913 期，2，1989

5. 解放军九二医院，等．中医脉象图形诊断的初步探讨．脉图的研究，（第二辑）1977 年，南昌内部资料

6. 陈可冀，等．高血压病弦脉及其机制的研究．中华内科杂志，10（10）：638，1962

7. 上海中医学院生理教研组，等．对几种脉象的初步探讨．上海中医药杂志，（3）：43，1979

8. 天津市脉学研究组．脉象图的初步研究．全国中西医结合研究工作经验交流会议资料选编，91，1961

9. 重庆市第一、二届西学中研究班．脉象机制的探讨．全国中西医结合研究．工作经验交流会议资料选编，94 页，1961

10. 陈可冀，等．400 例脉搏图的临床分析．中医研究院学术论文选集，67 页，1959

11. 山西中医研究所脑电图室．脉象实质及其客观指标探讨．山西中医研究所中西医结合研究资料（第十集），21 页，1978

12. 林礼务，等．中医脉象图分析．厦门医药通讯，1978，（1）：125

13. 上海复旦大学生物物理组脉象研究组．介绍一种描记脉象的方法．新医学，1978，9（8）：365

14. 王景宣，等．250 例脉象图的初步分析．50 例不整脉的脉象图初步分析．天津医学院科学论文选篇（第一辑），74 页，86 页，1959，

15. 徐益之，等．中医弦脉的波型．上海中医药杂志，（6）：247，1960

16. 天津市脉学研究组．脉象图的初步研究．全国中西医结合研究工作经验交流会议资料选编，91 页，1961 年

17. 中国人民解放军第一军医大学．中西医结合进展概况．（内部资料），1976

18. 邓希贤．对中医脉象研究的几点看法．新医学，3：109；1976

19. 张保真，等．脉学的研究．西安医学院科学研究技术革新辑要（第一集），156 页，1959

20. 华有德，等．中医脉学研究－应用近代生物力学、信息离散谱分析研究中医脉象．贵州医药资料（5、6）合刊，5，1978

21. 贵州省中医脉象研究协作组．中医脉象研究内容简介．医药资料，1978

22. 李年谷，等．神话变成了现实－访脉图循环动力检测仪发明者何素荣．健康报，2887 期，1988

23. 刘冠军．脉象图说．吉林医药（1～4 期），1973

24. 杨蜀莲，等．中医脉象的初步探讨．中华内科杂志，1962，10（4）：224

25. 张家庆，等．弦脉与滑脉的脉波速度的初步探讨．新医药学杂志，1974，（10）：21

26. 南昌第二医学院脉图研究室．脉图曲线方程组．江西中医药，1980，（2）：80

27. 施诚，等．谈谈中医脉象研究．中医药研究资料（内部资料），贵州省中医研究所科技情报资料

室，8：20；1979

28. 陈永前．悬丝诊脉古今谈．健康报，3007期，1989

# 第三节　辨脉纲目

中医诊脉，几千年来一直保持着独特的诊断价值，但脉象本身种类繁多，无论初学者还是临床多年的医家，在学习和运用上，都存在不少的困难。目前，临床采用的脉象多达二、三十种，如何鉴别这些脉象呢？这就对脉象的简化、归类、提纲分目方面，提出了要求，要做到"执简驭繁"，便于临床应用。历代医家都曾提出提纲统目之法，企图以某种脉象为纲，分统各脉，达到易学易用的目的。对于脉象的纲目，大致可概括如下几种：

## 1. 以阴阳为总纲

最早在《内经》、《难经》、《伤寒论》、《脉经》中，提出以"阴阳"作脉的总纲，为复杂的脉象定出一个辨别的方向。怎样来区分脉的阴阳呢？大致可分为如下几种。

1.1　以有无胃气分阴阳　《素问·阴阳别论》说："脉有阴阳，所谓阴者，真藏也；所谓阳者，胃脘之阳也。别于阳者，知病处者；别于阴者，知死生之期。"这是《内经》以脉有无胃气而分阴阳作总纲。

1.2　以应指浮沉别阴阳　《难经·四难》曰："脉有阴阳之法，……呼出心与肺，吸入肾与肝，呼吸之间，脾受谷味也，其脉在中。浮者，阳也；沉者，阴也。"这是以脉的浅深趋向定阴阳的。后世《诊家枢要》六纲脉中"上、来、至"为阳，"下、去、止"为阴，亦属此范畴。

1.3　以脉的类型辨阴阳　《伤寒论·辨脉法》曰："脉有阴阳者……凡脉大、浮、数、动、滑，此名阳也；脉沉、涩、弱、弦、微，此名阴也。"这是仲景根据诸脉位置浅深、速率快慢、形态变化等特点归类分阴阳。另外，也有脉之中分阴阳，如芤脉为阳中之阴，牢脉为阴中之阳。《伤寒论》以弦为阴；《脉诀》以弦为阳；张兆吉则以弦为阳中之阴，缓为阴阳和平。此脉虽按种类而分，亦据脉理及主症而定。

1.4　以脉症顺逆察阴阳　《脉经》曰："凡脉大为阳，浮为阳，数为阳，动为阳，长为阳，滑为阳；沉为阴，涩为阴，弱为阴，弦为阴，短为阴，微为阴。……阳病见阴脉者，反也，主死；阴病见阳脉者，顺也，主生。"这是王叔和以脉症顺逆察阴阳为纲，观察判断疾病的预后吉凶。

1.5　以关前关后定阴阳　《脉经》曰："关前为阳，关后为阴。阳数则吐血，阴微则下利。阳弦则头痛，阴弦则腹痛。依此阴阳以察病也。"这是以一部脉（关脉）的前后部位分阴阳作纲，并已应用于临床。

## 2. 以虚实作总纲

近人赵棣华[2]以虚实脉代阴阳作总纲，下统五纲脉，分列17脉（见下五纲脉）。赵氏认为：以阴阳为脉象总纲，未尝不可；但在脉诊或病症中，用"虚实"更为具体。虚脉或实脉主病，是一切虚证或实证的总称，故虚脉或实脉，亦应是一切虚证脉或实证脉的总称，并又从简两个脉象，于诊断上亦无影响。赵氏从主证上定脉作纲，与以上经文之义相违，实则失去分纲的内在涵义。

3. **以四脉为纲**（浮、沉、迟、数）

古今医家以此四脉为纲者居多，但归类的脉象种类数却不一。如明·李中梓《诊家正眼》以此四脉为纲，归类24脉。明·李时珍《濒湖脉学》归类23脉，近人耿鉴庭[3]据此归类20脉，皆由这四纲为统。此种分法，简明扼要，便于对比，容易理解和记忆，普遍被采用。该浮、沉纲，是指脉位浅深和脉的趋向上下而言；迟数纲，则是言明脉的速率快慢。脉象的形成，除此两项外，还应包括脉的强度、形态、节律等。因此长、短、弦、疾、结、代等脉，很难概括于内。清·周学霆《三指禅》以此为纲，以“缓脉”为权度27脉标准。周氏认为：“立缓为标，言平脉，既统该乎弦洪毛石，提病脉，先分著于浮数迟沉，而二十二脉之旁见侧出者，无不寓于其中，举其纲而目自见。”实则是先要掌握常脉，才能判断病脉。

4. **以五脉为纲**（浮、沉、迟、数、弦）

赵棣华用虚实二脉作总纲，然后以此五脉作分纲，分列简化后17脉为基础，并附表解。赵氏与众不同地提出“弦脉”为一分纲，认为弦脉浮中沉皆可出现，可为代表脉。其由：弦脉可配合五脏之肝、五行之木、四季之春、气候之风。以脏为核心，肝病脉多弦尤其有意义。弦脉本身具备了体、形、势等特点，可将浮、沉、迟、数四脉所统属不完的兼证兼脉统属于内。但“牢、紧”二脉，既由弦脉所统，又在沉、数脉纲中重复，有待商榷。

5. **以六脉为纲**

历代诸家分列有异。

5.1 《内经》以缓、急、大、小、滑、涩为纲，又以大、小、滑、涩、浮、沉为纲。《灵枢·邪气脏腑病形篇》曰：“五脏之所生，变化之病形……调其脉之急、缓、大、小、滑、涩，而病变定矣。”经文以此六脉作为辨别病脉之纲要，五脏之中，哪一脏有疾，均可见到这六种脉象。又《素问·五脏生成篇》曰：“夫脉之小、大、滑、涩、浮、沉，可以指别。”此亦属六纲脉，由于经文由诸多医家汇集所致，故脉纲分列有异。

5.2 《难经》、《脉经》以浮、沉、长、短、滑、涩为纲。

5.3 《伤寒论》以浮、沉、滑、涩、弦、紧为纲。

5.4 《诊家枢要》以浮、沉、迟、数、滑、涩为纲。滑寿说：“大抵提纲之要，不出浮、沉、迟、数、滑、涩之六脉也。”后世《医宗金鉴》、《脉学研究十讲》及张兆吉等人亦据此而归类。

5.5 《诊家枢要》又以上、下、至、止、来、去为纲，并以此分阴阳，如上、来、至者为阳，下、去、止者为阴。上下察脉位，如寸尺浮沉等；来去察脉率，如迟数滑涩等；至止察脉形及节律，如大小长短洪细芤革促结代等。

5.6 日·丹波元简以浮、沉、迟、数、大、小为纲。

5.7 王度[4]以浮、沉、迟、数、虚、实为纲。王度是在四纲归属27脉基础上分别的，指出阴阳相对的三个方面，其中虚实是以脉的有力无力而定。

后世多数医家赞同滑寿的观点，且滑氏六纲脉早于李中梓四纲脉，在概括归类等方面较四纲脉更合理全面，故应用广。其中滑涩二纲，不但能体现脉的形态变化，也能察出气血流向顺逆及脉搏强弱，但仍存在某些不足或疑难费解之处。近人张兆吉综合滑、李二氏脉纲之长，提出一个改进提纲，把22种脉象归类六纲中，其中“虚、实”二脉归为浮沉纲中，“代、结、促”归为迟数纲，待有商榷。

附：滑李二氏综合提纲

- 浮：
  - 浮小而无力—濡
  - 浮大而极无力—散
  - 浮而中空且硬，如按鼓皮—革
  - 浮紧如按弓弦—弦
- 
  - 浮中沉均有力—实
  - 浮中沉均无力—虚
  - 浮沉大，中空且软—芤
- 沉：
  - 沉而极有力，按之着骨始得—伏
  - 沉而有力，介于沉伏之间—牢
  - 沉而极无力，细按方得—弱→弱而细直，常有如线—细
- 迟：
  - 一息四至，脉有胃气—缓（平脉）
  - 缓而时止，止而复来—结
- 迟或数中，时有一止，止有定数—代
- 数：
  - 数脉在关，无头无尾—动
  - 数而不整，有歇止，止无定数—促
  - 一息七、八至—疾
- 滑：
  - 来往有力，数急如切绳—紧
  - 过于本位，不大不小，如循长竿—长
  - 来盛去衰，来大去长—洪
- 涩：
  - 不及本位，涩小不能满布—短
  - 极细而软，若有若无—微

### 6. 以八脉为纲

后世医家提出的主张，但各家所述意见不一。

6.1 张景岳以浮、沉、迟、数、细、大、长、短为纲，同时每一类均有主脉与兼脉。陈修图所著八脉四言诗，近人蒋大经[5]《脉学基础歌括》，皆此观点。他们采用细大长短四纲，代替滑氏滑涩二纲，试图弥补六纲脉不足。

6.2 费伯雄以浮、沉、迟、数、滑、涩、虚、实为纲。

6.3 石芾南《医原》以浮、沉、缓、急、大、小、滑、涩为纲。石氏说："经以浮、沉、缓、急、大、小、滑、涩八脉，辨表、里、寒、热、虚、实、顺、逆。"这是石氏以《内经》两种六纲脉总合所成，认为察观疾病的进退顺逆死生，尤为精微。

6.4 颜公辰[6]在《脉学刍谈》一文提出以浮、沉、迟、数、大、小、滑、涩为纲。

6.5 陈修园《时方妙用》又以浮、沉、迟、数、虚、实、大、缓为纲，分统28脉。

总之，诸家所述，前4纲观点较为一致，后4纲各说不一，但都有一定代表性和实际意义。

### 7. 十脉为纲

上世纪有些医家多采用此种归类法。

7.1 卢子由以大、小、迟、数、滑、涩、长、短、浮、沉为纲。颜公辰亦提出这种归类。

7.2 时逸人以浮、沉、迟、数、缓、急、大、小、滑、涩为纲，以微与甚纬之。时氏说："《灵枢·邪气藏腑病形篇》，以缓急大小滑涩为纲，而以微与甚纬之，后世又有以浮沉迟数立纲者……今合两项，共为十纲，仍以微与甚纬之。"

7.3 柯韵伯以浮、沉、大、弱、滑、涩、动、弦、迟、数为纲。柯氏说："脉有十种，阴阳两分，即是五法，浮沉是脉体，大弱是脉势，滑涩是脉气，动弦是脉形，迟数是脉息。"这里柯氏从脉位、强度、形态、速率、节律去分纲，尚在潜在萌芽状态。

### 8. 脉分五法

8.1 柯韵伯提出对看法、正看法、平看法、互看法、彻底看法，即是上述柯氏所言"五法"。这是对脉反复推详。从相对、绝对、平直、阴阳互根的彻底看法研究脉象，有其独到之处，对学者颇有启思。

8.2 戴起宗以分、合、偶、比、类之法分析研究，统领诸脉。

### 9. 脉列经纬

9.1 邹丹源以浮、沉、迟、数、滑、涩、大、缓八脉为经，以虚、实二脉为纬。并以其中大、缓二脉为对偶，对于八脉中以"大缓"二脉对偶，有疑解之处。

9.2 颜公辰以浮、沉、迟、数、滑、涩、大、小、弦、牢、促、结、代十三种脉为经，以阴阳虚实为纬而贯穿之。颜氏在《内经》、卢、邹二氏提法基础上而归类，认为后五种脉有其独立特性，不宜归类约束，故附在前八种可类脉之后，以并重之。阴阳为总纲，虚实辨力势，故为纬。临床辨证以虚实贯穿思考。面广又不与经中前八脉相混，方可尽到妙用。

9.3 周学海以位、数、形、势为经，更纬以微甚兼独。以上几家以经纬为纲归类法，近代则相继无人。

### 10. 以七表八里九道

高阳生从病理和主症上区分归类脉象。

七表脉（浮、芤、滑、实、弦、洪、紧），八里脉（微、沉、缓、涩、迟、伏、濡、弱）九道（长、短、虚、促、结、代、牢、动、细）概括24脉。《脉诀乳海》认为："七道表脉皆属阳，其邪从前而外来者，谓之实邪，主发越而去之……八道里脉皆属阴，其邪从后而内入者，又云内踝而入者，谓之虚邪，必须温里理中之法治之，故沉脉中见伏缓涩濡弱也。"七表脉属阳主表病，八里脉属阴主里病，而九道脉相当于半表半里之症。这种分法，提供一个示范提纲，便于见脉知主病，但历来相从者无。

### 11. 中西结合脉纲

近代诸多中西医家按西医理论探索中医脉学提纲。

11.1 陆渊雷按至数（数、促、迟）、调节（缓、结、代）、性质（浮、芤、洪、弦、紧、沉、伏、革、牢、实、微、涩、细、濡、弱、虚、散、动）区分25脉。长、短脉未列入上述三项，是由于体质有肥瘦、血管有浅深、生理差异所致。任应秋《脉学研究十讲》，亦按此分，较陆氏阐述为详。如在"性质"一节，概括为六种，每一种从脉管、心机、血量、血变、神经等变化分析，弥补陆氏之不足。

11.2 姜白鸥按血循环分纲，即心脏排血量（洪、芤、微、弱、涩）、血管（洪、弦、濡、紧、革、迟、数）、心动速度（迟、数）、血压（牢、濡）、心脏机能（濡、伏、细、疾、缓、促、结、代）为纲。姜氏认为："浮沉是指医者切脉而言，滑脉同于洪脉，涩脉与缓脉类似，虚实是相对的代名词，长、短、散、动，皆不足以象脉。"因此只有18脉能按血循环分类。这些观点，都为进一步组合脉纲提供了借鉴。

11.3 时逸人提出四项标准：脉搏形状：大、小、长、短、弦、细；脉搏浅深：浮、沉、革、牢；跳动次数：迟、数、促、结、代；血压高低：滑、涩、静、躁、虚、实、洪、弱，这四项标准，有它一定临床意义。

11.4 张兆吉从脉搏生理病理上谈脉纲。张氏从脉搏的生理、病理变化方面，提出二纲：一是心跳频率和节律，二是动脉血压、血管紧张度和心血管改变、血量综合因素分统28脉。如果医者没有现代医学理论基础，是不易理解和掌握的。同时归类过繁，还有待改进试用。

11.5 杨毓隽 以"位、数、形、势"作为辨脉之纲。

位——浮、沉、伏

数——迟、数、促、结、代

形——短、细

形、势——滑、涩、虚、实、长、微、紧、弦

位、形、势——洪、芤、革、牢、濡、弱

数、形、势——缓、动

位、数、形、势——散

这种归类，最早清·周澄之《周氏医学丛书》第二集《直诀真言》卷中，设有正脉提纲和变脉提纲，在"真言"曰位、数、形、势，四者为正脉提纲，微、甚、兼、独为变脉提纲，微甚衡脉变之轻重，兼独审脉变之主次。这些单一成分或互相参合便构成了在一定范围内相对稳定的各种脉象。

11.6 刘冠军从八个方面确立脉纲。上世纪80年代，刘冠军《脉诊》，从脉位浅深（浮、沉）、脉数多寡（迟、数）、脉搏强弱（虚、实）、脉幅大小（大、小）、脉体长短

(长、短)、脉形变化(滑、涩、弦)、脉律改变(促、结、代)、合并脉象(缓、洪、微、紧、濡、弱、革、牢、动、伏、散、芤)八个方面确立脉纲，分统28脉，这种分法，较上述全面，但在"合并"项过繁，学习运用上尚难掌握。

11.7 吴一渊[8]则用深度、速率、强度、形态、节律组成五纲，每一纲以二脉为代表归类，简明扼要，易于鉴别。吴氏说："浮沉是深度的不同，迟数是速率的不同，虚实是强度的不同，长短是形态的不同，结代是节律的异常。"这种分类为采用脉搏描记器(脉象仪)描记脉象，提供了科学的理论依据。林礼务[9]也认为："脉象由脉位、脉力、脉率、脉律及脉形等混合演变构成28脉。"采用XM—B型心脉仪进行脉象描记，得出18种不同类型的脉象图，并以此归类五纲分统之，与吴氏归类有相似之处。

11.8 以脉图要素为纲。在脉象图的研究中，南昌二院[10]抽出6种基本属性和6种基本矛盾作为分析各脉的基本要素：浮沉(脉道的深浅)、迟数(脉率快慢的状况)、滑涩(脉波前进流利状况)、长短(脉波峰通过的持续时间)、大小(脉道的宽窄)和弦软(脉道的张力)。华有德[11]等人将脉象归为四类：迟数类(反映脉率及节律、频率)、浮沉类(反映不同压力时脉搏清晰程度)、虚实类(搏动强弱)和弦滑类(搏动性状的描述)，这些都是从《脉象图的研究》中制定脉纲的。

11.9 中西结合辨脉分类纲目：本文作者基于中西医结合观点，经过多年临床实践验证，吸取古今多数医家精华，加以适当补充，初步制定一个二十八脉分类提纲，供读者参考。(详见后表)

中西结合辨脉纲目

浮沉(位置)
- 浮脉类——浮、濡、芤、洪、革
- 沉脉类——沉、伏、牢

迟数(速率)
- 迟脉类——迟、缓
- 数脉类——数、疾

虚实(强度)
- 虚脉类——虚、弱、微
- 实脉类——实、弦、紧

滑涩(形态)
- 滑脉类——滑、长、动
- 涩脉类——短、细、涩

结代(节律)
- 结脉类——结
- 代脉类——促、代、散

这种分法较为合理，对于紧、弦二脉，临床可从迟数纲中体会，亦可从滑涩脉中品味，弦脉既含有脉的力度之势，又包含形态之质，紧脉既有形态又包含速率，在此说明。这样，对概念上模糊的脉象，便有了清晰的认识，从而达到临床熟练掌握、灵活运用的目的。

**二十八脉分纲归类简表**

| 总纲 | 分纲 | 类别 | 深度 | 形态 | 强度 | 速率 | 节律 |
|---|---|---|---|---|---|---|---|
| 浮沉（位置） | 浮脉类 | 浮 | 浮 | | | | |
| | | 濡 | 浮 | 软细 | 无力甚 | | |
| | | 芤 | 偏浮 | 边实中空，有类慈葱，指下成窟，有边无中 | 稍有力 | | |
| | | 洪 | 偏浮 | 来大去长 | 来有力去无力 | 稍偏数 | |
| | | 革 | 浮 | 大而硬 | 外强中虚 | | |
| | 沉脉类 | 沉 | 沉 | | | | |
| | | 牢 | 深沉肉下 | 大而弦长 | 有力 | | |
| | | 伏 | 沉极着骨 | | | | |
| 迟数（速率） | 迟脉类 | 迟 | | | | 一息三至 | |
| | | 缓 | | 偏大软 | | 一息四至 | |
| | 数脉类 | 数 | | | | 一息六至 | |
| | | 疾 | | | | 一息七八至 | |
| 虚实（强度） | 虚脉类 | 虚 | 三候皆得 | 大而软 | 无力 | | |
| | | 弱 | 沉 | 细小而软 | 无力甚 | | |
| | | 微 | | 极软而细，若有若无 | 极无力甚 | | |
| | 实脉类 | 实 | 三候皆得 | 长大而坚 | 极其有力 | | |
| | | 弦 | | 端直（如按弓弦）挺张而长 | 有力 | | |
| | | 紧 | | 绷急紧张，左右弹指，状如转索 | 有力 | 偏数 | |
| 滑涩（形态） | 滑脉类 | 长 | | 迢长自若，过于本位，如循长竿末梢 | 稍有力 | | |
| | | 滑 | | 往来流利，如盘走珠，应指圆滑 | 稍有力 | 稍偏数 | |
| | | 动 | | 脉短而硬，其形如豆，厥厥动摇 | 有力 | 数 | |
| | 涩脉类 | 短 | | 不能满部，如豆之形，应指而回 | | 稍迟 | |
| | | 细 | | 软而细直，常有如线 | 无力 | | |
| | | 涩 | | 细来往来艰涩，如轻刀刮竹 | 稍无力 | 偏迟 | |
| 结代（节律） | 结脉类 | 结 | | | | 缓或迟 | 时一止复来 |
| | 代脉类 | 促 | | | | 数 | 无定数 |
| | | 代 | | | | 迟或数 | 动而中止，不能自还，止有定数 |
| | | 散 | 浮 | 不坚不聚、大软而散 | 无力甚 | | 至数不匀 |

## 参考文献

1. 张兆吉. 对脉学新旧分类提纲的探讨. 哈尔滨中医, 10: 44 页; 1960
2. 赵棣华. 脉象简化归类和实质的探讨. 新中医, 5: 52; 1975
3. 耿鉴庭. 中医脉学简介. 中级医刊, 1: 55; 1958
4. 王度. 试论诊脉原理和辨证运用. 哈尔滨中医, 6: 14; 1963
5. 蒋大经. 脉学基础歌括. 哈尔滨中医, 1: 86; 1961
6. 颜公辰. 脉学刍谈. 广东中医, 4: 163; 1960
7. 杨毓隽. 脉象的辨认. 天津医学, 10: 507; 1975
8. 吴一渊. 略谈脉诊. 河南中医, 3: 8; 1981
9. 林礼务. 中医脉象图分析. 福建中医药, 5: 12; 1981
10. 南昌二院, 等. 脉图的研究 – 汇报材料. 第一、二、三辑. 1977
11. 华有德, 等. 中医脉象研究. 医药资料(贵州). 5: 5; 1978

# 第四节　分类与简化

脉象是中医临床取得病理信息的方法之一，医者在辨析病症时，很重视脉象的反映，通过脉象出现的浮沉、迟数、虚实、滑涩等变化，可对疾病的表里、寒热、虚实、气盛血瘀的部位及性质作粗略估计，因此，脉诊在四诊合参的辨证过程中占据一定地位。能对脉象做出正确的分类，是临床应用的关键。例如微脉主阳衰、少气、阴阳气血诸虚之症，若识别不清，辨证就缺少一个主要佐证。所以脉象的分类很重要，但要分类正确并非容易。王叔和《脉经》序言说："脉理精微，其体难辨，弦紧浮芤，展转相类，在心易了，指下难明。"为何会有这种"在心易了，指下难明"的情况呢？这是由脉象本身特点决定的。中医脉诊是一种定性分析法，医者运用三指，在寸口脉上截获其搏动信息，根据脉位、速率、节律、强度、形态等方面，逐项进行定性分析，综合归纳，定出脉名。由于医者手法与体会不同，对脉象的判断存有差异，故在设纲分类上，难能一致。整理前人的经验，统一脉象的定性分析标准，是目前及今后需要解决的问题。同时对繁多的脉象种类，也有必要进行简化。

现代科学采用脉象描记器（脉象仪），对传统脉象进行了许多试验，找到一些脉象定性的客观指标的依据，也对脉象的分类和简化开辟了新途径。

### 1. 传统分类

最早在《黄帝内经》一书中，就载有平、病、绝、怪四种，常人的脉象谓之平脉，一般与平脉相出入者为病脉，毫无生机、转归不佳者为绝脉，反乎生理之态而又不在病理范畴者则为怪脉。病理性脉象在临床应用广泛，因此受到历代医家的普遍重视，其分类也多少不一。如《内经》载有大、小、滑、涩、浮、沉、迟、数、紧、急、缓、坚、散、弦、长、弱、细、虚、实、代、短等21种[1~3]；《史记·仓公列传》的“诊籍”里，记有长、弦、代、数、疾、盛、大、顺清、坚、沉、浮、躁、紧、徐小弱、滑、浊、散、番阴、番阳等19种[4]，《伤寒论》分为23种。其中有一些脉名与现代沿用的有异，如《内经》提出有鼓、搏、疏、躁、坚、盛、横、喘、鹿等，《难经》有关、格、覆、溢等，《伤寒论》有高、章、卑、停、纵、横、逆、顺等，其中有许多是名异实同的脉象，如《内经》里的“坚”即是紧脉或实脉，“横”即是洪脉。明·李中梓指出：“曰坚者，实之别名也；曰横者，洪之别名也。”“曰革者，人迎倍大也；曰关者，气口倍大也。”“曰溢者，自寸口上趣鱼际气有余也；曰覆者，自尺部下达臂间血有余也。”这其中有的是指寸口脉以外的诊脉部位，有的是指脉理变化，有的是两者相比较的诊法，多因重复现已少用。还有一些单言脉理变化的。如李氏又说：“仲景论脉，曰纵者，水乘火，金乘木也；曰横者，火乘水，木乘金也。”

王叔和在《内经》、《难经》、《伤寒论》的基础上，结合自己指下的感觉，形象详尽地在《脉经》中对各脉加以叙述，总结为二十四部脉象，即浮、芤、洪、滑、数、促、弦、紧、沉、伏、革、实、微、涩、细、软、弱、虚、散、缓、迟、结、代、动，对以上经文提出的别名，重复、少见的脉名，加以删除。这样使脉的种类及名称概念简而明了，重复繁杂的脉词，不再延续使用了，因此给中医脉学的发展奠定了基础，并在实践中得到广泛的应用。后世一些医家，在王氏的二十四脉的基础上，根据各自经验有所增减。例如《千金翼方》中，就叔和之说，改革脉为牢脉；高阳生《脉诀》去数、散二脉，另加长、短二脉，总数仍为二十四脉；《外科精义》增为二十六种；《濒湖脉学》增长、短、牢脉为二十七种；《三指禅》、日本《脉源》、《医醇剩义·晋卿脉法》、《时氏诊断学》等皆增补为二十七种；《诊家正眼》在《濒湖脉学》基础上又增疾脉为二十八种；笔者本章也分列二十八脉（详见第三节表1）；其它如《陈修园医书》、《洄溪脉学》、《脉学阐微》、《脉诊》、《病理与诊断治疗纲要》等亦为二十八种；《脉法金针》、《四诊抉微》、《诊家枢要》增为二十九种；《诊宗三昧》在《濒湖脉学》基础上，又增加清、浊、大、小、疾五种，计为三十二种。另外，危亦林《世医得效方》又列出弹石、解索、雀啄、屋漏、虾游、鱼翔、釜沸、偃刀、转豆、麻促十怪脉。再加西医所称“水冲脉、吸停脉”等，不下六十种之多，似有逐渐增多之势。自上世纪50年代后，全国中医教材会议几经研究，目前已初步确定以二十八脉及十怪脉做为临床参考依据，去掉了临床意义不明确的清与浊，略去与洪、细性质相仿的大、小脉，使脉象分类大致有了统一标准。

### 2. 脉象简化

历代医家描绘的脉象，到清代已增加三十余种，其中有许多是重复的，例如疾脉是比数脉更快，小与细相似，似不必另立名称，但在古时无精密仪器记录状况下，不能完全以计数方法来显示它的区别程度，只好另立名称来补救。这样，对初学者正确掌握、鉴别各种脉象形态带来一定困难。因此，近代许多医家提出对脉象简化的看法。

上世纪末60年代，史沛棠[5]对脉学的分类提出了改革。史氏以浮、沉、迟、数、大、小、弦、缓、长、短、滑、涩、促、结、代、伏、动、芤十八种脉为主，以前十六种为标准，先以浮、沉、迟、数为纲，再辨大、小、弦、缓。如浮大有力为洪，浮大无力为虚，三部大而有力为实，均可归在大脉内；又浮细无力为濡，濡而极细为微，微细又涣漫不收为散，沉按细小有力为细，沉细无力为弱，这五脉可归到小脉内。弦与紧是转索无常；弦脉，《内经》谓端直以长，叔和称新张弓弦，其主病基本相同，故可合并为一。又仲景、叔和以浮大而弦为革，沉小而弦为牢，牢革亦可归为弦脉范畴。对于促、结、代三种歇止脉，认为数而有止为促，迟而有止为结，止有定数为代，按张景岳的主张归纳到结脉内。崔玉田《中医脉象研究》一书中指出：数与疾、牢与革等相近，可以考虑简略。李汝鹏[6]则根据脉的体象，即脉位、脉息、脉状、脉势为主，把临床常用的二十八脉分类归纳，最后简化为十六种脉：浮、沉、迟、数、代、洪、细、长、短、弦、芤、微、缓、紧、滑、涩。并附以简表说明，认为浮沉代表脉位的高低，迟数代表脉息的快慢，脉状包括大、小、长、短等，脉势包括软硬，有力、无力、流利、不流利等。并指出，一脉可兼一种以上的体象，如洪脉可代表脉状的大，也代表了脉位的高。高德在“对脉诊中几个问题的认识”中认为：只要掌握浮、沉、迟、数、虚、实、洪、细、微、滑、涩、弦、散、促、结、代等16种单一脉，便可窥见全貌。赵棣华[8]把常见病脉简化为浮、沉、迟、数、弦、紧、滑、涩、洪、微、芤、革、牢、濡、散、细、伏、促、动、结、代、疾22种，加上虚实两个总纲，实际为24种。对于简化的依据，长、缓为平脉，如兼他脉，才可言病，因此不应列入病脉之中。短与动脉类似，都是脉形如豆，首尾俱短。只是动脉有数、硬而滑；短脉不能满部，应指即回。两者主病亦同，皆主血滞气郁之证，故把短附于动脉内。弱脉类似细脉，两者皆沉细，但弱脉稍弱于细脉，其主病亦同，皆是气血不足之候，故附于细脉内。笔者根据多年临床经验，在自设定脉纲基础上，把脉简化成浮、沉、迟、数、虚、实、洪、弦、微、芤、滑、涩、细、结、代、散16种，足以满足临床应用。

综上所述，诸家简化脉象的主张，主要依据脉象形成的因素提出，也有根据脉象主证特点而分，这些观点与提法，对今后脉象进行科学的分类与简化，提供了宝贵经验，值得我们学习与借鉴。

## 参考文献


1. 姚荷生．关于中医脉学的一般问题．江西中医药，11：10；1955
2. 姜元川．脉象的实质和归类问题的探讨．中医杂志，1：19；1962
3. 王度．试论诊脉原理和辨证运用．哈尔滨中医，6：14；1963
4. 范行准．诊法的起始及其演变．上海中医药杂志，4：13；1956
5. 史沛棠．中医脉学是否可以改革．浙江医学，529页，1961
6. 李汝鹏．关于中医脉学的点滴体会．浙江医学，531页，1961

# 第二章 脉学的整体观

## 第一节 脉与阴阳的关系

脉是人体生理机能活动的通路，血脉的产生与运行是建立在阴阳对立统一关系的基础上。一般说，脉的搏动机能属阳，它的物质基础（血液）属阴。因此，脉的运行与搏动必须依赖于一定的物质基础，使其机能不间断活动，在脉的运行与搏动中，始终存在着阴阳的对立统一关系。

脉在运行搏动中，可出现不同特点与形象，都可以用脉的阴阳对立统一关系加以概括与论述。例如：大、浮、数、滑、洪、实等脉为阳，小、沉、迟、涩、虚等脉为阴。（详见第一章第三节表1）《脉经·辨脉阴阳大法第九》说："凡脉大为阳，浮为阳，数为阳，动为阳，长为阳，滑为阳；沉为阴，涩为阴，弱为阴，弦为阴，短为阴。"即属此意。

### 1. 脉中阴阳互根

脉中阴阳既是对立的，又是互根的，以此作为互相存在的依据，没有脉的阴质（血液）濡养，就不能产生有规律的运行（搏动）；没有脉的运行，血液也不能运达全身，营养机体。"孤阴不生，独阳不长。"《素问·阴阳应象大论》说："阴在内，阳之守也；阳在外，阴之使也。"例如：饮食入胃，经脾化生水谷精微，经脉运输全身，产生的机能活动与脉的搏动，就是脉中阴阳互根的体现。饮进食物属阴，到腐熟消化成精微物质（血液）也属阴；在这一过程中的消化机能属阳，至最后产生的机能活动及脉的搏动也属阳。（见表1）

**表1 脉与阴阳互根**

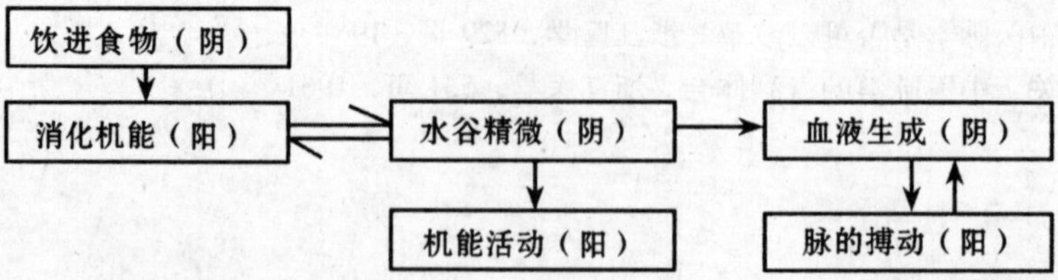


这说明，脉的搏动（阳）须依赖（阴）血的濡养，没有血液，就无从产生脉的搏动；而脉的搏动（运行）又是化生血液的动力，没有机能活动，饮食也就不能变为体内的精微物质（包括血液）。

### 2. 脉中阴阳消长

脉中阴阳，并不是处于绝对静止状态，而是不断有盛有衰，有消有长，“阴消则阳长，阳消则阴长”，在一定的限度内，保持着相对的动态平衡，因而脉的运行也始终处于一种悠扬平和，从容不迫状态。若阴阳消长超越一定限度，破坏了阴阳动态平衡，就会造成脉中阴阳的偏盛偏衰，出现病理现象。(见表2)

**表2 脉与阴阳盛衰**

| 阴阳盛衰 | 脉 象 | 症 状 | 辨证 |
|---|---|---|---|
| 阳盛 | 浮、大、洪、数 | 高热，口渴引饮，谵语，便秘 | 实热 |
| 阴虚 | 微弱、细数 | 烦热，手足心热，盗汗，口燥咽干 | 虚热 |
| 阴盛 | 沉迟有力 | 凛寒，腹痛，下利，手足厥冷 | 实寒 |
| 阳虚 | 沉涩、虚迟 | 畏寒，自汗，口淡不渴，语微，便溏 | 虚寒 |

例如“阴长则阳消”，寒邪过盛（阴长），可使体内阳气布散缓慢（阳相对减弱），脉见迟象；“阳长则阴消”，邪热气盛（阳长），血随气速行而遂亏（阴消），脉见数象；“阳消则阴长”，久病正虚，真气欲亡（阳消），不能鼓脉于外而潜行伏骨（阴虚性亢进），脉见伏象；“阴消则阳长”，骤然失血（阴消），气无所归，阳浮于外（阳虚性亢进），脉见芤象。

以上所述，机体阴阳消长盛衰的变化与脉象有着密切的联系，阴阳消长的这种变化可以通过脉象反映出来。因此，察脉便能知体内阴阳消长的盛衰。再如：湿热之邪侵入人体，出现高热，不恶寒反恶热，多汗、大渴引饮，舌质红苔黄，致使体内阳气偏盛，充斥脉道，脉来洪大而数。饮食生冷，脘腹受寒，表现胃冷痛喜暖，喜热，便溏，苔白，致使人体阴气偏盛，凝滞瘀阻脉道，脉来弦紧。故《素问·阴阳应象大论》说：“阴胜则阳病，阳盛则阴病。阳盛则热，阴胜则寒。”《素问·调经论》曰：“阳虚则外寒，阴虚则内热，阳盛则外热，阴盛则内寒。”人体始终处于阴阳动态平衡，之间既有联系，又相互制约，如果失去相互联系，制约过程，血脉失运，生命也就终止了。《素问·生气通天论》说：“阴阳离决，精气乃绝。”

### 3. 脉中阴阳转化

阴阳在一定条件下，可各自向相反的方面转化，脉也相应出现变化。疾病发生发展，是人体正气与病邪作斗争的过程，正与邪是矛盾着的两方面，其中正气是矛盾主要方面，疾病的性质主要是由正气的盛衰状况决定的。(见图表3)

**表3 正邪斗争与脉的关系**

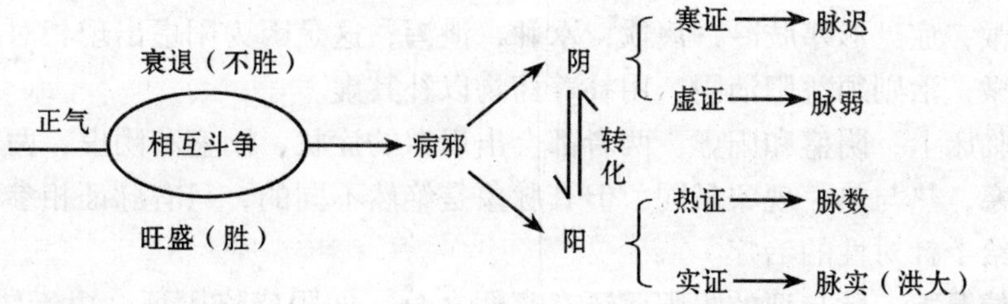

寒、虚 —阴—（转化/正盛）→阳—
- 热（疟疾之恶寒重，脉弦迟 —发作→ 发热重，脉弦数）
- 实（肠炎之久泻，脉虚弱 —误治→ 腹胀便秘，脉弦实）

热、实 —阳—（转化/正衰）→阴—
- 寒（肺炎之面赤，高热，咳喘、脉洪数 —恶化→ 面白，肢冷，汗出，脉微欲绝）
- 虚（胃炎之腹痛、拒按，腹胀，脉弦紧 —误治→ 食少不化，便溏，脉细弱）

以上说明，正邪斗争和寒热虚实的变化，脉象也随着变化而改变，这种变化，是要有一定条件为依据。变化的结果，是阴阳失去相对平衡协调。《内经》说："重寒则热，重热则寒"，"重阴必阳，重阳必阴"。在临床出现诸多症候中，根据不同的症候特点，脉象形态，才能找出阴阳盛衰转化规律，辨明疾病。《素问·阴阳应象大论》说："善诊者，察色按脉，先别阴阳。"

### 4. 脉中阴阳应用

4.1 在诊断疾病上，通过诊脉，查明疾病的阴阳属性，有助辨清阴阳偏盛偏衰的本质所在。《素问·阴阳别论》曰："脉有阴阳，知阳者知阴，知阴者知阳。"阳脉多现阳证，如发热恶寒之表证，其脉多浮（阳），忌见阴脉。阴脉多现阴证，如畏寒肢冷之里证，其脉多沉（阴）；若见阳脉，尚有向外抵抗之机能。这是一般规律，有时也很复杂。例如开始病显阳脉，逐渐转变为阴脉，其病机为阳消阴长，则病进；开始病显阴脉，逐渐转变为阳脉，其病机为阳复阴退，为病愈。故《伤寒论》说："阴症见阳脉者生，阳症见阴脉者死。"但是在失血、崩漏、怔忡、盗汗等症，如见阳脉，反为败症。因此，临床要灵活掌握辨认。阳脉兼阳脉为纯阳之脉，如浮脉兼洪、数、动、滑等脉即是纯阳之脉，主阳盛阴虚之病；阴脉再兼阴脉为重阴之脉，如沉脉兼微、迟、涩、弦等脉是重阴脉，主阴盛阳虚之病。阳脉兼有阴脉，如浮而迟，浮而弱，浮而弦等，为阳中有阴之象，病为阳虚者多，阴气早伏阳脉之中，有亡阳之变，治益扶阳；阴脉兼有阳脉，病属阴虚，阳邪不得发越，陷于阴脉中，有阴竭趋势，治则当存阳。《难经·第四难》说："所谓一阴一阳者，谓脉来沉而滑也，一阴二阳者，谓脉来沉滑而长也，一阴三阳者，谓脉来浮滑而长时一沉也；所谓一阳一阴者，谓脉来浮而涩也，一阳二阴者，谓脉来长而沉涩也，一阳三阴者，谓脉来沉涩而短时一浮也。"浮、沉、长、短、滑、涩六脉相互兼见，说明了疾病的错综复杂的变化。

4.2 在治疗上，调节阴阳的偏盛偏衰的局面，要根据脉象不同特点，抓住疾病的本质，给予针对性的治疗。《内经·至真要大论》曰："谨察阴阳所在而调之，以平为期。"一般讲，阳盛则阴衰，阳邪盛脉必见洪大而数，症见面赤身热，自汗口渴引饮，躁动不安，故治疗上针对阳盛脉大而用清热药（泻法）以祛其邪。反之，阳虚则阴盛，阳虚脉必见沉弱而微，症见形寒肢冷，痰饮，水肿，泄泻，这是因为阳虚出现相对的阴盛，其关键是阳虚脉微，治则须益阳消阴，用补养药物以补其虚。

另外，临床上，阴盛和阳虚，两者都会出现寒的症状，阳盛和阴虚，两者都会出现热象，这寒与寒，热与热，现象虽同，但其脉象是绝然不同的，只有脉证相参，才能抓住疾病的本质，给予针对性的治疗。

在特殊情况下，脉与证的阴阳，还有真假之分。如阴盛格阳证，由于体内阴寒过盛，阳气拒于外，出现内真寒而外假热之证。又某些寒证，因阴寒过盛于内，反见外热、口渴、手足躁动不安、脉洪大等假热之象。但身虽热，却喜盖被，口虽渴而饮水不多，或喜热饮，手足躁动，但神态清楚，脉虽洪大，但按之无力。这都是假热证。再如阳盛格阴证，是热极似寒的一种反常表现，症见四肢厥冷，脉象沉伏等假寒症状。但病人心胸烦热、腹扪灼热，身寒而反不欲近衣者，说明因邪气深伏于里，阳气被遏，不能外透，故见脉沉伏，甚或不见。治则应以舍脉从症为主。

总之，疾病的产生，是阴阳协调平衡受到破坏，形成了阴阳的偏盛偏衰。因此，从阴阳的盛衰中，可反映出邪盛、正虚不同的脉象。抓住疾病的主脉主证所反映出的本质所在，调节纠正阴阳的这种偏盛偏衰，使其恢复相对的协调平衡，才能达到治愈疾病的目的。

**表4　脉与阴阳辨证**

| 阴阳 | 脉象 | 机理 | 证候 | 舌苔 |
|---|---|---|---|---|
| 阴证 | 沉迟无力或沉微 | 内伤久病；寒邪直中脏；机能衰退，脏腑功能降低 | 无热畏寒，四肢厥冷，息短气乏，身体沉重，静而少言，不烦不渴，蜷卧口淡，便溏溲清，腹痛喜按。 | 舌谈胖嫩苔润滑 |
| 阳证 | 浮数有力或洪滑 | 邪盛正未衰，正邪交争亢奋阶段 | 身热，恶热不恶寒，心烦口渴，喜冷饮，躁动不安，声高气粗，面红目赤，口鼻气热，便秘尿黄短赤。 | 舌红绛苔黄燥 |
| 阴虚（虚热） | 细数或细动 | 阴精不足，津血亏损 | 身瘦，目眩耳鸣，口燥咽干，五心烦热，腰腿酸软，或可并见午后潮热，颧红盗汗。 | 舌红绛少苔或无苔 |
| 阳虚（虚寒） | 虚大或微细 | 阳气不足，机能衰退 | 疲乏无力，少气懒言，自汗蜷卧嗜睡，同时并见畏寒肢冷，口淡不渴，面白，尿清便溏。 | 舌淡嫩 |
| 亡阴 | 细数疾，按之无力 | 高热大汗，剧烈吐泻，失血过多及危重病后期，阴液或阳气速亡失，亡阴则阴津欲竭，亡阳则气而散越 | 汗热而粘，身热肢温，烦躁不安，颧红面赤，口干喜冷饮。 | 舌尖红而干少津 |
| 亡阳 | 微欲绝或浮数而虚 | | 大汗淋漓，汗凉清稀，畏寒肢冷，气微面白，蜷卧神萎，口不渴。 | 舌质淡苔白润 |

## 第二节　脉与脏腑的关系

脉与脏腑器官是构成人体不可缺少的一个组成部分，各脏腑活动，都与脉相连，在正常状态，脉能够沟通调节脏腑的生理功能，在病理上也互为影响。因此，从脉的运行变化，可测知脏腑的盛衰，正邪交争出现的病理改变。这些必然会影响气血的运行，在脉象上反映出来。

### 1. 整体相联

脉的运行是在脏腑机能活动的基础上产生的，也包括奇恒之府及其他组织器官的协助，因此，脉的运行正常与否，就决定它们之间的活动是否协调。在正常情况下，脏腑之间紧密配合，协调一致。如心主血脉，推动血在脉内运行，脉是血行隧道，心是血行动力，两者贯通合作，才能主司正常血行，将血输布营养全身，供机体活动的需要。血的来源，是由脏腑活动产生的精气、津液一部分入心，在心赤化为血，一部分由它脏转输入心，周运脉中，流布全身。血液的这种循行不息，是心与血脉合作的结果，其中心起主导作用。《素问·痿论》说："心主身之血脉。"《素问·五脏生成论》说："诸血者，皆属于心。"又说："心之合，脉也。"心气旺盛，血液充沛，脉道充盈，脉形洪[1]，或脉大[2]，或浮大而散[3,4]，或显见左寸口寸部。若见洪大而长[2,3]，或洪大而紧[3]，又属小肠常脉，这是据心与小肠络属相连而致。

脉行血循，会聚于肺，肺主气司呼吸，将血中废物，呼出体外，又将吸入清气纳入血中，同时饮食经小肠"泌别清浊"后，水谷精微由脾转注肺，与清气相合积于胸中气海，由肺的经脉布散全身，故肺朝百脉，助心行血。《类经》曰："经脉流通，必由于气，气主于肺，故为百脉之朝会。"肺主气，贯心以行血，其宣发之力，致脉道扩张于外，脉形现浮[1]，或浮涩而短[2~4]，或显见右寸口寸部。若见浮短而滑、短涩[3]之象，又属大肠之常脉，由肺与大肠相表里之故。

肝藏血，主疏泄，随时调节血容量大小，由脉道供给机体活动的需要，同时又受肝疏泄功能制约，使脉道具有一定张力（紧张），脉形见弦[1]，或沉而弦长[4]，或弦长[2,3]，或显见左寸口关部。若见弦大而浮[3]，又属胆之常脉。

血在脉中运行而不外溢，这是依赖脾之统摄功能，脾主运化，水谷精微由脉运输周身，与心合作完成，是脏腑、血液、脉气生成活动的源泉。《医宗必读》曰："谷入于胃，洒陈六腑而气至，和调于五脏而血生，而人资以为生者也。故曰后天之本在脾。"脾气健运，元气充沛，气血调畅，脉道弛缓，和匀见缓[1]，或迟缓[2]，或缓而大[3]，或和缓[4]，或显见右寸口关部。若见浮长而滑或浮大而短[3]，此属胃之常脉。《素问·五脏别论》说："胃者，水谷之海，六腑之大源也，五味入口，藏于胃以养五脏气。"

脉行之原动力在肾，肾藏元阴元阳，元阴是脉道及精血生成的原始物质，元阳是脉气运行的原始动力，是生命之根，故脉宜深藏于里，行至筋骨，脉位见沉[1,2]，或沉而软滑[3]，或显见两手尺部或左寸口尺部，若见洪滑而长[3]，又属膀胱之常脉，此属脉气有根，元气充盈之象。

总之，血脉运行与脏腑功能相联，心主血脉，占居主导，脾输布水谷精微，辅助为用，肾固秘元阴元阳，维护生命之根。因此，心、脾、肾功能协调，脉中神气、胃气、根蒂旺盛，血脉运行如常。滑伯仁认为："心为阳中之阳，故其脉浮而大散；肺为阳中之阴，其脉浮而短涩。""肝为阴中之阳，其脉牢而长；肾为阴中之阴，其脉按之濡，举指未实。"说明在平和脉象中，又隐含着稍带有各种差异的脏腑脉形。

### 2. 病理相关

一个脏腑发生疾病，其病理可通过脉象反映出来，这是因为脏腑之气，皆通于血脉。

《灵枢·脉度篇》说："阴脉营其脏，阳脉营其腑……其流溢之气，内溉脏腑，外濡腠理。"如果发生了疾病，脏腑功能失常，脉象则会出现异常状态。

2.1　一脏发病，可出现多种异常脉象　张景岳说："邪气之来皆有余，故太过……元气之伤惟不足，故不及。"例如肝气亢盛，则脉来弦实有力，不及则脉来不实，或弦微甚。《医学传心录》说："有余因实知肝火，沉细为虚亦是常。"（诊脉六法）。又曰："三部俱弦肝有余，目中疼痛苦痃虚。"（肝脏歌二）心火亢盛，则脉去来俱盛，洪而有力，不及脉来不盛，去时反盛；肺气亢盛，则脉来浮软而中央坚，两旁虚，不及则浮软而微；肾气太过，脉为弹石，不及脉去如数；脾气太过，脉如水流，不及坚锐为乌之喙。这些不同脉象形态，反映了脏腑病变的虚实，结合寸口六部脉分属脏腑部位及病候特征，即可找出疾病本质。

2.2　脏腑同病，有时可反映出一种脉象　如肝胆有热，脉来弦数，或左关明显，症见目赤肿痛，眩晕，胁痛，易怒，潮热等（肝火上炎）。又见胸脘烦闷，口苦，寒热往来，耳聋，不寐等（胆热）。因肝与胆相表里，胆附于肝，其脉虽同，但证候有别，不难鉴别。其他脏腑之病，脉同症异，亦可辨清。

2.3　以五行相生关系诊脉　如左关尺脉细数显著，症见头晕目眩，耳鸣胁痛，腰膝酸软，颧红盗汗，男子遗精，妇女经少，舌红少苔，此属肝肾同病（阴虚）。肝属木，肾属水，水生木则为母子相生。因房劳过度，肾精亏损，此谓母病及子，"水不涵木"。由于二者相互滋生，肝肾同源，在治疗上要滋水涵木，滋补肝肾。临床所见月经不调（心脾两虚），咳喘（脾肺气虚、肺肾阴虚）即可用五行相生关系，据脉查症，辨证施治。

2.4　以五行相克规律诊脉　如左关脉弦，右关脉弱，症见胁肋胀痛，胸闷叹息，性急善怒，食少腹胀，肠鸣矢气，便溏或腹痛即泻，苔白。此属肝脾不调，"肝木乘脾土"，肝属木，脾属土，二者失去制约，肝郁气滞，疏泄失职，脾胃失运所致，治疗以疏木培土之法。临床所见失眠（心肾不交），胃脘痛（肝胃不和），即可用五行相克规律，据脉查证，正确治疗。

2.5　以阴阳对立互根消长转化关系诊脉　脏腑之中有阴有阳，它在生命活动中，相互依存，阴存于阳，阳存于阴，任何一方，都不能脱离对立的一方而单独存在。例如：肾有肾阴和肾阳，左为肾阴，右为肾阳，两者互根。火衰则阴盛，阴虚则阳亢。肾阳虚时，右尺脉细弱、细迟或沉细显著，其症见腰痠畏寒，下肢发冷，少腹拘急，尿多余沥等，治则应"益火消阴"。肾阴虚时，左尺脉独大或细数，症见劳热骨蒸，虚烦，盗汗，口干舌燥，咽喉疼痛，治则又应"壮水制阳"，以达肾中水火既济，阴阳平衡。再如：饮食生冷（阴长），损伤脾胃阳气（阳消）所致胃脘痛，右关脉沉弦，或弦紧为著。脏腑阴阳失去平衡，出现一方偏盛或偏衰，这种消长关系，可从脉象上反映出。如果正邪斗争，不断产生胜负变化，脉象中阴阳也随之变化。例如：水肿（风水相搏），眼睑先肿，继而面及周身，皮肤光亮，按之凹陷，尿液异常，脉来浮数。若失治误治，则腰以下肿甚，腰痛酸重，畏寒肢冷，面色晄白，舌质淡胖（肾阳虚衰），其脉转为沉细，尺部较甚。

2.6　从脉测知脏腑病的传变　这一方面，应从脏腑病理机转和五行逆传规律来认识。如肝病郁久化热，左关脉弦数甚，肝木逆传于脾土，症见食少，腹胀，便溏，右关脉亦必见弦数。久治不愈，左尺脉来沉细数，症见下肢浮肿，腹大如鼓，体瘦如柴，这是久病及肾，出现肾阴大亏，相火虚衰之候。故《素问·玉机真脏论》说："五脏受气于其所生，传之于其所胜，气舍于其所生，死于其所不胜，病之且死，必先传行至其所不胜。”

对于暴病预测预后亦可观察脉象。如产后大失血，脉见沉涩为顺，散乱无根为危。《难经·十难》以心脏为例，提出一脉十变，诊断脏腑病之间传变变化，每一种变化，都可反映于脉，据此可以判断邪传脏腑之部位。近人方药中[5]认为：“如浮取脉弦，当为心肺有病。而欲知其为本脏自病或他脏传至，则要从中取、沉取来看。如中取脉仍弦，而沉取更弦，则为肝肾有病，波及心肺脾胃……反之，浮取脉弦，沉取脉细，无病脉之形，则为心肺本脏虚弱，肝木来侮，病之原发在于心肺，则应治其本脏。若中取弦大有力，亦要看沉取脉象，如沉取更弦，属脾本无病，肝盛乘脾，治当以疏肝为主。如沉取沉细，则属脾胃自病，肝木来乘，即‘己所不胜，侮而乘之’之意，治当取脾。”实属经验之谈。

总之，心肺之脉，浮而无力，若隐若现，其形如毛，心脉偏散，肺脉偏涩，若浮取有力，则当为病。脾胃脉来，濡细无力，若中取有力，则属病脉。肝肾脉来，沉细或沉软，稍兼微弦，肝脉偏长，肾脉偏濡，若沉取弦大有力，此属病形，临床细观，其脉自辨。

## 参考文献


1. 晋·王叔和.《脉经卷三》. 人民卫生出版社影印，1982 年
2. 钱乐天，等.《医学传心录》. 河北人民出版社，1975 年
3. 元·戴起宗.《脉诀刊误》. 上海科学技术出版社，1964 年
4. 明·李时珍.《濒湖脉学》. 人民卫生出版社，1973 年
5. 方药中. 略谈对《难经》阴阳脉的理解和运用. 浙江中医杂志，11：488；1981 年


# 第三节　脉诊与经络

脉与经络之间，有着十分密切的联系，这对于人体生命活动、病理变化与诊断治疗疾病，有着重要指导意义。

经络内连五脏六腑，外布五官九窍，四肢百骸，网络全身，运行气血，周流全身，脉诊就是在经络学说的基础上建立起来的。《素问·经脉别论》说：“食气入胃，浊气归心，淫精入脉，脉气流经，经气归于肺，肺朝百脉，输经入皮毛，毛脉合精，行气入府，府精神明，留于四脏，气归于权衡。”是对脉与脏腑经络关系的概括，说明脉与经络之间有着不可分割的联系。

### 1. 脉诊部位分布在经络上

脉诊的部位，绝大多数分布在经络通路的一定穴位上，历来在脉诊部位演变中，都是以经络学说为其理论基础。

1.1 遍诊法　是以全身十二经脉为主的诊法，即按各经循行部位脉动处，以诊断该经是否正常。其切诊部位，多取各经原穴，如肺经的太渊，大肠经的合谷，胃经的冲阳，心

经的神门。原穴能够较易反映出疾病的特征。《灵枢·九针十二原》说:“十二原者,五藏之所以禀三百六十五节气味也。”说明原穴是五脏禀受俞穴之气,也就是经气的处所。俞穴来源,最初是通过阿是穴的形式发现的,它在一定条件下,有反映内脏或经脉疾病的作用,所以阴经的“俞穴”,均可替代“原穴”,凡脏腑经络有病,可通过诊察各该脏腑的原穴、合穴等,求得确证。

十二经分布于全身手足三阴三阳经,在这十二条经脉一定部位上,各有搏动应手的动脉。如手太阴肺经的经渠、太渊穴,能触按到表浅的桡动脉搏动。足阳明胃经的冲阳穴,可摸到足背动脉搏动。故《难经·一难》说:“十二经皆有动脉。”《灵枢·经脉》说:“经脉十二者,伏行分肉之间,深而不见……诸脉之浮而常见者,皆络脉也。”“诸络脉皆不能经大节之间,必行绝道而出,入复合于皮中。”这是描述动脉分布在体表情况,便是脉循经而行,被确立为诊断部位的依据(详见图表1)据陆氏[1]报导:一眩晕患者,脉来寸口,左缓右弦滑,颔厌强实,太冲、太溪盛大,经针刺风池、百会、翳风、中渚、太溪、复溜等穴,眩晕渐愈,颔厌、太冲、太溪脉转静,惟寸口脉,仍微见偏胜,嘱停治疗。这便是遍诊法,临床具体运用的例证。

1.2 三部九候诊法 《素问·三部九候论》中,把人体分为上、中、下三部,每部又分天、地、人,从这9个部位脉动处,选择为脉诊点。即:耳门(头面部颞浅动脉)、头维、颔厌(颞浅动脉额支处)、大迎(面动脉处)、经渠、太渊(上肢桡动脉)、阳溪、合谷(桡动脉手背支)、神门(尺动脉)、冲阳(下肢足背动脉)、太冲(跖背动脉)、太溪(股后动脉)、或五里、箕门(股动脉)(详见表2)

1.3 人迎、气口诊法 人迎、气口(寸口)诊脉部位,历来说法不一。如《灵枢经》“寒热病篇”、“卫气篇”及《甲乙经》,皆曰人迎,在结喉两旁的颈侧,气口在两手寸口处。王叔和、崔嘉颜、李士材、李时珍等认为,两手寸口脉处,“左为人迎,右为气口。”近代学者韩绍康[2]认为这种说法,是指左手寸部为“人迎”,右手寸部为“气口”。王叔和《脉经》引脉法赞云:“关前一分,人命之主,左为人迎,右为气口。”按王氏之意,关前一分,即关部脉为一分,左手为“人迎”,右手为“气口”,《医宗金鉴》说:“关脉一分,右食左风,右为气口,左为人迎。”又说:“今曰关脉一分,乃关上之一分也。左关一分名人迎……右关一分名气口。”这是据《难经·二难》中,“尺寸终始一寸九分”之理,认为寸、尺每部分九分,关为一分[3]。王氏及后世医家便把,左关一分名为人迎,右关一分名为气口。叔和《脉诀》,则以左关前一分为人迎,而张世贤《图注脉诀》,亦附其说,并注:“左关前一分为人迎之位,挟喉咙两旁为人迎之穴,人迎之位属手太阴,人迎之穴属足阳明。”这是叔和及后世医家,把人迎脉移于左手寸口处,已与《内经》的经文有别。总之,人迎与寸口部脉诊有不同说法(详见下篇寸口与人迎脉法探讨),但是都离不开经络穴位为其理论根据的这个实事。

1.4 独诊寸口 即气口诊法或曰脉口诊法,是在手太阴肺经的腕后桡骨茎突内侧桡动脉搏动处诊取。《灵枢·本输篇》说:“肺出于少商,少商者,手大指端内侧也,为井……经渠寸口中也,动而不居,为经。入于尺泽,肘中之动脉也,为合,手太阴也。”经渠是在寸口的桡动脉处,尺泽是在肘关节的桡侧返回动脉处,桡动脉与桡侧返回动脉在肘关节合而为肘动脉,故谓合。指出这条路线是手太阴经。“经”就是大的通路。《灵枢·本输》说:“腋内动脉,手太阴也。”《难经·一难》说:“寸口者,脉之大会,手太阴之动脉也。”指出寸口脉，是在手太阴经的脉动处，所设立的诊脉部位。吴幼清说：“五脏六腑之经，分布于手足，凡十二脉……手三部皆肺脏，而分其部位以候他脏之气……何也，脉者血之流派，气使然也，肺居五脏之上，气所出入之门户也，脉行始肺终肝，而会合于肺，故其经穴名为气口而为脉之大会。”吴氏也认为寸口脉与十二经有着密不可分的关系。

1.5 三部诊法 《伤寒论》提出寸口、趺阳、人迎三部诊，此属手足合参之法。仲景《伤寒杂病论》序曰：“按寸不及尺，握手不及足，人迎趺阳，三部不参，动数发息，不满五十……夫欲视死别生，实为难矣。”从仲景对某些医家不重视三部诊法批判，说明汉以前三部诊法是普遍应用的。《金匮要略》书中，又提出寸口、趺阳、少阴诊法，以三者联合，诊察疾病。如《金匮要略·水气病》说：“寸口脉沉而迟……趺阳脉浮……少阳脉虚，少阴脉细。”等。这是寸口、趺阳、少阴三部对举诊法。由于人迎、趺阳脉，候脾胃之气，其足阳明胃经，循行于颈侧动脉（人迎穴）和足背动脉（冲阳穴）处，故《内经》云“人迎亦胃脉也。”少阴脉候肾气，其足少阴肾经，循行于胫后动脉（太溪穴）处；寸口脉候脏腑之气，或十二经之气，其手太阴肺经，循行于手桡侧动脉（太渊穴）处，故《素问·五脏别论》说：“五脏六腑之气味，皆出于胃，变见于气口。”这三者联合诊察，对了解疾病的内在变化，有着十分重要意义。（详见表3）

## 2. 脉诊与解剖生理的联系

《灵枢·经水》说：“若夫八尺之士，皮肉在此，外可度量切循而得之，其死可解剖而视之……脉之长短，血之清浊，气之多少；十二经之多血少气，与其少血多气，与其皆多血气，与其皆少血气皆有大数。”《灵枢·脉度》说：“手之六阳，从手至头，长五尺，五六三丈……此气之大经隧也。经脉为里，支而横者为络，络之别者为孙。”说明脉与经络在解剖上，有着内在的联系。

脉与经络，皆能运行气血，濡养肌体，脉多行血，经络偏于行气，两者有质的不同，但亦有人认为，两者本同一体，如董西园说：“所谓脉者，即经脉也。”但在解剖上所见，动、静脉与十二经的循行并不相同，两者同属一个范畴的两个方面。《灵枢·本脏》指出：“经脉者，所以行血气而营阴阳，濡筋骨，利关节者也。”又说：“是故血和则经脉流行。”《难经·二十三难》说：“经脉者，行血气，通阴阳，以营于身者也。”“营”，即含有运营不息和营养人体之义。说明气血通达全身，营养组织器官，一方面依赖经络传注，另一方面依赖脉管运送，才使人体组织器官，得到气血濡养，维持生理功能。例如，人饮酒后，脉道充盈，经络大盛，络脉怒张。《灵枢·经脉》说：“饮酒者，卫气先行，皮肤先充络脉，络脉先盛，故卫气已平，营气乃满，而经络大盛。”脉与经络转输运行气血的功能，还体现脏腑营卫的贯通方面。《难经·三十二难》说：“心者血，肺者气，血为荣，气为卫，相随上下，谓之荣卫，通行经络，营周于外。”这对维持机体功能活动，起着重要作用。再如针刺“足三里”，能调节胃的运动与分泌机能，当胃的机能低下，轻刺激引起胃收缩增强，胃液酸度增加；当兴奋时，重刺激引起抑制性效应，这种调节是通过经络实现的。机体恢复协调平衡，脾胃起着重要作用，气血来源于脾胃而注入足阳明经，诸脉循回气口，故诊寸口脉，便可及时了解疾病变化情况。

《灵枢·海论》说：“夫十二经脉者，内属于腑脏，外络于肢节。”人体各部正常活动，使机体保持着协调统一，经络、脏腑和体表各器官组织之间密切连属，因此，诊察十二经脉中某一个部位脉动，都可了解气血、脏腑的盛衰。《伤寒论》中的六经辨证，《外感温热篇》卫气营血辨证，《温病条辨》三焦辨证等，就是从十二经病候的基础上，发展起来的辨证体系。

### 3. 病理变化上相互影响

脉与经络在病理上，主要表现在疾病的发生与传变（详见表4），当经气运行不畅，易受外邪的侵袭而发病，在脉上反映出来，生病之后，病邪又可沿着经络，由表及里，由浅入深的传变，出现肌肤和脏腑功能失调。《素问·缪刺论》曰："夫邪之客于形也，必先舍于皮毛，留而不去，入舍于孙络，留而不去，入舍于络脉，留而不去，入舍于经脉，内连五脏，散于肠胃。"

3.1 体表受邪传至内脏，脉随变化　外邪侵袭肌表，出现发热恶寒，头痛项强，脉浮之太阳表证。按脉分析，浮则病在肌表，外邪袭表，卫外阳气与外邪交争，脉气鼓搏于外，脉显浮象，主病在表。当邪循经络，内舍于肺，症见咳嗽吐痰，色白量多，喘促胸痛，脉显浮紧。若症又见腹痛，腹泻，脉可转见沉弦，是肺病传于大肠所致。《素问·皮部论》说："邪客于皮则腠理开，开则邪入客于络脉，络脉满则注于经脉，经脉满则入舍于脏腑也。"指出经络，是外邪从皮毛腠理而传于脏腑，一种传变途径。

3.2 内脏有病传于体表，其脉亦有改变　胸痹、真心痛患者，其疼痛常沿手少阴心经，传导到手臂。故《灵枢·邪客篇》曰："肺心有邪，其气留于两肘。"又如脉见结代，或弦涩的患者，多由气虚血少，脏气衰微，或气血郁滞，经脉拘束所致。《素问·脉要精微论》曰："代则气衰"、"涩则心痛。"《伤寒溯源集》说："结者……此因气虚血涩，邪气间隔于经脉之间耳。虚衰则气力短浅，间隔则经络阻碍，故不得快于流行而止歇也。"

3.3 内脏之间有病，因经络传导相互影响，反映于脉　例如胃脘痛者，症见胁肋胀痛，脘闷，腹胀，食少便溏，头晕目眩，脉来弦细，或左关脉弦，右关脉虚，则由肝郁脾虚所致。据脉而析：肝气郁结，阴阳失和，气逆上犯，经气拘敛；脾衰气弱，摄血不足，血少不充脉道，气虚无力运血，脉道（管）收缩变细，脉来弦细。若左关脉弦，右关脉虚，乃知肝木克脾土所致。《金匮要略》曰："见肝之病，知肝传脾，当先实脾。"由于经络能够有规律地反映出许多疾病证候，根据这些疾病证候，探讨其病理变化，以便推断疾病发生于何脏何经，进一步确定病变的性质及发展趋向。《灵枢·卫气篇》曰："能别阴阳十二经者，知病之所生；候虚实之所在者，能得病之高下。"明确指出经络的诊断作用。

### 4. 诊治意义

脉与经络在生理和病理方面，都有一定联系。因此，有助于指导各种疾病的诊断与治疗。《灵枢·经脉篇》曰："经脉者，所以能决死生，处百病，调虚实，不可不通。"最初医家诊候十二经的动脉，以了解十二经脉的动静为主，来测知其所属脏腑病变，故《素问·五脏生成篇》曰："切脉动静而视精明，察五色，观五脏，以决死生。"在治疗上，凡十二经脉中的阴阳失调，或某经循行通路及其相连脏腑，出现邪盛正衰各种疾患时，可采用《针灸大成》"十二经病井荥输经合补虚泻实"之法（见表2）。如左寸脉浮大有力为实证，泻小海，浮而无力为虚证补后溪穴；左寸脉沉有力为实证，泻神门穴，沉而无力为虚证，补少冲穴（补阴），补阳则取后溪。亦可选用适当方药，通过脉症合参，进行施治。

4.1 脉诊在诊断经络病症上意义　经络学说认为，疾病的产生，是经络运行受阻，营卫失调所致，诊断时虽须四诊合参，但应以脉诊为主。这是因为，经脉的病症，除了有一定证候特点外，在脉诊上必有反映。因此，可用来诊断治疗一些疾病。唐·杨玄操等医家认为，寸口脉的六部定位法，较为妥善、方便。近人史朝珍[4]，以左尺候足太阳、足少阴；左关候足厥阴、足少阳；左寸候手太阳、手少阴、手厥阴；右尺候手少阳、足太阳；右关候足阳明与足太阴，右寸候手太阴与手阳明。史氏说："太阳脉浮大。太阳的底面是少阴，少阴脉沉细。阳明为阳之盛，故脉洪大。阳明的底面为太阴，太阴脉沉缓。少阳脉浮弦而大，少阳底面是厥阴，厥阴脉沉弦。均以有力为实，无力为虚。"其诊法"浮以候阳，沉以候阴法。"例如：左寸脉沉为手少阴经病。左寸脉浮为手太阳经病。（沉为阴偏盛，浮为阳偏盛，所以浮沉俱为病脉，如阴平阳秘则脉不浮不沉）。史氏认为："经脉虽与脏腑发生直接联系和影响，但经脉是传导经气的线路，与脏腑有本质的不同，所以它反映在脉的部位上就有区别。"

据报道：兰州医学院针刺神门和合谷穴，引起脉搏波的高度（动脉管壁的扩张）和每次脉搏的持续时间发生了改变，而以波的增高和时间延长为显著。成都中医学院针刺内关穴发现：针刺前心率慢（51 次以下），针刺后增快；针刺前心率较快者（75 次以上），针刺后改慢……。再有针刺十二原穴，观察了对正常人心动电流的影响。针刺原穴可使心率减慢，P 波与 R 波变小，使 T 波增高或降低，这些变化有利于治疗心脏病。其中影响较显著是，胃经原穴冲阳（趺阳脉），肾经原穴太溪（少阴脉），肺经原穴太渊（寸口脉）和胆经原穴丘墟。这说明对脉亦产生很大影响。

日·小椋道益氏[5]研究了《素问》、《灵枢》中的人迎脉诊法，以此诊断阳经及腑病。与平脉比较，相差一倍半，提示手、足少阳经和三焦的病变；相差二倍，提示手、足太阳经和膀胱的病变；相差三倍，提示手、足阳明经和胃的病变。以寸口部脉诊法，诊断阴经和脏病。与平脉比较，相差一倍半，为手足厥阴经和肝的病变；相差二倍，为手、足少阴经和肾的病变；相差三倍，为手、足太阴经和脾的病变，并以此方法，取得临床疗效。这种诊法的应用价值，比六部定位脉诊法高的多，但在经病与脏腑病的识别方面，须有丰富的经验。

4.2 脉诊在治疗经络病症上的意义　在针灸或药物治疗上，利用脉象辨别病理变化及预后等情况，有一定的意义。

4.2.1 脉诊在药物治疗上的应用　《伤寒论》中所使用的方剂，无论三阴，三阳，虚实，中风，伤寒，只要在脉证上诊断正确，采用一定方药治疗，即能取得效果。例如太阳病言脉浮为主，在相同的浮脉之中，从表最"虚"，用桂枝加桂汤，到表最"实"，用大青龙汤，按脉的强弱虚实、有力无力及兼合脉的不同，而采用不同的方药治疗。从虚到实，排列得很有次序。阳明病，胃家实也，虽仅叙述腹部症状，但阳明病证俱实，说明脉亦充实。太阴病属阴证，故脉弱，但其中亦有虚实，如大黄附子汤脉弦紧之寒积里实证。少阴证及厥阴证，只有虚证，没有实证，而且以厥阴极虚，其脉最弱，表现为脉微欲绝，但其间也偶见有不规律地呈现实证者，其脉也与之相适应，因此，须据脉证不同变化，决定治疗所采用的方药。

4.2.2 脉诊在针灸治疗上的应用 《灵枢·九针十二原》说："凡将用针，必先诊脉，视气之剧易，乃可以治也。"说明针灸治疗前，必先有正确的诊断。用时要了解经络、穴位的作用及部位。也就是说十二经脉，任督二脉及奇经八脉的循行、主治、作用及所属穴位等，都应详细了解，才可以进行治疗。《伤寒论》中的病症，除用药物治疗外，也可根据一定的脉证，采用针灸来治疗，一般来讲，《伤寒论》中的"中风"为经病，伤寒为脏腑病，用药物治疗时，中风、伤寒可用同一方剂。而针灸则完全不同，针灸治疗，是根据经络的联系，按照其循行分布，来选取穴位，达到治愈疾病。如外感病，发热脉数，针刺大椎，热退脉平。这是因为外感发热脉数，属邪在阳经，而大椎是诸阳经交会穴，针刺可以泄热；泄泻、脱肛等病而见脉弱。可灸百会穴，它是三阳、督脉之会，温灸可升提阳气，使脉平症愈。再如阳脉变阴脉，便可知阳病入阴之变，针刺募穴或合穴，症状可以得到改善，这是因为十二经中，以手太阴肺经起始，经脉起自中焦，中脘为胃募，凡募穴皆在阴，为经筋脉络聚会之处，其治疗效果显著。《内经》论述经脉的症候与治疗，每设及于原穴与募穴的应用，医家治病，多重脾胃其中之一，是根据《内经》"合治内腑"的原则，应用于治疗。如华佗取胃经下合穴足三里，治五劳七伤，金元李杲取胃募穴中脘和下合穴足三里，助元气以驱邪，以调中府为本。日·竹之内诊佐夫[6]，对白塞氏病，用压脉波变换器描记寸口六部脉波波形，并用于针灸治疗。脉诊确定心包、肾、脾三经为虚脉，肝经为实脉，测定结果：左右寸脉的波形，因属平脉，故未针刺，在治疗前后，指尖容积脉波与压脉波均无变化。但压脉波描记出，按浮、中、沉的各自不同波形，左关脉诊为肝经实，于行间穴针刺（泻），压脉波形在治疗前，先有明显变化，并波及到中脉。右关脉诊为脾经虚，于太白穴针刺（补），压脉波在治疗前后浮、中、沉均有变化，特别是治疗后，描记出来的中脉波形不清楚。左尺脉的脉诊为肾经虚，于复溜穴针刺（补），压脉波在治疗前后浮、中、沉均有明显变化。当阴阳两经均有变化时，如先调整阴经则阳经自会得到调整。右尺脉诊为心包经虚，于内关穴针刺（补），治疗后与治疗前相比，浮脉的高波变为低波，中脉比治疗前略高，沉脉描记出不清楚的波形。结果说明：均处同一桡动脉的邻近部位，寸、关、尺的压脉波形各自不同，虽属同一部位，其浮、中、沉的压脉波形也各自不同，即十二经络的脉诊，变为（六部定位）各有各自的压脉波形。根据脉象，针刺治疗某个经络上的一定穴位，在同一经络的脉诊部位，出现明显的压脉波变化，有时还波及到其表里经络，显示针刺可能调整脉象，诊查病邪进退和预后的情况。

## 5. 脉与奇经八脉的关系

奇经八脉，即指任、督、冲、带、阴跷、阳跷、阴维、阳维八条经脉，绝大多数是从十二经脉分出，通过脉气散布循行，与各经脉交叉衔接，沟通各经脉之间相互关系。例如：冲脉起于胞中，从冲阳斜向大趾与太阴脾经会合于之厥阴经，名为太冲，乃下肢冲脉阴阳经相交要穴。在太冲下足底的涌泉，是冲脉与足少阴大络起于肾下，出于阳明经之气街，从阴股内廉斜入腘中走至足底。冲脉与少阴大络起于肾下而隶属阳明，贯络先后二天，且任脉行其上，厥阴、太阴经行其侧，太阳、阳明经行其外，含内外阴阳经气之从。因此，谓之气冲，冲主气，血脉冲动，营卫之气行使，故诊趺阳处之冲脉，可测三部脉气，以阳明在上，厥阴在中，少阴在下，候此脉可知三经之病，仲景诊趺阳脉，其理据于此。故《妇人良方》称太冲为“血海”、“十二经脉之海”、“五脏六腑之海”，说明冲脉对十二经脉，五脏六腑有较大影响。奇经八脉分布循行与脉及十二经脉之间，有着有机结合，当十二经脉和脉的气血旺盛时，奇经加以涵蓄，当活动需要时，则渗灌供应，保持人体生理功能。《内经》论述肾气充盈后则“任脉通，太冲脉（即冲脉）盛，月事以时下。”其脉来见洪大之象。奇经病候，并不是在一般疾病之外，另有其他病种，实际是各条奇经所统辖的经脉的综合病候。例如：阴维脉联系肾经、脾经、肝经和胃经，并与任脉相连，故阴维脉所生病，大都涉及了这些经脉和所属的内脏，出现一定的证候和相应的脉象，今参考各家学说，列表如下（详见下表6）。临床上，治疗奇经病症，无论是用药，或针灸取穴，其理论依据多应参考脉诊。一些奇特病症如癫痫、瘛疭、寒热、恍惚等，在发作时，根据不同部位和脉象，测知疾病的轻重缓急，预后吉凶，有一定临床意义。

**表1　脉诊与温病卫气营血辨证**

| 分类 | | 证候 | 脉象 | 舌苔 | 治则 |
|---|---|---|---|---|---|
| 卫分证 | | 发热，微恶寒，头痛，咳嗽，口渴，咽痛，无汗或有少汗。 | 浮数 | 薄白舌尖红 | 发表透邪 |
| 气分证 | 热盛伤津 | 高热，恶热，不恶寒，多汗，烦躁，气粗，口渴喜饮，尿色黄赤，便秘腹痛。 | 洪大而数 | 黄燥质红绛 | 清热保津 |
| | 湿热郁阻 | 身热起伏，肢倦，胸闷，口渴不欲饮，或渴喜热饮，大便不爽或溏泄，小便短少。 | 濡数、滑数 | 白腻或兼黄 | 清热利湿 |
| | 热结肠道 | 高热，便秘，腹痛胀满，神昏谵语。 | 沉实有力 | 黄糙腻厚，焦黑起刺 | 苦寒攻下 |
| 营分证 | | 身热夜甚，烦躁，神昏谵语，口干不欲饮，斑疹，舌蹇，肢厥。 | 细数、数弱 | 质红绛 | 清营透热、清心开窍 |
| 血分证 | 血分实热 | 高热夜甚，斑疹紫黑，吐衄齿衄，便血尿血，妇女月经不调，神昏谵语，痉厥动风。 | 细数、弦数 | 质红绛 | 凉血散瘀、凉肝熄风 |
| | 血分虚热 | 身热不退，口燥咽干，唇裂，耳聋，手足心热，舌强语蹇，循衣摸床。 | 微细而数，虚大而数，结代，虚软 | 舌绛干枯，质紫晦 | 滋阴、养液、熄风 |

**表2　十二经病候（虚实）脉象简表**

| 辨证施治<br>经脉名称 | 实证 | 脉象 |
|---|---|---|
| 手太阴肺经 | 喘息气粗，胸胁胀满，咳逆上气，咽喉肿痛，咳时痛引胸胁。 | 滑、滑数 |
| 手阳明大肠经 | 齿痛龈肿，口干鼻衄，喉痛颔肿，肩臂疼痛。 | 滑数 |
| 足阳明胃经 | 面肿齿痛，心腹胀满，发热口渴，口噤神昏及发狂。 | 滑、滑数 |
| 足太阴脾经 | 胸腹满闷胀痛，二便不利，身体困重，食欲不振，热痢黄疸。 | 濡缓、濡数 |
| 手少阴心经 | 心烦，口渴欲饮，目赤肿痛，胸中热闷，睡眠不安，谵语如狂。 | 数、结代、弦滑、细涩 |
| 手太阳小肠经 | 目黄耳聋，颊肿齿痛，颈间臂痛，脐腹胀满。 | 数 |
| 足太阳膀胱经 | 暴病头痛，身痛恶风，耳聋，癫狂，寒热腰痛。 | 滑数 |

| 辨证施治 / 经脉名称 | 实证 | 脉象 |
| --- | --- | --- |
| 足少阴肾经 | 头项疼，咽肿喉痹，舌干，心下结热，心痛，小儿惊风，失神昏厥，中风闭证。 | 浮数、沉滑、洪滑而数 |
| 手厥阴心包经 | 掌热心烦，癫、狂，喜笑不休，胸痛，热病汗不出，呕吐，目赤喉痹，腋肿。 | 数 |
| 手少阳三焦经 | 偏头痛，目外眦痛，耳鸣，颊肿，耳后，颈项，肩臂外缘痛。 | 数、弦紧 |
| 足少阳胆经 | 头额两侧疼，胸脘疼痛，胁下胀痛，口苦，易怒，夜寐不安，往来寒热。 | 弦、弦数 |
| 足厥阴肝经 | 胸胁胀痛或闷，急燥易怒，目赤肿痛，口苦咽干，烦热失眠，肝气克胃乘脾则脘腹胀痛，呕吐或痛泄。肝气下注则少腹痛，阴疼，淋漓尿血。木火刑金则咳引胁痛，咯血；肝风内动则眩晕，手足痉挛。 | 弦迟、弦数、弦而有力 |

| 辨证施治 / 经脉名称 | 虚证 | 脉象 |
| --- | --- | --- |
| 手太阴肺经 | 呼吸细微，语声低弱，自汗恶寒，气喘乏力，痰多清稀（气虚），呛咳咳血，口渴咽干，颧红，或有潮热，盗汗（肺阴虚）。 | 虚弱、细数 |
| 手阳明大肠经 | 半身不遂，手足痿软无力，或筋骨肌肉挛痛，易感冒，舌酸麻苔黄。 | 细涩 |
| 足阳明胃经 | 食少腹胀，面目虚泛，足膝无力。 | 沉迟、弦迟无力、细数 |
| 足太阴脾经 | 饮食减少、四肢无力、腹胀肠鸣、便溏、腹痛喜热、食后消化不良。 | 沉迟、缓弱 |
| 手少阴心经 | 心悸怔忡，惊惕不安，健忘多梦，心中似饱，善忧，心下或胸中卒痛。 | 虚弱、细数、细弱、微 |
| 手太阳小肠经 | 耳聋，项强，腰痛，不可俯仰，胸闷心慌。 | 沉迟 |
| 足太阳膀胱经 | 小便淋漓或频数，遗尿，尿闭或浮肿。 | 沉细、细数、沉弱 |
| 足少阴肾经 | 耳聋齿摇，腰腿酸软，遗精阳痿，尿少浮肿，咽干口燥，头晕目眩，夜热盗汗，心烦失眠。 | 沉、尺弱、细数 |
| 手厥阴心包经 | 心下卒痛，四肢厥冷，或内热烦闷，心悬如饥，或卒然昏倒。 | 沉细、寸弱 |
| 手少阳三焦经 | 头眩，头痛，耳鸣，目视，朦胧，自汗出。 | 虚、细、弦细 |
| 足少阳胆经 | 头晕目眩，耳鸣，胸脘烦闷，胆怯，喜作长叹，虚烦不眠。 | 细弱、细、细数 |
| 足厥阴肝经 | 血虚风动而眩晕震颤，肝筋失养而筋骨挛痛，拘急麻木，肝肾阴虚易口干，雀目，耳鸣等。 | 结代、虚软、细数、弦细 |

**表3 《内经》三部九候诊脉位置与经络关系**

| 部位 | | | 穴位 | 经络 | 动脉 | 作用 | | |
|---|---|---|---|---|---|---|---|---|
| 头 | 上部 | 天 | 两额动脉 | 头维 | 足阳明胃经 | 颞浅动脉额支 | | 候头角之气 |
| | | | | 颔厌 | 足少阳胆经 | 颞浅动脉顶支 | | |
| | | | | 太阳 | 手太阳小肠经 | 颧眶动脉、颞深动脉 | | |
| | | 地 | 两颊动脉 | 大迎 | 足阳明胃经 | 面动脉 | | 候口齿之气 |
| | | | | 地仓 | 足阳明胃经 | 面动脉 | | |
| | | | | 巨髎 | 足阳明胃经 | 面动脉、眶下动脉 | | |
| | | 人 | 耳前动脉 | 听会 | 足少阳胆经 | 颞浅动脉耳前支、颈外动脉（深） | | 候耳目之气 |
| | | | | 过客主人 | | | | |
| | | | | 和髎 | 手少阳三焦经 | 颞浅动脉 | | |
| | | | | 耳门 | 手少阳三焦经 | 颞浅动脉 | | |
| | | | | 丝竹空 | 手少阳三焦经 | 颞浅动脉额支 | | |
| 手 | 中部 | 天 | 手太阴脉 | 经渠 | 手太阴肺经 | 桡动脉 | 外侧 | 候肺 |
| | | | | 太渊 | | | 正中 | |
| | | 地 | 手阳明脉 | 阳溪 | 手阳明大肠经 | 桡动脉 | 腕背支 | 候胸中之气 |
| | | | | 合谷 | | | 手背走向手掌 | |
| | | 人 | 手少阴脉 | 神门 | 手少阴心经 | 尺动脉 | | 候心之病 |
| 足 | 下部 | 天 | 足厥阴脉 | 五里 | 足厥阴肝经 | 股内侧动脉浅支 | | 候肝之病 |
| | | | | 太冲 | | 足背第一跖骨侧动脉 | | |
| | | 地 | 足少阴脉 | 太溪 | 足少阴肾经 | 胫后动脉 | | 候肾之病 |
| | | 人 | 足太阴脉 | 箕门 | 足太阴脾经 | 股动脉（深） | | 侯脾（胃） |
| | | | | 冲门 | | 股动脉 | | |

**表4 仲景三部诊脉部位与经络穴位关系**

| 脉诊部位 | | | 穴位 | 经络 | 脉动 | 作用 |
|---|---|---|---|---|---|---|
| 头 | 上 | 人迎脉 | 人迎 | 足阳明胃经 | 颈总动脉内侧 | 候胃气 |
| 手 | 中 | 寸口脉 | 太渊 | 手太阴肺经 | 桡骨动脉 | 候十二经气（脏腑） |
| 足 | 下 | 趺阳脉 | 冲阳 | 足阳明胃经 | 足背动脉 | 候胃气 |
| | | 少阴脉 | 太溪 | 足少阴肾经 | 胫后动脉 | 侯肾气 |

**表5 脉诊与六经辨证**

| 类别 | | | 症候 | | 脉象 | | 舌苔 | | 治则 |
|---|---|---|---|---|---|---|---|---|---|
| 太阳病 | 经证 | 表虚 | 恶寒发热头痛 | 汗出，恶风 | 浮 | 缓 | 薄白 | | 调和营卫 |
| | | 表实 | | 恶寒重，无汗，骨节疼痛，气喘 | | 紧 | | | 发汗解表 |
| | | 表热 | | 发热重，口渴 | | 数 | | 淡黄质红 | 清热解表 |
| | 腑证 | 蓄水 | | 烦躁，口渴，引饮，水入即吐，小便不利 | 浮数 | | 白滑 | | 化气行水，兼解表邪 |
| | | 蓄血 | | 小腹急结，躁狂，小便通利 | 沉涩有力 | | 舌有紫点 | | 行瘀破结，荡涤邪热 |

| 类别 | | 症候 | 脉象 | 舌苔 | 治则 |
|---|---|---|---|---|---|
| 阳明证 | 经证 | 高热，大汗出，口渴喜冷饮，面赤，烦躁 | 洪大、浮滑 | 舌红苔黄 | 清热 |
| | 腑证 | 潮热，烦躁，谵语，腹胀满，拒按，便秘或泻下稀水热臭 | 沉实、滑数 | 黄燥或有芒刺 | 攻下 |
| 少阳证 | 经证 | 寒热往来，胸胁胀痛，不欲饮食，恶心呕吐，口苦咽干，目眩 | 弦 | 白滑或黄 | 和解表里 |
| | 腑证 | 发热，胸胁满闷或痞硬，呕吐，便秘或泄泻不爽 | 弦实 | 黄腻 | 解表攻里 |
| 太阴病 | 虚寒证（局部） | 腹痛胀满，不思饮食，大便溏薄 | 濡弱、迟缓、沉弱 | 白滑腻 | 温中健脾 |
| 少阴病 | 虚寒证（整体） | 恶寒蜷卧，肢冷神疲，呕吐，下利清谷，欲寐，尿清 | 徽细或兼沉 | 白滑质淡 | 回阳救逆 |
| | 虚热证 | 心烦失眠，口舌干燥，咽痛 | 细数 | 质红绛 | 滋阴清热 |
| 厥阴病 | 寒热错杂证 | 口渴，气上冲胸，胃疼灼热，饥不欲食，食则呕，或吐蛔虫，疼时肢冷 | 弦数、弦紧 | 淡黄 | 温清并用 |
| | 厥热胜复证 | 发热，四肢厥冷，厥逆，热少病重 | 微细 | 白滑 | 温中回阳 |

**表6　奇经八脉循行与脉象病候**

| 经脉 | 起止 | 功能 | 脉象 | 病理 | 辨证 | 症候 |
|---|---|---|---|---|---|---|
| 督脉 | 起于胞中，下出会阴，沿脊椎上行至风府穴入脑，上头顶经额颅的正中，过鼻尖及人中至龈交 | 沿脊背循行，主一身阳气，为“阳脉之海” | 寸口脉直上直下，颇有弦长之象 | 经气阻滞，肝风内扰 | 阳亢、阴虚、肝风、气冲 | 脊柱强直，角弓反张，脊背疼痛，精神失常，小儿惊厥 |
| 任脉 | 起于胞中，下出会阴，经耻骨联合上方，沿腹胸正中线上过咽喉部至颏，环口分行至两目下。 | 经胸腹部正中，总任一身阴血，为“阴脉之海” | 寸口脉紧或寸关部见细实而长 | 经脉不通，阴血枯竭 | 血虚寒证、血寒（虚证） | 疝气，带下，少腹肿块，月经不调，流产，不孕 |
| 冲脉 | 起于胞而分三支，一支沿腹后上行脊里，一支沿腹前挟脐上行胸，经喉环绕口唇；一支下出会阴，沿股内侧下行到大趾间。 | 挟脐上行为“十二经之海”总领诸经气血的要冲 | 寸口脉常直上直下，颇有弦实之象 | 冲脉不调，气逆上冲 | 气虚、气逆、血瘀 | 腹痛拘急，气逆上冲，月经不调，经闭，崩漏，少乳，吐血 |
| 带脉 | 起于季胁，斜下到带脉穴绕身一周，于带脉穴向前下方沿髂骨上缘斜行到少腹 | 约束人体躯干诸经，调节经气畅通，能统带诸经 | 关部脉紧，左右弹动不休 | 带脉不和，脾失健运，湿浊不化而下注 | 热证、实证、脾虚、湿盛 | 带下，子宫下垂，腹痛胀满，腰软无力，男子遗精 |

| 经脉 | 起止 | 功能 | 脉象 | 病理 | 辨证 | 症候 |
|---|---|---|---|---|---|---|
| 阴跷 | 起于足跟，经内踝，沿下肢内侧后上行，经前阴，沿腹胸进入缺盆，出结喉上行至目内眦，与足太阳经，阳跷脉会合 | 主一身左右之阴，阴气偏盛 | 尺部脉紧左右弹动 | 阳气不足，阴气偏盛 | 阳虚阴盛 | 足内翻，喉痛，嗜睡，目疾 |
| 阳跷 | 起于足跟，经外踝，沿下肢外侧上行，经腹沿胸后外侧，经肩、颈外侧，上挟口角，到目内眦，与阴跷脉会合，再沿足太阳经上额与胆经会于项后 | 主一身左右之阳，阳气偏盛，阴气不足 | 寸部脉紧，左右弹动 | 阴气不足，阳气偏盛 | 阳盛阴虚 | 足外翻，癫狂，不眠，目内眦赤痛 |
| 阴维 | 起于足三阴经交会穴，循股内侧上腹部，与足太阴经同行到胁，与肝经相合，上行咽喉，与任脉相会 | 循足内侧上行，维系一身的阴血 | 尺部脉斜向大指而上至寸部，脉沉大而实 | 维系阴脉之气失调 | 营血不足 | 胃、心及胸腹痛 |
| 阳维 | 起外踝下，与胆经并行，沿股外侧向上，经身后外侧，从腹后上肩，经颈颊到前额，由额经头顶折向项后，与督脉会合 | 循足外侧上行，维系一身卫气 | 尺部脉斜向小指而上至寸部，脉浮大而实 | 维络阳脉之气阻滞 | 卫气不固 | 寒热反复发作，眩晕，尸厥 |

**表7　脉诊与温病三焦辨证简表**

| 分类 | 经络 | 症候 | 脉象 | 舌苔 | 治则 |
|---|---|---|---|---|---|
| 上焦 | 手太阴（肺） | 发热，微恶寒，汗出头痛，微渴或不渴，或不恶寒，口渴，咳喘 | 浮、浮数 | 薄白或黄 | 疏表、宣肺、清热 |
| | 手厥阴（心包） | 口渴，烦躁，夜寐不安，神昏谵语，舌蹇肢厥 | 数、细数 | 质红绛 | 清热解毒开窍 |
| 中焦 | 足阳明（胃） | 发热不恶寒，恶热出汗，口渴气粗，便秘溲涩 | 实大、洪、细数 | 苔燥或黄黑焦燥 | 清热泻下保津 |
| | 足太阴（脾） | 身热不扬，午后较甚，胸闷呕吐，身体肢倦 | 濡、缓 | 厚腻 | 清热化湿 |
| 下焦 | 足厥阴（肝） | 热深厥甚，心中憺憺，手足惕动，甚发痉厥 | 弦细而数 | 舌绛苔少 | 滋养肝肾熄风 |
| | 足少阴（肾） | 身热面赤，手足心热，夜寐不安，唇裂舌燥，溲短色赤 | 细数或虚 | 舌绛苔少 | 养血滋阴补肾 |

# 参考文献


1. 陆瘦燕．切诊在针灸临床上的应用．上海中医药杂志，1：22；1964
2. 韩绍康．脉诊和经络学说的关系．广东中医，3：105；1961
3. 杨洪明．“尺寸终始一寸九分”辨析．山东中医学院学报，2：44；1988
4. 史朝珍．“十二经补泻穴”的临床应用．河北中医，3：50；1981

5. 小椋道益氏．见小仑重成《东洋医学的脉诊》．国外医学（中医中药分册），3：6；1980
6. 日·竹之内诊佐夫，等．脉诊客观化的尝试．国外医学．中医中药分册，3：3；1980

## 第四节　脉与气血津液

脉的运行，离不开气血津液，而气血津液的来源，主要依赖饮食水谷中的精微物质不断地给予补充，这一过程，是在脏腑机能活动中产生出来，同时，又在人体生命活动与脉的运行中，得到利用并输送到全身各处，维持着人体生命活动。

脉贯穿分布全身各处，内连脏腑，外络肢体，百骸皮毛，是气血循环的通路。因此，从脉中可以反映出气血津液的盛衰盈亏。《东垣十书》说："脉者血气之先也，血者荣也，气者卫也，血非脉则焉能荣于中，气非脉则焉能卫于外，二者相资而行，内则通于五脏六腑十二经络，外则濡于九窍，四肢百节毫毛。"说明脉与气血津液之间有着密不可分的联系。

### 1. 脉与气

脉的运行正常与否，与气的盛衰有关，各脏腑组织的机能活动的能力，称之谓气。如心的机能活动称为"心气"，脾的机能活动称为"脾气"，脉的运行称为"脉气"。同时，脉中流动的精微物质，也是气的组成部分，如先天肾中生殖的精气（先天之气）和后天呼吸、饮食化生的精微物质（后天之气），流动在脉中，都是脏腑组织机能活动产生的。由于这些脏腑组织，分布位置及功能活动不同，所以它们的作用与名称也各有不同，在脉的运行过程中，无论在生理状态，还是在病理情况下，都将会发生在部位、形态、节律及力势等方面的变化，出现各种脉象。

1.1　脉与原气　原气亦称"元气"，是藏于肾脏中之气。许多医家认为，肾精是人体生命活动的起源物质，肾气（肾阳）是人体生命活动的原始动力，脉的运行，从生理功能来说，离不开元阴元阳（气）这个最基本的因素。《难经·三十六难》说："肾两者，非皆肾也，其左者为肾，右者为命门。命门者，诸神精之所舍，原气之所系也。"这里的原气，即是肾气。它源于肾，藏于丹田，是人生命活动的根本，《难经》阐述肾与命门位置，谓左边为肾，右边为命门。其功能，命门是神精之气居住之处，是原气所联系地方。古代诸多医家认为元气是"脉之根本"，徐灵胎注《难经》说："脉者，根乎元气以运行者也。"《难经·八难》说："诸十二经脉者，皆系于生气之原。所谓生气之原者，谓十二经之根本也，谓肾间动气也，此五脏六腑之本，十二经脉之根，呼吸之门，三焦之原。"此文认为，脉之所以根源于肾，主要在于肾阳的温煦作用。也就是说，脏腑与脉，得原气之助，才能维系于生理状态。对于《难经》提出"肾间动气"一句，明·赵献可认为是指命门之火而言，对其意义，虞庶认为"人之所受父母之原气"，也说原气由先天之精化生而来，同时又要得到后天水谷精微滋养和补充，由脉与三焦运达周身。原气所在部位，杨玄操认为在丹田（关元），脐下三寸，王叔和则认为动气也可出现于脐上脐下，或左或右。在生理状态，阴阳协调，元气潜而不越，其动徐缓而不躁急，一息四、五至，与寸口脉相应。若元阴不足，固摄失权，元阳偏亢而躁越，动必应手而弦，治以补元阴之气；动而结代，则元阳衰，脏腑经脉之气败绝，急当温固元阳，以防暴脱。

1.2 脉与宗气 脉的运行，需要宗气的推动，宗气是由水谷的精微和吸入的自然界的空气相合而成，积聚于胸膺，并在左乳下可见搏动形态。《灵枢·五味篇》说：“其大气之搏而不行者，积于胸中，命于气海。”说明了宗气的位置。《素问·平人气象论》说：“胃之大络，名曰虚里，贯膈络肺，出于左乳下，其动应手（手，原作衣，据《甲乙经》改），脉宗气也……绝不至，曰死；乳之下，其动应衣，宗气泄也”。所谓“出于左乳下，其动应手”，是心尖搏动部位，“脉宗气”，是说脉的根源在此。“贯膈络肺”，指从心发出的“降主动脉”，通过膈膜而下行。另外，血脉（肺动脉）与肺直接相连，一般“络”，是较小静脉，而“大络”，则包括心和大的动脉。“虚里”，在左乳下四、五肋处，可诊断“宗气”虚实的变化。“其动应手”即按之应手，若应动而不紧，缓而不急为其常；若按之动微而不应手，则为不及，是宗气内虚之候。反之，望见其动，外应于衣者，此为太过，则是宗气越泄；其动微则病轻，动甚则病重，多见阴虚劳怯患者。据陆瘦燕报道[1]：诊脐下动气，虚里之动一例，经西医确诊为心动过速，脉来弦细而数，两尺无神，脐下动气急躁，虚里之动略应于衣，经针刺郗门、神门、内关、关元、足三里、合谷、太冲穴，诸症消失，脉来缓而有神，虚里之动，已不应手，脐下动气，缓而不急。上述说明，宗气有很强推动力，可以通贯心脉，向上出于肺，到达咽喉部，向下注输于胸腹气街部位，并通过气街而下注于足。故《灵枢·刺节真邪》说：“其下者，注于气街，其上者，走于息道。”

1.3 脉与营气 营气主要由脾胃中的水谷精微物质所化生，分布循行脉中。《灵枢·营卫生会》说：“谷入于胃，以传于肺，五脏六腑皆以受气，其清者为营，浊者为卫。”说明了营卫之气的物质来源。

营气循行在脉中，对血的生成起一定作用，同时运行全身，以滋养各个脏腑、组织和器官，故《灵枢·邪客》说：“营气者，泌其津液，注之于脉，化以为血，以荣四末，内注五脏六腑。”《素问·痹论》说：“荣者，水谷之精气也……故循脉上下，贯五脏，络六腑也。”营气和血，同行脉中，而血液则是营气变化所产生，两者关系极为密切，营气不足，则脉来细而无力。《灵枢·经水》说：“经脉者，受血而营之。”脉是营血运行的通路，营血通过脉道，周而复始，循环不止。因此，诊某一部位的脉，便可得知有无疾病。《素问·离合真邪论》说：“经之动脉，其至也亦时陇起，其行于脉中，循循然。其至寸口中手也，时大时小，大则邪至，小则平。”根据寸口脉动形态，以测病邪。

1.4 脉与卫气 卫气由水谷之气所化生，是水谷精微物质中的浓厚部分，其性慓悍滑疾，活动力强而快速，布散渗透面极广。《素问·痹论》曰：“卫者，水谷之悍气也，其气慓疾滑利。”卫气的循行与营气不同，营气行于脉中，卫气行于脉外，不受脉的约束。《灵枢·营卫生会》说：“其清者为营，浊者为卫，营在脉中，卫在脉外，营周不休，五十而复大会。”说明卫气随脉行于外，周流全身，没有终止，一日一夜循行五十周。卫气亦能行于脉中，又能扩散到脉外四周部位，如《灵枢·经脉》说：“卫气先行皮肤，先充络脉。”《素问·五脏生成》说：“人有大谷十二分，小溪三百五十四名……此皆卫气之所留止，邪气之所客也，针石缘而去之。”《灵枢·禁服》说：“审察卫气，为百病母，调其虚实。”以上经文说明，卫气也行于脉中。《类经·经络类》提出“营中未必无卫，卫中未必无营”，营卫相互联系。卫气特有性质，决定经络不能阻遏和局限于它，故《素问·痹论》说：“不能入于脉也，故循皮肤之中，分肉之间，熏于盲膜，散于胸腹。”说明卫气散布人体各处。

总之，气的作用对脉十分重要，气通过脉的鼓搏和运行才显示其存在，它来源于脾胃，出入升降于肺，疏散发泄于肝，血贯心鼓搏于脉，故《难经·八难》说：“气者，人之根本也。”气的多少，与脉运行正常与否，关系密切。《素问·阴阳应象大论》说：“长则气治，短则气病。”其中脾胃的受纳与运化很重要。《灵枢·五味》说：“故谷不入半日则气衰，一日则气少矣。”说明气的产生与饮食也有很大关系，所以脉气之中，包括着营气、卫气、宗气、原气和脏腑之气等，它们紧密结合，不可分割。如果气机运行阻滞、逆乱、不足、失调，影响脏腑功能，直接可以从脉中反映出来。例如，脉来虚而无力，症见头晕目眩，少气懒言，乏力自汗等，多因气少无力鼓搏血行所致。若气无力升举固摄，出现脏器脱垂，症见头目昏花，少气倦怠，脘腹坠胀，脉弱无力。若某一部位，气机阻滞，可致气滞，症见闷胀，疼痛，脉涩或结代。故《素问·脉要精微论》说：“上盛则气高，下盛则气胀，代则气衰，细则气少，涩则心痛。”诸气虽作用不同，如宗气积于上，原气藏于下，营气行脉中，卫气行脉外，但彼此间都密切联系着。宗气与原气结合，包括营卫之气在内叫做真气，所谓“真气者，所受于天（指先天肾气和大气）与谷气并而充身者也。”人体各部脏腑组织，得到真气的激发，发挥各自功能，从这个意义上讲，真气是脉运动的原动力。

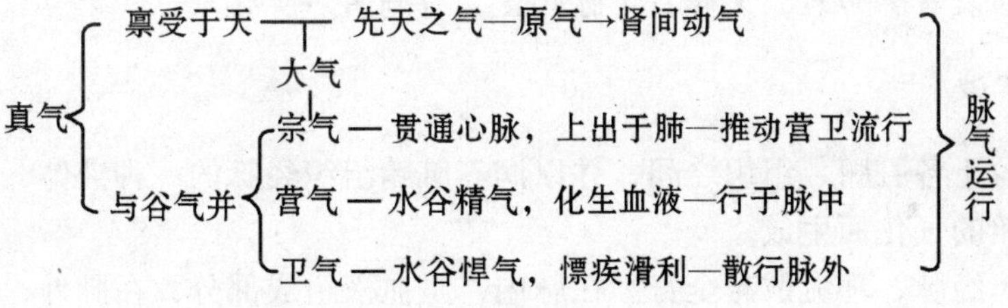


脉气运行示意图

## 2. 脉与血

血是在脉中流动着的红色液体，由脾胃水谷所产生的精微物质，在心赤化而生，故《灵枢·决气》说：“中焦受气取汁，变化而赤，是谓血。”血在脉中，运行不息，对全身组织器官，起着营养和滋润作用。《素问·阴阳应象大论》说：“脉者，血之府也。”《素问·举痛论》说：“经脉流行不止，环周不休。”《难经·二十二难》说：“血主濡之。”都是对血功能概括。血在脉中循行，是五脏六腑共同作用的结果（详见脉与脏腑节）。因此，血的病变，也会影响脏腑功能，在脉象上反映出来。例如，血生成不足，脉来细而无力，此属血虚证，血虚不能充盈于脉所致；血行失常，离开经脉，出血及淤滞于某一部位，血量骤减，或运行受阻，脉显芤或涩象，这是失血或血瘀造成的；若血分有热，或热邪侵犯血分，充斥脉道，血液流速增快，则脉显数象，临床多见外感热邪，或郁久化火的病症。若热邪持续日久不退，损及脉道，日久则狭窄，阴血耗损，脉见细数无力。

### 3. 脉与气血

气是脉运行的动力，血是脉运行的物质基础。因此，脉与气血之间，相互依存，相互为用，三者之间有着密切的关系。

3.1 气生血行于脉　血液生成的物质基础是精，而促使精转化为血液，则赖于气。气盛则化生血液有源，气虚则化生血液不足。因此，气虚可导致血虚，出现气短乏力，面色无华，头昏目眩，心悸舌淡，脉细弱无力。

3.2 气行血赖于脉　血液的循行，靠气的推动，并依赖脉为通路，周流全身，即所谓“气行则血行”。气的功能失常，或发生障碍，如气虚或气滞，则血行不利，进一步可导致血瘀，出现胁胀窜痛，痞块刺痛拒按，舌紫暗有瘀斑，妇女经闭，痛经，经色紫暗有块，乳房胀痛，脉来弦涩或结代。

3.3 气摄血统于脉　气能统摄血液，正常循行于脉中，而不致溢出脉外。如果气虚不足，统摄血液无权，可导致出血，称为“气不摄血”。临床可见出血证候，伴有气短，倦怠乏力，面色苍白，舌淡苔薄白，脉细软、微弱无力。

总之，气存于血中，血又不断输送精微物质给气，故有“血为气之母，气为血之帅”之说，气血在脉中运行，脉的搏动依赖血的濡养，血的化生运行又依赖气的推动。华佗《中脏经》说：“脉者，气血之先也，气血盛则脉盛，气血衰则脉衰，气血热则脉数，气血寒则脉迟，气血弱则脉弱，气血平则脉缓。”张景岳说：“有诸中必形于外，故气血盛者脉必盛，气血衰者脉必衰，无病者，脉必正，有病者，脉必乖。”

### 4. 脉与津液

津液是充盈于各脏腑、组织之间，并以润养脏腑组织经脉的一种液体，是由水谷精微物质，经过脏腑的气化而生成。

津液出入于经脉，环流散布全身。在脉内，是血液组成部分，在脉外，出入肌肤腠理之间，充润肌肤，流行关节，补益脑髓，润泽孔窍，内溉五脏六腑，滋养脏腑组织，渗入经脉内，充实血液，而心主血脉，推动血行，故津液输布与心的功能关系密切，同时津液也是脉运行精微物质的来源。

津液的生成，输布和排泄，是一个极其复杂的过程，是许多脏腑相互协调配合的结果。因此，脏腑的病变，可影响津液的代谢，出现病理变化，如津液不足，肌肤和脏腑得不到滋养，可出现皮肤干枯，咽干唇焦舌燥，口渴少津，尿少便秘，脉细数等。脉细，是血脉失去津液充盈、滋养所致。脉数，则由燥热内炽，脉中津血流速增快所致。若水液停滞，积聚成痰饮、水肿时，多因肺、脾、肾脏等，机能运行失常所致。其病机复杂，脉亦多变，如咳嗽：热痰壅肺型，脉多濡滑；燥邪伤肺型，脉多浮数或小数。常见的饮证，亦应根据症候特点，判断饮邪停聚部位，以区分不同证型，如痰饮属脾阳虚弱型，症见胸胁支满，头晕目眩，口渴不欲饮，饮入易吐，泛吐清水痰涎，或背部寒冷如掌大，舌苔白滑，脉弦细而滑。饮留胃肠型，症见心下坚满或痛，胃中时有振水声，或肠间漉漉有声，或下利而利后仍心下坚满，舌苔白腻，脉沉弦或伏。

综上所述，气血和津液，都由水谷之精微物质所化生，它们之间互相渗透，密切联系，它们既能注输脉中，由脉运达周身，成为脏腑机能活动的物质基础，同时又是脏腑机能活动的产物。若脏腑发生病变，气血津液也会随着发生变化，在脉中有所反映，而气血津液发生病变，也会影响到某些脏腑功能，在脉上表现出来。因此，只有掌握了气血津液的生理、病理变化规律，抓住病理机制，主动灵活的从脉象与证候中，加以辨认，才能审因论治。

## 参考文献


1. 陆瘦燕．切诊在针灸临床上的运用．上海中医药杂志，1：20；1964


# 第五节　脉诊与人体内外环境的关系

人是一个有机的整体，其生理功能与自然界的变化是相适应的。这种观点，在脉诊学中成为“审察内外”的原则，对诊断疾病有着一定意义。

人体皮肉筋骨，经络脏腑与脉息息相关，全身以脏腑为核心，以经络连通内外，当受到剧烈精神刺激时，即可影响脏腑功能，脏腑病变也可造成精神活动的改变，这些在脉象上，都可以产生变化。同时，人生活在自然环境中，时刻受外界环境的影响，当外界环境发生急剧变化，或机体对外环境不适应时，可致经络脏腑功能失调而产生疾病，脉亦相应出现反映。《金匮要略·脏腑经络先后病脉证第一》指出：“寸口脉动者，因其旺时而动……非其时色脉，皆当病。”因此。要使脉象能够正确判断疾病，还须审察患者所处的外环境（季节、地域、生活等）及内环境（精神情志、解剖生理特异性），把人与内外环境，统一结合审察，才是脉象正确应用的原则。

### 1. 脉与外在因素

人与外在环境，既对立又统一，保持相对的动态平衡，使机体功能活动处于正常健康状态。《灵枢·岁露》说：“人与天地相参也，与日月相应也。”其寸口脉多见“春弦、夏钩、秋毛、冬石”。（《素问·至真要大论》）自然界存在着人类赖以生存的必要条件，这些条件如果发生异常改变，超过人体适应能力，人体便可出现病理状态，通过脉象就能反映出来。

1.1　脉与季节气候相应转化　脉象在一年四季中的变化非常显著，这是因为四季有春暖、夏暑、秋凉、冬寒的变迁，人体处在其中，时刻受着季节、气候的影响，为了适应这种变化，机体与外在环境要保持相对的平衡，随时都进行着调节，调节正常与否，在脉象上即有明显表现。《素问·脉要精微论》说：“万物之外，六合之内，天地之变，阴阳之应，彼春之暖，为夏之暑，彼秋之忿，为冬之怒；四变之动，脉与之上下。”

1.1.1　脉与一年四季　中国古代，对平脉应四季，是从“天人相应”的整体观念出发，来描绘人的脉象，合乎自然界气候的演变规律。《素问·脉要精微论》说：“春日浮，如鱼之游在波；夏日在肤，泛泛乎万物有余；秋日下肤，蛰虫将去；冬日在骨，蛰虫周

密。”今据《黄帝内经》有关内容阐述如下

1.1.1.1 春脉弦 “春脉者肝也……其气来，软弱轻虚而滑，端直以长，故曰弦……其气来实而强，此谓太过，病在外；其气来不实而微，此谓不及，病在中。”（《素问·玉机真脏论》）“春胃微弦曰平。弦多胃少曰肝病。但弦无胃曰死。”（《素问·平人气象论》）春日，阳气渐次上升，寒未尽除，气机约束，脉来轻虚而滑，端直而长，并带和缓微弦的胃气脉。太过，则脉显坚实，其病在外；不及，则脉显微弦无力，其病在中。若弦象突出，和耎不显，属肝病之征；若是弦紧，毫无和耎，为危候之兆。

1.1.1.2 夏脉钩（洪） “夏脉者心也……其气来盛去衰，故曰钩……其气来盛去亦盛，此谓太过，病在外；其气来不盛去反盛，此谓不及，病在中。”《素问·玉机真脏论》“夏胃微钩曰平。钩多胃少曰心病。但钩无胃曰死。”（《素问·平人气象论》）夏日，阳盛向外生发，人体汗孔开泄，肌腠疏松，机能代谢旺盛，故脉夏如钩，来盛去衰，并带和缓稍洪大的胃气脉。太过，则脉来盛去也盛，其病在外；不及，则脉来不盛，退去反盛，其病在中。其脉皆洪大突出，和耎不显，属心病之征；若洪大，毫无和耎，便属危候之兆。

1.1.1.3 秋脉毛（浮） “秋脉者肺也……其气来轻虚以浮，来急去散，故曰浮……其气来毛而中央坚，两旁虚，此谓太过，病在外；其气来毛而微，此谓不及，病在中。”（《素问·玉机真脏论》）“秋胃微毛曰平。毛多胃少曰肺病。但毛无胃曰死。”（《素问·平人气象论》）秋日，阳气渐衰，腠理致密，汗孔收缩，脉在肤下，来势洪盛已减，故秋脉如毛，轻虚浮飘，来急去散，并在和缓微浮散之中，带有充实的胃气脉。太过，则脉来如鸟羽，中央坚实两旁虚弱，其病在外；不及，则脉似毛而微弱无力，其病在中；脉皆浮散多而充实少，属肺病之征；若只浮散而无充实之象，便属危候之兆。

1.1.1.4 冬脉石（沉） “冬脉者肾也……其气来沉以搏，故曰营……其气来如弹石者，此谓太过，病在外；其去如数者，此谓不及，病在中。”（《素问·玉机真脏论》）“冬胃微石曰平。石多胃少曰肾病。但石无胃曰死。”（《素问·平人气象论》）冬日，气候严寒，万物潜藏，人体腠理固密，阳气内闭，故冬脉如营，并在微沉之中，带有滑利鼓舞的胃气脉。太过，则脉来象弹石而强硬，其病在外；不及，则脉其去如数，不耐安居，其病在中。脉皆沉而弹指，滑利较少，属肾病之征；若沉而弹指，毫不滑利，为危候之兆。

1.1.1.5 长夏缓 “脾脉者土也……其来如水之流者，此谓太过，病在外；如乌之喙者，此谓不及，病在中。”（《素问·玉机真脏论》）“长夏胃微耎弱曰平，弱多胃少曰脾病，但代无胃曰死。”（《素问·平人气象论》）长夏（夏季第三个月），雨多湿重，湿性浊而滞腻，脉来缓，并在和缓中稍带濡的胃气之象。《素问·玉机真脏论》认为脾应四季之气，四季最后十八日（三、六、九、十二月），属生长收藏各阶段最后时令，居于中央而灌输四旁，结合弦、钩、浮、营四脉以适应四时，其平脉不能单独出现，这与《素问·平人气象论》所说略有不同。太过，脉来如洪水横流，泛滥四溢，其病在外；不及，脉来似乌之喙，坚劲自止，其病在中；脉濡象突出，和缓不显，属脾病之征；若见代脉，毫无和缓，预后不良。

总之，脉随四时气候相应转化而有“春弦”、“夏洪”、“秋毛”、“冬石”之象，但均须和缓，微显不露，兼有冲和之象，便是带有胃气的平脉。同时，身体各处脉也有一些变化，如春夏颈部人迎脉稍强，寸口脉稍弱；秋冬人迎脉稍弱，寸口脉稍强。若身体不适应四时气候的变化，其脉不能随四时气候变化而相应改变，可出现四时脉的太过、不及或相反，脉失去和缓、冲和之象，春应弦反洪，夏应洪反沉，便是病脉。故《素问·玉机真脏论》说："春得肺脉，夏得肾脉，秋得心脉，冬得脾脉，其至皆悬绝沉涩者，名曰逆四时。"另外，身体各部脉变化失常，如春夏人迎脉应有余而反不足，寸口脉应不足而反有余；秋冬人迎脉应不足而反有余，寸口脉应有余而反不足等，所谓"顺四时则生，逆四时则死，"指此而言。（详见表1）

1.1.2 脉与一日四时　脉象在一年四季中有变化，在一日昼夜晨昏的阴阳变化过程中，或同一环境中的寒热温凉不同，脉亦相应起变化。《灵枢·顺气一日分为四时》说："春生夏长，秋收冬藏，是气之常也，人亦应之。以一日分为四时，朝则为春，日中为夏，日入为秋，夜半为冬。"这是经文按一天的阴阳升降来分四时，早晨为春，中午为夏，傍晚为秋，夜半为冬天。一年之中有温热寒凉，一日之分也是如此。若细察某一个季节的一日当中，也会出现不同的变化，如夏脉洪，晨诊，洪而稍弦；午诊，洪而盛大；暮诊，洪而稍浮；夜诊，大而稍沉，此为夏季一日之内的平脉，有助测试人体自然机能。若邪气侵入人体，一昼夜之间斗争的消长过程，出现"旦慧昼安，夕加夜重"的病理变化，脉象就有不同变化，特别是外感疾病的脉象，变化尤为突出。因此，人体只有外避邪气，才能健康。故《素问·生气通天论》说："故阳气者，一日而主外：平旦人气生，日中而阳气隆，日西而阳气已虚，气门乃闭。"说明人体中的阳气，白天保卫外表，脉稍浮有力（平脉），夜晚潜入体内，体表阳气虚少，脉稍沉无力（平脉），据此而知，晚间要避免邪气，并且阳气在平旦、日中和日西这三个时限运行的规律，也要注意。若"反此三时，形乃困薄。"反映了人体在昼夜阴阳的自然变化过程中，脉象生理也会出现适应性的变化，说明自然变化与人体生理的密切关系。

1.1.3 脉与五脏四时　人体内脏和气候息息相关，并与自然气候相适应，脉来平和，反此则可发生疾病。《素问·生气通天论》说："四时之气，更伤五脏。"说明四时之气，对五脏有影响。《素问·平人气象论》提出了五脏在四时中的平、病、死的脉象。一般讲，五脏病脉不受四时支配，而四时病脉达到了五脏受病的程度，才会从脉象表现出来，无论五脏自病，或受四时反常气候影响所病，所表现的脉候是相同的。

五脏的平、病、死脉，皆以胃气为本。"胃气"，是人生命活动之本，胃气的有无、多少，是区分五脏平、病、死脉的关键。有胃气者为平脉，胃气少为病脉，绝无胃气为死脉。《素问·玉机真脏论》说："脉弱以滑、是有胃气。"《灵枢·终始》说："邪气来也，紧而疾；谷气来也，徐而和。"说明脉有冲和之气，和缓滑利，是有胃气之象，这与上文，论四时平、病、死脉的精神是一致的。

1.1.3.1 心脉应夏　"夫平心脉来，累累如连珠，如循琅玕，曰心平。夏以胃气为本。病心脉来，喘喘连属，其中微曲，曰心病。死心脉来，前曲后居，如操带钩，曰心死。"（《素问·平人气象论》）正常心脉，来时如珠滚动，并且滑润，夏季以胃气为本；心病，脉连续急数，似带弯曲之象；心绝，轻取坚强不柔，重按牢实不动，似摸革带之钩。

1.1.3.2 肺脉应秋　"平肺脉来，厌厌聂聂，如落榆荚，曰肺平。秋以胃气为本。病肺脉来，不上不下，如循鸡羽，曰肺病。死肺脉来，如物之浮，如风吹毛，曰肺死。"

(《素问·平人气象论》)正常肺脉，轻浮软滑，如榆荚不疾不徐，轻飘下落，秋以胃气为本；肺病，脉艰涩而难，不上不下，如按鸡毛；肺绝，脉来如水漂物，空虚无根，或如风吹羽毛，散乱无绪。

1.1.3.3 肝脉应春 "平肝脉来，耎弱招招，如揭长竿末梢，曰肝平。春以胃气为本。病肝脉来，盈实而滑，如循长竿，曰肝病。死肝脉来，急益劲，如新张弓弦，曰肝死。"(《素问·平人气象论》)正常肝脉和缓、弦长，如长竿末梢柔软，春以胃气为本；肝病，浮弦而实，如摸长竿而不柔；肝绝，脉弦如新张弓弦紧硬。

1.1.3.4 脾脉应长夏 "平脾脉来，和柔相离，如鸡践地，曰脾平。长夏以胃气为本。病脾脉来，实而盈数，如鸡举足，曰脾病。死脾脉来，锐坚如乌之喙，如鸟之距，如屋之漏，如水之流，曰脾死。"(《素问·平人气象论》)正常脾脉，和柔，从容，均匀，似鸡行走，长夏以胃气为本；脾病，弦实而数，如鸡举足疾走；脾绝，脉弦硬，坚锐，或如屋漏滴水，良久复来，或如流水，去而不返。

1.1.3.5 肾脉应冬 "平肾脉来，喘喘累累如钩，按之而坚，曰肾平。冬以胃气为本。病肾脉来，如引葛，按之益坚，曰肾病。死肾脉来，发如夺索，辟辟如弹石，曰肾死。"(《素问·平人气象论》)正常肾脉，圆润滑利，似心的钩脉，按之稍沉，冬以胃气为本；肾病，脉沉紧如按在牵拉葛藤上；肾绝，脉沉硬如弹石或夺索。总之，经文对四时五脏的平、病、死脉的描述，各有特点，以备参考，但总以胃气的有无、多少，做为鉴别疾病的轻重和预后标准。

1.2 脉与地理相适宜 世界各国，分布地域不同，气候有着极大差异，故所居人群体质与脉象，也因此而有异。《素问·异法方宜论》说："东方之域，天地之所始生也"，"西方者……天地之所收引也"，"北方者，天地所闭藏之域也"，"南方者，天地之所长养，阳之所盛处也"、"中央者，其地平以湿"。东方，气候温和似春，其脉多弦；西方，气候肃杀而凉似秋，其脉多浮；北方，气候寒冷似冬，其脉多沉；同时，长期在气温低下环境工作的人，机体长期受寒冷气候刺激，抵抗力强，脉沉实有力；南方气候热，热生火，火为阳，象征夏令，脉来多洪，同时，长期在气温过高环境工作，机能代谢旺盛，脉来稍数。中央之地，气候潮湿，其脉多缓。长期在恒温下工作，机能活动减弱，元气不足，脉来虚或弱。《医宗必读》说："南方之人，恒多软弱。""北方之人，每见实强。"由于五方气候不同，人体机能受到影响各异，故脉象形态有别。

1.3 脉与居住饮食有关联 由于人的生活习惯和饮食居住的条件不同，脉象形态也有不同的变化。《素问·异法方宜论》提出："东方……鱼盐之地，海滨傍水，其民食鱼而嗜咸。""西方……其民陵居而多风，水土刚强，其民不衣而褐荐，其民华食而脂肥。""北方……其地高陵居，风寒冰冽，其民乐野处而乳食。""南方……其地下，水土弱，雾露之所聚也，其民嗜酸而食胕。"经文所言，东方是出鱼盐之地，人们居住海边，平日多食虾之物，并喜咸味，脉来稍弦；西方山高多风，人们居住山区高地，其地少谷多牧食肉，草作褥蓆，不事服饰，脉来稍浮；北方地高多风寒，人们乐野处而乳食，脉来稍沉；南方地势低洼，水土柔弱，多雾露，人多吃酸物，脉多稍洪或虚；中央地势平坦，物产丰富，生活舒适，吃多种食物，脉多缓和。这是人们居住饮食与生理脉象反映的一般规律。另外，常人饮食后，脉多洪缓有力；久饥烦渴者，脉多软弱无力；大量饮酒后，脉又常显洪大或急数；长期从事体力劳动者，脉多弦实；长期从事脑力劳动，思维过多者，脉多软弱；正在剧烈活动者，脉来洪数；安逸少动者，脉多沉；涉水、急行或赛跑等运动，脉常急疾。《医宗必读》说："酒后之脉常数，饭后之脉常洪，速行之脉必疾，久饥之脉必空，室女尼姑多濡弱，婴儿之脉七至。"并认为情急之人，脉略快于性缓之人，故切脉论病时，应考虑这些因素，与病脉加以区别。这些不同脉形，是机体一种生理反映，但须注意，居住环境和生活习惯不良，便可导致病态脉象出现。《内经》认为"形盛脉细"、"形瘦脉大"均非佳兆。《金匮要略》认为："男子平人，脉大为劳，极虚亦为劳"，"男子平人，脉虚弱细微者，喜盗汗也"平人而见脉大或极虚脉，是形若无病而脉病；盛人而脉涩小，是外有余而内不足，是形脉不相称，据此可作出早期诊断，对治疗和预防疾病，均有一定意义。

### 2. 脉与内在环境

人体在生命活动中，体内各个脏腑、组织器官之间进行协调统一的整体活动，保持着机体与内在环境的相对平衡。这与人的精神状态，机体特异性，都有很大关系。如果出现反常，直接影响脉象，出现变化。

2.1 脉与情志　人在社会中，时刻接触周围事物，通过感觉器官，不断地把这些事物，反映到心脑，引起精神活动的变化，其精神活动又与血液循环密不可分。当人过于惊、恐、悲、劳、动、静时，脉即出现变动。《素问·经脉别论》说："人之居处，动静、勇怯，脉亦为之变乎……凡人之惊恐、恚劳、动静，皆为变也。"例如，突然受到恐吓后，脉象疾数而恍惚；恼怒吵架之后，脉弦数有力，当情志恢复平静后，脉亦逐渐恢复正常。因此，过度的惊恐、恚劳、动静，脉象便会出现病态。一般讲，喜怒忧思悲恐惊，此七情也，内伤七情之脉，喜则伤心而脉缓，怒则伤肝而脉急，恐则伤肾而脉沉，悲则伤肺而脉短，惊则气乱而脉动，此皆可辨内伤之病。《千金翼方》说："人乐而脉实，人苦而脉虚，性急而脉缓，性缓而脉躁，此皆为逆，逆则难治，反此为顺，顺则易治。"《医学入门》也有论述七情之脉，如"喜伤心脉虚，甚则心脉反沉；思伤脾脉结，甚则脾脉反弦；忧伤肺脉涩，甚则肺脉反洪；怒伤肝脉濡，甚则肝脉反涩；恐伤肾脉沉，甚则肾脉反濡；惊伤胆脉动，甚则入肝脉散；悲伤胞络脉紧，甚则心胞络与肺系气消而脉虚。"《脉经》也说："人病恐怖……脉形如循丝，累累然，其面白脱色。人愧者……其脉自浮而弱，面形乍白乍赤。"说明恐惧、兴奋、忧虑、急躁等情绪，会引起脉象发生不同的变化。

2.2 脉与机体特异性　脉象在人体生理解剖上，也有一定的特异性。人的性别有男有女，形体有高矮肥瘦，年龄有老幼之异，故其脉的反映亦有差别。

2.2.1 性别之异　男女异性，阴阳各有盛衰，男子阳气较盛，女子阳气较弱，故妇女之脉较男子濡弱，至数也较男子略小。《千金要方》说："妇女之脉常濡弱于丈夫。"这是概言，具体诊察两手寸口脉，还有差别，左为阳，右为阴，男子阳气偏盛于左，左脉稍大为顺，女子阴血偏盛于右，右脉稍大为顺，再从寸口脉的寸关尺三部来分，寸为阳，尺为阴，男子阳气偏盛，寸脉盛尺脉弱为宜；女子阴血偏盛，尺脉盛寸脉弱为宜。《难经·十九难》说："故男脉在关上，女脉在关下。是以男子尺脉恒弱；女子尺脉恒盛，是其常也。"《类证活人书》说："男子阳多而阴少……故寸盛而尺弱；女子阴盛而阳微……故寸弱而尺盛。"若两者相逆，是为病也。

2.2.2 位置变移 若寸口脉触摸不着搏动，而显见关后，称为“反关脉”，这是由腕部桡动脉位置移位所致，属生理位置上的差异。《脉理求真》说：“脉有反关，动在臂后，别由列缺，不干症候。”《三指禅》说：“寸口为脉之大会，诊家于此候吉凶死生，间有脉不行于寸口，由肺列缺穴斜刺臂侧，入大肠阳溪穴而上食指者，名曰‘反关’。”这种反关脉，张璐认为是“经脉阻结”所致，实乃桡动脉畸形，故《三指禅》又说：“脉反其关者，得天地之偏者也。然偏也，非病也。”另一种脉从尺部，斜向虎口腕侧的叫“斜飞脉”（又名倒关)，也是由桡动脉生理位置侧移所致。《千金翼方》说：“别有一种，名曰斜飞（又名侧关)，尺则犹是，寸关相违。”由于生理上差异，脉的位置发生侧移，是由桡动脉畸形所致。

2.2.3 年龄区分 人从出生到终老，每个时期不同阶段，脉都会相应出现变化。《灵枢·天年》说：“人生十岁，五脏始定，血气已通，其气在下，故好走；二十岁，血气始盛，肌肉方长，故好趋；三十岁，五脏大定，肌肉坚固，血脉盛满，故好步；四十岁，五脏六腑十二经脉，皆大盛以平定，腠理始疏，荣华颓落，发颇斑白，平盛不摇，故好坐……。”百年之中，血气盛衰的变化，脉亦有改变，如少壮者脉多实大，老年脉多濡弱，婴儿脉急数。《千金翼方》说：“少壮之脉多大，衰老之脉多虚。”至于小儿脉，因是稚阳之体，气血未充，故与平人不同，一般小儿过周岁才诊脉。《脉经》说：“小儿脉呼吸八至者平，九至者伤，十至者困”等，异于平人至数。一般讲，成年男脉，每分钟脉动七十二次左右，女子脉动约六十八次左右，亦有人认为，女脉搏动次数多于男脉。例如，《时氏诊断学》说：“女子常多于男子。”（详见下表）

**表1 脉象与年龄分配**

<table>
<tr><th colspan="2">年龄</th><th>脉象</th><th>脉率（心率）</th></tr>
<tr><td>新生儿期</td><td>一个月内</td><td rowspan="2">急疾</td><td>120～140次/分</td></tr>
<tr><td>婴儿期</td><td>1岁以下</td><td>约120次/分</td></tr>
<tr><td>幼儿期</td><td>1～3岁</td><td>急数</td><td>100～120次/分</td></tr>
<tr><td>幼童期</td><td>4～6岁</td><td>数</td><td>80～100次/分</td></tr>
<tr><td>学龄期</td><td>7～12岁</td><td>稍数</td><td>70～90次/分</td></tr>
<tr><td>少年期</td><td>12～17岁</td><td>实</td><td rowspan="4">72～80次/分<br>(72次/分左右)</td></tr>
<tr><td>青年期</td><td>18～25岁</td><td>实大</td></tr>
<tr><td>中年期</td><td>26～45岁</td><td>弦大</td></tr>
<tr><td>老年期</td><td>50岁以上</td><td>虚弱或微弦</td></tr>
</table>

2.2.4 体质差异 一般情况，身躯高大，脉体则较长，身体矮小，脉体较短。《千金翼方》说：“人之大小长短，脉之大小长短，皆如其人形则吉，反之则为逆也，人大而脉细，人细而脉大，人壮而脉细，人羸而脉大，此皆为逆。”《医级》提出：“瘦者肌肉薄，其脉轻手可得，应如浮状；肥者肌肉丰，其脉重按乃见，当如沉类，反者必病。”身瘦脉微浮，身胖脉微沉，此属正常脉象，反此为病脉。《素问·三部九候论》说：“形盛脉细，少气不足以息者危。形瘦脉大，胸中多气者死。参伍不调者病。”说明脉的盛衰与身体强弱要相适应，若体形充实，气息不足，外有余而中不足，而脉反细小；或形体消瘦，气息过旺，阳有余而阴不足，而脉反盛大，属病理现象。另外，左右寸口脉六部沉细，无病症表现，称“六阴脉”；寸口六部皆洪大无病症表现，称“六阳脉”。张景岳指出：“持脉之

道，须明常变，凡众人之脉，有素大素小，素阴素阳者，此其赋自先天，各成一局也。”《医级》说：“浮、大、动、数、滑，阳也，人无疾病，六脉见此，谓之六阳脉，非病脉也，其人禀气必厚，多阳少阴，病得多火；沉、弱、涩、弦、微，阴也，人无所苦，六部皆然，谓之六阴脉，其人禀气清平，多阴少阳，病则多寒。”《医级》还指出，六阴六阳脉虽不多，但“偏见而不全者”颇多，易与病脉混淆，当予鉴别。

总之，由于人受内外环境影响，脉象会随着变化，若发生疾病，通过脉诊可以侦察出来，对于指导临床，防治疾病，具有一定现实意义。

**表2　正常脉象与内外因素关系**

| 外在因素（自然界） | | | | | 脉象 | 内在因素（人） | | | |
|---|---|---|---|---|---|---|---|---|---|
| 五行 | 时间 | 气候 | 区域 | 季节 | | 五脏 | 六腑 | 情志 | 形体 |
| 木 | 平旦 | 风 | 东 | 春 | 弦 | 肝 | 胆 | 怒 | 劳动 |
| 火 | 日中 | 暑 | 南 | 夏 | 洪（虚） | 心 | 小肠 | 喜 | 饮酒 |
| 土 | 日西 | 湿 | 中 | 长夏 | 缓（濡） | 脾 | 胃 | 思 | 健康 |
| 金 | 日入 | 燥 | 西 | 秋 | 浮 | 肺 | 大肠 | 悲 | 体瘦 |
| 水 | 夜半 | 寒 | 北 | 冬 | 沉 | 肾 | 膀胱 | 恐 | 体胖 |

**表3　四时与四时五脏脉候**

| 四时 | 五脏 | 平脉 | | | |
|---|---|---|---|---|---|
| | | 脉象与脉形 | | 归类 | 胃气 |
| 春 | 肝 | 弦 | 软弱轻虚而滑，端直以长 | 弦、长、缓、流利 | 微弦 |
| | | 微、缓、弦、长 | 耎弱招招，如揭长竿末梢 | | 春以胃气为本 |
| 夏 | 心 | 钩 | 来盛去衰 | 洪、缓、滑 | 微钩 |
| | | 微钩 | 累累如连珠，如循琅玕 | | 夏以胃气为本 |
| 长夏 | 脾 | 缓 | 善者，不可得见 | 缓而流利 | 微软弱 |
| | | 软弱和缓 | 和柔相离，如鸡践地 | | 长夏以胃气为本 |
| 秋 | 肺 | 毛 | 轻虚以浮，来急去散 | 浮缓流利 | 微毛 |
| | | 轻浮软滑 | 厌厌聂聂，如落榆荚 | 浮、濡、滑 | 秋以胃气为本 |
| 冬 | 肾 | 营 | 沉、以、搏、濡 | 沉、缓、滑、濡 | 微石 |
| | | 沉 | 喘喘累累如钩，按之而坚 | | 冬以胃气为本 |

| 四时 | 五脏 | 病脉 | | | | | |
|---|---|---|---|---|---|---|---|
| | | 脉象与脉形 | | 归类 | 病位 | 主证 | 胃气 |
| 春 | 肝 | 太过 | 实而强 | 浮、弦、实 | 病在外 | 善忘，眩冒，癫疾 | 弦多胃少 |
| | | 不及 | 不实而微 | 虚弦 | 病在中 | 胸痛引背，两胁胠满 | |
| | | 盈实而滑，如循长竿 | | 同上太过 | 肝病 | | |
| | | 小急、大急沉 | | 弦数、大数沉 | | 痫瘛，筋挛，疝 | |
| | | 小缓 | | 细缓 | | 肠澼 | |

| 四时 | 五脏 | 病脉 | | | | | |
|---|---|---|---|---|---|---|---|
| | | 脉象与脉形 | | 归类 | 病位 | 主证 | 胃气 |
| 夏 | 心 | 太过 | 来盛，去亦盛 | 浮、洪、数 | 病在外 | 身热肤痛，浸淫 | 钩多胃少 |
| | | 不及 | 来不盛，去反盛 | 细、弦、数 | 病在中 | 烦心，咳唾，气泄 | |
| | | 喘喘连属，其中微曲 | | | 心病 | | |
| | | 心脉满大 | | 洪大 | | 痫瘛，筋挛 | |
| | | 小坚急、滑急 | | 细弦数、滑数 | | 背痛，偏枯，心疝 | |
| 长夏 | 脾 | 太过 | 如水之流，恶者可见 | 浮、濡、迟、洪 | 病在外 | 四肢不举 | 弱多胃少 |
| | | 不及 | 如乌之喙，恶者可见 | 弦紧 | 病在中 | 九窍不通 | |
| | | 实而盈数，如鸡举足 | | 弦实而数 | 脾病 | | |
| | | 外鼓沉 | | 沉细 | 肠病 | 肠澼 | |
| 秋 | 肺 | 太过 | 毛而中央坚，两旁虚 | 浮虚而弦 | 病在外 | 逆气，而背痛愠愠然 | 毛多胃少 |
| | | 不及 | 毛而微 | 微、弱、数 | 病在中 | 喘，少气而咳，上气见血，下闻病声 | |
| | | 不上不下，如循鸡羽 | | 同上不及 | 肺病 | | |
| | | 沉搏 | | | | 肺疝 | |
| 冬 | 肾 | 太过 | 来如弹石 | 沉紧 | 病在外 | 解㑊，脊脉痛而少气，不欲言 | 石多胃少 |
| | | 不及 | 其去如数 | 细弱涩 | 病在中 | 心悬如病饥，眇中清，脊中痛，少腹满，小便变。 | |
| | | 来如引葛，按之益坚 | | 沉紧 | 肾病 | | |
| | | 肾脉大急沉；小搏沉 | | | | 疝，肠澼下血 | |

| 四时 | 五脏 | 死脉（真脏脉） | | | |
|---|---|---|---|---|---|
| | | 脉象与脉形 | 病、怪脉 | 胃气与病因 | 死期 |
| 春 | 肝 | | | 但弦无胃 | 曰死 |
| | | 急益劲，如新张弓弦 | 偃刀 | 肝至悬绝急 | 肝死；十八曰死 |
| | | 如散叶 | 散 | 肝气予虚 | 木叶落而死（秋） |
| 夏 | 心 | | | 但钩无胃 | 曰死 |
| | | 前曲后居，如操带钩 | 革、转豆 | 心至悬绝 | 心死；九日死 |
| | | 如火薪然 | 釜沸、洪大 | 心精之予夺也 | 草干而死（冬） |
| 长夏 | 脾 | | | 但代无胃 | 曰死 |
| | | 锐坚如乌之喙，如鸟之距，如屋之漏，如水之流 | 代、雀啄 | 脾至悬绝 | 脾死；四日死 |
| | | 如颓土之状，按之不得 | 虚濡模糊 | 肌气予不足也 | 白垒发死（春） |

| 四时 | 五脏 | 死脉（真脏脉） | | | |
| --- | --- | --- | --- | --- | --- |
| | | 脉象与脉形 | 病、怪脉 | 胃气与病因 | 死期 |
| 秋 | 肺 | | | 但毛无胃 | 曰死 |
| | | 如物之浮，如风吹毛 | 麻促 | 肺至悬绝 | 肺死；十二日死 |
| | | 小沉涩 | | 肠澼，其身热者死 | 热见七日死 |
| | | 脉至如丸滑不直手，不直手者按之不可得也，是大肠气予不足也，枣叶生而死。 | 短小 | 大肠气予不足 | 枣叶生而死 |
| 冬 | 肾 | | | 但石无胃 | 曰死 |
| | | 发如夺索，辟辟如弹石 | 弹石 | 肾至悬绝 | 肾死；七日死 |
| | | 小搏沉 | | 肠澼下血 | 血温身热者死 |
| | | 如省客，省客者脉塞而鼓 | 结代鼓指 | 肾气予不足也 | 悬去枣华而死（春） |
| | | 脉至如偃刀，偃刀者，浮之小急，按之坚大急 | 偃刀 | 五脏菀熟，寒热独并于肾也 | 如此其人不得坐，立春而死 |

注：此表根据《素问》中的“阴阳别论”、“平人气象论”、“玉机真脏论”、“大奇篇”等经文整理。

## 第六节　脉诊与病证的关系

脉诊是诊断疾病症候的方法之一，历来医家很重视，根据“有诸内，形诸外”的理论，从外切脉，便可察知疾病内在变化。董西园说：“脉者，血之府也。血充脉中，缘气流行，肢体百骸，无所不到，故为血气之先机，凭此可以知气血之盛衰，疾病未形，脉先昭著……凡邪正寒热虚实，凭此可推而得焉。”因此，从脉象的变化，大致可察知机体内在变化、病理反应，说明脉诊对疾病诊断有着重要的价值与意义。

### 1. 脉症从测

一般包括从症测脉和从脉测症两个方面。在未切脉之前，能够根据症候预测可能出现的脉象，对于推断、分析病情轻重，有一定临床意义；反之，若能先定出病症主脉，在未进行问诊时，或问询不清楚时，也可根据脉象主病，求出症候及痛苦所在，也是一种诊断方法，对于探索脉症之间的关系，总结经验，也是重要一环。

1.1　从症测脉　一般根据疾病出现的症状，预测可能出现的脉象，以判断疾病的进退顺逆。通常可采用以下几种方法

1.1.1　从病位测脉　病症所在位置有表里之分，其脉可相应出现浮、沉之象。如表证可见恶寒发热，头痛身痛，鼻塞咳嗽，舌苔薄白，脉相应见浮象。《伤寒论·太阳病篇》：“太阳之为病，脉浮，头项强痛而恶寒。”风寒之邪，侵袭人体，卫外阳气首当其冲，搏击外邪，其脉应之而浮。

1.1.2 从病型测脉　某些疾病，由于病因、病变阶段或类型不同，因此，出现的脉象也不同。如胃脘痛，肝气犯胃型，其脉多弦；肝胃郁热型，脉显弦数；脾胃虚寒型，脉沉细而弱；胃阴不足型，脉细数或弦细无力。

1.1.3 从病机测脉　病邪入侵，正气奋起，正邪交争产生病理变化，疾病也随之发展和变化，同时又与体质强弱和致病因素性质有关，因此出现的脉象也不同，其过程可出现以下四种情况，但脉象总依虚、实为主。

1.1.3.1 正邪交争　邪盛正不衰，但以邪气盛为主，常见外感六淫致病的初、中期，以及痰、食、血、水等滞留，所引起的病证，其脉多实而有力。

1.1.3.2 邪盛正衰　邪气亢盛，脏腑功能减退，气血虚衰，病势恶化，脉失胃气、神气、根蒂。若正气衰竭，邪气独盛，阴阳离决，可出现雀啄、屋漏等怪脉。

1.1.3.3 邪衰正复　正气充实，邪气减弱，或难于发展，邪趋浅表，病程短暂，脉浮而兼和缓之象。

1.1.3.4 正邪俱衰　素体禀赋虚弱，或疾病后期及多种慢性疾病，致使正气虚损，如大病久病，消耗精气，或大汗、吐利、出血，损伤阳气、阴液后，出现正气不足，脉见虚或弱之象。

1.1.4 从病因测脉　致病因素有多种多样，诸如六淫、疠气、七情、饮食、痰饮、瘀血、虫兽、外伤等，所反映的脉象亦不相同。如六淫中，风致病脉多浮，寒致病脉来迟、紧、细、微；湿致病脉见濡；痰饮致病脉见弦、紧、滑，瘀血脉多涩；七情中的忧则脉亦涩，惊则脉见动，怒则脉见弦等，这是常例中致病因素出现的脉象，但因疾病错综复杂，又有变例。如风脉浮，仅指外风，若肝风内动则脉又当弦，若浮而兼微，又属阳气虚浮，内风较重者。因此，要脉症合参。

1.1.5 从新旧病证测脉　一般新病实证多，其脉多见弦、紧、实、浮等，或见有力之象；久病虚证多，脉来沉、虚、弱、细、微等，或见无力之象。再如虚证，脉见虚、弱为顺，反见弦实为逆。《金匮要略·痰饮咳嗽病》："久咳数岁，其脉弱者可治；实大数者死。"

1.1.6 一证可测数脉　同一疾病，症候相同，出现脉象不同，其治法用药可一致。《金匮要略·血痹虚劳病》说："夫失精家，少腹弦急……脉极虚芤迟，为清谷，亡血，失精。脉得诸芤动微紧……桂枝龙骨牡蛎汤主之。"阴阳两虚引起的亡血、失精病人，脉象不同，这是机体禀赋不同所致，故治法用药一样。

1.2 从脉测症　一般根据脉象的不同变化，判断疾病的病因和症状，通常可见到以下几种情况

1.2.1 一脉可测数症　即切得一种脉象，可根据病因及症状各异，测知数种不同的病证。症虽不同，但正气抗邪若不因病而异，故可出现一种脉象。《金匮要略·血痹虚劳病脉证并治第六》说："人年五六十，其病脉大者，痹侠背行，若肠鸣，马刀侠瘿者，皆为劳得之。"再如"水气病"篇的"四水"症：风水、皮水，其脉皆浮；正水、石水，其脉皆沉，但必须从风水恶风，皮水不恶风；正水外证自喘，石水不喘去鉴别。

1.2.2 从脉测病理机转　此法历代医家都很重视，病理机转包括疾病的进退、顺逆与病邪传经与否等。《金匮要略·消渴小便不利淋病》说："寸口脉浮而迟，浮即为虚，迟即为劳；虚则卫气不足，劳则营气竭。趺阳脉浮而数，浮即为气，数即消谷而大坚；气盛则溲数，溲数即坚，坚数相搏，即为消渴。"这是以寸口脉和趺阳脉的变化，阐明消渴

的病因病机由“虚劳内热而成”。

1.2.2.1 从脉测病进退 邪实之证，脉大为病进，脉小为病退。《金匮要略·呕吐哕下利病》说：“下利脉沉弦者，下重；脉大者，为未止；脉微弱数者，为欲自止，虽发热不死。”若属正虚的病证，却与此相反，如太阴病脉微浮者为欲愈，正气较衰脉沉而弱，现正气未复，脉沉弱渐有起色，故为欲愈。同时，季节气候的变换，亦影响病的进退，《金匮要略·血痹虚劳病》篇论阴虚、劳病的减轻和转剧，即从“其脉浮大”、“手足烦”来推断“春夏剧，秋冬瘥”，这是真阴不足，虚阳外浮所见的浮大脉。春夏木火旺盛，阳气外越，故病转剧；秋冬金水相生，阳气内藏，故病减轻。

1.2.2.2 从脉测病顺逆 一般以浮、洪、滑、数等阳脉而见阳证为顺；以沉、细、涩、迟等阴脉，得阴证者为顺，反者则逆。如阴脉见阳证，阳脉见阴证，除有凶兆外，也有凶险象。如“伤寒下利日十余行，脉反实者死”，即是此意。再如高热，面红，气粗似热证，但脉沉细如绝，或虽浮大而按之豁然空虚，其热属假，本质为寒，这种病证，脉起主导作用。张景岳说：“凡见脉证有不相合者，则必有一真一假隐乎其中矣，故有以阴证见阳脉者，有以阳证见阴脉者，有以虚证见实脉者，有以实证见虚脉者，此阴彼阳，以虚彼实，不有真见，最易杀人。”

1.2.2.3 察邪传经 据脉测病邪传经与否，《伤寒论》有“伤寒一日，太阳受之，脉若静者，为不传。颇欲吐，若烦躁，脉数急者，为传也。”“病六、七日，手足三部脉皆至，而口噤不能言，其人躁扰者，必欲解也，若脉和，其人大烦，目重睑，内际黄者，此欲解也。”“少阴病，脉紧，至七、八日自下利，脉暴微，手足反温，脉紧反去者，为欲解也，虽烦下利，必自愈。”这些都是从脉的变化中，检测疾病的病理机转的进退、顺逆、与传经与否。

1.2.3 测证预后 从脉测病的轻重、顺逆，推测疾病的预后，有着很重要临床价值与意义。

1.2.3.1 测症吉凶 疾病出现的证候，当不易辨出其预后吉凶时，可采用脉象来测知，有一定参考意义。如中风或惊风证，脉见缓弱迟者吉，见实大数象则为病深；急、慢热病，发热轻重，对心脏影响很大。《医宗金鉴·脉诀》说：“伤寒热病，脉喜浮洪，沉微涩小，症反必恶。”“火热之症，洪数为宜，微弱无神，根本脱离。”“骨蒸发热，脉数而虚，热而涩小，必殒其驱。”发热脉见洪大而数，心搏强而有力（吉），沉微涩小，心衰无力（凶）预后不良。对阳明危候的预测，有“脉弦者生，涩者死。”弦是阴气未竭之兆，热证阴未竭，尚可治，故为生，若脉涩无力，为血少，有力为血结，为表郁，为难治，故曰死。

1.2.3.2 无胃气危 脉失去从容和缓之象，即为无胃气或少胃气。也包括脉无根（浮有沉无）、无神（弦硬不柔，或至数不齐不匀）。《素问·平人气象论》说：“春胃微弦曰平，弦多胃少曰肝病，但弦无胃曰死。”指出肝脏平、病、死脉与胃气的关系。《金匮要略·五脏风寒积聚病》：“肺死脏，浮之虚，按之弱如葱叶，下无根者死。”“肝死脏，浮之弱，按之如索不来，或曲如蛇行者死。”“心死脏，浮之实，如丸豆，按之益躁疾者死。”肺死脏无根，肝、心死脏是无神，亦包括无胃气脉。

1.2.3.3 判断杂症 在脉证不符，相逆情况下，测脉有助了解疾病治疗预后。《金匮要略·呕吐哕下利病》：“胃反，脉紧而涩，其病难治。”紧为寒盛，涩为津竭，紧涩并见，胃阳脾阴两伤，助阳则伤阴，滋阴则损阳，其病难疗。“痰饮咳嗽篇”说：“脉弦数，有寒饮，冬夏难治。”弦为饮脉，数为热，寒饮见弦数脉，属难治。又“久咳数岁，其脉弱者可治；实大数者死。”久咳正气必虚，见弱脉是脉证相符，可治；实大数是邪盛正虚，攻补两难。

1.2.3.4 探测病位 一般脉浮，病在皮肤、肌表。脉沉、实，为邪在脏腑并易趋向于里，但同一脉象，出现部位先后不同，其主证也有改变。《金匮要略·脏腑经络先后病脉证第一》说：“脉浮者在前，其病在表；浮者在后，其病在里。”寸部属阳主表，浮在寸部，邪在表，为外感病；尺部属阴主里，浮在尺，病在里，为内伤病。杂病久疾多属内伤，若见浮脉，与感邪在表有异，故浮脉应从部位先后中加以鉴别。

1.2.3.5 分部测脉 寸口三部，可以分部测脏腑病证。由于每部配应一定脏腑及部位，因此，能够察知一些不同部位及脏腑病。如寸部察上，多候心肺、咽喉、头目等疾。关部察中，从胸膈以下，候至小腹疾患。尺部察下，自少腹至腰肾、膝、胻足的疾患，包括大小肠、膀胱等在内。另外，右脉可测知右半部体内的病，左脉测左半部疾病。《伤寒论》中提出趺阳、人迎、寸口三部诊法，是从不同部位联合诊测疾病的一种方法。

1.2.3.6 辨析病证类型 许多杂病，临床证型分类不清时，有时可以用脉象变化来区分。如辨肠痈脓成与否，《金匮要略》曰：“脉迟紧者脓未成……洪数者，脓已成。”“水气病”篇提出“水之为病，其脉沉小属少阴，浮者为风。”水肿脉来沉小，与少阴肾阳不足有关，属正水；脉浮与肺失宣降有关，属风水。再如肺痿、肺痈的鉴别要点就在“脉数虚者为肺痿，数实者为肺痈”。

### 2. 脉证合参

在辨证过程中，把脉象和证候相互参照，进行综合分析，推断病证之法，称为脉证合参。目的是全面调查疾病，分析归纳，然后才能得出正确结论。《素问·阴阳应象大论篇》曰：“善诊者，察色按脉，先别阴阳；审清浊而知部分；视喘息，听音声而知所苦；观权衡规矩，而知病所主；按尺寸，观浮沉滑涩，而知病所生，以治无过，以诊则不失矣。”这是最早提出四诊合参的说法。《医门法律》说：“古人以切，居望闻问之后，则于望闻问之间，已得其病情矣，不过再诊其脉，看病应与不应也。若病与脉应，则吉而易医；脉与病反，则凶而难治。夫《脉经》一书，拳拳示人以诊法，而开卷入首，便言观形察色，彼此参伍，以决死生，可见望闻问切，医之不可缺一也……故专以切脉言病，必不能不致于误也。”张仲景《伤寒杂病论》对于脉与病证关系处理上，给后世医家树立了典范。例如在少阴病提纲中，既提出心肾阳虚所反应的病症“但欲寐”，又提出“脉微细”，这样就对少阴病有了全面认识，体现了脉证合参，全面分析的精神。在治疗上，也是据脉证结合而进行应用。如《伤寒论》51条：“脉浮者，病在表，可发汗，宜麻黄汤。”这是在表证中，表实证脉浮者，用麻黄汤。表虚证脉浮者，用桂枝汤。可见表证脉浮，是一般规律。在“阳明病篇”第201、223、235条，均有脉浮之证，但必须“脉证合参”，才能得出正确诊断，进行有效治疗。因此，“脉症合参”，是临床辨证施治应遵循的一个重要原则。

近代学者提出脉症宜参不宜舍[1]，也有的对脉症不符，从现象抓本质，以确定脉证的从舍，但都离不开脉证合参，如迟脉为寒，当用温药，但阳明病，脉迟不恶寒，身体濈濈汗出，则为内实之象，宜用攻下；脉浮大为病在表，应该发汗，但浮大又见心下硬，有热，则属里证，宜用泻药，都是参合脉证而确定的。[2]

### 3. 脉证治法

根据脉证所出现顺逆与预后，以确定治法和方药。脉证一致，即疾病现象与本质一致，采用正治；脉证相逆，即现象与本质不一致，采用反治，或先进行脉证从舍，再定治法。据报导[3]，食道癌（噎膈）早期患者，一般状况尚好，仅有食入噎塞之感，诊察脉象，多为滑而稍带弱象。《素问·玉机真脏论》谓："脉弱以滑，是有胃气。命曰易治，取之以时。"应该预后良好，但尽人皆知食道癌预后不良，则当"舍脉从症"。又如脑动脉硬化患者，起居亦如常人，有的仅有头眩肢软，有的仅有几天症状，但脉象浮大弦硬，乃无胃气之征，属真阴亏损，阳亢无根，最后多致卒中。对此则应"舍证从脉"。因此，脉证治法一定要得当及时。

3.1 舍症从脉　当证伪脉真时，经分析后，以脉作为审定病机，确立治则依据。常有以下四种情况。

3.1.1 真寒假热　脉来沉迟无力，甚则微细欲绝，或脉虽大，重按则微细无力，此乃真寒脉，症虽有身热，面红，口渴（假热）。但又见蜷卧喜暖，欲近衣被，渴喜热饮，四肢厥冷，下利清谷，舌淡苔白（真寒），此由阴盛格阳所致，多见于伤寒。如《伤寒论》92条："病发热头痛，脉反沉，若不差，身体疼痛，当救其里，四逆汤方。"《医宗必读》指出："用四逆汤，此从脉之沉也。里证下之，此其常也，日晡发热者，属阳明，脉浮虚者宜发汗，用桂枝汤，此从脉之浮也。结胸症俱常以大、小陷胸下之矣。脉浮大者不可下，下之则死，是宜从脉而治其表也。身疼痛者，常以桂枝、麻黄解之矣。然尺中迟者不可汗，以营血不足故也，是宜从脉而调其荣。"这是在证伪脉真时，从脉而定治则和方药，在《伤寒论》中，据此提出治法诸多，如通脉四逆汤、白通汤、白通加猪胆汁汤等。

3.1.2 真热假寒　症见胸腹灼热，烦渴饮冷，谵语尿赤，便结或溏，舌质深红，苔黄干燥，脉数实有力，或沉弦数实有力（真热）；又见四肢厥冷，恶寒身凉，为假寒之证。假寒，乃由阳盛格阴所致，温病伤寒常有之。《伤寒论》350条："伤寒脉滑而厥者，里有热，白虎汤主之。"张路玉谓："滑，阳脉也，故其厥为阳厥。里热郁炽，故其外反恶寒厥逆，往往有唇面爪甲俱青者，故以白虎以清里而除热也。"温病"阳证似阴"者属此范畴。《温疫论》谓："温疫阳证似阴者，始必由募原以渐传里，先几日发热，以后四肢厥冷。伤寒阳证似阴者，始必由阳强发热，脉浮而数，邪气自外渐次传里，里气壅闭，脉体方沉，乃至四肢厥逆。"温病此时，见于气分与营血阶段，可用白虎汤、清营汤、大承气汤、清瘟败毒散、安宫牛黄丸等。总之，寒热真假当从脉施治，辨脉要看有力无力，有力为实或真热，无力为虚或真寒。其假证特点多显四肢、外表、面色，而真的多见里证、舌象和脉象。

3.1.3 真实假虚　声高气粗，舌红苔黄，脉弦实有力，或沉伏重按不减，乃真实之象；又见精神默默，身寒肢冷，此属假虚证。假虚由实邪（湿热、痰食、瘀血）郁闭，气血不畅所致。如热结肠胃之肢厥；湿困清阳之嗜睡；痰浊上犯之眩晕、痰厥；伤食之食厥；瘀血之善忘、心悸、肌肉瘦削、麻木肢痿等，均属"大实有羸状"。此时，应舍虚假，从其真实脉证而治之。上世纪70年代初，笔者带学生到莱阳吕格庄下乡巡回医疗，遇一老翁年七十余，胃脘胀痛十年，时有吐血，以往检查有胃溃疡，前一天因劳累，突然吐出紫暗血液及胃内食物残渣约800毫升。查：面色萎黄，舌红苔黄腻，脉洪大而数，证属火热内炽，胃络破溃，急以清热泻火、凉血止血，投以三黄汤合十灰散加减。用药5剂，症减轻趋于平。嘱以软饭米粥善养其后。按：出血一证，脉宜缓、芤、弱、小，忌见洪、大、弦、牢。阳亢火盛，迫血妄行，故易出血。血去脉弱，阳平火消，病证缓解。若反见数大有力，阳亢火盛不因血去而衰减，可再度出血。此时，危在旦夕，脉若有胃、根、神，尚有一线生机。因此，据脉证顺逆，测知病机趋势与转归，有着十分重要意义。

3.1.4 真虚假实 神疲肢软，面色无华，唇舌色淡，脉见沉细无力，或浮弦而芤，重按无力，此乃真虚也；又见脘腹胀满，此属假实之象。假实，为脏腑虚损，运化无力所致，如脾虚失运之腹满，胃虚失和之脘胀，均属“至虚有盛候”，治疗当从脉为主而调之。据陈奇[4]介绍：一胃下垂患者，脘腹胀满，食后尤甚，身倦消瘦，面色少华，食少便溏，气短，舌苔薄白淡嫩，脉细软无力，钡餐检查胃下垂六厘米。治拟益气健脾，升阳举陷，方用补中益气汤加枳壳、厚朴、鸡内金、淮山药。断续服50余剂，脘腹胀满已除，食增便软，复查胃下垂上升3厘米。

总之，虚实真假当从脉来判断，辨脉要察有力无力，有力有神属真实，无力无神属真虚；证亦有真假，一般脉证相应为真证，脉证不相应为假证。

3.2 舍脉从证 当证真脉假时，经过分析判断，以证作为审定病机，确立治则依据。通常治疗一些急性复杂的病情。

3.2.1 实证虚脉 素体虚弱，感受外邪，邪来甚急，症先出现，脉未及时相应；或原有宿疾，体弱脉虚，在新旧疾交错时，其脉难辨真伪，可舍脉从证治之。例如：阳虚脉见沉迟，虽感受湿热，脉未必见数象；阳虚脉沉细者，感受外邪未必见浮象；气血不足者，脉平素细弱无力，虽患邪实之证，未必见洪大弦实脉，治以皆当祛邪治标，或兼扶正，邪去再扶正固本。据报道：林某，吞咽困难3年，常感咽部梗塞头痛，偶有食后呕吐，大便艰难……近3、4个月呕吐频繁，10余天来食入即吐，伴面容消瘦，神志萎靡，四肢无力，舌质黯淡，苔滑，脉浮濡。诊为噎膈，证属脾胃虚寒，肝气横逆。治以安定中土，受纳水谷为要务，取苦辛甘含化法：半夏、吴茱萸各9克、党参、代赭石各15克、干姜6克、炙甘草、旋覆花（包）各3克，黄连1.5克，柿蒂7个，红枣3枚。服药16剂，未见呕吐。随访1年，患者健在。此乃舍脉从证之例。

3.2.2 虚证实脉 久病体弱，气血虚衰，与邪气搏结于外，充斥脉道，故虚弱证可见强实脉。如心虚喘满，脉见数促不整，其脉未必皆为邪热所致。又如体虚产生的痰瘀食滞，形成虚中挟实，正气衰弱，脉从邪气而反实。如素体脾胃虚寒，脉来沉细弱，复挟痰瘀食滞郁热，脉反转弦实滑数。故《医碥》说：“其由本无烦热，而脉见洪数者，非火邪也；本无胀滞，而脉见弦强者，非内实也……此宜从证之真虚，不从脉之假实也。”

3.2.3 邪盛脉伏 邪盛侵体，正气未衰，正邪搏结于里，脉道壅滞难通，气血潜行内郁所致。如阳热实证，脉反见沉迟细伏之象。《伤寒论》208条，阳明病脉迟之用大承气汤，最为典型。程效倩谓：“然脉迟亦有邪聚热结腹满胃实，阻住经隧而成者。”李士材认为：“脉迟为寒，常用干姜、附子温之矣。若阳明脉迟……此又非迟为阴寒之脉矣。”《医碥》谓：“如寒邪内伤，或食停气滞，而心腹急痛，以致脉道沉伏，或促或结，此以邪闭经络而然。”痰食阻遏在里，气血运行失常，脉道受阻，脉行似隐似显，时有时无，或脉来如绝。或呕吐剧烈患者，六脉俱无，亦是气血壅滞，脉道暂受阻遏所致，病除后，脉可自出。《金匮要略·惊悸吐衄下血胸满瘀血病》曰：“病者如热状，烦满，口干燥而渴，其脉反无热，此为阴伏，是瘀血也，当下之。”此乃瘀血郁热，伏于阴分，脉不数大而反沉伏，有热证而无热脉是也。皆当舍脉从症。《瘟疫明辨》说：“其初起脉沉迟，勿作阴寒断。沉者，邪在里也；迟者，邪在阴分也。脉象同于阴寒，而气色、舌苔、神情，依前诸法辨之，自不同于阴寒，或数而无力，亦勿作虚视，缘热蒸气散，脉不能鼓指。”此乃对温病舍脉从证之论。《温热逢源》提出：“更有邪机深伏，郁淫不达，病象颇深，而脉象转见细弱不鼓之象；逮托邪化热，脉始渐见浮硬……治阅历多年，确知伏温初起，凡病邪极深者，脉与证较多不合，其故皆由邪气深伏，不易表见于外。”《温疫论》提出“脉厥”一证。谓：“温疫得里证，神色不败，言动自如，别无怪证，忽然六脉如丝，沉细不应指，似有似无，或两手俱无，或两手先伏……皆缘应先下，内结壅闭，营气逆于内，不能达于四末，此脉厥也……宜承气汤缓下之，六脉自复。”大凡温热邪毒壅盛，郁而不达，脉虽沉伏，但重按必有力，必有热、渴、燥、烦，舌红苔干等里热实证，这是舍脉从症的主要依据。另外，温病战汗时多见伏脉，乃邪正交争于内，脉气暂时不应之故，不可误认为虚。

总之，在治疗疾病过程中，“脉症顺逆”可用于对一切病证进行辨认，脉症包括相应与不相应，相应者为顺症，预后相对较好；不相应者为逆症，预后相对较差。“脉症从舍”是对脉症的真假决定取舍采取的措施，对疾病的寒、热、虚、实的性质掌握的更具体，并为确定清热、温里、补虚、泻实的治法提供依据，两者之间有着十分密切的关系。

**几种病证顺逆脉象简表**

| 顺逆<br>病证 | 顺脉（吉） | 逆脉（凶） | 西医名称 |
|---|---|---|---|
| 中风 | 浮迟、缓滑、浮缓 | 坚大、急疾、急实 | 脑溢血，脑血栓形成，脑栓塞，面神经麻痹 |
| 热病 | 浮洪、洪大 | 沉、微、涩、小、细、弦 | 多种急性传染病和感染性疾病（流感、麻疹、流脑、乙脑、副伤寒、SARS）引起发热为主病证 |
| 伤寒 | 浮紧 | 沉微 | 外感（流感、上感）初起引起恶寒重，发热轻病证 |
| 伤风 | 浮缓、静 | 躁疾、躁急 | 上感，流感等病出汗阶段 |
| 疟疾 | 弦迟、弦、弦数 | 代、散 | 疟疾发作期（弦数者热，弦迟者寒） |
| 下利 | 沉、小、滑、弱、细、缓 | 实、大、浮、数、洪、滑 | 细菌性痢疾，阿米巴痢疾 |
| 呕吐反胃 | 浮滑 | 沉、数、细、涩、弦 | 胃癌，食道癌，胃肠道溃疡，炎症，幽门痉挛，梗阻所引起的呕吐 |
| 霍乱 | 代、浮大、洪滑 | 伏、迟弱、微迟、细涩 | 霍乱，急性肠胃炎 |
| 咳嗽 | 浮濡、浮滑 | 坚急、弦小、沉伏而紧、弦疾、沉涩、伏大、沉牢 | 肺气肿，肺炎，支气管扩张，支气管炎，上呼吸道感染等，出现咳嗽者。 |

| 病证＼顺逆 | 顺脉（吉） | 逆脉（凶） | 西医名称 |
|---|---|---|---|
| 喘症 | 浮滑、浮大 | 沉涩而数、沉涩、疾大 | 支气管哮喘，哮喘性支气管炎，肺气肿，心脏性哮喘，肺炎，肺脓肿，肺结核 |
| 发热 | 洪数 | 微弱、无神 | 各种炎症，脓毒败血症 |
| 骨蒸发热 | 虚数、洪数 | 涩小、细涩 | 结核活动期 |
| 血症 | 芤、缓小、细 | 数大、数实、弦疾 | 各种出血，如呕血、便血等 |
| 瘀血 | 牢、大 | 沉涩而微、沉小、微涩 | 缺氧，肺静脉系统瘀血，皮下及内脏出血后的积血，血栓，动脉痉挛、管腔狭窄（动脉硬化、受压）栓塞所致缺血 |
| 肠痈 | 滑数 | 沉细 | 急性阑尾炎，阑尾周围脓肿 |
| 消渴 | 数大、实大、浮大 | 细、微、短、涩 | 糖尿病，尿崩症，神经性烦渴，甲亢引起多饮，多食，多尿 |
| 淋闭 | 实大、数大 | 细小、微涩、涩小、涩细 | 淋症（泌尿系感染，结石及乳糜尿）<br>癃闭（尿潴留及无尿） |
| 癫狂 | 浮、洪、虚 | 沉急、沉细、弦实 | 精神病（精神分裂症，反应性精神病，脑器质性疾病）引起的精神障碍 |
| 痫症 | 浮缓、虚 | 沉小、急实、但弦无胃、实而急数 | 癫痫 |
| 心腹痛（胃脘痛） | 细迟、沉细 | 浮大、弦疾 | 中上腹痛（急慢性胃炎、胃十二指肠溃疡、胃神经官能症），急性腹痛（腹腔内脏器炎症、痉挛、穿孔、破裂、梗阻、套迭、绞窄），慢性腹痛（腹腔内脏器慢性炎症、肿瘤、功能紊乱、异位、结核、溃疡、结石、过敏、粘连） |
| 疝气 | 弦急、弦牢、牢急 | 弱急 | 腹股沟疝，睾丸炎，睾丸鞘膜积液，阴囊偏坠肿痛，生殖器部位痈肿，腹腔内包裹性化脓性的炎症肿块 |
| 黄疸 | 洪数、浮大 | 微涩、细涩 | 胆囊炎，肝病（溶血性、肝细胞性、阻塞性及胆红质代谢缺陷） |
| 肿胀 | 浮、大、洪、实 | 细而沉微 | 肝癌，肝硬化水肿，重症肝炎，结核性腹膜炎，营养障碍及积液性肠梗阻，胃肠功能紊乱，心衰所致肿胀 |
| 积聚癥瘕 | 实大、实强 | 沉细 | 腹腔内脏器肿大，组织增生、粘连、新生物等所形成的异常包块，积聚包括肠胀气、胃肠痉挛等 |
| 中恶（毒）腹胀 | 紧细、紧细而微 | 浮大、紧大而浮 | 食物中毒 |
| 痈疽 | 浮散、洪大（未溃）缓、小（已溃） | 短散、洪大（已溃） | 痈包括后颈、背、臀、腹、唇等部位毒疮及颌下、颈、腋、腹股沟急性淋巴结炎，乳腺炎。疽包括化脓性骨髓炎，化脓性关节炎，髂窝脓肿，肌肉深部脓肿伴体弱气虚者，其脉浮数，未溃宜见洪大，已溃则忌 |
| 肺痈 | 短涩（溃脓）数实 | 数大、浮大（溃脓） | 肺化脓性炎症，如肺脓疡，化脓性肺炎肺坏疽，慢性支气管炎，支气管扩张之感染、化脓 |
| 肺痿 | 数弱、短涩 | 浮大 | |
| 产后 | 小缓、缓滑 | 实大、弦牢、弦实 | 产后出血性休克，产后子宫脱垂，产褥热，产后破伤风，胎盘滞留，恶露过多 |

<table>
<tr><th>顺逆<br>病证</th><th colspan="2">顺脉（吉）</th><th>逆脉（凶）</th><th>西医名称</th></tr>
<tr><td>遗精白浊</td><td colspan="2">迟细、微涩而弱</td><td>浮虚、疾大、芤濡、洪数</td><td>见于神经衰弱，前列腺炎，精囊炎，精阜炎，性机能衰弱</td></tr>
<tr><td>大便秘结</td><td colspan="2">阳数而实</td><td>阴迟而涩、疾散</td><td>肠结核，结肠溃疡，结肠癌，结肠功能紊乱所致的便秘、习惯性便秘</td></tr>
<tr><td>头痛</td><td colspan="2">弦、浮滑、浮弦、浮紧</td><td>短涩</td><td>感染发热性疾病，高血压，颅内疾病，神经机能性头痛，偏头痛</td></tr>
<tr><td>脉痹足痿</td><td colspan="2">微缓、濡、涩、紧、细、浮涩而紧</td><td>数急</td><td>足痿包括下运动神经原性瘫痪，肌性瘫痪，癔病性瘫痪，其中以多发性神经炎，急性骨髓炎，进行性肌萎缩，重症肌无力，周期性麻痹，肌营养不良症，癔病性瘫痪和表现为软瘫的中枢神经系统感染后遗症为常见</td></tr>
<tr><td>崩漏</td><td colspan="2">缓弱、虚迟</td><td>实大、数大</td><td>功能性子宫出血，全身性疾病，出血性疾病，慢性消耗性疾病，子宫肌瘤，子宫颈癌，宫体癌，盆腔炎，流产葡萄胎，前置胎盘等引起的月经以外阴道出血</td></tr>
<tr><td>带下</td><td colspan="2">沉滑、浮弦</td><td>急疾、疾实</td><td>感染（滴虫、霉菌、淋菌性阴道炎、阿米巴性阴道炎、结核性宫颈炎、老年性阴道炎、慢性宫颈炎及异物刺激），肿瘤（宫颈息肉、子宫肌瘤、宫颈癌、宫体癌、阴道癌、输卵管癌等）致阴道液量增多，性状变化</td></tr>
<tr><td>痨瘵</td><td colspan="2">弱、缓、滑、浮、细、微</td><td>沉涩、弦、细数</td><td>慢性消耗性疾病，如肺结核等</td></tr>
<tr><td>泄泻</td><td colspan="2">弱小</td><td>疾、数、大</td><td>急性常见肠道感染，中毒，过敏等原因引起的腹泻，慢性常见肠道炎症，肠结核，过敏性结肠炎，非特异性溃疡性结肠炎，消化吸收不良，寄生虫等引起的腹泻</td></tr>
<tr><td>肝病</td><td colspan="2">细迟</td><td>紧数</td><td rowspan="5"></td></tr>
<tr><td>郁证</td><td colspan="2">数滑</td><td>沉牢弦涩</td></tr>
<tr><td>痉证</td><td colspan="2">弦紧</td><td>沉伏而细</td></tr>
<tr><td>筋脉拘急</td><td colspan="2">浮弱</td><td>弦实疾大</td></tr>
<tr><td>妊娠临产</td><td colspan="2">离经、沉数</td><td>细涩</td></tr>
<tr><td>心</td><td rowspan="5">真脏（死绝）</td><td colspan="2">如操带钩。转豆躁疾，一日可忧</td><td rowspan="5">充血性衰竭，消耗性疾病晚期，呼吸衰竭，循环衰竭，癌肿晚期</td></tr>
<tr><td>肝</td><td colspan="2">循刀责责，新张弓弦，死在八日</td></tr>
<tr><td>脾</td><td colspan="2">雀啄屋漏，复杯水流，四日无救</td></tr>
<tr><td>肺</td><td colspan="2">如风吹毛，毛羽中肤，三日而号</td></tr>
<tr><td>肾</td><td colspan="2">发如夺索，辟辟弹石，四日而作</td></tr>
</table>

注：以上根据《医宗金鉴·四诊心法要诀》《濒湖脉学·四言诀》所述的脉证宜忌归纳列表，有些脉证相逆，并非不治，用药得当，或采用中西医结合治疗，亦可痊愈。

# 参考文献

1. 段光周. 关于脉学中的几个问题. 成都中医学院学报，5：1；1980
2. 杨莹洁. 切脉体会. 资料汇编. 四川省中医研究所，1：36；1980
3. 俞淦琪. 朱良春脉诊经验简介. 江苏中医杂志，1：19；1981
4. 陈奇. 脉证从舍的探讨. 医学资料选编（江西吉安地区医学科学研究所），1：12；1981

# 第三章　胃气、神气、根蒂

胃气、神气、根蒂脉，简称“胃、神、根”，是脉象中的“三宝”，在脉学中有着十分重要的作用与意义。通过它，可以了解人体生命活动的内在表现。因此，这三者的涵义非常广泛，正常脉象中皆含有“胃、神、根”形态。发生疾病后，医者可根据“胃、神、根”的有无或多少，判断正邪的进退和预后安危，故中医诊脉，历来重视胃气、神气、根蒂。认为“有胃气则生，无胃气则死。”、“得神者昌，失神者亡。”、“脉有根本，人有元气，故知不死。”说明“胃、神、根”，对辨别疾病的轻重或生死，有着独特的参考价值。

## 第一节　胃气脉

胃气脉，是指脉中有胃气，它是许多脏腑功能气化产生的一种机能活动，即在脉中出现一种脉势和缓，往来从容，节律一致的形态，许多医者把它看成是“缓脉”的同义语。清·周学霆说：“缓即为有胃气。”这里“缓脉”，应指和缓有生气的胃脉。胃气的有无和多少，是区分平脉、病脉、死脉的关键。

### 1. 胃脉产生

胃气之脉的产生，《黄帝内经》认为它生成于水谷之气，“胃者，水谷之海……五味入口，藏于胃，以养五脏气。”“是以五脏六府之气味，皆出于胃，变见于气口。”（《素问·五脏别论》）“人受气于谷，谷入于胃，以传于肺，五脏六腑，皆以受气。”（《灵枢·营卫生会篇》）张介宾认为：“五味入口藏于胃，以养五脏气，是以五脏六腑之气味，皆出于胃，而变见于气口，可见谷气即胃气，胃气即元气也。”（《景岳全书·脉神章·胃气解》）人体先天之质来源于肾，后天赡养于脾胃，胃中水谷精微，由脾运化输布全身，故胃气充实，五脏之气充沛，才能从寸口切脉部位，反映出肝脉微弦，心脉微钩等从容柔和的胃气脉。故《甲乙经》指出：“胃者，五脏之本也。脏气者，不能自致于手太阴，必因于胃气，乃至于手太阴也。”据以上说法，胃气与纳谷，关系甚密，纳谷的有无或多少，可决定血脉运行正常与否，也直接或间接地影响到“弱以滑”，或“徐而和”脉搏力势，从而了解到，胃气的有无或强弱。

### 2. 平性胃脉

《素问·平人气象论》说：“平人之常气禀于胃，胃者平人之常气也。”胃气是由脾胃机能活动所产生，它的衰旺可反映出脏腑机能的强弱，同时随四时变迁，五脏相应的出现一些变化，都能在脉中表现出来。因此，胃气对人后天的生命活动，有着重要意义，胃气充足，脉气才能充足，运行如常。

2.1 胃脉形状《素问·玉机真脏论》曰："脉弱以滑，是有胃气。"《灵枢·终始篇》说："谷气来也，徐而和。"李梴说："不大不细，不长不短，不浮不沉，不滑不涩，应指中和，意思欣欣、难以名状者。"（《医学入门》）周学霆说："不浮不沉，恰在中取，不迟不数，正好四至，欣欣然，悠悠然，浑浑然，从容柔顺，圆净分明。"（《三指禅》）张景岳认为："大都脉来时，宜无太过、无不及，自有一种雍容和缓之状，便是有胃气之脉。"据以上各家之说，胃气脉的生理形态，一般表现为不急不徐，不长不短，节律均匀，浮沉适中，往来从容，和缓悠扬，难以名状，同时，其搏动不过于有力及无力，便是脉有胃气。

2.2 适应时令 胃气脉与四季气候的变化相适应，一般要结合四时五脏平脉而论。《素问·平人气象论》提出："春胃微弦"、"夏胃微钩"、"长夏胃微耎弱"、"秋脉微毛"、"冬胃微石"。说明自然界四时阴阳的变化，对人体有一定的影响，反映在脉象上，就有春弦、夏钩、秋毛、冬石等不同的变化，四时之脉，虽然不同，但都带有胃气，即脉有柔软和缓之象。《诊家枢要》说："春弦、夏洪、秋毛、冬石、长夏四季脉来，迟缓是为平脉。"这是从天人相应和整体观念出发，提出脉象变化与四时气候息息相关，机体与外环境既对立又统一，随时受大自然的影响。因此，胃气脉随时令变化而有不同形态。

2.3 显现各脏 胃气脉在五脏中，会显现出各自不同的形态，必须从四季不同的季节去分辨，一般五脏平脉都含有胃气，没有太过与不及，带有和缓悠扬之象，如"平心脉来，累累如连珠，如循琅玕……夏以胃气为本。"（《素问·平人气象论》）这是借各种物体形态，来描述正常五脏不同脉象，以说明胃气的存在和充沛。详见（五脏四时平病死胃气脉的鉴别表）。

### 3. 病性胃脉

胃气的太过与不及，不能正常输布水谷精微之气濡养五脏，胃气亦不能充盈于五脏气之中，出现"弦多胃少"、"钩多胃少"、"弱多胃少"、"毛多胃少"、"石多胃少"等，五脏功能失调，脉中没有柔和之象，而弦、钩、毛、石的特征突出，此为邪盛正衰之势，故《黄帝内经》提出："胃而有毛曰秋病，毛甚曰今病。""胃而有石曰冬病，石甚曰今病。"（《素问·平人气象论》）说明胃气的多少、太过或不及，可以判断是否能发病、发病的时间及程度，或者到了一定季节要发病。总之，胃气脉对发病轻重缓急，有着独特诊断价值。

### 4. 死性胃脉

脉中全无和缓悠扬之态，或见怪诞微绝，或真脏脉独见，是无胃气，或胃气已绝。《素问·玉机真藏论》曰："脉实以坚，谓之益甚。"盛启东[1]认为："举按坚强，搏击有力，或微渺在骨，按之不可得，胃气绝也。"由于脉无胃气，五脏真气内绝，并可败露于外，真脏脉独见，出现"但弦无胃"、"但钩无胃"、"但代无胃"、"但毛无胃"、"但石无胃"等，死候形状的脉象，并在经文里，有具体描绘。如《素问·平人气象论》曰："死心脉来，前曲后居，如操带钩，曰心死。"《素问·玉机真藏论》曰："真肺脉至，大而虚，如以毛羽中人肤。”浮虚无力之甚，毫无劲力。《金匮要略·五脏风寒积聚病》曰：“脾死脏，浮之大坚，按之如覆盃，洁洁状如摇者，死。”这些都是对脉失去胃气（包括神气、根蒂）形象生动的描绘。《素问·平人气象论》曰：“所谓无胃气者，但得真脏脉，不得胃气也。”《素问·玉机真藏论》曰：“邪气胜者，精气衰也。故病甚者，胃气不能与之俱至于手太阴，故真脏之气独见，独见者，病胜藏也，故曰死。”这是从邪正斗争方面，说明真脏脉的形成是正虚邪胜，胃气消亡，乃至化源枯竭，脏真独露，病重垂危之象。

5. **临证体验**

历代医家对胃气之脉，都有不少体验，清·林之翰说：“举按坚强，搏击有力，或微渺在骨，按不可得，胃气绝也。”一般认为，脉来健旺，按之柔和，或微弱者按之应指，便是有胃气之脉。张介宾说：“而但于邪脉中，得兼耎滑徐和之象者，便是五脏中俱有胃气，病必无害也……若欲察病之进退吉凶者，但当以胃气为主……如今日尚和缓，明日更弦急，知邪气之欲进，邪气进则病愈甚矣。今日甚弦急，明日稍和缓，知胃气之渐至，胃气至则病渐轻矣，即如顷刻之间，初急后缓者，胃气之来也，初缓后急者，胃气之去也，此察邪正进退之法也。”（《景岳全书·脉神章·胃气解》）朱丹溪认为：“男子以气成胎，则气为之主；女子挟血成胎，则血为之主。男子久病，右脉充于左者，有胃气也，病虽重可治。”（《格致余论》）这是以胃气脉推断疾病进退轻重的。近人张琪说：“如诊察肺原性心脏病，有的脉象搏击如麻，失去胃气，预后皆死。伤寒病，在热势渐退期，脉搏出现缓和，是胃气来复现象，方将愈之候，若躁烦，脉数急，则邪热方炽，病势正在进行。”（《脉学刍议》）

对于一些慢性病和久病，属阳证宜见阳脉，属阴证宜见阴脉，久病损阳，见阳脉尤带和缓的胃气为宜；急性病和新病，应脉证合参，如急性病见阳亢性脉，多属重症险症，新病属内伤者，不易见阳亢性脉，属外感者，宜见阳脉，总要以脉和缓而滑，有胃气为贵，阳脉阴脉皆当如此。故“阳症见阴脉者凶，阴症见阳脉者吉”。胃气有无、多少，直接关系到疾病的转归和预后，所谓“四时百病，胃气为本”、“脉有胃气则生，脉无胃气则死。”《素问·平人气象论》说：“所谓无胃气者，但得真脏脉，不得胃气也。”“真脏脉”的显露，是“胃气绝”的表现，预示病情加重。

## 第二节　神气脉

神，是人体生命活动的总称，也是对精神意识、思维活动，以及脏腑、血、脉、精、气活动，外在表现的高度概括。神气脉，指心脉的机能活动，并包括脏腑的功能，脉中的神气是对人体生理现象高度概括，它可以通过脉反映于外。《灵枢·本神篇》说：“心藏脉，脉舍神。”《灵枢·大惑论》说：“心者，神之舍也。”这里脉中的神气，应从声、色、形体等，四诊结合，进行判断为宜。因此，神气标志着血液循环及血管壁能否维持自然状态的一种功能反映。

### 1. 神气产生

人体生命活动，是以精和气作为物质基础的，神气来源于精与气。《灵枢·本神篇》说："故生之来，谓之精，两精相搏谓之神。"神禀赋先天，与生俱来，男女两精（血）结合形成生命时，产生神，同时又不断得到后天水谷精气的滋养。《灵枢·平人绝谷篇》说："故神者，水谷之精气也。"后天水谷精气不断充养先天精气，则人体气血充盈，脏腑调和，生命力旺盛，精神充沛，脉中有神气，才能保持人体健康。《素问·六节脏象论》说："五味入口，藏于肠胃，味有所藏，以养五气，气和而生，津液相成，神乃自生。"神气的产生，不但须后天的调摄，还应与心和气血有关。清·李延罡指出："盖人之身，惟是精与气与神三者，精气即血气、气血之先，非神而何？人非是神，无从主宰血气，保合太和，流行三焦，灌溉百骸，故脉非它，即神之别名也。"神气须依赖气血的濡养，又须心的统帅，心主血脉，使气血调和，灌溉脏腑百骸等组织器官，才使精气充沛，脉中有神。

### 2. 神脉形态

脉中神气，虽与胃气脉、根蒂脉有别，但实际上三者很难区别分开，察神之法，多以中候求之。近代医家时逸人，归纳各家之说指出，"形体柔和，来去从容，来去如一，应指有力"这四项同时见之，谓之有神。"形体柔和"，《内经》称为胃气，指脉来不大不小，不硬不软，维持自然状态。"来去从容"，指不快不慢，不疾不迟，心及血管搏动正常，无太过与不及之象。"来去如一"，即脉波起落平稳，无来盛去衰，来不盛去反盛之弊。"应指有力"，须与前三项同时并见，才可谓之中和。反之，若与前三项脱离，单独出现有力，则为病态；甚则真脏脉独显，则为败症难治。观察神气，在脉动之初，与将去之时，中和自然，谓之脉神。滑伯仁曰："脉贵有神。"脉来有神，即为不病，有病也无妨。清·陈士铎说："无论浮、沉、迟、数、滑、涩、大、小之各脉，按指之下，若有条理，先后秩然不乱者，此有神之至也，若按指而充实有力者，有神之次也；其余按指而微微鼓动者，亦谓有神。"（《脉诀阐微》）说明脉来无论有力无力，必兼柔和之象，即弦实之中，仍带柔和；微弱之中，不失有力，条理清晰，秩然不乱。

总之，脉运行从容如一，形体柔和，应指有力，大小适中，节律规整，指下圆润活泼，便为有神之象。

### 3. 脉神与脉力

在初学者，不易区别，容易混淆。应在临床不断进行鉴别比较，领悟体验，方得其妙。凡脉来缓滑和匀，不浮不沉，不大不小，不急不徐，有力中不失和缓，柔软中不失有力，应指中和，悠悠扬扬，谓之脉神。病时见之，无太过不及之象，谓之脉存神气；若脉来跳跃波动，应指有力，便是脉力。概括有三，一是脉神之力，即有力中兼和缓，可谓脉神脉力皆有；二是复杂脉力，也包括脉神在内；三是单纯脉力，即举按坚强，搏指有力，或如弹石，或如循刃，所谓但得真脏脉，不得胃气脉（不包括神脉）。总之，脉神中之有力，乃中和之力，非强健之力，若弦强真脏之有力是谓太过，微弱脱绝之无力是谓不及，皆失去中和之力，此为无神之脉。《四诊抉微·脉贵有神》说："轻清稳厚肌肉里，不离中部象自然。”

### 4. 神脉受损

神脉损伤，即为病理少神之象，其脉来散乱不整，时大时小，时急时徐，时断时续，或见鬼祟之脉（左右脉来不一，忽大忽小，忽数忽迟，无一定形状）。《医宗金鉴·四诊心法要诀》认为：“鬼祟之脉，左右不齐，乍大乍小，乍数乍迟。”多由血管及神经过度兴奋或抑制异常，脉道运行受损所致。《灵枢·本神篇》说：“怵惕思虑者则伤神，神伤则恐惧流淫而不止。”“喜乐者，神惮散而不藏。”“恐惧者，神荡惮而不收。”“神伤则恐惧自失，破䐃脱肉，毛悴色夭。”据经文所言，神伤症状有二：一是形体损伤，如破䐃脱肉，毛悴色夭，流淫不止，是无神之象。二是精神损伤，过度喜乐、恐惧、思虑等。如健忘、嗜眠、精神欠佳，面色无华为“神衰”，心烦不定、夜不成寐、怔忡惊惕为“神不安”，精神错乱、哭笑无常、胡言乱语为“神乱”，神志不清、谵语谵妄为“神昏”等。

### 5. 无神之脉

凡脉来太过，出现弦实有力，血管硬化无弹性，搏指劲强如弹石、循刃状；或脉来不及，微弱欲无，或浮大虚软，毫无弹性，应指漂散而去，如虾游、鱼翔、釜沸之状，即谓无神之脉。《脉诀阐微》说：“尚按之而散乱者，或有或无者，或来有力而去无力者，或轻按有而重按绝无者，或时而续时而断者，或欲续而不能，或欲按而不得，或沉细之中忽有依稀之状，或洪大之内忽有飘渺之形，皆是无神之脉。”其次，所谓“真脏脉”，亦属无神之脉。皆由精气衰败，脏腑功能失调所致。如某些疾病的晚期，心力衰竭，血管硬化，失去弹力，动脉充血，静脉瘀血，脉失和缓，生机衰沉，脉神丧失，故曰“真脏脉死、”“失神者亡”，即无神脉也。

### 6. 临证体验

察知脉神盈亏或有无，对辨识疾病轻重，邪气进退，正气强弱，预后吉凶，有着一定临床参考价值。

6.1 诊断预后　切诊可以察知脉神，亦离不开四诊合参，如见面色红润，精神饱满，行动敏捷，体力充沛，脉来柔和有力，是谓有神；若是精神萎靡，色泽无华，气短乏力，脉见柔和无力，是谓少神。神足则正气旺盛，虽邪盛病重，治疗得当，预后较好。反之，神色已脱，脉见真脏形显，病虽不重，预后堪虑。张介宾说：“目光精彩，言语清亮，神思不乱，肌肉不削，气息如常，大小便不脱，为形之神在，虽然脉有可疑，亦无足虑。若目暗睛迷，形羸色败，喘急异常，泄泻不止，或通身大肉已脱……或病胀满而补泻皆不可施，或病寒热，而温凉皆不可用，或忽然暴病，即沉迷烦躁，昏不知人，或一时卒倒，即眼闭口开，手撒遗尿，若此者，虽脉无凶候，必死无疑，以其形之神去也。”（《景岳全书》）

6.2 针灸药物　药物在人体产生作用，赖以神气协助。因此，在治疗中应注意得神和失神，故有“神存则健，神消则亡”之说。张介宾认为：“凡药食入胃，所以能胜邪者，必赖胃气施布药力，始能温、吐、汗、下以逐其邪。若邪气盛，胃气竭者，汤药纵下，胃气不能施化，虽有神丹，其将奈之何哉。所以有用寒不寒，用热不热者，有发其汗而表不应，行其滞而里不应者，有虚不受补，实不可攻者，有药食不能下咽，或下咽即呕者，若此者呼之不应，谴之不动，此以脏气元神尽去，无可得而使也。”脉中神气的变化，也需根据全身神的充沛与衰退，以观察治疗效果及机体恢复的情况。

在针灸上，也应根据脉中神气变化，进行治疗。《灵枢·九针十二原篇》说：“神在秋毫，属意病者，审视血脉者，刺之无殆。”《灵枢·终始篇》说：“浅而留之，微而浮之，以移其神，气至乃休。”针刺要全神贯注，同时又要知道皮和肌肉，是神气循行出入之处，在针刺操作时，或浅刺留针，或轻微浮刺，以转移其神气，直到针下得气而止，神气的来复，通过诊脉便可得知。

## 第三节　根蒂脉

根，指脉中有根蒂，亦称根基。实际是指肾脉而言，肾为先天之本，生命之源，肾气不绝，生机尚存，故谓根蒂。

### 1. 根蒂来源

根蒂脉，来源于肾气。肾为先天之本，主藏精，为生殖发育之源，能够维持人体的生命活动。肾气来源于肾精，肾精属阴，肾气属阳，皆藏于肾。肾阴，是维持人体生命活动的物质基础，肾阳（包括命门），是促进人体发育与生殖机能的动力，并且有温煦生化作用，五脏六腑在肾阳推动下，各司其职。肾位于下焦，应寸口尺部，尺而有力，或沉候和缓，是为有根，属肾气充实，生机尚盛之象。

### 2. 位置特征

根蒂脉的位置其说法有二：一是指寸口三部脉来相应。以尺部为根，尺脉主肾，肾为先天之本，若寸关无脉，但尺脉不绝，是谓有根本。《难经·十四难》说：“上部无脉，下部有脉，虽困无能为害。”又说：“譬如人之有尺，树之有根，枝叶虽枯槁，根本将自生，脉有根本，人有元气，故知不死。”清·叶天士说：“人之有尺，犹树之有根，水为天一之元，先天命根也。”脉根基尚存，寸关无脉，尺部不绝，在机体调节代偿下，病可由重转轻，若根基不存，尺脉无，寸关尚有，危重之候，接踵而至。《难经·十四难》又曰：“上部有脉，下部无脉，其人当吐，不吐则死。”王叔和曰：“寸关虽无，尺犹不绝，如此之流，何忧殒灭，谓之有根也。若肾脉独败，是无根矣。”说明脉之有根，虽危无殃，如尺脉全不可测（无），则肾气已衰败，犹如树根已腐，枝叶虽存，危候将至。尺部无脉，多因肾及下焦机能告竭。如脉绝欲无，还应细察，若是脉遏不出，尺不得见，多由下焦邪实壅阻所致，不可误认为无根，病除之后，脉可复出；某些不孕不育症，脉沉尺不见，或尺部微弱，多由肾阳衰弱，精（卵）室虚寒所致，治以补肾助火，温经散寒，投温热之品，方能精卵结合，受孕怀胎，尺脉亦能复之如常。二是指沉取有脉，谓之有根。叶天士说：“沉候为根。经曰：诸脉浮而无根者皆死，是谓有表无里，是谓孤阳不生造化，所以亘万古而不息者，一阴一阳，互为其根。”（《医效秘传》）肺癌晚期患者，大多脉浮，沉取微弱或无，虽经多方精心医治，不见效果，若脉沉取不应，提示预后不良。《脉经》曰：“诸浮脉无根者死。”

以上这两种看法，虽说不同，但皆察候肾气为根，若尺中无脉，或沉取不应三指，则属无根之象，为肾脏败绝。叶天士认为：“此二说似乎不同，而实则一致，两尺为肾部，沉候之，六脉皆肾也，然则两尺之无根与沉取之无根，总为肾水绝也。”

### 3. 临证体验

辨识脉根之有无，在病情危重阶段，有一定临床意义。

3.1 真热假寒证　临床常见某些肺炎，中毒性菌痢及多种急性传染病，在病情发生进展过程中，可见手足逆冷、面色苍白等寒象。仔细检查，又见肢冷而身热不恶寒，反而恶热，脉沉数有力，重者可出现烦渴喜冷饮、咽干、谵语、尿赤、便结（或热痢下重）、舌红苔黄而干等。手足逆冷是假寒，内热是本质，病机多由内热过盛，阳气闭郁于内，不达四末所致，脉沉取有，此谓有根，治疗得当，即可痊愈。

3.2 真寒假热证　临床某些急性胃肠疾患，吐泻剧烈时，虽见身热、面红、口渴、脉大等热象，细察之，又见尿清、便溏或下利不止、舌淡苔白、脉微欲绝等阴寒证候，而外见面色微赤、口渴烦躁（不欲饮水）等假象，多因阴寒内盛，格阳于外，寒热格拒所致，脉轻取浮大，沉取则无，此谓无根之脉，预后不良。《金匮要略·五脏风寒积聚篇》提出：“肺死脏，浮之虚，按之弱如葱叶，下无根者，死。”肺的真脏脉是浮取虚，按之如葱叶之中空，此为无根之脉，脉气已绝。危候之病而见寒热真假症时，关键是察里证、舌与脉象，脉有无根蒂是之要点（详见表1）。《医宗必读》说：“大抵症之不足凭，当参之脉理，脉又不足凭，当取之沉候，彼假症之发现，皆在表也，故浮取而脉亦假焉。真病之隐伏，皆在里也，故沉候脉可辨耳。”

总之，胃、神、根三者，在人体内有机的联系，才能阴平阳秘，维持机体动态的平衡。反映在脉象上，则见节律规整，和缓均匀，柔软带力，尺部应指，沉取可见，三者俱有，表明脏腑机能如常，认真探察，若有改变，即可心中明了，知病所在。一般讲，新病多看胃气多少，久病多候根蒂有无，危重者多观神气盈亏与真脏脉的显现。对于根蒂脉，是以肾与命门为基础，赖肾间动气，推动经脉循行和三焦气化的出纳。明·张介宾认为：“命门为元气之根，为水火之宅，五脏之阴气非此不能滋，五脏之阳气非此不能发。”因此，根蒂脉，是肾中的真阴真阳相互滋生，相互依赖，对立统一的结果。

**表1　胃气在五脏四时平病死脉中比较表**

| 脏气／季节 | 胃　气 | 脉象形态 | 注　释 |
| --- | --- | --- | --- |
| 肝（春） | 春胃微弦曰平 | 平肝脉来，软弱招招，如揭长竿末梢曰肝平，春以胃气为本。 | 招招，犹迢迢也。揭，高举也。高揭长竿梢必柔软，即微缓弦长之义。 |
| | 弦多胃少曰肝病 | 病肝脉来，盈实而滑，如循长竿，曰肝病。 | 盈实而滑，弦之甚过也。如循长竿无末梢之和软也，亦弦多胃少之义 |
| | 但弦无胃曰死 | 死肝脉来，急益劲，如新张弓弦，曰肝死。 | 劲，强急也。如新张弓弦。弦之甚也，亦但弦无胃之义。 |

| 季节＼脏气 | 胃 气 | 脉象形态 | 注 释 |
|---|---|---|---|
| 心（夏） | 夏胃微钩曰平 | 平心脉来，累累如连珠，如循琅玕，曰心平，夏以胃气为本。 | 脉来手中如连珠，如循琅玕者，言其甚满滑利，即微钩之义也。 |
| | 钩多胃少曰心病 | 病心脉来，喘喘连属，其中微曲，曰心病。 | 喘喘连属，急促相似也。其中微曲，即钩多胃少之义。 |
| | 但钩无胃曰死 | 死心脉来，前曲后居，如操带钩，曰心死。 | 操，持也。前曲者，谓轻取则坚强而不柔。后居者，谓重取则牢实而不动，如持革带之钩，而全失冲和之气，是但钩无胃也。 |
| 脾（长夏） | 长夏胃微软弱曰平 | 平脾脉来，和柔相离，如鸡践地，曰脾平，长夏以胃气为本。 | 和柔，雍容不迫也。相离匀净分明也，如鸡践地，从容轻缓也，此即冲和之气，亦微软弱之义。 |
| | 弱多胃少曰脾病 | 病脾脉来，实而盈数，如鸡举足，曰脾病。 | 实而盈数，强急不和也，如鸡举足，轻疾不缓也，此即少冲和之气。 |
| | 但代无胃曰死 | 死脾脉来，锐坚如乌之喙，如鸟之距，如屋之漏，如水之流，曰脾死 | 如乌之喙，如鸟之距，言坚锐不柔也。如屋之漏，点滴无住也。如水之流，去而不返也，是皆脾气绝而怪脉见，亦但代无胃之义。 |
| 肺（秋） | 秋胃微毛曰平 | 平肺脉来，厌厌聂聂，如落榆荚，曰肺平，秋以胃气为本。 | 厌厌聂聂，众苗齐秀貌。如落榆荚，轻浮和缓貌。即微毛之义。 |
| | 但毛无胃曰死 | 死肺脉来，如物之浮，如风吹毛，曰肺死 | 如物之浮，空虚无根也。如风吹毛，散乱无绪也。亦但毛无胃之义。 |
| 肾（冬） | 冬胃微石曰平 | 平肾脉来，喘喘累累如钩，按之而坚，曰肾平，冬以胃气为主。 | 冬脉沉石，故按之而坚。若过于石，则沉伏不振矣。故必喘喘累累，如代之钩。阴中藏阳而得微石之义 |
| | 石多胃少曰肾病 | 病肾脉来，如引葛，按之益坚，曰肾病。 | 脉如引葛，坚搏牵连也。按之益坚，石甚不和也，而石多胃少之义。 |
| | 但石无胃曰死 | 死肾脉来，发如夺索，辟辟如弹石，曰肾死。 | 如索相夺，其劲必甚。辟辟如弹石，其坚必甚，即但石无胃之义。 |

（据《素问·平人气象论》文《类经》注）

# 第四章　气口与人迎脉诊

气口与人迎脉诊，是一种联合、对比的诊断方法，在《黄帝内经》典籍里，早已有了记载，后世医家在此基础上，进行大量的研究和临床实践，使之这一方法，得到更加丰富与完善，成为祖国脉诊学中，不可缺少的一个组成部分。

## 第一节　气口人迎脉命名

气口与人迎脉的来源，最早见于《黄帝内经》中，如“手太阴之脉……入寸口，上鱼循鱼际……经脉者常不可见也，其虚实也，以气口知之。”（《灵枢·经脉篇》）“经渠，寸口中也。”（《灵枢·本输篇》）“手太阴之本，在寸口之中。”（《灵枢·卫气篇》）这里所说“气口”、“寸口”、“脉口”，是实同名异，都是指手腕内上侧的桡动脉。又有“权衡以平，气口成寸，以决死生。”（《素问·经脉别论》）“气口亦太阴也，是以五脏六腑之气味，皆出于胃，变见于气口。”（《素问·五脏别论》）“独取寸口，以决五脏六腑死生吉凶之法……寸口者，脉之大会，手太阴之动脉也。”（《难经·一难》）等记载。“所谓五脏之气已绝于内者，脉口气内绝不至。”（《灵枢·小针解篇》）“脉口”在《灵枢》“终始篇”、“经脉篇”、“禁服篇”，《素问》“六节藏象论”等多篇经文中，皆作“寸口”或“气口”言，虽名称不同，然其实质则一，后世诸家，多遵经旨，故对今之桡动脉命名见解与上文相同。如杨上善说：“夫言口者，通气者也，寸口通于手太阴气，故曰寸口；气行之处，亦曰气口。寸口、气口更无异也。”又说：“脉口、寸口，亦曰气口。”（《内经太素》卷十四）王冰说：“气口则寸口也，亦谓脉口，以寸口可以候气之盛衰，故云‘气口’；可以切脉之动静，故云‘脉口’；皆同取于手鱼际之后，同身寸之一寸，是则寸口也。”张景岳说：“气口之义，其名有三，手太阴肺经脉也，肺主诸气，气之盛衰见于此，故曰气口。肺朝百脉，脉之大会聚于此，故曰脉口。脉出太渊，其长一寸九分，故曰寸口，是名虽三而实则一耳。”（《类经》卷三）王、张二氏所释，不但与经旨之意符合，而且对其位置的描述，也很确切。

对于“人迎”命名，经云：“一次任脉侧之动脉，足阳明也，名曰人迎……足阳明挟喉之动脉也。”（《灵枢·本输篇》）这里的“阳明”是指结喉两旁动脉“人迎脉”，属于足阳明胃经。杨上善说：“人迎结喉两箱（旁），足阳明脉，迎受五脏六腑之气，以迎于人，故曰‘人迎’。《下经》曰：‘人迎胃脉也。’”（《内经太素》卷十四）总之，经文中明确指出，人迎脉是在项侧的颈总动脉搏动处，寸口（气口、脉口）是在两手的桡动脉处，别无他处。《内经》、《难经》，杨氏及景岳诸大医家，对气口、人迎脉的名称给于承认，并对其定位也给予确立。但是，后世一些医家，对寸口人迎脉的位置众说纷纭，莫衷一致。

## 第二节　寸口人迎脉定位

自《内经》之后，寸口人迎脉的位置搬迁到两手，后世诸多医家对此提出异议，并出现了分歧。最早是受《难经》切脉"独取寸口"的影响。三国时吴太医吕广（公元250年间）注《难经·第一难》说："手阳明在寸口边。"（见《难经集注》）又说："左手关前为人迎，右手关前为寸口。"这是据《难经·二十三难》"寸口人迎，阴阳之气通于朝使"所释。魏晋时期，王叔和把人迎脉诊部位的变迁，写入《脉经》中，自此，对后世医家产生深远影响。

### 1. 左寸口为人迎，右寸口为气口

王叔和在《脉经》里，分列"左手寸口人迎以前"、"左手关上"、"左手尺中神门以后"、"右手寸口气口以前"、"右手关上"、"右手尺中神门以后"（平人迎、神门、气口前后脉第二）等左右两手六部脉位。若按叔和这个分法，"寸口"同"气口"的名称不同，性质也异。宋·崔嘉彦说："左为人迎，右为气口，人迎司官，气口司府。"（《四言脉诀》）。明·李士材《四言举要》，李时珍《四言诀》也承其说，皆指左手寸部为"人迎"，右手寸部为"气口"，是据王叔和《脉经》所出，但对叔和之意，确未领悟。近人荆小倚[1]认为人迎当在"左手寸脉"，指出："人迎寸口……只可解释为两手之脉"，"人迎的穴位（部位），以左手寸脉说为可信。"因此，多数医家对《脉经》所论，在认识上产生混淆，解释不清，未能领会《脉经》之真谛。

### 2. 左关前一分为人迎，右关前一分为气口

王叔和引《脉法赞》说："关前一分，人命之主，左为人迎，右为气口，神门决断，两在关后。"（《脉经》卷一）按王氏之意，关前一分，是关部与寸部交界处，左手称"人迎"，右手称"气口"，关尺交界处为神门（即神门脉）。在《内经》、《难经》并无名，只称"掌后兑骨之端"，至《甲乙经》始有"神门"二字，其部位在手太阴肺经（桡侧）的关尺脉部的交界处，并非是手少阴心经尺侧的神门穴，是人生命所系要地。宋·崔嘉彦亦附"关前一分，人命所主"。《医宗金鉴》亦说："关脉一分，右食左风，右为气口，左为人迎。"又说："今日关脉一分，乃关上之一分也，左关一分名人迎……右关一分名气口。"《叔和脉诀》也谓左关前一分为人迎，右关前一分为气口。张世贤亦说："左手关前一分者人迎之位，夹喉咙两旁者人迎之穴，人迎之位属手太阴肺之经，人迎之穴属足阳明胃之经。"（《图注脉诀》）张、崔二氏袭叔和之说，把人迎移于左寸口处，占地一分，这是叔和据《难经·二难》"尺寸终始一寸九分"中，寸关尺三部的长度之理，认为寸尺各得九分，寸尺相交之余一分[2]，即为关，左关这一分命名为人迎，右关一分命名为气口，此乃《脉经》之要旨，叔和之真意也。气口与人迎脉部位变迁，自《脉经》提出后，则与《内经》之文名同实异了。

### 3. 左寸口为气口，右寸口为人迎

朱丹溪根据《脉经·辨脉阴阳大法》中，脉形及部位阴阳属性等论点加以推测，在《格致余论》提出：“六阳六阴脉分属左右手，心、小肠、肝、胆、肾、膀胱在左，主血。肺、大肠、脾、胃、命门、三焦在右，主气。男以气成胎，故气为之主，女以血成胎，故血为之主。若男子久病，气口充于人迎者，有胃气，病虽重可治。女子久病，人迎充于气口者，有胃气也，病虽重可治……王叔和谆谆于教医者，此左右手以医者为主而言，若主于病者，奚止千里之谬。”朱氏把“左人迎右气口”的说法，改为“左气口右人迎。”并认为久病男子右脉盛大为佳兆，女子左手脉盛大是佳兆，叔和说的“左人迎右气口”指医者方向言，不是指病人的方向，两者角度相反。丹溪的见解，未脱离《脉经》范畴，对于人迎与气口部位的认识，仍局限左右两手，没有按《内经》在人体“上下”部方面认识。

### 4. 气口人迎皆在颈侧

有一部分医家认为，气口与人迎脉，都在颈结喉两旁，即颈部的左右总动脉处。如宋·王惟一《铜人腧穴针灸图经》中，把“气口”、“人迎”二脉，分设于结喉两旁动脉处。其不足方面，据范行准[2]考证说：“盖由‘五脏别论’‘寸口可以候气之盛衰，可以切脉之动静’而来。”《循经考穴编》引滑氏云：“古以挟结喉两旁为气口人迎，叔和直以右手为气口，左手为人迎。”滑氏虽对叔和之说法理解不透，但他对《内经》之意，也未弄清楚，虽赞同古贤诊人迎气口脉在左右颈部，又认为与《内经》经旨之意不符，甚至很难加以定论。

### 5. 人迎在颈，气口在手

这是《内经》“上下相应”的一种联合诊法。人迎谓上，气口谓下。《灵枢经》说：“足阳明夹喉之动脉也。”（《本输篇》）又“颈侧之动脉人迎，人迎，足阳明也，在婴筋之前。”（《寒热病篇》）《甲乙经》指出：“在颈动脉，动应手，夹结喉以候五脏气，足阳明脉气所发。”又说：“在颈，大动脉应手，挟结喉旁。”《素问·阴阳别论》曰：“三阳在头，三阴在手。”所谓“三阳在头”，是指结喉两旁的“人迎”，“三阴在手”是指两腕桡动脉“寸口”处。故王冰注释：“头，谓人迎。手，谓气口。”《素问·五藏别论篇》又曰：“凡治病必察其下，适其脉。”这里经文少“上”、“候”二字，据新校正云：“按《太素》作必察其上下，适其脉候。”这里的“上下”，杨上善说：“上谓人迎，下谓寸口，有其二义：人迎是阳，所以居上也；寸口是阴，所以居下也。又人迎在颈，所以为上；寸口在手，所以为下。”（《黄帝内经太素·脉行异同篇》）张介宾亦说：“脉口人迎，上下相应。”（《类经》）提出了人迎在颈，气口在手。从经络上看，颈是人迎穴之位，属足阳明（胃经）。据《针灸聚英》介绍，人迎穴在足阳明，少阳之会，是胃经和胆经的交会之所。其穴夹着结喉两旁的动脉，即人迎脉，是在胸锁乳突肌前缘的颈动脉的搏动部，气口脉在手腕外侧，是桡动脉搏动部。

总之，《内经》及后世众多医家所言，人迎穴与人迎脉应是在同一位置，即颈侧的颈总动脉处，气口脉在手太阴（肺经）桡动脉处。杨上善指出：“所论人迎寸口，唯出黄帝

正经，计此之外，不可更有异端。”（《黄帝内经太素》卷九）又说：“此经（指《内经》）所言人迎寸口之处数十有余，竟无左手寸口以为人迎，右手关上以为寸口，而旧来相承，与人诊脉，纵有小知，得之别注，人多以此致信，竟无依据，不可行也。”（《黄帝内经太素》卷十四）。后世许多著名医家如王冰、张介宾、钱斗保及日人·丹波元简等，皆赞同此说。

## 第三节　生理联系与病理诊断

### 1. 生理联系

寸口人迎脉，两者之间虽部位不同，表现不一，但在生理上，有着十分密切的联系。《灵枢·终始篇》云：“不病者，脉口人迎应四时也，上下相应而俱往来也。”所谓上下相应，是指颈部人迎脉与手寸口脉运行一致。《灵枢·禁服篇》曰：“寸口主中，人迎主外，两者相应，俱往俱来，若引绳大小齐等。春夏人迎微大，秋冬寸口微大，如是者名曰平人。”寸口脉属太阴，行气于脏，主候内部疾病；人迎脉属阳明，行气于腑，主候在外之疾。张景岳说：“太阴行气于脏，故寸口主中；阳明行气于腑，故人迎主外。”两者出于胃中之气，表里相应，随呼吸而同往同来，其搏动如引绳状，大小相等。隋·杨上善注曰：“寸口人迎两者，上下阴阳虽异，同为一气，出则二脉俱往；入则二脉俱来，是二人共引一绳，彼牵而去，其绳并去；此引而来，其绳并来。寸口人迎，因呼吸牵脉往来，其动是同，故曰齐等也。”（《黄帝内经太素》卷十四）寸口、人迎二脉，一为阴经之脉，一为阳经之脉，阴主里，阳主表，阳旺春夏，人迎脉略大，阴旺于秋冬，寸口脉略大，此属平和之脉，人则健康。因此，医家察二脉与四时是否相应，两相比较，孰旺孰衰，便可了解体内阴阳变化。若寸口人迎脉与四时气候相应，表明人体生理功能处于正常状态。

### 2. 病理诊断

寸口与人迎脉，当保持的一定比例失调，产生明显偏差，即脉来有大有小，或盛或衰，两者上下搏动的对比度不一致时，即是病理性反应。《灵枢·终始篇》曰：“人迎一盛，病在足少阳，一盛而躁，病在手少阳……脉口一盛，病在足厥阴，厥阴一盛而躁，在手心主。”盛，大而旺盛之意，指脉坚硬滑大。一盛、二盛、三盛，就是大一倍、二倍、三倍之意。躁，为躁动之意。人迎比脉口的动力大一倍，是病在足少阳经，若大一倍而躁动的，是病在手少阳经，脉口比人迎大一倍的，是病在足厥阴经，若大一倍而躁动的，是病在手厥阴经。以此而推之。《灵枢·禁服篇》说：“人迎大一倍于寸口，病在足少阳，一倍而躁，在手少阳……寸口大于人迎一倍，病在足厥阴，一倍而躁，在手心主。”通过人迎寸口两脉的大小、盛躁的对比，可以了解体内阴阳盛衰变化。一般说，寸口脉大于人迎，为阴气胜，病在脏，人迎脉大于寸口，为阳气胜，病在腑。《灵枢·四时气篇》说：“气口候阴，人迎候阳。”与上文所说“寸口主中，人迎主外”，都是一样。《灵枢·四时气篇》又说：“持气口人迎，以视其脉，坚且盛且滑者，病曰进；脉软者，病将下。”又

《灵枢·五色篇》曰："脉口滑小紧以沉者，病益甚在中，人迎气大紧以浮者，其病益甚在外。"但后世不少医家在《脉经》"左人迎右气口"影响下，误解了《内经》原意。如李东垣据《灵枢·五色篇》"人迎盛坚者伤于寒，（坚，《黄帝内经太素》、《甲乙经》均作"紧"）气口盛坚者伤于食"，均是从两手寸口脉所诊。李氏曰："古人以脉上辨内外伤于人迎气口，人迎脉大于气口为外伤，气口脉大于人迎为内伤，此辨固是，但其说有所未尽耳，外感风寒……其病必见于左手……内伤饮食及饮食不节……必见于右手。"又说："若外感风邪，则人迎脉缓而大于气口一倍……内伤饮食，则右寸气口脉大于人迎一倍。"（《东垣十书·内外伤辨》）李氏将《内经》里多篇经文内容，用左右手的人迎气口的一倍、二倍、三倍，来述说内伤外感病，是附会《内经》与《脉经》之意所创。日·小椋道益氏对《素问·六节脏象论》的内容加以探讨，总结出一套，诊断手足三阴经三阳经之法，在制定人迎与寸口的标准脉相互对比后，指出人迎脉幅比脉口部的脉幅宽时，病为阳证；脉口的脉幅比人迎部的脉幅宽时，则为阴证，阳证与阴证，又各分如下四个等级。见下表：

表1　三阴三阳经病的诊断标准

| 人迎脉幅＞脉口脉幅 | 阳证 | 脉口脉幅＞人迎脉幅 | 阴证 |
|---|---|---|---|
| 阳证脉1.5倍（微大） | 少阳经病 | 阴证脉1.5倍（微大） | 厥阴经病 |
| 阳证脉2倍 | 太阳经病 | 阴证脉2倍 | 少阴经病 |
| 阳证脉3倍 | 阳明经病 | 阴证脉3倍 | 太阴经病 |
| 阳证脉4倍 | 三阳经合病 | 阴证脉4倍 | 三阴经合病 |

按《内经》原文，阳证为"人迎一盛，病在少阳"；阴证为"寸口一盛，病在厥阴"，这里用1.5倍（或微大）表示。小椋道益氏认为："一盛"是"一倍"，而"一倍"的概念，应表示人迎与脉口二者脉幅相等，这就很难确定疾病是阴证还是阳证，鉴于这种情况，把两者脉幅相等，规定为正常脉，将它们列于四个等级以外，而代之以1.5倍（或微大）这个等级，才符合临床实际。诊断手经、足经的标准，经文有多篇记载了其诊断概要，如《灵枢经》的"终始篇"、"禁服篇"等。文中"躁"字，即为人迎脉诊分手、足的依据。小椋道益氏以脉搏次数反映"躁"字，即每分钟脉搏80次为界，当脉动每分钟80次以上为病在手经，不满80次为病在足经。

## 第四节　诊法标准与临床体验

### 1. 人迎脉口诊法标准

诊人迎脉口的方法，在《灵枢·终始篇》有"持其脉口人迎"句。"持"，一谓用手二指按寸口部尺寸脉，一谓用手把握之意，人迎脉不便推移，只可捺及。即诊人迎脉时，一般采用端坐姿势，危重者采取仰卧姿势。医者以左手二指，切按患者右寸口脉，右手拇、食指扪同侧人迎脉；反之，医者右手二指，切按患者左寸口脉，左手拇、食指扪同侧人迎脉。扪及人迎脉时，切忌突然重按，对危重患者从坐到仰卧位时，应注意脉象形态、至数、力势等变化。

人迎脉口合诊的标准，据日本著名汉医小椋道益氏撰编《秘传人迎脉》一书定为：人迎脉诊时，先扪左右人迎脉部的脉幅，若两侧宽窄相同时，则这个脉幅就是人迎的“标准”脉幅，若左右两侧脉幅不等，则左宽取左，右宽取右，以宽者一侧脉幅为人迎脉的标准；同样，决定脉口部的标准脉，诊视其左右两手脉口部的脉幅。若左右两侧脉幅相同，这个脉幅就是脉口部的标准脉幅，若两侧不等时，也是左宽取左，右宽取右，以宽者一侧为脉口部的标准。相比较的人迎与脉口的标准脉，有分布同侧和左右两侧交叉的情况，但无论那种情况，只要如实反复加以比较，其结果不影响诊断。

### 2. 人迎寸口临证体验

《黄帝内经》中，不但提出人迎寸口脉诊断方法，而且也指出临证的治疗原则。《灵枢·终始篇》曰：“少气者，脉口、人迎俱少，而不称尺寸也。如是者，则阴阳俱不足……可将以甘药。”元气虚弱者，脉口人迎都虚弱无力，两手寸关尺，也不相称，属阴阳不足之象，这时可用甘味药物，调和脾胃，补其元气，剂量不易大。下文又曰：“人迎一盛，写足少阳而补足厥阴，二写一补，日一取之，必切而验之，疏取之，上气和乃止……脉口一盛，写足厥阴而补足少阳，二补一写，日一取之，必切而验之。”这是从经脉终始，探讨了对人迎气口两脉出现病性反映，以及病在六经中出现的不同脉象，然后提出治病所采用的补泻方法。

《灵枢·禁服篇》曰：“人迎大一倍于寸口，病在足少阳。”下文又说：“盛则为热，虚则为寒，紧则为痛痹，代则乍甚乍间。盛则写之，虚则补之，紧痛则取之分肉，代则取血络，且饮药。陷下则灸之，不盛不虚以经取之，名曰经刺。”在“寸口大于人迎一倍，病在足厥阴”下文又说：“紧则先刺而后灸之，代则取血络而后调之，陷下则徒灸之，陷下者脉血结于中，中有著血，血寒故宜灸之，不盛不虚，以经取之。”当人迎寸口脉比例失调后，以针灸调节，来验证手足六阳、六阴经的疾病。凡脉大为邪气盛，脉小为正气虚；人迎脉盛则热，虚则寒；寸口脉盛则寒，虚则热；脉紧主寒主痛；脉代为邪在血络等一般规律，提出具体治方。如盛则泻之；虚则补之；紧则先刺后灸；脉陷下者则宜灸；代则先刺血络而后调之；如邪在本经发病，则用本经取穴的“经治”法。

人迎脉诊治疗原则，一是根据人体阴阳互为表里，相互维系，阳病则阴亦病，阴病则阳亦病，若某一条经络发生病变，与之相表里的对应经络会发生障碍，治疗时，除直接针刺病变经络外，对与之互为表里的对应经络也应辅以治疗。二是按胃气多少，决定补泻的强弱和治疗次数。如阳明经多气多血，相对可强刺多刺，多用泻法，“实则泻之”。太阳经少气多血，只可少刺、轻刺，多用补法，“虚则补之”。（详见人迎寸口脉诊的补泻原则表2）三是对人迎寸口脉诊诊断出的疾病，采用针灸选穴治疗。日·小椋道益氏提出，选择对于脏腑、经络在生理活动上，不可缺少的穴位，如颈部的盛络穴*、腰背的背俞穴、胸腹的募穴，阳经的原穴，阴经的腧穴等。这是因各经络的脉气都会聚在寸口人迎处，通过诊察这两个部位脉诊，可以了解治疗疾病的情况，《难经·二十三难》曰：“经脉者，行血气，通阴阳，以荣于身者也……如环无端，转相灌溉，朝于寸口人迎，以处百病，而决死生也。”

总之，人迎为足阳明胃经之脉，《内经》列在结喉旁，候阳气，主腑；气口为手太阴肺经之脉，位在手腕内上侧，候阴气，主脏。凡诊治疾病，必须同时诊持人迎、气口两处脉，以次对比，所谓诊三阳之气于人迎，诊三阴之气于寸口。汉·张仲景《伤寒杂病论》中，运用人迎、寸口、趺阳（或太溪）三部诊法，诊治疾病。同时对当时“独取寸口”切脉的偏见，提出批评。魏晋时代，王叔和《脉经》则把人迎气口俱列在两手，并提出了“左为人迎，右为气口”，给后世诸多医家带来了极大影响，如张世贤、滑伯仁、马元台、张隐庵、朱丹溪、李东垣诸家，皆崇其说，以至到今，仍有不少医家在人迎诊持位置上，模糊不清，20世纪70年代，高和声[3]一再呼呼：“是否也可破例地改变旧观——除诊双手寸口之外，再来诊一下颈部的人迎同足部的趺阳脉呢？因为这是《内经》昭示的原意。也是张仲景所重视而实践的。”

＊注：盛络穴：是经络中分散穴位，同原穴一样，只分布在手足三阳经，它与卫气作用相关，卫气循于表，或入里皆经此穴出入，故此穴与虚实论治有关，是临床常用穴之一。

**表2　人迎寸口脉诊的补泻原则**

| | 比较差 | 心率/分 | 补泻原则 | | 治疗次数 |
|---|---|---|---|---|---|
| 人迎阳证脉 | 1.5倍 | <80次 | 二泻足少阳 | 一补足厥阴 | 一日一次 |
| | | >80次 | 二泻手少阳 | 一补手厥阴 | 一日一次 |
| | 2倍 | <80次 | 二泻足太阳 | 一补足少阴 | 二日一次 |
| | | >80次 | 二泻手太阳 | 一补足少阴 | 二日一次 |
| | 3倍 | <80次 | 二泻足阳明 | 一补足太阴 | 一日二次 |
| | | >80次 | 二泻手阳明 | 一补手太阴 | 一日二次 |
| 寸口阴证脉 | 1.5倍 | <80次 | 一泻足厥阴 | 二补足少阳 | 一日一次 |
| | | >80次 | 一泻手厥阴 | 二补手少阳 | 一日一次 |
| | 2倍 | <80次 | 一泻足少阴 | 二补足太阳 | 二日一次 |
| | | >80次 | 一泻手少阴 | 二补手太阳 | 二日一次 |
| | 3倍 | <80次 | 一泻足太阴 | 二补足阳明 | 一日二次 |
| | | >80次 | 一泻手太阴 | 二补手阳明 | 一日二次 |

# 参考文献

1. 荆小俦．中医脉学的科学化途径及部位的研究．广东中医，11：16；1956
2. 杨洪明．“尺寸终始一寸九分”辨析．中国中医药最新研创大全，中医古籍出版社，67页
3. 范行准．诊法的起始及其演变．4：13；1956
4. 高和声．再论“脉口与人迎”．上海中医杂志，7：295；1957

# 第五章 寸口脉分候寸关尺三部诊法

寸口脉中寸关尺三部，是以两手的桡骨茎突处为关，关之前为寸，关之后为尺。寸、关、尺三部的脉动，分别称为“寸脉”、“关脉”、“尺脉”。寸关尺三部诊法，历史源渊很早，普遍受到历代医家的重视。开始寸关尺之名，并不是按名称同时排列而定的，而是先有其字和相关名词或内容，经过不断演变，才逐步被确立下来，并按顺序排列到寸口脉的三部上。

## 第一节 寸关尺命名

寸、关、尺的名称，在不少的古典医籍中，均有这方面的记载，同时寸、关、尺之间的次序，也有先后不同之说。最早见于《说文》一书，据《说文·禾部》曰：“程，十发为程；十程为分；十分为寸。”又寸部云：“寸，十分也。人手却一寸动脉，谓之寸。”段玉裁注：“却，犹退也，距手十分动脉之处，谓之寸口，故寸从又一会意也。”“寸”字，是最早测量人体度量法所用量衡名词，“一寸”，是从人手掌邻接之处陷中（手卻），即太渊至桡骨茎突一指（横指）的长度，略当周尺中的一寸。这里所谓“寸”，是手指切按的部位，即寸口脉动处。公羊传僖三十一年传有“肤寸而合”句，何休注：“侧手为肤，按指为寸。”“肤”，近人范行准[1]作“扶”。《礼记·投壶注》曰：“铺四指曰扶，一指按寸。”“肤”、“寸”应是长度。以上所见这个“寸”，其义有三：一可作为测量人体的长度单位，二可称谓寸口脉动的部位，三可采用一指（手指同身寸）按诊法。因此，“寸”有广义性，用在人体上，可以用一指按诊法，切寻一寸距离的寸口脉处，诊断疾病，但并非是后世沿用至今寸口脉中的“寸部”。

关于“尺”字，《说文·尺部》曰：“尺，十寸也，人手卻十分动脉为寸口，十寸为尺。”这是据《大戴礼》说的“布指知寸，布手知尺，舒肱知寻”之义。当时周制寸、尺、咫、寻、常、仞等诸种度量法，都是以人体而立。主要用于测量人体各部长短、广窄的距离，从腕后高骨（桡骨茎突）到尺泽这一段距离，测量长十寸，为一尺，故称为“尺”；从腕端到腕后高骨长一寸，作“寸口”，是寸口脉动处，这在当时已经确定无疑了。那么，它有什么意义呢？《周礼》注：“脉之大候，要在阳明寸口。”段玉裁亦说：“脉大候在寸口。”可见“尺、寸”之意并非设在寸口脉内。春秋时期，“诊脉察肤”、“按寸观尺”法，已广泛应用了。《黄帝内经》中已有多处记载，如《素问·阴阳应象大论》曰：“按尺寸，观浮沉滑涩而知病所生。”《灵枢·小针解》篇曰：“上工……有知调尺、寸、小、大、缓、急、滑、涩，以言所病也。”经曰“尺、寸”，尺乃“尺肤”，寸指“寸口”。丹波元简指出：“按尺肤而观滑涩，按寸口而观浮沉也。尺，非寸关尺之尺，古义为然。”说明按寸口脉，诊尺肤可知疾病的发生变化。在其内容上，经文里又有多篇论述，如“人迎候阳，气口候阴。”（《灵枢·四时气篇》）“寸口主中，人迎主外。”（《灵枢·禁服篇》）“五脏六腑之气味，皆出于胃，变见于气口。”（《素问·五脏别论》）在诊尺肤方面，《灵枢·论疾诊尺篇》曰：“审其尺之缓、急、小、大、滑、涩，肉之坚、脆，而病形定矣”、“尺肤滑，其淖泽者，风也。”这是诊尺肤形状特色而言。又曰：“尺肤热甚脉盛躁者，病温也。”这是以诊尺肤温度与脉参合以定病证。《灵枢·邪客篇》曰：“持其尺，察其肉之坚、脆、大、小、滑、涩、寒、温、燥、湿。”也是以尺肤形态与性质观察疾病。另据《素问·平人气象论》曰：“尺热曰病温，尺不热脉滑曰病风……尺涩脉滑，谓之多汗。”《灵枢·邪气脏腑病形篇》曰：“脉急者，尺之皮肤亦急；脉缓者，尺之皮肤亦缓。”是脉诊与尺肤诊合参的内容。从上引《黄帝内经》可知，早在春秋及汉代已有切寸口脉、按尺肤的诊法并广为流传了，其中含有“寸、尺”之字或与相关的词，却未见寸口内设寸、尺部之意。故张山雷提出：“据许叔重说文训诂，知造字之源，即从人体取义，且因寸口动脉而制寸尺之字，可见诊脉最重寸口。”

对于寸口脉中“关部脉”的来源，在最早古典医籍中，也很难找出其确切的论述。不过在《黄帝内经》和《史记》等古籍中，已有“关”字及其相关内容。如《灵枢·终始篇》曰：“脉口四盛，且大且数者，名曰溢阴，溢阴为内关。”这个“关”，是关闭之意。“内关”是说六阴偏盛，拒六阳于外，表里隔绝的意思。经文又说：“人迎与太阴脉口俱盛四倍以上，命曰关格。”“关格”是六阴与六阳俱盛，互相格拒，不能交互运行，阴阳离决之意。《素问·六节藏象论》曰：“四盛已上为关阴……人迎与寸口俱盛四倍已上为关格，关格之脉羸，不能极于天地之精气，则死矣。”“关阴”，高士宗《黄帝素问直解》释为“内关”。《灵枢·禁服篇》也有“内关”的论述，但都不是指关部脉。《史记·仓公列传》的25例诊籍中，有“病重而脉反顺清者曰内关”条，也不是专指关脉。说明在《内经》成书年代前后，包括其他一些古籍，只有“关”字的记载，也是散在的，择段的，或单一的，这与寸口脉所列关脉之意，是绝然不同的两回事。但是，《黄帝内经》中，已经有“寸关尺”配脏腑及肢节的内容，如《素问·脉要精微论》曰：“尺内两旁则季胁也，尺外以候肾，尺里以候腹；中附上，左外以候肝，内以候鬲，右外以候胃，内以候脾；上附上，右外以候肺，内以候胸中，左外以候心，内以候膻中。”此段经文，后世各家，见解不同，争议很大，皆因经文没有明示寸关尺部位，又因历代各家体验不同，以致注释各异。但经文毕竟概括了寸口脉六部配合脏腑的内容，为后世医家创立寸关尺之名开辟了先声，也为寸关尺配合脏腑分候疾病学说及应用，奠定了基础。

略较《黄帝内经》晚出的《黄帝八十一难经》，旧题秦越人著，此书大胆提出寸口脉分寸关尺三部，如《难经·二难》曰：“脉有尺寸……从关至尺是尺内，阴之所治也；从关至鱼际是寸口内，阳之所治也。”此《难经》经文里，寸口脉内有了关脉之名，而且名正言顺按寸关尺三部次序，排列在寸口脉中，其间虽也有过分歧与争议，但最后还是统一了观点，并一直沿用至今，成了万世不移的圭臬。

## 第二节 寸关尺定位

自《内经》出后，诸医家开始将古代流传下来的各种脉法，进行探索与改革，并列入两手的寸口脉里，最早见于汉代秦越人扁鹊所著《难经》一书中。《难经·一难》曰：“十二经皆有动脉，独取寸口，以决五脏六腑死生吉凶之法。”同时《难经·二难》里，又明确提出寸口脉分寸关尺三部之法。（见上文）由于是扁鹊所倡导，这种举动，得到诸多医家的赞同。俞曲园曰：“盖扁鹊治病初不以脉，故厌古法之烦重，而专取之手。此在古法则中三部也，扁鹊本以中部包上下二部，今医家寸关尺所由始也。扁鹊以此为名，而后人仍奉为定法，不亦傎欤。”由于诸医家不知《难经》是托名扁鹊所著，认为寸口脉中，寸关尺之位是由扁鹊所创造，给后世的脉学发展产生了深远的影响。诸医家在临证诊疗过程中，也由原先一指按脉（结合观尺、遍诊法），独取寸口并采用二指切脉了。宋·朱熹说：“古人之于脉，固非一道矣，近人通行惟寸关尺法为最要，其法见于《难经》之首章，亦非言无据者。”（跋郭长阳《伤寒补亡论》）自《难经》以后，诊脉专取两手的寸口脉了。

两汉时期，医家诊脉独取寸口相习成风，但观尺与遍诊法还未完全废除。因此，张仲景提出：“观今之医……按寸不及尺，握手不及足；人迎、趺阳三部不参，动数发息不满五十……所谓管窥而已。”（《伤寒论》自序）虽然张仲景批评当时诸医家的行为，并创立寸口、人迎、趺阳三种简易的联合诊法，但历代相从者甚少。梁阳泉说：“名医达脉，求之于寸口三候之间，则得之矣。”（《物理论》）

对于关脉的位置，在《难经·二难》内已有明确的论述，只是当时不少医家不甚了解经文原意，直到现今仍是如此。关脉在二指指缝处，其长为一分[2]（详见下文），因采用二指按脉，所在位置无甚明显的意义，因此未能得到足够的重视。到了魏晋时期，太医令王叔和提出：“从鱼际至高骨，却行一寸，其中名曰寸口，从寸至尺，名曰尺泽，故曰尺寸，寸后尺前名曰关，阳出阴入，以关为界。”（《脉经》卷一）王叔和《脉经》里只言寸尺定位，关脉位置还是说的不具体，使人误认为一个点，但其位仍在二指指缝间，故任应秋认为：“‘寸、关、尺’是假设的，就用两个指拇，也未尝不可。”（《脉学研究十讲》）隋时吴人吕广注《难经》时，也仅说“脉从关至尺泽”，亦只有关脉之名，而无关脉之位。隋·杨上善说：“夫色脉与尺之相应也，如桴鼓影响之相应也。”（《黄帝内经太素·色脉尺诊篇》）杨氏把尺作尺肤诊，又作尺部脉解。从这里可以看出，诊尺肤法逐步被尺脉代替了。杨氏又说：“从尺泽至关，此为尺分也，分尺之下，关后一寸动脉，以为诊候尺脉之部也。”说明六朝时，一般临床医家也不再采用尺肤之诊了。寸口切脉法，已由原先的一指，普遍采用二指按切了。同时杨上善在经文“按尺寸，观浮沉滑涩而知病所生”句下注文说：“依此大经，竟无关部，关者，尺寸分处，关自无地。”（《黄帝内经太素》卷三）这是杨氏把“按尺肤、诊寸口”两法，误为寸口脉中的“尺、寸”两部，故自怨“依此大经，竟无关部”了。杨氏下文引《难经》句说：“但关脉不得言无，然是尺寸分处，自无其地，脾脉在中，有病寄见尺寸两间。至下经之中，具言是非也。”（卷三·篇目缺）杨氏虽然以《难经》为据，结合以二指按切寸尺二部脉，当时是很难理解体会到关脉的真义所在。

由隋到唐，孙思邈在著《千金要方》曰："从鱼际至高骨却行一寸，其中名曰寸口，从寸口至尺名曰尺泽，故曰尺寸，寸后尺前名曰关，阳出阴入，以关为界。"（卷二十八·平脉大法第一）此说是遵《脉经》之意，仍把寸口作为寸部，寸部之位在腕后至高骨，从寸部到尺泽为尺部，尺寸之间分界处为关，关的位置还是说的模糊不清。

到了宋代，寸口脉的寸关尺三部的定法，仍然没有明确的认识。南宋时期，赵彦卫说："医书论人之脉，有寸关尺三部，手掌后高骨下为寸，寸下为关，关下为尺。"（《云麓漫钞》）赵氏以"高骨下为寸"，"下"可作"后"字解，此种说法，也不被众医家所认可。北宋时期，高阳生托王叔和之名著《脉诀》说："掌后高骨号为关，骨下关脉形宛然。"甚得《脉经》要义，但诸多医家认为"文词浅鄙"，甚至"委弃而羞言之"。因此，对《脉诀》一书，存在不少偏见，未能得到足够的重视和正确认识，对于寸口脉三部的位置，还是众说纷纭，观点不一致。为此，朱熹对这个问题，提出了自己的看法，朱熹说："所谓关者多不明，窃议病者之臂有长短，医者之指有肥瘠，而寸关尺必确有其处。《千金方》云：'寸口之处，其骨自高。'惟俗传《脉诀》，辞最简陋，非叔和之书，而要能指高骨为关，关前为寸，关后为尺，似得叔和之旨。余非精于斯道者，录之以待博识者。"（跋郭长阳《伤寒补亡论》）后世医家才恍然而悟，有了清晰的认识，长时期争执停止了，寸口脉中寸关尺三部的定位得到确立，并给于它足够的重视。在实际应用中，医家已有原先二指，展拓为三指按脉了，并逐渐认识到，关脉不但有其名，而且它还有十分重要的意义和价值。朱肱说："先以中指揣按得关位，乃齐下前后二指为三部脉。"

到了明代，名医李时珍曰："掌后高骨是谓关上，关前为阳（寸），关后为阴（尺）。"清代，叶子雨亦说："鱼际为寸，太渊之高骨为关，经渠为尺。《内经》无关部，至《难经》始提出，并以此三部分为九候。"现代医家及诸多医书脉学，多是这个观点。从此以后，寸口脉中寸关尺三部的定位，在认识和应用上，得到了统一。

## 第三节　寸关尺长度

对于寸关尺长度的划分，开始并无确切的描述与记载，春秋战国时期，寸关尺的名称提法及位置尚处在萌芽状态，对其长度更无法得知。在《黄帝内经》一书中，只是提及到"寸关尺"分候脏腑的一些内容，并未找到寸关尺长度的例证。

到了汉代（东汉），自《难经》出后，对这个问题，才开始有所阐述。如《难经·二难》曰："尺寸者，脉之大要会也。从关至尺是尺内，阴之所治也；从关至鱼际是寸口内，阳之所治也。故分寸为尺，分尺为寸。故阴得尺内一寸，阳得寸内九分，尺寸终始一寸九分。"这里经文虽指出了寸关尺的长度，以关前一寸内的九分为寸部，关后一尺内的一寸为尺部，由寸到尺共长一寸九分。这里未言明关脉长多少，致使后世医家多不明，故对关脉见解不一，注释有别，甚至出现误解。

一种观点认为，关无长度。如隋·杨上善说："依秦越人，寸口为阳，得地九分，尺部为阴，得地一寸，尺寸终始一寸九分，亦无关地。”（《黄帝内经太素》卷第三）宋·虞庶曰：“越人生于周……今之尺寸度量，乃周之制也。故越人取一寸九分为定式，乃天九地十之义也。”《难经集注》卷一）明·朱橚说：“寸口虽占一寸，而脉见九分者，言阳数奇阴数偶故也。是以关前属阳，故言九，奇也。关下属阴，故言寸，偶也。”（《普济方》卷二）诊脉时寸取九分，尺取一寸，这是医家用二指诊脉所取的长度。上述所释，虞庶是据“五运六气”之意而言，朱氏则以阴阳奇偶之数而分，皆取之古义。对关的长度都未言明。元·戴起宗引蔡氏释：“手太阴之脉，自肘中横纹至鱼际，横纹得同身之一尺一寸。自肘中横纹前尽一尺为阴之位，自鱼际后一寸为阳之位。太阴动脉，前不及鱼际横纹一分，后不及肘中横纹九寸，故古人于寸内取九分，尺内取一寸，冥契阳九阴十自然之数。尺寸之间，谓之关。关者，阴阳之限也。”关之长言之不清。戴氏又说：“上始鱼际太渊，下终尺泽一尺一寸，于尺取一寸，于寸取九分，为三部之位。”是“其取一寸九分之法”。（《脉决刊误》卷上）仍未言明关之长。从以上诸家对本难注文所见，关部只是一个点，而“自无其地”。[3]

另一种观点认为，关长一分。秦伯未[4]说：“臂湾尺泽穴至腕部鱼际共长一尺九分，在这一尺九分中，从鱼际起分去一寸，再从尺泽起分去一尺，其多余的一分相交点即是关部，因从一寸中分得的就叫寸，从一尺中分得的就叫尺。”秦氏提出，《难经》中的关脉有其地，长为一分，但寸、尺之长所述与本难旨意不符，尚使人费解。由以上诸家所释经文启示，笔者认为：从患者臂湾尺泽到腕部鱼际，周制所定脉长为一尺一寸（指寸法），但医者切脉时，手指按诊尺寸所占距离，是取其一寸九分。其法先减去寸口内从鱼际横纹起的一分，再减去尺内从尺泽起的九寸，所余一寸九分，便是寸关尺的长度。在这一寸九分中，寸口内的九分即为寸部，“阳得寸内九分”。然后分去从寸部起的一寸（余为尺部），再分去从尺部起的一寸（余为寸部），寸尺内交叉一分，即是关部。关的这一分，不是“前不及鱼际横纹一分”，而是尺寸之间占尺部的一分。尺部占位九分。由于当时医家采用两指按脉，关在两指缝中这一分，无实际意义，可把它与尺部九分合为一寸做“尺内”看，与本难上文“从关至尺是尺内，阴之所治也……故阴得尺内一寸”相吻合。（详见下图）此种解释，与本难之意亦无不符。这样，就把关部由原来误认为一个点，展拓出一分的长度。关脉在《难经》成书年代里，不但有其名，亦有其地。再考《史记》中淳于意诊籍，有“少阳初关一分”的记载，故《难经》里所言关地，当属一分无疑，只是经文把它简略而已。千百年来，诸医家对此段经文所释“关无地”或对关地疑而难言之处，皆因不明其故所致。

魏、晋、隋代，部分医家提出寸、关、尺三部长为三寸，每部各占一寸。如隋·杨上善引“华佗云：尺寸关三部各有一寸，三部之地合有三寸。未知此言何所依据。王叔和、皇甫谧等各说不同，并有关地，既无依据，不可行用。”（《黄帝内经太素》卷第三）华佗取寸关尺三部各有一寸之说，是据指寸法而分，说明华佗是采用三指按脉，杨上善不赞同此说。由此可见，当时众说纷纭，莫衷一是。

唐朝时期，杨玄操发现杨上善所见之本，已与华佗诸家所撰《脉诀》有所不同。因此，他在注《难经》里说：“寸关尺之位，诸家所撰，多不能同，故备而论之，以显其正。皇甫谧《脉诀》：‘以掌后三指为三部，一指之间为六分。三部凡一寸八分。’华佗《脉诀》云：‘寸尺各八分，关位三分，合一寸九分。’王叔和《脉诀》：‘三部之位，辄

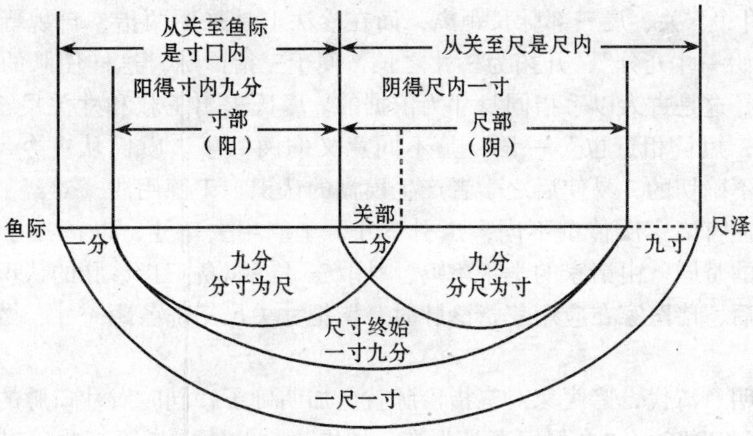


《难经》寸关尺一寸九分长度图

相距一寸，合为三寸。'"近代人范行准[1]认为："玄操所见华佗《脉诀》，较为近古，因它给'关脉'仅有三分，而寸尺却平分八分。"寸尺各长为八分尚可从，若以三指合三部，一部为六分，则与实际不合，不可从也，古时脉的长度推崇指寸法，王叔和《脉诀》所云即是。唐·孙思邈说："从肘腕中横纹至掌鱼际后文，却而十分之而入取九分，是为尺；从鱼际后文却还度取十分之一，则是寸；寸十分之而入取九分之中，则寸口也，此处其骨自高……从寸口入却行六分为关分，从关分又入行六分为尺分。"（《千金要方》卷二十八）孙氏虽谙《难经》旨意，待论述关长为六分，却不及华佗、王叔和所论"三部辄相距一寸"之理精辟。考唐以前书目并无王叔和《脉诀》、华佗《脉诀》，只有王叔和《脉经》、华佗观形察色并三部《脉经》。（见《中国医籍考》）尚启东[5]指出："则《脉诀》即《脉经》也，今王叔和《脉经》，无寸关尺相距各一寸之说，而华佗之书已佚，但其名为三部《脉经》，则寸关尺辄相距一寸之说，出其书为妥也。"据上所述，"尺寸关三部各有一寸"之说，最早出自华佗，杨上善与杨玄操在注《难经》时，所见到华佗诸家的《脉诀》是各不相同的两本书（考唐以前《脉诀》、《脉经》达十余种之多）。在这两本书中，只有华佗与王叔和所述，寸关尺每部分距长度是相等的，而其他则无一家相同，说明唐代医家对此看法仍存在着分歧。杨玄操深感于此，故曰："诸经如此差异，则后之学者，疑惑弥深。"杨氏又以王叔和《脉诀》之说为正，曰："今的举指归用明人，要宜依黄帝正经（《难经》），以掌后三寸为部；则寸关尺各得一寸，讲三才之义也，此法永定，不可改移。其王叔和可谓得之矣。"《难经集注》卷一）由此看出，杨氏主张寸口脉三部之长各为一寸。略与杨玄操同时的王冰，在注《黄帝内经素问》时，引用《三世脉法》一书，也主张寸关尺三部各得一寸。他说："三世脉法，皆以三寸为寸关尺之分，故中外高下，气绪平均，则气口之脉而成寸也。"自杨玄操、王冰等人提出己见后，诸多医家对寸关尺三部定为三寸，始有了一致的认识。

到了宋代，对寸关尺长度划分，又有一些医家提出异议。虞庶注《难经》时认为："杨氏诸论数家，寸尺长短分部，互有不同，令后人难为依据。今明文以示后学。华佗之说，乃如《脉经》，言果不谬矣。王叔和以三寸为式，义有隐微，此乃黄帝正经之说，岂有误也?"又说："况上古以一肤指为四寸，王叔和必取其肤指之三寸，与今之一寸九分，短长相近也。"（《难经集注》卷一）虞氏此说，立意不明，《难经》所言"尺寸终始一寸九分”，是言明寸、关、尺三部脉长距离，而在诊法上是采用两指，自魏晋时，王叔和把越人“尺寸终始一寸九分”，开拓为三寸之长，便于三指诊脉，这样使脉的长度距离与指诊仍保持一致，这是古人以手指同身寸为依据的。虞氏提出王叔和寸关尺三寸之长，“与今之一寸九分，短长相近也”一语，是不同意义的两回事。虞氏从古今尺度不同方面，提出的看法是不确切的，易使后之学者产生模糊的认识。丁德用注《难经》提出：“尺寸之法，旧经有注言诸家所传撰不同，执引三寸，车取相去一寸，以备三寸。”这种说法，得到众多医家的赞同。由诸家的学术争鸣，脉取三寸，以备三指诊脉的认识，基本上趋于一致。自此以后，诸医家在应用三指诊脉时，皆把寸关尺三部各距一寸，做为寸口脉的长度标准了。

及至元、明、清代，诸医家对三指诊脉就更加明确了，同时对寸口脉的长度规定不再争议了。如明·汪机说：“今但以高骨为准，揣得高骨，压中指于高骨，以定关位，然后下前后两指以取尺寸，不必拘九分一寸之说也。”在这漫长的历史岁月中，亦有个别医家，如元·戴起宗《脉决刊误》，明·张世贤《图注难经脉诀》，清·林之翰《四诊抉微》，近代刘冠军《脉诊》等人，皆崇《难经》旨意，袭寸关尺长“一寸九分”之说，又不明关地之位长度，在其脉诊中，却显见有寸关尺六部配以脏腑分候病证，实际是采用三指诊脉，取寸关尺各一寸之定位法，这就与《难经》所云“尺寸终始一寸九分”之义，名同实异了。这些看法，毕竟是分支，但总的趋势仍是以三指合三寸，在临床得到普遍应用。

综上所述，从隋唐到两宋，寸口脉三部合三寸，寸关尺每部分为一寸，已成常法，不再更移，沿用至今。这就可在三寸范围内，得配五脏六腑，便于医者三指按脉，从每部浮中沉三候的变化中，来诊察脏腑、经脉的虚实常变，正确诊断病情。这是针治施药，观察疗效，必不可少的一环。

## 参考文献

1. 范行准．诊法的起始及其演变．上海中医药杂志，4：13；1956
2. 杨洪明．“尺寸终始一寸九分”辨析．山东中医学院学报，2：44；1988
3. 隋·杨上善．黄帝内经太素．卷第三．阴阳
4. 秦伯未．内经知要概说．上海中医药杂志，11：1；1956
5. 尚启东．切脉考．中华医史杂志，2：95；1955

# 第六章　寸口脉中寸关尺三部配脏腑

寸口脉中寸关尺三部配合脏腑的内容，是脉诊的重要组成部分。历代诸多医家，根据医疗实践和经验体会，都把五脏六腑配合于两手寸口六部的不同位置上，以三指分别诊取寸关尺三部，获取病变的信息。如果脉象出现微细的变化，仅反映在寸关尺某一部位上，于是医者通过某一部位所定的脏腑，从而直接或间接了解到疾病发生的原因及其病理机制。

## 第一节　寸口脉分候脏腑

历代医家对寸关尺所分配的脏腑，提出众多不同的配合方法。因此，使后世一些医家及初学者，困惑不解，甚至产生一些错误的认识，难以掌握和应用，就这一问题，提出一些合理化的见解，供大家参考。

### 1.《内经》分候法

对于寸口脉六部分配脏腑的起源，历代许多医家推崇《黄帝内经》一书，以此为最早。这是因为《黄帝内经》里记载着众多的脉法，虽然经文里没有明确指出寸口脉中，寸关尺三部的名称、定位、长度及配合脏腑，但在有的篇段里，其内容已经概括了。如对寸口脉三部配脏腑的描述，诸多篇文就十分生动。《素问·脉要精微论》曰："尺内两傍则季胁也，尺外以候肾，尺里以候腹，中附上，左外以候肝，内以候鬲，右外以候胃，内以候脾；上附上，右外以候肺，内以候胸中，左外以候心，内以候膻中。前以候前，后以候后。上竟上者，胸喉中事也；下竟下者，少腹腰股胫足中事也。"（详见下表1）

**表1　《内经》寸口脉中寸关尺分候脏腑**

| 部位 | | 外 | 内 | 两傍 |
|---|---|---|---|---|
| 上附上（寸） | 左 | 心 | 膻中（心包络） | （两腋） |
| | 右 | 肺 | 胸中 | |
| 中附上（关） | 左 | 肝 | 鬲（膈） | （两胁） |
| | 右 | 胃 | 脾 | |
| 尺 | 左 | 肾 | 腹 | （季胁） |
| | 右 | | | |

此段经文，由于未言明其具体部位及意义，致使后世医家纷说不一，提出了许多不同看法。一种观点认为是论述气口寸关尺三部诊脉法。明·马莳说："尺内者，左右尺部也，尺内与季胁相近，季胁者，肋骨尽处也，其穴名章门。尺之外侧，所以候肾，尺之内

侧，所以候腹中，腹中者，小腹中也。附而上之，乃关脉也，左关之外，所以候肝，左关之内，所以候鬲，右关之外，所以候胃，右关之内，所以候脾。又附而上之，即寸部也，右寸之外，所以候肺，右寸之内，所以候胸中，左寸之外，所以候心，左寸之内，所以候膻中。”张景岳亦说：“按本篇着言尺寸，次言中附上而为关，又次言上附上而为寸，皆自内以及外者。”近人王琦等《素问今释》，对此文注释说：“尺内：指尺部脉。中附上：指关部脉。上附上：指寸部脉。”上至元·戴起宗《脉诀刊误》，下至明·马莳《黄帝内经素问注证发微》，明·李时珍《濒湖脉学》，明·李士材《医宗必读》，明·张介宾《景岳全书》，明·徐春甫《古今医统》，清·吴谦《医宗金鉴》，清·喻嘉言《医门法律》，清·陈修园《时方妙用》，清·沈微垣《脉诀正规》，清·高士宗《黄帝素问直解》等，皆认为此文是论述寸口脉六部配脏腑主候疾病的脉法，经文虽未言明寸关尺三部，实则寸关尺三部已概括其内了。近代许多著名学者及医家如姚荷生[1]、秦伯未[2]、徐兴泽[3]、段光周[4]、阎洪臣[5]、王琦[6]等人与古贤上述见解相同。后世绝大多数医家寸口脉中寸关尺配合脏腑主候疾病之法，原则上皆参照此法而分。因此，《内经》里的脉法，为后世脉学的发展及临床应用奠定了基础，指明了道路。

另一种观点认为是尺肤诊的一部分。此篇经文，王冰注曰：“尺内，谓尺泽之内也。两旁，各谓尺之外侧也。”日人丹波元简说：“按王注：尺内，谓尺泽之内也，此即诊尺肤之部位。‘平人气象论’云：尺涩脉滑，尺寒脉细……明是尺即谓臂内一尺之部分，而决非寸关尺之尺也。寸口分寸关尺三部，昉于《难经》。”诊尺肤是古代触诊法之一，自肘部尺泽至腕的尺部，谓之尺肤。王冰、丹波元简及近代廖平等人作诊尺肤解，这是据《内经》有多篇是讨论诊尺肤的内容而阐述的。又《灵枢·论疾诊尺篇》专论“诊尺肤”为主，包括诊尺、诊腕、诊肘臂等处，以皮肤的粗涩、寒热来诊断疾病，同时又以手臂至腕部（尺肤）分配人身上下部，如肘热为腰以上热，手热为腰以下热，肘前臂热为膺热，肘后热为肩背热，臂中热则属腰腹热，这是以尺肤配人身各部的诊断，与本文所讨论经文并非一致。近代时逸人则认为：“《内经》原意，系全身诊察法，所谓尺内两旁则季胁也，臂肘湾为尺泽穴部位，身躯两旁当臂肘湾处，即为季胁，其余则以尺肘部为基准，说明诸脏器邻近之部位。”（《时氏诊断学》）时氏等人是以肘湾、尺肘部到腕部，做为诊断全身病症的一种诊察法，亦属诊尺肤的范畴。

作者认为是论诊尺肤与寸口脉（三部）分诊相参之法。从左右寸口脉中不同部位，分配各脏腑及体表组织的内容看是诊脉。其中对于“内外”二字甚费解，柯韵伯作浮沉解，《医宗金鉴》在订正本篇经文一则备考中，改篡求脏腑，谓五脏皆当候其内，六腑皆当候其外。“内外”二字，有着很深内涵与学术价值。近代学者秦伯未认为：“两手尺脉都应季胁界限，尺的前半部候肾，后半部候腹，附在尺之上而居于中的为关脉，左手的前半部候肝，后半部候膈膜，右手的前半部候胃，后半部候脾；上而又附于关部之上为寸脉，右手的前半部候肺，后半部候胸中，左手的前半部候心，后半部候膻中。”（《内经知要浅解》）秦氏以脉“前半部”与“后半部”作“内外”解。姚荷生[1]说：“外、内，指寸关尺每部中的前半部与后半部，与经文的‘前以候前，后以候后’没有什么不同，上下本来也是一样。”若以寸口脉中寸关尺分候脏腑方面解释，“外内”二字，作浮沉、表里、上下、内外、前半部与后半部解皆可，临床可用浮、表、上、外、前半部作切诊法与脉所在轻浅位置，以求六腑中病变；用沉、里、下、内、后半部作诊法与脉所在深沉阶段，以求五脏病变，对于“右外以候胃”一句，因胃是六腑中的大府，胃气与脉最为密切，故经文对脉分部举胃为主，有其十分重要意义，故“右外以候胃”似可作“右内以候胃”看。经文“上竟上者，胸喉中事也；下竟下者，少腹腰股胫足中事也”，是诊尺肤言。姚荷生说：“‘上竟上者胸喉中事也’，应该指的是自寸直上鱼际的一部分，‘下竟下者少腹腰股胫足中事也’，应该指的是自尺直下尺泽的一部分。”因此，“寸上尺下”是诊尺肤的，中间部可分为三段，“上附上”－即从鱼际向后一段（一寸）以诊心肺胸膻；“中附上”－即又向后一段（一寸）以候肝膈脾胃；“尺内”－再向后一段（一寸）以察季胁肾腹，并以次分寸关尺三部。故本篇是论诊尺肤与寸口脉分诊相参之法。（详见《素问注释汇粹》）近代学者程士德等，皆持“论诊尺肤及脉象主病”这种观点。说明这两种诊法在《黄帝内经》形成前后，已经成熟了。

### 2. 《难经》分候法

在《史记·仓公传》中，有“右口气急，肝脉弦出右口”、“肝与心相去五分”、“肾部上及界”等记载，有的医家便推测左右手配属脏腑及分界之说以此最早。其实不然，具体明确提出这个问题并应用于临床，见于东汉时期《黄帝八十一难经》。《难经·十八难》说：“脉有三部……手太阴，阳明金也；足少阴，太阳水也。金生水，水流下行而不能上，故在下部也。足厥阴，少阳木也，生手太阳，少阴火，火炎上行而不能下，故为上部。手心主，少阳火，生足太阴，阳明土，土主中宫，故在中部也。”《难经》根据五行的生克，说明寸口六部分别与脏腑十二经脉相配原理。（如图 1 所示）

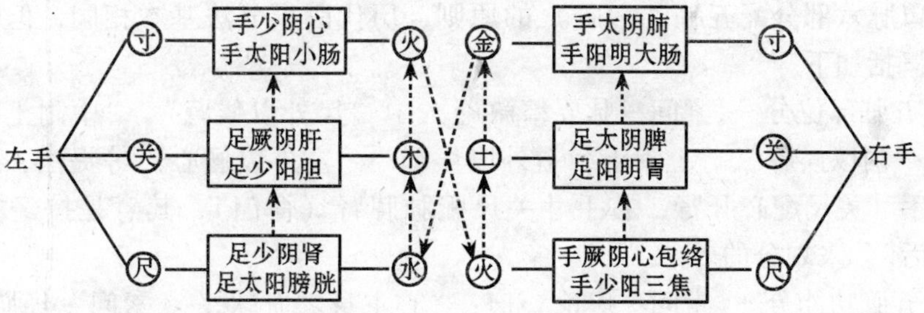


**图 1 《难经》三部脉法与脏腑经脉配合图**

从表上看，脏腑配合关系错综复杂，但从五行的属性及相生规律去分析排列，却很有秩序，如肺与大肠经属金；肾与膀胱经属水，金能生水，水位偏左，其势下流，故肾与膀胱配左尺。肝与胆经属木，水能生木，则肝胆在左关，木能生火，火炎上冲，故心与小肠配左寸。心火为君，高而不能下，分权心包络与三焦为相火，寓于右尺。相火生属土的脾与胃经配在右关。土能生金，则肺与大肠配右寸，如此反复，循环无端。这种分法，当时是由五行学说发展与运用分不开的。因此，根据五行学说，把脏腑配于寸口六部脉上，早已具备成熟的条件。

### 3. 《脉经》分候法

王叔和所著《脉经》，对寸口六部分主何脏何腑，从实践中，提出了自己的见解，认为：“心部在左手关前寸口……以小肠合为府”、“肝部在左手关上……以胆合为府”、“肾部在左手关后尺中……以膀胱合为府”、“肺部在右手关前寸口……以大肠合为府”、“脾部在右手关上……以胃合为府”、“肾部在右手关后尺中……以膀胱合为府，合于下焦，在关元右，左属肾，右为子户，名曰三焦。”（《脉经卷一·两手六脉所主五脏六腑阴阳顺逆》）《脉经》明确把心小肠、肝胆、肾膀胱配于左手的寸口三部；肺大肠、脾胃、肾三焦配在右手的寸口三部。至此，脏腑分配两手寸口三部之法，由《内经》到《难经》，再由《难经》到《脉经》逐步完成了，并给后世医家树立了典范。历代不少医家，如唐·孙思邈《千金要方》、宋·朱肱《类证活人书》、元·王好古《此事难知》、元·李杲《东垣十书》、元·滑伯仁《诊家枢要》、明·李梴《医学入门》、清·周学霆《三指禅》、清·黄坤戴《黄氏医书八种》、清·王邦傅《脉学乳海》等，皆以王叔和《脉经》中的提法来分候脏腑。

## 第二节　分候脏腑依据

历代医家对寸口脉六部配以脏腑，皆持肯定态度，但在具体分配上，各有不同，众说纷纭，历经数千年，未能得到统一，其中分歧最大的是对六腑的分配法。

### 1. 五脏（六脏）配

两手寸口脉六部分配五脏（六脏）的原则，历代医家分法基本相同，但其理论依据却不一样，概括如下。

1.1　按五脏部位分　《素问·脉要精微论》中“尺外以候肾”、“中附上，左外以候肝”、“右……内以候脾”、“上附上，右外以候肺……左外以候心”等提法，后世大多数医家，把左手寸关尺配心肝肾，右手寸关尺配肺脾肾（命门），其意是按经文“前以候前，后以候后”，来划分的。

1.2　以五脏功能分　《素问·痿论》曰：“心主身之血脉。”《素问·经脉别论》曰：“肺朝百脉。”《素问·五脏生成篇》曰：“诸气者，皆属于肺。”心肺两脏相互依存，气推血行，气布血循，其功能活动由上至下，故应两寸；肝脾虽居中焦，但脾（胃）之气，由中焦而上下升降。《血证论》曰：“食气入胃，全赖肝木之气以疏泄之，而水谷乃化。”故应两关；肾藏元阴和元阳，肾主藏精，精为元阴；命门是元气之所系，为元阳，元阳是先天真火，元阴是先天真水，两者是水火既济，阴阳互根，其机能活动由下而发，故应两尺。

1.3　以三焦躯体位置分　《难经·十八难》曰：“上部法天，主胸以上至头之有疾也；中部法人，主膈以下至脐之有疾也；下部法地，主脐以下至足之有疾也。”《难经》将全身分为上中下部，分属寸口脉寸关尺三部，每部各以浮中沉取，诊察疾病。《脉经·卷一》提出“寸主射上焦，出头及皮毛竟手，关主射中焦，腹及腰；尺主射下焦少腹至足。”《脉学研究十讲》亦说：“头部和胸腔里脏器的病脉见于‘寸’，胸腔到肚脐这一段脏器的病脉见于‘关’，肚脐以下脏器和两足的病脉见于‘尺’，理由是‘上以候上，中以候中，下以候下。”《脉学刍议》主张：“以胸、膈、腹划分为三焦，如心肺居于胸中，故应于两寸，肝脾居于膈下，应于两关，两肾居于脐下两侧，应于两尺。”刘冠军《脉诊》亦从此说。

1.4 据气血关系分 肺主气，气为肺统管，气旺于右，故右寸配肺；心主血，血为心主宰，血旺于左，故左寸配心。肝脾位居中焦，脾为气之本，体在左而气行于右，故右关候脾；肝藏血，位于右胁，疏泄之功行于左，故肝候左关；肾居两腰，位趋于下，左为肾水（精），精血同源，右为肾阳，阳中寓气，故左尺候肾（阴），右尺候命门（阳）。

1.5 按五行生克制化规律分 最早《难经·十八难》中，依据五行生克制化规律，把五脏（六腑），配在寸口脉六部位置上（详见图表2中六部配五脏法）。

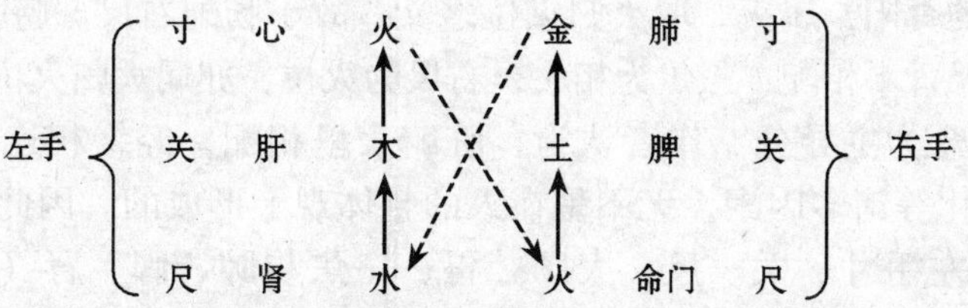


寸口脉法与五脏配五行

表3 清·李延昰认为：“天一生水，故先从左尺肾水生左关肝木，肝木生左寸心火，心火为君主，其位至高不可下，乃分权于相火，相火寓于右肾，肾本水也，而火寓焉……右尺相火生右关脾土，脾土生右寸肺金，金复生水，循环无端……相克之理言之，相火在右尺，将来克金，赖对待之左尺，实肾水也，火得水制，则不乘金矣，脾土在右关，将来克水，赖对待之左关，实肝木也，土得木制，则不侮水矣。肺金在右寸，将来克木，赖对待之左寸，实心火也，金得火制，则不贼木矣。右手三部，皆得左手三部制矣，而左手三部竟无制者，独何欤？右寸之肺金，有子肾水可复母仇。右关之脾土，有子肺金可复母仇，右尺之相火，有子脾土可复母仇。”

1.6 按整体观与实验研究分 作者认为，历代医家从五脏的位置与功能，三焦躯体部位，气血之间关系，五行生克制化规律等方面为依据，将心、肝、肾列在左手寸、关、尺；肺、脾、命门列在右手寸、关、尺，都是在人的整体观基础上所识别的，并在实践中总结出的经验，进行阐述的。特别近代医家，又从科学实验中得到证实，这些分法是得当的。因此，五脏在寸口六部位置上的划分，古今医家皆无异议。

## 2. 六腑配法

对于六腑配两手寸关尺三部，在分配上，存在不少分歧，各说不一，大体有如下几种。

2.1 按脏腑表里相配 是以脏腑表里相配关系，作为腑的定位原则。一脏一腑，其经脉互为络属，其气相通，互为表里，故小肠、胆、膀胱与心、肝、肾配于左手寸、关、尺；大肠、胃、三焦与肺、脾、肾（命门）配右手寸、关、尺。由于右肾与命门均属相火，据相火归元之理，故命门配右尺。《脉经》即按此种分法。高阳生《王叔和脉诀》定为：“左心小肠肝胆肾，右肺大肠脾胃命。”

2.2 按三焦与六腑所在位置分 膻中和胸位居上焦，胸为肺之宫城，故胸配右寸；膻中（心包），为心之外围，故配左寸，胆与胃居于中焦，以配左右关部；小腹位居下焦，以配两尺。《素问·脉要精微论》所论即属此种分法，对于小腹配两尺，有的则把膀胱、小肠从肾配左尺，大肠、命门从肾配右尺，如李时珍认为，小肠在大肠之上，大肠在小肠之下，上为阳，左为阳，应把小肠配左尺；下为阴，右为阴，大肠应配右尺，这是位置结合阴阳属性而分。

2.3 以五行与脏腑配偶分　右寸肺合大肠属燥金，右关脾和胃属湿土，右尺命门和三焦属相火；左寸心和小肠属君火，左关肝合胆属风木，左尺肾合膀胱属寒水，这是运用阴阳五行与脏腑配偶关系，划分到寸关尺上，后世此法临床应用很广。

2.4 以五行的生克制化规律分　对于大小肠、膀胱、三焦在寸口三部中配法，《景岳全书》认为，大肠属阳之金，左尺为肾水，取金水相生之意，故大肠配左尺；小肠属火，右尺肾中蕴藏命门的真阳，属火，取火归火位之义，故小肠配右尺。膀胱属水，大肠属金，金水相从，同与左尺肾水相配，三焦为相火，右尺为火位，亦属火归火位，当列在右尺。

2.5 以整体观念为主导分　作者认为，脏腑表里相配，经络相连，气血相依，其气相通，五行生克制化等诸多因素，无不是在人的整体观上形成的。因此，小肠、胆、膀胱与心、肝、肾配于左手寸、关、尺；大肠、胃、三焦与肺、脾、肾（命门）配右手寸、关、尺，其中左尺为肾阴，以配膀胱，右尺为肾阳，寓函命门之火，以气化三焦功能，故右肾（命门）以配三焦。这种脏腑配合法是否得当、全面，还由待从科学实验中，进一步得到验证。在这方面，历代医家由于认识和所持依据不同，其配合法也各异，但笔者提出这种配合法，古今医家亦有之。

另外，徐春甫、李时珍等医家，把小肠从心列入左尺，大肠从肺列入右尺，此由经络沟通，部位分属之义。总之，寸口脉六部分配脏腑关系，历代医家都以《内经》为依据。因此，五脏配法大体一致，由于经文未提出六腑分法，致使后世争执很大。其中主要分歧在于大、小肠和三焦。《难经》以大小肠配心肺，是表里相属；《脉经》以三焦配右尺，是火归火位；景岳以大肠配左尺，三焦、小肠配右尺，取金水相生，火归火位；《医宗金鉴》以小肠配左尺，大肠配右尺，三焦配三部，是部位相属；陈修园认为大小二肠，经无明训，各家之说俱为近理而不可泥，当以病证相参。何梦瑶《医碥》认为，大小肠位于下而经脉上行，二肠配寸部，是据经络言；配尺位，是据位置言；尤在泾说：“脾与胃合，肝与胆合，肾与膀胱合，其脏腑皆相依附，则其诊候亦应同在一部。如左关肝胆，右关脾胃是已。肺与大肠合，心与小肠合，心包络与三焦合，其脏腑不相依附，则其诊候亦不必同在一部。按《内经》上竟上，下竟下之理，是以大肠当候之于右尺，小肠当候之于左尺，三焦当分候上中下三部。”李时珍说：“两手六部皆肺经之脉，特取此以候五脏六腑气耳，非五脏六腑所居之处也。”

## 第三节　实验研究

历代亦有不少医家，对寸口脉分三部及配脏腑学说，产生质疑。隋·杨上善根据《难经·四难》，提出“心肺俱浮”、“肝肾俱沉”、“脾者中州，故其脉在中”之说，认为“脾在关部，关又无地，有病寄见于尺寸”。对此，宋·王宗正亦说：“诊脉之法，当从心肺俱浮，肝肾俱沉，脾在中州之说，王叔和独守寸关尺分部位，以测五脏六腑之脉者，非也。”（见《难经疏义》）王氏以浮中沉分诊五脏，不注重寸关尺三部，虽释经文，实与经旨相违，况且《难经·十八难》已有明文所示。后唐时期，萧渊据《难经·十九难》提出："男子生于寅，寅为木，阳也；女子生于申，申为金，阴也。故男脉在关上，女脉在关下。是以男子尺脉恒弱；女子尺脉恒盛。"认为："男子顺阳，自下生上，故右尺为受命之根，万物从土出，故右关为脾，脾生右寸肺，肺生左尺肾，肾生左关肝，肝生左寸心。女子阴逆，自上生下，故左寸为受命之根，万物从土出，故左关为脾，脾生左尺肺，肺生右寸肾，肾生右关肝，肝生右寸心。"（《褚氏遗书》）《难经》据阴阳属性，来说明男女生理上不同脉象，男子阳旺于阴，故寸部脉比尺脉旺；女子阴旺于阳，故尺脉旺于寸脉，但萧氏不明本文之意，把男女寸关尺分配脏腑法颠倒过来，致使后世有的医家发生误解。如宋代《诸脉辨疑》曰："男女之形绝异，阴阳殊途，男生而覆，女生而仰，男则左旋，女则右转，男主旋，女主受，男子至命在肾，处脏腑之极下，女子至命在乳，处脏腑之在上，形体既异，脉行于形气之间，此岂不稍异哉，此以褚说为有理也。"元·朱丹溪说："男子寸盛尺弱，肖天不足于西北也；女子尺盛寸弱，肖地不满于东南也。"元·戴起宗对萧渊的观点，进行纠正，指出："男女形气精血虽异，而十二经脉，所行止始终，五脏之定位则一也。安可以女子脉位为反耶？"此《刊误》一出，诸医家再没有认为萧氏的论点正确，此后再无人采信。到了明代，赵继宗提出："当以左寸为心，右寸为肺，左尺为肝，右尺为肾，两关为脾，脉诀言左心、小肠、肝、胆、肾，右肺、大肠、脾、胃、命者，非也。"（见《儒医精要》）赵氏误解《难经》之意，又不同意《脉诀》中的说法，独自提出"左尺为肝"，虽"肝肾同源"，其功能趋下，但历来相从者不多。为此，李时珍纠正说："若赵氏所云：盖本之宋人王宗正《难经图解》，岂知脉分两手，出《素问·脉要精微》篇，而越人推明关脉，及一脉十变于《难经》，非始叔和也。"后世医家经李氏点明，再未采用赵氏的意见。

上世纪50年代，国内有的医家感到在很短的一段桡动脉上，划分寸关尺，并用以配脏腑不科学，认为"一条动脉，血液以同一速度，同一数量流动，有什么寸关尺可分别呢？而且，同一脉管，一寸之间，又怎样能分属五脏六腑呢？"有的医家直接提出，"桡骨动脉分主脏腑不合理。"这种对寸关尺配脏腑持怀疑态度，或采用西医理论看待这一学说，是不够恰当的。到上世纪80年代，个别医家，以检阅《名医类案》、《清代名医医案精华》及现代十位名中医个人医案为凭，提出"中医名家用分候法诊脉，有效性平均仅有10%左右，对90%的病例无诊断价值，甚或有错误。"这种仅靠几本医籍史料，几个典型病例（不是典型脉案例），否认历代贤仁的寸口脉六部配脏腑诊断法的作法，是不够妥当，也是不可取的。潘澄濂认为："六脉变化和脏腑病变的关系，在慢性病较易体会，而急性病时多见全面变化。"并提出"细辨六部脉象，分辨脏腑疾病可达70%左右的可靠性。"是很辨证地看待这一问题。50年代末，陈可冀、冯新为[7]等专家，通过仪器测定某些疾病的脉象时报道："肾炎脉波描计中，左尺特别弱，似乎符合'左尺候肾'"，"早期妊娠时的脉波……各波都比正常波大，尺脉旺，寸脉亦盛，与中医对妊娠脉象的描写，有一定程度的符合。"对高血压病的左关PP'/AA'，测得正常男性（20人）平均值是0.566，而高血压病男患者（15人），测得平均值是0.84。冯氏的研究，说明寸口脉六部配脏腑有着科学依据。其实，早在1935年，拉凡里在《巴黎医学》上发表"中国的脉学在针术治疗中的作用"一文中指出："结核病患者的'肺脉'，低血压患者的'肾脉'，以及肝功能不全患者的'肝脉'，都是比较微弱的。"因此，他采用针刺的补泻手法，来纠正这些脏器的失调，从而验证了寸关尺分配脏腑的事实。如对"肝脉"出现细弱，针刺肝经的强壮穴，肝脉开始怯弱恢复跳动，逐渐增强而达到稳定。

从上世纪50年代起，虽然有个别医家否定寸口脉六部配脏腑不合理，而且众多医家及科研部门，在集古贤的基础上，进行了大量的科学研究和测试实验，并收到满意的结果，同时脉象学也取得很大的进展。70年代末，北京中医学院主编《中医学基础》，明确规定右寸候肺，右关候脾胃，右尺候肾（命门），左寸候心，左关候肝，左尺候肾。总的体现了“上以候上，中以候中，下以候下”的三焦躯体位置划分法。对有争执的六腑配合法，大部分删去了，这种简明扼要的分配原则，既统一，又实用，医者也可以根据本人经验，插入大、小肠于寸尺内，以便更好探寻脏腑的疾病。

朱俊奎采用BYS－14型四导心电脉象仪等，参照中医基础理论，从描记观察针刺各经原穴前后的寸口相关部位脉搏图的变化，从各项参数的分析中，找出寸口脉诊脏腑定位的依据，为“独取寸口”提供科学佐证。例如：心的寸口脉对应部位是左寸，将凡属心经疾患而针刺心经原穴，神门前后所描记的脉搏图进行对比（38例），六部脉图均有改变，而心归属左寸部的改变最大，针刺前后的左寸部与其它各部的各项参数变化之差数进行比较，差异显著（$P<0.05-0.001$）。从而确立了“心的寸口脉定位是左寸部，肝的寸口脉定位是左关部。

国外在六部定位脉诊客观化研究方面，也有很多报道。如日人藤川治[2]用LM－500gA型负荷变换器，测定脉诊中手指的加压量及主要穴位的通电量和井穴的知热感度。例如，一女性患者，脉诊为肾肝肺虚，胃稍实，用负荷变换器所得脉波形，当加压量25～30g/cm$^2$时波幅最大，皆属浮脉；加压35g/cm$^2$以上的脉波比较，右寸（肺）、左关（肝）、左尺（肾），比对照部位弱，在增加加压量时，其波幅急剧减弱，显示肺肝肾皆虚。对加压量15～20g/cm$^2$的脉波加以比较，右关（胃）比其他脉强，显示胃实。这些脉象变化和医者手指脉诊相一致。上述实验结果表明，寸口六部脉分候脏腑的理论与实践相一致，绝不是无稽之谈。

## 第四节　实用价值与意义

寸口脉六部分候脏腑的目的，是为了更确切地辨认和分析疾病的性质及所在的部位，给予针对性的治疗。

上世纪50年代，尚启东[9]从事临床医疗30余年，诊病约20余万人，在寸口脉应用上深有体会，指出：“实践知道寸主上部、关主中部，尺主下部，有时可靠，病的寒、热、虚、实、温、燥、瘀、危是绝对可靠的。”张琪《脉学刍议》也认为：“分候脏腑和整个脉诊的内容相同，都是经历了无数次的实践总结而来，绝非主观臆测。”刘冠军《脉诊》亦说：“胸以上至头部的疾病，可以在寸脉上反应出来；脐以上至膈部的疾病，可以在关脉上反应出来；脐以下至足部的疾病，可以在尺脉上反应出来，这种客观事实，说明脏腑所属的部位有上下不同，就自然也可以同时在寸口脉法上测知出来。”

### 1. 临证体验

根据寸口脉中寸关尺某一部脉象的病理改变，可以了解疾病的属性及所在部位脏腑的盛衰。例如，右关脉弦紧，多为肝脾不和；左尺沉微，左关弦大，多为肝肾两亏，肝阳上亢；左寸独大，心火上炎；右尺微，右关缓，脾虚泄利。张仲景对寸关尺配脏腑之法，诊断治疗疾病，运用的灵活而又具体。如《伤寒论·辨太阳病脉证并治》曰："心下痞，按之濡，其脉关上浮者，大黄黄连泻心汤主之。"（159条）《金匮要略·胸痹心痛短气病脉证并治》曰："胸痹之病，喘息咳唾，胸背痛，短气，寸口脉沉而迟，关上小紧数，栝蒌薤白白酒汤主之。"（第九条）又《金匮要略·血痹虚劳病脉证并治》曰："血痹阴阳俱微，寸口关上微，尺中小紧，外证身体不仁，如风痹状，黄芪桂枝五物汤主之。"（第六条）以上几条，都是仲景根据寸关尺分候脏腑的理论，结合症状而分析诊断治疗疾病的例证。

王叔和《脉经》说："左手关前寸口阴绝者，无心脉也，若心下毒痛掌中热，时时善呕，口中伤烂。刺手太阳经治阳"，"左手关上阴绝者，无肝脉也，若癃遗溺难言，胁下有邪气善呕，刺足少阳经治阳"，"右手关后尺中阴实者，肾实也，若骨疼腰脊痛，内寒热，刺足少阴经治阴。"（卷二）其它章节中，也都谈到寸关尺分配脏腑诊候病证，并可采用药物和针灸进行治疗。后世医家，这方面都积累了丰富的经验。如明·李时珍说："寸迟必是上焦寒，关主中寒痛不堪，尺是肾虚腰脚重，溲便不禁疝牵丸。"（《濒湖脉学》）明·朱橚说："寸脉沉紧，若心下有寒时，痛即有积邪，寸脉偏绝，则臂偏不遂。""关脉紧，心下苦满痛，脉紧为实也。""尺脉弱，下焦冷，无阳气。"（《普济方》）临床一些慢性胃炎及消化道溃疡患者，其右关脉常独见虚弱；肝胆疾患，其左关变化尤为明显；女子月经将潮，尺脉显著，这是因代谢旺盛，子宫充血，故尺脉盛。陈修园认为腑实，应下之症，尺脉均洪大有力，故大肠宜配右尺，实据下病候下之理；肺热甚右寸必较大；肾阳虚右尺脉必弱；中脘阻滞右关必弦。某脏有病，重点参考某部脉象，有助诊断。

崔玉田氏观察80例高血压患者脉象，其中关脉明显强大有力者占82%；日本竹之内诊佐夫[10]等，试用现代科学方法把切诊加以客观化，对几种病变进行针刺，用脉波测定装置记录了寸关尺六部脉治疗前后的情况和压脉波波形的变化，对于"白塞氏病"测定指出："左关脉的脉诊为肝经实，于行间穴按泻法针刺，其压脉波形在治疗前后有明显变化，并波及到中脉，右关脉的脉诊为脾经虚，于太白穴行补法针刺，压脉波在治疗前后浮、中、沉均有变化。"据"祖国医学文化流传海外考"[11]介绍这方面的研究情况，巴拉都氏说："'硬'的大肠脉与阑尾炎或盲肠部发炎有关，'强'的肺脉表示上呼吸道的疾患。"这些实验进一步证实了，寸口脉分诊法的实用价值和重要的临床意义。

欧斯拉氏评价中医脉学时，曾生动地指出："人体各部各脏都有它的本脉，譬之弦线乐器，每一弦线各有本身音调，若经脉和谐，则表示健康，如不协调，则表示疾病。"两手寸口脉是否如像二胡的两根弦线，五脏六腑是否又像弦线的音阶定位于相应的区域，确是一个值得研究的题目。[4]

总之，临证时，两手六部中，有特殊分部显现时，可按寸口脉配属脏腑进行辨证；无特殊分部表现者，可按一般性质辨证。

### 2. 采用手法

寸口脉六部分配有脏有腑，故在诊候时的手法也不同，最早《难经·十八难》提出"三部"、"九候"法。章太炎说："且叩三部，血管一寸耳，寸之浮，关之平，尺之沉，以肌肉厚薄使然，以浮者候心肺，平者候肝脾，沉者候两肾及腹，其义若是矣。”（《医论》）这是以浮中沉取，诊候五脏为主的病变。临床也有以浮取为阳，诊取六腑及外感六淫等疾病。沉取属阴，用于诊五脏及内伤虚弱之证。另外，一些脏腑病证，也可以不按寸关尺配合脏腑之位，从脏腑所属之脉观察疾病，如肝脉弦，心脉洪，脾脉缓，肺脉浮，肾脉沉。因此，又不可拘泥于部位。如仲景《伤寒论》提出太阳病提纲为“脉浮头项强痛而恶寒”，这里只提脉纲，不提脏腑部位。有时需要结合合（兼）脉，才能明确诊断。如“疟脉自弦，弦数者多热，弦迟者多寒，弦小紧者下之差。”（《金匮要略·疟病脉证》）也有的用浮中沉之法，以左诊心肝肾，右诊肺脾命门的病变，在病重证危的情况下，求其根本的一种方法，亦可以诊候老人、体虚久病或产后的患者。

综上所述，两手寸口脉六部配合脏腑之法，历代医家观点不一，众说纷纭，争执很大，有存废之义。若以桡动脉仅是一条脉管的解剖学观点来看待，必然横加责难，易使夭折。所以对待寸口脉六部配合脏腑这一学说，要从中医学术观点出发，正确认识，继承祖国医学这份宝贵遗产，使它发扬光大。

**寸口脉六部配合脏腑各家学说表**

| 左手分配脏腑 | | | 寸口脉 | 右手分配脏腑 | | |
|---|---|---|---|---|---|---|
| 尺 | 关 | 寸 | 各家学说 | 寸 | 关 | 尺 |
| 肾、腹中 | 肝、胆、膈 | 心、膻中 | 内经 | 肺、胸中 | 胃、脾 | 肾、腹中 |
| 肾、膀胱 | 肝、胆 | 心、小肠 | 难经 | 肺、大肠 | 脾、胃 | 肾、命门 |
| 肾、膀胱 | 肝、胆 | 心、小肠 | 脉经 | 肺、大肠 | 脾、胃 | 肾、三焦 |
| 肾、膀胱、小肠 | 肝、鬲、胆 | 心、膻中 | 医宗金鉴 | 肺、胸中 | 脾、胃 | 肾、大肠 |
| 肾、膀胱、大肠 | 肝、胆 | 心、心包络 | 景岳全书 | 肺、膻中 | 脾、胃 | 肾、三焦命门、小肠 |
| 肾、膀胱、小肠 | 肝、胆 | 心、膻中 | 濒湖脉学 | 肺、胸中 | 脾、胃 | 命门、大肠 |
| 肾、膀胱、小肠 | 肝、膈 | 心、膻中 | 诊家正眼 | 肺、胃中 | 脾、胃 | 肾、大肠 |
| 肾、小肠、膀胱 | 肝、胆 | 心、小肠、膻中 | 中西汇通医经精义 | 肺、大肠、胸中 | 脾、胃 | 命门、大肠、三焦 |
| 肾、膀胱 | 肝、胆 | 心、小肠 | 诊家枢要 | 肺、大肠 | 脾、胃 | 命门、三焦、心包络 |
| 肾、膀胱 | 肝、胆 | 心、小肠 | 崔嘉彦脉诀 | 肺、大肠 | 脾、胃 | 命门、三焦 |
| 肾、膀胱 | 肝、胆 | 心、小肠 | 三指禅 | 肺、大肠 | 脾、胃 | 肾、命门 |
| 肾、小腹 | 肝、胆、膈 | 心、膻中 | 广东中医学院 | 肺、胸中 | 脾、胃 | 肾、小腹 |
| 肾 | 肝 | 心 | 北京中医学院 | 肺 | 脾、胃 | 肾（命门） |
| 肾、膀胱 | 肝、胆 | 心、小肠 | 脉诀刊误 | 肺、大肠 | 脾、胃 | 命门、三焦 |
| 肾、膀胱 | 肝、胆 | 心、小肠 | 脉理探邃 | 肺、大肠 | 脾、胃 | 肾（命门）、三焦 |

# 参考文献


1. 姚荷生．关于中医脉学的一般问题．江西中医药，11：10；1955

2. 秦伯未．内经知要浅解．中医杂志，7：387；1956

3. 徐兴泽．《内经》脉法与仲景脉学特点初探．宜春医药，2：14；1981

4. 段光周．关于脉学中的几个问题．成都中医学院学报，5：1；1980

5. 阎洪臣，等．内难经选释．1981 年．第 1 版

6. 王琦，等．素问今释．贵州人民出版社，1981 年第 1 版 92 页

7. 冯新为，等．对中医脉象的初步研究．武汉医学院学报，1：1；1959

8. 藤川治，等．六部定位脉诊客观化的研究．（第二版）－脉象分析与经络变化的相关性．国外医学．中医中药分册，2：29；1981

9. 尚启东．切脉考．中华医史杂志，2：95；1955

10. 日・竹之内诊佐夫．脉诊客观化的尝试．国外医学．中医中药分册，3：3；1980

11. 祖国医学文化流传海外考．《医学史与保健组织》，1987、1

# 第七章　正常脉象

## 概　述

脉象，即脉搏的形象，它是气血在脉道中运行时所反映的现象。现代医学认为，脉象是动脉搏动不同的变化形象。主要由动脉搏动的位置（浮、沉）、速率（迟、数）、强度（虚、实）、节律（结、代）和形态（大、小、长、短）等方面组成。由于气血的运行受着脏腑功能活动的影响，因此，不同的脉象，能反映出不同的病变。

正常脉象，又称“常脉”、“平脉”。尤在泾说：“平脉，脉无病也。”就是身无病，亦无邪脉之义。它是健康人的征象，也就是正常脉象，是人体健康的标志之一。以上这些形成脉象的因素，保持一定范围的相对稳定，气血运行脉中，从而脉的搏动，产生出一定的形象。《灵枢·脉度篇》曰：“阴脉荣其脏，阳脉荣其府……其流溢之气，内溉藏府，外濡腠理。”人体在生理活动状态，机体内脏之间，以及与外界环境之间，处于相对的动态平衡时，便会出现正常的脉象。

正常脉象的特征，一般认为寸口脉三部有脉，浮沉适中，来去从容，和缓有力，节律规整，一息四至，即脉率在 64～80 次/分（72 次/分左右）。这是形象与息数相结合为主的平脉之说。其实平脉的范围很广，如春微弦，夏微钩，秋微毛，冬微石，这是季节性平脉；北方人脉实强，南方人脉濡弱，这是地域上平脉；男子脉较慢，女子脉较快，这是性别上平脉；年老者脉较弦硬，成年人缓而柔软，小儿脉偏快，这是年龄上平脉。另外，与人的体质强弱、生活（起居、饮食）、情绪等因素亦有关系。（详见第二章第五节脉诊与人体内外环境的关系）所以平脉概念的范围很广，只有全面熟悉掌握平脉，才能去测病脉。滑伯仁指出：“三部之内，大小浮沉迟数同等，尺寸阴阳高下相符，男女左右弱强相应，四时之脉不相戾，命曰平人。”又说：“诊脉须先识时脉，胃脉与府脏平脉，然后及于病脉。时脉春三月六部中带弦，夏三月六部中俱带洪，秋三月俱带浮，冬三月俱带沉，胃脉谓中，按之得和缓；府脏平脉，心脉浮大而散，肺脉涩而短，肝脉弦而长，脾脉缓而大，肾脉沉而软滑，凡人府脏脉既平，胃脉和，又应时脉，乃无病也，反此为病。”关于妊娠三月以后脉来滑疾，亦属生理上平脉。同时，应指出一点：平脉必须具有胃气、神气和根蒂这三个特点（详见第三章，胃气、神气、根蒂脉），才称为正常脉象。

# 第一节 脉搏发现

脉搏的产生，是由心脏、血管和血液组合在一起，共同作用下产生的，这是医者在治病求其根源的情况下，开始观察人体的构造和机能，逐步认识到的。中国关于脉学的起源，最早创始于黄帝和黄帝时代（公元前27～26世纪），在《黄帝内经》里便有了记载。另外还有《扁鹊脉经》，都是论述人体病证及血管为主的医书。据汉书《艺文志》记载："医经者，原人血脉、经络、骨髓、阴阳、表里，以起百病之本，死生之分，可以见也。"可见在诸多古老的医书中，都已记载着人体心血管的构造与机能。

远在公元前12世纪的商朝时代，殷纣王就曾解剖了他的大臣比干的心脏。公元前7世纪～2世纪的《黄帝内经素问》和《灵枢经》里，就有对死者进行解剖，观察藏府血管的描述。解剖中发现，其藏之坚脆，府之大小，谷之多少，脉之长短，血之清浊，气之多少……都有详细记载。公元1世纪，王莽使尚方（医生）与巧屠，共刳剥王孙庆，量度五脏，以竹筳导其脉，知所终始。这是最早在我国研究人体血管解剖的情况。颜师古曰："以知血脉之原，则尽攻疗之道也。"《灵枢·经脉篇》曰："经脉者，常不可见也……脉之见者，皆络脉也。"《灵枢·脉度篇》曰："经脉为里，支而横者为络，络之别者为孙。"在这种解剖基础上，又逐步认识到"心主血"，心是血的主管器官；"肝藏血"，肝是储藏血的仓库；"脾统血"，脾统摄血液在脉中运行。同时，发现人身有两种不同的气血运行的通路，即经脉和络脉（其中包括着大小血管功用），以及这两种脉络之间的内在通连关系。如《素问·皮部论》曰："邪客于皮，则腠理开，开则邪入客于络脉，络脉满则注于经脉，经脉满则入舍于腑脏也。"而且还观察到血液在脉管中运行的情况，一旦破裂或中断后，血即从脉管中流出，或阻塞在某一个部位，说明古时医家从心和血管的搏动中，已经能推断出血液沿脉管在人体内循环的这一实例。如《素问·举痛论》曰："经脉流行不止，环周不休。"《灵枢·痈疽篇》曰："经脉流行不止……夫血脉营卫，周流不休。"《灵枢·邪气脏府病形篇》曰："……上下相会，经络之相贯，如环无端。"《灵枢·五十营篇》曰："人一呼脉再动，气行三寸，一吸脉亦再动，气行三寸。呼吸定息，气行六寸。十息气行六尺……日行五宿二十分，一万三千五百息，气行五十营于身……故五十营备，得尽天地之寿矣，凡行八百一十丈也。"根据以上记载，说明殷商、西周时代，已经认识到血液循环，脉的搏动根源，并认为脉内含有气，心脏搏动处为宗气所在，手腕高骨脉搏动处（桡动脉）称为气口（亦曰寸口）。后世医家在此基础上，通过再实践，进一步提出气血并存，认为气无形，血有形，两者均在脉中。由此，《黄帝内经》里说的气，也应包括血在内。古今医家皆认为，脉内含有气和血，运行周身，故诊脉可以候脏腑组织器官正常与否，根据脉搏动的各种形象，来判断疾病。

# 第二节 产生脉动因素

脉搏的跳动，是由脉管系统控制着。脉管系统是一系列密闭的管道系统，分布于全身，主要为心血管系统。心血管系统内含有血液，在心搏的推动下，循环往复，终生不息。这说明，心血管系由心脏、动脉、静脉和毛细血管及血液等构成。心脏是血管系的枢纽，是促使血液循环的动力装置。血液在心搏推动下，经动脉主干及其分支进入毛细血管而分布于全身，然后再经小静脉逐步汇合，流入大静脉干而返回心脏，如此周而复始，形成血液循环。脉搏的产生，按现代医学的认识，就是建立在此种基础上。

1. 心脏

主要讲述其结构、位置与形态方面情况，结合祖国医学最早对它的认识。

1.1 位置与形态 心脏位于胸腔内，在前纵隔下部，其表面有心包包绕。心脏前方贴近胸前壁，后方靠近脊柱和食管，其三分之二偏于正中线左侧，仅三分之一在正中线的右侧。心脏是一个锥体形中空的肌性器官，心尖指向左前下方，呈钝圆形。心底宽阔朝向右后上方，大血管连接于此。心脏有前上、后下两面及左、右两缘。前上面贴附于胸骨和肋软骨的后方，后下面贴附于膈肌上方。心脏表面在接近心底处有一环形的冠状沟，将心脏分隔为上、下两部分。上部较小是左、右心房；下部较大是左、右心室。沿心室前、后面又各有一条纵沟，起始于冠状沟，终止于心尖。两条纵沟相当于左、右心室的分界线，内藏心脏的血管和脂肪组织。

1.2《内经》及各家认识 祖国医学对心脏很早就有了认识。《素问·六节藏象论》曰："心者，生之本神之变也。"《灵枢·邪客篇》曰："心者，五脏六腑之大主也。"《素问·阴阳应象大论》曰："心生血。"《灵枢·师传篇》："五脏六腑，心为之主。"以上这些经文里，首先确立了心脏在所有脏器中的重要作用。《灵枢·五色篇》又曰："阙中者……下极者，心也。"这里言明心脏的位置是在胸廓之下部。《疮疡外科全书》曰："黄帝云……心，形如未敷莲花。"（《脏腑图说》）张介宾说："心象尖圆，形如莲蕊，其中有窍……共有四系，通四藏，心外有赤黄脂裹，是为心包络，心下有膈膜与脊胁周廻相著。"（《医宗金鉴》引）明·赤水玄珠说："心大长于豕心，而顶平下尖，大小与豕无异。"（引何一阳传）明·《针灸大成》说："心……居肺下鬲上。"（《脏腑图说》）《医宗金鉴》说："心居肺管之下，膈膜之上。"（周身名位骨度）以上《内经》及历代诸家所叙心的位置、形态及功能，大体与现代医家相符合。

1.3 微细结构 心脏的微细结构，主要分心壁结构和心瓣膜以下两种

1.3.1 心壁结构 心壁在显微镜下分三层：自内向外为心内膜，心肌层和心外膜，其中以心肌层最厚，心外膜最薄。

1.3.1.1 心内膜 是衬在心壁最内的一层，在左心室最厚，心房处较薄。由内皮和内皮下的结缔组织构成。A、内皮：为单层扁平上皮，与大血管的内皮直接相连续，故心腔内表面很光滑，从而减少血流的阻力。B、内皮下层：是较致密的结缔组织，含有少量

弹性纤维和丰富的血管及淋巴管。心脏传导系统的传导纤维在此层较多见。

1.3.1.2 心肌层 主要由心肌纤维组成。在心室较厚（左心室为最厚）心房的心肌层可分为内、外两层。左、右心房的心肌外层，是互相延续的，其肌纤维多呈环行和斜行排列。左、右心房的心肌内层是各自分开的，其肌纤维多纵行排列。心室的肌层交织成网。心房和心室的肌层不直接相连，中间被一结缔组织的纤维环所分隔。心肌层内的血管很丰富，供给心肌活动所需的营养物质和氧气，并将心肌活动的代谢产物及时带走。

1.3.1.3 心外膜 即心包的脏层。由间皮（单层扁平上皮）和疏松结缔组织构成，常含有数量不等的脂肪细胞、血管、淋巴管等。

1.3.2 心瓣膜 心脏瓣膜可分两种：一种是房室瓣，一种是动脉瓣。房室瓣是心内膜向心腔突起的皱襞，两边覆盖心内膜并含有平滑肌纤维，中轴是由房室间纤维环中的纤维性结缔组织板延续而成。动脉瓣的微细结构与房室瓣大致相似，但不含平滑肌纤维。

## 2. 主要脉管

脉管的搏动，主要由全身的动脉分布各处的表浅部位所触觉到的，由于身体是左、右对称，血管的分布也是这样，除血管的主干，如主动脉外，中、小型血管一般对称的分布于身体各部。切脉的部位，从古到今，一般都在四肢、头、颈的地方，这是因四肢、头、颈部各有其动脉主干，而且皆沿相应的骨骼或人体纵轴行进。神经干也与血管主干伴行，并有血管神经鞘把它们包绕。对于古时医生临床诊病方便及封建社会的礼教“男女授受不亲”，都起到一定的作用。

2.1 脉管的分布概况 胸、腹腔及内脏的血管，一般皆起自主动脉，区分为脏支和壁支，分别布于内脏和体壁。下面就以四肢、头、颈部的动脉搏动处，做为脉诊的部位，简要介绍如下。

2.1.1 主动脉 是体循环的主干。主动脉从左心室发出后先向上行，然后向左后弯成弓状，再沿脊柱左侧下降，到第四腰椎处分为左、右髂总动脉。主动脉全长可分三段。

2.1.1.1 升主动脉 是主动脉的第一段，起于左心室，向右前上方行进，发出左、右冠状动脉，分布于心脏。

2.1.1.2 主动脉弓 是连续升主动脉向左后下方弯曲的一段，由弓上发出三大分支，即头臂干、左颈总动脉及左锁骨下动脉。

2.1.1.3 降主动脉 是主动脉下降的一段，又分两部分，从第四胸椎到膈以上的一段为胸主动脉；膈以下到第四腰椎的一段为腹主动脉。

2.1.2 头、颈部的动脉 头、颈部脉的主干是颈总动脉。此处为人迎脉诊处，又称为人迎脉。左侧颈总动脉起自主动脉弓，右侧起自头臂干。颈总动脉起始后沿颈部脊柱两侧上升，行于胸锁乳突肌深面，在平甲状软骨上缘处分为颈内、外动脉。严格地讲，人迎脉诊处，位置就在甲状腺上动脉，当颈内、外动脉的分歧处。在临床上难以分辨，多在颈总动脉内侧较易寻找到。颈外动脉，在胸锁乳突肌深面上行，穿过腮腺而分为颞浅动脉和上颌（颌内）动脉两个终支。颈外动脉在上行过程中分为数个分支，诊脉点即在其中。

2.1.2.1 面（颌外）动脉 在咬肌前缘，绕过下颌骨下缘到达面部，经口角外侧弯曲向上至眼内眦附近，分布于面部及腭扁桃体。诊脉时，在大迎穴的前方按到面动脉的搏动，称为大迎脉。

2.1.2.2 颞浅动脉　在耳廓前方上行，分支布于腮腺和头皮。诊脉时，在和髎穴的后方有颞浅动脉的搏动称为“和髎脉”；在听会穴有颞浅动脉耳前支，深部有颈外动脉的搏动，称为“听会脉”，在颔厌穴有颞浅动脉顶支动脉的搏动，称为“颔厌脉”。

2.1.3 上肢的动脉　上肢的切诊部位多处是在锁骨下动脉。

2.1.3.1 锁骨下动脉　左侧起自主动脉弓，右侧起自头臂干。锁骨下动脉发起后，出胸腔进入颈部，在颈根处绕过第一肋骨上面，向外下方行进，于第一肋骨的外侧缘，改名为腋动脉。

2.1.3.2 腋动脉　位于腋腔深部，在极泉穴处能触到腋动脉搏动，称为“极泉脉”。腋动脉分支主要分布于肩部、胸侧部、肩上部及乳房等处，有其脉搏动（从略）。腋动脉出腋腔后，改名肱动脉。

2.1.3.3 肱、桡、尺动脉　沿肱二头肌内侧沟下行，到肘窝中点稍下方分为尺、桡二动脉，分别在前臂的桡侧和尺侧下降。在手掌，两动脉吻合。在经渠、太渊穴处有桡动脉搏动，总称为“寸口脉”；在阴郗穴和神门穴处有尺动脉搏动，分别称为“阴郗脉”和“神门脉”。在合谷穴位近侧正当桡动脉从手背穿向手掌之处的搏动，称“合谷脉”，在阳谿穴有桡动脉的腕背支的搏动，称为“阳谿脉”。

2.1.4 下肢动脉　髂外动脉经过腹股沟韧带深面到大腿而改名为股动脉。

2.1.4.1 股动脉　在腹股沟韧带中点的深面穿过，故在腹股沟韧带中点的下方可以摸到股动脉搏动，此处有箕门、冲门穴，故称为“箕门脉”“冲门脉”，在五里穴处有股内侧动脉浅支搏动，称为“五里脉”。在大腿的下 1/3 处，动脉转向后方，进入腘窝改名为腘动脉。

2.1.4.2 腘动脉　在委中穴处有腘动脉的搏动，称为“委中脉”。腘动脉在腘窝下部分为胫前、胫后二动脉。

2.1.4.3 胫前动脉　下降于小腿前群肌肉之间，经踝关节前方到达足背，改名为足背动脉。胫前动脉沿途分支布于小腿前群肌肉及足背。在悬钟穴有胫前动脉分支的搏动，称为“悬钟脉”，在冲阳穴处有足背动脉的搏动，称为“冲阳脉”。

2.1.4.4 胫后动脉　在小腿后群浅、深两层肌肉之间下降，经内踝后方进入足底，立即分为足底内侧动脉和足底外侧动脉。胫后动脉分支布于小腿后群和外侧群肌肉及足底。如太谿穴在内踝与跟腱之间，前方有胫后动脉的搏动，称为“太谿脉”。足底外侧动脉在足底深部与足背动脉的分支吻合构成足底弓，由弓上发出分支布于足趾。如太冲穴在第一跖骨侧动脉的搏动，称为“太冲脉”。（详见全身主要动脉切诊分布区域图表 1）

2.2 脉管的结构特性　祖国医学对脉管结构没有明确的记载，这是因为医学的发展尚处在萌芽状态，还未达到一定的科学水平。但是在某种程度上已有了认识，如《素问·脉要精微论》曰：“夫脉者，血之府也。”李氏《四言诀》说：“阳中之阴，本乎营卫，营者阴血”，“营行脉中，卫行脉外。”现代医学对此有具体论述，认为脉管大小的不同，其特性也不一样。

2.2.1 脉管的结构　全身动脉的管径有粗有细，其管壁虽有厚有薄，但在组织结构上都有内膜、中膜和外膜三层。

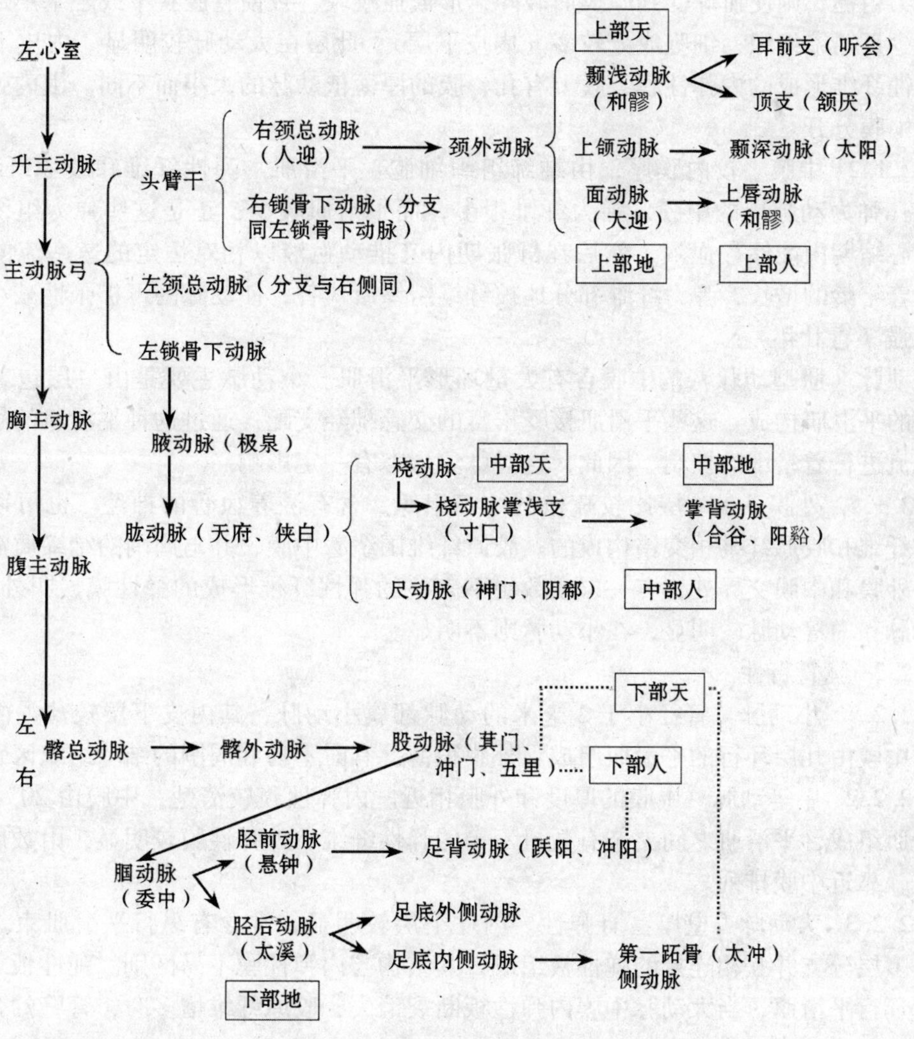


全身主要动脉切诊分布区域图

注：《医宗金鉴》：

上部：天——颔厌；地——地仓、人迎；人——和髎

中部：天——寸口；地——合谷；人——神门

下部：天——五里；地——太溪；人——箕门

2.2.1.1 内膜　管壁的最内面为一层内皮细胞（单层扁平上皮）构成一个平坦光滑的内表面，以减少血流的摩擦。这层内皮细胞，与心内膜和毛细血管内皮相连，此层内膜是嫌水的，有利于防止血管内血栓形成。若此层内皮因炎症或外伤而发生病变时，管腔的

内面变为粗糙，则使血球受到摩擦而破碎，形成血凝块，致使管腔狭窄或阻塞不通。内皮外周有少量结缔组织，细胞成分较多（内皮下层），此层在大动脉较明显。内皮下层再向外是弹性纤维形成的内弹性膜，膜上有孔，膜的厚薄依动脉的大小而不同。由内弹力层将内膜与中膜分开。

2.2.1.2　中膜　较内膜厚，由结缔组织细胞、平滑肌、弹性纤维和胶原纤维组成。大动脉（弹力动脉）的中膜，弹力纤维很多，而平滑肌较少；正是这些弹力组织，使得动脉在心缩期内能储存血液，然后在舒张期内又推动血液以相对恒定的速率流向毛细血管。随着年龄的增长，弹力纤维部分地被纤维组织所代替，使动脉的可扩张性减小，故脉搏可增强（青壮年）。

中动脉（肌型动脉）的中膜含有大量环形平滑肌。小动脉主要是由一层包着血管内皮细胞的平滑肌构成。这些平滑肌接受丰富的交感神经支配；通过这种平滑肌的舒缩，对组织血流进行着精细的控制。因此，这对脉象形态有一定影响。

2.2.1.3　外膜　是一层比较疏松的结缔组织，含有滋养血管的神经。也可以说，是由弹力纤维和胶原纤维相交错构成的。胶原纤维围绕着中膜、并与周围的结缔质混合在一起。在外膜和中膜交界处，有一层或数层不完整的弹性纤维形成的弹性膜，叫外弹性膜，在大动脉和中等动脉较明显，在小动脉则不明显。

2.2.2　脉管特性

2.2.2.1　小动脉　管径小于2毫米的动脉都属小动脉，其内皮下层较薄，内弹性膜明显。中膜由几层环行的平滑肌组成。外膜很薄，有时不易和周围的结缔组织区别。

2.2.2.2　中等动脉　中膜的厚度和外膜相近。内弹性膜较清楚。中膜由20~40层环行平滑肌组成，平滑肌之间夹杂有数量不等的弹性纤维，外弹性膜较明显，由数层弹性纤维组成，靠近中膜排列。

2.2.2.3　大动脉　壁厚富有弹性。内皮下层较明显，常含有纵行平滑肌束。中膜内主要由多层分支并互相连接的弹性板组成，其结构与内弹性膜不易区别。弹性板之间夹杂有少量环行平滑肌，当大动脉中膜内弹性板断裂消失，胶原纤维增多时，管壁的弹性则减弱。

总之，大动脉中膜内的弹性纤维较多，可使血管壁有较大的弹性，随着动脉的分支，其管径逐渐变细，其弹性纤维也逐渐减少，而平滑肌相对增加，如颞动脉、桡动脉等，平滑肌舒张或收缩可改变血管的口径，在临床上对脉象变化有一定意义。

### 3. 血液

人体含有大量的液体，约占体重的60%，一部分存于细胞内（细胞内液），一部分存于细胞外（细胞外液），它包括血浆、组织间隙液、淋巴液和脑脊液等。细胞内液约占体重的40%，组织间隙液约占15%，血浆约占4%。在细胞内液与组织液之间隔有细胞膜，水分和一切能透过细胞膜的物质，可在这两部分体液中进行交换；在组织液与血浆之间有毛细血管壁，水分和一切能透过毛细血管壁的物质，可在组织液与血浆之间进行交换。

血浆是血液的液体部分。其中除含水分外，还含有多种化学物质。血液中还含有许多血细胞，血细胞分散悬浮血浆中，并和血浆一道，在心血管系统内不停流动，通过脏腑及皮肤等处与体外环境进行物质交换。因此，在体内外物质交换中，脉管的血液起着重要作用。

3.1　血液的组成　血液是由液态的血浆和有形的血细胞组成，合称全血。

- 血液
  - 血浆（约占50%～60%）
    - 水（91%～92%）
    - 固体物（8%～9%）糖、蛋白质、无机盐、酶、激素、抗体代谢产物等
  - 血细胞（40%～50%）
    - 红细胞
    - 白细胞
    - 血小板

血细胞在全血中，所占的容积百分比称血细胞比容。血细胞比容的正常值，健康成年男子为40%～50%，健康成年女子为35%～45%，其余是血浆，约占50%～60%，白细胞和血小板的容积约占1%，血细胞比容数值的大小，反映血液中红细胞的相对浓度，若红细胞比容小，则表明血浆容量相对较大。因此，血细胞比容测定可反映血浆量，或红细胞数量的改变。

3.2　血液的颜色和粘滞性　血液的颜色决定于红细胞，红细胞内含有红色的血红蛋白，以致血液呈红色。但血液究竟呈鲜红色，还是呈晦暗的紫红色，则随红细胞所含的氧量的多少而不同。一般讲，动脉血含氧量多，因此，呈鲜红色。血液具有一定的粘滞性。粘滞性来源于液体内部的分子，或颗粒之间的摩擦力。正常全血的粘滞性约比蒸馏水大4～5倍。血液粘滞性的大小，决定于红细胞数量与血浆蛋白浓度，两者数值愈多粘滞性愈大。血液粘滞性的存在，对于血流速度和血压高低变化，都具有一定影响。

3.3　血液的机能　血液虽比组织液的量少，但它不断地在全身范围内迅速流动。因此，从机能上看，它比组织液更重要。血液可概括有以下几方面机能

3.3.1　运输机能　血液在全身的流动，保证机体内，组织细胞新陈代谢所需要的氧和营养物质（如糖类、脂类、氨基酸、无机盐、维生素等）的供应，及时运走代谢产生的二氧化碳、尿素、尿酸等废物。体内各内分泌腺分泌的激素，也通过血液的运输，作用于相应的靶器官，改变其活动。因此，血液运输机能与机体体液调节有关，血液的运输机能与心血管机能也有密切关系，若心跳停止，血不流动，其脉搏也就停止搏动。

3.3.2　维持内环境相对恒定　血液具有上述的运输机能，使机体保持体温和水、电解质的平衡，以及酸碱度、渗透压及其化学成分的相对恒定，从而保证了全身细胞的正常代谢，也维持脉搏的正常搏动。

3.3.3　调节机能　人体内各个内分泌腺分泌的激素，通过血液的递送，才能对有关器官、组织起调节作用。血液能吸收体内产生的热，使体温不致因产热而有大变动；同时体内器官产生的热，靠血液运送到体表散发。这是因血内含有水分，水的比热较大，可吸收较多的热而本身温度升高很少，因而缓冲体温变化和运输热的效率很高，另外，水对热的传导性比其它液体高，可将体内的热传送到体表。

3.3.4　防御机能　血浆中的免疫物质，如抗毒素、溶菌素等，能对抗或消灭外来的细菌和毒素，使机体免于发生传染性病。血液中的淋巴细胞参与机体的免疫作用，白细胞对微生物和体内坏死组织，具有吞噬分解作用，血小板能粘着血管破损处，形成血小板血栓，堵塞伤口；血浆中的纤维蛋白原可变成纤维蛋白，形成止血凝块堵住伤口，起止血作用，说明血液对机体有防御保护作用。

3.4 正常血量　血量（也称血液总量），是指存在于循环系统中的全部血液容量而言。正常成人血量约占体重的7%～8%，亦即每公斤体重约有70～80ml血液。一个体重60公斤的人，其血量约为4，200～4，800ml，平均在4.5升左右。血量随性别、体重等的不同而有差异，一般男性多于女性。

在一般情况下，血量的绝大部分在心、血管内流动者，此谓“循环血量”；有一小部分，滞留在肝、肺、腹腔静脉及皮下静脉丛等处，谓“贮存血量”，故有“肝藏血”“肺朝百脉”、“心主一身之血”之称。

机体在剧烈运动，情绪激动，或大量失血时，贮血库中的血液就释放出来，补充循环血量的不足，以适应机体活动的需要。

正常成人血液总量较稳定，这对维持正常血液循环很重要。例如，失血过多时，会致循环血量减少，血压下降，血流缓慢，供应各器官的氧气不足，首先影响大脑的机能。一般说，一次失血量不超过10%时，因机体的代偿机能而血压下降不显。对人体影响不大，且可很快恢复。若一次急性失血量超过20%时，血压下降，机体活动将受到影响，脉搏发生改变；若急性失血超过30%则将引起严重后果，如不及时抢救就会危及生命，脉便出现微绝如无之象。

3.5 祖国医学的认识　在《黄帝内经》一书里，对血液的性质、功能、生成和贮血器官，已有概括论述。如《灵枢·决气》曰：“中焦受气，取汁变化而赤，是谓血。”《灵枢·邪客》曰：“营气者，泌其津液，注之于脉，化以为血，以荣四末，内注五脏六腑。”《灵枢·经脉》曰：“谷入于胃，脉道以通，血气乃行。”《灵枢·营卫生会》曰：“中焦亦并胃中，出上焦之后，此所受气者，泌糟粕，蒸津液，化其精微，上注于肺脉，乃化而为血，以奉生身，莫贵于此，故独得行于经隧。”《侣山堂类辨》曰：“肾为水脏，主藏精而化血。”以上说明血由营气和津液所组成，其生成途径是水谷精微化血和精化血。

关于血液性质方面，如《素问·阴阳应象大论》曰：“在体为脉，在脏为心，在色为赤。”指出血的颜色是红色的，对于血和气的关系，《灵枢·营卫生会》曰：“夫血之与气，异名同类。”（在第二章第四节，脉与气血津液的关系中有详细论述）。

对于血液主要成分，主要含有盐分，亦有记载。如《素问·异法方宜论》曰：“盐者胜血。”《灵枢·五味论》曰：“咸走血，多食之令人渴。”这种观察是很正确的。关于血液功能方面，《灵枢·本藏》曰：“血和则……筋骨劲强，关节清利矣。”《素问．六节藏象论》曰：“心者，生之本神之变也；其华在面，其充在血脉。”《素问·五藏生成》曰：“心之合、脉也，其荣、色也。”又“足受血而能步，掌受血而能握，指受血而能摄。”《灵枢·寿夭刚柔》曰：“血气经络，胜形则寿，不胜形则夭。”《灵枢·本神》曰：“血脉营气精神。”《素问·八正神明论》曰：“血气者，人之神。”《灵枢·平人绝谷论》曰：“血脉和利，精神乃居。”以上所述，说明血具有营养和滋润全身的功能，血在脉中循行，内而五脏六腑，外而皮肉筋骨，如环无端，运行不息，不断地将营养物质输送到全身各脏腑组织器官，借以发挥营养和滋润作用，以维持正常的生理活动，同时也说明血液与精神，寿夭以及健康的关系甚为密切。

## 第三节　脉搏的形成

每一心动周期，动脉管内的压力与动脉的容积各有一系列变化，形成搏动。也就是说，在每一心动周期中，血流从心脏（左心室）射入主动脉，使大动脉管壁扩张，而在心室舒张时，射血停止，主动脉管壁弹性回缩。这样，就发生大动脉脉管的扩张与回缩搏动，再经动脉管壁传布至外周，引起外周动脉管也随着搏动。因此，在一般正常情况下，心室每收缩舒张一次，便可在外周动脉上出现一次搏动。医者可在表浅的动脉上用手指摸到这种搏动，故称为动脉脉搏。例如，桡动脉的脉搏，就是寸口脉的切诊部位之一，是医者用手指的触觉和压觉来分析判断桡动脉搏动的位置、强度、形态、频率、节律及其他特征，作为诊断疾病的重要指标之一。

正常脉搏这种搏动形势，不但可以反映心跳频率，而且在一定程度上，能够反映出心血管系统器官的机能状态。心脏和血管互相连结，构成一个基本上封闭的管道系统，并有一定血液充满着管道系统，这就是形成脉搏搏动的前提。

正常情况下，血液流经小动脉时遇到很大的阻力，每次心室收缩时，射入主动脉的血液不可能全部通过小动脉，还有不少血液留在动脉系统内，充满和压迫动脉管壁，这样由心输出量造成的动力和血管对血流的阻力，这两个因素的共同作用，是产生脉搏搏动的关键。

如果没有外周阻力，血液将迅速向外周流失，因而不能保持对动脉管壁的侧压力，引致脉动；若只有外周阻力，而没有心脏射血，也不可能产生脉搏搏动。因此，只有同时具有动力和阻力，并且动力 > 阻力时，才能产生脉搏不停止的搏动。

心室收缩时所产生的推动血流前进的“动力”，与血液流过血管，特别是流过小动脉时所遇到的“阻力”，便产生了脉搏的搏动。祖国医学不但很早发现了脉搏的搏动，并很早应用于临床实践，作为诊断疾病的方法之一，而且对其产生机制也有深刻的认识。

## 第四节　脉搏的调节

脉搏的搏动，在一定程度上是受心血管活动的调节，当内外环境发生变化时，机体的心脏和血管的活动，会发生相适应的使心输出量和各组织器官的血流量，得以满足新陈代谢的需要，并保持动脉血压相对稳定和脉搏正常搏动。例如，当剧烈运动，神经和肌肉的活动及代谢过程都增加，心血管系统随着发生适应性变化，这时脉搏频率增快，运动后，心血管机能恢复正常，脉搏搏动亦复正常。心血管系统与脉搏的这些变化，是通过神经反射和体液因素的调节来实现的。主要对心搏频率和心肌收缩力，血管平滑肌紧张度和循环血量进行调节。因此，医者切诊，便可从脉搏的形态、频率、节律等方面变化中，分析判断阴阳、气血、脏腑的盛衰等情况。

### 1. 神经调节

心肌和血管平滑肌，接受植物性神经系统即交感和副交感神经纤维的支配，机体对心血管活动的神经调节，主要是通过各种心血管反射完成的。

1.1 心血管的神经支配 调节心、血管活动的基本中枢位于延髓的网状结构，包括心抑制中枢、心加速中枢和缩血管中枢。

1.1.1 心抑制中枢 心抑制中枢位于延髓迷走神经的背核及附近的神经组织中，由心迷走神经传出，支配心脏。作用是降低窦房结的自律性，延缓房室交界的传导，减弱心房肌的收缩力，使心跳减慢，心输出量减少，血压下降，使脉搏的搏动柔和缓慢，不致搏动过快（数）或强而有力。

1.1.2 心加速中枢 位于延髓网状结构的背外侧部，发出的纤维下行至胸部脊髓1～5节的交感神经元，经心交感神经支配心脏，作用是增加窦房结的自律性，加速房室交界的传导，增强心房心室的收缩力，使心跳加快加强，输出量增加，血压上升，脉搏的搏动有力稍快。这里应指出的是：延髓心脏活动中枢，经常接受大脑皮质和丘脑下部的调节，以及受到外周感受器传入冲动的影响，因而经常处于一定程度的兴奋状态，称为紧张性。心抑制中枢和心加速中枢的紧张性，表现对立统一的关系，它们的作用是相反的，但又是统一的。安静时，心抑制中枢处于主导地位；运动或情绪激动时，心加速中枢处于主导地位。一般心抑制中枢的紧张性比心加速中枢的紧张性高，尤其是经常体力锻炼的人更显著。两个中枢的协同作用，控制着机体的正常心率和脉的搏动。

1.1.3 缩血管中枢 它和心加速中枢的部位很接近。因此，称此区为加压区或交感中枢，发出的纤维下行至脊髓的交感神经元，经交感神经支配全身小动脉，使之收缩，增加外周阻力和回心血量，使血压上升。此中枢经常保持一定紧张性，使小动脉经常保持一定收缩状态，维持脉搏正常搏动。

1.2 心血管反射 在心血管壁上有特殊的感受器，可反射调节脉搏搏动的变化。神经系统对心血管活动的调节，主要有两个基本的反射。

1.2.1 主动脉弓和颈动脉窦压力感受性反射 在颈动脉窦和主动脉弓血管壁的外膜有颈动脉窦和主动脉弓的压力感受器，对脉搏搏动有调节作用，当机体血压上升，脉搏变强而有力时，主动脉弓、颈动脉窦的压力感受器受到刺激，发出冲动，沿窦神经和主动脉弓神经传入延髓，兴奋心抑制中枢，抑制了心加速中枢和缩血管中枢，经传出神经使心跳减慢减弱，心肌收缩力减弱，心输出量减少。压力感受器传入冲动增多，并使交感缩血管中枢的紧张性降低，由交感缩血管纤维传到外周血管的冲动减少，使血管管壁平滑肌松弛，管径增大，外周阻力减小，血压下降，脉搏搏动减弱少力，但属正常范围，这一反射又称为减压反射，其过程如下表：

当脉搏变弱时（BP↓），压力感受器所受的刺激减弱，传入中枢的兴奋减少，减压反射作用减弱，这时中枢紧张性增高，心交感神经传到心脏的冲动增加；同时，心迷走中枢的紧张性降低，心迷走神经传到心脏的冲动减少，于是心率增快，心肌收缩力增强，心输出量增加。压力感受器传入冲动的减少，可减轻交感缩血管中枢所受的抑制，使中枢紧张性增高，交感缩血管神经传到外周血管的冲动增多，血管壁张力升高，口径变小，外周阻力增加，使血压升高，脉搏由弱变强，但不超出正常范围，可见减压反射对脉搏调节有双重作用，脉搏搏动增强时可反射性变弱，脉搏搏动弱时，又可反射性地变强，故对维持脉搏的相对稳定有一定意义。

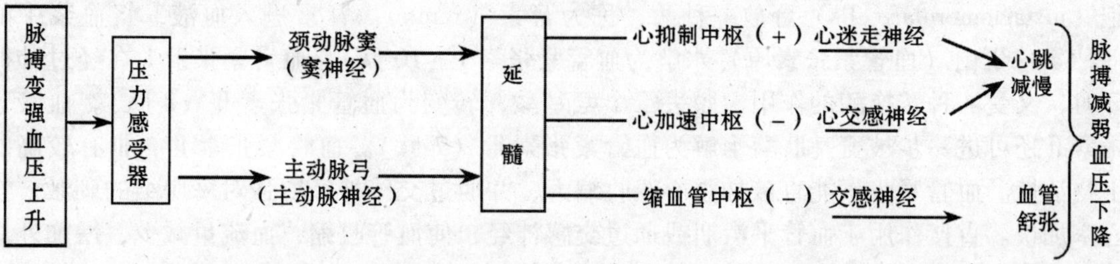


1.2.2 颈动脉体和主动脉体化学感受性反射　在颈动脉窦区的颈动脉体和主动脉弓区的主动脉体存在一种化学感受器，它能接受血中缺氧和二氧化碳过多的刺激，通过心血管中枢的作用，反射地使心活动加强，心输出量增多，同时血管收缩，外周阻力增加，脉搏搏动增强。

血液中化学成分改变，如 $Co_2$分压升高，$O_2$分压降低，或氢离子浓度升高时，可使颈动脉体、主动脉体等化学感受器兴奋增加，冲动沿窦神经和主动脉神经传入延髓，使呼吸中枢兴奋的同时，也刺激交感中枢，通过传出神经使血压上升，脉搏变强，这反射也称化学感受性加压反射。它能加速血液循环，维持血液中 $Co_2$和 $O_2$浓度的相对稳定。

减压反射和加压反射是调节脉搏正常搏动的一对矛盾。在平时，颈动脉窦和主动脉弓的减压反射是起主要作用，以保持脉搏在正常情况下搏动。当循环机能不足或血液缺氧的情况下，加压反射起重要作用，使血压升高，脉搏搏动增强。这里要说明是，决定脉搏正常搏动因素很多，但以上两种反射占重要因素，还有某些位于肌肉、皮肤和内脏的感受器，受到刺激也能引起加压反射或减压反射。此外，在神经调节下，产生某些体液因素，也能作用于心血管的活动，引起脉搏的一些正常变化。

## 2. 体液调节

血液和组织液中的某些化学物质对心血管活动具有调节作用，并对脉搏搏动有一定影响，其中有明显影响意义两类。

2.1　肾上腺素和去甲肾上腺素　此两种物质化学结构上同属儿茶酚胺类。血液中的肾上腺素和去甲肾上腺素主要来自肾上腺髓质的分泌。肾上腺髓质主要分泌肾上腺素，也分泌少量去甲肾上腺素。去甲肾上腺素主要是交感神经节后纤维末梢所释放的化学递质，但一般在局部发挥作用。肾上腺素和去甲肾上腺素都能使心跳加快加强，血管收缩，血压上升，脉搏搏动增强，但它们使脉搏增强作用机理不同。

2.1.1 肾上腺素主要有强心作用，不增加外周阻力，通过提高心输出量而增强脉搏的搏动。

2.1.2 去甲肾上腺素对体内大多数器官，都有明显的缩血管作用，通过增加外周阻力而提高血压，增强脉搏的力量。去甲肾上腺素的强心作用远比肾上腺素弱。在完整的机体，由于去甲肾上腺素的升压，增强脉的搏动力，通过颈动脉窦和主动脉弓压力感受器反射性地抑制心加速中枢的紧张性，而出现心动过缓来调节脉的正常搏动。例如，正常人在冬季或气候寒冷的环境生活与工作，脉象出现“沉而有力”，也称“冬石”脉，这是因为寒冷刺激机体后，通过神经反射使肾上腺髓质分泌增多有关。

2.2 血管紧张素（angiotensin）当肾血流量不足或血钠降低时，可刺激肾脏近球旁细胞（juxtaglomerular cells）释放一种酶，称为肾素（renin）。肾素进入血液，将血浆中的一种 $a_2$球蛋白（血管紧张素原）水解为血管紧张素1（10肽）。血管紧张素1在经过肺循环时，又受一种转换酶的作用，脱去二个氨基酸，转变为血管紧张素Ⅱ（8肽）。血管紧张素Ⅱ还可进一步被氨基肽酶水解为血管紧张素Ⅲ（7肽）。血管紧张素Ⅱ、Ⅲ有较高的生物活性。血管紧张素能直接加强心肌收缩力，并通过交感神经增强对窦房结的刺激，使心率加快。直接作用于血管平滑肌或通过交感神经，使血管收缩，血流量减少，增加外周阻力，使循环血液重新分配。血管紧张素Ⅱ是体内最强的缩血管物质，能使小动脉收缩，增加外周阻力，兴奋延髓交感中枢。血管紧张素Ⅲ能促进肾上腺皮质分泌醛固酮，通过肾脏保钠保水，提高血容量，结果都可提高血压，维持动脉的正常搏动。正常生理状态下，血液中少量血管紧张素，可被各组织含的血管紧张素酶破坏，对血压调节，脉的搏动不起很大的作用。但在大失血情况下，血压下降，肾血流量减少，使肾素大量分泌，血管紧张素浓度增高，外周血管收缩，阻止血压过度下降，维持动脉的正常搏动节律，有一定作用。详见下表。

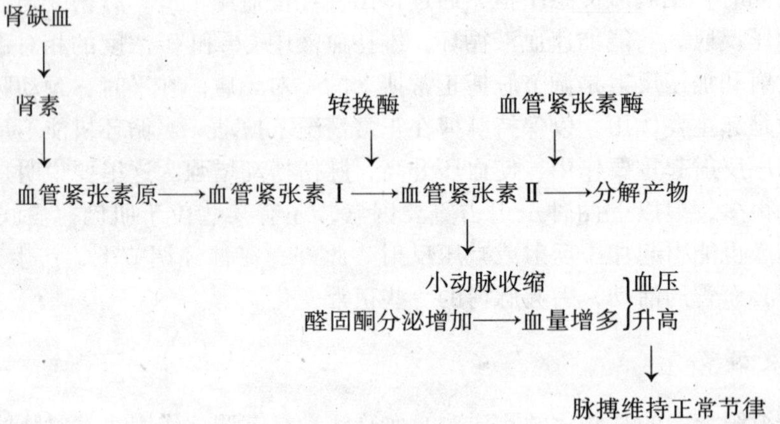


**肾素作用与脉搏图**

某些肾脏病（如肾血管病），由于肾血管痉挛或狭窄造成肾血流量长期减少，致使肾素分泌量增多，血管紧张素Ⅱ产生过多，脉的搏动强而有力。如患者醛固酮分泌过多，尚可使水钠潴留于血管壁，使管壁细胞肿胀，外周阻力增加，也是脉搏出现沉弦的因素之一。

此外，还有一些代谢产物，如二氧化碳、乳酸等，可直接作用于某一个局部血管，使之舒张，直接作用于桡动脉上，可使脉搏表现洪大之象，这是由于增加局部血量所致。

以上所述，说明人是一个有机的整体，在这种情况下，心输出量和外周阻力，往往同时发生变化，对脉象的影响因素也是多方面的，因此，看问题要各方面看，在某些疾病当中，脉象的变化，原因很复杂，有的是心脏，有的是血管，有的是其它组织器官发生病变传化而来，所以临床上出现的搏动形态也不一样，但在一定情况下，必有一种因素是主要的。

### 3. 血压调节

血压是指动脉血压而言，因动脉血压决定着其他血管的压力，是促使血液克服阻力，保证器官血液供应的主要因素，在循环机能和脉的搏动中，占有一定地位，其中包括收缩压、舒张压和脉搏压。血压是随心脏舒缩而相应地产生的，心收缩期，血管内压力达到最高点即为收缩压，心脏舒张期血管内压力降到最低水平时，即为舒张压，两者之差即为脉压。

正常血压在我国成人中为 90～130/60～90mmHg，平均为 110/70mmHg，可随年龄、性别、活动、体位的不同而有差异，一般男高于女，老年高于幼儿，低于90/50mmHg 者，为低血压。

正常时，血压保持相对稳定，是心血管生理活动与脉的搏动指标，如血压过高，增加心脏和血管的负荷，可致心衰及小血管破裂，这时通过脉诊，预测到这种情况，及时治疗，可避免这些疾病的发生。

血压过低，血流量不足以供应组织的代谢需要，如脑缺血可致机能障碍，出现昏迷和休克，测血压和脉搏的变化，可知预后与治疗的情况。脉压是决定脉搏的振幅高低和强度的主要因素，因此，通过脉搏可了解血压的高低，并间接推测心脏收缩力量和外周阻力及动脉壁的弹性。例如，收缩压高的根据高的轻、中、重的程度，可出现浮、弦、洪大有力之象。反之，则见濡、散、微等形态。舒张压高的，根据高的程度，分别可见伏、牢、沉实之象。反之，则可见芤、弱之象。脉压高的，根据不同程度，可出现洪、实之象，反之，则可见虚、弱、涩、细之象。

### 4. 血量调节

一般循环血量是相对恒定的，若血量发生变化，将影响动脉血压和脉的正常搏动。血量能维持相对稳定，是神经和体液因素调节的结果。血液包括血细胞、血浆蛋白、水及电解质等成分，其中任一因素的变化，都会影响血量。

4.1 肾素－血管紧张素－醛固酮系统　关于肾素、血管紧张素的作用已见前述。醛固酮是肾上腺皮质小球带细胞分泌的激素，能促进肾小管对钠的主动重吸收，具有保钠和保水作用。

4.2 渗透压感受器－抗利尿激素系统　抗利尿激素（ADH），主要由下丘脑视上核神经元合成，经神经轴突轴浆流动运送到垂体后叶贮存，并常少量释放入血液循环。ADH 能使肾远曲小管和集合管对水的通透性增加，促进水的重吸收，进而使细胞外液量和循环血量增加。静脉注射垂体后叶激素，可使骨骼肌和内脏小动脉，包括冠状血管收缩，外周阻力增加，血压上升，脉的搏动增强，故 ADH 又称加压素，但引起加压效应所需 ADH 浓度，要比产生抗利尿效应者高 1，000 倍，故在生理状态 ADH 不参与脉搏的调节。

4.3 血量急性调节与失血反应　人体急性失血，血液总量显著减少时，可通过神经和体液途径，引起一系列代偿性反应，在脉的搏动方面，就是一个明显的例证。

失血后，交感神经兴奋，缩血管神经传出冲动增多，使外周阻力血管和容量血管收缩。少量失血，血压和脉搏无改变时，传入冲动可来自左心房和胸腔内低压部位的容量感受器。当循环血量减少到引起血压下降，脉的搏动无力时，颈动脉窦和主动脉弓压力感受器所受的压力刺激减弱，若血压降低60mmHg以下，颈动脉体和主动脉体化学感受器所受的刺激也增强。一般认为阻力和容量血管的反应与失血引起的血压降低程度有关，多见大量而快速的失血。当血压降低不显时，心脑和腹部脏器小动脉收缩，外周阻力升高；同时，减压反射减弱和化学感受器兴奋致呼吸兴奋，使心搏频率和心缩力量增强。结果，血压下降得以缓冲，循环血量重新分配，脉搏得以调整。

当失血后，血压显著下降时，全身静脉反射性收缩，由于静脉管壁扩张性大，静脉系统平时容纳70%循环总血量，当静脉收缩，管腔缩小时，贮留静脉中血液加速回流，汇集腔静脉和右心房，为心舒张期心室充盈提供血液，使心输出量不致过分减少。失血时，交感神经兴奋同时，也促使肾上腺髓质释放儿茶酚胺，后经血液运送，参与增强心脏活动和收缩血管，以调节脉的搏动。

失血时，毛细血管对组织液重吸收，血浆量恢复，血液稀释，这时因血压下降，对颈动脉窦和主动脉弓压力感受器的刺激减少，交感缩血管神经兴奋，其中毛细血管前阻力血管的收缩较强，毛细血管前后阻力比值增加，使毛细血管血压降低，组织液回流大于生成，水分吸入毛细血管，这时血浆量恢复和维持脉的搏动，都起一定作用。失血时，肾对钠和水平衡起反射性调节。失血多时，致全身血量和肾血流量减少，分别刺激体内容量感受器和肾近球小体，增加ADH和醛固酮的分泌，作用于肾小管，促进钠和水重吸收，加速血量恢复和脉的搏动达到正常状态。

若失血少，血压下降不显，上述反应能使血浆量得到补充，心输出量和血压及脉的搏动恢复常态。随后，缩血管反射强度减弱，小动脉痉挛解除，血量恢复。

若失血多，失血速度快，抢救不及时，心输出量和血压下降40mmHg左右，代偿反应丧失，致脑缺血，交感神经活动增强，全身血管收缩，外周阻力升高，此时迷走中枢兴奋，心动变慢，心输出量更少，体内代谢障碍，组织缺氧，酸性代谢产物积累，受损伤组织释放激肽，组织胺等舒血管物质，使局部毛细血管对缩血管刺激反应性降低，发生血管舒张。但毛细血管后阻力血管对舒血管物质有较大抵抗力，保持收缩使毛细血管内血压相对升高，血液淤滞，毛细血管壁通透性增强，血浆外渗，循环缺血。某些内脏如胰腺细胞缺氧时，释放蛋白酶，使某些血浆蛋白转变成心抑制因子，抑制心脏或间接抑制心对交感冲动或儿茶酚胺的反应性。心肌缺氧和心抑制因子的作用，损害心脏机能，导致心衰，脉的搏动由弱变微或无。血液在体内并不是全部都在周流不息地循环，有一定数量的血液在某些脏器或组织内储备尚还未动。故《黄帝内经》早已认识到“肝藏血”、“脾统血”的功能。同时在肺脏和表皮的乳头下，以及肠壁间的微血管网里，都存有一定数量的血液，当受到内外因素的刺激和影响，经植物神经的作用，血管发生反射性的非活动时，这些血液可活动起来，在体表的血液，可渗入内脏，内脏的血液，也可趋向体表，脉的搏动就会相对的发生变化，如急性腹痛或呕吐病人，常出现肢体厥冷，脉来沉细，这是体表血液趋向内脏的缘故。感冒病人，肤表灼热，脉见浮数，这是内脏血液趋向体表的缘故。

### 5. 毛细血管压和微循环

5.1 毛细血管压　来源於动脉压，由于小动脉阻力大，能量消耗多，到达毛细血管时，血压降低明显，一般毛细血管动脉血压平均20mmHg。毛细血管是实现循环系统机能的重要部位，其血压大小关系到组织液的生成和物质交换。其血流量又关系器官的代谢。

目前，许多学者对毛细血管的血流情况进行深入研究，认为休克的本质是生命重要器官的毛细血管灌流量锐减，致代谢障碍和细胞损害的过程，提出了微循环的概念。

5.2 微循环 指小动脉和小静脉之间微细血管中的血液循环。其结构和布局在各器官都有所差异，但典型的微循环，一般由小、中间小动脉、毛细血管前括约肌，通血毛细血管、真毛细血管网、小静脉、动静脉吻合支组成。

近几年来，把由微动脉经毛细血管至微静脉的微循环，进行了深入研究，证明了微循环系统是代表着机体内一个最大的机能单位，它对保持正常血液流动、脉的搏动、生命运动，和它在心脏及大血管内保持正常流动同样重要。

正常情况下，微循环内小动脉开放，动静脉短路关闭，毛细血管部分（约20%）交替开放，血流通畅，以满足相应区域组织代谢的需要。许多危重疾病的脉象演变与微循环障碍有着直接关系。

某些病理因素（感染、中毒等）的作用，可使微小动脉痉挛，当细菌毒素进入血循环后，刺激肾上腺交感系统，促使肾上腺素、去甲肾上腺素分泌增加，产生大量肾上腺素的代谢产物儿茶酚胺，引起小动静脉及微循环中的前毛细血管括约肌痉挛，引起微循环内灌注量下降，导致缺氧、酸中毒，及血管通透性增加，血浆物质外渗，造成有效循环量骤减。同时，由于血管收缩，心脏负荷增加，致心输出量降低，血压下降，脉搏见细或细数之象。

当缺氧和酸中毒等病情继续发展时，动脉血 pH 值下降，导致血管张力降低。同时毛细血管壁内皮细胞及巨大细胞受缺氧刺激，释放大量组织胺，引起毛细血管前小动脉及前毛细血管括约肌扩张，但静脉等仍处于收缩状态，致使毛细血管床被动性扩张，血液停滞并淤积其内。导致循环血量显著减少，脉来细、涩、迟、无力之象。

病情时间过于长久，组织代谢进一步障碍，可引起中枢神经系统发生严重紊乱，血管麻痹，心肾功能障碍。此外，在严重休克时，酸性代谢产物滞留的血液及血管内皮细胞受损，促使血小板凝集破坏，释放出凝血活酶，以致红细胞凝集产生微血栓，出现弥漫性血管内凝血现象，造成组织栓塞，促使脏器衰竭。后期由于大量消耗了血小板及凝血因子，加上机体为了对抗血管内凝血而产生了多量的纤维蛋白溶酶，造成继发性纤维蛋白溶解，可引起更严重出血，脉显现出细微或不能触及。

## 6. 心血管机能的调节

心血管系统与其他器官系统活动关系密切，使其各种情况下血液供应全身足够，同时与脉的搏动变化也密切相关。当剧烈运动，神经和肌肉的活动及代谢过程都增加，心血管系统与脉的搏动也随着发生适应性变化，这时脉的搏动可增快或增强，运动后，心血管功能恢复正常，脉的搏动也逐步恢复原来状态。心血管系统与脉搏的这些反应与变化，是通过神经反射和体液因素的调节而实现的。

# 第五节 脉搏变化的因素

脉搏的产生，上述已谈到，最基本是由心室射血产生的“动力”与血流在小动脉所遇到的“阻力”相互作用的结果；也就是在大动脉壁的弹性扩张与回缩这对矛盾的基础上，向全身各动脉传播的；而保持一定的循环血量，也是产生脉的搏动前提，任何能改变这些因素的情况，也都能改变脉的搏动形象。因此，凡能影响每搏心输出量和外周阻力的各种因素，也都是影响脉象变化的因素。

1. **每搏输出量**

心输出量增多，即射入动脉的血液量增多，脉的搏动增强增快，血压也升高；反之，心输出量减少，血压降低，脉的搏动减弱减慢。心输出量决定于心跳频率和每搏输出量，而每搏输出量又决定于心室射血能力和静脉回流量。当每搏输出量增多时，收缩压增高。由于收缩压的增高，使动脉中血流速度加快，到了舒张期末动脉中存留的血量，虽可能比心输出量增加以前有所提高，但提高数值不如每搏输出量增加多，也即每搏输出量增加时，舒张压增加幅度不如收缩压大，因而脉搏压增大，脉的搏动增强。反之，如每搏输出量减少，收缩压降低，脉搏压减小，脉的搏动减弱。例如，急性心肌梗塞的病人，由于心肌收缩力减弱，心输出量减少，脉亦相应变细变弱。静脉回流量增多，使心输出量增多，脉的搏动可增强；静脉回流量减少则心输出量减少，脉的搏动变弱。

总之，心输出量改变时，对脉的搏动强弱可有影响，在一般情况下，心输出量愈多，心缩期中动脉内积累的血液也愈多，对动脉管壁产生侧压力也愈大，脉的搏动愈强而有力，反之，则脉的搏动愈虚弱无力。另外，心脏瓣膜对保证血液定向流动，防止逆流的结构也很重要，心脏的房室口有房室瓣，由于房室口有三片，称三尖瓣；左房室口有二片，称二尖瓣。它们都是朝心室方向开放，游离缘上都有腱索与心室壁突出的乳头肌相连，以牵制瓣膜不能向心房方向翻转。

心脏的动脉口有动脉瓣，分别称为主动脉瓣和肺动脉瓣。它们的结构都是三片半月形的袋状瓣，袋口向动脉方向开放，当袋口开放时，封闭动脉口，防止血液倒流入心室。当主动脉瓣狭窄的病人，血管常有水冲样的波动，形成水冲脉，或表现出洪大或弦滑的形态，这都是因心血管病理改变而见到形态各异的脉象。

2. **心的频率与节律**

脉搏是心脏周期性活动，引起的脉管中压力改变出现的生理现象。正常时，脉搏次数和心跳频率是一致的，脉搏在一定程度上，能反映心脏的兴奋性和机能活动盛衰情况，并且还可间接的反映全身代谢水平。例如，脉搏频率增快，一般表示，人体代谢率增高，心率增快。据有人统计，大约体温每增高摄氏一度，脉搏当增多八次。反之，脉搏频率减慢，则说明全身代谢处于低落状态，或迷走神经紧张性增强。由此可知，脉搏频率过快或过慢均非正常现象，一般成年人的脉率在 60～80 次/分范围内均属生理性搏动，低于 60

次/分，或超过90次/分均属异常，古人所说的脉一息三至为迟，四、五至为平，六至为数，七至为极，八至为脱，就是从脉率方面分候的。

正常情况下，心脏搏动不但有力，而且也很有规律，同时与脉的搏动均相一致，但有时也会出现心律与脉搏不相一致的情况。例如，临床上见到的心房纤维性颤动的脉搏，心律与脉律是不一致的，脉搏最大的特点就是搏动无规律，出现“结代”的脉象。再如，阵发性心动过速者，由于脉的搏动很快，便会出现疾脉和促脉的形象。

### 3. 外周阻力

指整个血管系统对血液循环所构成的阻力，但主要决定于小动脉口径的大小。小动脉的平滑肌能够在神经、体液调节下收缩或舒张，从而改变小动脉口径，以改变外周阻力。小动脉收缩时口径变小，外周阻力增大，脉的搏动增强。小动脉舒张时则相反，可使脉的搏动减弱。例如，上述谈到原发性高血压病，心脏射血量增加，小动脉痉挛或硬化，外周阻力增大，如再有动脉壁的硬化，这就使其动脉本身的紧张力增高，此时，指下可触到直而有劲，硬度大如按琴弦或钢丝感。据脉波描记器描绘出的波形特点：振幅较大，出现重波形的波峰，降支呈弧形，证实对上述脉形描述的正确。

当使用降低血压的药，解除小动脉痉挛，使小动脉口径扩大，以降低外周阻力，可以使脉的搏动趋向缓和。因此，小动脉口径改变，使脉搏的迟、数、弦、弱，都会受到影响。

在心舒期中，血液流出动脉的速度，主要决定于小动脉口径。小动脉口径增大，血液流出较快，因而心舒期末大动脉内存留的血液也少，于是脉的运行速度或快或减弱。小动脉口径缩小，妨碍血流流向外周，心舒期末大动脉内存留的血液便增多，于是脉的搏动增强或减慢。因此，在一般情况下，脉的搏动强弱快慢（虚实迟数）与外周阻力大小有关。此外，血液的黏滞性，也是构成阻力的因素之一，血液黏滞性的大小，主要决定于红细胞数量的多少；红细胞数量增多则黏滞性加大，外周阻力增加，脉的搏动增强。但通常血液的黏滞性变动不大，因而不是经常影响脉搏的因素，只是在严重贫血或红细胞增多症等情况下，才明显对脉搏有影响。

### 4. 动脉管壁的弹性

大动脉管壁的弹性有减小脉搏压的作用，它在短时间内不可能有明显变化，但在老年人血管硬化时，大动脉弹性减退，或小动脉同时硬化，血管胶原纤维增生，逐渐取代平滑肌与弹性纤维，血管壁弹性减少，因而脉搏压增大。心室收缩时，主动脉壁不易被扩张，对动脉血压的缓冲作用减小，可使脉的搏动出现强劲之象。主动脉具有弹性，当血管内压增高可扩张，以容纳积聚血液，缓冲收缩压不致过高，脉的搏动不致过度强劲或变硬。

在心室舒张时，虽射血停止，血管内压迅速下降，但因大动脉管壁的弹性回缩，产生一定的压力，维持舒张压不致过低，脉搏不致过度软弱无力。因此，大动脉的弹性，是维持正常脉搏的关键。

### 5. 循环血量

血液在动脉内的充盈度，是维持脉搏的重要因素。正常机体内，血容量与血管容积相适应，即血管系统的充盈情况变化不大，保持了血管充盈度稳定，而使脉的搏动维持在正常范围内。但是在某些病理情况下，循环血量也是影响脉搏的重要因素。如失血时，循环血量可显著减少，若失血不太多，只占总血量的10%～20%时，一般通过小动脉收缩以增加外周阻力，通过小静脉收缩以减少血管容积，仍可维持血管系统充盈，使血压不致显著降低，但脉的搏动可改变形态，出现芤革之象，若失血量超过30%，则体内调节作用已不能保证血管系统的充盈状态，血量减少，血压急剧下降，脉搏微弱或触摸不清，若迅速能够止住血，并能及时输入大量血液或血浆代用品，补偿丧失血量，脉的搏动可恢复或稍见洪大。

此外，当循环血量改变时，可出现下列脉象的变化，如皮肤浅层血管循环血量增加时，脉常出现浮、大、洪、长之象，当皮肤浅层血管循环血量减少时，常出现细、短、涩、微之象。

### 6. 管壁的紧张度

在机体各脏腑组织生理功能活动中，血管的舒缩度保持着平衡。一旦发生了病理改变，血管的舒缩就会失却平衡，发生应变活动，出现血管壁活动的改变，常由这样几个因素

6.1 血管本身组成的改变　年龄较大的老年人，血管壁的钙质成分增多，胶质相对减少，因而血管壁的舒张度随着减少，形成硬化状态。例如，动脉硬化者，由于血管的硬化，常出现弦紧或弦细的脉象（以弦为主）就是这个道理。

6.2 植物神经的影响　血管的活动，受植物神经支配，在血管壁内，分布有密如网状的受纳器，同时在部分血管内，还有特殊的受纳器带，这些通过植物神经的联系，传到中枢神经，中枢神经系统经过分析后，不断发出应变的指挥，故血管壁发生变化，脉的搏动出现不同程度的差异。例如性情暴躁或怒气冲发的人，由于植物神经处于紧张状态，血管壁受到影响，表现以弦为主的相兼合脉象，如脉来弦洪、弦细、弦长之象；寒邪外侵，末梢神经起保护性的反射活动，血管壁同时出现防御反应，脉搏可表现紧象。

总之，小动脉的变化，脉的搏动可出现改变，血管壁处于紧张状态，脉搏可见弦、紧、伏等，血管壁紧张度弱者，脉搏可出现芤、濡、散之象。

## 第六节　脉搏的波形

应用现代科学方法使脉诊客观化，是中西医结合研究脉诊的必要手段，也是中西医结合研究脉诊的一个新课题。从临床普及应用的角度上看，目前一般采用描记和分析桡动脉的脉搏图，这是脉诊客观化的一个简便可行的方法。对于脉图（包括脉象图）的研究工作，在我国和国外已有一百多年的历史了。人们曾渴望揭开中医脉象的奥秘，用客观的描记，分析并进一步验证主观经验的感觉。如何用现代科学方法，寻求脉象诊断的客观指标，深入探讨脉象形成的机理，这对正确诊断和治疗疾病，将提供一个可靠的依据。这一方面，近几年来，上海、北京、武汉、江西等地有关单位，以及吴静默[1]、陈可冀[2]、

马聪[3]、杨蜀莲[4]、王德堃[5]、冯新为[6]等专家学者，利用多种脉搏描记器和脉象仪，对中医脉象进行了大量的物理实验，有了很大的进展，并且取得一定成果。

### 1. 具备条件

在应用脉搏描记器描绘脉搏图时，必须认真具备

1.1 脉象的判断要准确可靠，这是脉象客观化的一个重要依据。

1.2 脉搏图的描记应清楚而不失真，所用的仪器和方法须精确灵敏，有高度的重复性。

1.3 在上述基础上，对各种脉搏图进行统计分析，筛选能识别各种脉象的必要参数。

1.4 临床诊脉，采取统一的仪器和方法，在一定样本的统计基础上，确定各种脉象的参数数据，制定出标准脉象图，以供临床医师进行诊脉时参考。

### 2. 实验方法

实验的目的，应是为临床医疗服务的。因此，首先应以临床常见病出现的常见脉象为主，最好在确诊病证的基础上，再来确定常见的典型脉象。实验应按下列顺序进行。

2.1 对实验者做常规体格检查，例如，测量身高、体重、血压、胸透等，必要时还可查眼底，观察有无动脉硬化，心脏搏动以及指甲下毛细血管的搏动等情况。

2.2 脉象的判定，一般以两名以上有经验的中医师诊脉，一致确定一种脉象为准，应注意两寸口脉寸关尺六部的位置变化的判定。

2.3 脉搏图的描记，最好采用国内先进的仪器，如脉象仪进行，也可采用自己制作的仪器。

2.4 将脉象仪感应器放置在切脉的一定部位上，一般都按放在两手（桡动脉）寸口脉的寸关尺上，分别施加不同的压力，以压迫脉搏的某一部位，作为浮、中、沉三种取法。

2.5 在描记脉搏图时，最好同时描记脉搏图的斜率和第Ⅱ标准导联心电图。在实验过程中，最好对一种类型的脉象，找数人或进行多次实验，通过分析，测量出各项较为精确的参数。

### 3. 脉搏波形图

脉搏用各种仪器，放在浅表动脉外面的皮肤上加以记录，画出的记录曲线，称为脉搏波形图（图1）。脉搏图的波形包括如下几个方面。

3.1 上升支　坡度较陡，是在心室快速射血期，主动脉压力迅速上升，管壁突然扩张而形成。曲线上升的速度和幅度受心输出量，心室射血速度，动脉的阻力与弹性的影响。阻力大，心输出量少，射血速度慢，则升支上升速度慢，波幅小；反之则速度快，波幅大。

3.2 下降支　坡度较平坦，心射血后期，输出量减少，进入动脉的血量少于由动脉向末梢流去的血量，故动脉压力降低，口径回缩，形成下降支前段。随着心室舒张，主动脉压力迅速下降，在主动脉瓣关闭的一瞬间，血液向心室方向倒流，管壁回缩，使下降支急促下降。但由于这时主动脉瓣已关闭，倒流的血液撞击在主动脉瓣上而弹回，动脉压再

次稍有上升，管壁又稍扩张。上述变化在下降支的中段形成一个小波，降中波前面的小切迹则称为降中峡。降中峡和降中波的产生是由于当左心室舒张，心室内压迅速下降到低于主动脉压时，主动脉内血液倒流，动脉内压力迅速下降，管壁稍回缩，形成降中峡；但由于这时主动脉瓣已关闭，血流撞击主动脉瓣而弹回，动脉压再次稍有上升，管壁又稍扩张，形成降中波。而后，心室继续舒张，血液不断流向外周，管壁继续回缩，形成坡度较平坦的下降支后段。脉搏图下降支的形状大致这些。

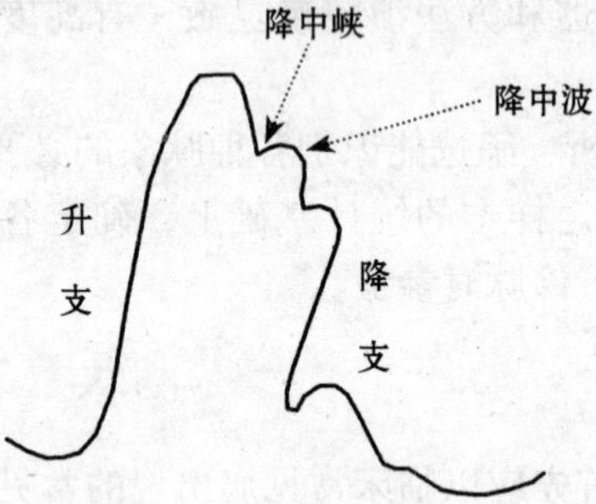


图 1　脉搏波形图

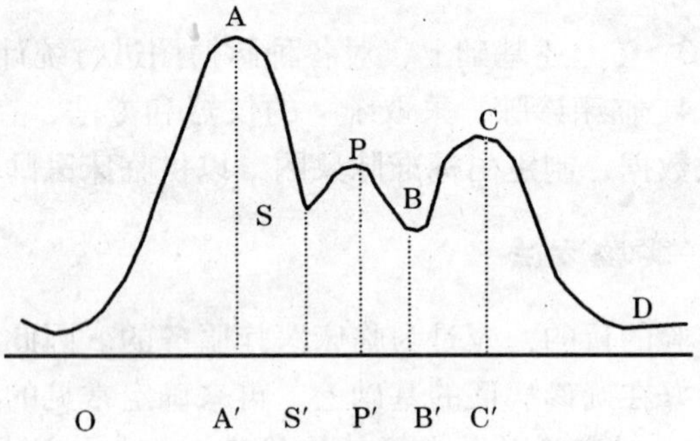


图 2　桡动脉脉波的命名

## 4. 正常脉搏波形

国内已有不少单位或专家对此进行了探讨和研究，据上海中医学院应用半导体应变片，作为换能器的脉象仪描记了 94 人的脉搏波报导[8]：主波升支的坡度比滑脉及弦脉为小，降支坡度亦比较平缓。主波稍突出（但亦有突出不明显的）重脉波出现的部位较高。说明正常脉的波形，其主波升降支的坡度比较平缓，重脉波出现部位较高，这些特点似乎决定脉波应指的时间较长。另一方面，正常脉波速度与滑脉相似，而不及弦脉，故切脉时既非弦又无滑感。

用仪器记录脉波图形，便于分析，但目前还不能全面反映脉象的全部信息。分析区别各种脉波，主要应将脉波各有特征参数进行统计对比，这一方面，江西南昌市第二医院脉象图研究小组在“脉象图的研究”[10]过程中，从 407 例脉象图中，获得了 32 种脉象资料，取得一定成果。这里指出一点：应用脉波描记时，注意其影响因素及图形的变异。由于目前一些描记器种类不同，性能有异，描记图形也不同，如放置换能器位置、力量稍有不同，可引起波形及波幅改变；描记时手臂放置位置，手臂是否扭曲，姿势不同，脉象兼合或不典型，也会有所影响。因此，尽可能在相同条件下进行记录。

## 5. 脉波的传导速度

主要通过测定而得，其临床意义，对动脉硬化者，有一定意义。目前，对脉速测定之法，还有不少看法，因此，对其评价也不一样。今简述如下

5.1　脉波形成　上述谈到，心脏收缩，血液进入动脉内时，由于动脉系统，特别是大动脉富有弹力纤维，是形成脉搏的首要条件，在此基础上，动脉的舒缩是随着血流方向，自近心端向远心端，规律地似波浪状传递，因此，便形成脉波。脉波变化与脉的搏动

有着一定联系，这是由于脉搏所反映的压力变化，能以波浪形式，沿着动脉管壁向末梢传播出去，其速度远较血流速度为快（如石投水，激起水波向四周传播，其速度与水流速度不同）。脉波沿动脉管壁向外周传导过程中，由于管壁弹性的阻滞作用和在分枝处，遇到阻碍而返折，使波形逐渐变化，振幅逐渐衰减，最后消失。

5.2 脉波传速 脉波向外传播的速度，取决于血管壁的弹性，管壁的弹性，使压力波传导速度减慢。主动脉的弹性纤维层最厚，越到外周则越薄，故脉波传导速度也是越到外周越快。正常情况下，主动脉脉波的传导速度约为3～5米/秒；较大的动脉约为7～10米/秒；较小的动脉约为15～35米/秒。动脉硬化则传播速度增快。

5.3 影响脉速因素 以上谈到，影响脉速的因素是多方面的。如心率、血管弹性、心收缩力、搏血量、血液粘滞性等，在这一方面，已有不少的学者，对其作了初步探讨，都认为主要是动脉壁的硬化，弹性下降，使脉速增快。朱荣达[11]等人，在分析了影响血液动力学一些因素的基础上，对患者心脏的收缩力，心排血量，血管弹性及周围阻力等进行测验检查，他们作了口服硝酸甘油1.2毫克，在10分钟后，大动脉脉速仅延长0.01秒。又如，随心率增加，脉速增速，增速不超过原心率的1/3。脉速几无变化；当心率增快大于1/3，脉速率增快10～25%（0.44～1.00米/秒），当心率增速一倍，脉速率可见显著变化。并指出“影响脉速的主要因素是动脉硬化。”

5.4 脉速测定 朱荣达等人，采用海军医学研究所仿制的“脉图仪”和普通心电图串联进行脉速测定，其操作和计算方法如下

5.4.1 患者在平静状态下取平卧位。

5.4.2 心电图与脉图仪串联，调节纽放在“P、V”档，即可出现脉搏－心电串联图型。

5.4.3 将传感器分别置于

5.4.3.1 右颈总动脉平甲状软骨上缘处（$T_1$）；

5.4.3.2 左股动脉搏动点（$T_2$）；

5.4.3.3 左足背动脉处（$T_3$），即可测得脉搏－心电串联图。

5.4.4 测得体表自胸骨平第三肋软骨至股动脉探测点距离 $D_1$，及左髂前上棘到内踝的距离 $D_2$。

5.4.5 分别测量心电－脉搏串联图上，自QRS起点或R波顶点至脉搏波起始点的距离，走纸速度为50mm/秒，精确到0.01秒。

5.4.6 计算脉速米/秒

$$大动脉速度=\frac{D_1}{T_2-T_1}$$

大动脉脉速的距离，是从降主动脉与主动脉瓣开口水平起，到股动脉探测点的距离，主动脉弓的长度不包括在内，而主动脉弓的长度与心至颈总动脉探查点的长度近似，所以需用 $T_2$ 减去 $T_1$，所获数字为大动脉在体表的投影。

$$周围动脉脉速=\frac{D_2\times 1.065}{T_3-T_2}$$（1.065为常数）

5.4.7 检查对象 健康组100例，多为本单位人员，分成两个年龄组，每组男、女各25名，临床均无心血管疾病。

高血压、冠心病组100例，按1974年诊断标准严格选择，凡临床发现冠心病伴有高血压的另编一组共16例。

5.4.8 测定结果 本组18～26岁组，大动脉脉速5.23/秒与40～60岁组6.30/秒相比，P＜0.01，相差显著，而周围动脉脉速9.05米/秒和9.73米/秒相比，P＞0.05，无差异性。

按：朱氏通过对216例，脉速测定的分析提示：脉速随年龄增加而有相应增速趋势，同时大动脉弹性亦随之下降。同年龄的健康组和高血压、冠心病组相比，脉速相差显著，正常人脉速值应按年龄组统计，此文大动脉脉速18～25岁组，为5.23米/秒±1.14，40～60岁组，为6.30±2.01，周围动脉脉速分别为9.05±1.65，及9.73±1.90，但正常组和疾病组间脉速变化的差距之间，有重叠R。脉速变化能测定大中动脉硬化，弹性下降的变化，但也可受到其他因素，如心率等影响，故应在平静状态下测定。脉速测定，可以作为早期诊断动脉硬化的方法之一，但还不足以早期诊断冠心病，由于脉图仪便于临床应用，对心血管疾病的诊断有一定临床意义。(附脉速值如下表1.2)

**表1　健康组脉速值**

| 项目 | 分组 | | 大动脉脉速 | | 周围动脉脉速 | |
|---|---|---|---|---|---|---|
| | 年龄组 | 例数 | 平均值（米/秒） | 标准差 | 平均值（米/秒） | 标准差 |
| 本院 | 18～25 | 50 | 5.23 | 1.14 | 9.05 | 1.65 |
| 本院 | 40～60 | 50 | 6.30 | 2.01 | 9.73 | 1.90 |
| 92医院 | 19～29 | 41 | 5.94 | | | |
| 136医院 | 19～29 | 59 | 5.98 | | | |
| 福州军区总医院 | 19～29 | 26 | 5.33 | | | |
| 哈尔滨医大 | 40～49 | 7 | 6.51 | 0.52 | | |

**表2　疾病组脉速值**

| 项目<br>病名 | 平均年龄 | 例数 | 大动脉脉速 | | 周围动脉脉速 | |
|---|---|---|---|---|---|---|
| | | | 平均值（米/秒） | 标准差 | 平均值（米/秒） | 标准差 |
| 高血压Ⅰ期 | 39 | 28 | 8.17 | 3.12 | 11.44 | 2.66 |
| 高血压Ⅱ期 | 51 | 23 | 8.16 | 2.46 | 12.57 | 2.81 |
| 疑冠心病 | 45 | 24 | 7.05 | 1.84 | 11.75 | 2.37 |
| 冠心病 | 52 | 25 | 7.89 | 1.24 | 11.94 | 3.17 |
| 冠心＋高血压* | 48 | 16 | 8.38 | 2.42 | 13.79 | 2.95 |

*16例中冠心病＋高血压病10例，可疑冠心病＋高血压病6例。

5.5 临床应用 脉速的测定在生理和病理情况下，都有一定的临床实用价值，对于老年人或高血压、冠心病、动脉硬化患者，有一定诊断意义，从朱氏对“脉速测定216例分析”一文的报告检查结果看

5.5.1 18～25岁和40～60岁组，健康人大动脉脉速有显著差异，其原因是由于随着年龄的增长，大动脉的弹性下降，或伴有无临床表现动脉粥样硬化所致。周围动脉（中动脉）随年龄增长，脉速也相应增快，从9.05米/秒到9.73米/秒，但经统计学处理两组无明显差异。

5.5.2 同年龄组（40～60岁）健康人和冠心病、高血压Ⅰ、Ⅱ期大动脉脉速相比，

两组有显著差异，以正常组平均值加一个标准差即8.3为上界，则25例冠心病中有9例（36%）超过此值，23例高血压Ⅱ期中亦有9例（39%）超过此值，而正常组50例中仅有5例（10%）超过此值。周围动脉也有差异，以平均值加一个标准差即11.63米/秒为上界，则冠心病25例中有11例（44%）超过此值，高血压2期23例中有13例（56%）超过此值，正常组30例中有8例（16%）超过此值。

5.5.3 同年龄的健康组和可疑冠心病组大动脉脉速相比无差异，这与可疑冠心病的动脉粥样硬化的病理改变不显（较轻）有关。本组高血压病Ⅰ期组和健康组的大动脉和周围动脉脉速相比，有显著差异（$P<0.01$）。

通过分析高血压Ⅰ期28例，其中30岁以下有8例，只一例脉速（8.3米/秒）超过平均值8.17米/秒，另7例平均脉速只有6.52米/秒，其它20例30岁以上的平均脉速却为8.74米/秒，二者差异显著，说明高血压Ⅰ期的患者，年龄较小的脉速增加不大，年龄较大的脉速增加明显。

在冠心病合併高血压病的患者中，有42例先患高血压，平均6年后出现冠心病，目前虽无冠心病证候，已有不同程度大动脉粥样硬化病变，致使脉速增快。以后可能发展为冠心病。

动脉硬化的病变分布不同，有的大动脉上有动脉粥样斑块，但冠状动脉系统粥样斑块相对较少，尚未造成心脏缺血改变及冠心病表现。相反，有的冠状动脉系统粥样硬化很重，而大动脉粥样硬化并不严重，临床虽有典型冠心病证候，但其血压、胸透均正常，脉速也不快，在冠心病组25例中，6例脉速低于正常组脉速平均数，原因可能在此。

5.5.4 高血压合併冠心病组，大动脉脉速增快比患单一病为明显，可能是高血压加重了动脉硬化和弹性减弱之故。

5.5.5 周围动脉脉速5个对照组的结果，在统计学上都相差显著（P皆$<0.01$）。

## 6. 几种脉波图简介

自20世纪50年代以后，国内外的不少专家学者，开始运用仪器对脉象做客观化的脉搏图的描记，并参照中医的理论进行分析，在中西医结合研究脉象方面，做出一定的贡献。

以下简介几种脉波图制作、命名及测量方法。

6.1 冯新为等人采用Dudgeon式脉搏描记器，描记两手寸口脉的寸、关、尺三部脉，描记是由同一个人，用同一仪器进行的，在每一部描脉时，是在描记器指针跳动振幅最大时进行描记，所加的压力，是以浮、中、沉三候的中候。在描脉前后，由1~2名中医师确定脉象，然后测脉搏次数、血压及脉压，按Starr的公式，计算心脏每搏输出量，观察桡动脉硬化情况，用静脉注射葡萄糖钙法，臂至舌循环时间，测定血红蛋白值，作红血球计数。收集病历资料后，开始测量脉波，比较分析，其脉波各部分命名见图Ⅱ。O－脉波起点；A－主波，脉波最高点；B－重波峡；C－重波波；P－重波前波；S－重波前波前的向下波（也可与P在同一水平或略高）；D－脉波终点；AA’－主波高度；BB’－重波峡高度；CC’－重波波高度；PP’－重波前波高度；OA’、OB’、OC’、OD’等－A’B’C’D等点与O点的距离。

作者采用OA’/OD和OB’/OD的比值说明问题，用其AA’绝对值与BB’、CC’、

PP’等与AA’的比值作联系说明问题。

关脉波大，波形齐全，故分析较详，寸、尺脉小，主要观察AA’值，并与关脉比较，从平人所得值为正常值，与孕妇及病人相应项目对照。实验结果表明：正常妇女与早孕左右寸、关、尺脉AA’的差别，确实显著。

左寸 t = 2.73，左关 t = 2.05，左尺 t = 3.5；右寸 t = 2.15，右关 t = 2.36，右尺 t = 3.77。这是从统计学角度 6d = 6（$\overline{X}_1 - \overline{X}_2$）及 t =（$\overline{X}_1 - \overline{X}_2$/6d）计算出的差别。说明早孕左右寸、关、尺脉都比正常妇女的脉来得旺大。早孕左尺AA’/左关AA’、右尺AA’/右关AA及OA’/OD的平均值都较正常大。同时早孕的血压，舒张压较低，平均值为49.7mmHg（正常为58.3mmHg）听诊未闻心脏有主动脉瓣闭锁不全杂音，脉压较大，平均值为53.4mmHg（正常为43.3mmHg）。另外，作者还对高血压病、肝硬化、心力衰竭、肾炎等患者的两手寸关尺的波形进行描记，对其比值进行统计分析。最后进行脉象讨论研究。

由于Dudgeon式脉搏描记器属杠杆式，灵活性差，只能将脉管口径大小上的变动，机械地传递到纸上。它不能反映脉搏口径（横径）和纵径上的变动；心脏收缩时，动脉被拉长，心舒张时又回缩至原来长度，也反映不出。在方法上，只能取浮、中候，不能取沉候，这对肥胖者描绘就失掉意义。尽管如此，作者从一些脉象的描记中，找到一些规律，如妊娠脉象，在早孕脉波上变化明显：脉波旺盛，左右寸、尺脉 > 正常，尺脉与关脉比 > 正常，有助诊断。早孕脉压较正常大，心每搏输出量略大于正常，根据S、R、M、Rey－nolds的记载，早孕时血量，心搏出量增加。并指出早孕时血压稍下降，手与前臂的血流量增加，加上循环血量增大等因素，可能与早孕之脉滑有关。

6.2 北京中医学院[7]等单位，应用中国医学科学院分院与北京医疗仪器厂，共同研究制造的BYS－14型四导脉象仪，采用陈可冀等专家设计的传感器支架，压缩弹簧，对传感器分别施加50g、70g、90g的压力，以压迫关脉部位，作为浮、中、沉三种取法。低速为50mm/秒，对各种疾病的112例患者，由两名中医师诊取标准脉象，进行脉搏图的描记，本文对弦、滑、细为主的脉进行测试，并同时描记脉搏图的斜率和第Ⅱ标准导联心电图、脉搏图的分析，主要测量下列各项参数

6.2.1 主波幅　弦脉与滑脉很接近，而细脉比弦脉和滑脉要小得多。

6.2.2 降中峡幅/主波幅　在弦脉和细脉之间没有明显差别，而滑脉，比弦脉和细脉小得多。

6.2.3 升支最大斜率　弦脉与滑脉很近似，细脉比弦脉和滑脉都小得多。

6.2.4 降斜1　其中任意两者之间的差别都非常显著。

6.2.5 降斜2　除弦、细之间差别显著外，其余各组间差别都不显著。另外，滑脉斜率1大于斜率2；而弦和细脉则相反，斜率1小于斜率2，这是滑脉与弦、细脉区别点。

6.2.6 降中峡幅/心舒期　各组间差别不显著。

6.2.7 降中波幅　其中任意两者间的差别都很显著。

6.2.8 潮波　细脉和弦脉中潮波显著，应用$X^2$测验表明：滑脉和潮波级别分布，与弦、细脉比较，其差别显著（$P < 0.001$），而弦与细差别不显著。弦、滑、细三脉，在浮、中、沉取时，脉搏图的各项参数以及组间的比较，其1、2、3、4、7等五项参数，在各脉象组之间相差的显著性方面，浮中沉三种取法的结果相一致。三种脉象的潮波级别分

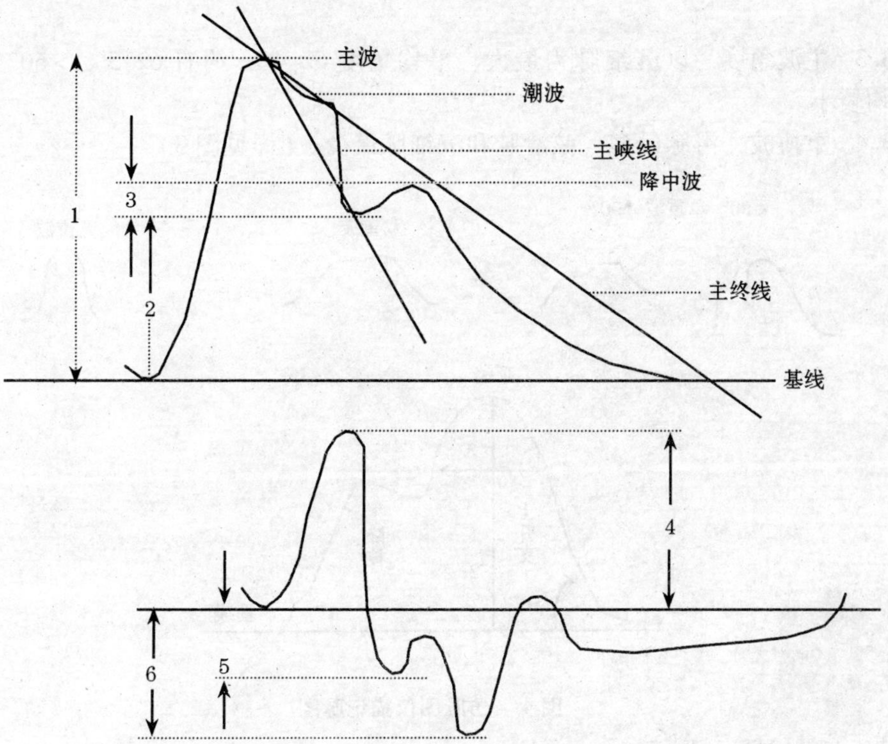


图3　脉搏图（上）及其斜率（下）标志各项参数

1. 主波幅。 2. 降中峡幅。 3. 降中波幅。 4. 升高最大斜率。

5. 降支在主波与潮波间的最大斜率。6. 降支在潮波与降中峡间的最大斜率。

布情况及各组间相差的显著性，在浮、沉取时，也同在中取时一致。5、6 两项参数，在各种取法时，滑与细之间相差不显著，但弦与滑或细之间，则因取法不同而有差别。浮取都相差显著（$P<0.001$、0.005 或 0.01）、中、沉取时，相差显著（$P<0.05$），或不显著（$0.05<P<0.1$），在区别这三种脉象的脉搏图特征时，这两项参数的意义不及其它几项参数重要。另外，上海中医学院[8]等单位，应用上海复旦大学生物物理教研组制作的，用半导体应变片作为换能器的脉象仪，描记了 94 人的脉搏波，主要观察了滑脉、弦脉、弦滑（又分以弦为主以及滑为主两种）以及细滑、沉细及平脉几种脉象，与北京中医学院等单位试验的方法大体相同，特别是在每一种病理脉象的产生机制方面，作者从中西医结合为主的角度，详略的作了阐述（从略）。

6.3　马聪[3]应用海军医学研究所仿制的脉图仪，描记了 95 例脉图，主要由中医师选出弦、滑、沉细、弦滑等脉，将脉图仪感应器放置关脉位置，施加不同压力描绘，并进行了观测，脉图分析的结果说明：脉图的波型反映了心血管收缩舒张的某些生理病理改变，并对每一脉搏波分 4 个指标进行测量。

6.3.1　上升支角度　四组脉象上升支角度以弦脉最高，沉细脉最小，后者多见于体虚和女子，但上升角度也受到操作的影响。

6.3.2　振幅　弦和弦滑脉最高，沉细脉最低。振幅的高低与上升支角度的变化成正比。

6.3.3 主波角度　以沉细脉为最大，平均角度62.4°，约有62.5% >60°。弦、滑、弦滑脉均较小。

6.3.4 重搏波　滑脉最多，弦滑脉和沉细脉最少。（详见图3）

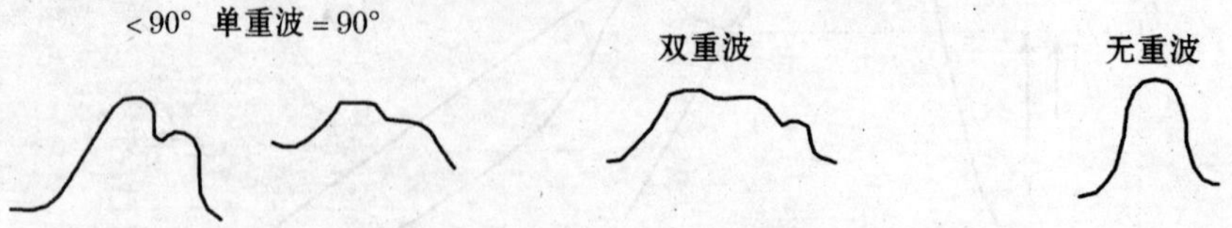


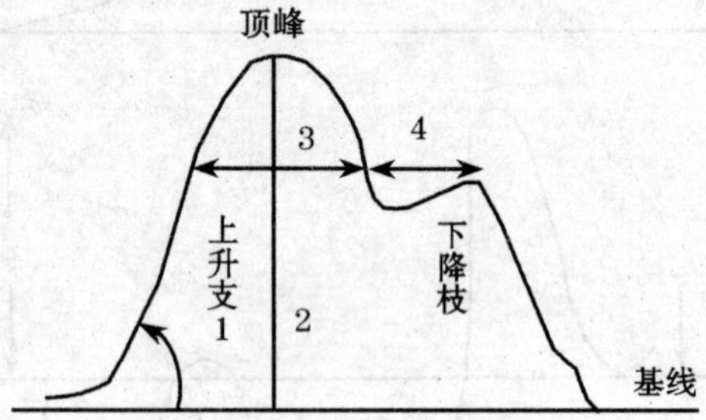


图4　仿脉图仪描记脉图

注：<90°或双重波为明显重搏波 = 90°未统计在重搏波内。马氏通过对95例脉图的分析指出：41例弦脉中，有59%表现出上升支角度大，心缩时间短，波峰尖锐，振幅高。24例沉细脉，有59%表现出振幅低，峰顶圆钝，上升支缓慢。10例滑脉除1例外，均见明显重搏波，与1962年首都医院报道的有相同之处。不足之处，作者认为脉图图形的描绘并受多种因素的影响，在使用时应注意排除。

6.4 杨蜀莲等应用国外四用诊断仪和震荡描记器，描记了223例患者与50例平人的脉图，主要由中医师选出6种常见脉象（弦滑、滑、弦、细弦、细滑、细沉）进行描记，在不同血压下观察脉波的改变，并对波形和切迹明显度进行分析。脉波分析表明（下图为典型脉波图形）

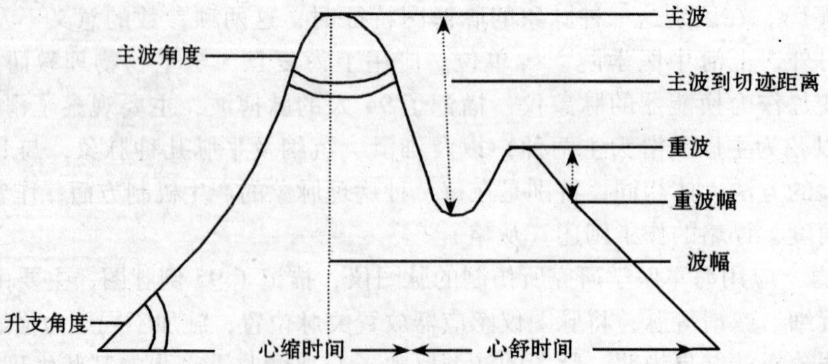


图5　典型脉波图

6.4.1 脉波平均波幅　弦滑脉1.28厘米，滑脉0.88厘米，弦脉0.86厘米，细弦脉0.56厘米，细滑脉0.43厘米，沉细脉0.29厘米，经统计学处理，各组差别显著。

6.4.2 升支角度　弦滑脉81.7度，几近垂直。沉细脉65.6度，各组差别显著。

6.4.3 主波角度　沉细脉最大（102.9度），弦滑脉最低（25度）各组差别显著。

6.4.4 中波　沉细与细弦脉不显著，弦脉33%示重波，滑脉中波较高（0.11厘米），而弦脉的中波较低（0.05厘米）。

6.4.5 切迹　沉细脉、细弦脉及弦脉不显，而滑、细滑脉及弦滑脉则反之。

6.4.6 主波和切迹距离　脉型不同，差别很大，主波与切迹的距离可测频度，也不相同，组别间的差别显著。

6.4.7 脉象与血压的关系　血压在140mmHg以上时，弦滑中74%、弦组63%、细弦60%、滑脉组59%、细滑组49%和沉细脉组32%病例出现波形。当血压在120mmHg时，沉细组68%、细滑脉51%、滑组41%、细弦组40%、弦组37%、弦滑组26%波形明显。

6.4.8 波幅与基底宽度的比例　弦滑脉大于1，而其它各脉则小于1，各值差别显著。此外，基底宽度、心缩和心舒时间在各组差别不大，同时，还运用描记器描记出各组脉象的图形，发现并找出了各组脉象的特点。为了观察中西医综合治疗对脉象的影响，对42例神经衰弱及19例胃溃疡患者，在治疗前后的脉象进行分析，并与20例平人脉象作对照，发现64.2%神经衰弱和59.5%胃溃疡的脉波波幅增加，而对照组只25%有波幅增加，经统计学处理，组别间差别非常明显。但神经衰弱、胃溃疡组与对照组间治疗前后的平均波幅差别并不显著。说明治疗后高级神经活动较为稳定，与临床情况和脑生物电的改善有同一趋向。

对男性和女性的神经衰弱，同时描记的主动脉波和桡动脉波的波形基本一致。证实了脉波是主动脉根部波动、离心性传导的看法。在血管容积试验、肾上腺素反映试验、眼心反射和上腹部反射，并对脉与植物神经的关系，发现细滑脉、滑脉和沉细脉组患者，50%以上示交感神经功能偏高或亢进，而细滑脉50%及滑脉组55%患者的副交感神经功能偏低。

6.5 南昌市第二医院脉象图研究小组[10]，使用自制脉图仪，可描取较高灵敏度的脉象图，能反映出动脉中，血液压强运动轨迹的每一微小变化过程，曲线的拐点清晰。不仅是诊断脉象，研究脉学提供了依据，且为研究心血管的血流动力学，进行综合分析，实行中西医结合诊断疾病，提供新方法。（见下图Ⅰ、Ⅱ）

6.5.1 经过4年多的实践认识，指出中医脉学是客观的，科学的诊断方法。他们把形成脉象的6种基本属性，分成12个矛盾的对立面。在对脉象图及其切诊结果（由3名中医确定脉象），进行反复对照分析的基础上，筛选出了脉象基本属性的诊断指标。对407例脉象图进行统计学处理的结果表明：各有关属性指标在测定组与对照组之间，相差均非常显著（$P<0.001$或0.005），而每一基本属性的两个矛盾对立面之间，各指标的数据波动范围未见重叠现象。说明用脉象图诊断中医脉象是较可靠的。

6.5.2 经统计定出脉象基本属性指标的诊断数据范围，依据这些规律，可对各脉进行客观诊断，并可对各脉形成血流动力学机理进行分析，以阐明脉象形成的现代医学的病理生理机制，为中西医结合，提供新的探讨途径。

6.5.3 脉象是机体功能活动，引起血流动力学变化的反映。运用对立统一之法，将复杂的脉象，抽出六种基本属性，加以认识和区别，（脉道深浅－浮沉；脉律脉率－迟数；脉波流利－滑涩；脉波峰通过时间－长短；脉道宽窄－大小；脉道张力－弦软）各脉便是六种属性从不同角度排列组合的结果。他们从脉象图的8个属性指标，对各脉进行诊断与鉴别诊断，并从407例脉象图中，获得了32种脉象的资料，如沉脉，举之不足，按之有余，重按乃得，如石投水。诊断要点

6.5.3.1 bc及SA浮取小于中取，中取小于沉取。

6.5.3.2 典型L－a’段出现在沉取脉图中；bc及SA Ⅰ＜2＜3；典型L－a′段见于3；be/bc＝0.35；$Se_2$XEK＝97.5，同时又将一些临床上需要鉴别的脉象分为两大类，各四组列表鉴别。例如，滑、长、洪、弦类脉象，切脉时应指明显或按之有力。包括带滑象的滑、数、短、动、洪脉；带长象的长、实、革、牢脉；带洪象的洪、实、长、弦、革、牢脉；带弦象的弦（紧、动）、牢脉。

总之，脉象图的指标分析来诊断和鉴别各种脉象，不仅是客观的和可靠的，而且对各脉基本属性的血流动力学进行分析，有助探明中医28脉形成机理。试验过程中，也存有不足之处，如在测定组与对照组之间，部分指标数据波动范围，尚有少许重叠现象。

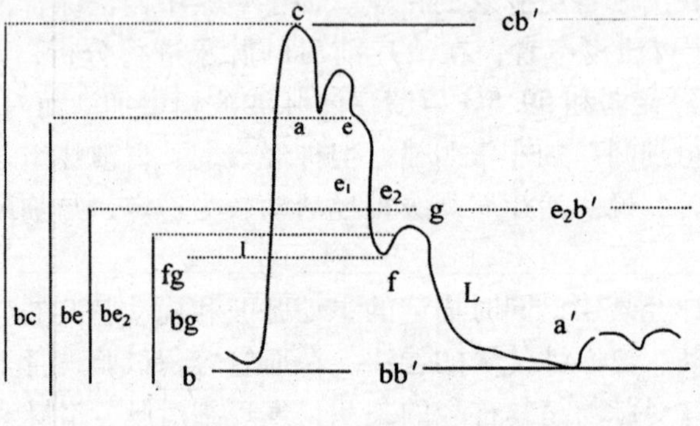


图6 典型脉象图的标志

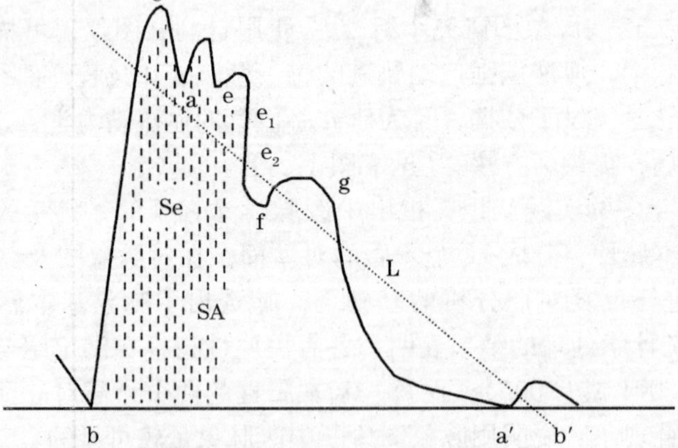


图7 脉象图角度与面积的测量

6.6 贵州省中医脉象研究协作组华有德等人，运用现代生物力学、信息离散谱，研究中医脉象取得一些进展，主要以25例临床测试到的脉象数据，从血液流变，生物组织力学，心血管流体力学的角度，探讨脉象的某些生物力学原理，对于脉象所提供的整体的

病理生理信息，用压力波与流变波，作一系列的离散谱计算，对其中的阻抗频谱则初步寻找了弦脉、滑脉的一些特征。

6.6.1 用晶硅应变片换能器及生物电阻抗方法，测试和推算了压力、流量、径向位移和管径等主要血管流体力学参量。

6.6.2 以浮沉、迟数、虚实、弦滑为分类提纲，运用生物流体力学的基本理论，对浮、沉、迟、数、虚、实、洪、弱等八种脉象，进行了稳态参量关系讨论。

6.6.3 作为稳态分析，用 P－rp－rZo－Wo 关系及频率，较客观地记录分析上述18种脉象。但只是在25例为数较少的脉象中，计算判据范围，探讨其方法的可实现性。只有通过大量的实例，才能统计出切合实用的判据。

6.6.4 对于较复杂的弦滑脉，从信息处理、离散谱分析的理论与方法运用中，作了一系列谱分析，其中部分结果，获得弦滑脉的阻抗频谱特征。弦脉的频谱明确地显示：与大量文献报导的肾上腺素能神经介质增加情况符合，这是一个具有重要病理生理学意义的问题－用频谱方法证明还是首次，还从系统的响应函数的减退，血管输入功率的传输消耗分析，两个方面论证了这种病理生理状态的流体动力学原理。此类工作及初步结果，目前国内也未见相应的报导。

6.7 福建省慢性气管炎省市协作组，厦门防治点林礼务等人，对“中医脉象图分析”，是应用厦门大学生产的 XM－B 型心脉仪，就慢性气管炎、冠心病、高血压病等患者，进行脉象描记。共检查393例，其中慢性气管炎240例，年龄40～76岁，男170例，女70例；冠心病45例，年龄38～74岁，男28例，女17例；高血压与其他疾病58例，健康人50例。

6.7.1 方法

6.7.1.1 临床切诊　每例被测者，均分别由3名以上有经验的中医进行切脉，鉴定轻、中、重取的左右寸、关、尺的脉象，综合多数意见作为被测脉象。

6.7.1.2 描记方法　受检者取仰卧位，自然平伸受测臂，先定好寸、关、尺部位并划上记号，后按轻、中、重取的不同压力，分别描记左右各部脉象图，描记时心电图走纸速度为25cm/秒。

6.7.1.3 图形分析　正常脉象示波图形，包括有升支与降支两个部分，当左心室收缩，主动脉瓣开放，血液射入主动脉时，形成脉波的升支；随后主动脉压力降低、管壁随之回缩，形成脉波的降支，当主动脉压力继续降低时血液回流，形成切迹，由于回流的血液冲去了突然关闭的主动脉瓣膜，故主动脉又轻微扩张，则形成重复波，故脉搏图为随心动周期性波动的连续图形。

$$\text{波幅（标准单位）}=\frac{\text{波幅高度}}{\text{标准讯号高度}}\times\text{标准讯号单位表}$$

6.7.2 脉象示波的重现性　对上述受检者之中的40例，在24小时内，分别2次描记左右寸、关、尺部位脉象图，前后计4800幅，其中可见由脉位、脉率及脉律决定的脉象，因易随病性变劣，可有较明显变化，但由脉力或形态决定的脉象变化甚少。总的重现率为87.78%。

6.7.3 脉象示波图与临床切脉符合率　脉象示波与临床切脉有较高的符合率，总的为89.03%，其中以滑、迟、数、浮等脉示波图与临床脉象二者符合率更高，沉脉的符合率稍低，是否与描记时尚未找到适中的压力有关，有待探讨。

经分析证明，示波结果不仅与临床有较高的吻合率，而且重现性能也较为满意，同时更为可喜的是，不仅能反映中医单按中不同的脉象，而且能较精确地反映中医寸、关、尺三部九候的不同脉象变化。

6.8 江西医学院宜春分院、宜春卫校吕志萍等人在“手指脉搏图与血管弹性之关系”一文中，采用光敏三级管作为换能器，心电图机作为记录仪，走低速度改为16.67毫米秒$^{-1}$。（每小格为0.06秒）测定部位为左手指指腹。对280名老人、青年、儿童进行了手指脉搏图的检测。其结果，检测的280名脉搏图分为7种类型，即

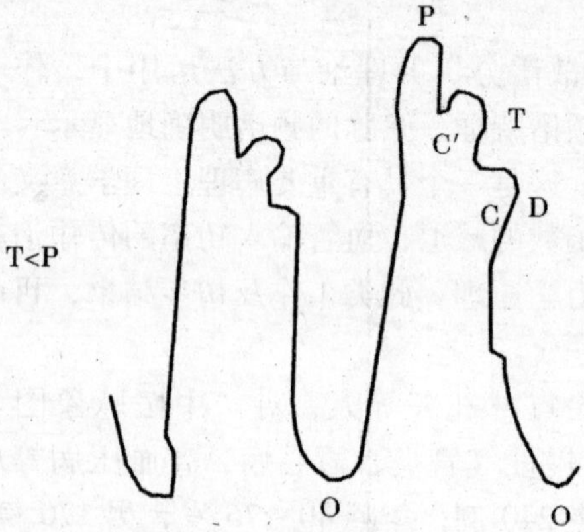


图8 陡直型

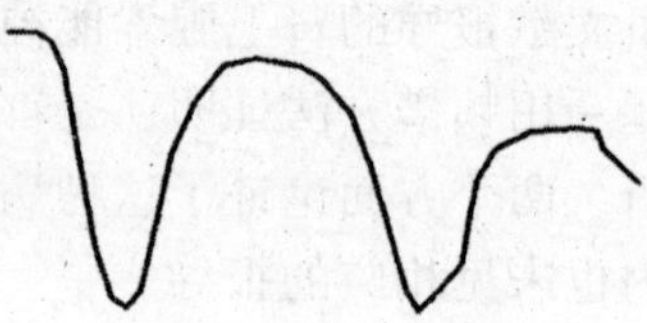

图9 山峰型

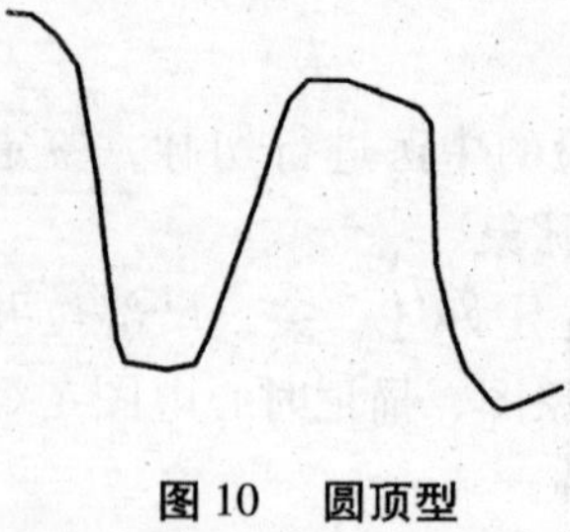

图10 圆顶型

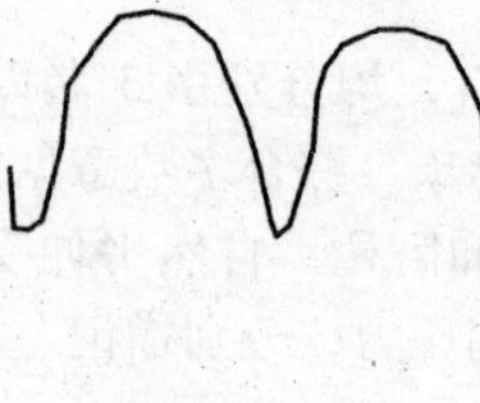

图11 平顶型

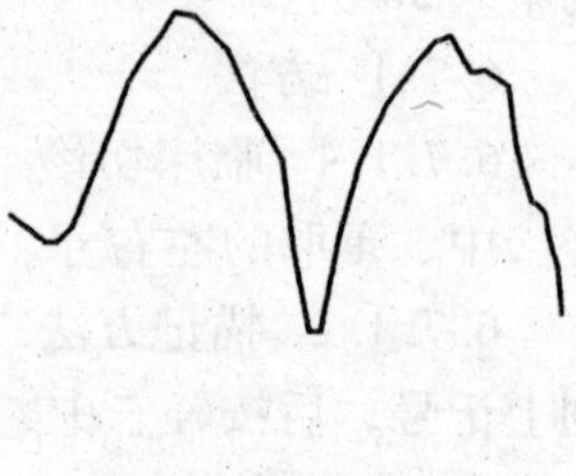

图12 转折型

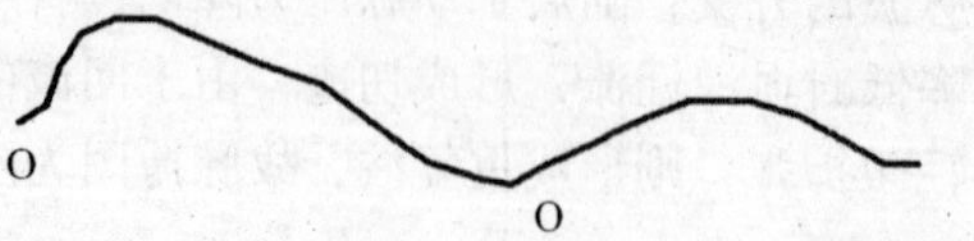


图13 倾斜型

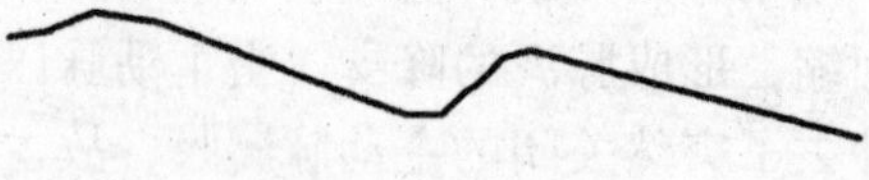

图14 低小型

从检测结果发现 陡直型最多，占总数的76.8%，其次山峰型，占总数10.7%，圆顶型占总数的5.3%。而且波型与年龄有关；儿童多见山峰型，青年多见陡直型，老年多见圆顶和陡直型。经统计分析，各年龄组在波形上差异显著（$X^2 = 131.77$，$P < 0.01$）。

在P波上升时间（oP） 儿童、青年组平均OP时间较短，老人组则延长。经统计分析，儿童、青年组无显著差异$t = 0.64$、（$P > 0.05$）。但儿童与老年组、青老年组之间有显著差异$X = 9.17$，$t = 0.24$（$P < 0.01$）。但男女性别之间无明显差异（$t = 0.63$，$P >$

0.05)。在P波快速下降时间（PC）：儿童与老年组平均PC时间较接近，而青年组平均PC时间较短。经统计分析，儿童与青年、老年与青年组之间差异显著（t=2.84，P<0.01）而儿童与老年组差异不显著（P>0.05，t=0.95）。降中波D出现率青年最高，占96.5%，儿童组占85%、老年组少，占52.5%。经统计分析，三组间差异显著（$X^2$=17.24；n' =2P<0.01）。

降中峡C位置　根据自定的标准，青年组以中下段多见，老年与儿童组多见上段，经统计分析，三组间差异显著（$X^2$=36、105，P<0.01）。后降波T出现情况：在降中波D与P波之间有一后降波T，儿童组T波多见，青年组次之，老年组最少。经统计分析三组间差异显著（$X^2$=53.20，n' =2，P<0.01）。

6.8.1　分析讨论

6.8.1.1　波型与年龄有关　从检测280例脉搏图发现，青年组陡直型多见，这是因血管中膜弹力纤维随年龄增长而增厚，到成年发育完善，故血管弹性好，血管扩张后易弹性回缩之故，占95%；有D波占96.5%，T波占31%。儿童组多见山峰型占50 %，是因儿童血管弹性膜尚在发育之中，弹性膜较薄，故心缩期内，血压轻微改变可使血管扩张而记录出T波，D波占85%；T波占80%。

老年组多见圆顶型（占37.5%），是由动脉血管弹性减退，不易扩张和回缩之故。部分无D波，占47.5%，大部分无T波，占97.5%，T波出现是血管弹性膜发育不完善，弹力纤维层较薄，对血压改变敏感性较高，这与儿童组PC时间延长是一致的。

D波是由于心舒期，动脉弹性回缩产生的，D波明显表示弹性好，青年组D波多(96.5%)、明显者占71.5%、儿童组85%，老年组少（52.5%），后二组隐约可见多，说明儿童、老年组血管弹性差。

降中峡C出现的高度是衡量血管弹性的指标，血管弹性好PC下降快，PC时间短，C点位置较低，C/P比值大，弹性差者相反。青年组多见中、下段，儿童与老年多见上段，符合测检结果。

6.8.1.2　OP、PC时间与年龄　OP时间反映心搏时血流阻力和动脉弹性，当动脉弹性减退或外周阻力增加时，血管不易扩张OP时间延长。儿童与青年组无显著差异（P>0.05），这是因血管均易扩张，而与老年组差异显著，（P<0.01）说明老年血管弹性减退不易扩张。OP时间正常值，儿童<0.13秒，青年<0.15秒，老年组难定（因检测的老年不完全是健康者）。PC时间是血管弹性回缩血液从被测P位排出的时间。血管弹性好或外周阻力小则PC时间短，相反则PC时间延长。青年与儿童组、老年组间差异显著（P<0.01），而老年组与儿童组间差异不显著>0.05）。这与前述波型及C点位置结果是一致的。青年人血管弹性最好，PC时间短（0.16秒），儿童与老年血管弹性差。PC时间正常值儿童组应低于0.29秒；青年组应低于0.24秒，老年难定。

总上所述，脉象的形成除了由脉搏的速率、节律、强度、位置和形态等所组合外，同时还与心输出量、血压的高低，脉管壁的弹性、外周阻力、循环血量、周围血管紧张度以及神经体液的调节等因素有关。

自从1860年第一台脉搏描记器问世以来，用以描记脉象的仪器有压电式、应变片式、铜片电桥式、空气容积式、超声多普勒效应式等多种。描记的仪器必须能够反映脉搏的部位、节律和压力，脉道的宽窄、形象和动态、通过脉搏图反映心脏动力状况，还要反映血管本身的运动变化，因此，采用各种传感器制取中医脉象图，都是比较可观合理的，都能把组成脉象的各要素反映出来。

## 参考文献


1. 吴静默．对中医脉法作实验研究的初步报告．上海中医药杂志，6、275；1958
2. 陈可冀，等．中医研究院论文选集．67 页．人民卫生出版社．北京，1959
3. 马聪．95 例中医脉象与脉图关系的探讨．医学资料汇编（海军总医院），3：101；1978
4. 杨蜀莲．中医脉象的初步探讨．中华内科杂志，4；294、1962
5. 王德堃．脉象实质及客观指标的探讨．医学研究通讯，6：19；1980
6. 冯新为．对中医脉象的初步研究．武汉医学院学报，1：1；1959
7. 北京中医学院．弦、滑、细等脉象的脉搏图特征初析．上海中医药杂志，2：8；1980
8. 上海中医学院，等．对几种脉象的初步探讨．上海中医药杂志，3：43；1979
9. 姚谦．从脉的生理和病理来认识脉诊的意义．哈尔滨中医，8：38；1960
10. 南昌市第二医院脉象图研究小组．脉象图的研究．江西医药资料，11：18；1976－1：10；1977
11. 朱荣达．脉速测定 216 例分析．医学资料汇编（海军内部资料），3：97；1978
12. 李涛．中国对於近代几种基础医学的贡献．中华医史杂志，2：110；1955


# 第七节　诊脉部位与要求

根据《内经》、《灵枢经》、《难经》、《伤寒论》、《金匮要略》、《脉经》等的记载，以及目前临床常运用的诊脉部位有多处，概括如下。

### 1. 遍诊法

最早见于《黄帝内经》，其中主要包括两方面内容。

1.1　十二经诊法　《素问·方盛衰论》和《灵枢·经脉》等篇提出十二经中皆有动脉，最初疗疾诊脉，是十二经上诊脉处都要诊察，以便了解十二经的动静，以确定疾病所在位置。（详见第一章第一节脉史记略和第二章第三节脉诊与经络）

1.2　三部九候诊法　《素问·三部九候论》中以两额、两颊、耳前之动脉为上部；手太阴、手阳明、手少阴为中部；足厥阴、足少阴、足太阴为下部。（详见第一章第一节脉史记略和第二章第三节脉诊与经络及有关图表）

《内经》把整个人体的头、手、足分为三部，在每一部中又分天、地、人三处诊察脉象，这样，有九处侦察，合为九候。由于诊察部位不同，其诊察意义也就各异，上部候头面五官疾患，中部候心肺疾患；下部候肝脾肾疾患。这种方法现在很少应用了，但在一些特殊情况下，仍有诊断参考价值，如病情危重患者，寸口脉不应，可诊察其他部位，有助确定诊断与治疗。

对于《难经·十八难》提出“三部九候”法，与《内经》的论述绝然不同，它是把

《内经》提出的“三部九候”法归于寸口，并以寸口寸关尺三部中的每一部，分别采用浮、中、沉三候，观察脉的位置与病变。

### 2. 三部诊法

《伤寒论》和《金匮要略》中已有记载并应用于临床，其中又分为两种。

2.1 人迎、寸口、趺阳联合诊 《伤寒论》提出人迎、寸口、趺阳（冲阳）三脉，称为三部诊法，这是一种手足合参的诊脉方法，诊上部人迎脉和下部趺阳脉，以候胃气的盛衰，诊中部寸口脉，总候五脏六腑之气，以此互参，万无一失，这是张仲景从实践中总结出的经验。后世医家在临床中，当寸口无脉或脉来不应，病人处在危急时刻，方用此法，一般慢性疾患多不采用。《时氏诊断学》认为：“冲阳（趺脉）者，胃脉也。在足跗（脚面）上五寸，骨间动脉上，去陷骨三寸。冲阳脉不衰，胃气犹在，病虽危困，尚有生机，但忌弦急。”

2.2 寸口、趺阳、少阴联合诊 《金匮要略》提出寸口、趺阳、少阴三脉，联合诊法，也是一种手足合参的诊脉方法。趺阳脉候脾胃之气，诊在足阳明胃经的冲阳穴处。少阴脉候肾气，诊在足少阴肾经的太溪穴处。冲阳与太溪二穴，俱在足部，在诊脉中，两者常对举比较。如《金匮要略·水气病》曰：“寸口脉浮而迟……趺阳脉浮而数”、“寸口脉沉而迟……趺阳脉伏……少阴脉细”等，这也是手足合参的诊法。此外，单独诊趺阳与少阴脉者，亦不少见。如《金匮要略·中风历节病》曰：“趺阳脉浮而滑，滑则谷气实，浮则汗自出”，“少阴脉浮而弱，弱则血不足。浮则为风，风血相搏，即疼痛如掣。”由于少阴脉以候肾气，趺阳脉以候脾胃之气，而肾为先天之根本，阴阳生化之源，脾胃为后天之根本，营卫气血之源泉，故趺阳、少阴脉法在《金匮要略》中占有一定的比重。《时氏诊断学》指出：“太溪（少阴）者，肾脉也。在足内踝后根骨上。动脉陷中，太溪不衰，肾犹未绝，病虽危困，尚有生机。”

总之，《伤寒论》和《金匮要略》提出这两种三部诊法，虽略有不同，但都以三部诊为主，实际亦属遍诊法范畴，只是仲景在此简略而已。

### 3. 二部诊法

即寸口、人迎脉诊，这是最早在《黄帝内经》一书中，提出的一种两者相对比的联合诊法。阴经的病症以诊寸口脉为主，阳经的病症以诊人迎脉为主。《灵枢·四时气》曰：“气口候阴，人迎候阳。”这是论述人迎与气口脉相比较之法。

3.1 人迎脉法 历代医家很重视此处诊法，曾因定位发生过很大的分歧与争执，这里不再论述。（详见第四章寸口与人迎脉）根据《黄帝内经》旨意和临床对疾病上下对比联合的诊断方法来看，位置应在夹着喉头结节（结喉）两旁的动脉，在胸锁乳突肌前缘的颈动脉的搏动处。《灵枢·寒热篇》曰：“颈侧之动脉人迎，人迎足阳明也，在婴筋之前。”《灵枢·本输》曰：“足阳明（人迎）夹喉之动脉也。”《甲乙经》曰：“在颈动脉，动应手，夹结喉以候五脏气，足阳明脉气所发。”《内经》依此部位诊脉，按其虚实以判断脏腑的盛衰。从经络上看，是属足阳明胃经。根据《针灸聚英》所说是足阳明、少阳之会，是胃经和胆经的交会之所，有“五会”、“天五会”的别称。临床主要候胃气的强弱。胃为水谷之海，脾胃之气必循经脉过人迎。又人迎位于喉咙两旁，肺气通达其间，故全身脏腑经脉气血的盛衰，可以从人迎脉上反映出来。

3.2 寸口脉 寸口脉是十二经脉之气总会和处，又是手太阴肺经脉切脉部位，也是人体脏腑气血运输的起止点。因此，侦察病变的范围很广。这里所说寸口、人迎二脉，一为阴经之脉，一为阳经之脉，阴主里，阳主表，阳旺于春夏，阴旺于秋冬。所以古人察二脉变化是否与四时相应，两相比较，孰旺孰衰，以测知体内阴阳的变化，病之表里之别。《灵枢·禁服》曰：“寸口主中，人迎主外，两者相应，俱往俱来，若引绳大小齐等，春夏人迎微大，秋冬寸口微大，如是者，名曰平人。”此二脉虽然位置不同，但同出一源，两者以对比法，看到人与自然之间的有机联系。

二脉除了受四时气候的影响外，平时保持一定的比例，若此比例失调而有所偏颇，即为发生病态。也就是说，人迎、寸口脉出现大小盛衰不成比例时，即可发生疾病。例如，人迎脉独盛，则病在三阳之府；寸口脉独盛，则病在三阴之脏。从机理看，太阴行气于三阴，阳明行气于三阳的缘故。也就是说，人迎脉独盛，在某种致病因子作用下，主要与心搏力增强，心输出量增多，血管壁弹性增强，以及心血管机能的调节有关；寸口脉独盛，主要与心逼血量增多，周围血管扩张，外周阻力增高，桡动脉充盈度增多等因素有关。故《灵枢·终始》曰：“人迎一盛，病在足少阳，一盛而躁，病在手少阳；人迎二盛，病在足太阳，二盛而躁，病在手太阳……脉口一盛，病在足厥阴，厥阴一盛而躁，在手心主；脉口二盛，病在足少阴，二盛而躁，在手少阴。”

### 4. 一部诊法

即寸口脉诊法，也可谓独取寸口，最早是《内经》首先提出的。《素问·五藏别论》提出：“气口何以独为五脏主”就是例证，它不过是《内经》里众多脉法中的一种而已。独取寸口而变为一部诊法，始于《难经》而推广于王叔和《脉经》。《难经·一难》曰：“十二经皆有动脉，独取寸口，以决五脏六腑死生吉凶之法。”同时，把《内经》提出的“三部九候”的遍诊法，并列于寸口脉的寸关尺三部诊法内。《难经·十八难》曰：“三部者，寸关尺也；九候者，浮中沉也。”给寸口脉内注入新的内涵与活力，却与《内经》的“三部九候”的诊法则名同实异了。从事物发展的历史规律来看，这样会方便于临床应用，从长期实践中也证明它的实用价值。因此，自王叔和《脉经》推广之后，一直沿用至今，目前，仍广泛应用于临床。（详见1、2章中有关节段）

寸口，又叫“脉口”、“气口”。杨上善说：“夫言口者，通气者也，寸口通于手太阴气，故曰寸口，气行之处，亦曰气口。寸口、气口、更无异也。”又说：“脉口、寸口、亦曰气口。”王冰亦曰：“气口则寸口也，亦谓脉口。以寸口可以候气之盛衰，故云‘气口’；可以切脉之动静，故云‘脉口’；皆同取于手鱼际之后，同身寸之一寸，是则寸口也。”另一种说法认为，右寸部为“气口”，来源于王叔和《脉经》，凡属内伤里症都在“右寸”诊察，但大多数医家，因得不到临床验证，多不赞同此说。

诸多医家为什么赞同并独取寸口脉诊察疾病呢？根据历代医者的观点，归纳如下

4.1 历史因素 从原始社会和奴隶社会进入到封建社会，人们受到封建礼教制度的束缚，男女不授手，取足扪喉更属不便，故人迎、趺阳等诊脉处，逐渐废弃不切。医生不能对女子进行检查，促使医者采用寸口脉并进行研究。由于相沿日久，积累了一定经验，又不碍其礼教的拘束，成为中医诊断学中的一门科学。《时氏诊断学》认为：“不诊察全

身因封建礼教束缚，时间上不经济，故遵循《难经》，以寸口为脉之大会，单持寸口，而废除全身诊察之方法也。”

4.2 简便易取 无论男女老幼及各种疾病，在临床都适合切脉，时间经济，容易测量，分部定位准确。由于桡动脉部位表浅，上下层次在皮骨之间，覆盖组织较其他部位单薄。搏动明显清晰。因此，可以观察区别各种脉象的不同变化。桡动脉位于桡骨的上方，因而减少了呼吸和静脉所引起测量上的误差等，适宜现代医疗仪器的测试和研究。

4.3 脉之大会 《难经·一难》曰：“寸口者，脉之大会，手太阴之脉动也。”历代医者都把“寸口者，脉之大会”奉为诊脉枢要。“大会”是指总的会合之处，寸口处属手太阴肺经，肺朝百脉，与诸经脉密切相连，发生病变，影响于肺，在寸口脉反映出来。寸口脉是十二经脉的经气汇聚之处，故有“脉之大会”之称。《难经·一难》又曰：“人一呼脉行三寸，一吸脉行三寸，呼吸定息，脉行六寸。人一日一夜，凡一万三千五百息，脉行五十度，周于身。”这13500息，是一昼夜中呼吸的次数，一息脉气流行六寸。根据《灵枢经》“脉度”、“五十营”篇的记载，手足三阴三阳十二经脉，左右为二十四，再加任、督、跷脉，共合二十八脉，环绕全身一周，总长为十六丈二尺，每息气行六寸，环运二十八脉一周，需要二百七十息（270息×6寸=16丈2尺），故一昼夜中，气在全身运转五十周，共循行八百一十丈，需要一万三千五百息（270息×50=13500息）。这样如此“如环无端”，称为“脉之大会”，“故五十度复会于手太阴寸口者，五脏六腑之所终始，故法取于寸口也。”（《难经·一难》）五脏六腑气血循环起止于气口，在脉的诊法上，占有重要意义与地位。

4.4 肺为寸口之主 《素问·经脉别论》曰：“食气入胃……经气归于肺，肺朝百脉……气归于权衡，权衡以平，气口成寸，以决死生。”肺主气而朝百脉，脉会太渊，太渊为肺经“会穴”，部位在寸口上，寸口为肺经脉气出入之枢，故肺为寸口之主。王冰曰：“脉之流运，乃为大经，经气归宗，上朝于肺，肺为华盖，位复居高，治节由之，故受百脉之朝会也。”李士材也认为：“脉总会之处在寸口，夫寸口左右手六部皆肺之经脉也。”林之翰亦说：“经脉通流，必有乎气。肺主气而朝百脉，故十二经之气皆会于此，然后分布于诸经，经气所至，脏气亦至，故十二经之邪正虚实，莫不以手太阴一经统候之。”

4.5 脏腑之气的通路 《素问·五藏别论》曰：“气口何以独为五脏主……胃者，水谷之海，六府之大源也。五味入口，藏于胃，以养五脏气，气口亦太阴也，是以五脏六腑之气味，皆出于胃，变见于气口。”脾胃输布水谷精气以养五脏气，寸口为脾胃之气所归，脾胃又为脏腑气血之海，手太阴肺朝会百脉，位于脏腑高处，受五脏六腑之气熏蒸，行气于寸口，故“气口亦太阴也”。《素问·太阴阳明论》曰：“太阴为之行气于三阴；阳明……为之行气于三阳。”脏腑之气有赖于脾胃的运行，手太阴肺经实起于中焦脾胃。因此，脏腑诸气的变化，可通过脾胃经脉的运行而反映于手太阴寸口。马莳说：“腑中精气，始行于手太阴肺经，通于心肝脾肾四脏，故气口者，真可以诊吉凶而决死生也。”

4.6 营卫气血的通路《灵枢·营卫生会》曰：“营在脉中，卫在脉外，营周不休，五十而复大会，阴阳相贯，如环无端。”《难经·三十难》亦曰：“荣行脉中，卫行脉外，荣周不息，五十而复大会，阴阳相贯，如环之无端，故知荣卫相随也。”《内经》、《难经》阐述营卫气血的循行，指出营气流行脉中，卫气运转于脉外，在周身不息止的营运着，一日一夜各循行五十周次后，总会合一次，这样在属阴属阳的表里内外之间，相互贯通运行，似圆环而没有止端。《灵枢·营卫生会篇》又说："故太阴主内，太阳主外，各行二十五度，分为昼夜。"营卫的循行，营在内，卫在外，营气的循行，开始于太阴而复会于太阴，故太阴主内；卫气的循行，开始于太阳而复会于太阳，故太阳主外，一昼一夜营卫行阴行阳各二十五度，那么，营卫气血的循行必然会沿手太阴肺经而会合于寸口。因此，《灵枢·营气》指出："故气从太阴出，注手阳明……下注肺中，复出太阴。此营气之所行也，逆顺之常也。"

按：营气由胃上注于肺，从肺开始运行，其运行径路，基本同十二经脉的循行次序，最后下注肺脏，复注手太阴肺经，然后又从肺开始循行，这样周而复始，循环流注，日夜共循行五十周次，通会于寸口。同时心主血，两脏同居于上焦，血气同源，营卫气血关系密切，其运行必然通过肺经，也要经过寸口。因此，营卫气血的盛衰，诊察寸口便可得知。

4.7 能量相等　按体液平衡原理，寸口脉位与现代医学的桡动脉脉搏处在同一位置上，中西医的名称不一。桡动脉脉搏分布在前臂下1/3处桡侧，位置浅露，在日常活动中，几乎与心位相平（除直立外），血液是向平而流，因而能与量相等，这是在能量相比较方面，根据血液流动，按液体平衡原理，颈部的动脉一般能大于量，足部动脉量大于能，手部则能量相等，因而手的活动位置与心部活动处于相对平衡，故寸口脉诊较其他部脉诊为主要，按液体平衡力来说，能量是不会因客观条件而受到影响的。因此，寸口脉的变化反映疾病较其他部位脉动准确，寸口脉从古沿用至今，也是许多医家不采用其他部位的原因之一。

4.8 信息量丰富　现代医学通过各种仪器测量观察，研究证明，从寸口脉获取的信息量十分丰富，测得的动态信息，它的动力源是心脏，由于寸口离末梢较远，这种动态信息不仅携带着心泵运动特征方面的信息，而且携带着丰富的有关微循环状态，以及机体代谢特征等方面的信息。因此，采用脉象仪对各种脉象的测定，有着十分重要的意义。

综上所述，祖国医学提到诊脉部位有多种，现在临床广泛采用独取寸口为主的方法。但是，有一些病证，不能单独采用寸口脉，还应全面观察，如在头、手、足的部位，作深入考察，其中"遍诊法"具有更好的诊断价值，尤其在寸口"六脉全无"情况下，死生决断人迎、趺阳、太溪等脉，以确定是否胃肾之气（先后天之气）已绝。李汝鹏认为："遍诊法也不可偏废……病危患者，由于寸口脉微细欲绝，兼诊趺阳脉是否存在，可以判断吉凶；痿病、痹病后期的瘫痪能否恢复，亦可利用趺阳来决定……遍诊法还有它存在研究的价值。"（关于中医脉学的点滴体会．浙江医学．531页，1961年）诊脉部位既要掌握，又要灵活应用，一般情况下，可独取寸口脉，特殊时，遍诊法和三部诊法，也要结合运用。才能尽早的、明确的对疾病做出诊断与治疗，取得治疗上的主动权。

### 5. 诊脉要求

祖国医学对诊脉的时间、环境等有一定的要求，并提出独到的见解，大致可分如下几点。

5.1 虚心清静　医者对患者切脉时，应该持虚心清静的姿态，集中精力，贯注指下，同时不断审视病人面色，察其神志言语精微之处，问其病因，结合其他仪器化验检查，方可确定诊断。《素问·脉要精微论》说："持脉有道，虚静为保。"（《甲乙经》"保"作

“宝”）王冰释曰：“持脉之道，必虚其心，静其志，乃保定盈虚而不失。”《素问·方盛衰论》曰：“是以诊有大方。……必清必静，上观下观。”清·高士宗注释；是以诊有大方。方，犹法也。其法不外度事脉事……更当必清必静，上观下观。”要求医者诊疗疾病过程中，能在上面观察气色，下面观察形体，做到《素问·疏五过论》提出的“善为脉者，必以比类奇恒从容知之。”深入细致、审慎从事的切脉，才能察其精微，诊出病理脉象。

5.2 切脉时间 《内经》、《脉经》及后世各家均认为清晨诊脉为好，医生切脉，既要顾“时”，又要顾“地”，不可单纯以脉而论脉。《素问·脉要精微论》曰：“诊法常以平旦，阴气未动，阳气未散，饮食未进，经脉未盛，络脉调匀，气血未乱，故乃可诊有过之脉。”《脉经·平脉早晏法》也引证此语。大抵清晨之时，人体处于安静状态，阴阳之气相对平衡，饮食未进，经络气血调畅和匀，不会因刺激而受到波动，在安静状态，脉象会自然清晰显示出是否有异常。滑伯仁说：“平旦未劳于事，是以阴气未扰动，阳气未耗散。”张隐庵说：“夫饮食于胃，淫精于脉，脉气流经，经脉盛则络脉虚，是以饮食未进，则经络调匀，血气未乱。”任应秋《脉学研究十讲》提出：“日中数增，入夜减少，日晡时达到当日的最多数，清早则降到最小数。”可见选择脉诊的时间有一定的意义。从现代社会人们忙碌的生活工作情况看，很难做到这一点，但其基本精神还是应遵循的。病人就诊，休息片刻，气血平静下来，然后再诊脉亦可，不必都在清晨切脉，故汪机说：“若遇有病，则随时皆可以诊，不必平旦为拘也。”另外，诊脉要避免其他因素干扰，例如，诊脉之前，不应参加剧烈的活动，或者大量饮酒等，这样才能使气血不乱，反映出真实的脉象来。

5.3 呼吸定息（至数） 以医者的呼吸息数，做为计算脉象搏动至数的一种方法，以往受历史条件限制（没有钟表），常以平人呼吸次数为标准，计算脉搏至数，至今仍有重要的临床意义。“定息”，《类经》呼吸至数注：“谓一息既尽而换息未起之际也。”《素问·平人气象论》曰：“人一呼脉再动，一吸脉亦再动，呼吸定息脉五动，闰以太息，命曰平人。”人一呼脉来两次，一吸脉亦来两次。一呼一吸之后，下一呼之前，脉又来一次，故一息之际，脉来五次。若在呼吸之外，稍微太息一下，为“闰”，脉搏亦可因之增加，都为平人之脉。《难经·十四难》曰：“脉来一呼再至，一吸再至，不大不小曰平。”古今医家皆采用一呼一吸来候脉搏至数，平人脉搏至数是一息四、五至，目前仍为临床应用之法。《素问·平人气象论》曰：“常以不病调病人；医不病，故为病人平息以调之为法。”正常的切脉就是以不病平人的呼吸来诊候患者的脉搏；医者不病，要替患者平静气息和调均呼吸做为切脉之法。

“平息”之义有二：一谓平调之义，医者诊脉应思想集中，心平气和，调整自己呼吸使之平静；二谓医者以己正常呼吸次数为标准，测量病人脉象至数，这是以常衡变方法。用以辨别脉象的变化，并从变化中，推测脏腑气血的盛衰和病情轻重。例如，不及此数的则为迟，属寒；超过此数的则为数，属热等。

总之，平人一呼一吸脉来四至，呼吸息数与脉搏至数比例为1：4，但经几次呼吸后，定息时脉又一动，则为一息五至曰“闰以太息”，亦属正常脉象，阎洪臣《内难经选释》指出：“正常人的脉搏至数为一息四至，因有‘呼吸定息’和‘闰以太息’的延长时间，所以有时脉来五次者，亦为无病之脉。”现代有钟表定时，可以正确测量脉搏至数，正常人平均每分钟脉搏为72次，一分钟约合十八息，平均一息脉动4次，说明古今医家以呼吸定息的至数基本上是一致的。

**呼吸定息鉴别表**（据《素问·平人气象论》原文整理）

- 脉息
  - 平—人一呼脉再动，一吸脉亦再动
  - 病—
    - 呼吸定息脉五动，闰以太息，命曰平人。
    - 大过
      - 人一呼脉三动，一吸脉三动
      - 躁—
        - 尺热曰病温
        - 尺不热—
          - 脉滑曰病风
          - 脉涩曰痹
    - 不及—
      - 参伍不调者
      - 人一呼脉一动，一吸脉一动曰少气。
  - 死—
    - 人一呼脉四动以上曰死。
    - 脉绝不至曰死。
    - 乍疏乍数曰死。

5.4 候“五十动” 古代诊脉，一般诊候不少于五十动为度。《灵枢·根结篇》曰：“持其脉口，数其至也，五十动而不一代者，五脏皆受气；四十动一代者，一脏无气；三十动一代者，二脏无气；二十动一代者，三脏无气；十动一代者，四脏无气；不满十动一代者，五脏无气，予之短期。”这是经文提出诊寸口脉时，计算脉搏至数一种方法。后世医家皆从此说。《黄帝内经太素》说：“五十动者，肾脏第一，肝脏第二，脾脏第三，心脏第四，肺脏第五，五脏各为十动，故曰从脉十动，以下次第至肾，满五十动，即五脏皆受于气也。”又说：“其脉得四十动已，至四十一动已去，有一代者，即五十数少，故第一肾脏无气也”、“其脉得三十动已，至三十一动已去，有一代者，即四十数少，故第二肝脏无气”、“其脉得二十动已，至二十一动已去，有一代者，即三十数少，故第三脾脏无气”、“其脉得十动已，至十一动已去，有一代者，即二十数少，故第四心脏无气”、“其脉不满十数，有一代者，即十数少，故第五肺脏无气。”清·黄宫绣亦说：“五脏之气各足，则五十动而一息，故候必以五十为准。”那么，切脉为什么要候“五十动”？经文及后世多数医家及医籍皆未明言，使人尚有费解之处。但归纳总要有三：

一谓诊脉不满五十动，医者切脉草率了事，粗心大意，诊断不出疾病轻重危候之兆，正如张仲景《伤寒论》自序说：“动数发息，不满五十，短期未知决诊，九候曾无仿佛。”

二谓诊脉满五十动，耐心细致，可以了解是否会出现结、代之象。如果一个五十动数不清楚，可延至第二、第三个五十动（约5~10分钟）。张山雷指出：“于五十之间，而脉无断续不匀，则可知其血气之未败。第必以五十为衡者，亦犹易言大衍之数五十也。盖其人而正气尚充，必无歇止之脉，若不及五十至而已继续不调，则血气已是不相联属，其凶可知。”只有诊满脉动五十，掌握脉气运行的顺逆，才能达到“视死别生”目的。

三谓“五十动”，此乃根据古代天地演化成“五十”数字附会而来。《周易·上传卷三》曰：“大衍之数五十，其用四十有九，分而为二。”小字注：“大衍之数五十，蓋以河图中宫天五乘地十而得之，至用以蓍则又止用四十有九，蓋皆出于理势之自然，而非人之知力所能损益也。”《医易通说》也认为：“五十者，天地相合之数，万物之根柢，即太极之功用也。”“五十”，是天地合和的大衍之数，人体与自然界的生息循环，都包括在这个范畴内，顺应则昌，逆施则亡。因此，“五十”是天生地成之数，最早语出《河图》、《洛书》。如：“天一生水，地六成之；地二生火，天七成之；天三生木，地八成之；地四生金，天九成之；天五生土，地十成之。”形成一阴一阳，阴生于阳，阳成于阴，天地生成之道，天五地十，乘而得之，天地相合之数五十也。用在人体脉象的至数上，也应候50动为准也。故《灵枢·根结》曰：“所谓五十动而不一代者，以为常也，以知五脏之期，予之短期者，乍数乍疏也。”脉“五十动”以应五脏，是据上文：“一日一夜，五十营，以营五脏之精，不应数者，名曰狂生。所谓五十营者，五脏皆受气。”经文以“五十动”与“五十营”都应“五藏皆受气”，说明脉与五脏（包括六腑和整个机体）精气运行，都是遵循这一规程。《诊家正眼》指出：“大抵脉来一息五至，则肺、心、脾、肝、肾五脏之气皆足也。故五十动而不一止者，合大衍之数，谓之平脉。反此则止乃见焉。”

## 第八节　诊脉方法

临证诊脉时，首先要掌握正确的方法，一般有以下几个步骤。

### 1. 位置

切脉时，一般取坐位，医者与病人应侧向坐，医者以左手按诊病人右手，右手按诊病人左手之脉；卧位亦可，多以仰卧为妥，不宜侧卧。王汉皋《医存》说：“病者侧卧，则在下之臂被压，而脉不能行；若复其手，则腕扭而脉行不利；若低其手，则血下注而脉滞；若举其手，则气上窜而脉弛；若身复则气压而脉困；若身动则气扰而脉忙，故病者宜正坐或正卧，直腕仰掌，乃可诊脉。”

### 2. 平臂

切脉时，需要患者先后伸出两侧手腕，呈正坐位，病人手臂（前臂）均宜向左右侧引伸平放，与心脏置于同一水平，直腕仰掌，腕部放一松软的脉枕或布袋垫着，肘部着桌，不要悬起，这样可使血液在脉中流行通畅顺达，若取卧位，宜正卧直腕仰掌，指腕、肘关节均宜放松、固定。若患者采取复手、举手、侧卧或身动等姿位，由于气血运行变异，难以如实反映出机体病变状况。

### 3. 指法

用指切脉，是获取各种不同种类脉象的关键，由于患者形体各异，寸口脉的三部定位距离有长有短，加之医者三指参差不齐，指感不一，故有时侦察出的脉形不同。因此，对于切脉指法，须多磨多练，深入体会，反复思索，日久才能达到精湛的程度。

3.1　下指　诊脉下指，先用中指端按在手掌后高骨内侧（桡骨茎突旁处）关部，再用食指按关前以取寸部，无名指按关后以察尺部，不可随意更改。朱肱《活人书》曰：“凡初下指，先以中指按得关位（掌后高骨为关），乃齐下前后二指为三部脉。前指寸部也，后指尺部也。”临床大多数医家主张切脉下指，先以中指定高骨，再下前后二指，但亦有先下食指（先按寸口），次下中指（次及于关），次下环指（又次及尺），依次顺序下指都一样。

3.2 布指　医者下指按于病人脉上后，开始布置手指，通常不论左手或右手，均应以三指端正对“寸口”脉的寸关尺三部，指端置于脉体正中线，以40度斜按，这样指端的压力和触觉较均匀。一般三指靠拢，若患者身高臂长，三指则适当分开，病人臂短则布指略密。总以适中为度，滑寿《诊家枢要》说：“人臂长则疏下指，臂短则密下指。”

3.3 调指　定好脉位后，三指略弯曲平齐，节节相对，应用指腹按在病人的脉搏上，若脉来清晰，即用指腹切按即可；若脉来模糊不清，或切脉不够满意之时，如医者有时因三指指腹皮肉不同，活动不一，感觉有异（其食指较灵，中指稍厚，无名指迟钝），可采用指目（指尖）法进行切脉。清·叶霖《脉说》曰：“医者之食指、中指、无名指爪甲不可留，必用指端棱起如线者，名曰‘指目’，以按脉之脊，不啻晴之视物，妍媸立判。”这说明指尖触觉最灵敏，可以进一步求得诊断印象，但须注意除去医者指尖毛细动脉搏动所可能造成的切脉误差，故王汉皋《医存》说：“医者三指之端，亦有动脉，宜知所分别，不可误以自己之动脉，作为病者之脉。”

3.4 运指　用三指的指腹（或指目）按脉切寻，以探测脉的位数形势，辨认各脉，了解疾病的变化。其方法各家也不尽相同。刘冠军《脉诊》曰：“运指大体不外举、按、寻、推、竟五者。举是轻下指而循之，适用于诊取浮脉之类。按是重下指而取之，适用于诊取沉脉之类。寻是下指不轻不重，委曲求之，适用于诊取缓脉之类。推是挪移指位，内外推测，适用诊取芤革等脉。竟为上下揣摩，适用于诊取长短等脉。”其五者之中，又各有浅深程度不同，如举有轻举轻按之分；浮脉轻取便得，虚脉须轻按始知。《重订诊家直诀》说：“脉有单诊总按不同者，或单诊强、总按弱也……单按强、总按弱者，此必其脉气本弱，但食指较灵，单按指下较显，名中二指较木，总按即不显其振指也；此脉本弱，而总按更弱于单按也”。按法，常有总、单、轻、重之分，所谓单按，是一指独按脉上；总按，是三指齐按脉上，其目的，正如《脉诊》所说：“单按以分候寸口三部（即寸关尺），以视病在何经何脏；总按以审五脏六腑的全体，轻按重按，以别沉伏，四者分合并用，才能找出线索，洞悉病所。”时逸人《时氏诊断学》提出：“诊脉指法，约分12种……（1）举按，以诊浮沉。（2）上下，以诊长短。（3）推寻，以诊洪细虚实。（4）初持、久持，以诊迟数滑涩。（5）单按、总按，以诊来去断续。（6）病者气口处，骨肉不平，须用侧指法。（7）病者手腕部，不能平置，须用挽指法。（8）俯仰者，三指轻重不同。（9）辗转者，一指左右推寻。（10）操纵者，举按选用，以诊根气之强弱。《难经》所谓按之软，举之来疾是也。（11）惟三指总按，空隙处，脉形不能正确，故用移指法。（12）小儿脉位狭小，须用直压指法。”诊脉指法，后世各家总结不少，如《重订诊家直诀》曰：“诊脉之指法，见于经论者：‘曰举、曰按、曰寻、曰推、曰初持、曰久按、曰单持、曰总按。无求子消息七法：曰上竟、下竟、曰内推、外推，曰浮按、中按、沉按。更有侧指法、挽指法、辗转指法、俯仰指法；举而复按、按而复举，是操纵指法。”《医宗必读》说：“脉有七诊，曰浮、中、沉、上、下、左、右，七法推寻。浮者，轻下手于皮毛之间，探其府脉也，表也；中者，略重下指，于肌肉之间，候其胃气也，半表半里也；沉者，重下指于筋骨之间，察其藏脉也，里也；上者，即‘上竟上者，胸喉中事也’，即于寸内前一分取之；下者，即‘下竟下者，少腹、腰股、膝胫足中事也’，即于尺内后一分取之；左右者，即左右手也。凡此七法，名曰七诊。”

3.5 应用 指法的应用颇为重要，临床多以按法为主，现重点介绍如下。

3.5.1 单按总按 凡是下指诊脉，或用三指同时按寸关尺三部脉（总按），或用其中一指反复寻按一部脉象（单按），都可诊取病脉，用以推测疾病。

3.5.1.1 总按 临床以探寻左右手寸口脉的寸关尺三部的情况，为浮为沉，寸关尺三部俱沉，抑寸关尺的某一部沉；三部俱浮，抑某一部浮。是尺盛于寸，或寸盛于尺，是左大于右，还是右脉大于左脉，都要通过总按，以比较左右和尺寸各部脉象的变化。当机体发生病变时，则六脉发生相应变化，如外邪袭表出现发热恶寒，六脉皆浮；如外感风寒或温热，六脉浮紧或浮大、滑数；如急性胃炎（肝胃郁热），腹胀灼热疼痛，嘈杂反酸，口干口苦，六脉弦数。加压时，三指用力要均匀适度，以观察脉象变化。

3.5.1.2 单按 当某部脉象出现异常，即可采用单按法，用中指、食指、无名指，一指单按，或两指结合在异常脉的部位上，反复寻按，认真探索。单按又分两法，一谓三指不离原位，诊寸脉时，食指按定，微提其他二指，依次类推；另一种单以食指在三部按切，也有用中指单独诊脉的，如宋代刘立三，每诊患者，辄以中指点取三部，有刘三点之号。但食中二指，以食指感觉较为敏感，故单按法大多采取食指。如右关沉弦明显，常见肝气犯胃的胃痛患者；右关沉细而弱较明显，多为脾胃虚寒；右脉偏沉，惟右寸浮大为风热犯肺的咳嗽患者；湿热下注膀胱的泌尿系感染的患者，尺脉沉滑、弦数较寸关部为明显；肺热咳喘又多见右寸滑数、或沉滑，说明单按更能进一步说明脉象与脏腑密切关系。

这些不同部位出现的反常脉象，通过医者单按，便可清楚了解其病变在何脏何部，以作为临床诊断疾病时参考根据。日前多数医家切脉，采用总按、单按二法相结合诊取。

3.5.2 初按久按 脉诊切按时间相对来说，有短暂或持久之别，一般来说，切按一分钟左右便可以了，但有些脉象，如间歇脉（促、结、代），常须按3~5分钟，才可诊察清楚，又如某些病人，不习惯应诊环境而影响脉气，初按易有假象，久按方可矫正。张登《诊宗三昧》说：“诊客邪暴病，应指浮象可征。若诊虚羸久病，当以根气为本，如下指浮大，久按索然者，正气大虚之象。”这是因初按时，其气血外趋抗病力猛，故脉现浮大，由于正气不足，后继无力，故久按索然，这种脉象，不论新病久病，虽灼热烦扰，皆正气不足，虚阳外露之象。如初下指脉见濡软，久按搏指，为里病表和之象，里病初显尚未尽透。如下指微弦，按久缓和，为久病向愈之象。

临床诊病人之脉，初下指虽见乏力，或弦细不和，按久而渐充容和缓，为病势缓解，气血调和之象。如按久微涩，不能应指，或渐觉弦硬者，多为正气虚损太甚，外邪未解之象，预后较差。

3.5.3 举寻按法 切脉次序大致可按三步进行。一谓浮取，其名曰举，以诊脉动在皮肤之间，如有异常，可候外感表证，又谓心肺所主之平脉。二谓中取，故名曰寻，以诊脉动在血肉之间，如有异常，可候半表半里之证及胃气，又谓脾胃所主之平脉。三谓沉取，其名曰按，以诊脉动在筋骨之间，可候有无内伤里症，又谓肝肾所主之平脉。《诊家枢要》曰：“轻手循之曰举，重手取之曰按，不轻不重，委曲求之曰寻。初持脉，轻手候之，脉见皮肤之间者，阳也、腑也，亦心肺之应也。重手得之，脉伏于肉下者，阴也、脏也，亦肝肾之应也。不轻不重而中取之，其脉应于血肉之间者，阴阳相适，冲和之应，亦脾胃之候也。若浮中沉之不见；则委曲求之，若隐若现则阴阳伏匿之脉也，三部皆然。”

又有“九候”诊法，即在寸、关、尺三部，每诊一部时，须经浮、中、沉三候，“三三得九”共合“九候”之数。《医宗必读》说：“又有九候，即浮、中、沉，三部各三，合而为名。每部各有浮、中、沉之候，合寸、关、尺三部算之，共得九候之数。”另外，王叔和提出三菽之重取其浮，九菽之重取其中，十五菽之重取其沉的诊法。《脉经·持脉轻重法第六》说：“脉有轻重何谓也，然初持脉如三菽重与皮毛相得者，肺部也；如六菽之重与血脉相得者，心部也；如九菽之重与肌肉相得者，脾部也；如十二菽之重与筋平者，肝部也，按之至骨，举之来疾者肾部也，故曰轻重也。”菽，指小豆。言脉如三粒小豆之重，与皮毛相得，肺气所行，故言肺部，代表肺气。心主血脉，次于肺，如六粒小豆那样重，代表心气。脾在中央，主肌肉，故次于心，如九粒小豆重，代表脾气。肝主筋又在脾下，次之脾，如十二粒小豆重，代表肝气。肾主骨，其脉沉，重按至骨，代表肾气。由此推之，不独以左右六部分候脏腑，即指下轻重之间，便可测知何经受病。这些都是从实践中总结出来的经验。切脉时，采用不同的指力和手法，一般诊脉轻按而浮取的称举，重指力而沉取的称按，有时需要改变指力或移动手指寻找，才获得明显感觉的称寻。也称为“推”，即用指在脉上前后左右推动，但指端所按的皮肤仍在原处不移，推的指法很重要，不论浮、中、沉取都可以用到它。如有些脉坚硬如石（动脉硬化）非用推则不能发觉。当寸、关、尺三部脉形有显著不同时，不可拘泥指距平布，须移动指距，如患者寸脉涩而尺脉滑，或前小后大，可将布于寸脉的食指后移，以便完整地摸到尺部的脉形。

### 4. 反关脉

最早《黄帝内经》中已有此记载。如《素问·至真要大论》曰：“北政之岁，少阴在泉，则寸口不应……诸不应者，反其诊则见矣。”自此而后，历代对“反关脉”均有论述。明代至今，反关脉更为医家普遍论及并应用。

反关脉是由桡动脉行于腕关节的背侧。因此，寸口切脉部位也在背面，这种特异的脉位，称为反关脉。时逸人说：“寸口正取无脉，必病人覆手诊之方得。”

4.1　单双反关　一手反关者，称为单反关；双手皆为反关者，称为双反关。黄宫绣《脉理求真》曰：“脉有反关，动在臂后，别由列缺，不干症候。”诊脉时须令病人侧放手掌，于大指后的腕侧诊取，主要由两侧前臂动脉对称性异常，或一侧前臂动脉异常所致，多为先天性的。

4.2　反关独显　寸口正位全无脉象，谓独反关有脉，即寸口脉的寸关尺三部全不见脉，桡动脉搏动是由尺部后斜上臂侧，这方面原因主要是由主脉弱，分支脉强，有时主脉几乎不能触及，此型即谓真正的反关脉。

4.3　寸口反关俱有脉　两者虽都有脉的搏动，但比例则不同。

4.3.1　寸口脉细，反关却大　主脉管腔细或搏动弱，分支脉管较粗大或搏动力强所致。

4.3.2　寸口与反关脉相等同　主脉和分支脉管相同，或搏动强度相等所致。

4.3.3　寸口脉大，反关脉弱　主脉管腔大或触知明显，分支脉管细或搏动微弱所致。

### 5. 斜飞脉

寸口脉从尺部斜向腕后高骨（桡骨茎突）背外侧，向合谷穴的方向伸延，寸部触不到脉动，这种脉搏位置偏斜于手阳明经处，称为斜飞脉。

5.1 外斜脉　寸口脉由关部斜走至寸部。由主脉分支出来的动脉走行于桡骨茎突之上，或者是桡动脉本身发生畸形所致。《三指禅》说：“间有脉不行于寸口，由肺列缺穴，斜刺臂侧，入大肠阳溪穴，而上食指者，名曰反关。”“反关”即斜飞脉的外斜脉类也。

5.2 内斜脉　寸口脉反于内侧腕，近大陵而上手厥阴经处。日人·紫田良治认为：“由主脉分支出来的动脉，走行于桡骨茎突之下或其内侧，可能是掌浅支发达。”［靳怀建摘译：桡动脉走行异常（反关脉）. 国外医学. 中医中药分册，5：42；1980］此脉多由后天因素形成，在成长期由于手的过度激烈活动，需要大量血液供给，致使掌浅支发达。

总之，“反关脉”、“斜飞脉”皆由人体生理特异造成的，有后天性的，也有先天性的，若从寸口脉寸部上至鱼际者，名曰“鱼际脉”。“反关脉”及“斜飞脉”一般都不多见，据萧珙等人报导，在二万七千七百零六例中所观察到的“反关脉”，“发现有27例反关脉，占0.098%”，“右侧反关10例中的1例是属‘斜飞脉’。”（27706例中所观察到的“反关脉”. 上海中医药杂志，2：62；1960）潘楫注《脉诀·反关脉》说：“此反常异众之脉，千百中仅一见也。”说明此种生理上异常脉象并不多见，祖国医学从记载文字来看，对于这些脉的异位称为“反关脉”、“斜飞脉”之名外，尚有“单伏”、“双伏”、“神门独大”（尺动脉）、“阳池独有”（腕背横纹正中动脉）等。汪慎之认为：“尺骨动脉远大于桡骨动脉的，则寸口搏动极微；又于靠小指一边诊其尺骨脉，这两种异常，或见于一手，或见于两手。”（中医诊脉在诊断上的价值. 哈尔滨中医，12：45；1959）因此，有待今后在临床诊脉中进一步观察和研究。

## 6. 诊脉步骤

脉象的形成一般由脉搏的部位、速率、强度、节律、形态等因素决定的。因此，在辨认这些脉象的时候，要有步骤的从这几个方面加以区别。

一般顺序先定脉位，以分浅深（浮、沉脉）；后辨速率，以定快慢（数、迟脉）；次按强度，以别力势（虚、实脉）；再看节律，以候歇止（结、代脉）；细察脉形，以诊大小（大、小、细、短脉），总审常异，以观怪诞（鱼翔、虾游）。

公式

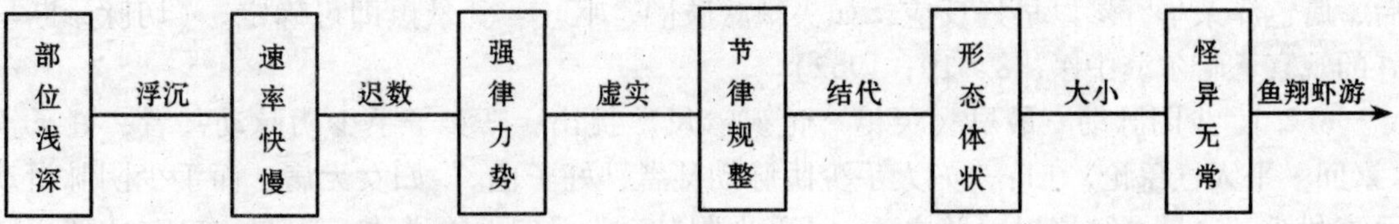


歌诀　部位浅深浮沉测，速率快慢定迟数。
形态细短大与小，虚实力度分强弱。
怪异鱼翔与解索，节律结代止歇多，
临证详察应斟酌，此是诊脉步骤歌。

注：强度力势与形态体状亦可合为一纲来辨认。

### 7. 脏腑平脉

人体脏腑功能活动，在寸口三部脉或其他部位，其生理状态都能表现出来，在《内经》及后世的一些医籍中，都有详细的描述。

7.1 候脏诊法　切脉时，手按压的力度不同，以诊候五脏，如“浮取”候心肺，“沉取”候肝肾，“中取”候脾胃（胃气）。

7.2 五脏平脉　在生理功能正常状态，五脏各有不同脉形。《医学传心录》曰：“左寸心脉浮大散，左关肝胆脉长弦，右寸肺脉浮涩短，右关脾胃缓大兼，两尺属肾宜沉软，此为无病体安然。”《素问·平人气象论》更有详细描述。（详见第二章脉学的整体观，第五节脉诊与人体内外环境中的“四时与四时五脏脉候表1”）

### 8. 妇女脉象

健康的妇女有经、孕、带、产等特有的生理变化，其脉象亦相应的有所变化。一般讲，妇女之脉，常较弱于男子，略沉，其状柔软。孙思邈《千金方》曰：“凡妇人脉常濡弱于丈夫。”叶天士《医效秘传》曰：“妇人女子，尺脉常盛，而右手脉大，皆其常也。”

8.1 月经脉　妇女月经将至或正值经期，无其他证候，脉来滑利者，是正常经期脉象。或者每次月经过后26～27天左右，无其他病理特征（口苦、身热、腹胀），近几天来，脉洪大满指，尤以关尺脉为甚，同时左尺>右尺脉，或者左手关尺脉洪大于右手，可考虑是月经来潮之脉象。蔡仰高认为：“女人皮肤不热，无外感征象，而脉状有点数疾，不是滑，此极可能月经刚刚来潮的症状，这种脉诊准确性颇大。”（脉诊在临床运用上的经验交流座谈会．广东中医，5：213；1959）

8.3 妊娠脉　妊娠脉亦称“孕脉”，是指妇女平素月经按期而来，但婚后末次月经40～50天未行，或兼有晨起恶心，嗜食异物（酸咸食物），脉象相应发生改变，出现滑、动、数等，寸口六脉流利调和，或尺部旺盛，便是妊娠脉。张景岳《脉神章》说：“凡妇人怀孕者，其血留气聚，胞宫内实，故脉必滑数倍常。”又说：“胎孕之数，必兼和滑，此即妊娠之脉，有可辨也。”妊娠之脉，多见此象，寸口六脉调和，或以平脉或尺脉滑疾者为妊娠之征。吴连福根据沉滑、和滑、滑大为判断早妊作为观察脉象标准，结合停经后，唇色泽荣华，参以早妊反应，如头晕、肢懒、呕吐、乳晕黑即可确定。（切脉诊断早妊的观察．哈尔滨中医，8：19；1962）

8.2.1 少阴脉动　最早《灵枢·论疾诊尺》提出：“女子手少阴脉动甚者，妊子。”《素问·平人气象论》曰：“妇人手少阴脉动甚者，妊子也。”妇女无病，而手少阴脉滑动而流利者，这是血欲聚以养胎之象。“手少阴脉动”，有两种说法：一谓寸口左寸部心脉动，手少阴居心，心血充盈，鼓动应指而见于左寸处。李士材说：“手少阴心脉独动而甚者，孕也。”一谓神门穴脉动。平人神门穴处的脉搏，男子沉弱无力，甚或摸不到，女子除肥胖者之外，一般都可触摸到，搏动的部位仅占寸口脉1/3范围大小。孕后一个月时，神门脉搏动力势约占寸口脉1/2或1/2以上，二个月后则更明显，厥厥而动，到预产前一个月反沉小如无。

8.2.2　阴搏阳别　《素问·阴阳别论》又有“阴搏阳别，谓之有子”一句。此语原谓心与肾二经并论而言，手少阴为心主，心主血，妇人以血养胎，血旺则易孕，始成胎时，精与血凝集不散，故心脉厥厥而动也。阴搏者太阴气注尺中也，尺脉搏手，搏即动甚之意。足少阴属肾，肾主精，女子以击胞而子宫在焉，精射胞门，则子宫之气聚血充实，故应手而搏击于阳脉之上。关于阴搏阳别的说法有二：一指寸口脉中寸尺部的区别，一般尺脉搏动异于寸脉。《脉诀》曰："尺大而旺，有胎可庆。"《脉诀刊误》说："阴谓尺中，搏谓搏击于手，尺脉搏击，与寸口殊别。则阴气挺然，为妊之兆，此即所谓寸微尺数也。"崔紫虚曰："尺脉滑利，妊娠可喜。"王孟英认为："尺脉滑疾，皆为有孕。"俞鉴泉说："尺寸之脉，稍搏动而滑，即为孕征。"二指寸口脉中浮沉取的区别。一般沉取搏动异于浮取，亦可浮沉取皆有者。王叔和《脉经》曰："尺中肾脉也，尺中之脉，按之不绝，法妊娠也。"又曰："三部脉沉浮正等，按之无绝者，有娠也。"戴起宗引："《脉经》曰：三部浮沉正等，按之无绝者，有妊也。今《脉诀》去浮，以疑易绝……夫正等者，即仲景所谓寸关尺三处，大小浮沉迟数同等也。仲景以同等为阴阳平和之脉，虽剧当愈。叔和以正等又按无绝，为有妊之兆。"叶天士亦曰："三部浮沉正等，脉来流利均匀和平，无他病而不月者，娠也。尺脉滑大，数而旺者，亦孕也。"叶氏从寸口三部的浮沉取法和尺部脉的变化中，诊为妊娠。

早孕之脉，必动数而滑，有见于寸口脉中寸部，有见于寸、关部，有见于尺部，亦有寸关尺部皆有者，在诊候位置上，有浮取或沉取得见者，亦有浮取沉取皆有者，此乃禀赋不同所致也。张介宾指出："阳别者，言阴脉搏手似乎阳邪，然其鼓动滑利本非邪脉，盖以阴中见阳，而别和调之脉，是谓阴搏阳别也。"这是张氏言明"阴搏阳别"的妊娠中特有生理脉象。尺脉属阴，为肾所主，固胞系于肾，胎气鼓动，故两尺脉象滑数搏指，异于寸部阳脉的，便是有孕之征兆。

8.2.3　孕脉辨月　妊娠之后，尚不知何时所孕，或者月份所记有出入，可借助脉象变化进行辨别。一般怀孕1~3月，左寸浮大，即经文所谓"手少阴脉动甚者，妊子也。"心脉浮大主有孕。或脉滑疾，滑疾而代，有胎二月；滑疾按之软散，妊娠3月；尺部滑疾，有孕4月；但疾不散，怀孕5月；滑数冲和而实，胎有5个月以上。《脉经》曰："脉滑疾，重以手按之散者，胎已三月也。脉重手按之不散，但疾不滑者五月也。"《脉诀》曰："滑疾按散三月胎，但疾不散五月身。"崔紫虚曰："滑疾而代，胎必二月，疾而不散，五月是实。"叶天士说："脉滑而疾者，三月胎候也。但疾而不散者，五月也。关上一动一止者一月，二动一止者二月。依此推之，万不失一。"《脉诀》曰："寸微关滑尺带数，流利往来并雀啄。"戴起宗解释："流利往来，滑脉之形，雀啄者，《脉指南》云，关上一动一止者一月，二动一止者二月，余仿此，推之万不失一，此所谓雀啄，雀啄在他病为死形。"这里可为有孕之脉。

综上所述，有孕之妇，开始左寸脉来流利，略带滑象，逐步尺关滑而流利，三个月以上，两尺滑数冲和软散（胎气初生不壮实），五个月以上，两尺滑数冲和而实（胎气壮实），到分娩后数日，脉滑仍未散，亦有少数者，滑脉不显。

停经两个月以内，虽见滑脉，但时隐时显，不很显著，可进行小便化验，观察妊娠证候反应，作妇科骨盆双合诊等，有助确立。

妊娠辨月歌

少阴动甚孕有子，阴搏阳别凭寸尺。
一月浮大又滑利，滑疾而代二月齐。
三月滑疾按散期，四月尺部也滑疾。
但疾不散胎五月，滑数冲和脉见实。

8.2.4 判断性别　在妊娠期间，观察胎儿的男女性别，在众多医籍中均有记载。王叔和《脉经》曰："妊娠四月，欲知男女法，左疾为男，右疾为女，俱疾为生二子。""尺脉左偏大为男，右偏大为女，左右具大产二子。"叶天士说："左手尺脉洪大为男，右手沉实为女。又曰：洪大为女。""左手寸口脉大为男，右手寸口脉沉细为女。""足太阳膀胱洪大是男，足太阴脉洪是女。阳脉皆为男，阴脉皆为女。""阴中见阳为男，阳中见阴为女……两手尺部俱洪者为两男，两尺俱沉实者为两女。左手脉逆为三男，右手脉顺者为三女。寸关尺大小连疾相应，是为一男一女。"这些都是实践中总结出的经验。大者如实，即阴搏阳别之义，尺脉实大，与寸脉迥别也。张璐玉独谓寸口滑实为男，尺中滑实为女，又左乳胀疼或有核为男，右乳胀痛或有核为女。张氏以寸口脉变化结合孕妊体征判断胎儿性别。一般临床体验，男胎左脉大而滑数冲和，同时腹部胀大状如锅底，圆而尖凸；女胎右脉大而滑数，并且冲和，腹胀大呈簸箕形，圆而稍平，临床所见并非完全如此，仅供参考。

8.2.5 临产脉象　临产脉也称"离经脉"。是妊娠九个月后，将要临产，诊其脉象，尺脉转急如切绳，或脉见浮数散乱或沉细而滑。《脉经》曰："怀妊离经，其脉浮，设腹痛引腰脊，为今欲生也；但离经者，不病也。又法妇女欲生，其脉离经，夜半觉，日中则生也。"《诸病源候论》曰："孕妇诊其尺脉，转急如切绳转珠者，即产也。"《医宗金鉴》说："中指跳动谷道挺，临盆用力送儿生。"《医存》说："妇人两中指顶节之两旁，非正产时则无脉，不可临盆。若此处脉跳，腹连腰痛，一阵紧一阵，二目乱出金花，乃正产时。"

8.2.6 孕脉诊法　诊断妊娠脉的手法很重要，历代临床医家都十分重视。梁翰芬医案中诊孕脉法指出："凡诊孕脉，必选用举按以审其势。轻手循之曰举，重手取之曰按。诊者先以指重按至骨，令脉气断绝，不能过指，旋忽微举指。若是有孕，尺部之下，必有气如线，漉漉争趋，过于指下，如矢之上射也。故有孕者，无论其脉如何软弱，如何迟缓，而当按断微举之时，必有气随指上，争趋如线。既举复按，既按复举，屡审不爽，孕无疑矣。若非孕也，无论其脉如何洪滑，如何疾数，亦当按断微举之时，必无气线过指，即或有之，亦不能随指即上。指既举而气乃至，不似胎脉之指初举而脉即贴指而升，些小之时间亦无停顿。此即《脉经》所谓尺脉不绝及脉动甚之诊，是言之法操纵之决。此象于初孕时二十日即知，一、二月更显著。或有因患病误治，致伤血气而不见者，但服调养血气药一、二剂，必见。更有临诊时，孕者两手从冷水中初起，脉气为冷气逼退而不见，待温少倾即见。故诊者，临时必须问明，目前所服何药，顷间有无冷浴等，最为切要。"（梁翰芬医案．诊孕脉法．广东中医，11：35；1962）。这是梁氏根据周学海《周学海丛书》所述诊妊娠脉的手法，深入多年的临床实践，总结出来的体会。有它一定的应用价值。学者应得到借鉴，但不可拘泥如此。

8.2.7 指脉孕征 是在指脉搏动中表现出的一种妊娠征兆，可以从其不同搏动部位，判断怀孕的月数。

8.2.7.1 辨别孕月 妇女停经，在两手中指、无名指两侧的小动脉。呈放射状搏动，即谓怀孕征兆。脉动显于第一指节的，为怀孕2～3月；脉动显于第二指节的，为怀孕5～6月；脉动达于第三指节的，为怀孕8～9月，脉动至指末梢，为胎足满月。亦有医家认为中指顶端中冲穴之外侧亦有脉搏动，妇女血盛可见子脉，有孕必动，一般仅有寸口脉1/4，须细寻求。子脉动者必是妊娠，但妊娠如有血虚及其他病症，子脉则不动，可观察乳晕转黑，停经择食而辨析之。

8.2.7.2 采用手法 受检者取卧位，伸手平放。医者用拇、食两指头，呈弧形，箝按手指两侧指脉，从第一指节，渐向指端按压，是否能触及脉动。

8.2.7.3 注意事项 检查前，受检者须休息10～20分钟。按压时，用力均匀，应用轻按、重按对比之法。指脉搏动达第三指节，突然消失，为胎死之征。正常人指脉常不易触及。

## 9. 神门脉

神门为手少阴心经的输穴，其位置在腕横纹尺侧端，当尺侧腕屈肌腱的桡侧凹陷中。平人此处脉动不易触及或触及不显。只有怀孕后才可触及其搏动。

9.1 辨别妊娠 婚后停经，两手神门穴脉动呈显圆滑有力之象，即为妊娠之征兆。

9.2 采用手法 受检者取坐位或卧位，手平放。医者用食指尖端按压其处，进行诊察，触及圆滑有力的搏动即是妊娠。

9.3 注意事项 诊脉前避免剧烈运动，禁忌注射或内服促进血液循环的药物（以下天突脉、指甲孕征等均同此）。医者检查要详细，食指按压时，同时进行轻按、重按对比。男性若神门穴触及脉动时，多为神经衰弱症。

## 10. 天突脉

天突位于胸骨上窝正中，正常人此处无脉动，只有妇女婚后停经，其处才可触及脉动。

10.1 辨别孕月 婚后停经，天突脉触及搏动，为妊娠两月以上，若脉动明显，目视可见，则为身孕4月有余。

10.2 采用手法 询问婚后有无停经及早孕反应，然后令其抬头观察颈结喉下，胸骨上窝凹陷处有无脉动，然后医者用手指触摸其强弱。（注意事项见指脉孕征）

## 11. 经络测定

杨有凤采用经络测定器，测定孕妇脉位预测胎儿性别，取得预期目的。

方法 电流开启，将指环套在被测的手指，用探索将手橡皮头的圆孔内放入盐水棉球与指环接触，调节电流至200微安，持探索将手持湿棉端置孕妇身上，测定两侧相应穴位（寸脉、关脉、尺脉、中冲、太冲、三阴交、悬钟、气冲）时间相等，当电流表读数不再变化，记录下数字。八个穴位导电值总和，左>右者预测生男，右>左者预测生女。结果表明：经络测定符合率高于切脉等诊法。490例孕妇分健康组与疾病组比较，健康组符合率达89.3%，疾病组占40%，有显著差异；预测符合率以妊娠3个月者较高为91.1%，随孕期增长预测符合率则下降。八穴总和数与尺脉数的符合率，尺脉准确率高；经络预测比孕妇血液中性粒细胞符合率较高；经络脉位测定比切脉符合率高20%。胎儿出生后性别符合出生前预测418例，占总数85.3%。（经络测定孕妇脉位预测胎儿性别490例观察报告．新中医，4：42；1981、广东中医，6：16；1963）

### 12. 孕脉机理

孕脉产生的机理，历代医家都各有论述。《素问·平人气象论》曰："妇人手少阴动甚者，妊子也。"手少阴为心脉，心主血；足少阴为肾脉，肾主胞门子户，大抵少阴经左寸属心，左尺属肾。下主乎尺，尺中按之不绝，为有妊。潘硕甫曰："女子以血为本，血旺是为本足。气旺则血反衰，故女人以血胜气为贵。少阴动甚者，手少阴之脉也，心主血，动甚则血旺，血旺易胎，故云有子，尺脉者，左尺足少阴肾之脉也，肾为天一之水，主子宫以击胞，孕胎之根蒂也。滑利之脉应指疾而不散，滑为血旺，疾而不散，乃血旺敛结之象，且为有胎三月。""肾为生气之源"，血出于心，心血必赖气而行，气生于肾，妊娠肾气旺盛，肾气鼓动冲击血液，冲击力强则升发力大，此心脉动甚，则尺不绝，或由气实血涌，血流加快，脉来流利圆滑。朱必真认为，妊娠早期，胚胎的绒毛膜和以后在胎盘中，产生一种特殊激素－绒毛膜促性腺激素，这种激素刺激中枢神经系统，大脑皮质受到刺激，为着适应刺激而发出冲动，体内各种器官影响了孕妇的新陈代谢。因此，刺激血管的运动神经，使血管壁弹性改变，形成了脉滑流利之象。（论脉．10：4；1962．广东中医）妊娠后血液总量增加30～50%，血管系统内循环血流增加了，心输出量的血液亦增加，引起血流增加，血管壁容易扩充，管壁较薄，波动会较大，形成了滑动数现象。妊娠后体温增加，特别内脏及血管内体温增加1～1.5°C是形成数脉又一原因。受孕后本身之外多一胎儿，血液要供给胎儿营养和排泄，故血液增加，血液中代谢物亦增加，故心搏力增加增强，脉的搏动及血流量增多，因而出现脉滑。

上海中医学院生理教研组认为：妊娠后血容量增加，血液稀释……此时心搏加强，每搏输出量加大，而且由于子宫和胎盘区域动、静脉之间形成短路，使外周阻力降低，脉压差增宽，心搏与脉压的这些变化都会引起脉波的主波高耸，重脉波部位降低，从而出现滑脉特征。早孕的滑脉以及妇女月经将来潮时出现的滑脉，可能又与体内孕酮增加有关，因为孕酮有扩张血管、降低外周阻力的作用。（对几种脉象的初步探讨．上海中医药杂志，3：43；1979）

### 13. 小儿平脉

小儿乃稚阳之体，气血未充，故与平人又有所不同，一般小儿过周岁才能诊脉。王叔和《脉经》云："小儿脉呼吸八至者平，九至者伤，十至者困"等等。指出小儿异于平人的至数，脉来一息八至为正常脉。

13.1 临床意义　对于小儿脉的临床意义的认识，早在《内经》里便有了记载。如《素问·通评虚实论》曰："乳子而病热，脉悬小……手足温则生，寒则死。"又"乳子中风热，喘鸣肩息者……脉实大也，缓则生，急则死。"明·张介宾曰："凡诊小儿，既其言语不通，尤当以脉为主，而参以形色声音，则万无一失矣。”张氏主张以诊脉象为主，参以其他三诊。清·夏禹铸《幼科铁镜》认为：“望、闻、问、切，固医家之不可少一者也，在大方脉则然，而小儿科则唯以望为主，问继之，闻则次，而切则无矣。”多数医家赞同此种说法。近代《简明中医儿科学》亦说：“小儿在初诊时，往往大哭大闹，而使脉象气息紊乱，很难作为诊断依据。”

小儿与成人的脉象变化，有着共同规律和适应性，因此，在临床有一定诊断价值，不能一概认为小儿哭闹，影响诊断效果，而忽视它的作用。幼儿在就诊时，个别情绪躁而哭闹，会给脉诊效果产生影响，其它尚不致于此，倘若小儿脉象不能作为诊断依据，实质上也就失去它的意义了。

13.2　切脉年龄　小儿何时候应切脉？这就涉及到小儿脉诊与年龄的关系问题，历代医家也都提出各自不同的看法。张介宾说：“凡小儿形体既具，经脉已全，所以初脱胞胎，仅有脉息可辨。”张氏认为新生儿时期就可诊脉。程若水说：“试观小儿生下，周身无脉动，及乳湩一进，而脉才现，至其现行可诊候，亦何必之岁也。”程氏认为，一有脉息，便可诊脉。《医宗金鉴》指出：“小儿周岁当切脉。”《小儿卫生总微论方》认为小儿发育未完全，主张“小儿自初生五百七十六日大小变蒸数毕则气血荣，精神显，筋骨壮；脉里全，然后方可脉切。”大约是岁半开始切脉。也有些医书中把小儿切脉年龄推迟到五岁。清·陈飞霞说：“小儿三五岁，可以诊视。”张云岐曰：“未及五岁不能视听者，不可别脉，五岁以上，方可别脉。”近代郭朝广也说：“四岁以上渐可切脉。”（对中医脉诊的几点认识．基层医刊，1：13；1981）张、程二氏主张切脉不应受年龄限制，有脉息便可切诊。但诸家提出应从周岁之后切脉，是因为小儿气血未荣，精神未显，筋骨未壮，脉里未全所致，故提出需要考虑切脉年龄。

初生儿与学龄儿童有差别，三、五岁与十二三岁也不同，应根据具体情况，把脉诊看作整个诊断学的一部分，望闻问切相互补充，充实诊断的内容。《脉语》提出“小儿三岁以下看虎口三关”的望指纹法，对三岁以下小儿两手食指内侧的脉络色泽和形态的观察，诊断小儿疾病，有一定实际意义。

13.3　切脉手法　小儿寸口脉狭小，一般不适宜分寸关尺。因此，许多医家提出小儿“手腕短促，三部莫分，只能以一指候之”。一般将食指按关部，前后推动诊寸尺。这种方法称为一指定三关（一指三部法）。易被患儿接受，以一指探索寸口脉的变化也较合理。虽然，历代医家未将小儿寸口六部脉列出，但有些小儿脉法中提到左关、右寸等，这应以其生长发育年龄方面考虑，以决定是否采用成年人寸口六部诊法。一指持脉，应用于小儿脉法，较为合理，应当保留，同时适当结合其他一些诊断方法。

应用一指三部法，以中取按脉，脉气柔和明显。是因小儿肾气未充，用右拇指按于寸口高骨，不分三部，只定息数，适合三岁以下小儿，配合观察形色、声音和望指纹、按胸腹头额等。以一指按寸口高骨中线，向两侧滚转寻三部，适宜4岁以上小儿；挪动拇指诊三部，适宜7~8岁小儿；次第下指，依寸口三部诊取，适宜9~10岁小儿；按成人三部诊法，适以15岁以上儿童。

13.4　时间与标准　小儿的切脉时间除与成人相同一些因素外，但在发病及诊疗过程中，很难有选择时间的余地。因此，不能拘泥于古代一些医家的看法，而应从实际情况出发。小儿平脉的标准，是衡量小儿是否健康的标志，由于历代医家实践经验不同，因此，所列的标准也不一样。《颅囟经》曰："呼之脉来三至，吸入脉来三至，呼吸定息六至，此为无患矣。"《水镜诀》曰："呼吸八至为平脉。"《医宗金鉴·幼科心法》曰："一息六至平和脉。"小儿平脉，少则一息六至，多则八至，上下相差二、三至，这种至数上差异，没有按小儿不同年龄来确定平脉标准，是以医者的呼吸定至数，易产生误差。目前有了记时的钟表，改用时钟计算小儿脉搏至数，比较精确（详见第二章，脉与人体内外环境）

**正常小儿年龄与脉每分钟搏动次数表**

| 年龄 | 新生儿 | 1岁以内 | 1~3岁 | 5~10岁 | 10岁左右 | 14~16岁 |
|---|---|---|---|---|---|---|
| 脉搏次/分 | 120~140 | 120~130 | 100~120 | 80~100 | 80~90 | 72~80 |

注：从上列表中，可以看出由于年龄的差异，脉搏的至数亦会有很大差别，同时，历代采用以呼吸定息计算指数，不如用仪器（钟、表）测量指数准确。但对于有一定临床经验的医师，也可用呼吸定息来测定脉搏至数。

# 第八章　病理脉象

凡某些致病因素使机体阴阳失调，脏腑气血经络发生异于生理性的改变，脉的搏动出现不同形态的变化，便是病理性脉象。这是因为某些致病因子作用于机体后，出现正邪交争，必然会影响气血运行，在脉象上反映出来，根据疾病预后的轻重和脉象相应的发生不同变化，可称谓“病脉”、“败脉”、“死脉”、“怪脉”、“真脏脉”等，一般临床都可以见到，但“病脉”较多，其他则较少见到。

## 第一节　诊断病证

辨别病理脉象的目的，是为了察知阴阳、表里、寒热、虚实的变化和机体动态平衡失调的现象，历代医家采用寸口脉六部配合五脏六腑，是为了进一步以每一部脉的变化，来推断某一脏腑的病理改变。临床运用脉象诊断病证大致有如下几点。

### 1. 寻找病因

根据发病的病因病理学说，发生病变主要因素，一是外因六淫，二是内因七情，其次为痰饮、瘀血、劳倦、食积等。不同的病因，作用于机体之后，即可随之反映出不同的脉象。（详见下章单脉与病证）例如，外因邪气致病而见脉浮，多属风证、表证。故《脉经》曰：“脉浮为风、为呕、为虚。”这里的“呕”，多属表证呕吐，必兼发热、恶寒等表证；内因见脉浮，多为精气不足，虚风内动所致。

外因见沉脉，多为感冒初期，邪之深入，紧束于里，一时不能发越的缘故；内因见沉脉，多为气陷、气郁、胸腹积滞所致。外因见迟脉，多为脏气不充，邪气留恋不解的阴证；内因见迟脉，多为元气大虚，阴寒冷积之证。这只是在一般疾病当中，由于致病的原因不同，会相应出现一定的代表脉，但须经过详细判断后，方可得以确诊。但是在临床上，由于疾病的错综复杂，变例百出，不是风证、表证单纯见到浮脉，里证只单纯见到沉脉，而是复杂的病情与病理脉象合并同见。如同样的数脉，有浮数与沉数的区别，浮数脉，多主热邪在表；沉数脉，多主热邪在里。同样迟脉，有浮迟与沉迟的不同，浮迟脉多主虚寒在表，沉迟脉多主冷结在里。例如，风热之邪致病，脉多见浮数之象，浮主表，数主热，故为风热表证。

总之，病邪在表在里，属阴属阳，为风为气，或冷或热，是内伤还是外感等，根据脉象的这种合见，脉证相参，分析判断，方可得出正确结论。

### 2. 辨审类型

疾病的证候类型和病位浅深、病变性质、邪正盛衰，都能够用阴阳、表里、寒热、虚实八个纲领来概括，各种病理性脉象，也可采用此种方法来统领，古今不少医家是以浮沉、迟数、虚实并加滑涩等脉，组成六纲脉或八纲脉（详见第一章．第三节辨脉纲目），并以阴阳做总纲。这是因为脉象对八纲确立与鉴别上，有着十分重要作用。一般浮脉、沉脉，表示病的部位在表在里；迟脉、数脉表示病的性质，以区别寒热；虚脉、实脉或有力无力，表示正邪交争的盛衰。至于阴阳除能够统领这六纲脉之外，亦可用滑涩做替代，观察气血变化。张景岳指出："脉者血气之神，邪正之鉴，有诸中必形外，故血气盛者脉必盛，血气衰者脉必衰，无病者脉必正，有病者脉必乖，矧人之疾病，无过表里寒热虚实，只此六字，业已尽之。然六者之中，又以虚实为最要，盖凡表里寒热诸证，无不皆有虚实，既能知表里寒热，而复能以虚实二字决之，则千病万病可以一贯矣。"张氏是以六纲脉中，更强调虚实的重要性，并把虚实列为六纲之首，若加滑涩二脉，以察血气，以阴阳统领之，可谓全矣。

在临证上，采用八纲脉，可去伪存真，以辨真假。例如，治疗虚寒腹痛，可用附子、干姜；治疗实热便结，常用生石膏、大黄。这些都是根据疾病的性质而采用截然不同的治疗用药方法。再如身热，面红，口渴，脉大，似属热证，但身热反欲近衣，面色浮红，时隐时现，口渴喜热饮，脉浮大，按之无力或豁然空虚，或是沉细欲绝，其本质为真寒或阳虚，当用温里之剂。这种情况，脉象变化起着决定性作用。

总之，区别疾病的类型，必须在八纲辨证的基础上，证候要分清表里、寒热、虚实、阴阳，脉象亦有浮沉、迟数、虚实、滑涩相应显现，二者都可用阴阳作统帅，并进行归类，才能全面辨识病证，得出正确结论，为施治提供可靠依据。

### 3. 识别病证

根据脉象的病理变化来判断病证的机转顺逆、预后的吉凶，在诊断上能够起到很大的作用。（详见第二章．第六节，脉与病证的关系）虽然脉象在诊断中起着关键作用，仍不能以切脉作为测知一切疾病的唯一方法，更不能以为切脉即可知道万病。须要四诊合参，全面审察。故《内经》云："能合色脉，可以万全。"正强调了脉证合参的重要。汪石山说："《脉经》云：浮为风、为虚、为呕、为痞、为厥、为胀、为满、不食，为热、为内结等……数十余病，假使诊得浮脉，苟不兼以望闻问，而欲的指其何病，吾谓戛戛乎其难矣。古人一以脉参病，曷尝以诊脉知病为贵？夫《脉经》一书，开卷便言观形察色，彼此参伍，以决死生，可见望闻问切，医之不可缺一也，岂得而偏废乎。"

## 第二节　脏腑病脉

脏腑脉证是根据脉象的病理变化，结合脏腑生理功能和病理变化所反映出的症状，对复杂的病证进行分析、归纳，推断疾病所在脏腑，病变性质，发病机理的一种辨证方法。

脉象结合脏腑辨证，可以准确及时发现疾病的变化转轨与预后情况，只有掌握脏腑病理特征和脉象主证规律，才能灵活运用于临床各科疾病的诊断与治疗。如心悸胸闷，憋气疼痛之心脉痹阻证，脉见细涩或结代为瘀阻心脉；胁胀脉弦为气滞心脉。因此，脉象与脏腑辨证和其它辨证方法有机结合，才能完成对疾病进行辨证的全过程。

### 1. 心与小肠病脉证

心与小肠病的脉象有虚有实，只有结合心与小肠特征与脉象的变化，有助于诊断与辨证。

1.1 心气虚、心阳虚及心阳暴脱　心气虚是心气不足及功能减退，心阳虚为心气虚的发展，心阳暴脱，是心阳虚衰至极或突然亡失。多由禀赋不足，久病伤正，思虑伤心等因素所致。症见心悸怔忡，胸闷气短，劳累或动则甚，自汗。若伴神疲少气，脉细弱为心气虚；畏寒肢冷，脉微细或结代为心阳虚；汗多肢厥，唇青息微，神昏，脉微欲绝，为心阳暴脱。

1.2 心血虚及心阴虚　心血虚是指心血不足，血不养心所致病证。心阴虚是指心阴亏损所致的病证。常因久病暗耗阴血，或失血过多，或生成不足，情志不遂，或热病伤阴引起。症见心悸，失眠，多梦。兼眩晕健忘，唇舌淡白，脉细弱为心血虚；兼见五心烦热，颧红盗汗，脉细数为心阴虚。

1.3 心火亢盛　是心火炽盛所致的病证。常因七情郁结，气郁化火，或暑热内侵，或食辛辣肥腻厚味，化热生火所致，症见心烦，面赤，口渴，尿黄便结，吐血衄血，疮疡热痛，脉数等。

1.4 心脉痹阻　是指心脉的气血运行不畅，甚则痹阻不通所致的病证。多因年高体弱，久病正虚，过食肥甘，导致气虚不运，气机淤滞，痰浊瘀血，凝滞心脉。症见心悸怔忡，胸闷疼痛，痛引肩背内臂，时发时止。伴见刺痛，脉细涩或结代为瘀阻心脉；若胁胀，喜太息，脉弦为气滞心脉；若痰多身重，脉沉滑为痰阻心脉；若见剧痛，畏寒肢冷，脉沉迟或沉紧，为寒凝心脉。

1.5 痰迷心窍　是指痰浊蒙蔽心窍。以神志昏迷或精神失常为其表现。多因外邪湿浊、内伤七情和内生痰浊等，阻遏心神所致。症见神痴昏仆，胸闷痰多，口吐涎沫，手足抽搐，脉缓滑。

1.6 痰火扰心　是指痰火扰乱心神而表现以神志异常为主的证候。多因精神刺激，暴怒所伤，或思虑气郁化火，煎熬津液为痰，痰火内盛；或外感热邪，邪热内灼津液为痰，痰火扰乱心神所致。症见心烦失眠，痰多胸闷，躁狂谵语，发热面红，脉滑而数。

1.7 心热移于小肠　指心火移热于小肠出现的实热证候。因感受热邪或情志过极化火，或过食香燥之品，导致心火亢盛。由于心与小肠相表里，故心火移热于小肠而发病。症见心烦口渴，唇舌生疮，尿赤尿血，尿道灼痛。舌红苔黄，脉数。

### 2. 肺与大肠脉证

肺与大肠脉证有虚实之分，只有结合肺与大肠特征与脉象的变化，有助于诊断与辨证。

2.1 肺气虚　指肺气不足和卫表不固所表现的证候。多由久病咳喘，耗伤肺气，或脾虚生化之源不足所致。症见咳喘少气，动则益甚，痰稀声低，面色淡白，神疲自汗，畏风脉虚。

2.2 肺阴虚 指肺阴亏虚，虚热内生所表现的证候。多由久咳伤阴，痨虫袭肺，或热病后期，肺津受损所致。症见干咳痰少，体瘦颧红，午后潮热，心烦盗汗，口燥咽干，或痰中带血，舌红少津，脉细数。

2.3 寒邪犯肺 指寒邪外侵，内舍于肺所出现的证候，若挟风邪而兼表证者，称为“风寒束肺”。症见咳嗽气喘，痰稀色白，形寒肢冷，脉迟缓。兼见恶寒微发热，鼻塞流清涕，脉浮紧。

2.4 热邪犯肺 指热邪内壅于肺所表现的实热证。兼风邪外侵伴表证者，为“风热犯肺”。多由风热侵犯肺系，或风寒化热入里，内壅于肺所致。症见咳嗽吐痰黄稠，身热胸痛，尿赤便干，脉滑数。兼见微恶风寒，鼻塞流浊涕，脉浮数为表热证。

2.5 燥邪伤肺 指秋季感受燥邪，肺卫失润表现的证候。症见咳嗽痰少，鼻咽干燥，伴身热恶寒，或胸痛咯血，身楚舌红，脉浮数或细数。

2.6 痰浊阻肺 指痰浊阻滞于肺，肺失宣降出现的证候。常因脾失健运，聚湿成痰，上渍于肺，或感受寒湿，或久咳伤肺，以致肺津不布，停聚成痰，肺气被阻所致。症见咳嗽痰多，色白易咯，胸闷气喘，苔白脉滑，若痰多色黄而稠，苔黄腻，脉滑数为寒痰化热之征。

2.7 大肠湿热 指湿热侵袭大肠而致下痢或泄泻为主证候。多因饮食不节或不洁，致使湿热之邪蕴结大肠而发病。症见下痢脓血，里急后重，或腹痛暴泄，肛门灼热，口渴，尿赤，或有寒热，脉滑数或濡数。

2.8 大肠液亏 指阴液亏虚，大肠失去濡润，而致大便秘结为主要表现的证候。多由素体阴亏，或久病伤阴，或热病后耗伤津液，或年老而阴血亏少，妇女产后出血过多所致。症见便干难解，数日一行，口干咽燥，口臭头晕，舌红少津，脉细涩。

2.9 肠虚滑泻 指阳气虚弱不能固摄，以致滑泄失禁为主的证候。多因泻下无度，大肠亏虚而失控摄之权，或久泻、久痢而伤及脾肾，以致脾失升举，清阳下陷，命门火衰，肾气不固而成。症见便泄无度或失禁，甚或脱肛，腹痛隐隐，喜按喜暖，脉沉弱。

### 3. 脾与胃病脉证

脾与胃病的脉象有寒热虚实的不同，只有结合脾与胃特征与脉象的变化，有助于诊断与辨证。

3.1 脾气虚 指脾气虚弱，而致健运失职，气虚下陷，统血无权而表现功能减退特点。症见纳少腹胀，食后尤甚，便溏体倦，少气懒言，面色萎黄，舌淡苔白。伴见浮肿，脉缓弱为脾不健运；伴见脘腹坠胀，便意频数，内脏下垂，脉迟缓或沉细无力，为中气下陷；伴见便血，尿血，崩漏，月经过多，脉细弱为脾不统血。

3.2 脾阳虚 指脾阳虚衰，失于温运而表现的虚寒证候。多由脾气虚发展而来，或过食生冷，或肾阳虚，火不生土所致。症见纳少腹胀，便溏体倦，形寒肢冷，腹痛喜温喜按，或带下清稀量多，脉沉迟无力为脾阳虚。

3.3 寒湿困脾 指寒湿内盛，困阻中阳所表现的证候，多因贪凉饮冷、过食生冷，以致寒湿停于中焦；或因阴雨潮湿，淋雨涉水，寒湿内侵；或过食甘肥，中阳被困，湿自内生所致。症见脘腹胀痛，食少便溏，泛恶欲吐，口淡不渴，身困面黄，或尿少肢体浮肿，妇女带下量多，脉濡缓。

3.4 湿热蕴脾 指湿热内蕴中焦所表现的证候。常因感受湿热，或过食肥甘酒酪，酿湿生热，内蕴脾胃所致。症见脘腹痞闷，恶心厌食，身重尿黄，大便不调，或面目发黄鲜明，舌红苔黄腻，脉濡数。

3.5 胃寒实证 指寒邪犯胃而表现为脘腹冷痛为主证候。多因过食生冷，或腹部受凉，以致阴寒凝于胃，或脾胃阳气素虚，复感寒邪所致。症见胃脘冷痛较剧，喜温畏寒，恶心呕吐，吐后痛缓，脉沉紧。若病久脉见沉迟无力，即为脾胃虚寒证，可按脾阳虚论治。

3.6 胃热实证 指胃中火热炽盛所表现的实热证候。多因邪热犯胃，或情志不遂，气郁化火犯胃，或过食辛燥温热之品等，以致胃火亢盛而发病。症见胃脘灼痛，吞酸嘈杂，渴喜冷饮，或消谷善饥，尿赤便秘，脉滑数。

3.7 胃阴虚证 指胃之阴液不足，胃失濡润、和降所表现的证候。多由胃病日久不愈，或热病后阴津未复，或呕泻伤津，或嗜食辛辣，或用温燥药太过，致阴液不足，胃失濡润所致。症见胃脘隐痛，饥不欲食，口燥咽干，嘈杂干呕，尿少便干，脉细数。

3.8 食滞胃脘 指饮食停滞胃脘而表现的食积证候。亦可表现为食滞胃肠。多因饮食不节，暴饮暴食，或脾胃素弱，稍有饮食不慎即可成滞。症见胃脘胀痛、嗳腐吞酸，呕吐泄泻，苔腻脉滑或沉实。

### 4. 肝与胆病脉证

肝与胆病有虚实之分，只有结合肝与胆特征与脉象的变化，有助诊断与辨证。

4.1 肝气郁结 指肝失疏泄，气机郁滞所表现的证候。多因情志抑郁，或精神刺激以及其他原因引起肝气失于疏泄所致。症见精神抑郁，胸闷喜太息，胁肋或少腹胀闷窜痛，梅核气、瘿瘤、癥瘕、月经不调、痛经、脉弦。

4.2 肝火上炎 指肝火炽盛而上炎所表现的实热证候。兼胆火亢盛者，为肝胆火盛。多因情志不遂，肝郁化火，或外感火热之邪，或因酒毒郁热，以致肝胆气火上逆而成。症见头痛眩晕，目赤口苦，急躁易怒，胁肋灼痛，耳鸣耳聋，尿黄便干，脉弦数。

4.3 肝血虚 指肝血亏虚所表现的证候。多因脾肾亏虚，生血之源不足，或失血过多，或久病耗伤肝血所致。症见眩晕耳鸣，面色爪甲苍白，视物模糊，或肢麻手颤，筋脉拘急，肌肉瞤动，妇女月经量少色淡，脉弦细。

4.4 肝阴虚 指肝阴不足所表现的虚热证候。多因肝郁化火，火灼阴伤，或肝病、温热病后期耗伤肝阴，或肾阴亏虚，水不涵木而致肝阴不足所成。症见眩晕耳鸣，目涩胁痛，心烦面热，潮热盗汗，脉弦细数。

4.5 肝阳上亢 指肝阴不足，肝阳偏亢而表现为上盛下虚，阴亏阳亢证候，多因肝肾阴虚，不能潜阳，或恼怒焦虑，气郁化火，内耗阴血，阴不制阳，致使阴虚于下，阳亢于上而发病。症见眩晕耳鸣，头胀目赤，急躁易怒，脉弦有力或弦细数。

4.6 肝风内动 可见眩晕、震颤、抽搐等症。可分为以下四种。

4.6.1 肝阳化风 指肝阳过亢而表现为动风的证候。多因肝肾阴亏日久，致肝阳失潜而暴发的上亢。症见眩晕头痛，肢麻震颤，项强语蹇，或卒然昏倒，不省人事，偏瘫，脉弦有力。

4.6.2 热极生风　指热邪亢盛引动肝风所表现的证候。多见于外感热病中，由于邪热亢盛，蒙闭心神，燔灼肝经而致。症见高热神昏，四肢抽搐，颈项强直，角弓反张，牙关紧闭，两目上翻，脉弦数。

4.6.3 血虚生风　指血虚而筋脉失养所表现的虚风内动证候。多因久病血虚，或由急、慢性出血过多所致。症见眩晕耳鸣，面色无华，视物模糊，肢麻手颤，筋脉拘急，肌肉瞤动，脉弦细。

4.6.4 阴虚动风　指阴液亏虚引动肝风所表现的证候。多因内伤久病，阴液亏虚，或外感热病后期阴液耗损所致。症见眩晕耳鸣，目涩心烦，潮热盗汗，口干咽燥，手足蠕动，脉细数。

4.7 寒滞肝脉　指寒邪凝滞肝经而表现为以少腹及睾丸部坠胀冷痛为主的证候。多因感受寒邪以致寒凝气滞所致。症见少腹牵引睾丸坠胀冷痛，或阴囊收缩引痛，遇寒痛甚，形寒肢冷，脉沉弦或迟。

4.8 肝胆湿热　指湿热蕴结肝胆所表现的证候。多因感受湿热之邪，或嗜酒肥甘，酿湿生热，或脾胃失健，湿浊内生，郁而化热所致。症见胁肋胀痛，目黄鲜明，厌食口苦，寒热往来，阴囊瘙痒，脉弦数或滑数。

4.9 胆郁痰扰　指胆气不调，痰热内扰而表现为神气不宁及眩晕耳鸣为主的证候。多因情志不遂，疏泄失职，生痰化火，痰热内扰所致。症见烦躁失眠，眩晕耳鸣，胸闷胁胀，口苦呕恶，脉弦滑。

### 5. 肾与膀胱病脉证

肾病多虚，膀胱病多实，只有结合肾与膀胱特征与脉象的变化，有助诊断与辨证。

5.1 肾阳虚　指肾阳虚衰所表现的证候。尿少浮肿者，称为肾虚水泛。多由素体阳虚，或年高肾亏，或久病伤肾，以及房劳过度等因素引起。症见腰膝酸软，畏寒肢冷，面色㿠白，阳痿精冷，女子不孕，大便泄泻，尿少浮肿，腹满肿胀，心悸气短，咳嗽痰鸣，脉沉弱尺甚。

5.2 肾阴虚　指肾精不足，虚火内扰所表现的虚热证候，又称肾水不足。多因禀赋不足，久病伤肾，或性欲妄动，房室不节，或过服温燥劫阴之品所致。症见腰膝酸痛，眩晕耳鸣，健忘失眠，阳强遗精，女子经闭，经少或崩漏，心烦颧红，潮热盗汗，便干尿黄，脉细数。

5.3 肾精不足　指肾精亏损，主要表现为生长、生殖机能低下的证候。多由禀赋不足，先天发育不良，或后天失养，久病伤肾，或房室过度所致。症见小儿发育迟缓，身矮骨软，囟门迟闭。成人早衰，发脱齿摇，耳鸣健忘，阳痿精少，女子不孕经闭，脉细。

5.4 肾气不固　指肾气亏虚，以致下元固摄失职所表现的证候。多因年高肾气亏虚，或年幼肾气未充，或久病、劳损而肾气耗伤，或过用滑利之剂而下元不固所致。症见腰膝酸软，尿频或遗尿，神疲耳聋，滑精早泄，女子带下清稀，或胎动易滑。舌淡苔白，脉沉弱。

5.5 肾不纳气　指肾气亏虚，纳气无权而表现为短气喘息为主的证候。多因久病咳喘，耗伤肺气，而病久及肾，或先天元气不足，年老肾气虚衰，或劳损伤肾所致。症见咳喘动则甚，呼多吸少，神疲自汗，声怯耳鸣，腰膝酸软，脉弱。喘息重者，脉浮大无根；气短息促，咽干心烦，脉细数则为阴虚内热。

5.6 膀胱湿热　指湿热蕴结膀胱，小便异常为主的实热证候。多因外感湿热之邪，侵及膀胱，或饮食不节，湿热内生，下注膀胱所致。症见尿频急痛，灼热赤短，腹胀尿血，或尿砂石，脉滑数。

### 6. 脏腑合病脉证

脏腑合病，证候极为复杂，只有结合脏腑各自特征与脉象的变化，有助诊断与辨证。

6.1 心肺气虚　由心肺气虚而表现以心悸咳喘为主的证候。多因久病咳喘，耗伤心肺之气，或禀赋不足，年高体弱，劳倦耗气等因素引起。症见心悸咳嗽，气短憋闷，动则喘甚，头晕面白，自汗舌暗，脉弱或结代。

6.2 心脾两虚　是心血不足，脾气虚弱所表现的证候。多由久病失调，或慢性出血，或思虑劳倦，或饮食不节，损伤脾气，以致心血耗伤，脾气亏虚而发病。症见心悸眩晕，失眠健忘，神倦纳差，腹胀便溏，皮下出血，女子经少，淋漓，脉细弱。

6.3 心肝血虚　是心肝两脏血液亏虚所表现的证候。多因久病体虚，或思虑劳神过度，暗耗阴血，失血过多，脾虚生血之源不足所致。症见心悸健忘，失眠多梦，眩晕耳鸣，目涩肢麻，爪甲不荣，妇女经少色淡或经闭，脉细。

6.4 心肾不交　是心肾水火既济失调所表现的证候。指心肾的阴虚阳亢证。多因虚劳久病伤阴，或房室耗伤肾精，或思虑太过，情志郁而化火，或外感热病致使心肾阴亏而心火独亢所致。症见心烦不寐，头晕健忘，腰膝酸软，口燥咽干，脉细数。

6.5 心肾阳虚　是心肾阳气虚衰，阴寒内盛所表现的证候。多因心阳虚衰，病久及肾，肾阳亦衰，或肾阳亏虚，气化无权，水气泛滥，上凌心阳所致。症见形寒肢冷，心悸嗜睡，尿少浮肿，唇甲暗淡，脉沉微。

6.6 肝火犯肺　是肝经气火上逆犯肺，使肺失肃降所表现的证候。多因郁怒伤肝，或肝经热邪上逆犯肺所致。症见胁痛易怒，目赤口苦，咳嗽痰黄，甚则咳血，脉弦数。

6.7 肝脾不调　是肝失疏泄，脾失健运所表现的证候。也可称肝气犯脾。多因情志不遂，郁怒伤肝，肝气郁结而横乘脾土；或饮食不节，劳倦伤脾，脾不健运而影响肝之疏泄所致。症见胁胀窜痛，急躁易怒，腹胀便溏或痛泻，脉弦或弦缓。

6.8 肝胃不和　是肝失疏泄，胃失和降所表现的证候。又称肝气犯胃。多因情志不遂，气郁化火，横逆犯胃而成；亦可因饮食伤胃，使胃失和降，影响肝之疏泄所致。症见胃脘胁肋胀痛，嗳气吞酸，烦躁易怒，食少。脉弦或带数象。

6.9 肝肾阴虚　是肝肾阴液亏少，虚阳内扰所表现的证候。多因房室不节，肾精耗损，以致肝阴亏虚；或情志内伤，肝阳过亢，久则耗阴，肝阴不足而下汲肾阴；或是温热病久，肝肾阴液被劫等所致。症见头晕目眩，失眠健忘，胁痛腰酸，心烦颧红，盗汗遗精，女子经少，脉细数。

6.10 肺肾阴虚　是肺肾两脏阴液不足，虚阳内扰所表现的证候。多因痨虫、燥热等耗伤肺阴，久咳久咯，肺阴受损，肺虚及肾；或肾阴先亏，或房劳太过，肾虚及肺所致。症见咳嗽痰少，形瘦腰酸，潮热颧红，梦遗盗汗，女子月经不调，脉细数。

6.11 脾肺气虚　是脾肺两脏气虚所表现的证候。多因久咳伤肺，肺虚及脾，或饮食不节，劳倦伤脾，痰湿内生，不能输精于肺所致。症见纳差腹胀便溏，久咳痰多气喘，声低面白疲倦，脉细弱。

6.12 脾肾阳虚 是脾肾阳气亏虚所表现的证候。多因脾、肾久病耗伤阳气，如水邪久踞，肾阳虚衰而不能温养脾土；或久泻久痢，脾阳衰微不能充养肾阳，终则脾肾阳气俱衰而成。症见形寒肢冷，腰腹冷痛，久泻久痢，面浮肢肿，小便不利，脉弱或沉迟无力。说明脏气根本已伤，生气将熄，病情危重，脉象已可反映出来。

## 第三节 妇科脉证

妇科脉证大多与病因有密切的关系，可引起脏腑功能失常，气血失调。冲、任、督、带和胞宫损伤，发生妇科疾病和脉象相应的出现变化。

### 1. 月经不调脉证

包括月经方面出现的各种病证而言，在寸口脉中，一般是寸关部脉调和，尺部脉微弱或无，见于以下几方面。

1.1 寸关部脉调尺部不至，多为月经不利。

1.2 脉弦大数疾或虚或细，或尺部无力，多为月经先期或量多。

1.3 两尺部脉洪大滑数，多主冲任血热。

1.4 六部脉沉细或两关脉弱或虚，多主肝脾亏损，阳气下陷，月经后期或量少所致。

1.5 六部脉沉迟有力，多为寒滞经脉。

1.6 六部脉沉细而迟，为阳虚内寒，生化失常，血海不足所致月经不调。

1.7 六部脉沉细而涩，多主精血不足，肝肾亏损或气滞血瘀所致。

1.8 六部脉细数，多主血热伤津，阴亏血少之证。尺部或六部脉细小而涩，多为月经后期。

总之，月经不调是指月经周期、期、量、色、质等改变，并伴随月经周期出现的脉象与症状为特征的一类疾病。蔡仰高说：“月经来时，脉有时快，有时慢，即是带点促状，或者沉细，这种脉形，表现她有经期腹痛。这因为月经来潮，好象是水下流，流的畅快，就不致有腹痛，如果经水象是泉水被阻，有时流的畅快，有时又不畅快，这是必然会有腹痛。”（脉诊在临床运用上的经验交流座谈会．广东中医，5：213；1959）

### 2. 经闭脉证

女子18岁后，月经未来潮，或来潮后又连续停经3个月以上，同时出现其他脉证。常见如下几种。

2.1 尺部脉微涩或细弱，多为气血俱虚；尺涩明显，多为血虚经闭。

2.2 脉来沉迟，为肾阳不足。

2.3 脉细或细数者均为肝肾阴虚。

2.4 脉弦涩为气滞血瘀。

2.5　脉滑为痰湿阻滞，若尺部脉滑而断续不匀，多主气血充实，若尺滑明显，为血实经闭。《脉经》云："尺脉滑，血气实，妇人经水不利，宜服朴硝并大黄汤，下去经血，针关元泻之。"叶天士《医效秘传》说："若肾脉微涩，左手关后尺内脉浮，或肝脉沉急，或尺脉滑而断绝不匀，皆经闭不调之候也。"

经闭病，有原发与继发性之分。在治疗上，对于生理性或特异性的生理闭经以及盆腔结核、子宫发育不良、卵巢功能衰退、子宫发育缺陷等，有的非药物所能奏效。

### 3. 崩漏脉证

妇女不在行经期间，阴道大量出血，或持续下血，淋漓不断，伴有病理性脉象出现。

3.1　血热者，实热喜见滑数脉；虚热喜见细数脉。

3.2　肾虚者，肾阳虚脉来沉细；肾阴虚脉来沉细而数。

3.3　脾虚者脉沉弱。

3.4　血瘀者脉多涩。

总之，崩漏下血多者宜虚大、弦数，反见浮洪而急，预后较差，下血量少或淋漓不净者，脉宜小、虚、缓、弱，反见大、紧、数、实，预后不良。许叔微说："经云：'天暑地热，经水沸溢。'又云：'阴虚者，尺脉虚浮，阳搏者寸脉弦急。'是为阴血不足，阳邪有余，故为失血内崩，宜奇效四物或四物加黄连。"又说："女人因气不先理，然后血脉不顺，生崩带诸证，香附是妇人仙药。"

### 4. 带下脉证

妇女阴道内流出的一种黏腻物，量多而淋漓不止，或带中夹杂血液，或有腥臭味，并出现病理性脉象。

4.1　右脉缓弱，多主脾虚带下。

4.2　两脉沉迟微弱，尺部尤甚，多属肾阳虚衰带下。

4.3　脉来弦数或数，多主湿热（湿毒）带下。

带下病其病机是由脾、肝、肾三脏功能失调所致，其中脾为主要，脾虚湿盛，或痰湿停滞，流注下焦；或脾虚肝郁，湿热下注；或肾气不足，下元亏损；或感受湿毒。湿邪影响任、带二脉，任脉不固，带脉失约而成带下，以脉象参合其证候特点，可以准确辨清类型。

### 5. 妊娠脉证

由于怀孕后，血气内聚胞宫以养胎元，生理上有些特殊的改变，较之平时容易发病，改变脉象的形态。《金匮要略·妇人妊娠病》曰："妇人得平脉，阴脉小弱；其人渴，不能食，无寒热，名曰妊娠，桂枝汤主之。"说明身体虽有症状反映，而三部脉浮沉大小正等，无弦芤涩等现象，便是有孕之征。冯楚瞻说："体弱之妇，按尺不绝，即为有子，不必动摇与滑疾，以体弱脉难显也。"张石顽曰："妊娠脉弱，妨其堕胎，以气血无养也，脉弦紧亦堕，是火盛也。"妊娠期疾病多杂乱，结合病证，论述如下。

5.1　妊娠恶阻　妊娠早期，出现恶心、呕吐、头晕厌食，或食入即吐者，其脉缓滑无力，则为脾胃虚弱或痰滞中焦；脉见弦滑，属肝热犯胃；结合证候不难辨认，若脉来急促或细数见代，发热不退，应终止妊娠下胎。

5.2 妊娠腹痛 又称为胞阻，是以孕期小腹疼痛为主的病证，当根据脉象与腹痛性质及程度作为辨证要点。腹痛绵绵，脉见细滑，多为血虚；冷痛喜温熨，脉来沉迟或沉弦则属阳虚寒盛；胀痛连及胸胁，脉弦滑为气滞；小腹一侧突然剧痛如裂，脉见沉弦为血瘀之证，若面白晕厥，脉微细欲绝，则属宫外孕破损。

5.3 胎漏、胎动不安、堕胎、小产 妊娠初期，出现阴道流血或下坠，脉细滑或细弱无力，为气血虚弱所致；若曾有屡孕屡堕史，脉沉细而弱，为肾虚之候；胎漏色鲜，小腹坠痛，脉细滑而数，为血热由阴虚内热所致；若见脉滑数，其血热多由阳盛所致；若弦滑而数，则属肝郁化热之征；因跌仆闪挫，持重致胎动下坠出血者，脉滑无力，多为外伤损及冲任，不能载胎。另外，身有病而无病脉（经闭、呕吐），或身无病而有病脉（脉滑动无心悸，脉滑数无发热）以上二者，可能妊娠；若脉来乍大乍小，尺不滑，畸胎、葡萄胎；若沉洪而滑，胎气旺盛；若脉沉涩，为精血双亏或痞块或死胎；临产时，若脉虚大或沉细（气血虚弱），沉实或散乱（气滞血瘀），均属难产之兆。《丹溪心法》有切脉法和验死胎法。如切脉法说："凡妊妇脉细匀，易产。大浮缓火气散，难产。"《脉经》云："寸口脉洪而涩，洪则为气，涩则为血，气动丹田，其形即温。涩在于下，胎冷若冰。阳气胎活，阴气必终。欲别阴阳，其下必僵。假令阳终，畜然若杯。"说明胎动于丹田，脉沉洪，才能温养胎形。若涩见沉候，精血不足则损胎。沉洪有阳气是活胎，沉涩阳气衰绝，便是死胎或痞块。

5.4 子烦 因孕而烦，多挟痰邪，烦闷不满，脉来细滑数，为阴虚有热；烦而心中满闷不适，脉滑数者，为痰火内扰；烦而兼两胁胀痛，脉弦数者为肝郁化热之征。

5.5 子肿 怀孕身体肿胀，头面浮肿，尿少，其因由水湿为患。妊娠数月，周身浮肿，便溏尿少，脉缓滑无力，为脾虚水湿内聚；若见外阴及下腹肿甚，脉沉迟者，为肾虚水泛；若肿胀不适，皮色不变，凹陷随按随起，脉弦滑为气滞。

5.6 子痫 妊娠中、晚期，出现头痛头晕，胸闷，并有高血压，水肿、蛋白尿等，甚至昏仆、抽搐、项强、吐沫等，脉见弦细而数者，为阴虚肝旺；若见弦滑者，为脾虚肝旺，两者均为先兆子痫。若昏仆项强、抽搐，吐沫或昏迷不醒，脉见弦劲或弦数，此乃为肝阳上亢，肝阴不足之子痫证。

5.7 子悬 妊娠胸膈胀满，喘急疼痛，发作时犹如有物悬阻于胸膈之间。兼胁疼易怒，脉弦滑者为肝郁；兼纳差便溏，脉缓无力，则为脾虚所致。张景岳说："七情郁怒，以致气逆，多有上逼证。"《妇科证治约旨》说："因忧思太过，伤及心脾，致胎气不安。"前者是说明肝郁所伤，后者因脾虚造成。

5.8 子喑 晚孕出现声音低细嘶哑，或不能出声，故又称妊娠不语，主要与肺肾有关。若兼咽干颧红，脉细数为肾阴虚；若伴呛咳气逆，脉细滑而数，则为阴虚肺燥所致。故《医宗金鉴·妇科心法要诀》指出："妊娠九月，孕妇声音细哑不响，谓之子喑。"

5.9 子嗽 妊娠咳嗽日久，干咳或痰中带血，咽干颧红，头晕目眩，手足心热，舌红苔黄，脉细数而滑。《女科经纶》引朱丹溪云："胎前咳嗽，由津血聚养胎元，肺失濡润，又兼郁火上炎所致，法当润肺为主。"

5.10 转胞 怀孕小便不通，小腹胀急疼痛，多由气虚和肾虚所致，若兼面色晄白，神疲体倦纳差，脉虚缓为气虚引起；若伴畏寒肢冷，腰腿酸软，脉沉迟或沉滑无力，则为肾虚所致。

5.11 子淋 怀孕小便频数，淋漓涩痛，由阴虚、实热、气虚等，导致膀胱气化不利。若尿少刺痛，频数淋漓，颧红心烦，脉细数而滑，为阴虚内热之证；若尿涩灼痛，面赤口渴，脉滑数者，为实热证；若小便色白，尿后作痛，气短乏力，脉虚缓者则为气虚。

### 6. 产后脉证

是在产褥期发生的与分娩有关疾病及脉象。其涉及的范围很广，概括有“三病”、“三冲”、“三急”等。如《金匮要略·妇人产后病》指出：“新产妇人有三病，一者病痉，二者病郁冒，三者大便难。”三冲即败血冲心、冲胃、冲肺。

6.1 产后血晕 产妇分娩后，突然晕厥，临证有虚实两型，血虚者恶露多，昏晕见脱证，脉微欲绝或浮大而虚；血瘀恶露少，腹痛拒按，昏迷见闭证，脉涩等征兆。

6.2 产后腹痛 产后小腹疼痛较剧或持续不止，若恶露少，按之有块，脉沉涩为血瘀；小腹隐痛，喜按便结，脉弱细者为血虚；小腹冷痛，拒按，脉沉紧者，为寒凝所致。一般产后脉见虚缓平和是其常，洪大滑数，多日不减，阴血未复；脉微而涩或尺弱，多主产后出血不止，气血两虚。故《脉经》曰：“诊妇人新生乳子，脉沉小滑者生，实大坚弦急者死。”“因得热病，其脉悬小，四肢温者生，寒青者死。”“中风伤寒热病，喘鸣而肩息，脉实大浮缓者生，小急者死。”

6.3 恶露不下 产后恶露不下，或下甚少，少腹疼痛，若胀甚于痛，脉来沉弦为气滞；若痛甚拒按，脉沉涩者为血瘀。

6.4 恶露不绝 产后恶露持续3周以上，量多色淡质清稀，脉缓弱为气虚；若色红或紫，质稠粘而臭秽，脉弱细而数者为血热；若紫黯量少有块，脉弦涩或沉而有力为血瘀。

6.5 产后发热 以新产后多见，常有恶露异常，小腹疼痛，若发热恶寒，小腹疼痛拒按，恶露气臭，脉洪数或滑数为感染邪毒；若高热神昏，惊厥，脉微而数，为热入心包；失血过多，微热自汗，脉细或芤，为血虚发热；若寒热时作，恶露量少，小腹拒按，脉弦涩，为血瘀发热；发热恶寒，肢体疼痛，咳嗽流涕，脉浮，为外感发热；炎热季节，身热多汗，口渴心烦，体倦少气，脉虚大者，为中暑发热。

6.6 产后大便难 便涩干燥疼痛、数日不解，脉涩弱无力者，为血少津亏之象；若手足心热，口干舌红，脉细数，为阴虚火旺；若腹胀拒按，口渴苔黄，脉数，为阳明腑实证。

6.7 产后小便频数与失禁 产后小便频数，尿量昼夜相等，劳倦则重，脉缓弱者，为气虚；若夜尿特多，甚或自遗，脉沉迟者，为肾虚。

6.8 产后小便不通 产后尿闭，小腹胀急疼痛，兼见面色晄白，神疲乏力，脉缓弱者，为气虚；若面色晦黯，腰膝酸软，脉沉迟者，为肾虚；若烦闷胁胀甚，脉弦为气滞。

6.9 产后出汗 产后多汗，持续日久，不能自止。若伴有恶风，乏力气短，面色晄白，脉虚或弱，为气虚自汗证；若睡中汗出，醒后即止，头晕耳鸣，脉细数无力，为阴虚盗汗证。

6.10 缺乳 产后乳汁量少或无，乳房柔软，无胀痛，乳汁稀，脉细弱，为气血虚弱；若乳房胀硬而痛，乳汁稠，脉弦细或数，为肝郁气滞。

6.11 乳汁自出 产后不经婴儿吮吸而乳汁自然溢出，乳房柔软，乳汁清稀，脉细弱者，为气血虚弱；若乳房胀硬，乳汁浓稠，脉弦数者，为肝经郁热。

### 7. 杂病脉证

妇科杂病范围广，病因不同，证各有异，参合脉象及特殊检查，对某些病证可有效进行治疗。

7.1 不孕症 婚后2年或曾孕育后又2年，配偶健康，不孕者，若经期延后，量少色淡，带下清稀量多，腹冷腰酸，脉沉细或沉迟者，为肾阳虚；若是月经先期，量少色红，身瘦颧赤，心烦潮热，脉细数者，为肾阴虚；若经行不畅，量少腹痛，乳胀易怒，脉弦者，为肝郁；若体胖胸闷，月经后期，量少色淡，带下量多，色白质稠，苔腻脉滑，为痰湿证；若月经后期量少，色黑有块，腹痛拒按，脉弦涩者，为血瘀。

7.2 癥瘕 女子小腹内有块，胀满疼痛。若积块不坚可移动，时聚时散，痛无定处，脉沉弦者为气滞；若积块坚硬，固定疼痛拒按，经色暗红量少，脉沉涩，为血瘀。妇科癥瘕肿块较为常见，如子宫肌瘤，卵巢囊肿，子宫内膜异位症，盆腔炎症包块，腺肌瘤，阴道闭锁的月经潴留，陈旧性宫外孕，内生殖器的畸胎瘤、癌变等。

7.3 阴挺 又称子宫脱垂，阴中有物下坠，劳则益甚，气短神疲，尿频，带下量多，色白质稀，脉细弱者为气虚；若伴夜尿频，腰酸腿软，脉沉弱无力则为肾虚所致。

7.4 脏躁 妇人精神忧郁，情志烦乱，哭笑无常，呵欠频作。伴见失眠，口干便秘，脉细数者，为阴血亏损；伴烦躁多怒，胸胁胀痛，脉弦细数，多为肝气郁结征兆。

7.5 阴痒 妇女前阴或后阴及大腿内侧瘙痒。若阴痒肿痛，带下量多色黄绿如脓、臭秽，脉弦数为湿热下注；若外阴干燥，阴道干涩，带下色黄赤，腰膝酸软，脉细数者，为肝肾阴虚。

总之，脉象在诊断妇科疾病方面，有很重要价值，除切脉之外，还应结合其他三诊，必要时还须结合妇科检查，阴道细胞学检查，子宫内膜检查，输卵管通气和卵巢机能试验（雌激素试验、助孕素试验）等，加以综合分析，以达到明确诊断目的。

## 第四节 儿科脉证

由于小儿的生理、病理特点，病情反映有一定特征，故诊法运用与成人不尽相同，婴儿不会言语，时常啼哭，影响脉象气息。因此，望诊列为首位，其中察指纹，对3岁内的小儿进行辅助诊断，临床有着十分重要意义。

### 1. 小儿指纹

是从虎口至食指掌面外缘靠拇指的络脉（桡侧浅静脉），它是手太阴肺经的一个分支。

指纹诊法始见于唐代《水镜图诀》，近代医书多有介绍。3岁以内小儿血气未盛，经脉未充，无以别其脉象，其食指脉络又易于显现，因此，观察指纹可以判断疾病。指纹分风、气、命三关。第一节为风关，第二节为气关，第三节为命关。医者左食指和拇指握住小儿食指末端，右拇指从命关轻轻向风关推按，使指纹浮露，观察变化。正常指纹，淡紫隐隐而不显露于风关以上。若发生疾病，指纹的浮沉、色泽、部位等均有所变化。

1.1 浮沉分表里 指纹浮现明显为病邪在表；指纹沉而不显为病邪在里。

1.2 红紫辨寒热 指纹色红浮露，为外感风寒，表证初起；指纹色紫，为邪热郁滞；指纹淡红为虚寒；指纹青紫，多为惊风或疼痛；指纹青黑色，多为血络郁闭，病情危重。指纹色淡，新久之病，均属虚证。

1.3 淡滞定虚实 指纹无论何色，推之质淡流畅为虚证。指纹郁滞不活，推之不畅为实证。指纹淡红为虚寒；指纹紫而滞为实热。

1.4 三关测轻重 指纹在风关，病邪初入轻浅；纹达气关，邪已深入病重；纹透命关病危，指纹透关射甲，病多危急。

## 2. 小儿脉象

一般小儿4岁，渐可切脉。因寸口脉短，一般将食指按关部，前后推动诊寸尺。辨别疾病，先观察病理脉象，以浮沉、迟数、强弱、缓急等来区别表里寒热，邪正盛衰，有力无力定虚实，10岁以上按成人三部诊法进行。

2.1 脉象分类 与成人有区别，但在儿科书中，病脉种类各有所宗。最早《内经》诊视小儿是以大小缓急四脉为标准，后世医家根据临床体会不同，分类有异。例如，《医宗金鉴·幼科心法》沿用成人的脉象分类，将小儿脉象分浮、沉、迟、数、滑、涩、虚、实、芤、微、洪、促、结、紧、弦15种。《小儿卫生总微论方》提出弦、急、紧、浮、伏、缓、细、虚、濡、沉、牢、迟、数13种。这么多类型，并不能完全反映出患儿病理变化规律，如芤、濡之脉不易分辨。因此，还应从简分类，这在不少儿科医籍中也认识到这个问题。《幼幼集成》总括脉要歌中，已明确提出来（详见下小儿太渊脉法）在浮、沉、迟、数四脉中加有力、无力，以区分表里寒热虚实，这种分法比较合理。浮脉主表病在外，沉脉主里病在内，迟脉主脏病为寒，数脉主腑病为热，以有力无力定虚实。《小儿卫生总微论方》曰："脉来三动而止不见者死，脉来如弓弦硬直者死，脉来瞥然不见者死。"心脏极度衰弱，以及脉道硬变弛纵之形主危候，实际属成人死脉范畴。

表1 小儿脉象主病归纳简表

| 脉名 | 主病 | 备注 | 脉名 | 主病 | 备注 |
|---|---|---|---|---|---|
| 浮 | 表证 | 呼吸系病 | 沉滑 | 食痰 | 消化系病、肠胃病 |
| 沉 | 里证 | | 浮滑 | 风痰 | 呼吸、神经系病 |
| 迟 | 寒证 | 五脏病变 | 缓和 | 正气旺盛 | |
| 数 | 热证 | 六腑病证 | 急大 | 邪气充斥 | |
| 弱 | 虚证 | | 紧 | 痛、寒证 | |
| 强 | 实证 | | 濡缓 | 湿证 | |
| 浮数 | 阳证 | | 结代 | 食滞 | 消化、循环系病 |
| 沉迟 | 阴证 | | | | |

### 附　小儿太渊脉法

小儿太渊脉法，即寸口切脉法。根据清·陈飞霞《幼幼集成》总括脉要歌的小儿脉法介绍而改编，临证依据浮、沉、迟、数、有力无力，以区别表、里、寒、热、虚、实证，不必详求28脉。

太渊一指定安危，六至中和五至亏。
七八热多三四冷，浮沉迟数应详推。
有力实热阳居位，虚寒无力何疑内。
若能留意于中取，何致亡阳泣途悲。
浮而有力实风贼，无力阳虚汗雨围。
有力沉食痰唾垂，沉而无力气凝肺。
迟脉有力多痛类，无力寒虚气血微。
数则热甚终有力，疮痰无力热虚归。

按：小儿脏腑娇嫩，气血未充，脾胃薄弱，肾气未盛，脉气多至于中候，不论脉象浮或沉，重按都不常见到，若重按可触及，便与成人的“牢脉”、“伏脉”类同。对于切脉时间和脉搏次数，每因哺乳、啼哭、走动等而激增，故应安静时或睡眠状态下诊察为准。

2.2　以息定脉　小儿脉搏至数临证要十分重视，医者在运用以息定脉的同时，一般要根据不同年龄考虑。例如，一般3岁以下小儿，一息8至为平脉；一息9～10至为数脉；一息5～6至为迟脉。（详见下表2）

**表2　小儿不同年龄以息定脉比较表**

| 息数 | 3岁 | 脉象 | 5岁 | 脉象 | 1岁 | 脉象 | 初生儿 | 脉象 | 4岁 | 脉象 | 8岁 | 脉象 |
|---|---|---|---|---|---|---|---|---|---|---|---|---|
| 一息 | 八至 | 平脉 | 六至 | 平脉 | 六～七至 | 平脉 | 七～八至 | 平脉 | 六至 | 平脉 | 五至 | 平脉 |
| | 九～十至 | 数 | 八～九至 | 数 | | | | | | | | |
| | 五～六至 | 迟 | 四～五至 | 迟 | | | | | | | | |

注：一息指成人每次呼吸为定息

## 3. 小儿脉证

新生儿和3岁以内小儿疾病察指纹为主，有的亦可诊脉，4岁以上切脉为主。

3.1　咳嗽　小儿咳嗽有外感和内伤之分，外感病急，若痰稀色白，恶寒无汗，脉浮紧为风寒型；痰黄黏稠，发热头痛，脉浮数为风热型；痰稠难咯，发热口渴，尿赤便干，脉滑数者为痰热型；痰多色白质稀，胸闷纳呆，脉滑为痰湿型；干咳无痰，口渴咽干，手足心热，午后潮热，脉细数为阴虚燥咳；痰白清稀，气短食少便溏，脉细弱为肺脾气虚。

3.2　肺炎喘嗽　发热，咳嗽气急，鼻煽为主。伴有恶寒无汗，指纹浮红，脉浮紧，为风寒闭肺；伴有发热恶风，或高热气急，指纹深红而紫，脉浮数或兼滑，为风热闭肺；伴喉中痰鸣，张口抬肩，脉弦滑，为痰热闭肺；若疲倦汗出，咳嗽无痰，脉细无力，为肺脾气虚；若潮热盗汗，干咳无痰，脉细数，为肺热阴虚；面白而青，唇紫肢冷，息微短浅，脉微弱而数，为心阳虚衰；若壮热神昏，抽搐项强，指纹青紫达命关，或透关射甲，脉弦数，为内陷厥阴。

3.3　哮喘　发作性痰鸣气喘，不能平卧。若痰清稀肢冷，脉浮滑者为寒证；若痰黄黏稠，尿赤便干，脉滑数为热证；若畏寒自汗，脉细无力，为肺气虚弱；若食少便溏，脉缓无力，为脾气虚弱；若呼多吸少，气不得续，脉细无力，为肾不纳气。

3.4　呕吐　呕吐酸乳，脘腹胀满，指纹紫滞，脉滑有力为伤食；若吐物酸臭，尿赤便秘，脉滑数者为胃热；呕吐清稀痰水，腹痛喜按，尿清便溏，脉细迟为胃寒；若干呕咽干，反复发作，脉细数为虚火证。

3.5　泄泻　便稀完谷不化，气味不显，指纹浮红，脉濡缓为风寒；便黄褐臭，泻下急迫，肛门灼热，脉滑数为湿热；便稀酸臭，腹胀满痛，痛则泻，指纹紫滞，脉滑有力为伤食；食后便泻，病程较长，指纹淡，脉弱为脾虚；久泻形寒肢冷，脉细弱为脾肾阳虚；若目眶前囟凹陷，脉微而数为伤阴；肢冷汗出，脉沉微为伤阳；若肢冷腹凹，脉微欲绝为阴阳两伤。

3.6　积滞　小儿伤食，停聚不化，脘腹胀满，嗳腐便臭，指纹紫滞，脉弦滑者，为乳食内积；若食胀腹满喜按，面黄便溏，指纹淡青，脉沉细或细滑，为脾虚夹积。

3.7　疳证　面黄肌瘦，毛发枯憔，便溏或结，指纹淡紫而滞，脉沉缓为轻型；若肚腹膨胀，青筋暴露，指纹淡滞，脉濡细带滑为重型；若精神萎靡，腹凹如舟，脉濡细无力，甚则脉微欲绝，极重型可见脱证。

3.8　惊风　有急慢之分，急惊风来势急暴，壮热痰盛，牙关紧闭，角弓反张，项强抽搐，神昏，两目上视。若伴咳嗽流涕，脉浮数，为感受风邪；若发热无汗，项强呕吐，脉滑数，为感受暑邪；若高热谵语，腹痛下痢，脉洪数，为感受疫邪；若纳呆呕吐，腹痛便秘，脉滑数，为痰食惊风；若一时惊厥，频繁惊惕，脉数乱，为惊恐痉厥。

慢惊风起病缓，时抽时止，神疲肢冷，嗜睡昏迷。若见腹鸣便稀，肢冷足肿，抽搐无力，脉沉弱，为脾阳虚弱。若肢冷振颤，大便清冷，脉沉细，为脾肾阳虚；若虚烦低热，肢体拘挛，脉细数，为阴虚风动。

3.9　蛔厥　右上腹钻顶样绞痛，呕吐胆汁和蛔虫，肢冷汗出，脉弦数或滑数。此症多由蛔虫钻入胆道，肝胆气滞蕴热所致。

3.10　小儿水肿　以肌肤浮肿尿少为特征。凡起病急，水肿从眼睑开始，伴有恶寒发热，咳喘咽痛，脉浮数或浮紧为阳水（风水相搏）；下身肿甚，胸闷泛恶，脉沉缓为阳水（水湿内停）；若烦热口渴，腹胀尿赤，脉沉数为阳水（湿热内侵）。凡起病缓，下身先肿，伴见腹胀便溏，肢冷尿少，脉沉缓为阴水（脾阳虚弱）；伴见腰膝酸重，肢冷怯寒，脉沉细为阴证（肾阳虚衰）；伴咳嗽心悸，胸闷唇紫，脉细数无力为变证（水凌心肺）；伴头痛烦躁，眩晕抽搐，脉弦为变证（邪陷心肝）；伴见尿少尿闭，呕吐昏迷，脉弦为水毒内闭。

3.11　厌食　食欲不振、拒食。若伴面色少华，身瘦脉缓，为脾失健运；若口干多饮不食，自汗盗汗，脉细，为胃阴不足；若厌食便溏，脉细弱，为脾胃气虚。

3.12　腹痛　腹冷痛喜暖，脉沉弦紧，为腹部中寒；若腹胀满痛拒按，痛泻后减，指纹沉滞，脉沉滑，为乳食积滞；若腹痛喜热喜按，肢冷便溏，脉沉细，为脏腑虚冷；若腹胀闷痛，攻窜不定，矢气则减，或痛如针刺不移，脉弦或涩，为气滞血瘀。

3.13 感冒　发热，头痛，咳嗽，流涕，打喷嚏为其特征。若伴见恶寒无汗，脉浮紧，为风寒型；发热微恶寒，出汗，脉浮数，指纹深红，为风热型；兼有咳痰，脉浮滑而数，为挟痰；兼腹胀吐酸，厌食，便秘或泻，脉滑，为挟滞；兼惊惕啼叫，脉弦数，为挟惊证。

3.14 麻疹　常发热，咳嗽，鼻塞，流泪，口黏膜疹，全身红疹为特征；若3~4天皮疹出现，脉浮或浮紧，为顺证初热期；从见疹至疹透发齐，3~4天，脉数为顺证出疹期；皮疹出齐后，依次消退，3~4天，脉细数无力，为顺证恢复期；若高热不退，咳嗽气急，疹见早回，脉细数为逆证麻毒闭肺；若咽肿声哑，呼吸困难为逆证麻毒攻喉；若壮热神昏，皮疹密集，脉洪数为逆证邪陷心肝。

3.15 风痧（瘾疹）　初起发热恶风，1~2天全身起皮疹，疹点由上及下，淡红稀疏细小，瘙痒，脉浮，为邪在肺卫；若高热烦躁，疹色鲜红或紫黯，疹点较密，脉细数，为邪毒炽盛。

3.16 丹痧（烂喉痧）　病急、发热、喉烂为特征。若伴发热恶寒，皮疹稀少，脉浮数，为邪侵肺卫；若壮热口渴，皮疹密布全身，脉数有力，为邪入气营；若热退，咽烂痛减，丹痧隐没，脉细数，为余毒伤阴。

3.17 水痘　以发热、皮肤出现丘疹，疱疹，结痂为特征。若1~2天出疹，红润，稀疏，疱浆清亮，脉浮数，为风热挟湿；若壮热烦躁，水痘稠密，疱浆晦浊，尿赤便干，脉洪数，为毒热炽盛型。

3.18 痄腮　发热、耳腮漫肿疼痛。伴恶寒发热，脉浮数，为温毒在表；伴壮热口渴，头痛呕吐，脉滑数，为热毒蕴结；若颈项抽搐，昏迷惊厥，脉细数，为邪毒内陷心肝。

3.19 顿咳（百日咳）　阵发性痉挛性咳嗽，咳后有鸡鸣样回声。1周左右为初咳期，咳嗽痰稀，脉浮，为风寒束表；咳嗽痰稠，脉浮数，为风热犯肺；2~6周，阵咳夜重，痰中带血，脉滑数，为痉咳期痰热内盛；2~3周，痉咳转缓，次数减少，脉细数，为恢复期，属脾肺气虚之证。

3.20 小儿暑温　高热、惊厥、抽风、昏迷为特征。若微恶风寒，脉浮数或滑数，为暑邪在卫表之征；若高热气粗，烦躁汗出，神昏项强，抽搐，脉洪数或弦数，为邪在气营；若午后身灼热，昏沉肢冷，牙关紧闭，项强抽搐，发斑衄血，脉沉伏而细，为邪在营血。若2周未能恢复，出现正虚邪恋阶段，伴见低热不退，颧红盗汗，脉细数者，为余热未尽；伴痴呆痰鸣，脉滑，为痰蒙清窍；伴瘫痪拘挛，脉弦细，为内风扰动。

3.21 小儿麻痹症　发热、咳嗽、呕吐，继而肢体瘫痪，肌肉萎缩。若初期发热汗出，咳嗽腹泻，脉濡数，为邪郁肺胃；若见体疼瘫痪，脉濡细，为邪注经络；若肢体麻痹，痿软或瘫，脉细涩无力，为气虚血滞；若瘫痪日久，消瘦肢冷，脉弦细而迟，为肝肾亏损之候。

3.22 疫毒痢　壮热、昏迷、惊厥，下痢脓血。若呕吐谵妄，或灌肠检查，下痢有脓血，脉数，为毒邪内闭；若见面青肢冷，息短不匀，脉细数无力，为内闭外脱证。

3.23 夏季热　久热不退，口渴多饮，少汗尿多，脉数，为暑伤肺胃；若伴肢冷便溏，脉细数无力，为上盛下虚证。

3.24 遗尿　睡中小便自遗，醒后方觉。若伴面白肢冷，腰膝酸软，脉沉迟无力，为下元虚寒；若伴少气汗出，食少便溏，脉沉细无力，为脾肺气虚；若伴性急梦语，脉弦数，为肝经郁热。

3.25 汗证　有自汗、盗汗之分。若易感冒，汗出头肩背多，脉细弱，为表虚不固；若汗出恶风，神疲纳差，为营卫不和；若少眠多汗，身瘦低热，脉细数，为气阴虚弱。

3.26 解颅囟陷囟填　囟门开裂，头大颈细，皮光筋露，发育迟，脉沉细而弱，为解颅；囟门下陷，气弱身瘦，肢冷便溏，脉沉缓无力，指纹色淡，为囟陷；囟门高肿，浮软头痛，身热尿赤，脉浮数，指纹紫滞，为火毒上攻之囟填；若囟门肿突，软而无热，神疲肢冷，指纹淡青，脉沉迟细弱，为寒气凝聚之囟填。

3.27 五迟五软　发育缓慢，筋骨痿软，不能坐立行走，齿少发疏，脉弦细无力，为肝肾亏损之五迟；若神呆不语，智差发稀，脉细弱，为心气不足之五迟；若头项、手、足、肌肉、口软，神呆智差，脉细弱，为肝肾亏损之五软；若伴食少便溏，脉细弱无力，为脾胃虚弱之五迟或五软者。

3.28 鸡胸、龟背　胸廓前突，体瘦气短汗多，颅囟闭迟，腹胀脉缓，为脾肾不足，气血俱虚之鸡胸症；脊弯背高，体瘦肢冷，汗多神疲，脉细弱，为肾气亏损之龟背；若见恶寒发热、脊背肿痛，久则弯曲如龟背，脉浮紧或细弱，为风寒入脊之龟背。

（内科、外科等脉证，详见第九、十章各节中）

# 第九章　单脉与病证

本章分别论述28种病理脉象的主病。不同脉象标志着不同的病变，临证切脉，可以了解病邪的进退，正气的盛衰，并可测知病因、病位，判断疾病的预后。只要四诊合参，全面了解病情，可以提高诊断效果，得出确切的诊断，为辨证施治，合理选药打下基础。

由于临床疾病的错综复杂，因此，所反映的脉象也随着不断变化，这种变化往往能够反映出疾病的本质之所在。若医者脉诊掌握准确，抓住疾病本质，不失时机选方用药进行治疗，可使患者较快地恢复健康。

本章所述的脉象主病，首先以现代医学观点，根据脉象组成的要素，如脉的速率、节律、强度、形态、位置等方面的特点，因而从脉象部位的浅深，速率的快慢，力势的强弱，节律的异常，形态的滑涩五项作为鉴别病理脉象的纲领，其中以浮沉、迟数、滑涩、虚实、结代代表具体的脉纲，分统28脉。这样对初学中医或西医学中医或中西医结合的医者，理解领会，掌握各脉，都有一定的帮助。但也有不足之处，如弱、濡、散、动等脉，并不是一纲所能统领的。因此，将各脉中主要特征，与所涉及的各个侧面，把28脉归纳入5个方面，每一种脉，均从定义、形态、诊法、特点、脉理、主证、主病、合脉、鉴别、案例、结语等方面论述，以解除初学者“心中了了，指下难明”之感。

最后附有歌诀，其中包括每一单脉的定义、形态和主病，标明“寸关尺”六部脉和脏腑分配所属主病，如数脉主热，数见右寸主肺热；迟脉主寒，迟见左寸，病主心痛停凝等证，以示参考，有利于较快掌握脉象，达到正确运用的目的。

## 第一节　部位浅深——浮沉纲

脉位的浅深，表明脉象搏动的位置，有的在肌肤浅层，有的在筋骨深层，用来辨别表里之证。如浮脉主表证，沉脉主里证，并以此两脉为纲，分统浮、濡、芤、洪、革为浮脉纲，沉、伏、弱、牢、弦为沉脉纲。但须指出一点，这种分法，并不能概括诸脉的全部含义，这里主要从脉象部位的浅深为主来阐述的。

龚安特等人，在“寸口”建立了力学模型及医者指感的脉动位移公式，指出脉的浮沉与患者脉管内压、直径及其刚度，脉管外周软组织刚度四个因素有关，认为“脉压P增大或脉管半径ao扩大时，脉象变浮”、“脉体大的脉均具浮象，例如洪、虚、芤、革等”、“脉管细，其脉则沉”、“脉管刚度增大时，脉动位移幅值变小，切脉须重按，脉象偏沉，反之，脉管刚度变小（变软），脉象偏浮，这可能是濡脉具有浮象原因”、“增大切脉指力时，脉管形变为椭圆，脉动幅值反而变小，对于浮脉来说，轻手触之即得，重按反觉脉搏减弱。”（龚安特：试论中医脉象浮沉的力学内涵　辽宁中医杂志1：11、1968年）

在血流动力学上，华有德等人用压力、管径关系（P－r关系）进行分析（图1），认为切脉时，脉搏的搏动通过由软组织构成的空间距离h，传递至指面，管径大，h就小，软组织对搏动传递的阻抗就减小，感到“举之有余。”另一方面，血管内压力（Pi）小，手指按压稍重即构成Pc≥Pi条件，公式Pt＝Pi－Pe可知，这时跨壁压为O，会感到“按之不足”。因此，浮脉的形成与血管管径r增大和血管内压力Pi减小有关。

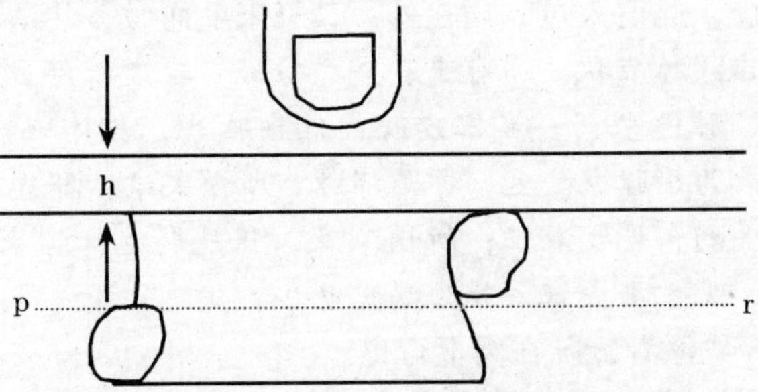


图1

温病见浮，心脏活动增强，输出量增多，血管舒张，血管容积增大，外周阻力可减小，构成r增大和Pi减小，脉现浮象。沉脉相反，切脉手指加压（沉取），才可触及，图1可知，管径r较小时h较大，软组织对搏动传递的阻抗随之加大，轻按（浮取）不易感到搏动，当血管内有足够压力，指压力加大，便可触到搏动，即“按至筋骨乃得”。因此，沉脉形成与血管管径r减小，血管内仍具一定压力P有关。（华有德．等．中医脉象研究．医药资料．内部刊物．贵州省卫生局.1978年）

### 1. 浮脉类

1.1 浮脉（阳）

1.1.1 脉义

浮，有漂浮、轻浮、上浮、浮起之义。

李时珍引崔氏：“如水漂木。”即漂浮之义。

李中梓：“浮之为义，如木之浮水面也。”

《词典》：“浮，指漂浮。”

姜春华：“浮，从字义言之，有浮起、上浮之义。”（上海中医药杂志.4：30；1964）

浮脉是指脉来浅露皮表，轻虚上泛（平、病）；如循鸡羽，如风吹毛（病），轻触即得，重按力减，但不内空。

现代医学认为脉搏位置浅露，浮取便得，血管弹性阻力减低，外周血管扩张，循环血量增多所形成。

《脉象图的研究》：“浮脉：举之有余，按之不足，满浮指上，如水漂木。”

1.1.2 脉位

浅露皮表，轻虚上泛（平、病）；如循鸡羽，如风吹毛（病）。

《素问·平人气象论》：“平肺脉来，厌厌聂聂，如落榆荚”、“病肺脉来，不上不下，如循鸡羽”、“死肺脉来，如物之浮，如风吹毛。”

按：经文所言肺脉，即浮脉也。据形态之异，而分平、病、死脉。“厌厌聂聂，如落榆荚”，乃脉来微弱，似在水面浮行，如波纹叠合而至。又似飘落榆钱，和柔轻缓貌。肺应秋季，故属肺之平脉。“不上不下，如循鸡羽”，乃脉涩滞不畅，如循鸡羽，中央坚实，两旁较弱，属肺之病脉。“如物之浮，如风吹毛”，乃脉空虚无根，如水浮沤，又似风吹鸟之羽毛或茅草那样，散乱不整，飘落无绪，属肺之死脉。

《素问·玉机真藏论》：“秋脉如浮……其气来轻虚以浮，来急去散。”又曰：“其气来毛，而中央坚，两旁虚，此谓太过，病在外；其气来毛而微，此谓不及，病在中。”

按：此段经文指出浮脉应秋，亦有平、病之分。“轻虚以浮，来急去散”，乃因立秋阳气初敛，体阳应之，脉气来弱，显露皮肤，仅存脉象，其体轻虚，来急去散，厌厌聂聂，如落榆荚之状，此为平脉也。毛，亦是浮脉，所谓太过，邪气有余也，邪盛脉浮则有力，故现中央坚实两旁弱，见于表证；所谓不及，正气弱也，脉来无力，中央两旁皆弱，似羽毛轻柔拂过皮肤，见于里虚证，此为病脉也。

《难经·十八难》：“浮者，脉在肉上行也。”

《难经集注》：“谓脉循行皮肤血脉之间，在肌肉之上。”

按：浮脉在皮肤或肉上运行，说明其位置浅表。

《脉诀刊误》：“脉在肉上行。”

《濒湖脉学》：“如微风吹鸟背上毛，厌厌聂聂，如循榆荚。”“浮脉惟从肉上行，如循榆荚似毛轻。”

按：此据《内经》、《难经》经文而来，甚得其要旨。

《诊家正眼》：“浮在皮毛，如水漂木。”

《脉语》：“浮自皮肤上得之。”

《医学入门》：“脉在肉上。”

《医灯续焰》：“其脉应于皮毛。”

《医宗金鉴》：“皮脉取而得者，谓之浮脉。”

《脉诀启悟》：“浮在皮毛。”

《医碥》：“候之于皮毛间而即得之者，谓之浮。”

《沈氏尊生书》：“动在肌肉以上。”

《脉如》：“行从肉上。”

《医醇剩义》：“肌肤之间，百不失之。”

《医悟》：“浮与肌肤之间。”

《医学实在易》：“轻手著于皮肤之上而即见。”

按：浮，又称为“毛”，来源于《内经》。“毛”，古时用来描绘肺与季节变化的脉，如“吹毛”、“秋毛”。从古沿用至今多用“浮”，如“浮脉”、“浮候”、“浮散”等。浮脉，经文多形容是在“皮”、“在肤”、“下肤”、“皮肤”而行。自《难经》出，又形容为“肉上行”。这些对浮脉的阐述，给后世医家产生极大的影响，纷纷用“皮肤”、“皮毛”、“肌肤间”、“肌肉以上”等词句描写浮脉形态与位置浅表的特性。

1.1.3 诊法

轻触即得，按取力减，满浮于指，但不内空。

《脉经》：“浮脉，举之有余，按之不足。”又曰：“浮于手下。”

高阳生《脉诀》：“浮者，阳也。指下寻之不足，举之有余。”

崔氏《脉诀》："浮脉法天，轻手可得，泛泛在上，如水漂木。"

《诊家枢要》："浮，不沉也，按之不足，轻举有余，满指浮上。"

按："满指浮上"，是据《脉经》之义而言明切脉部位之浅显，"泛泛在上"，势有上趋之义。

《濒湖脉学》："浮脉，举之有余，按之不足"；"如循榆荚似毛轻"；"浮如木在水中浮"。

按：开首遵《脉经》旨意。后又言浮脉似抚摩柔软的榆钱和羽毛拂过皮肤一样舒缓，又如木块漂浮水面一样轻浮。

《诊宗三昧》："浮脉者，下指即显浮象，按之稍减而不空，举之泛泛而流利。"

按："流利"乃滑脉之状，用于浮脉则不当。惟"按之稍减而不空"句极佳。

周学海《诸脉条辨》："脉有素浮、素沉之体，故浮无定候，以指面初到脉上为候也。"

按：此言人的禀赋有肥瘦不同，脉位有浅深、高下之别，然浮脉亦含气势上趋之象。

《伤寒六书》："初排指于皮肤之上，轻手按之便得。"

《寿世保元》："举指轻按而得之曰浮。"

《医灯续焰》："轻手可得，按之具有泛泛欲上之势，虽按之使沉，亦必随手而起。"

《脉诀详解》："泛泛欲上之势，如水中漂木，虽按之使沉，亦必随手而起。"

按：浮脉的部位浅表，气势上泛，按后随起，此说极为明确。

《脉诀阐微》："浮脉指按即得，气举而升之也。"

《医学真传》："浮泛于上，轻举即得。"

《脉确》："轻手便得。"

《沈氏尊生书》："其象轻手乃得。"

《医醇剩义》："轻按即得。"

按：以上诸家开始将叔和"举之"移为"轻举"、"轻手"、"轻按"便可触其搏动，近代医家多是这种提法。

《察病指南》："以手按之虚散。"

《古今医统》："浮有按无，无根之喻。"

《医宗金鉴·四诊心法》："轻按之满指，重按之则无，此阴虚也。"

按：以上三家提出"虚散"、"按无"，此是无胃、无神、无根危候之象也。浮是有根之脉，只是按之力势减弱而已。

《脉学阐微》："轻按即得，浮泛于皮肤之表。"

《脉诊》："轻取即得，按之稍弱，但不中空。"

按：浮脉诊法，王叔和提出"举之有余，按之不足"，最为精辟，受到历代医家的普遍重视与遵从。如孙思邈、朱肱、杨玄操、齐德之、崔嘉彦、施发、朱丹溪、滑寿、戴起宗、张太素、张景岳、王绍隆、刘纯、李时珍、李中梓、周学霆、林之翰等，皆原句引用。有的医家又提出"满指浮上"，不但言明浮脉位置浅显，气势亦上趋。明清以后，众多医家提出的"轻取轻按"、"按之稍弱"，更加切合实际，故浮脉应从位浮、势上、形轻等方面结合诊取。

1.1.4 特点

1.1.4.1 部位表浅，体虚上泛，轻触即得，重按力减，一般浮取 > 中取，中取 > 沉取。切诊时，应注意浮脉之力的大小，有力近似洪脉，应指大而有力，稍重按其力则减弱；无力的浮脉近似芤脉，应指力弱，但无明显中空感。

1.1.4.2 浮无定候，气势上泛，以指面感觉到为准。如肥胖人发热、恶寒有表证，因肌肤厚，脉来不浮，以手按之，位深而脉体气势上泛。

1.1.4.3 体瘦者或性情急躁、善动者，脉多浮，浅露皮下。《脉说》曰："瘦人得浮脉，三部相得曰肌薄，肥人得之未有不病者。"何西池说："浮沉有得于禀赋者，趾高气扬之辈，脉多浮。"

1.1.4.4 亦有春夏季节，平人出现浮脉者。何西池说："有因于时令者，春夏气升而浮。"这是由于春夏脉管弛张，人体为适应外界气候变化，调节血管所致。

1.1.4.5 浮亦可作为寸口脉中的三部九候"浮中沉"的取法之一。何西池说："寸口中分三部九候，是故候之于皮毛间而即得之者谓之浮，候之筋骨间乃得之者谓之沉，候之于皮毛之下，筋骨肌肉之中而得之者，谓之中。"

《医师秘籍》列有28脉，独无浮脉，其浮中沉三部篇谓："此三字（浮中沉）乃后二十八脉之纲。"

1.1.4.6 脉搏描记器描绘出的脉波：振幅增大。升支陡直，降支速率快，主波角增宽，重搏波明显，轻取主波幅高，中、沉取降低。不施加外压的情况下即可描得明显的曲线，施加外压时（相当于切脉时重按）脉波反而减低。

1.1.4.7 某些浮脉特别明显时，除洪脉外，现代医学称为水冲脉。

1.1.5 机理

1.1.5.1 外邪侵入体表，机体卫阳（肺卫），其冲达外，抗击病邪，气血趋集于表，脉气上争于外，鼓搏于肌表，故脉来浮而有力。《诊宗三昧》曰："浮为经络肌表之应，良由邪袭三阳经中，鼓搏脉气于外，所以应指浮满。"

1.1.5.2 内伤久病，体弱里虚，血亏致脱，阳气不能内守，浮越于外，或阳虚无以约束脉道，脉气不得内潜，外越浮出，脉来浮而无力。《诊宗三昧》曰："病久而脉反浮者，此中气亏乏，不能内守。"

1.1.5.3 素体瘦薄，脉管位置改移，或外界环境较热，人体散热而致表浅血管扩张，寸口脉浅露皮下，触指即得，形成似浮脉之象。

1.1.5.4 现代医学认为 多与心输出量增多，周围血管扩张，脉管刚度变小变软，外周阻力降低，循环血量增多，血管壁弹性增强或正常等因素有关。某些中、西药，也可使血管扩张，外周血管阻力降低，血流通利而呈现浮脉象。《脉学研究十讲》指出："浮脉是血管扩张，而血液充盈的现象。"《中医学基础》提出："可能与心搏排血量增加，血管弹性阻力降低有关。"（北京中医学院）龚安特等诸家认为，"脉压增大或脉管半径扩大"，"脉管刚度变小变软"，"增大切脉指力时，脉管形变为椭圆，脉动幅值变小。"

1.1.6 主证

1.1.6.1 外感表证 恶寒发热，无汗或自汗，头痛身痛，鼻塞流涕，喉痒咳嗽，痰多清稀，舌淡苔薄白而润。

1.1.6.2 里虚诸劳 倦怠乏力，少气咳喘，声低懒言，低热自汗，或形寒肢冷，面色苍白，心悸目眩，舌胖苔白。

按：浮脉多主表证，伤风（中风）证。《脉经》："寸口脉浮，中风，发热，头痛，关脉浮，腹满不欲食，浮为虚满。尺脉浮，下热风，小便难。"《脉经》中，将浮脉在寸关尺不同部位主证，阐述尤为详细，并为寸口三部脉的应用树立典范。《三因方》："浮为在表，为风、为气、为热、为痛、为呕、为胀、为痞、为喘、为厥、为内结、为满不食。"因此，浮脉临证范围广泛。具体应用时，切诊多从力势进行辨别。脉浮充实有力，多主表实、风热，或阳有余之证；脉浮无力，多主里证、阳虚证。《崔氏四言举要》："浮脉主表，里必不足，有力风热，无力血弱。"《东垣十书》："浮脉所主病，一则为风，一则为虚。"《外科精义》："浮脉其主表证，或为风，或为虚。"以上诸家提出浮脉有力无力之分，对其主证亦有很大区别。同时，还必须结合相兼其它脉证，更能明确病证的性质、位置所在。《脉经》："浮而大者，中风头重、鼻塞。浮而缓者，皮肤不仁，风寒入肌肉。浮而滑者，宿食。浮短者，其人肺伤，诸气微少，不过一年死，法当嗽也。浮洪大者，伤寒。浮滑而疾者，食不消，脾不磨。浮而细滑，伤饮。浮洪大长者，风眩癫疾。浮滑疾紧者，以百合病，久易愈"。《濒湖脉学》："浮迟中风，浮数风热，浮紧风寒"、"浮而有力多风热，无力而浮是血虚。"《医学入门》："浮而有力则为风，浮而无力斯为虚。浮数风热微欲解，浮迟身痒汗亦无，浮紧滑疾百合辜，浮大瘾疹久为癞，浮滑痰饮痛如锥。"有力为风热，主热之渐盛，为阳有余。张景岳《脉神章》："大都浮而有力有神者，为阳有余。"若热盛有加，脉显洪大，脉证有变，非太阳之浮。浮而无力主虚证，多为阳虚。也须与他脉相兼合，才能明确病证所在位置与性质。如浮而无力，兼细微欲绝，为真阴下竭、孤阳上浮，亦有谓之阴不足。张景岳《脉神章》又："若浮而无力空豁者，为阴不足。"浮而无力，则为阳不足，不属阴不足，其因应从阴虚致阳浮挣指来理解，浮而空豁乃近芤，可作浮芤脉解。

临证所见，浮脉主外感表证和上焦病变及某些传染病的初期者居多。张路玉："浮为经络肌表之应，良由邪袭三阳经中，鼓搏脉气于外，所以应指浮满，在暴病得之皆为合脉。"但是，感冒初期，恶寒重时，未必见浮，惟发热时期，或热甚烦躁、出汗之际，才显浮象。张景岳："虽曰浮为在表，然真正风寒外感者，脉反不浮，但其紧数而略兼浮者，便是表邪。"张秉成《脉诊便读》："风寒在表，寒气骤加，正气为其所遏，脉反见沉，但脉虽沉，必兼有头痛、恶寒之表证，不久阳气外发，则仍浮矣。"在脉证上，新病、表证见之，是机能抗邪，反映于外表，则为顺症。久病、虚证脉浮而大，属机能将竭，阳浮外散之候，则为逆症。如肝硬化腹水（水臌）、肺癌后期，脉来浮大。《濒湖脉学》："三秋得令知无恙，久病逢之却可惊。"此说明肌消脉露，病深正虚，难以治疗，故曰："可惊。"

里虚证，脉浮。如胃下垂，子宫下垂患者，皆由中气不足或下陷所致。若浮软无力，关脉尤甚者，多用补中益气之剂治之。此时脉可由浮转和缓之象，这是中气得复之兆。若里虚兼外感，脉未见浮，应"舍脉从证"。如体弱贫血感受外邪，气虚不能与邪搏，脉来微细，未显浮象，当"舍脉从证"而治之。

外科肿疡，脉浮有力，为风寒或风热在表；脉浮无力，为气血不足；溃疡脉浮，是气从外泄，正虚邪恋之候。在新外伤时瘀肿、疼痛剧烈及脑震伤，眩晕前期，亦可见之。

《伤寒论》最早广泛应用于临床，其中论浮脉计有56条，"太阳病篇"36条，"阳明病篇”13条，“少阳病篇”1条，“太阴病篇”2条，“少阴病篇”1条，“厥阴病篇”2条，主要征象表示病邪在表，或邪在上部，亦主热盛和里证。其见证如“头项强痛、发热恶寒”、“身疼痛，不汗出而烦躁”、“小便不利，微热消渴”、“结胸心下痞满，按之作痛”、“身体烦痛，不能转侧”、“口苦咽干，腹满微喘”、“无汗而喘”、“潮热汗出”、“脾约大便难”、“但欲眠睡，目合则汗”、“下利便脓血”等。

脉浮有力，实邪在表，治宜解表宣泄；脉浮无力，里证虚证，虽有外邪，应攻补兼施；阳浮于上，当益火之源；阳无所主，当滋阴济阳或敛阳为要。若体虚外感风寒湿邪，症见脉浮，憎寒壮热，无汗体酸，头痛鼻塞，胸膈痞满，咳痰、舌苔白腻，宜人参败毒散，若正气不虚，宜荆防败毒散。再如亡血、气喘、心悸、头晕等虚证，多由心肾阳虚、气血不足所致，治宜八珍汤（《正体类要》）、七味都气丸（《医宗己任编》）、参茸卫生丸（《济世良方合编》）等方治疗。郑友谅综合诸家经验指出：“浮而有力，身有热者为表证，浮而无力，身无热者为里证……乍病见浮，为风寒外邪，久病见浮脉，虚所为也……风寒之浮，盛于关上；虚病之浮，盛于尺中……六部见浮为外因病；一部见浮为内因病……风邪为病，有力必兼洪数；内虚为病，无力必兼濡弱。”（八纲脉概述．辽宁中医．3：22；1978）

总之，浮脉临证见之较广，治疗时，宜脉证合参，具体分析。不应一见浮脉，即认为表证。

1.1.7 主病

1.1.7.1 内科

1.1.7.1.1 呼吸系病 上呼吸道感染、肺炎、急性支气管炎、支气管哮喘，大叶性肺炎初期、发作期证属风寒型或风热型者。

1.1.7.1.2 消化系病 急性胃肠炎、急性胆道疾患、肝硬化腹水，证属邪束肌表，营卫失和或阳气不足者。

1.1.7.1.3 循环系病 某些心脏病，如主动脉瓣闭锁不全、动脉导管开残及高血压、主动脉硬化证属虚阳外越者。

1.1.7.1.4 血液、神经、内脏疾病、再生障碍性贫血、肺气肿、胃下垂等证属阳气虚弱者。

1.1.7.2 传染科 麻疹、腮腺炎、流感、流脑、乙脑等感染性疾病初期阶段，兼有外感表证者。

1.1.7.3 其它疾病 常见于急性肾炎浮肿、恶性淋巴瘤晚期、肺癌晚期、产后外感发热等，兼有表证或阳衰浮越者。

1.1.8 合脉

浮脉为阳，主表主虚。有力表实，或为风热；无力表虚，或为血弱，或为里证，或为里虚；浮缓伤风（中风），或为风湿（不仁）；浮紧风寒（表寒），或为伤寒；浮虚伤暑，或为暑惫，或为心悸；浮滑风痰，或为痰热，或为宿食；浮数风热（表热），或为伤风，或为疮疽；浮涩血伤，或为血虚，或为伤营，或为肺病；浮芤失血，兼大尿血，尺显崩带；浮短气亏（气病），或为气少肺伤；浮散虚剧（无根），或为劳极，或为心气耗损；浮濡阴虚，或为气衰（阳虚），或为伤暑；浮洪风火，或为虚热，或为狂躁；浮大中风，或为伤风、或为瘾疹，兼涩宿食，兼散心病；兼细微欲绝，为真阴下竭、孤阳上浮；浮迟风虚，或为伤湿，或为中风，或为表寒（表冷、表风），或为身痒；浮微劳极；浮弦痰饮，或为风痰，兼大而硬为关格；浮细气虚，兼滑伤饮；浮长风热，或为风痫，兼洪大风眩癫疾；浮疾兼滑宿食。

1.1.9 脉案

1.1.9.1 外感表证 《伤寒论·太阳病》1条："太阳之为病，脉浮，头项强痛，而恶寒。"病邪初起，正气尚盛，抗邪于外，证候属阳，故太阳病脉来浮，这是外感热病初期阶段。据临床报道：用九味羌活汤，随证加减，治疗风寒感冒120例，患者均以恶寒发热、寒多热少、头痛、肢体酸痛为主证，并见鼻塞、咳嗽、纳呆、苔白、脉浮等症。应用本方随证加减治疗，结果：有效者112例，占93.33%，无效者8例。（《福建中医药》.1964年．第5期）

1.1.9.2 心胸中寒 《伤寒论》166条："病如桂枝汤证，头不痛，项不强，寸脉微浮，胸中痞鞕，气上冲喉咽，不得息者，此为胸有寒也，当吐之，宜瓜蒂散。"

按：寸脉微浮，主病在上，胸中痞鞕，邪实于胸。气上冲咽喉不得息，是邪阻气机，而上越之势，用吐法（瓜蒂散）呕之。《金匮要略·五脏风寒积聚病篇》："心中寒者，其人苦病心如啖蒜状，剧者心痛彻背，背痛彻心，譬如蛊注，其脉浮者，自吐乃愈。"亦属上述情况。

1.1.9.3 邪热鼻衄 《伤寒论》223条："阳明病……若脉浮发热，渴欲饮水、小便不利者，猪苓汤主之。"此文是阳明经误治后的变证，由水热互结，所致小便不利，故用此方利水、清热、养阴。又227条："脉浮发热，口干鼻燥，能食者则衄。"此由气分热盛，迫血致衄。《脉学刍议》指出："脉浮发热，能食衄血，乃邪气欲从营分外泄之征兆，邪已入营非麻桂解表所能愈，必以活血凉血之剂，方为适宜。临床用王清任'解毒活血汤'效果较佳。"

1.1.9.4 前列腺肿 钟某，男，57岁，老中医。因饱食山猪肉下酒，突然尿闭4天，西医外科检查：前列腺肿大，堵塞膀胱及尿道内口，软胶导管无法导入，金属导尿管虽导入而尿仍不出。病者拒绝膀胱造瘘，只得在耻骨联合上膀胱处抽尿。老人痛苦难忍，于1971年6月转中医科治疗。此时病者，膀胱胀急，疼痛哭吼，面色淡黄，口淡不渴，舌苔薄腻而滑，脉浮。此酒湿伤中，湿热下流膀胱之证。盖膀胱因湿热阻滞，不得气化而闭塞不通。患者自服中药数剂，荟萃一派峻利之品，服之仍无效者，以不得气化之故也。予五苓散重用桂枝，以转膀胱之气化，气化得行，小便通矣。处方：桂枝45克，白术12克，泽泻12克，茯苓30克，猪苓15克，车前子15克。入夜服药，鸡鸣小便即通。18个月后，旧病复发，二次手术摘除前列腺后，小便仍点滴不通。予补中益气汤合五苓散，小便方行。（摘自《上海中医药杂志》.4：17；1982）

1.1.10 鉴别

浮脉与濡、虚、芤、革、洪等脉相类，最易混淆，应予区别。

浮脉与芤脉，二者脉位表浅，但芤脉有中空感觉，脉体较浮，脉管硬实（内空两边实）；浮脉无中空感，脉管较软。同时，二脉图型近似，芤脉主波角增宽，重搏波缩小明显，甚或消失。在病因上，芤脉见于大失血时；浮脉见于外感发热，或某些热病初期。

浮脉与洪脉均可浮取，但洪脉搏力 > 浮脉，中取脉力 > 浮取；浮脉稍按脉力即减弱。在脉图上，洪脉主波幅增高，主波角无明显改变，重搏波增高；浮脉主波幅近于正常，主波角常增宽，重搏波缩小。洪脉中取时脉图清晰；浮脉主波幅明显降低。

在主病上，洪脉见于实热病的热盛期，阳亢性病亦可见之；浮脉多见于外感发热等。《诊家正眼》：“须知浮而盛大为洪，浮而软大为虚，浮而柔细为濡，浮而无根为散，浮而弦芤为革，浮而中空为芤，毫厘疑似之间，相去便已千里。”姜春华亦说：“洪、大、芤、革、虚、濡等，虽有浮象，但实质各有区别，并非浮脉。”提出这些脉鉴别的重要性。这里重点列举与芤脉进行鉴别。

**浮脉芤脉鉴别表**

<table>
<tr><th>脉名</th><th>浮　脉</th><th>芤　脉</th></tr>
<tr><td>形态</td><td>浅露皮表，轻虚上泛，如循鸡羽</td><td>豁大而软，外实内空，类似葱葱</td></tr>
<tr><td rowspan="2">诊法</td><td colspan="2">举　按　俱　有</td></tr>
<tr><td>轻触即得，重按力减，但不内空</td><td>浮大柔软，有边无中，沉取无力</td></tr>
<tr><td>主证</td><td>表证、里虚</td><td>出血、伤阴</td></tr>
<tr><td>主病</td><td>呼吸系病及虚弱症为主</td><td>大出血及消化系病为主</td></tr>
<tr><td>特点</td><td>位浮形轻，气势上泛</td><td>位浮形大，势软中空</td></tr>
<tr><td rowspan="3">机理</td><td>邪袭肌腠，卫阳外趋、脉气上争</td><td>营血骤减，阳气浮散，脉道豁大</td></tr>
<tr><td>心输血量增多，循环多血，桡动脉充盈，血管壁弹性增强或正常。</td><td>心搏增快或有力，心输出量骤减，循环缺血，血压降低，血管壁弹性减弱。</td></tr>
<tr><td colspan="2">周围血管扩张，外周阻力降低。</td></tr>
</table>

1.1.11　歌诀

浮脉浅露趋皮表[1]，
轻举有余如拂毛[2]。
有力表实多风热[3]，
不及卫弱[4]里虚痨[5]。
左寸伤风头眩摇[6]，
右部咳痰嗽不消[7]。
关胁腹胀[8]胃脘满[9]，
便结[10]淋痛[11]尺中瞧。

1.1.12　注释

[1] 浮脉浅露趋皮表　浮脉位置浅露在肌表皮肤，其体轻虚上泛。

[2] 轻举有余如拂毛　浮脉满指浮上，轻举便可触其搏动，好似手轻轻拂在被微风吹的鸟背上毛一样，轻柔、虚软、蓬松。李时珍：“浮脉，举之有余，按之不足。如微风吹鸟背上毛。”

[3] 有力表实多风热　浮脉有力，多主表实证。症见：发热，恶寒，无汗，头身疼痛，脉或浮紧。一般多见于风热型：发热汗出，微恶风寒，头胀痛，鼻塞涕浊，微渴欲饮，咽燥红肿，咳嗽痰黄，脉或浮数。《濒湖脉学》：“浮脉为阳表病居……浮而有力多风热。”《脉确》：“有力表邪清涕嗽，恶寒发热令人愁。”

[4] 不及卫弱　浮脉无力，多主表虚证。“卫弱”，是指外邪侵犯肌表，卫气功能低下，所出现的表虚证（阳虚感冒）：恶寒甚，发热轻，无汗或自汗，汗出则恶寒更甚，头身冷痛，声低，肢凉等。

［5］里虚痨　脉浮无力，可出现一切久病里虚证。如阴虚阳亢，脉来浮大，重按无力。若阴虚已极，血脱脏衰，阳无所依，阳气外越，脉浮无根，甚或浮散。《三指禅》："里病而浮精血脱，药非无效病难疗。"《濒湖脉学》："久病逢之却可惊"，"无力而浮是血虚"。《疡科纲要》："肝阳恣肆，为眩晕、为头痛者，气火升腾，其脉亦浮，则病本内因，亦非表证矣。"

［6］左寸伤风头眩摇　"摇"即摇动，这里做眩晕讲。左寸脉浮，症见发热重，恶寒轻，头疼，头晕，目眩，恶风，自汗出，肢体酸楚疼痛，舌苔薄白而润。多由伤风后，心气不足，腠理不固，或心阳虚，经络运行不畅所致。亦由伤寒引发，当辨病因与浮之兼合之脉，自能分别。《古今医统》："左寸浮而无力，主表虚自汗，腠理不固，寒气不卫，恶寒寒战，恶风。浮而有力主表邪盛，头痛发热，目眦赤涩，身疼口干。"《诊家枢要》："左寸浮，主伤风发热，头痛，目眩及风痰。"

［7］右部咳痰嗽不消　右寸脉浮，症见鼻塞涕清，喉痒咳嗽，痰多清稀，口不渴或渴喜热饮，恶寒重，发热轻，无汗，苔薄白而润，脉或浮紧，为风寒型。症见发热汗出，微恶风寒，鼻塞涕浊，微渴欲饮，咽红燥疼，咳嗽痰黄，苔薄白微黄，脉或浮数，为风热型。多由风寒或风热侵袭肌表，腠理不密，卫表失和，肺失清肃所致。《古今医统》："右寸浮而无力表虚证，自汗，恶寒，恶风，皮肤瘙痒，背恶寒，喷嚏，流清涕，浮而有力实，邪盛为发热，头痛，头风眩晕"。《诊家枢要》："右寸浮，肺感风寒，咳喘，清涕，自汗，体倦。"

［8］关胁腹胀　指左关脉浮，症见胁痛腹胀，口苦咽干，眩晕目赤，胸闷嗳气，烦躁不寐。多由肝阳有余，肝胆火旺或肝风上扰所致。《诊家枢要》："关浮腹胀。"《古今医统》："左关浮而无力，主表证，目视不明目生花。浮而有力表邪实，主胁痛腹胀，目痛目胀。"

［9］胃脘满　指右关脉浮，症见胃脘满闷，不思饮食，灼热疼痛，或腹胀纳差，倦怠乏力，大便泄泻等。多因感受外邪，侵袭腹中（胃脾），气机升降失调，运化失司，邪滞气阻所致。《诊家枢要》："（右）关浮脾虚中满，不食。"《古今医统》："右关浮而无力主表虚，四肢不举，倦息嗜卧，或面目浮肿。浮而有力主表实，主腹胀，胸膈痞满。"

［10］便结　指右尺脉浮，症见大便秘结难出，伴腹胀腹痛，脘痞嗳气，关节游走性疼痛，食少不寐，头晕易怒，甚至出现痔疮，肛裂等。多由外邪入侵，引起肺的肃降无权，传致大肠的功能失常，或由大肠的燥热，气滞不行，或气血不足、阴亏、阳虚、寒滞所致。《脉诀》："尺部见之风入肺，大肠干涩故难通。"《诊家枢要》："（右）尺浮风邪客下焦，大便秘。"《古今医统》："右尺浮而无力与左同，浮而有力主肠风，风痹，耳鸣"。

［11］淋痛　指左尺脉浮，症见小便频数短涩，滴沥刺痛，欲出不尽，小腹拘急，或腰痛，下肢肿痛等。多由风热之邪下传膀胱，或由湿热，或气郁蕴积膀胱，或肾虚等，导致膀胱气化不利。《脉经》："尺脉浮，下热风，小便难。"《诊家枢要》："（左）尺浮膀胱风热，小便赤涩。"《古今医统》："左尺浮而无力，主表虚。为盗汗，为耳聋，膀胱癃，小便短。浮而有力，表邪实。为淋沥，小便难，便赤便浊。"

#### 1.1.13　结语

浮脉为阳，属肺归脏，应时在秋，乾卦居首。

皮表浅现，轻虚上泛，轻触得见，按取力减，满浮指行，但不内空。或平或病，察观其形。
厌厌聂聂，脉来微弱，如落榆荚，轻柔缓平。
不上不下，涩不畅达，中坚旁虚，如循鸡羽，
谓之太过，表病可测。如水浮沤，无根空忧，
风吹鸟毛，散乱而飘，此为不及，里虚可知。
瘦佅性急，善动浮起，肌丰肥胖，位深势上。
春夏气升，弛张浮形，秋毛无恙，浮候见畅。
邪袭肌腠，卫阳外守，气血趋表，肉上脉绕。
久病体弱，里虚血脱，阳不内守，脉气浮游。
浮主表邪，恶寒发热，头痛身痛，咳嗽痰涌。
表证繁杂，兼脉合查，热数风迟，紧寒缓湿。
表实力据，阳乃有余。内虚力怯，阳虚血弱。
邪深正虚，肌瘦脉露，浮大无根，元阳散尽。
浮微劳极，浮虚心悸。浮涩肺病，血虚伤营。
合濡阴虚，气衰暑虑。细微欲绝，阳浮阴竭。
左寸浮居，伤风心虚，腠理不固，头痛眩扑。
右寸伤寒，发热出汗，鼻塞咳嗽，咽痛痰吼。
左关腹胀，肝胆火旺，躁烦不眠，目赤头眩。
右部脘满，灼痛泻便，胃呆不食，倦怠乏力。
左尺腰痛，下肢疼肿，小腹拘急，刺痛淋沥。
右尺便结，痔漏肛裂，脘痞腹疼，气滞难行。
表实之邪，解肌宣泄。卫弱里虚，攻补并举。
阳浮于上，滋阴敛阳。益火归元，右归饮丸。
气喘眩晕，肺肾两分，麦味地黄，都气丸方。

### 1.2 濡脉（阴中之阳）

#### 1.2.1 脉义

濡，有柔软、细软、浮软、柔细之义。

李时珍："浮而柔细知为濡。"

吴鹤皋："软亦作濡。"

李中梓："濡之为名，即软之义也。"

李延昰："濡者，即软之象也。"

刘冠军："濡是浮软之意。"

《中医名词术语选释》："濡，就是软的意思。"

按：濡，古时为耎，今写以软，在脉象学中，耎脉，软与濡脉，实为同一脉象。是因秦代以后，在汉字隶书写法时，由于耎、需不分所致。

濡脉是指脉来浮而细小，柔软少力，轻触即得，重按不显，应指微弱，如帛在水面。

现代医学认为：濡脉其位置表浅，周围血管较细、血管弹性阻力降低，血流量不足时所呈现的脉搏形象。

《脉象图的研究》："濡（软）脉：浮软柔细，如帛在水，轻手相得，按之无力。"

### 1.2.2 脉位

浮而细小，柔软无力，如帛在水，如水浮沤。

《素问·脉要精微论》："心脉……其耎而散者，当消环自已。"

按：经文提出心脉是"耎而散者"，指脉来软弱无力，是正气不足之象，则火郁而为消渴之病。如"耎而散"（《素问·脉要精微论》）、"耎弱轻虚而滑"（《素问·玉机真藏论》）、"长夏胃微耎弱曰平"、"平肝脉来，耎弱招招"（《素问·平人气象论》）等句。其"耎"字，均可作濡，亦即软之意。

《难经·四难》："按之濡，举指来实者肾也。"

按：本难提出，按之浮细极软，是指上举轻按而脉来有力的是肾脉。濡，这是指濡脉言。说明汉代医家，已经掌握濡脉形态与诊法了。

《伤寒论·辨脉法》："阳脉浮大而濡，阴脉浮大而濡，阴脉与阳脉同等者，名曰缓也。"

按：仲景提出寸口脉浮大而软，尺中脉浮大而软，寸口与尺中脉相等，这就是缓脉。此"濡"乃是软之意，不是濡脉。

《脉经》："软脉，极软而浮细"、"软，一作濡，曰濡者，如帛衣在水中，轻手相得。"

按：自《脉经》明确提出濡（软）脉之形后，并由于脉力软，而正式命名为濡脉。延续至今，通称谓濡脉。它形体细小，力势软弱，浮候清晰。王叔和比喻如帛浮于水面，轻手便可触之。恰当对濡脉描绘，得到历代医家信服与遵从。故戴起宗说："《内经》曰软，《脉经》曰濡，同一脉也。"

《脉诀刊误》："《脉经》曰如帛衣在水中，帛漫在水，虚浮见于水面，若用指按之，则随手而软散，不与手应，此濡脉之状也。"

《诊家枢要》："濡无力也，虚软无力，应手散细，如棉絮之浮水中，轻手乍来，重手即去。"

按：滑氏曰"散细"不当。散，不聚也，无约束之象，其形不清。细，细小，如丝线之状，其形明显。古人虽谓濡为"无根"之脉，乃指轻触有形，细小柔软，重按即无。散脉轻取有，形虚大，按之涣散不清，重按则无。二脉虽有相类之处，实则绝不相同。"散细"相合，此语不妥。李中梓也认为："濡脉之无根，与散脉相类；但散脉从浮大，而渐至于沉绝，濡脉从浮小，而渐至于不见。从大而至无者，为全凶之象；从小而至无者，为吉凶相半也。"此说甚为明确。

《濒湖脉学》："濡脉，极软而浮细，如帛在水中，轻手相得，按之无力，如水上浮沤。"又："濡形浮细按需轻，水面浮绵力不禁。"

按：时珍遵从《脉经》旨意，详细阐述濡脉的形态与诊法，并在"体状诗"中指出，其脉位浮体细，轻手触之即得。由于濡脉似帛，如锦浮在水面那样不禁重按，若重按即模糊不清。

《四言举要》："浮小为濡，绵浮水面。"

《医宗说约》："濡，浮细无力也，轻手乍见，重手却去，如线之浮水中。"

《诊家正眼》："濡脉细软，见于浮分，举之乃见，按之即空。"

《三指禅》："浮之轻者为濡，平沙面雨霏千点"；"濡脉按须轻，萍浮水面生。"

《脉学研究十讲》："浮而极无力，如帛在水中曰濡。"

汤士彦："浮而软弱，如帛在水"（浙江医学．532页．1961）

按：诸家皆认为，濡脉位浮，形体细小，势软少力，"如帛衣在水"（王叔和），"绵絮浮水"（滑伯仁），"水上浮沤"（李时珍），"萍浮水面"（周学霆），"如线浮水"（蒋示吉），"水面浮绵"（张璐）。这些医家，对濡脉生动的比喻，有助于了解它的形态特点，以便更好的认识掌握它。

1.2.3 诊法

形软细小，浮中可见，重按无力，应指微弱。

《脉经》："按之无有，举之有余"、"一曰细小而软"。

按：《脉经》首先提出，濡脉位浮体细，须轻手切之方得，如帛浮于水面，重手按之即随手沉没，诸多医家皆因循之。

《千金翼方》："按之无有，举之有余，或帛衣在水中，轻手与肌肉相得而软。"

《脉诀刊误》："极软而浮细，轻手乃得，不任寻按。"

按：这是戴氏据《脉诀》"指下寻之似有，按之依前却去"说法时，而进行了纠正。戴氏又说："有余于上曰浮，既浮而细曰软，浮而软细曰濡，按之无有，举之则浮细而极软，必轻手乃可得。"甚得《脉经》之要旨。

《濒湖脉学》："帛浮水中，重手按之，随手而没之象。"

《脉诀汇辨》："濡脉细软，见于浮分，举之乃见，按之即空。"又："必在浮候见其细软，若中候沉候，不可得而见也。"是袭李中梓之语。

《脉法统宗》："濡脉极软而浮细，如绵在水中，轻手则得，重手按之随手而没，与软同义。"

《脉语》："软亦作濡，脉来按之无力，如水上之浮帛曰濡。"

《察病指南》："按之似有，举之全无（一云：按之似无，举之全无，力极软而浮细。一云：按之不见，轻手乃得）不能隐指。"

按："按之似有，举之全无"是《脉诀》语。"极软而浮细"、"按之不见，轻手乃得"是《脉经》旨意。《脉诀》观点及说法，历代医家皆不赞同，李时珍说："《脉诀》言：'按之似有举还无'，是微脉，非濡也。"（或是弱脉）。李中梓说："《脉经》言：'轻手相得，按之无有'。伪诀反言'按之似有，举还无'。悖戾一至此耶，且按之则似有，举之则全无，是弱脉而非濡脉矣。"作者本身未能领悟濡脉之要点，给后世一些医家造成模糊认识，故此以示后者。

总之，濡脉形软柔细，轻手细审，方可触知，中候亦可见，若沉取，多为无脉或脉动不显，或按之无力，古今医家，多遵《脉经》而从其说。故应从位浮、形细（小）势软（少力）方面结合诊取。

1.2.4 特点

1.2.4.1 濡脉浮而细小，柔软少力，以位浮、体细、势软为其要点。

1.2.4.2 浮细柔软，轻手即能触知体象，其形清晰可辨。中取极其无力，呈弱微象。重手按，气势大减，以至模糊不清。诊法以轻按浮取为宜，因搏击力弱，不任重按，按之则无，故亦称"无根脉"。

1.2.4.3 节律规整，但不受速率所限，故可快可慢。因此，可有兼数、兼迟、兼缓之象。

1.2.4.4 脉波描记器描绘出脉波图形特点：主波幅减低，波峰尖锐，振幅软细，脉波群变异，可见丘状波。

《现代中医脉诊学》："濡脉的指压－指感趋势曲线呈低平渐降型，脉宽小于正常，脉长出现于三部。脉图波幅低平，呈三峰或双峰波，升降和缓"、"脉图呈三峰波形，脉幅较低，降支下降较缓慢，有时重搏波不明显，脉位偏浮。"

1.2.5 机理

1.2.5.1 精血损伤，阴虚则不能维阳，虚阳不敛而趋外，脉来浮软。精血亏耗日久，脉道失其充养，故缩细似无。若致气虚阳衰，虚阳浮越，脉显浮软无根之象。《中医基础学》："由于气血之衰，脉道细小，故脉见濡象。"（山东医学院）

1.2.5.2 湿邪浸淫，损伤阳气，卫阳被困，脉气趋表而见浮；阻遏脉道，缚束聚敛而变细，气血通行量少而不得畅达，故见濡软细小之象。《中医脉诊学》："水湿积聚，更使阳气虚衰，鼓动血行无力。所以脉象浮而柔细无力，此即濡脉至湿的脉理所在。"

1.2.5.3 现代医学认为 多与心输出量不足，或心搏无力，血管壁弹性降低，外周阻力减弱，周围血管变细，循环血量减少，或血压降低等因素有关。林沛湘："濡脉的形成，与心搏排血量减少，血管弹性阻力不高有关。"（《中医学基础》诊法、辨证教学参考资料．广西中医学院．1980年）

1.2.6 主证

1.2.6.1 精血虚损 女子崩漏，男子精伤，骨蒸盗汗，五心烦热，脑转耳鸣，下元虚冷，气短惊悸，小便频数，发热憎寒，食少腹泻等诸虚百损。

1.2.6.2 湿邪侵淫 身热不扬，腰膝酸软，肢倦体重，湿痹顽麻，头重胸闷，食少便泄，舌淡苔腻。

按：濡脉，多主虚证。常见于诸种失血之后，或久病而阴血不复，或男子久病精伤，脑髓空虚而见头晕、耳鸣，或骨蒸潮热、盗汗、惊悸等症。久病脾胃虚弱，胃气不充，而见食少乏力、飧泄等。《三因方》："濡为弱，为痹，为自汗，为气弱，为下重。"《诊家枢要》："濡为气血俱不足之候，为少气，为无血，为疲损，为自汗，为下冷，为痹。《医学入门》："濡为亡血为冷痹，虚汗不止又乏气，蒸热飧泄下体重。"

由于人体禀赋不同，濡脉亦有平、病之分。《濒湖脉学》："病后产中犹有药，平人若见是无根。"《三指禅》："平人多损寿，莫作病人评。" 又："平人不宜见此脉。"《诊家正眼》："在久病老年之人见之，尚未至于命绝，为其脉与症合也。若平人及少壮及暴病见之，名为无根之脉，去死不远矣。"凡大病之后，久病、老年人、妇女产后，见到濡脉，是因气血损伤，元气未复，或精血枯少，尚未至绝，脉证相合，易于治疗。若一般人，少年、青壮年，暴病见濡脉，多因脾肾亏损，属无根之脉，预后多示不良，应及早防治，以防后患。

濡脉亦主湿邪太盛，临证常可见到。例如，湿邪中阻，挟风上蒙清窍，症见头重胸闷，肢体倦怠，小便不利，苔白腻。《脉如》："濡为中湿，为自汗，为冷，为痹。"

濡脉有不及而无太过，虚证中尚可见之。在伤科中，劳伤气血，亏损之时亦可见此脉。

在治疗上，久病之后，或产后遇到濡脉，脉证相合，可用峻补气血之药，扶虚安正，并有治愈希望。对平人，少壮年而脉见濡象，及早检查，寻找原因，以消隐患。暴病见此凶险，及时抢救治疗，尚有一线生机，不可断言死象。

1.2.7 主病

1.2.7.1 内科

1.2.7.1.1 消化系病　常见某些急、慢性肠炎，消化不良，胃下垂、胃炎及胃溃疡久病不愈，或吐泻过度，证属气血双亏，津液不足者。

1.2.7.1.2 呼吸系病　常见于肺结核、支气管炎、支气管哮喘等，病日久不愈，阴虚精伤的患者。或见上呼吸道感染，证属体虚感受暑湿者。

1.2.7.1.3 运动系病　常见某些风湿性关节炎，类风湿性关节炎，腰肌纤维织炎，证属肝肾亏损，湿邪侵淫，内蕴日久的患者。

1.2.7.1.4 其他疾病　常见美尼尔氏综合征、贫血、功能性子宫出血、遗精等，证属肾精不足，气血虚衰者。

1.2.8 合脉

浮濡阴虚，或为虚损，或心虚多汗。沉濡便血，女子脱胎，或肺虚损，憎寒发热，脾虚少气。弱濡中湿，内热外冷，或为自汗，或小便艰难。细濡湿留，或为肾著。濡小阴虚。濡数湿热。濡缓中气不足，脾虚气陷。《中医脉诊学》："濡脉之相兼脉中，《三因方》、《医学入门》均言：'濡而弱，内热外冷。'考濡脉体象，细软见于浮分，弱脉体象，细软见于沉分。濡而弱之脉象，当是浮沉均细软无力，此是阴阳俱虚之候。阳虚则外寒，阴虚则内热，气血两虚，营卫不和，故内热外冷同见。"

1.2.9 脉案

1.2.9.1 胃中虚寒　据计永康报导：陆某，女。精神疲乏，不饥少食，脘宇胀，舌苔薄白滑，脉濡。进健脾补气药少效，后诊得趺阳脉退伏，乃知胃中虚寒，于原方加干姜、附片，胃阳一振，胀消知饥能食，精神渐振。按：尤在泾谓："寒水胜而胃阳不行"，故挟姜、附之辛热，以扫中宫之阴霾。（浙江中医杂志.9：397；1981年）

1.2.9.2 子宫脱垂　据报导：用补中益气汤治疗子宫脱垂23例。经治患者均有气短，易于疲劳，腰酸或有腹下坠感，脉细弱或濡弱。用本方治疗，每日1剂，2星期为1疗程。于服药期间，每日早晚作胸膝卧式及提肛肌收缩运动，每次10~20分钟。治疗期间忌重体力劳动及暴怒。结果除2例未完成一疗程外，其余21例中，治愈者占76.2%，进步者占6.5%，无效者占14.3%。（《天津医药杂志》.1960年1月号）

1.2.9.3 湿温初起　凡湿温初起，湿重热轻者，其症头痛恶寒，身重疼痛，虽似伤寒之表，但脉来见濡，则非伤寒可知，此乃阳为湿遏之故。伴见面色淡黄，胸闷不饥，午后身热，舌白不渴，此乃湿温初起。《温病条辨》提出以"三仁汤"来宣畅气机，清利湿热；《医原》则提出可用藿朴夏苓汤，以通宣气机，燥湿利水。

1.2.9.4 崩漏下血　据刘冠军临床经验：诊治一工人，女，29岁。月经来潮，淋漓不断，延续月余，时觉头晕目花，疲倦无力，经色淡，腹微痛喜温，查其脉来浮细而软，此气血俱虚之候，乃投十全大补丸，一周后，血止，六脉和缓而愈。（《脉诊》）

1.2.10 鉴别

濡脉与微、细、弱、迟、虚等脉相类，易于混淆，应于鉴别。戴起宗："濡与迟弱相近，一息三至，随浮沉而见曰迟。极软而浮细，轻手乃得，不能沉，曰濡。轻软而沉细，按之乃得，重按欲绝，指下不能起伏，不能浮，曰弱。濡、弱、迟、微之脉，皆气血之不足者也。”

李时珍也提出濡脉须与弱、微、细三脉进行区分。《濒湖脉学》相类诗：“浮而柔细知为濡，沉细而柔作弱持。微则浮微如欲绝，细来沉细近于微。”弱脉细柔颇与濡脉类似，但濡脉见在浮部，弱脉见在沉部。微脉浮而微细，与濡脉近似，但濡脉重按则无，微脉重按如缕不绝，形体模糊。细脉与濡脉都微细，但细脉可浮可沉，如缕不绝似微脉，但不似濡脉重按则无之象。这里濡脉重点与弱脉鉴别，详见鉴别表。《诊宗三昧》：“濡脉之软弱，与虚脉相类，但虚则浮大，而濡则小弱也。濡脉之细小，与弱脉相类。但弱在沉分，而濡在浮分也。濡脉之软弱，与微脉相类。但微则欲绝，而濡则力微也。濡脉之无力，与散脉相类，但散则从大而按之则无，濡从小而按之无力也。”

**濡脉与弱脉鉴别表**

<table>
<tr><th>脉名</th><th>濡　脉</th><th>弱　脉</th></tr>
<tr><td>形态</td><td>浮细柔软，帛在水面</td><td>沉细极柔，水下按帛</td></tr>
<tr><td rowspan="2">诊法</td><td colspan="2">细小柔软</td></tr>
<tr><td>轻触即得，重按不显</td><td>举之则无，沉取乃得</td></tr>
<tr><td>主证</td><td>诸虚、湿证</td><td>失血、虚损</td></tr>
<tr><td>主病</td><td>内科消化、呼吸、运动系病</td><td>内科消化、循环、呼吸系病</td></tr>
<tr><td>特点</td><td>位浮体细形小，势软无力</td><td>位沉体细形小，势软少力</td></tr>
<tr><td rowspan="3">机理</td><td>精血本虚，湿困脉道</td><td>阳衰血亏，脉行乏力</td></tr>
<tr><td>心搏正常，血管壁弹性正常或减弱</td><td>心搏力弱，血管壁弹性减弱</td></tr>
<tr><td colspan="2">心输血量减少，周围血管收缩，外周阻力降低，循环缺血</td></tr>
</table>

1.2.11　歌诀

濡脉浮软小又细[1]，
如帛在水轻按宜[2]。
髓竭[3]气弱诸虚证，
淫邪侵入无愈期[4]。
右寸自汗[5]左惊悸[6]，
关中筋挛[7]湿困脾[8]，
尺伤精血骨蒸热[9]，
泄泻溺频[10]用补剂。

1.2.12　注释

［1］濡脉浮软小又细　濡脉称软脉，《脉经》将软改称濡脉，脉位浮、体细、形小、势软而无力。《脉经》：“细小而软。”《四言举要》：“浮小为濡，绵浮水面。”《脉诀汇辨》：“濡脉细软，见于浮分。”

［2］如帛在水轻按宜　濡脉象帛如绵，浮在水面那样不禁重按。若重按即模糊不清，故应轻手按取为宜，这样体象方能清晰可辨。《濒湖脉学》：“濡形浮细按需轻，水面浮绵力不禁。”

［3］髓竭　真阴亏损，精髓枯竭。李中梓：“濡主阴虚，骨绝精伤。”《脉诀启悟》：“濡主阴虚，髓竭阴伤，病因新暴，势必垂亡。”

［4］淫邪侵入无愈期　指外湿之邪侵淫人体或体内湿盛，难以很快治疗愈痊。因为湿为阴邪，其性重浊，粘滞。湿邪致病常缠绵难愈，病程较长，或易于反复发作。

［5］右寸自汗　指右寸脉濡，症见汗出，活动后更甚，发热憎寒，气乏体虚，或夜间盗汗，或胸闷气短，咳逆，或痔漏下血等。多由肺气虚所致，卫气不固，腠理开泄，或气虚血少造成。《脉经》："寸口（部）脉濡，阳气弱，自汗出，是虚损病。"《诊家枢要》："右寸濡，发热憎寒，气乏体虚。"《古今医统》："右寸虚汗，或为痔漏下血。"

［6］左惊悸　指左寸脉濡，症见心悸，胸满，气短，健忘，不寐，盗汗等。多由心气不足，或心血虚亏引起气阴两虚，心神失养所致。《诊家枢要》："左寸濡，心虚易惊，盗汗，短气。"《诊家正眼》："左寸见濡，健忘惊悸。"《脉学阐微》："左寸濡，心虚惊悸，胸满气短，盗汗、失眠。"

［7］关中筋挛　指左关脉濡，症见筋脉痉挛，拘急疼痛，右胁胀满，头晕目眩，或体虚乏力，精神不振等。多由气血不足，肝血虚亏，筋脉失养所致。《诊家枢要》："（左）关濡荣卫不和，精神离散，体虚少力。"《古今医统》："左关体弱目昏。"《诊家正眼》："左关逢之，血不营筋。"《脉学阐微》："左关濡，右胁胀满不适，心烦喜怒，血不荣筋而筋挛疼痛。"

［8］湿困脾　指右关脉濡，症见食少脘胀，恶心欲吐，口粘不渴，肢体困倦，浮肿便溏等。多由湿困脾阳而致脾虚不能运化水谷与水湿所致。《诊家枢要》："（右）关濡脾软不化物，胃虚不进食。"《脉诀汇辨》："濡在右关，脾虚湿侵。"《脉学阐微》："右关濡，脾胃虚弱，胃脘胀闷，消化迟钝，虚肿身倦，食少。"

［9］尺伤精血骨蒸热　指左尺脉濡，症见男子伤精，早泄，阳痿，女子脱血，崩漏，带下，骨蒸烦热，腰膝酸软，四肢无力等。多由精血亏损，湿郁不解所致。《诊家枢要》："（左）尺濡，男为伤精，女为脱血，小便数，自汗多。"《古今医统》："左尺伤精阴萎，小水频数血崩。"《脉学阐微》："左尺濡，男子伤精，女子脱血，腰腿酸痛。"

［10］泄泻溺频　指右尺脉濡，症见下元虚冷，肠鸣腹泻，身寒肢冷，尿频艰涩，甚至小便不出。多由命门火衰，肾阳衰惫所致。《脉经》："尺脉濡，苦小便难。"《诊家枢要》："（右）尺濡下元冷惫，肠虚泄泻。"《脉学阐微》："右尺濡，下元虚冷，肠虚泄泻，便溏，肢冷。"

1.2.13　结语

濡阴中阳，浮细小象，柔而少力，如水帛衣。
轻触得之，形体清晰，中取力软，重按不显。
迟数或兼，速率不限，精血有伤，阴不维阳。
虚阳外趋，脉道内聚，缩细浮荚，濡象必现。
湿邪浸淫，卫阳滞困，气血阻挠，脉亦趋表。
女子崩漏，男精伤流，烦热骨蒸，盗汗耳鸣，
憎寒发热，惊悸气弱，下元虚冷，溲频泻重。
湿邪浸张，身热不扬，腰膝酸软，湿痹麻顽。
平人见忧，无根损寿。青壮年少，暴病凶兆。
老人病久，孕妇产后，气血已伤，踌躇可商。
浮濡阴残，心虚多汗，沉濡便血，肺伤寒热，

女子脱胎，脾虚气碍。弱濡湿胜，内热外冷。
细濡湿截，濡数湿热。中亏濡缓，脾虚气陷。
细弱濡微，其脉相类。细柔弱论，见于沉分。
浮细微决，按之欲绝，若有若无，形体模糊。
细小细认，可浮可沉，状如一线，应指显见。
右寸脉濡，发热憎寒，自汗盗汗，痔漏血便。
左寸濡时，心虚惊悸，健忘失眠，胸满气短。
肝虚左关，筋脉痉挛，拘急疼连，胁胀目眩。
右关脾殃，食少脘胀，身倦肢重，便溏浮肿。
左尺肾病，女子血崩，男子伤精，腰膝酸疼。
右尺阳衰，虚冷寒乖，肠鸣腹泻，尿频艰涩。
濡应祛邪，兼养气血，产后久病，补虚扶正。
平人少壮，寻因立方，暴急之病，救治速行。

1.3 芤脉（阳中之阴）

1.3.1 含义

芤，即是葱，古作蔥，乃草名，类似慈葱。有浮大、中空、边实、无力之义。

戴起宗：“芤、草名，其叶类葱，中心虚空。”

崔嘉彦：“浮而无力，是名芤脉。”

李中梓：“芤之为义，两边俱有，中央独空之象也。”

芤脉，是指脉来浮大而软，中取虚耎，沉按有力、边实内空。类似慈葱。

芤脉是失血过程中出现的一过性脉象，由于失血脱液，脉管内血容量不足，而血管在未出现明显收缩之前，血管壁仍具有一定张力，心搏有力，脉呈现豁大而软，外实内空之象。

《词典》：“芤脉：指重按时，中间无而两边有的脉搏，好象手指按葱管的感觉。”

《脉象图的研究》：“芤脉：浮大而软，边实中空，沉取有脉，状如葱管。”

1.3.2 脉位

脉行肌表，豁大而软，外(边)实内(中)空，类似慈葱。

《伤寒论》：“脉弦而大，弦则为减，大则为芤。”

程效倩注：“大且中空，是谓体而成虚。”

按：芤乃“中空血少”之义。《内经》中并无芤脉的论述，在仲景《伤寒论》，始先提出芤之名，并首先运用到临床。为后世医家的命名与应用，开辟了先河，树立了典范。

《脉经》：“芤脉浮大而软，按之中央空，两边实。”又“一曰手下无，两傍有。”

按：叔和提出芤脉，位浮形大势软，按之内中空虚，两边有力。“中央空”联系首句来看，此乃脉象中央虚耎之义。“手下无”是呈接上文“按之中央空”之义。《脉诀》及后世医家对此产生误解，以至对芤脉论述，产生不同的认识与看法。

《脉诀》说：“芤者，阳也。指下寻之，两头即有，中间全无，曰芤。”

按：诸家皆认为《脉诀》之说有误。“两头即有，中间全无”，戴起宗指出：“夫尺脉上不至关为阴绝，寸口下不至关为阳绝，若两头似有，中间全无，则是阴阳绝脉也，安得为芤脉乎?!”李时珍：“两头有，中间无，是脉断截矣。”故历来无有从其说者。

《千金翼方》："按之无，举之来，两傍实，而中央空，名曰芤。"

《徐氏脉诀》："按之即无，举之来至，旁实中空者，曰芤。"（见《中国医籍考》）

《活人书》："浮大而软，按之中央空，两边实"。

《诊家枢要》："浮大而软，寻之中空旁实，旁有中无，诊在浮举、重按之间"。

《洄溪脉学》："芤则浮沉可见，中按则无。"

按：以上诸家，原则以《脉经》之说为据，加以临证体验而发挥。"中空"，是袭叔和之义。然未深究其"中空"内，乃有虚软无力之势的含义。所谓"按之无"、"中空"、"中央空"乃是误解《脉经》"手下无"或《脉诀》"中间全无"之义所致。

《脉诀刊误》："营行脉中，是血在脉中行，脉以血为形。血盛则脉盛，血虚则脉虚。故芤脉中空者，血之脱也。"

《濒湖脉学》引刘三点："芤脉何似，绝类慈葱，指下成窟，有边无中。"又："芤形浮大软如葱，边实须知内已空。"

《三指禅》："芤字训慈葱，中央总是空。"

按：芤脉的形状，以上诸家描述，脉居浮中位，豁大而软，如触葱管，沉取两边微实，而中央似空的感觉。说明脉管有一定的硬度。

1.3.3 诊法

浮诊大软，中取虚空，沉候似实，如按慈葱。

《脉诀刊误》："举之，浮大而软。按之，两边实，中间虚。"

按：戴氏之语，可谓得《脉经》论芤脉之要旨。轻触芤脉，上边之体，形豁大似有微弦微实之象。沉候亦感微弦微实，似触芤脉下边之体。中间虚空而软。

《外科精义》："芤脉之诊，似浮而软，按之中央空两边实。"

《脉诀指掌》："芤者中空傍实，如按慈葱。"

《太素脉秘诀》："中软傍实，按无举有。"

按：芤脉诊法，"按无"，是《脉经》"按之中央空"之义。前句已说明，芤脉内中或中取脉气虚软，两边实而有力之象。结尾"举有"，是说浮取有脉。虽未言大，而大寓含其中矣。

《濒湖脉学》："芤脉，浮大而软，按之中央空，两边实。中空外实，状如慈葱。"

《脉语》："芤，脉来形大如葱，按之中央空，两边实，曰芤。"

《景岳全书》："浮大中空，按如葱管。"

按：李时珍及诸家，遵《脉经》旨意，言明芤脉位浮形大势软，按之中央虚空，两边似有微实之感，如外实中空的慈葱。

《诊家正眼》："浮沉俱有，中候独空。"

《通雅·脉考》："芤如葱管，浮沉可见，中候则无。"

《脉诀汇辨》："芤乃草名，绝类慈葱，浮沉俱有，中候独空。"

《时氏诊断学》："初按有脉，中按无脉，沉按有脉。"

按：此种论述，极为模糊。浮沉"可见"、"俱有"尚可，"中候则无"与《脉诀》语同，与理不通。以葱管比作为芤，乃是静物之喻，芤脉运行应以指下感觉形容为准。

《察病指南》："指下寻之，两头即有，中间全无。其脉浮大而软，按之中央空，两边实。喻似指按芤草叶，芤叶即葱类，中心空虚，故名曰芤也。"

按：前段引《脉诀》文，后段引《脉经》文，因不明芤脉含义，合用两文而相矛盾，此说谬论也。

《脉学辑要》将芤脉分三项。（1）浮大而软，按之成两条，中间空者。（2）浮沉有力，中取无力者。（3）浮弦之无力。

近人史沛棠[2]："芤脉是浮沉有力，中候虚软，形似葱管，比较易诊。"

按："中间空"即中间虚空之义，此说尚可理解，但"浮沉有力"、"浮弦"之说不妥，"浮而有力"与"浮弦"乃失大而软之形。

《脉确》："轻手取之浮大软，重按中空边实芤。"

《中医诊疗》："如葱之切口，以指按之，有中空之感的脉。"

总之，芤脉在切诊时，应以浮取豁大，似有微实之感；中取虚耎无力，指下似有空虚之感；沉取似带微弦之象，而且有力有根蒂，指下感觉两边或四周似实，如慈葱一样。故应从形大势软，结合指下浮、中、沉取位置交替变换中去探求。

1.3.4 特点

1.3.4.1 芤脉浮取豁大，柔软稍带微弦之象，如初按葱管上面之状。《脉诀刊误》："举之，浮大而软。"

1.3.4.2 中取虚耎无力，指下感觉脉管内空虚，管壁周边实。《濒湖脉学》："中空外实，状如慈葱。"

1.3.4.3 沉取有力，有根蒂或根脉模糊不清。如候葱管之下端（面）。感觉脉管的两边，或下端亦有力，呈微实之象，脉管有一定硬度。

1.3.4.4 脉图表现为升、降支速度快，主波角增宽呈圆钝性，重搏波小而位置较低，基线常不稳定（受呼吸影响较明显）。《现代中医脉诊学》："芤脉的指压一指感趋势曲线呈中空型，即轻取、重按脉力较显，中取不应指；脉体较宽大，两边实中间空；脉长不及三部；脉波高大而降支斜率大，波谷低下。"

总之，芤脉之要，浮大而软，中空（虚）边实，沉取有力，如按葱管。

1.3.5 机理

1.3.5.1 火热之邪，损伤阳经或阴络，血突然大量溢出脉外，营血骤然减少，无以充脉，脉道豁大而空虚，故见浮大虚软中空之象。滑伯仁说："芤为失血之候，大抵气有余，血不足；血不能统气，故虚而大若芤之状也。"

1.3.5.2 失血伤阴，血少阴亏，脉道失充，故脉显空虚之象；血失液脱，气无所归，阳无所附，阳不内守而外张，故脉来浮大而势软。张景岳说："芤脉为孤阳脱阴之候，为失血脱血，为气无所归，为阳无所附。"张三锡也说："亡血阴虚，阳气浮散之象也，血为气配，阴血既伤，阳无所附，故有此脉。"

1.3.5.3 现代医学认为 多与交感神经兴奋，缩血管中枢传出冲动增多，心率增快或心搏有力，心输出量增加，循环血量减少，周围血管壁张力稍增强，血管壁弹性回缩力减弱，外周阻力血管和容量血管收缩，血压下降，或血液黏稠度减低有关。

按：芤脉之形，浮大中空，古今医家多从此说。但未言脉之速率，今从现代医学的生成机理来看，芤为大出血，血容量骤然减少，出血量必在400~1000ml左右方可见到，且血管壁存有一定硬化程度，脉内营血液不足，无以充实脉管时，乃可见浮大中空芤脉之象。在心搏增快或有力，其脉应俱数象，似与芤脉相异，若血止或补充上血容量，心搏可不快，亦未必见芤脉。若在血容量骤然减少，即能诊出芤脉，心脏必然代偿增快（脉亦数），其芤脉应带数象（合脉），非单芤脉也，故中西医论芤，此有疑难费解之处。

1.3.6 主证

1.3.6.1 诸经出血　吐血、呕血、咯血、衄血、便血、尿血、外伤出血、崩漏等，出血量多者（400ml 以上）。

1.3.6.2 阴液大伤　呕吐、泄泻、遗精、痢疾、大汗淋漓等，津液大伤者，或疮肿溃腐之证。

按：芤脉主大量失血和伤液大亏之证。主要见于各种急性大出血，如吐血，便血，鼻衄，崩漏及外伤出血等。出血过程中如见芤脉，表明出血量已较大，一般在 400～1000ml 以上。如出血量不超过 400ml，循环血容量只轻度减少，可较快被肝、脾贮血和组织液所补充，故可不见芤脉。亦无明显症状，因此，发现芤脉，须尽早查找出血或脱液部位及原因，密切观察患者的症状及体征，若症见面色苍白，头昏，心悸，血压降低，脉兼见数象，可能为内部大出血，进行详细检查。若遇吐、泻过多，津液大伤，平素贫血，易导致血容量不足而见芤脉。若及时补液益阴，芤象即可消失。《四言举要》："诸病失血，脉必见芤。"《脉诀刊误》："芤脉中空者，血之脱也。"《古今医统》："芤为失血之候，审位高低而出，在上吐、衄、痰红，在下崩漏下血。"叶橘泉《中医诊疗》："芤脉的诊断价值－亡阳，或大出血后见之。"叶氏谓"亡阳"句不妥，多数医家认为阴液大伤。吴鹤皋："芤为阴去阳存之脉。"姜春华："盖病者一时出血过多（阴去）而心力不衰（阳存）。但血量既少，运行之际不免见芤。"大量失血或脱液，阳气无所依附，浮现外张，可见患者面色苍白，血压下降，四肢厥冷，头出冷汗，烦躁不安，甚或晕厥，不醒人事，此时脉亦可能由芤转为微弱无力，或按之欲绝。根据"精血不能速生，元气当所急固"之理，当宜回阳救逆为主。急用独参汤（《十药神书》），参附汤（《正体类要》），四逆汤（《伤寒论》）而治之。西医急以输血、输液、补充血容量为主。芤脉除见失血伤阴之外，据《脉学阐微》："在热性病，灼津铄液，热邪不解，临床亦可见到芤脉。"因此，大量呕吐、泄泻，或大量出汗，亦可见到芤象。《中医学基础》："芤脉浮大无力，按之中空，由于失血过多，或因过汗伤津，血虚于内，气浮于外，见此脉象。"（北京中医学院）《难经·十七难》："病若吐血，复鼽衄血者，脉当沉细；而反浮大而牢者，死也。"出血脉沉细，是为其常，表明小动脉收缩出现的反应，并有利于内脏器官的血液供给，又利于止凝血；若反见浮大而牢（牢此作革），表明血管可有硬化，收缩力差，出血不易止，故易死亡。失血脱液，一般在 400ml、600ml、1000ml 时，血量骤减，心力不衰，气无所依，脉道浅露于外，易见浮大中空之形。且在失血早期，出血不止，血管收缩反应力差，常预示有动脉硬化，或突然出血后更易见到。若大出血后 3～4 小时，血容量得到纠正或恢复，轻取脉尚存，若小出血，或慢性出血，难以见到芤脉。另外，失精遗泄，或脾肾两虚，或胃肠疾患，长期摄入不足者，或在创伤或内伤出血过多时，也可见到此脉。据近人李聪甫[1]："瘀血和畜血，影响循环障碍，发生贫血症状，亦呈现芤脉。"《中医脉诊学》："大出血之当时，脉并非必见芤。出血后数小时，或一二日，脉方见芤。是肝藏血，本能调节血量，而当出血过多，调节失权时，则见芤脉。又诸多血液病，（白血病、再障），久病阴血耗竭，脉反见芤象，正是孤阳脱阴之候。"芤脉主证、主病，临证兼合它脉多见，据史沛棠[2]所谈经验："在我临证四十余年中，每见失血之脉，非细即大，兼弦兼数兼滑者较多，所谓单独的芤脉，仍是少见。”若芤兼数象，此为逆相，每陷死亡。若见沉细而弱，脉证相符，多易治疗。以上诸家临证之体验，可得借鉴。

治疗上，近人柳谛[3]：“凡失精亡血者脉必芤，治疗温补为主，针灸宜用兴奋手法。”但据中西医结合方面看，应先治标治急，输血输液，补充血容量与体液，然后根据病因而治本，或手术，或以中医辨证施治，方为妥当。

注：

［1］李聪甫．二十八脉提要．江西中医药．1：38；1958 年

［2］史沛棠．中医脉学是否可以改革．浙江医学．529 页．1961 年

［3］柳谛．关于中医切脉问题之我见．中医杂志．534～474．1956 年

1.3.7　主病

1.3.7.1　内科

1.3.7.1.1　循环系病　高血压、动脉硬化、脑血管硬化合并出血量多，证属肝阳上亢，脉络损伤者。

1.3.7.1.2　消化系病　常见于胆道破裂、胃及十二指肠溃疡、食道静脉曲张破裂所致大出血，证属亡血脱津者。

1.3.7.1.3　呼吸系病　常见于肺结核、肺气肿、急性支气管扩张而致大咯血者。

1.3.7.1.4　血液系病　紫癜、再障、白血病等严重贫血者，证属火毒内蕴，血热妄行。

1.3.7.2　传染病科　某些流脑、乙脑、猩红热、败血症后期所致阴津大亏之证者。

1.3.7.3　妇产科　常见功能性子宫大出血、产后血晕、产后发热、证属劳伤，血虚较甚者。

1.3.7.4　其他疾病　外伤、鼻腔、痔瘘、小便兼有大量出血者。

1.3.8　合脉

浮芤失血，气阴两伤；微（稍）芤衄血，或为便血，尺中微芤，尿血崩漏；虚芤亡血失精，兼数阴血两伤；芤迟失血正虚，失精重证；芤紧肠痈；芤弦血溢身热，真阴枯竭，或虚中挟实。芤数肠痈，或为阴虚；芤涩瘀血失血，虚中夹实。芤而上泛有力，热邪内犯；芤革失血崩漏。《脉经》：“微芤者衄血，尺中微芤，小便血。”《医学入门》：“芤紧或数肠内痈。极虚芤迟为亡血失精……涩芤瘀血结成团。”

1.3.9　脉案

1.3.9.1　妇女崩漏　据郭燕文报导：郭梅峰老中医的学术思想及医疗经验介绍，诊治一教师，中年妇女，体质素弱，平时过劳至心脾虚损，一时血失统宰，经漏十余天，血量愈来愈多，有血崩之势，脉芤无力，郭老诊为血海空虚，须防中气内逆，经云“阴虚阳搏谓之崩”，非峻补真阴不可，且兼扶养心脾，勿滥用芎归辛窜，方得平秘之效。投左归饮，加鹿角，柏子仁，莲肉，胶，艾三剂遂愈。（新中医．4：21；1981）

1.3.9.2　胃热便秘　《伤寒论》：“脉浮而芤，浮为阳，芤为阴，浮芤相搏，胃气生热，其阳则绝。”（246）。浮为阳盛，芤为血虚，阳盛则气有余而生热，血虚则阴不足以和阳，阳盛则伤胃中津液，阴不能和阳，则阳独亢，而血愈虚。张琪《脉学刍议》：“由于阳亢阴衰，肠失濡润，因而形成大便燥。因不是胃家，实纯属热盛的便燥，所以不可妄议攻下，必须以滋燥、养液、润肠为主。”

1.3.9.3 感冒鼻衄 据《续名医类案》记载：张路玉治歙客黄姓者，正月间患伤寒，衄血甚多，必发于卯刻，数日不止，面上拂郁，头痛身微热，脉浮大而数，按之则芤，意为衄血既多，则热当自解，此独不能者，先必邪气在经，点滴之衄，误服凉血止截药所致，遂与越婢汤一剂，热服得汗而解，但至夜则身有微热，更与当归补血汤四剂而愈。

按：张氏用越婢汤治伤寒衄血，其理是失表所致，因脉现浮大而数，按之则芤，是表热壅盛，血去较多的表现，故用越婢汤。

1.3.9.4 夏季伤暑 由于气候炎热，人体感受暑热邪气后，可出现身热晕厥，恶心呕吐，烦躁汗出，气粗面白，脉见芤象，或合兼它脉。《金匮要略·痉湿暍病》："太阳中暍，发热恶寒，身重而疼痛，其脉弦细芤迟。"又："太阳中热者，暍是也。汗出恶寒，身热而渴，白虎加人参汤主之。"吴鞠通《温病条辨》："太阴温病，脉浮大而芤，汗大出，微喘，甚至鼻孔扇者，白虎加人参汤主之。"叶天士："夏暑发自阳明，古人以白虎汤为主方。"即指此证而言。

按：仲景所言伤暑（中暍）之脉，或弦细，或芤迟。综合上证，显见阳气既虚，阴津亦不足，治疗可用六一散，新加香薷饮，白虎加人参汤等方。

1.3.9.5 中气虚衰 《伤寒论》："趺阳脉浮而芤，浮者卫气虚，芤者荣气伤，其身体瘦，肌肉甲错，浮芤相搏，宗气微衰，四属断绝。"（平脉法）

按：这是仲景以趺阳脉变化论荣卫，与寸口论荣卫之义相同。盖卫为气，荣为血，气血的运行，必赖乎心肺，而气血的生成，实源于脾胃。此节因中气虚衰，而致荣卫之化源不充，所出现的证状，可选用补中益气汤治之较佳。

1.3.9.6 梦遗失精 遗泄失精者，多由阴损及阳，阳失阴之涵养，浮而不敛，阴失阳之固摄，走而不守。阳浮于外，孤阴于内，可见芤脉之形，但临证当兼合它脉为多。如《金匮要略》："夫失精家，少腹弦急，阴头寒，目眩，发落，脉极虚芤迟，为清谷，亡血，失精；脉得诸芤动微紧，男子失精，女子梦交，桂枝龙骨牡蛎汤主之。"

按：仲景所言失精梦交之证，多由心肾不交所致，治宜滋阴降火，交通心肾，引火归元为主。临床常用黄连阿胶汤、交泰丸治之。

1.3.10 鉴别

芤脉与虚、革脉其形类似，应宜掌握三脉各自不同特点，芤脉浮大柔软，按之有力，中取虚空而边实；虚脉形体亦浮大，然浮、中、沉三候皆无力，且至数稍迟；革脉以中空为主，但浮取时，弦劲有力，按之脉绷紧如鼓皮。芤脉因其位浮，故归类于浮脉类。

1.3.11 歌诀

芤脉浮大似软葱[1]，
沉候微实中虚空[2]。
亡血失液短期见[3]，
过时变形已改容[4]，
寸芤吐衄[5]血积胸[6]，
关胁瘀痛[7]肠胃痈[8]，
尺部精脱阴欲竭[9]，
崩漏赤淋或便红[10]。

1.3.12 注释

［1］芤脉浮大似软葱　芤脉浮取豁大而软，如触摸葱管之上端。

［2］沉候微实中虚空　沉取则有力，有根蒂；中取虚耎无力，似有空虚的感觉，但周边或两边有力，呈实象。

［3］亡血失液短期见　指大量出血后，或吐泻及汗出的过多，在一定时间范围内，可出现芤脉。《脉学阐微》："芤脉多为失血亡阴，阴气损伤，阳气浮散之象。"

［4］过时变形已改容　指大出血过后3～4小时，血容量得到纠正或恢复，此时不一定出现芤脉，也可能这时芤脉转变成其他脉形，或兼合其他脉象。

［5］寸芤吐衄　指左寸脉芤，症见吐血，呕血，鼻内流血。伴心悸，怔忡，气短，憋气等。多由心血妄行于外，血不养心所致。《脉经》："寸口脉芤，吐血，微芤衄血，空虚去血故也。"《诊家枢要》："左寸芤主心血妄行，为吐，为衄。"《脉如》："左寸呈芤，心主丧血。"

［6］血积胸　指右寸脉芤，症见咳嗽，咳血，咯血，吐血，衄血，气喘，胸闷气急等。多由瘀血积于胸腔，肺络损伤，气血上逆，溢于管外所致。《濒湖脉学》："寸芤积血在于胸。"《诊家枢要》："右寸芤，胸中积血，为衄，为呕。"《脉如》："右寸呈芤，相傅阴亡。"

［7］关胁瘀痛　指左关脉芤，症见两胁作痛，气胀，肝脾肿大，出现吐血，呕血，便血等证。多由肝郁日久，血脉瘀阻，肝血不藏，损伤外溢所致。《千金方》："关上脉芤，大便去血。"《诊家枢要》："（左）关芤主胁间血气痛，或腹中瘀血，亦为吐血目暗。"《诊家正眼》："芤入左关，肝血不藏。"

［8］胃肠痈　指右关脉芤，症见脾大肿胀，胃痛出血，胃痈，肠痈化脓出血，便血等。多由胃络损伤，脾不统血，血不循经，外溢脉络所致。《脉经》："关脉芤，大便去血数斗者，以膈俞伤故也。"《诊家枢要》："（右）关痛肠痈瘀血，及呕血不食。"《脉诀刊误集解》："关内逢芤肠里痈。"《脉诀启悟注释》："右关脉芤，脾血不藏。"

［9］尺部精脱阴欲竭　指左尺脉芤，症见精泄欲脱，大汗淋漓，崩中漏下，尿血量多。多由阴竭亡阳，液脱津枯，或胞宫及膀胱出血过多所致。《脉经》："尺脉芤，下焦虚，小便去血。"《诊家枢要》："（左）尺芤小便血，妇人月事为病。"《脉诀启悟注释》："左尺脉芤，精漏亡阴。"

［10］崩漏赤淋或便红　指右尺脉芤，症见女子崩漏，月经过多，尿血鲜红，大便下血或痔瘘、痢疾引起便血多者。多由下焦肠道积热成毒，损伤脉络，或者胞宫及膀胱损伤出血所致。《诊家枢要》："（右）尺芤大便血。"《脉学阐微》："右尺芤，大便下血，尿血，女子经病。"《脉诀启悟注释》："右尺脉芤，便红为咎。"

1.3.13 结语

芤阳中阴，浮大软诊，中取虚松，边实内空。
合数兼迟，沉按有力，类似慈葱，律匀规整。
火伤经脉，血溢于外，豁大而耎，营阴骤减；
血脱液亏，气无所归，阳无所附，浮越外出。
长病缓治，卒症急医。出血诸疾，审位高低。
吐衄痰红，位在心胸，下焦漏泻，尿赤便血。

浮芤失血，气阴两竭；微芤鼻衄，便红可遇。
尺中微芤，尿血崩漏。失精芤迟，正虚血失。
肠痈紧芤，血溢弦芤，真阴枯时，虚中挟实。
芤数阴虚，肠痈或聚。芤而兼涩，瘀血失血。
虚革芤脉，类同形裁，虚脉浮大，无力体乏。
革脉中空，浮候弦封，按之绷急，状如鼓皮。
芤脉浅在，归类浮脉，三脉有异，特征分细。
左寸吐衄，心血妄趋，心悸怔忡，气懑难平。
右寸咯血，血积胸确，吐衄多量，相傅阴亡。
左关胁胀，肝血不藏，腹痛瘀阻，络损血出。
右关呕血，脾虚难截，肠痈肿痛，不食胃疼。
左尺崩漏，汗出难守，精泄欲脱，小便血多。
右尺便红，尿血凝脓，痔瘘痢症，女子经病。
寻因查调，急则治标，补血输液，芤脉减灭。
独参加附，回阳气固，四逆加参，益气阳奋。

1.4 洪脉（阳）

1.4.1 脉义

洪，有广大、极宽、洪大之义。

李中梓：“洪者，大也，以水喻也。”

刘冠军：“极宽为洪。”

洪脉，是脉来浮大稍数，滑利带长，来盛去衰，状如洪水之波涛汹涌，举按来势充盈有力，去势衰减。

现代医学认为 脉管增宽，脉压增大，脉搏力大，外周阻力降低，血流速度增快，循环动力亢进所引起的脉象。又称为“水冲脉”。

《脉象图的研究》：“大（洪）脉：指下极大，不短不长，来盛去衰，常带滑象。”《中国医学大辞典》：“浮而有力者，其象极大而数，按之满指，如群波之汹涌，来盛去衰，来大去长。”

1.4.2 脉位形态

极大稍数，滑利带长，来盛去衰，状如洪水。

《素问·平人气象论》：“夫平心脉来，累累如连珠，如循琅玕，曰心平。夏以胃气为本。病心脉来，喘喘连属，其中微曲，曰心病。死心脉来，前曲后居，如操带钩，曰心死。”

按：经文中“钩”，即洪脉也。来盛去衰，柔和滑利之状。“前曲”，为其脉来时，虽似盛而不伸。“后居，如操带钩”，当为其脉去时，更不明显，毫无柔和滑利之象。虽见洪大，指下如操持带革之钩，必无和缓胃气，此乃言心死之脉象也。

《素问·玉机真藏论》：“夏脉如钩……夏脉者心也，南方火也，万物之所以盛长也，故其气来盛去衰，故曰钩。”李士材释谓：“钩者，以木喻也。夏木繁滋，枝叶敷布，重而下垂，故如钩也，钩即是洪，名异实同。”

按：夏脉浮洪，来盛去衰，故喻为如钩。钩与洪脉，实属一脉，皆在夏季出现，这是由于医家命名有异所致。经文言钩脉，今之洪脉也，从历代医家注释描绘形状看，大致相仿。后世脉法中，对夏季的这一季节脉，一般称为洪，不称为钩了，用洪这个名称，取代了钩，常谓“春弦、夏洪、秋毛、冬石”。因此，洪脉可以作为平人夏季生理性的季节脉。虽然还存在一些不同观点，如日·丹波元简：“洪以广，钩以来去而言，虽俱属于夏脉，不能无异。”姜春华：“钩是钩，洪是洪，不能说钩即是洪。”但毕竟是支流。

《素问·三部九候论》：“察九候独小者病，独大者病。”

按：在《素问》、《灵枢》中提及大、小二脉有多处。大脉，并非是洪脉，大脉形大于常脉，但无汹涌之势。多主邪气盛，病进或正虚。同时，又以脉的有力无力，来辨别邪正的盛衰。脉大有力（或兼实、兼洪、兼数）为邪气盛，所谓“大则病进”。若脉大无力，则为邪盛正衰，所谓“大则为虚”。《素问·脉要精微论》：“脉粗大者，阴不足，阳有余，为热中。”在《金匮要略》的多篇脉证并治中，也都提到大脉的应用。

《素问·平人气象论》：“太阳脉至，洪大以长。”

《难经·第七难》：“太阳之至，洪大而长。”

按：古代医家认为，太阳旺五月、六月，正至夏季。太阳主时，阴气以尽，阳盛之极，脉气盛大，可见洪大而长之象。三脉合用，以形容阳热的程度。《内经》这种脉象兼合的应用，给后世医家开辟了先河。因此《难经·第七难》说法与《内经》同，并在“第十四难”、“第十七难”亦提到洪大脉。《伤寒论》六经辨证中，用洪大脉主病（白虎汤证），并具体运用于临床辨证施治中。

《脉经》：“洪脉，极大在指下。”

按：叔和提出洪脉之形，指下感觉体状宽阔盛大，后世医家皆遵循其旨意。同时在《脉经》24脉的命名上，使用了洪脉，并用它取代了大、钩脉。在临证应用上，有时亦洪大合称，论述疾病。如“洪大者，伤寒热病”，这一些，都得到后世医家的承认与赞同。

《脉诀刊误》：“极大在指下，来大去长而满指。”

《濒湖脉学》：“洪脉，指下极大，来盛去衰，来大去长。”又：“脉来洪盛去还衰，满指滔滔应夏时。”

《医家正眼》：“洪脉极大，状如洪水，来盛去衰，滔滔满指。”

按：诸家是在《内经》、《难经》所论述的基础上，进一步认为，洪脉体状宽阔盛大，似洪水之波浪，来势汹涌盛满，去势其力逐渐衰减。“来盛”、“来大”是指脉来上搏时，如浪涛涌起的高大波峰；“去衰”、“去长”是指脉去下降时，如落浪时向后退却的斜平长波，势缓力弱，满布指下。

《脉语》：“脉大而鼓指，仍须有波涛汹涌之象，方足言洪。”

《脉说》：“状如水之洪流，波之涌起，脉来大而鼓也。”

《脉法微旨》：“洪，如春潮之初至，按之溜溜然。”

《脉理求真》：“洪脉既大且数，累累珠联，如循琅玕，来则极盛，去则稍减。”

《诊宗三昧》：“洪脉既大且数，指下累累如连珠，如循琅玕，而按之稍缓。”

按：洪脉形大，诸家意见大体一致。“溜溜然”是指其体状，象洪水中不断涌现出溜圆的旋涡。“大、数”，对脉理和主证而言，洪主阳热亢盛，亦谓阴虚内热，皆因内热充斥，脉道扩张，气血沸腾如波涛汹涌状。“累累如连珠，如循琅玕”是袭《内经》语。“琅玕”，乃玉圆似珠者，是指脉来盛大满指，如循琅玕之珠而滑利。以指按之，脉去其力势较减缓一些。提出了洪脉具有浮、大、数、滑的特点。

《脉学阐微》："洪脉如波涛汹涌，来盛去衰，脉如洪水之状，大而且数，上涌有力。"

《四诊抉微》："洪脉极大，状如洪水，来盛去衰，滔滔满指。"

《三指禅》："浮之最著者为洪，水面上波翻浪涌。"

按：根据以上诸家之见，洪脉来势极大，充盛满指；去时力势减缓，有时可在稍长时间内消逝，且兼长、滑、数之象。故喻谓洪水之状，来势似波涛汹涌澎湃，去势则减弱。

1.4.3 诊法

举按有力，来势充盛，浮大满指，去势衰减。

《脉经》："一曰浮而大。"

《千金翼方》："按之浮大，在指下而满。"

《察病指南》："洪脉极大在指下，举按满指，或云来大去长。"

《脉诀》："洪者阳也，指下寻之极大，举之有余。"

《脉诀刊误》："指下寻之极大，举之有余，是浮沉皆大之象，有类实脉矣。"

《诊家枢要》："洪，大而实也，举按有余，来至大，而去且长，腾上满指。"

《医宗说约》："洪脉大更盛也。浮大有力，腾上满指，来至大，而去且长，有类乎实，惟重按稍减为异。"

按：叔和言洪脉"浮而大"，乃指浮取其形大，以突出洪脉的位置与形态为主。"极大在指下"是言其形。诸家之语与叔和之意同，且更具体而有所发挥。"来至大，而去且长"，是言其形大且长；"腾上满指"是言其势充实有力；"举按满指"、"举按有余"是言诊法，满指有余，其形明显；其中惟"按"字当去除宜佳，否则，有违经文"来盛去衰"之旨，"惟重按稍减"之语维妙也。"浮沉皆大"，是类实、类大之脉，沉取虽大，然去降之时，无力无充盛之势，非洪脉也。

《医学探骊》："洪脉来时应指有力，较之紧脉不弹人手。去则无力，所谓来盛去衰也，其部位阔大。"

《脉诀阐微》："洪为火旺，洪者来大而去且数也，洪与大有分。按指若大，久之而不见其大，只见其数，重按之不见其数，而仍见其大者，为洪也。"

按：久按不见大，只见数为"大脉"，是言沉取脉大无力又见数，则属概念不清；重按不见数而见大，为"洪脉"，此仍是大脉，只是有力耶。洪脉来势浮大充盛的特点未言出，是洪、大二脉未分清也。

《医学实在易》："洪脉浮而有力，大而涌沸。"

《时氏诊断学》："洪脉抵浮中二候有力，是属血管扩大。"

《中医脉学研究》："洪脉的脉形大，因之具有浮象，脉的波动大，也就是振幅大。"

按：综述各家之见，洪脉浮大满指，轻触或中取便可诊得，其形粗大，来时气势充盛有力，去时力势且有突然衰减而缓之感。沉取无力，力势不足，故洪脉应从位浮、形大、势盛等方面结合诊取。

1.4.4 特点

1.4.4.1 脉来上搏时，浮大满指，来盛充实，状如洪水之波涛，汹涌澎湃，形体盛大；脉去下降时，似回落的波涛，力衰势减，波幅平坦而长，且兼滑数之象。

1.4.4.2 轻触中候，充盈有力，具有浮、大、实的特点。脉之形体，清晰可辨，沉按衰减而无力（或无神），趋于大而平缓之象。

1.4.4.3 洪为六阳脉之一。《时氏诊断学》说："有生理上脉管粗大，为特殊体质，与病情无关，亦谓六阳脉是也。"洪脉，亦可作为一种生理特异的脉象。平人两手寸关尺各部之脉见洪大，其位浮势盛，过于平脉。但无病理之状，均属生理性脉象。

1.4.4.4 脉波描记器描绘出的脉形　振幅特大，主波呈现陡直上升，但又较快下降。《现代中医脉诊学》："洪脉的指压一指感趋势曲线呈渐降型，脉幅高大，脉宽大于正常，脉长超逾三部。脉图主波峰高大，波谷低落，起伏显明、滑利。"

1.4.4.5 平人夏季的季节脉。健康之人，在夏季可以见到洪大脉。表明人体之阳与自然界之阳息息相应，不作病脉论。王叔和："夏季平脉，当洪大而散。"

1.4.4.6 洪脉节律均匀规整，但不受速率规定。因此，可兼合数、迟等象。若脉律不整，必是与兼脉有关联。

1.4.5 机理

1.4.5.1 邪热亢极，阳盛有余，气血沸腾，充斥于脉，脉道弛张，其形阔大，来势峻猛，而见洪脉之象。《中医学基础》："内热充斥，脉道扩大，气盛血涌，故脉见洪象。"（北京中医学院）

1.4.5.2 热邪伤津，阴亏于内，阳无所依，偏亢外越，脉气充盛，津血不足，虽应洪形，必见无力无神之象。或兼躁、疾脉；若阴竭亡阳，真气将脱，虚阳外越，脉必洪大无根而致散。《中医学基础》："热病伤阴，阴虚于内，阳盛于外，则脉也见洪，但按之无力。"（北京中医学院）林沛湘："若洪大太过，沉按反而无力，为阳气满溢，阴气将绝之候，应注意即将阴阳离决。"（《中医学基础》诊法）

1.4.5.3 现代医学认为　多与心搏有力，心室收缩力增强，时限缩短，心输血量增多，循环动力亢进，血管壁弹性增强，周围血管扩张，外周阻力降低，或收缩压增高，舒张压降低，脉压差大，血流速度增快等因素有关。《中医基本理论》："洪脉的形成，可能是由于心搏排血量增加，周围血管扩张，收缩压高，舒张压低，脉压大，血流速度增快（高热时可见有上述变化）。"（中山医学院《新医学》编）

1.4.6 主证

1.4.6.1 阳亢热盛　高热汗出，烦渴思饮，心烦面赤，脘腹胀满，恶心呕吐，尿赤便结，舌红苔黄燥。

1.4.6.2 阴津大伤　潮热盗汗，头晕目眩，便血呕血，泄泻下痢日久，梦遗滑精。

按：洪脉一般主邪热亢盛之热证。多见于营络热毒，血气燔灼，心气有余的证候。脉洪有力，此为太过。若系伤寒，则多为阳明经证，出现大热汗出，恶热不恶寒，口渴苔黄燥；若系温病，则邪在气分，出现身热不恶寒，汗出口渴，舌红苔黄；若系杂证，或为中暑，或为脏腑内热，出现壮热烦渴，咽干喉痛，面赤头痛，狂躁不寐。以及吐血便血，疮疡肿痛等症。若洪大无力，此系不及，多由心气虚乏，或为伤阴致虚造成。多见久病体虚，失血脱液，泄痢日久，烦躁不安等。《素问·玉机真藏论》："其气来盛去亦盛，此谓太过，病在外；其气来不盛去反盛，此谓不及，病在中。"又："太过则令人身热而肤痛，为浸淫；其不及，则令人烦心，上见咳唾，下为气泄。"《三因方》："洪为胀，为满，为痛，为热，为烦。"若浮取则洪，重按全无，或阔大无根、无神者，是阴气脱绝，孤阳泛上，气不归原之故。可形成亡阴证，或真元脱绝之候。出现高热大汗，烦躁口渴，咳唾吐泻，失血虚劳等症。《脉经》："凡失血下痢，久嗽久病之人，俱忌洪脉。"《医门补要》："洪主阴虚，下痢失血。胀满反胃，脉洪形瘦，多气者死。若久咳者，忌之。"若是疮疡已溃见之，则为邪盛气滞难化，预后较差。若浮中沉三候，皆有力为实证。

总之，洪脉之证，常见壮热、烦躁、口渴、吐血、疮疡，以及伤寒，温病，暑热，汗泄诸疾。若久病体虚，大失血，新产后见之，多为败症。平人饮酒后见洪脉，不宜判断疾病，待酒消散后，再行诊疗。

在治疗上，应以清热、养阴、安胃为主，对于久病阴虚，泄痢日久，元气大伤，阴气告竭见洪大之象，乃以救阴摄阳法急救之。

1.4.7 主病

1.4.7.1 传染科 某些流感、流脑、乙脑、猩红热等感染性热病中、极期，证属邪热亢盛者；或流行性出血热、化脓性细菌感染、败血症、菌痢，证属热毒炽盛者。

1.4.7.2 内科

1.4.7.2.1 呼吸系病 某些上感、急性支气管炎、肺炎的极期，证属火热炽盛者。

1.4.7.2.2 循环系病 某些高血压、梅毒性心脏病、先天性心脏血管病、风心病、心肌病、急性心包炎证属心火上炎，或阴虚火旺者。

1.4.7.2.3 消化系病 某些胆道蛔虫病、急性胰腺炎、急性阑尾炎，急性胃肠炎、肝昏迷前期、胆囊炎、急性肠梗阻，证属肝阳亢盛或脾胃津伤者。

1.4.7.2.4 运动系病 风湿热、骨与关节急性炎症、坐骨神经痛，证属湿热阻络者。

1.4.7.3 其它疾病 食管癌（湿热积聚）、功能性子宫出血、妊娠呕吐等伤阴失血、津液亏损者；甲状腺功能亢进，症属阴虚阳亢者。正常人饮酒后，情绪激动，高温环境工作，一时火热内盛引起，不作病脉。

1.4.8 合脉

浮洪阳邪，或为表热，无力虚火；沉洪里热，为胀满，为烦渴，为狂躁，为斑疹，为头痛面热，为咽干喉痛，为口疮痈肿，为便结，为动血，有力为实火。洪长壮热；洪大热盛，为胸胁满，为疮疽病进，无力阴虚假热，阳虚暴疾，洪大之极为阴阳离绝；滑洪热痰，兼大数为热深气分；洪数实热（实火）；洪紧痈疽，或为喘急，或为胸胀，或为便难下血；浮洪长大，为风眩癫疾。洪而虚软，为热盛阴伤。《脉义简摩》："浮洪为表热，沉洪为里热，皆阳盛阴虚之病……若泄痢、失血、久嗽及痞满反胃之增剧难痊。或沉兼弦涩，主痰红火炽之证。洪大按而无力，乃阴虚假热，阳虚暴证。"《脉学阐微》："洪而有力为实热，洪而无力为虚热，洪而兼浮为表热，洪而兼沉为里热，洪而虚软为热盛阴虚。洪大滑数，为热深陷气分。"

1.4.9 脉案

1.4.9.1 牙痛治验 据郭连正报导：笔者因患左下第八牙阻生，以致左侧牙龈及面部肿痛难忍，坐卧不宁，急请杨慎修老中医诊治。见左脉细数，右脉洪大，舌质红，苔稍黄，大便稍干。乃辨为阴虚胃热之证，即投上方（熟地60g、玄参60g、菊花60g、生石膏30g、升麻5g、蜂蜜60g），午饭后服第一煎，晚饭前后第二、三煎，当晚痛止，肿消大半，能安然入睡，次日又服一剂，肿全消，下午即能上班，至今未复发。（《新中医》.2：49；1981）

1.4.9.2 肺经实证 据史朝珍报导：宋某之妻，女，38岁。主诉：胸部胀疼，无其它不适。诊得右寸脉独大，断为肺经实证，以其不浮不沉，直取肺经泻穴－尺泽。针后患者自诉，胸部胀疼已止。再诊右寸脉，脉象变缓。此即从阴引阳法。（《河北中医》．3；50；1981）

1.4.9.3 流行性出血热 据报道：白虎汤治疗流行性出血热130例。本病为发病急骤，病情多变，死亡率较高的急性传染病。本病见有高热、畏寒、头痛、头晕、眼眶痛、腰痛、全身痛、软弱无力、翻身困难等中毒症状。并见食欲减退、恶心呕吐、腹泻、腹痛等消化道症状。精神多表现疲惫、嗜睡、谵语，或烦躁不安、兴奋多语等。并伴有充血，出血的“三红”酒醉貌，软腭、腋下出血点，球结膜水肿等表现。检验：血液浓缩，白细胞增高，尿蛋白阳性，属“疫疹、“疫斑”。脉多浮数洪大，舌红绛，苔薄黄，黄腻等。以白虎汤加味（加栀子、元参、干地、丹皮、连翘、双花、板蓝根、茯苓、钩藤、甘草）治疗，并酌配以西药支持疗法。结果大多数病例全身中毒症状有明显改善，尤其是神经症状改善较为明显。退热天数，平均2、9天。（《黑龙江医药》．1976年第1期）

1.4.9.4 暑热侵体 凡暑热夏季，症见身热炽盛、面赤气粗、口燥烦渴、汗多脉洪大者，属暑热之邪侵体所致，可用《伤寒论》中的白虎汤治疗。柯韵伯：“邪入阳明，故反恶热，热越故汗出；因邪热铄其精液，故渴欲饮水；邪盛而实，故脉洪大……白虎汤为西方金神，取以名汤，秋金得令，而炎热自解矣。”（《名医方论》）

按：白虎汤在《伤寒论》中，是治疗阳明经证的主方，后世温病学家，则用为治气分热证的代表方。使用本方应以大热、大汗、大烦渴、脉洪大为其要点。《温病条辨》：“若其人脉浮弦而细者，不可与也；脉沉者，不可与也；不烦渴者，不可与也；不汗出者，不可与也。”此外，虽汗多而面色苍白，虽脉洪大而按之无力，属气阴两伤，发热者应慎用，或本方加人参（白虎加人参汤）为佳。

1.4.9.5 久泻下痢 腹痛肠鸣，便带脓血，里急后重，脉见洪大无力，此谓热毒未除，阴津大伤的正虚邪盛之证。示病有骤变之象，急宜养阴清热。朱丹溪：“大，洪之别名，病内伤者，阴症为阳所乘，故脉大，当作虚治。”凡咯血、吐血、下痢、久嗽或体弱久病者，不宜见有洪脉。《脉经》：“形瘦脉大而多气者死。”可见阴虚、痨伤之病，若见洪脉，多预后不良。

1.4.9.6 太阳表证 《伤寒论》：“服桂枝汤，大汗出，脉洪大者，与桂枝汤。”（25条）桂枝汤证，本为脉浮缓，此脉洪大，是因汗出，阳盛于外，并非阳明之里热盛，其因未见里热。

1.4.10 鉴别

洪脉与大、实、长相类，易于混淆，应于鉴别。洪、大二脉均有来盛去衰之象。洪有汹涌之势，脉形阔大，来时腾上满指，去降之势力衰减。大脉形大满指，幅度宽大，倍于常脉，但无汹涌之势。李中梓：“洪脉即大脉也。”此是洪脉与大脉相混淆。《脉理存真》：“大不是洪，应指形大。”此说洪脉与大脉是有区别的。

长脉的波动幅度长，过于本位，应指盈余，但没大象。洪脉是形大满指，来盛去衰，浮中候之，体象清晰，沉取稍衰，或兼滑兼数象。实脉是去来俱盛，三部按之有力，既大且长。《诊宗三昧》：“大脉者，应指满溢，倍于寻常，不似长脉之但长不大，洪脉之既大且数也。”《时氏诊断学》：“实脉浮中沉三候皆有力，血管有变硬之象；洪脉抵浮、中二候有力，是属血管扩大；大脉抵是血管粗大；洪脉必兼数象，《素问》以来盛去衰为定名。”此说十分明了。今举实脉与洪脉进行鉴别。

**洪脉与实脉鉴别表**

<table>
<tr><th>脉名</th><th>洪脉</th><th>实脉</th></tr>
<tr><td>位置形态</td><td>浮大满指，来盛去衰，状如洪水</td><td>大长坚硬，来去充盛，稍带弦象</td></tr>
<tr><td rowspan="2">诊法</td><td colspan="2">大　长　有　力</td></tr>
<tr><td>浮取，来时有力；沉取，去时力减</td><td>浮沉取有力，来去时盛大</td></tr>
<tr><td>特点</td><td>浮、大、充盛</td><td>长、大、有力</td></tr>
<tr><td>主证</td><td>阳热亢盛，阴血虚弱</td><td>阳毒热结、郁积实证</td></tr>
<tr><td>主病</td><td>传染，内科（呼吸、循环）</td><td>外科（感染化脓病），传染，内科（消化、循环）</td></tr>
<tr><td rowspan="3">机理</td><td>邪热亢盛，阳盛有余，气血沸腾；热邪伤津，阴亏血少，阳亢外越</td><td>邪热郁闭，血气有余，脉道壅遏；元气充盛，血液盛满，脉行有力</td></tr>
<tr><td>血液流速增快，脉压差大，外周阻力降低</td><td>心肌兴奋性增强，循环多血，外周阻力增强</td></tr>
<tr><td colspan="2">心搏有力，心输出量增多，血管壁弹性增强，周围血管扩张。</td></tr>
</table>

1.4.11　歌诀

洪脉极大满指间[1]，
来盛去衰浮中观[2]。
不及阴伤或泄痢[3]，
太过阳亢气血燔[4]。
右寸咽干或胸满[5]，
左部舌疮心火炎[6]。
关内胃热[7]肝木旺[8]，
尺肾焚灼[9]溲便艰[10]。

1.4.12　注释

[1] 洪脉极大满指间　指洪脉手指下的感觉，其形状极其宽阔、盛大。

[2] 来盛去衰浮中观　洪脉，象洪水之波浪，脉来上搏时，势猛汹涌盛满，脉去下降时，势缓其力渐弱衰减。故浮取轻触，或中取，便可诊得，其形清晰可辨，沉取无力，力势亦不足。

[3] 不及阴伤或泄痢　指洪脉诊取无力，多主阴虚津伤，虚劳下血，久泄下痢，反胃呕吐等证。多因元气损伤，阴津告竭，或胃阴不足，胃失和降所致。《脉学阐微》：“若病后久虚，或虚劳失血，而现此脉，为阳盛阴竭之凶象。”

[4] 太过阳亢气血燔　指洪脉诊取有力，多主阳邪亢盛的热证。多见壮热、烦渴、吐血、呕吐、大汗出等症。多因邪热充斥，气血燔灼，脉道阔大所致。《诊家枢要》：“洪为荣络大热，血气燔灼之候，为表里皆热，为烦，为咽干，为大小便不通。”

[5] 右寸咽干或胸满　指右寸脉洪，症见胸满口苦，咽干喉痛，咳嗽气喘，痰多吐血等。多由肺热炽盛，或火邪刑金所致。《诊家枢要》：“右寸洪，肺热毛焦，唾粘咽干。”《脉诀汇辨》：“右寸洪者，胸满气逆。”《脉学阐微》：“右寸洪，肺热、胸胀痛、咳嗽、喘逆、气短、痰多、咽痛。”

［6］左部舌疮心火炎　指左寸脉洪，症见心烦不寐，目赤头痛、口舌生疮等。多由心火上炎所致。《诊家枢要》："左寸洪，心经积热，眼赤，口疮，头痛，内烦。"《脉学阐微》："左寸洪，口苦、心热、心烦、目眩、目赤、口糜、头痛。"

［7］关内胃热　指右关脉洪，症见口干口渴，消谷善饥，嘈杂返酸，恶心呕吐，牙龈肿痛。或见腹胀泄泻，下痢便血等。多由胃火炽盛，反胃脾虚所致。《脉经》："关脉洪，胃中热，必烦满。"《诊家枢要》："（右）关洪，胃热，反胃，呕吐，口干。"《脉诀启悟注释》："右关脉洪，胃热胀闷。"《脉学阐微》："右关洪，胃热、脘满胀疼、灼心、恶心呕吐、食少纳呆、嘈杂。"

［8］肝木旺　指左关脉洪，症见目赤肿痛、头胀耳鸣、口苦咽干、烦躁、胁胀、作痛等。多由肝火过旺所致。《诊家枢要》："（左）关洪，肝热及身痛，四肢浮热。"《脉学阐微》："左关洪，肝热、腹胀、胁满痛、头眩晕、心烦、喜怒、失眠、目赤。"

［9］尺肾焚灼　指右尺脉洪，症见少腹胀满，腰脊酸痛，连及下肢，阳强易举，或早泄遗精，五心烦热，盗汗自汗，大便艰难或下血。多由君相火旺，心肾不交，火旺水枯所致。《诊家枢要》："（右）尺洪腹满，大便难，或下血。"《脉诀汇辨》："右尺得洪，龙火燔灼。"《脉学阐微》："右尺洪，少腹胀满，腰酸疼，便燥，尿血，淋浊。"

［10］溲便艰　指左尺脉洪，症见大便艰难，或秘结不通，或泄痢下血，伴里急后重感，小便赤涩、淋痛或尿血。多由邪热蕴结下焦、肠道，或损伤膀胱及尿道脉络所致。《诊家枢要》："（左）尺洪，膀胱热，小便赤涩。"《诊家正眼》："左尺洪兮，水枯便难。"《脉学阐微》："左尺洪，淋浊、尿急、尿频、小便赤涩、尿血、腰痛、下肢肿痛。"《脉诀启悟》："左尺脉洪，水枯溺涩。"

1.4.13　结语

洪脉阳真，在脏应心，平人应夏，位逢离卦。
浮大稍快，来盛去衰，如水之洪，波涛汹涌。
浮中按轻，有力充盈，滑利长端，沉按衰减。
邪热亢剧，阳盛有余，气血番加，脉弛阔大；
津伤阴缺，阳偏外越，津血不足，脉大虚主；
阴阳若亡，真气将丧，脉浮外奔，洪大无根。
有力洪殊，壮热汗出，口渴饮入，恶心呕吐。
吐血便困，脘腹胀闷，咽干喉痛，暑温疮痈。
无力不及，久病虚期，失血脱津，泄痢久困。
失血量多，新产之决，见洪不吉，其症败逆。
浮洪表热，无力虚火；沉洪里热，胀满烦渴，
头痛面红，咽干喉痛，便结动血，有力实邪。
滑洪热痰，洪数火炎，洪紧痈疽，或为喘促。
浮洪长大，风眩癫发，洪虚软象，热盛阴伤。
洪长壮热，洪大盛火。阴虚无力，阳虚暴疾。
大脉非洪，不见汹涌，粗大倍常，满指行畅。
长脉长对，过于本位，应指盈余，无大之虑。
实脉大坚，去来盛联，举按皆得，有力长合。

左寸舌疮，心火积上，头痛目赤，躁烦口糜。
寸右胸满，喉痛咽干，喘逆气短，痰多唾黏。
右关胃热，口干口渴，恶心吐泻，腹胀痢血。
关左肝火，目赤痛灼，头晕耳鸣，胁胀易痛。
左尺腹满，溲便艰难，尿血腰痛，泄痢便红。
右尺腰酸，烦热盗汗，阳强易举，早泄精虚。
洪应清热，养胃阴合；元气大伤，救阴摄阳。

1.5 革脉（阳中之阴）

1.5.1 脉义

革，有皮革、鼓皮、芤弦、外强中空之义。

李中梓："革者，皮革之象也。"

叶橘泉："革—如按皮鼓者为革。"

刘冠军："革，指皮革，为外强中空之象。"

革脉，是指脉来浮大弦急，外坚中空，状如鼓皮，举之有力，按之虚软，似弦若芤，兼数或迟。

革脉，脉体稍硬，轻取即得，稍按则脉管充盈不足，似有空虚感觉，重按力势减弱，脉管硬度较大，带有弦象。

《脉象图的研究》："革脉：脉涩而长，大而无力，脉道中空，如按鼓皮。"

1.5.2 脉位形态

浮而搏指，弦大绷急，外坚中空，状如鼓皮。

《素问·脉要精微论》："浑浑革至如涌泉，病进而色弊，绵绵其去如弦绝，死。"

《甲乙经》："浑浑革革，至如涌泉，病进而危，弊弊绵绵，其去如弦绝者，死。"

按：《内经》"浑浑革至如涌泉"，《甲乙经》、《脉经》均作"浑浑革革，至如涌泉。""浑浑"（gun），滚滚之义；"革"，乃急之义。"浑浑"是言脉气浊乱之象，"革至"是脉来外绷急而内空虚，犹如按鼓皮状。"绵绵"，脉细欲绝之义，"弊弊"，有断之义；"绰绰"，缓慢无力之象。"弊弊绰绰"，是脉来无力，飘忽不定，若断若续，似有似无。《脉经》将"病进而色弊，绵绵其去如弦绝"作"病进而危，弊弊绰绰，其去如弦绝者死。"

以上经文，是说脉来势象涌泉奔突，滚滚急流；去势大衰，似断似续，飘忽不定，如琴弦断绝，即有出无返之象。是真气已竭，多主病进、危恶之候。这种提法，与仲景及后世医家所论，如按鼓皮则有所不同。

《金匮要略·血痹虚劳病脉证并治》："脉弦而大，弦则为减，大则为芤，减则为寒，芤则为虚，虚寒相搏，此名为革。"

按：革即皮革，脉如按鼓皮，故其名曰革。仲景认为，革脉浮取轻按则弦，沉取重按则大，弦则为阳微而迟减；大则中空而似芤，减则阳不自振为诸寒，芤则阴不足为中虚；虚寒相搏，此名为革。这种论述得到后世医家的承认。但是以弦减芤虚二脉形容之，不易明确其形。

《脉经》："革脉有似沉伏，实大而长，微弦。"又《千金翼》以革为牢。

按：《脉经》误以牢为革，给后世医家产生极大的困惑和不解。《脉经》下文又载《千金翼》"以革为牢"之句，但《千金方》中所载与《千金翼》异，而与《脉经》同。

《千金翼》以革改牢一句，出自宋人校刊时，所注增设。不免仍给后世医家，产生牢革混淆不清之感。王叔和、孙思邈皆精通仲景之学，《脉经》、《千金方》则不会误牢为革。或许晋唐南北朝时期，医家索解传钞讹误所致。因此，历代脉学论革，还是以仲景之说为准。戴启宗指出："今按古今多以革与牢混论……《千金翼》亦以革为牢，是以革、牢同一义。然《内经》'浑'浑革至如涌泉，则此革不与《脉经》沉伏之革同矣，然则牢革两义也。"

《濒湖脉学》："革脉形如按鼓皮，芤弦相合脉寒虚。"

按：时诊论革，遵仲景之意，认为革脉体象如按鼓皮，浮取弦而劲急若绷紧的鼓皮，按之豁然中空，里虚而外实，兼有芤脉中空、弦脉劲急特点，主虚寒证。

《脉语》："革，按之如鼓皮，虚大而坚曰革。牢之别名也，谓之牢者，牢守其位，不上不下。"

《诊家枢要》："沉伏实大，如按鼓皮曰革。"

按：如按鼓皮曰革，为历代医家所共认，但"牢守其位，不上不下"、"沉伏实大"是形容牢脉之象。此处曰革，则革牢混淆，这是受《脉经》所误造成。李中梓引李时珍语："诸家脉书皆以为牢脉，故或有革无牢，有牢无革，混淆不辨，不知革浮牢沉，革虚牢实，形证皆异也。"革牢二脉，亦可从位置与力势来区分，《医宗金鉴》："沉极力牢，浮极力革。"

《诊家正眼》："恰如鼓皮，外则绷急，内则空虚也。"

《三指禅》："革脉惟旁实，形同按鼓皮。"

《诊家直诀》："浮薄而硬，革也。"

《脉学阐微》："革脉之形状，内空虚而外绷急。"

《中医诊断学》："浮而搏指，中空外坚，如按鼓皮。"（广东中医学院）

按：革脉之形，诸家皆认为，弦大而虚，浮而搏指，外则坚而绷急，内则空虚，好象手指按在鼓皮上一般。

1.5.3 诊法

浮极有力，弦大坚急，按取虚空，兼数或迟。

《濒湖脉学》："革脉，弦而芤，如按鼓皮。"

按：仲景提出革脉，浮取轻按则弦而劲急，搏指有力。沉取重按若似芤脉而内空虚，革脉兼有弦与芤脉的特点，故谓"弦而芤"。因浮取指下劲急似绷紧的鼓皮，按取似鼓内之豁然中空，故谓"如按鼓皮"，这种观点得到时诊与历代诸家的赞同。

《脉学辑要》："案仲景曰：'脉弦而大，弦则为减，大则为芤，减则为寒，芤则为虚，寒虚相搏，此名为革。妇人则半产漏下，男子则亡血失精'。因此观之，时诊辨诸家之误为得矣。"

舒诏《辨脉篇》："革脉浮大有力，中候沉候皆空。"又："不空为洪，中空为芤，中沉皆空为革。"

按：舒氏对革脉诊法说的极为明确。但言革脉其形"弦而大"如琴弦而挺劲，如鼓皮外绷紧而内"中空"，不及时珍"弦而芤"说的精妙。

陈修园："浮而搏指为革，中虚外坚，似以指按鼓皮之状。"

徐春甫："革为皮革，浮弦大虚，如按鼓皮，内虚外急。"

张石顽："弦大而数，浮取强直，重按中空，如鼓皮。"

何西池："弦大迟而浮虚，如按鼓皮，内虚空而外绷急。"

按：诸家言"弦大"是谓革脉之气势，"浮取强直"是轻取即显表坚或外绷急之状。"浮虚"虽指内虚空之意。但与"浮"相连，有违表坚皮革之状，故不妥也。如按鼓皮"内虚外急"、"重按中空"等，是言明沉取有虚软中空之义。这是位、形、势联合诊取革脉的，惟"数"与"迟"，是因病的寒热而相兼数或迟象。

《诊家正眼》："谓脉来浑浊，革变急如涌泉，出而不返也，观其曰涌泉，则浮取之不止于弦、大，而且数、且搏、且滑矣，曰弦绝。则重按之不止于豁然，而且绝无根蒂矣，故曰死也。"

按：这是李中梓注《甲乙经》（见上文《脉位形态》）时，认为革脉浮取弦大、搏指坚急，且兼数、滑之象。沉取或重按，有豁然而空的感觉，似革无根蒂之象，故预后不良。

《脉学阐微》："浮取坚硬搏指，重按豁然而空的即谓革脉。"

《脉诊》："浮取搏指，如按鼓皮，中空外坚"，是袭以上诸家之意。

按：根据以上诸家所论，革脉浮取搏指，弦大坚急，极其有力，中取沉候则虚空无力，重按则有豁然空无之感，故革脉位浮、形大、势劲强，外绷急如鼓皮，内虚空而似无，且由病因而兼合数、迟、滑等之象。

1.5.4 特点

1.5.4.1 革脉是以弦、芤为主的复合脉，其位浮、形大、势劲（弦）强，轻取搏指有力，脉形明显，沉候虚空无力，如按鼓皮，外绷急而坚，内中虚空似无。

1.5.4.2 浮取若弦，按之似芤，恰如指按鼓革之状，若单一出现弦或芤脉，则其革不能成立，故临床革脉较少见。

1.5.4.3 革脉速率一般一息四至，因病因病理不同，可兼合数、迟、缓、滑等形象，但节律规整。有时亦可出现脉律不齐，此由兼脉所致，临床不常见。

1.5.4.4 脉波描记器描绘出的脉搏 描记的脉图多为不典型的弦脉脉图。但主波角增宽，升支陡直。吴静默在对中医脉法作实验研究的初步报告认为：振幅小，降线迟缓下降，有很多细小之振动波在降线上。（上海中医药杂志6：275，1958）《现代中医脉诊学》说："革脉的指压—指感起势图呈无根型，脉宽增大，脉长可及三部，脉图的主波宽大而高陡。"

1.5.5 机理

1.5.5.1 平素体弱，精血内枯，中气亏虚日久，复感阴寒有余之邪，客于经脉，脉来拘急，气冲于外，血少不能敛气，形成脉道豁大绷急，内中虚空似无，形成革脉之象。《中医学基础》："因精血内虚，气无所附而浮越于外，外强中空，故见革象。"（北京中医学院）《中医脉诊学》："一是素体虚弱，又新感寒邪，寒邪束表，故脉见浮大、绷急之革象。一是亡血失精，阴虚无以敛阳，以致孤阳外越，出现革脉。"

1.5.5.2 现代医学认为：多与心搏有力，循环血量不足，或心输出量减少，血管壁弹性减弱，周围血管扩张，血压降低或正常，外周阻力增强或正常有关。汪慎之："革，浮革虚者，乃表示脉管硬化，而血液不十分充实也。"（中医诊脉在诊断上的价值．哈尔滨中医．12：45；1959）

1.5.6 主证

1.5.6.1 精血大亏 精虚滑脱，小产崩漏，精神恍惚，面色苍白，头目昏晕等。

1.5.6.2 虚劳中寒 恶寒无汗，畏寒肢冷，腹痛泄痢，或疝瘕积聚，心胸闷痛，倦怠乏力等。

按：革脉主证，多因气虚不固，营血不足，或日久精血大亏，阴气枯竭，孤阳外越，出现病重危候之兆。如妇女脾肾两亏，或血失统摄，出现崩漏，妊娠期间，胎失所养，胎元不固的小产（半产）。男子脾肾亏损，营血不足，气失所恋，出现虚劳倦怠，精神恍惚，久泄不止。肾气不固，出现遗精滑泄。《金匮要略·血痹虚劳篇》："夫失精家，少腹弦急，阴头寒，目眩发落，脉极虚芤迟，为清谷、亡血、失精。"又："虚寒相搏，此名曰革，妇人则半产漏下，男子则亡血失精。"亡血失精，半产漏下，下泄清谷，在虚劳病证，可见到革脉之形。或者复感寒邪，邪气有余，里气不足，出现少腹冷痛，喜按喜暖，或阴冷疝痛的虚寒，亦可见到革脉。《诊家枢要》说："革，气血虚寒，革易常度也，妇人则半产漏下，男子则亡血失精，又为中风寒湿之诊。"《医学入门》："革乃虚寒相搏成，崩漏半产亡血精。更是中风兼感湿，为满为急异常情。"《脉学阐微》："革主表寒，亦属中虚……左关遇之，疝瘕为祟；右关遇之，土虚为疼。"若脉革如鼓，内虚外急，重按中空或无，这是有刚无柔（少柔），此属太过，为真脏脉显现，胃气丧失或已无，多属危候证。王叔和提出"三部脉革，长病得之死，卒病得之生。"《古今医统》："革为虚寒，半产崩漏，虚泻失血，精气不固，暴病可生，久病命殂。"

1.5.7 主病

1.5.7.1 内科

1.5.7.1.1 消化系病 常见某些上消化道出血，如食道静脉破裂、胃溃疡并出血，证属肝胃积热，脉络损伤者。

1.5.7.1.2 呼吸系病 某些上感、肺结核活动期、肺气肿、胸膜炎病重吐血、咳血，复感寒邪者。

1.5.7.1.3 血液及网状内皮系病 某些贫血、出血性疾病、白血病，证属精血亏竭者。

1.5.7.2 妇科 某些月经过多、功能性子宫出血、先兆流产、难免流产和不完全流产、胞宫损伤，出血量多者。

1.5.7.3 其他方面 疝气、神经衰弱、神经官能症、腹腔肿瘤晚期，证属精血大亏，或虚劳感寒者。

1.5.8 合脉

革脉兼合它脉，历代脉书多无记载。因革脉已合兼浮、大、弦急、芤、虚等脉象形态。《崔氏脉诀》："弦大芤虚，脉曰改革。"《脉简补义》："浮大弦急，则为革脉。"故革脉相兼合之脉，从略。

1.5.9 脉案

1.5.9.1 半产漏下 《金匮要略·妇人杂病脉证并治》："寸口脉弦而大，弦则为减，大则为芤，减则为寒，芤则为虚，寒虚相搏，此名曰革。妇人则半产漏下，旋覆花汤主之。"

按：阴血少，阳气微，阴寒凝，其脉弦；血亏内，阳虚浮，热动外，脉芤大。阴寒凝固与虚阳外浮并存，脉来浮大弦急，外坚中空，沉按内虚，如按鼓皮，故名曰革。革脉必见阴阳不足，气血亏虚，阳虚不固，阴虚不守，引起女子半产漏下之患，治用旋复花汤。

1.5.9.2 虚劳外感 凡脏腑虚衰，元气亏损日久而致的虚劳病症，不慎又感受寒邪，症见恶寒无汗，身痛肢楚，头目眩晕，心中惊悸，倦怠乏力，肌肤干涩，面白不泽，舌质淡，苔薄白，脉见革，或革兼合迟象。此由感受寒邪所致，应作表虚寒证论治。李聪甫："革脉浮弦急，空如按鼓皮，内伤防气馁，外感作寒医。"（二十八脉提要．江西中医药．1：38；1958）

1.5.9.3 贫血虚证 《脉学刍议》："再生障碍性贫血常见此类脉，脉形阔大，按之中空，为高度贫血征象。"《脉诊》："此说临床试之确验。如一男性病人，迟某，干部，42岁，经某医院诊断为再生障碍性贫血，见其面白，疲倦，腰酸腿软，查其脉来，浮取搏指，如按鼓皮，重按中空无力，知系气阴两伤，随投填阴益气养血之品25剂，脉来和缓，血象稳定。"郭振球指出："凡见革脉，均须用填精益髓，或滋血养营之药。"（《三字禅》脉诀注疏．浙江中医杂志．4：22；1964）

1.5.10 鉴别

革脉与芤、牢二脉相类，易于混淆，应于鉴别。

《脉诊》："革脉与芤脉、牢脉三者，都有空象，故极相似。所不同者：芤脉轻取、重按均有力，惟中独空。显示了脉管柔软，失血中空；革脉浮取弦大，重按空虚，如按鼓皮。显示了脉管较硬；牢脉是浮取空虚，但重按沉大而弦，牢固其位，不是革脉之内虚外坚，亦自有别。"现以革脉与牢脉，进行比较鉴别，详见牢脉节。

1.5.11 歌诀

外坚中空革如鼓[1]，
浮大弦急按虚腑[2]。
有刚少柔脉太过[3]，
亡血虚寒胃气无[4]。
右寸肺衰痰涌吐[5]，
左主胸闷心痛呼[6]。
关聚疝瘕[7]脘腹胀[8]，
精亏[9]产漏[10]察尺部。

1.5.12 注释

[1] 外坚中空革如鼓 指革脉形体如按鼓皮，外坚实而里虚空，并具有芤脉中空，弦脉劲急的特点。

[2] 浮大弦急按虚腑 指革脉浮取大而劲急，似绷紧的鼓皮，沉取恰如鼓内空虚，按之豁然力减，呈无力之感觉。虚腑，虚空之腹，此谓革脉内中空虚之义。

[3] 有刚少柔脉太过 指脉来弹动搏指极有力，为有刚少柔。此是真脏脉显，为太过，胃气已衰或胃气已无之象。

[4] 亡血虚寒胃气无 指失血过多，女子小产崩漏，男子遗精滑泄，虚劳受寒等证。并可能伴有胃气丧失之象。

[5] 右寸肺衰痰涌吐 指右寸脉革，症见胸闷气涌，咳嗽喘促，吐痰。多由肺气虚衰或感受寒邪所致。《诊家正眼》："右寸之革，金衰气涌。"《脉学阐微》："右寸，咳喘

胸闷，气短不足以息，喘促，痰涌。”

［6］左主胸闷心痛呼　指左寸脉革，症见心悸，胸闷，心痛，憋气，胸有压缩感。多由失血气衰，血不养心所致。《诊家正眼》：“左寸之革，心血虚痛。”《脉学阐微》：“左寸，胸闷，气短，心悸，心绞痛，心烦。”

［7］关聚疝瘕　指左关脉革，症见寒疝，阴囊与睾丸冷痛，连及少腹，睾丸上缩，或腹中积块，时聚时散，两胁胀痛等。多由寒滞肝脉，气滞血瘀所致。《脉诀启悟注释》：“左关脉革，疝瘕为祟。”《脉学阐微》：“左关，右胁胀疼，心烦喜怒、脘满不思食。”

［8］脘腹胀　指右关脉革，症见胃脘胀满，痛连胁肋，按之较舒，嗳气频繁，舌苔薄白。多由脾气虚衰，肝气犯胃所致。《诊家正眼》：“右关遇之，土虚为痛。”《脉诀启悟注释》：“右关脉革，土虚木疼。”《脉学阐微》：“腹胀脘满，食少，消化迟钝，胃疼。”

［9］精亏　指左尺脉革，症见遗精，滑泄不止，腰酸作痛，失眠健忘，尿频失禁等。多由肾脏亏虚，精血不足或膀胱失约所致。《诊家正眼》：“左尺诊革，精空可必。”《脉学阐微》：“左尺，腰酸痛，遗精早泄，失眠，尿频，记忆力不集中，健忘。”

［10］产漏　指右尺脉革，症见妇女崩漏，小产，腰痛无力等。多由肾气虚衰，冲任不固，胎失所系，或阴道出血量多所致。《诊家正眼》：“右尺诊革，殒命为忧；女人得之，半产漏下。”《脉诀启悟注释》：“右尺脉革，女人半产。”《脉学阐微》：“右尺，腹胀神疲，女人崩漏半产，腰酸痛。”

1.5.13　结语

革阴中阳，中空外强，浮大弦急，状如鼓皮。
有力浮取，按则软虚，似芤若弦，数迟可兼。
其因体弱，精血内竭，中气虚久，感寒实忧。
客于经脉，气冲于外，脉道拘急，血不敛气。
症见失精，小产漏崩，久泄亡血，恍惚神怯。
虚劳中寒，恶寒无汗，心胸闷痛，肢凉畏冷。
中风湿困，疝瘕作祟，积聚腹痛，为满急攻。
失血阴竭，孤阳浮越，暴疾可生，久病丧命。
有刚无柔，太过不收。真脏脉出，胃气少无。
革大浮取，弦急芤虚，与芤与牢，各有其妙。
革芤牢空，形似类同。举按有力，中空芤知。
牢固深居，浮取空虚，重按力坚，沉大而弦。
右寸革见，肺衰受寒，咳嗽气促，痰多喘呼。
左寸气残，胸闷气短，血不养心，心悸痛甚。
左关疝瘕，胁胀痛加，腹中积窜，时聚时散。
右关脘满，腹胀气犯，脾衰肝郁，胃痛胁剧。
左尺革决，遗精滑泄，腰痛酸软，尿频不眠。
右尺肾弱，腰膝酸确，女患崩漏，小产堪忧。

## 2. 沉脉类

2.1 沉脉（阴）

2.1.1 脉义

沉，有沉潜、下沉、沉降、沉伏于内之义。

戴启宗："沉者……其体沉潜。"

李延昰："有深深下沉之势。"

沉脉，是指脉行肉下，筋骨之间，其形微坚微实（平），或坚实搏指（病），如石投水，必极其底。中取始得，重按显见。

沉脉，是脉管的搏动处于较深之位，并与心脏功能强弱，心搏血量多少，周围血管状态，外周血管阻力大小等，有着密切的关系。

《脉象图的研究》："举之不足，按之有余，重按乃得，如石投水。"

2.1.2 脉位

行至筋骨，微坚微实（平），坚实搏指（病），如石沉水。

《素问·平人气象论》："冬胃微石曰平，石多胃少曰肾病，但石无胃曰死。"又："平肾脉来，喘喘累累如钩，按之而坚，曰肾平。冬以胃气为本。病肾脉来，如引葛，按之益坚，曰肾病。死肾脉来，发如夺索，辟辟如弹石，曰肾死。"

按：此经文申明以胃气为本及冬季肾脏的平、病、死脉。由于冬主闭藏，肾气与之相通应，脉中当有胃气，且有微沉（石）之象，肾有平、病、死之分，"喘喘累累如钩，按之而坚"，是形容肾脉圆滑连贯，沉石之中而有生动之象。此含有"微坚"之义；"如引葛，按之益坚"，是喻如牵引葛藤，坚搏相连，乃含有"坚实"之义；"发如夺索，辟辟如弹石"是谓脉行如争夺绳索，坚劲引长；"弹石"，是以指弹石，坚硬击指状，此乃坚硬无柔之义。由于"坚"、"实"、"弹石"的程度不同，故可区别开，肾脏平、病、死之脉象。其中胃气的盛衰有无，是判断脉象吉凶的关键。

《素问·玉机真藏论》："冬脉如营……冬脉者肾也，北方水也，万物之所以合藏也，故其气来沉以搏，故曰营，反此者病……其气来如弹石者，此谓太过，病在外；其去如数者，此谓不及，病在中。"

按：此经文是论述冬季肾脏的病脉及主病。营，即营垒。这里是比喻冬季合藏之脉，虽沉而内隐藏生机。"沉以搏"，搏，《甲乙经》作濡，脉沉而濡，濡，古作软字，乃冬季平脉，故为营脉。脉气来如弹石，坚硬不柔，为太过之脉，主外部有病。"其去如数"，脉来不盛去反盛，为不及之脉，主内部有病。乃肾阳衰微，真阴亏损下沉所致。"如数"非实热之数脉也。

《难经·十五难》："冬脉石者，肾北方水也，万物之所藏也，盛冬之时，水凝如石，故其脉之来，沉濡而滑，故曰石。"又："其气来实强，是谓太过，病在外；气来虚微，是谓不及，病在内。脉来上大下兑，濡滑如雀之喙曰平；啄啄相属，其中微曲曰病；来如解索，去如弹石曰死。冬脉微石曰平，石多胃气少曰病，但石无胃气曰死，冬以胃气为本。"

按：《难经》与《内经》文基本相同，且较《内经》更为确切。冬天脉石，以应肾脏，冬旺于水，水凝成石，脉来沉濡稍滑，故为石脉。若脉气来实而有力，为太过之脉，外部有病。若脉气来虚而微弱，为不及之脉，内部有病。脉来寸部现大，尺部现小，上下成尖形，濡滑似雀嘴，此为平脉；若似鸟啄食不断，微带曲形，钩多胃少曰病；脉来长软，如开解绳索无力，去时急促有力，若指弹石，坚硬不柔曰死。冬以胃气为本，石多胃少为病脉，有石无胃为死脉。

《脉经》："沉脉，举之不足，按之有余。"

按：《脉经》言沉脉，则与浮脉论述相反，以说明其脉位深沉。浮以候阳，沉以候阴。阳气不足，阴气独盛，故现沉脉。叔和所言，甚为在理。其义也很明确，脉的运行，潜入人体深部，只有按之至筋骨之间才能明显感觉到它的搏动。这一提法，得到后世医家普遍的赞同和广泛的采用。但亦有个别医家，认识理解有限，论述而有异。

高阳生《脉诀》："沉者，阴也，指下寻之似有，举之全无，缓度三关，状如烂绵。"

崔紫虚《脉诀》："隐隐约约，微渺难寻，举无按有，便指为沉。"

《外科精义》说："举之不足，按之方见。"

《医经小学》："沉举都无按有余。"

《医学入门》："沉按有余举则无。"

按：以上医家，不曾深解《脉经》八字之义。将《脉经》所说深潜于里显见的沉脉，竟说"寻之似有，举之全无"、"隐隐约约，微渺难寻"，神秘莫测，难以猜摩。"缓度三关，状如烂绵"，沉可与缓相兼，沉亦可独见寸、关、尺各部。"烂绵"，乃有柔无刚，有软无硬之义，与《内经》所言"微石"、"益坚"不符。戴启宗指出："如此则沉弱、沉微、沉细之脉，又当何如而诊之，甚失《脉经》之意矣。经曰：关以后者，阴之动也，脉当见一寸，而沉。过者，法曰太过。减者，法曰不及。岂有按之似有，状若烂绵之不及也。"李时珍也认为："缓度三关，状如烂绵者，非也。沉有缓数及各部之沉，烂绵乃弱脉，非沉也。""按之方见"中的"方见"既与"不足"不相对应，又显示不出"坚实"之意，不及叔和"有余"言之明确恰当。"举无按有"是将叔和八字之旨，简化所成。"举之不足"与"举无"有一个渐进过程，"举无"则把"举之不足"简化没了，没有过程，不免失真。"举则无"，即与刘纯提出"举之全无"类同，其意与"方见"之语亦相似也。

《医醇剩义》："按至筋骨。"

《脉诀刊误》："在肌肉之下。"

《伤寒六书》："沉，肌肉之下，筋骨之间方得。"

《濒湖脉学》："沉脉，重手按至筋骨乃得。如绵裹砂，内刚外柔。如石投水，必极其底。"

《诊家正眼》："沉行筋骨，如石投水。"

《医碥》："候之于筋骨之间乃得之者，谓之沉。"

按：以上诸家形容沉脉之位，可概括有三：一谓在"肌肉之下"，较浮脉为深。一谓在"筋骨之间"或"按至筋骨"，才能感到搏动。一谓"如石投水，必极其底"，言明沉脉之深下，摸至其底，始可触知其形。

《难经集注》引丁德用："谓脉循行贴节辅骨，名曰沉。"

《三指禅》："沉居筋骨有无疴，着骨推筋仔细摩。"

按：丁、周二氏所言，较以上诸家的描绘论述，有过而不确切，若脉行"贴节辅骨”、“着骨推筋”仔细循察的，则为伏脉之位形了，故其意不可取也。

总之，根据以上经文及历代医家对沉脉的描绘，可概括沉脉的位置，行至于肌肉之下，筋骨之间，按至筋骨便可清楚触摸到它的搏动，其形微坚微实，或沉濡而滑，属平脉之形。若坚实搏指，如鸟啄食，是属病脉。脉来坚硬如弹石，毫无柔软之象，胃气不存，则属危候之脉。由于脉的运行，潜入人体深部。如石投水，其势必然趋下，故指下感觉，举之不足，按之有余。

2.1.3　诊法

轻触不应，中取始得，重按显见，至骨有力。

《难经·五难》："初持脉，如三菽之重，与皮毛相得者，肺部也。如六菽之重，与血脉相得者，心部也。如九菽之重，与肌肉相得者，脾部也。如十二菽之重，与筋平者，肝部也。按之至骨，举指来疾者，肾部也。"

按：这是《难经》论诊五脏脉指法与依据最早尝试，《难经》之前，主要是论述描绘脉象形态为主，很少涉及其手法的内容。本篇总结汉代以前经验与理论，具有创造性提出诊脉手法，给后世医家在脉象诊法的确立、应用与发展上开启新的路径。

菽（shū），豆的总称，这里以菽的重量，来约略说明按脉所使用的指力。开始按脉，使用指压先浮取，因肺位高，主皮毛，故用3粒豆重量，轻取皮毛以候肺脉；心居肺下，主血脉，故以6粒豆重量，稍重按至血脉，以候心脉；脾在心下，主肌肉，故以9粒豆重量，重按至肌肉，以候脾脉；肝在脾下，主筋，故以12粒豆重量，重按至筋，以候肝脉；肾位最下，主骨，故须重按至骨，以候肾脉。经文中独以取肾脉，没有提及豆数，后世医家认为，当是15粒豆的重量。如滑伯仁说："肾不言菽，以类推之，当如十五菽之重。"现在临床上所采用的沉脉诊法，一则取源于此，变化所成。一则后世所通用的寸口脉，三部（寸关尺）九候（浮中沉）的切脉指法，亦根据本难经文中，"脉有三部九候"（《难经·第十六难》）、"三部者，寸关尺也；九候者，浮、中、沉也"（《难经·第十八难》）所示沿用下来的。

《脉经》："一曰重按之乃得。"《千金方》引用此文，又："脉沉者，论脉位之沉也；更有来往之沉，则昔人多未言及者。"

按：《脉经》提出沉脉诊法有二义：一是用较大的手指力量按触，才能感觉到在深部有明显的脉动，这是脉位之沉。《千金方》中，引用了叔和这一说法。二是脉的搏动、往来之势趋向于下（里），这便是气势之沉。在这方面，后世诸多医家，则未明确描述。

《脉诀刊误》："轻指于皮肤间不可得，徐按至肌肉中部间应指，又按至筋骨下部乃有力，此沉脉也。"

《景岳全书》："轻手不见，重取乃得。"

《诊家枢要》："轻手不见，重手乃得。"

《濒湖脉学》："水行润下脉来沉，筋骨之间软滑匀。"

《诊宗三昧》："轻取不应，重按乃得，举指减少，更按益力，纵之不即应指。"

按：张璐玉医家，明确提出，沉脉不见于浮部肌表，故轻取不应，其搏动部位深沉，故重按乃得，不似实脉之举指愊愊然，故举指减少；"纵之不即应指"，虽说有些含糊不清，但是寓含气势下沉之义。

《四诊抉微》："沉行筋骨，重手乃得。"

《四明心法》："轻按之则无，重按之则有。"

《医灯续焰》："非重按不可得，更有深深在下之势，《脉经》所谓'举之不足，按之有余'者是也。"

按：后世大多数脉书中，都载有"重按乃得"之说，乃遵《脉经》旨意，以脉位之沉而论。并在此基础上，有所发挥，虽然论述不尽相同，但其观点与经文是一致的。有的论述更为具体实用。

总之，沉脉是脉位深沉的深位脉，本身并无独特脉形，浮取不应，中取始见，但力不足，其形体也不清楚；重按于肌肉之下，筋骨之上，脉体清晰可见，应指搏动最为明显，故沉脉诊法，以位置深为主。其势下趋，其形体可大可小，其力可强可弱，速率有数有迟。故应从位、形、势结合诊取。

2.1.4 特点

2.1.4.1 沉脉部位深，浮取不应，中候始见，力来不足，重按肌肉之下，筋骨之上，应指明显，坚实搏指，如石投水，脉势沉降下趋。《脉诀汇辨》："非重按不可得，有深深下沉之势。"

2.1.4.2 脉体可大可小，节律规整均匀，速率有迟有数，不受形态的约束。

2.1.4.3 沉脉有生理之象，其形微坚微实（石）。

2.1.4.3.1 可见于冬季。因冬季气候寒冷，万物合藏，机体阳气内收，周身血管紧束，气血收敛，潜藏于内，故脉行深部，也可出现一时性沉脉。何西池："有因于时令者……秋冬气降而脉沉也。"故有"冬脉如营"之说。

2.1.4.3.2 可见于性情持重，镇静之人。因气血多深潜于内运行，规律有序，故脉来沉。何西池："浮沉有得于禀赋者……镇静沉潜之士脉多沉也。"

2.1.4.3.3 可见体质肥胖之人。肌肉丰满，血管深藏，覆盖在脉管上的皮下脂肪组织较厚，故脉位较深，重按乃得。《三指禅》："有病而沉兼别脉，沉而无病世人多。"《脉说》："肥人脉多沉，为常脉，以其肉丰故也。"有"肥人多沉"之说。说明沉脉主病，多以复（兼）合脉而定，无病之沉脉，则以沉而和缓为主。

2.1.4.3.4 男女寸口脉分部有别：女子寸部或男子尺部见沉，亦为平脉。

2.1.4.3.5 属六阴脉，有人生来六脉沉细，俱无病候，亦属平脉。

2.1.4.4 沉可作为三部九候"浮中沉"取法的沉候法。（详见三部九候和浮脉节）

2.1.4.5 脉波描记器描绘的脉波图：沉取时波幅较高，中取、浮取，波幅逐渐降低。心电图可见到：电压降低。《现代中医脉诊学》："沉脉的指压—指感趋势曲线呈渐升型；脉的长度可及三部，脉的宽度及脉象形态不拘。"

2.1.5 机理

2.1.5.1 邪郁于里，或阴邪之气留滞于经脉间，气血困遏，正邪相搏，脉气郁滞于内，故脉来沉而有力。《内经》："阳扰于外，阴争于内。"实指沉脉而言。

2.1.5.2 阳气不足，脏腑虚弱，不能升举，无力统运营气于肌表，或气血不足，脉道失充，无力鼓搏脉气趋向于外，潜内而行，故脉深沉，搏动无力。《诊宗三昧》："盖缘阳气式微，不能统运营气于表，脉显阴象而沉者，则按久愈微（无力）；若阳郁不能浮应卫气于外，脉反沉者，则按久不衰（有力）。"

2.1.5.3 寒邪束表，肌腠郁闭，卫气不能敷布于外，则经气滞涩不宣，寒邪凝聚，内敛脉道，脉气趋下，鼓动于里，故脉见沉象。张景岳：“表寒重者，阳气不能外达，脉必见沉紧。”

2.1.5.4 现代医家认为 多与心搏排血量降低或正常，周围血管收缩，血管弹性阻力增加，循环血量减少或末梢动脉血液充盈不足，血管内压力减弱或血压降低等因素有关。龚安特：“脉管的刚度增大时，脉动位移幅值变小，脉象偏沉。”

2.1.6 主证

2.1.6.1 内积实证 周身痛麻，咳喘吐痰，脘腹胀痛，肠痈便结，恶心呕吐，水肿凹陷，尿少癃闭等。(脉沉有力)

2.1.6.2 脏衰里虚 面色淡白或萎黄，精神萎靡，身疲乏力，气短自汗，形寒肢冷，小便失禁，大便滑泄。(脉多无力)

2.1.6.3 风寒在表 恶寒重，发热轻或不发热，无汗，头身疼痛，或鼻塞流涕，咳嗽吐痰，痰清而稀。(脉兼迟、紧)

按：沉脉一般主里属阴之证。然临床所见沉脉主病，有阴、阳、虚、实之别。若阴盛内结，气滞血瘀，食停胃脘，虫积肠间等里实证，是由水、寒、积滞所致。因其寒收缩，水性沉潜；积滞则气血运缓，阳气郁伏，其脉必沉而有力。常见病如水肿、痢疾、宿食、呕吐、痰饮、癥瘕、瘕积等。《景岳全书》：“沉脉为阴……为阳郁之候，为寒，为水，为气，为郁，为停饮，为癥瘕，为胀实，为厥逆，为洞泄。”其它如气郁、暴厥、蓄血、痰饮、痛极等，亦可出现沉脉。惟痰饮脉兼弦滑，蓄血兼见结涩，痛极兼以结代，故沉脉主证，兼合他脉，更有助明确诊断。《脉义简摩》：“此阳证夹阴脉也，大都沉而实大、数盛、动滑而有力，为阳邪内伏。”若阳虚生寒者，或脏衰里虚者，正气不足，无力鼓搏脉气，其脉来必鼓搏无力，或兼迟、小之象。其症见气短、神疲、乏力、语微、畏寒等。《诊宗三昧》：“沉为脏腑、筋骨之应，盖缘阳气式微，不能统运营血于外，脉显阴象而沉者，则按久愈微；若阳气郁伏，不能浮应卫气于外，脉反伏匿而沉者，则按久不衰，阴阳寒热之机在乎纤微之辨。”因此，临床一些阳气郁伏，热极似阴证，脉必沉伏有力或伏数。若水饮内蓄及阴经虚寒诸证，其脉亦沉，但多为沉弦或沉迟无力之象。

沉脉亦主表证，脉来多兼迟或紧象。细察脉势，不沉潜下降，反有上浮之势，多为表实证。张景岳：“其有寒邪外感，阳为阴蔽，脉见沉紧而数，及有头疼身热等症者，正属表邪，不得以沉为里也。”如体质强者，外感风寒表证，恶寒重时，阳气郁伏不出，脉来沉而有力，或兼紧象。此属表实证。叶子雨《脉说》指出：“沉虽里证，而亦主表，盖寒重者阳气不能外达，脉必先见沉紧，是沉脉不可概言里证也。”李中梓也认为：“有力表实。”沉而有力，亦可主表实证。若体弱之人，阳气不足，复受外感。脉来沉，必无上浮趋势。《伤寒论》：“伤寒四五日，脉沉而喘满，沉为在里，而反发其汗……表虚里实，久则谵语。”(218条) 这里因误汗而造成表虚里实证。

一般讲，表证发热之际，反见沉脉者，乃内脏及机能活动衰弱，不能向外抵抗外邪；里证反见浮脉，乃内脏及神经虚极，不能约束血管，二者皆为危候之象，临证当以细审。

从以上沉脉主证及各家学说看，沉脉不但主里证、寒证，亦可主表证、热证。因此，必须结合证候特点及脉的有力无力，兼合之脉而定。沉脉主寒证，也是广泛而言，亦有真热假寒之证见沉象，由于阳热内盛，格阴于外，故见假寒证；而因热盛，遏伏阳气不得外发，以致阳郁于内，故脉可显沉象，然必沉而有力。故沉脉主里，主寒是其常，主表、主热是其变。

沉脉为阴，显现人体深部，指下轻取不应，重按始见。其病机是，邪之内侵，正邪相搏于里，气血亦趋于里，故脉显见部位较深。若邪实正气不虚，脉沉有力。如因心阳亏虚，肺气受损，宗气不足，鼓动营血运行不能浮升，则脉沉而无力。

《伤寒论》中，提及沉脉的计有21条，主要征象表示气血不足；或病邪入里；或里寒阴甚，阴气独盛，内伤真寒；或邪结下焦；或水饮内停。其见症；身体疼痛；心下逆满，气上冲胸，昼烦夜安；其人发狂，小腹硬满，小便自利；身黄，少腹硬，小便不利；结胸热实，心下不硬而痛；喘满干呕不能食；手足厥逆，咽喉不利，泄利不止；下利清谷，泄利下重；手足寒，骨节痛；但欲卧，自汗出等条。

此外，亦可根据沉脉的有力无力，来判断人体神气的有无。吴绶："若沉疾、沉滑、沉实皆有力，为热实，为有神，为阳盛而阴微。若沉微、沉细、沉迟、沉伏无力，为无神，为阴盛而阳微。"据吴氏之说，沉之有力无力而辨神的存无，须与其他脉相兼合，才能辨认清楚。

在伤科见沉脉，为内伤气血，故腰脊损伤疼痛时多见，外科肿疡脉沉，是邪气深闭；溃疡脉沉，则属遗毒陷内所致，临证亦应知之。

在治疗上，里证脉沉，当先据有力无力而分虚实，沉而有力为实积之证，宜用通下法，如承气汤类。亦可行气解郁，或攻散积滞；沉而无力，多为脏气虚衰，宜用温补法，如四逆汤之类。《伤寒论》："少阴病，脉沉者，急温之，宜四逆汤。"（323条）。有表证而脉反沉，或兼紧、迟象者，宜用解表法，开泄腠理，温经散寒。兼数象，则宜辛凉解表，或佐以清热泻火。故《脉说》指出："更有表邪初感之际，风寒外束，经络壅盛，脉必先见沉紧，或伏或止，亟投疏表之剂，则应手汗泄而解。"若沉而不兼紧数，则不可用发散剂。李中梓："若误与之汗，则如飞蛾入而见汤。"

2.1.7 主病

2.1.7.1 内科

2.1.7.1.1 消化系病 常见于胃下垂，慢性肠炎，胃、肠神经官能症，证属脏气虚衰日久，或里邪内积之证。

2.1.7.1.2 泌尿系病 常见于急、慢性肾炎水肿，泌尿系感染，泌尿系结石等，证属水湿内停，或脾肾两虚者。

2.1.7.1.3 循环系病 常见于循环虚脱、狭窄性心包炎、心脏填塞、主动脉瓣或二尖瓣极度狭窄的心阳不振、水气凌心之证。

2.1.7.2 传染科 肝硬化，迁延性肝炎，慢性肝炎等，证属脏器虚衰，或里邪内积之证者。

2.1.7.3 其它方面 如食道癌、上呼吸道感染等，证属气郁或外感风寒所致者，及其它由于机能衰退出现的某些慢性病。

2.1.8 合脉

沉迟阴证；腹脏冷病；内寒痼冷；里寒血冷；或为虚寒；或为精寒。沉数有热，或为内热，或为热伏，或里寒内热盛。沉实热极；内有积滞。沉滑宿食，风水下重；或为痰饮；胸有水气；宿食伏痰。沉涩血结，血虚气滞；或为痹气；或为气弱。沉微阳微气虚；沉细阴邪；少气臂痛；下焦有寒，尿数绞痛，下利重；或为阳衰，或为虚湿；或为寒湿。

沉弦悬饮内痛，或为饮痛；心腹疼痛；或为内痛，或为伏饮；或为痰饮涌闭。沉紧冷痛；或为悬饮，上热下寒；或为内寒；小肠疼痛。沉牢固冷；或为坚积，或为冷痛。沉缓水蓄，或为寒湿，或为里湿。沉弱阴虚，或为寒热；或为虚衰；或为闭痛；内郁寒湿。沉伏吐利，阴毒聚积，或为霍乱心腹痛，或为闭郁。《脉经》："沉而弦者，悬饮内痛；沉而迟，腹脏有冷病；沉而急，病伤寒、暴发虚热；沉而滑，为下重，亦为背膂痛；阴邪来见沉细。寸口脉沉而坚者，病在中。寸口脉沉而弱者，曰寒热，及疝瘕少腹痛；寸口脉沉而紧，苦心下有寒，时痛有积聚；寸口脉沉而喘者，寒热。"（注：沉而喘：喘，指脉来急疾如喘状，多系心肺病变）

2.1.9 脉案

2.1.9.1 里虚寒证 凡畏寒肢冷、腹痛喜按、下利、尿清、少气乏力、水肿等，脉沉无力，即为里虚寒证。《伤寒论》："少阴病，身体痛，手足寒，骨节痛，脉沉者，附子汤主之。"（305条）。此节由阳气衰微，不能充达温暖周身，阴寒之气留于经脉之间所致。又301条："少阴病，始得之，反发热，脉沉者，麻黄细辛附子汤主之。"又92条："病发热头痛，脉反沉。若不差，身体疼痛，当救其里，四逆汤方。"301条、92条是讲述表证不解而见沉脉，亦属里虚寒证，即由阳气衰弱所致。前者因表邪不解，阳气衰微，故用麻黄细辛附子汤，温阳发表，扶正以驱邪。后者是因里阳衰微，表气不达所致，投用四逆汤急以温里救逆为要。里阳振奋，卫气充盈，表证可解。

2.1.9.2 里实热证 凡高热、谵语、面赤、气粗、大便秘结、小便热痛、脘腹胀痛、拒按，脉沉有力，或兼合他脉。《伤寒论》："伤寒差以后，更发热，小柴胡汤主之。脉浮者，以汗解之；脉沉实者，以下解之。"（394条）。脉沉实者，属里实热证。其脉必沉取有力。以下解之，可用大柴胡汤。《金匮要略·黄疸病脉证并治第十五》："脉沉，渴欲饮水，小便不利者，皆发黄。"脉沉亦属病邪在里，为里有湿热郁滞，湿热无从排泄而发生黄疸。

2.1.9.3 水饮内停 由肺、脾、肾的气化失常或三焦水道失于通调，影响津液敷布与排泄，可致水饮停聚，因停聚部位不同，脉与证候亦不同。《金匮要略·痰饮咳嗽病脉证并治》："胸中有留饮，其人短气而渴；四肢历节痛。脉沉者，有留饮。"指出脉沉，有水饮留滞胸中。又《金匮要略·水气病》："里水者，一身面目黄肿，其脉沉，小便不利，故令病水。假如小便自利，此亡津液，故令渴也。越婢加术汤主之。"本条言皮水之证治，因脾虚不运水湿，肺气不宣，水道失其通调，水湿下潜内停，故其脉沉。《脉学刍议》认为："本节用越婢加术汤发汗，则知仍为水气在表之证，水气在表，脉亦有沉者……笔者曾经治疗一例风水证，一身尽肿，脉象伏而不出，病人有身痛不可近的症状，当时辨证认为水气在表，给以越婢加术汤，二剂肿完全消退，身痛顿除，脉搏亦随之而出。"

2.1.9.4 大动脉炎 据报导：运用抵当汤加减，辨证治疗血栓闭塞性脉管炎、静脉血栓形成、无脉症和冠心病等，属瘀热在里而见脉沉、微、结、数，或脉消失之患者，多获效。

患者杨某，男，56岁，教师。因左上肢动脉搏动消失，合并头昏、头痛、眼花、心跳、胸闷，而赴北京阜外医院检查，确诊为大动脉炎。左上肢腋、肱、尺、桡动脉消失，右上肢及双下肢动脉搏动正常，右寸口脉沉数，此瘀热阻于血脉。治宜通瘀泻热，方用水蛭、大黄、红花、桂枝（各）15g，虻虫6g，桃仁10g，茯苓30g，服80剂。左上肢腋、肱动脉搏动恢复，尺、桡动脉已能触及，但仍沉细，右寸口脉沉细，继以活血养阴药物调治，诸症减轻。(《上海中医药杂志》.5：26；1981)

2.1.10 鉴别

沉脉与伏脉、弱脉、牢脉相类，易于混淆，应于鉴别。沉脉行于筋骨之间；伏脉则伏行骨上，须推筋着骨始可触知脉形，甚则伏而不见；牢脉沉兼弦长，实大有力；弱脉沉细无力，势软如绵。李中梓："沉而细耎为弱脉，沉而弦劲为牢脉，沉而着骨为伏脉，刚柔浅深之间，宜熟玩而深思也。"现以沉脉与伏脉，进行比较鉴别，详见伏脉节。

2.1.11 歌诀

沉行筋骨按之应[1]，
微坚微实冬如营[2]。
弹石太过里实积[3]，
不及脏衰病在中[4]。
寸肺痰饮[5]心痹冷[6]，
关胃食滞[7]肝胁疼[8]，
左尺水蓄溺闭浊[9]，
腰重阴痒泄痢同[10]。

2.1.12 注释

[1] 沉行筋骨按之应　沉，一指沉脉，一指脉来沉潜筋骨之间运行。因此，重按于肌肉之下，筋骨之上，方能清晰触摸其脉体。

[2] 微坚微实冬如营　坚，坚挺，微坚，脉在指下搏动，略强有力，稍带坚挺。实，石也，微实，指脉软中稍带硬感。营，营垒，冬如营，指脉冬季敛藏人体深部，此属冬季的正常之脉。

[3] 弹石太过里实积　弹石太过，指脉气来如指弹石，坚硬无柔，此为太过之脉。主脏腑内结，癥瘕积聚，气滞血瘀，食停虫积等里实病证。

[4] 不及脏衰病在中　指脉来急促，或兼数兼缓，均呈无力之象，谓之不及；脏腑之气不足于内，谓之病在中。主脏腑衰败，出现的里虚证候。

[5] 寸肺痰饮　指右寸脉沉，症见少气喘促，咳嗽吐痰，清稀量多，胸满作痛。多由痰邪郁闭，或水饮停蓄于胸膈所致。应以脉沉有力、无力分虚实，以兼合之脉辨其因。《脉经》："寸口脉沉，胸中引胁痛，胸中有水气。"《诊家枢要》："右寸沉，肺冷寒痰停蓄，虚喘少气。"又："右寸沉而紧滑，咳嗽；沉细而滑，骨蒸寒热，皮毛焦干。"《脉诀汇辨》："右寸沉者，痰停水蓄。"

[6] 心痹冷　指左寸脉沉，症见心冷痛引背，胸闷憋气，心悸气短，畏寒肢冷，头痛眩晕等。多由寒邪凝滞心脉，或复受寒邪，闭阻不通，或气滞、血瘀、痰阻，均可致胸阳痞塞，痹阻所致。《脉经》："寸口沉，胸中痛引背。"《诊家枢要》："左寸沉，心内寒邪为痛，胸中寒饮胁痛。"又："沉而弦心腹冷痛。"《脉诀汇辨》："左寸沉者，心寒作痛。"

[7] 关胃食滞　指右关脉沉，症见胃冷脘满，吞酸厌食，宿食不化，嗳腐纳差，大

便酸臭。多由暴饮暴食，或过食寒凉生冷之物所致。《脉经》："关脉沉，心痛上吞酸。"《诊家枢要》："（右）关沉胃中寒积，中满吞酸。"又："右关沉紧悬饮。"《脉诀汇辨》："沉在右关，胃寒中满。"《脉学阐微》："右关主胃中积滞、脘满腹胀、食不消、嗳酸胃痛。"

［8］肝胁疼　指左关脉沉，症见胁肋刺痛，或走窜而胀，呃逆不舒，烦躁暴怒，或胁肋处有癥瘕积聚等。多由情志不舒，郁怒伤肝，气机郁阻或寒滞肝脉所致。《脉经》："关脉沉，心下有冷气，苦满吞酸。"《诊家枢要》："（左）关沉伏寒在经，两胁刺痛。"又："左关沉弦，痃癖内痛。"《脉诀汇辨》："沉在左关，气不得申。"《脉诀启悟》："左关脉沉，肝胆气结。"《脉学阐微》："左关主肝郁胁满痛，脘胀食少，心烦，喜怒。"

［9］左尺水蓄溺闭浊　指左尺脉沉，症见面浮身肿，腰以下甚，按之凹陷，或见小便量少，点滴而出，甚闭塞不通，或淋沥涩痛，混浊如泔，欲出不尽，小腹拘急，遗精等。多由肾阳亏虚，精气不足，气不化水，水湿下聚蓄留，或湿热蒸迫膀胱，气化失职所致。《脉经》："尺中沉，引背痛。"《诊家枢要》："（左）尺沉肾脏感寒，腰脊冷痛，小便浊而频，男为精冷，女为血结。"又："左尺沉而细，胫酸阴痒，溺有余沥。"《脉诀汇辨》："左尺得沉，精寒血结。"《脉诀启悟》："左尺脉沉，气伏溺闭。"

［10］腰重阴痒泄痢同　指右尺脉沉，症见腰膝脚重，阴部瘙痒，少腹胀痛，肠鸣腹泻，虚寒痢疾，滑脱不禁等。多由命门相火不足，下焦虚寒，肠失温化所致。病症不同，但脉相同，然阴痒、泄痢亦可由湿热引起，其脉当沉而有力或兼合数象。《脉经》："尺脉沉，腰背痛。"《诊家枢要》："（右）尺沉病水腰脚疼。"又："右尺沉细，下利，又为小便滑，脐下冷痛。"《诊家正眼》："尺主背痛，亦主腰膝阴下，湿痒、淋浊、痢泄。"《脉诀启悟》："右尺脉沉，寒侵便溏。"《脉学阐微》："右尺主腰痹疝痛，少腹胀，小便不畅等。"

2.1.13　结语

沉阴法地，水流潜义，应肾坎逢，在冬石营。
脉行肉下，筋骨间夹，微坚微实，脉曰平期。
坚实搏指，患疾可知。太过病牵，弹石益坚；
不及脏弱，虚微缓数。位深易觅，轻取难识。
中候之处，力来不足。重按显奇，至骨有力。
冬来沉搏，沉濡滑落，绵裹砂轴，内刚外柔。
可大可小，律齐匀调，有迟有数，无拘自得。
寸沉女顺，男尺平论。镇静之士，肥人皆适。
邪郁里舍，气血阻遏，阳扰外困，阴争于内；
正气不足，脏腑虚出，气血内潜，脉行力软。
寒邪束表，郁闭毛窍，经气滞涩，凝敛脉所。
在脏在里，主实主积，为寒为水，癥瘕郁推，
痰食呃逆，蓄血厥疾，有力而沉，兼脉详分。
阳虚生寒，脏衰里乱，无力沉劳，必伴迟小。
阳邪郁深，热极似阴，有力沉搏，兼伏兼数。
表证遇沉，兼迟或紧，势必上趋，表实力据。

沉迟里寒，沉数火炎；兼濡湿重，合牢冷痛。
沉伏吐利，兼缓寒湿；沉滑痰食，兼涩血积。
沉弦饮疼，沉紧冷痛，沉细虚亏，沉弱虚内。
沉极为伏，推筋着骨；有力牢象，实大弦长。
无力弱变，柔小如绵，弱甚则细，如蛛吐丝。
右寸沉居，肺冷水蓄，饮留痰聚，少气喘虚。
寸左寒推，心痛引背，憋闷胸满，短气目眩。
右关食滞，胃脘冷疾，吞酸嗳腐，厌食纳苦。
关左肝郁，胆胁痛剧，伏寒在内，痃癖作祟。
左尺沉中，腰脊冷痛，溺闭沥癃，淋浊涩痛。
右尺腰重，泄痢足痛，脐冷腹胀，阴下湿痒。
病证在里，先分虚实，通下实积，汤宜承气。
解郁行气，攻散积滞，立法有据，其病可愈。
脏脏虚甚，四逆加参，益气固脱，通脉阳活。
脉沉病浅，解表发散，宜清宜汗，邪去身安。

2.2 牢脉（阴中之阳）

2.2.1 脉义

牢有坚牢、固实、深居、坚实、坚固、深藏之义。

李中梓：“牢有二义，坚牢固实之义，又深居在内之义。”又引仲景语：“寒则牢固”。

时逸人：“牢有二义：（一）为坚固之意。（二）为深藏之意。”

刘冠军：“牢指坚实、牢固。”

牢脉是指脉来，实大弦长，沉行或伏，强劲不移，重按有力，如弩弓之（粗）弦状。

《脉象图的研究》说：“似沉似伏，实大而长，略带急弦，按之坚强”。

2.2.2 脉位形体

位沉或伏，实大弦长，强劲不移，如弩弓（粗）弦。

《脉经》：“革脉，有似沉伏，实大而长，微弦。”又：“《千金翼》以革为牢。”

按：《千金翼方》改革为牢，这是宋代人校刊《脉经》增注的，《脉经》误牢为革，是一个很大错误，孙思邈晚年著《千金翼方》时，发现了这个问题，将原《千金要方》与《脉经》同语句，在《千金翼方》中进行了纠正。诸医家根据孙思邈的“以革为牢”提法，清楚认识到《脉经》论革是假，论牢是真，牢脉似沉脉，又似伏脉，其势实强，形大体长，略带弦象。自此，后世医家这个看法形成一致的观点。

《脉诀》：“牢者，阴也。指下寻之则无，按之则有。”

按：高阳生所说，牢脉似与沉、弱之脉相似，牢脉之形势与体象皆未描绘具体，使人感到模糊不清，不少医家有此感受。

《脉诀刊误》：“似沉似伏，实大而长，微弦。”又：“寻之则无，按之则有，则沉脉也，可以言牢脉所见之位，而失言牢脉之本状，似沉似伏者，牢脉所居之位也，实大而长微弦者，牢脉之形也。”

《脉诀汇辨》引吴草庐：“‘寻之则无，按之则有’，但依稀仿佛，却不言实大弦长之形象，是沉脉而非牢脉矣。”

按：戴、李二氏遵《脉经》之旨，而对《脉诀》之语进行驳正。

《濒湖脉学》引沈氏："似沉似伏，牢之位也。实大弦长，牢之体也。"又："《脉诀》不言形状，但云寻之则无，按之则有，云脉入皮肤辨息难，又以牢为死脉，皆孟浪谬误。"

按：牢，有深潜牢固之义。沈氏所言，是指牢脉其位沉伏，在肌肉之下，筋骨之上，甚至极沉于伏位。牢脉为阴中阳脉，此阳者，太过也，实大弦长谓太过之脉，则是论牢脉之体也。

崔氏《脉诀》："牢比弦紧，转坚转劲。"

《察病指南》："按之实强，有似沉伏。"又："一云沉伏实大，如按鼓皮，即黄帝所谓革脉也。"

《医经小学》："牢脉如弦而更实。"

《外科精义》："牢脉之诊，按之则实大而弦，且沉且浮，而有牢坚之意。"

《太素脉秘诀》："浮按有力，按之即无。"

《医碥》："弦大迟而沉实者，为牢。"

按：《脉经》无牢之名，而有牢之实体，后世医家脉书，出现了有革无牢，或有牢无革脉的众多论述，这是受到《脉经》一定影响所致。其中存在着有革、牢不分的，亦有误解或存在内容不全等方面的问题。《脉经》言牢脉，形体之中，略带弦象。言"弦紧，转坚转劲"则是太过了，牢无紧象。谓革脉"沉伏实大"、"如按鼓皮"是"革、牢"二脉相混淆，辨别不清造成的。"弦而更实"之中，却未提出牢脉之位沉伏深居之义。"且沉且浮"，言沉尚可，且浮不当，牢无表脉，何来浮象？"浮按有力"乃含浮、洪、芤、革之类，那有牢脉迹象？况"按之即无"乎？"弦大迟而沉实"，言牢脉之形体，较之确切，惟一"迟"字，说解有误。这些问题，后之学者见之，应引之为戒。亦有不少医家，对牢脉的位、数、形、势论述，虽无错误，但概述不全，或过于简单。如"有力为牢"（《沈氏尊生书》）"沉而极有力谓之牢脉"（《医宗金鉴》）"牢，沉而坚硬也"（《医学心悟》）"沉而底硬"（《医学实在易》）这些方面，亦应引起重视。

从主证上看，革、牢也不相同，革多主气虚不固、营血不足的虚劳证，牢主里寒实积或久病在里，病气牢固。故浮革、沉牢自有区别。因此，《诊脉三十二辨》："实统革牢之脉，古人多混淆莫辨，不知革浮牢沉、革虚牢实，形证各异，故革脉见于浮部。"又："沉甚，按之坚固有力，动而不移曰牢。"

滑伯仁："牢，坚牢也，沉而有力，动而不移。"

《诊宗三昧》："牢脉者，弦大而长……如弦缕之状。"

《脉理求真》："状如弦缕。"

《脉诊》："状如弦缕，劲而不移。"

按：缕，乃细线也，连续不断，如絲缕状，属极细之形，此以"弦缕"而喻为牢脉之形，则大谬也。

总上所述，据诸家所论，牢脉之义有二：一为牢固，这是因寒凝坚积的里实寒证形成的，一为深居，是由脉位深伏于内，其体实大弦长所致。故牢脉形大，脉势弦劲，体长，往来有力呈实之象。如张满弩弓之（粗）弦，劲强不移，且部位深沉于下，有坚固实强之感。

2.2.3 诊法

重按有力，实大弦长，坚牢强劲。

《千金翼方》："按之实强，其脉有似沉伏，名曰牢。"

《濒湖脉学》："弦长实大脉牢坚，牢位常居沉伏间。"

《诊家正眼》："牢在沉分，大而弦实，浮中二候，了不可得。"

《脉说》："沉而有力，牢之位也；沉而弦长，牢之体也。"

《脉学阐微》："牢脉在沉分，重取弦实有力，而浮取、中取，则渺不可得。"又："牢脉重按坚实，而浮取中取空虚。"

《中医诊断学》："沉按实大弦长。"

按：牢脉实大弦长，脉位偏沉，需用指重按在肌肉之下，筋骨之上，便可触知牢脉搏动的形态。若浮取或中候，不可以见到。应沉取候之，便可清晰见到其形体。重按力势不减，坚牢强劲。故牢脉应从位、形、势三方面结合诊取。

2.2.4 特点

2.2.4.1 牢脉部位深沉在肌肉之下，筋骨之上，甚至可见于伏脉之位，深藏坚固在内。

2.2.4.2 牢脉为阴中阳脉，其阳有太过之义，故其脉沉取实大弦长，搏动有力，如弩弓之（粗）弦，劲强不移。

2.2.4.3 牢脉脉图特征为升支缓慢上升，主波幅较低，波峰较平坦，然后出现急峻下降，于下部出现重搏波。

2.2.5 机理

2.2.5.1 阴寒之邪，凝结于里，邪聚成实，阳气沉潜，坚固不出，气血郁遏，与邪相搏，相互交争，充斥脉道，故脉行沉位或伏位，实大弦长。《脉诊》："阴寒内积，使其阳气沉潜于下，固结不移，以致脉来沉实有力，势大形长。"

2.2.5.2 现代医学认为 多与心搏有力，心输出量增多，血管壁弹性减低，或血管壁硬化，周围血管紧张度增加，外周阻力增大，循环血量增多，血压增高等因素有关。《濒湖脉学》新释："由于血管硬化，弹性减低，但血容量充实，血压高张而呈牢脉。"

2.2.6 主证

2.2.6.1 阴寒实积 恶寒无汗，呕吐清涎，脐腹冷痛，或见痹痛急剧，筋脉痉挛，面色苍白等。

2.2.6.2 疝气癥瘕 脐腹绞痛，肢厥汗冷，阴囊肿痛或冷痛，痛引睾丸，喜暖畏寒，或腹内积块，或胀或痛。

按：牢脉主寒凝坚积的里实证，亦主或因寒邪犯克，或因肝木乘脾引起的心腹冷痛，寒疝，癫疝，五积，瘕聚，以及气结，痰郁，痈疽疮疡，风痉拘急者，可见牢而坚固之脉。《濒湖脉学》："寒则牢坚里有余，腹心寒痛木乘脾，疝癫癥瘕何愁也，失血阴虚却忌之。"《脉如》："牢脉为心腹疼痛，为疝癫癥瘕，为气短息促，为皮肤著肿。"

牢脉主实证，亦可从气血来分，凡风痉、寒疝、瘕聚、痞结等疾，属于气分；凡坚积内著，症结瘀块，皆在血分。周学海："牢脉有气分、血分之辨，在血分者，为癥瘕积聚，有形之痞块，饮食寒冷之停滞，与夫久受寒湿，侵入筋骨者也。在气分者，即肝肾冷气，为疝痛，少腹引腰控睾也；其轻者，为胸腹气结，呼吸不畅也。"

实证见牢脉，脉证相合，则为顺，治疗一般可用疏通消导法；虚证见牢脉，脉证不相合，难治，为逆。牢脉见于久病，为病气牢固，主胃气竭绝，为危候之象。如失血日久或量多，则属阴虚一类的虚证，反见牢脉，是虚证实脉，脉证相逆，属正气大伤，邪气犹盛，预后不良。李中梓："若夫失血亡精之人，则内虚而当得革脉，乃为正象，若反得牢脉，是脉与症相反，可以卜死期矣。"《三指禅》引扁鹊："失血脉宜沉细，反浮大而牢者，死。"

总之，牢脉多见于实证，虚证较少见，失血者，宜见沉细脉，则病顺，若反沉大见牢则病危。《脉学阐微》："牢脉主病邪牢固，虚证少见牢脉，凡风痉拘急，坚积内伏，寒疝癥瘕等病多见之。牢脉主实，有气血之分，癥积有形痞块，是实在血分，瘕聚无形痞块，是实在气分。如牢脉见于失血，阴虚等证，是阴气暴亡，无以维阳，孤阳外越，阴阳离决，属危重证候。"

2.2.7 主病

2.2.7.1 内科

2.2.7.1.1 消化系病　某些胃炎及消化道溃疡急性发作，急性胰腺炎由寒邪内侵诱发，以及肝硬化、食道癌、胃癌、胰腺癌等癥积实证。

2.2.7.1.2 循环系病　某些高血压、动脉硬化、冠心病，证属阴邪内潜者。

2.2.7.1.3 呼吸系病　肺癌、矽肺、肺炎，属气结痰郁之证。

2.2.7.1.4 血液及网状内皮系病　常见于某些白血病、淋巴瘤、再生障碍性贫血、多发性骨髓癌晚期，属失血阴虚危重患者。

2.2.7.1.5 泌尿系病　慢性肾炎、肾萎缩、肾病综合征，属邪伏于里患者。

2.2.8 合脉

浮大牢者，吐血衄血病危，或蓄血在中。沉牢痼冷。牢长两胫重。少腹引腰痛。牢数为热邪阻滞，或为积热。牢迟痼冷，或为寒积。牢实癥积郁结。牢急积聚在里者生。牢坚为寒水停蓄。《千金方》："尺脉牢而长，并上无有，此为阴中阳，其人若两胫重，少腹引腰痛。病若吐血复鼻衄者，脉当得沉细，而反得浮大牢者死。"《崔氏四言举要》："积聚在里，牢急者生。"

2.2.9 脉案

2.2.9.1 产后腹痛　作者10余年前治王某，女，初春分娩后，不慎感受寒邪，小腹冷痛3、4日不减，拒按，喜热畏冷，恶露量少，下时艰涩不畅，手足发冷，面色苍白，舌质黯淡，苔白滑微腻，脉见牢象。此乃产后受寒入胞宫，与血相搏在里，气机不畅，故小腹冷痛剧烈而拒按，寒邪凝滞，血瘀阻遏阳气，不能宣达周身，脉见牢象，急以温经散寒，活血止痛，方用香桂丸（当归15g，川芎10g，桂枝10g，木香10g，炒荷叶6g）加炮姜6g，山楂10g，坤草30g，红塘20g引，煎汤送下，3剂愈。

2.2.9.2 动脉硬化　据《脉诊》引《谈脉》："一位中年妇女，多年头痛，眩晕失眠，据云是在生产时受冷所致。西医诊断为高血压病……诊其脉象沉牢，因时常觉冷，且胃纳不佳，按其脉牢，以附子、干姜为主药，服后头痛失眠见轻，就以温补肾阳，加吴茱萸、枸杞等药做成丸药，早晚常服，并不时测量血压，时高时低，总难稳定。由此体会，牢脉可能即西医所讲的硬脉。"

2.2.9.3 阴虚劳证　阴虚之证，脉见其牢象，是脉证相逆，一般较为难治，且多预后不良。据《王旭高医案·虚劳》记载："王某，脾虚气陷，肛门先发外疡，疡溃之后，大便作泻，迄今一月有余，自云下部畏冷。而两脉弦硬不柔，此谓牢脉。证属阴虚，法以温中扶土，升阳化湿。党参、防风根、炮姜、陈皮、冬术、川芎、破故纸、砂仁、神曲。四神丸一两、资生丸二两和服，日三钱，开水送。”按：王氏丸、汤并用，急缓兼施，可见治此病之难矣。

2.2.9.4　胃脘冷痛　据《脉诊》一书介绍：作者治陈某，男，43岁，因误食生冷，饱食卧睡，次晨胃脘胀满而痛，干哕欲呕，便结不通。查其脉来，沉弦有力，重按不移，乃断为生冷伤胃，寒凝不化，致使胃失和降之职，随作胀痛，呕闭不通之疾，投给备急丸三钱，每服一钱，温通胃阳，攻其冷积，不使食滞寒凝，三日便通，痛止胀消，脉呈和缓而愈。

2.2.10　鉴别　牢脉与革脉相类，易于混淆，应于鉴别。后世亦有不少医家，把沉紧脉或沉弦脉，混做牢脉。如叶橘泉《中医诊疗》：“牢……沉弦之脉也；又云，如禁因深固而有实大之紧者，牢也。然而牢与紧同为形容者也。”沉紧是脉的部位深沉，挺急有力，绷紧弹指，带有数象。沉弦亦是深部候之，挺然带急，端直以长，如按琴弦，但二者无牢脉之形。近人姜春华指出：“后世以沉紧、沉弦之脉混作牢脉，故所主乃与沉紧、沉弦之脉同，与按之实强不移之牢脉，实际上为两回事。”牢脉实大弦长，脉位偏沉，需在沉伏间求之，革脉弦大兼芤之象，脉位浮。革脉内虚，牢脉沉实，二者在部位上一浮一沉，按之一虚一实，不难区分。《濒湖脉学》：“弦长实大脉牢坚，牢位常居沉伏间。革脉芤弦自浮起，革虚牢实要详看。”此说较为明确。

**牢脉与革脉鉴别表**

<table>
<tr><th>脉名</th><th>革　脉</th><th>牢　脉</th></tr>
<tr><td>脉位形态</td><td>位浮，弦芤中空，状如鼓皮，形大</td><td>位沉坚固，实大弦长，如弩弓之弦</td></tr>
<tr><td rowspan="2">诊法</td><td colspan="2">弦大而坚</td></tr>
<tr><td>浮取搏指，重按空虚</td><td>沉取实强，重按有力</td></tr>
<tr><td>主证</td><td>精血大亏，虚劳感寒</td><td>阴寒内实，疝气癥瘕</td></tr>
<tr><td>主病</td><td>消化，妇产科病，呼吸系病</td><td>消化，循环，呼吸系病</td></tr>
<tr><td>特点</td><td>浮大弦急，中空外坚，重按无力</td><td>或沉或伏，实大弦长，重按坚牢</td></tr>
<tr><td rowspan="3">机理</td><td>精血虚竭，孤阳外越</td><td>阴邪积结，正邪内争</td></tr>
<tr><td>心输出量减少，循环少血，血管壁弹性减弱，周围血管扩张，血压降低。</td><td>心输血量增多，循环多血，血管壁弹性减低或管壁硬化，周围血管收缩、血压增高</td></tr>
<tr><td colspan="2">心搏有力，外周阻力增大。</td></tr>
</table>

2.2.11　歌诀

牢沉实大弦又长[1]，
深固重按力且强[2]。
阴霾坚积里实证[3]，
失血亡精本已伤[4]。
寸部息贲[5]与伏梁[6]，
关内肝结[7]痞癖[8]殃。
尺中奔豚气上冲[9]，
疝瘕腹痛[10]非寻常。

2.2.12 注释

［1］牢沉实大弦又长　牢脉之位，深沉在肌肉之下，筋骨之上，甚至可见于伏位，形体实大弦长。

［2］深固重按力且强　牢脉深居于内，坚牢固实，必用指重按沉取，才能触之其脉搏动有力，如弩弓之（粗）弦状。劲强不移。

［3］阴霾坚积里实证　霾（mái）阴霾，指阴霾凝盛，寒疝暴逆，坚积内伏，气结腹痛，风痉拘急等里实之证。坚积，指气结、痰郁、五积之证。《脉诀汇辨》："心之积，名曰伏梁；肝之积，名曰肥气；肾之积，名曰奔豚；肺之积，名曰息贲；脾之积，名曰痞气。"

［4］失血亡精本已伤　牢脉多见实证，此为脉证相符，为顺，易治。若见失血、亡精、阴虚等，乃属里虚之证，应见不及之脉，今反见牢实之象，此为脉证相逆，正气根本已伤，难以治疗。

［5］寸部息贲　古病名，五积之一。指呼吸急促，气逆上奔的疾患。见《灵枢经·邪气藏府病形》等篇。右寸脉牢，症见气急上奔，胸背胁痛，右胁下有包块，如覆杯状，发热恶寒，胸闷呕逆，咳吐脓血，息促而喘等，久病可发肺痈。多由痰热壅盛，血瘀蕴毒所成。治宜清降肺气，涤痰泄热，化瘀解毒为主。用息贲汤（《奇效良方》）：半夏、桂心、人参、吴茱萸、桑白皮、葶苈、甘草）。五灵丸（《杂病源流犀烛》：五灵脂、川乌、没药、乳香）等方加减。《难经·五十六难》："肺之积，名曰息贲，在右胁下，复大如杯，久不已，令人洒淅寒热，喘咳，发肺痈。"李中梓："右寸之牢，息贲可定。"

［6］伏梁　古病名。五积之一。指脘腹部痞满肿块一类疾患。左寸脉牢，症见少腹痞块硬满，上下左右有根，内裹脓血，居肠胃之外，上迫胃脘，此属内痈。（详见《素问·腹中论》）或身体股胫皆肿，环脐而痛。是气溢于大肠而成。（详见《素问·奇病论》）或病在心下，其块能上下移动，时唾血。（详见《灵枢·邪气藏府病形》）或胃脘至脐周有包块，大如手臂，久不愈，心烦、不寐等。多由气血郁结所致。《难经·五十六难》："心之积，名曰伏梁，起脐上，大如臂，上至心下，久不愈，令人病，烦心。"治用伏梁丸（李东垣方：黄连、厚朴、黄芩、肉桂、茯神、丹参、川乌、干姜、红豆蔻、菖蒲、巴豆霜）。

［7］关内肝结　指左关脉牢，症见两胁作痛，或有痞块，痛引少腹，或见足肿发冷，疝气，瘕聚，小便淋漓，皮肤、爪甲枯萎和转筋等肝积。肝积，古病名，亦称肥气。多由肝气郁滞，瘀血凝结所致。治疗用肥气丸（《三因方》：青皮、当归须、苍术、蛇含石、蓬术、三棱、铁孕粉）。或用增损五积丸（《杂病源流犀烛》：黄连、厚朴、川乌、干姜、人参、茯苓、巴豆霜）。《难经·五十六难》："肝之积，名曰肥气，在左胁下，如覆杯，有头足，久不愈，令人发咳逆、痎疟。"《脉诀汇辨》："牢在左关，肝家血积。"

［8］痞癖　痞，是胸腹间气机阻塞不舒的症状。癖，是潜匿两胁间的积块，平时不见，痛时有物。痞癖，古病名，为五积之一，属脾之积，这里指右关脉牢，症见胃脘部有肿块突起，状如覆盘，肌肉消瘦，四肢无力等，日久不愈，可发黄疸。多由脾虚气郁，痞塞不通，留滞积结而成。治宜健脾散滞，选用痞气丸（《三因方》：乌头、附子、赤石脂、川椒、干姜、桂心）。若胸前痞满不舒，因伤寒误用攻下，病邪不得外解，浊气结而未散者，可用半夏泻心汤或枳实理中丸（《医学心悟》）。《难经·五十六难》："脾之积，名曰

痞气，在胃脘，复大如盘，久不愈，令人四肢不收，发黄疸，饮食不为肌肤。”《脉诀汇辨》：“牢在右关，阴寒痞癖。”

［9］尺中奔豚气上冲　奔豚，古病名，又名贲豚，奔豚气。为五积之一，属肾之积。指左尺脉牢，症见有气从少腹上冲胸脘、咽喉，发时痛苦剧烈，或有腹痛，或往来寒热，病延日久，可见咳逆、骨痿、少气，或腰脊牵引作痛，少腹里急，咽喉肿烂，视力减退，骨中寒冷，饥饿易发等。多由肾脏阴寒之气上逆或肝经气火冲逆所致。治宜温经散寒，或清肝降逆。用桂枝加桂汤或茯苓桂枝甘草大枣汤、奔豚汤等。《难经·五十六难》：“肾之积，名曰贲豚，发于少腹，上至心下，若豚状，或上或下无时，久不已，令人喘逆，骨痿，少气。”《脉诀汇辨》：“左尺得牢，奔豚为患。”

［10］疝瘕腹痛　指右尺脉牢，症见小腹部热痛，溺窍流出白色黏液，似前列腺炎，或尿中混浊，尿痛似膀胱炎。此证多因风邪化热传于下焦，与湿相结而致。治宜可用五苓散加减。或症见腹皮隆起，推之可移，腹痛牵引腰背。多因风寒与腹内气血相结而致。治宜茴香丸加减。《素问·玉机真藏论》：“脾传之肾，病名曰疝瘕，少腹冤热而痛，出白，一名曰蛊。”《脉诀汇辨》：“右尺得牢，疝瘕痛甚。”

2.2.13　结语

牢则深藏，阴中之阳。居内不摇，坚实固牢。
位沉伏象，牢大弦长，如弩弓弦，劲强挺然。
重按有力，势急不移。阴寒凝脏，阳气潜降，
气血郁遏，交争脉搏。里实积坚，腹冷痛顽，
癥瘕癫疝，气结郁痰。在气在血，证辨有别。
在血有形，瘀块积癥，冷食滞停，筋骨寒痛。
无形为气，风痓拘急，疝痛引睾，瘕聚腹腰。
久病证虚，见牢难驱，失血精绝，胃气耗竭。
浮大牢凶，蓄血在中，吐血危症。沉牢痼冷。
牢长胫重，少腹腰痛。牢数积热，阻滞乃火。
寒积牢迟。郁结牢实。积聚里停，牢急可生。
牢革相类，鉴别细推，牢脉位沉，其体可诊。
革脉浮候，弦大兼芤。革脉内虚，牢沉实取。
右寸热痰，息促气喘，胸胁痛结，咳吐脓血。
左寸郁对，心烦不寐，痞满心胸，唾血胫肿。
关左胁痛，瘕聚痞动，痛引少腹，肤冷肿足。
右关痞癖，气塞胃脾，脘腹胀满，肉削瘦残。
左尺肾积，气冲咳逆，喉胸腹疼，骨痿寒冷。
右尺疝瘕，溺白下滑，热结下焦，痛连腹腰。
实证牢可，脉证相合，疏通消导，其疾可疗。
虚遇牢时，脉证相逆，久病失血，胃气将竭，
阴津暴亡，无以维阳，真气外越，危证可诀。

2.3 伏脉（阴）

2.3.1 脉义

伏有深沉、隐伏、伏匿、潜伏之义。

李中梓："伏之为义，隐伏而不见之谓也。"

姜春华："伏，深沉与伏匿之象。"

刘冠军："伏者，潜藏伏匿之意。"

伏脉，是指脉来细小如丝，绷急挺劲，隐伏深部，重按至骨，推筋而寻，搏动始见，往来有力，常兼数象。

2.3.2 脉位

细小如丝，行至筋下，深沉着骨，隐然可见。

《素问·脉要精微论》："按之至骨，脉气少者，腰脊痛而身有痹也。"

按：本经文是论述诊诸脉及脉象主病的，此段虽无脉名，但后世诸家认为，"按之至骨"是描绘伏脉形象的。有的认为"腰脊痛"、"身有痹"是因寒痹引所，故脉当指沉细之象。亦说是因阳虚无气，命门火衰，在腰脊则阴寒而痛，在身中必有不知痛痒处，故此当指脉微而欲绝。此三者之说各据其义，与理皆通。因此，从以上意义来看，《内经》创立伏脉学说，为后世开辟了先声。

《难经·十八难》："右手脉当沉伏"、"伏者，脉行筋下也"。

按：经文以问答形式，阐述体内深伏滞留很久的积聚，通过切脉可诊断出右胁有积聚之气，诊得肺脉有结象，脉象结甚，积聚则重，若微现结，积聚亦轻微，若诊不到结象，而右胁却有积聚，右手脉当见沉伏。并提出所谓伏脉，脉气伏行筋下，是根据结伏则知病在内，结伏于右，病在右的道理得出的。"二十难"更进一步论述"阴阳伏匿的脉象"。这是最早给于伏脉命名，并提出所在位置，与其它脉联合应用，诊断疾病的先例。

《脉经》："极重指按之，著骨乃得"、"一曰关上沉不出，名曰伏"。

按：这是《脉经》最早正式命名伏脉，并提出它的位置与诊法。伏，有隐伏不见之意，伏脉显现部位隐伏、匿藏难见，浮、中、沉三候均不可见，须重按推筋着骨寻找，才可触到脉的搏动，说明伏脉诊法十分特殊。"关上沉不出"，一部（关部）脉深沉于里，隐伏著骨而动，亦可称谓伏脉。

《脉诀》："伏者阴也，指下寻之似有，呼吸定息全无，冉冉寻之，不离三关，曰伏。"

按：高阳生提出"寻之似有，呼吸定息全无"，是于中候方可见其脉动，与以上经文，提出的伏脉体象深沉、隐伏、匿藏难见，推筋着骨方得的旨意相违，见解有误。

《脉诀刊误》："伏脉者，初下指轻按，不见；次寻之中部，又不见，次重手极按，又无其象，直待以手推其筋于外而诊，乃见。盖脉行筋下也，若如常诊，不推筋以求，则无所见。"又："三关，三部一寸九分之位也，岂他脉之诊乃离舍三关乎？此《脉诀》言伏脉之状最谬。"

《景岳全书》："伏脉之体，虽微细亦必隐然有力。"又："如有如无，附骨乃见。""盖脉之伏者，以其本有如无，而一时隐蔽不见。"

按：张氏提出"微细"，是言脉形极细。"隐然有力"，是言脉势有力。"如有如无，附骨乃见"，是言伏脉不易清楚见之，须在深沉至骨之位，方可见到。或因邪气盛，暂时隐蔽不显所致。合则指诊伏脉时，要用极重指按之，方可触到极细的脉形，其搏动时，恰似牵引很细的钢丝一般，绷急挺劲有力。

《难经集注》："其脉行于筋下，时止，名曰伏也。"

《诊宗三昧》："隐于筋下，轻取不得，重按涩难，委曲求之，附著于骨。"

《脉诀阐微》："伏脉指按，始终不可得，或隐隐约约，或有或无者，是邪气搏结正气而不能出也。"

按：以上诸家所言伏脉，皆有不妥之处。"时止"是伏脉有间歇中止之意，是因脉形隐伏、匿藏筋下，难以寻见而误解。"涩难"，伏脉形细绷紧，毫无往来艰涩不利之象，乃由伏脉位深，或兼合他脉之形所误造成。"隐隐约约，或有或无"，因伏脉诊法特殊，须重按推筋着骨方可寻找到，若按一般沉候法诊取，则很难见到其形。

《瘟疫论》："瘟疫得里证……六脉如丝，微细而动，甚至于无，或两手俱无，或一手先伏。"

按：吴氏从临证中，已认识到，伏脉形微细如丝，甚至似有似无的感觉，是言伏脉位深，形细，不极重按至筋骨，则很难见到其形，此说与张景岳所说"如有如无"之意相同。

《脉说》："伏脉有两义，推筋着骨，细寻方见其脉者，《难经》、《脉经》诸书所谓之伏脉，乃沉之甚者……而两手六部脉乍不见者，真脉伏也。"

廖平《脉学辑要评》："细微非伏，不见乃为伏。"又："不动为伏，非果藏匿深处。"

《中医诊断学》："重按推筋着骨始得，甚则伏而不见。"

按："不见"、"不动"，是谓无，何来伏脉之象？况其部位又不"藏匿深处"，与理不通，故此语不妥。伏脉并非无脉，而是其搏动伏匿于深部，或不能扪到其搏动所致。

综合以上各家之意，伏脉之形，细小如丝绳，绷紧有力，隐伏于筋下骨上。诊察此脉，须用力直接按至骨骼上，然后推动筋肉，仔细寻找，方可触到伏脉的搏动形态。

2.3.3 诊法

极重按之，推筋着骨，隐然有力。

《脉经》："一曰手下裁动。一曰按之不足，举之无有。"

《诊家枢要》："伏，不见也。轻手取之，绝不可得，重取之，附著于骨。"

《濒湖脉学》："伏脉，重按著骨，指下裁动，脉行筋下。"又："伏脉推筋着骨寻，指间裁动隐然深。"

按：《脉经》及诸家之意，明确指出，伏脉部位，隐伏深沉，浮候中候"无有"、"不见"，沉候亦难清楚见到脉形，故曰"按之不足"。只有用指，直接重力按至骨上，推动筋肉，仔细寻察，才能触到脉搏跳动，故曰"手下裁动"。后世多数医家，遵崇《脉经》旨意，提出并赞同"推筋著骨"这一说法，传承应用至今。

《通雅·脉考》："重按亦无，推筋乃见。"

《医宗必读》："伏脉行于骨肉间，重按不见，必推至筋骨乃见也。"

《脉诀汇辨》："伏为隐伏，更下于沉，推筋着骨，始得其形。"

《沈氏尊生书》："其象极重按之，至于透筋着骨，指下始觉隐隐然。"

《中国医学大辞典》："按之须透筋著骨。"

按：以上诸家，在伏脉的诊法上，强调并重视指力的运用，皆认为只有采取极重指力按而候之，推筋着骨寻找，才能见到细小而有力的伏脉搏动的形态。故诊法上，应从部位深沉，其形细小，力势挺劲，或绷急有力等方面结合诊取。

2.3.4 特点

2.3.4.1 伏脉与沉脉相类，其部位更深于沉脉，有伏匿之象，隐伏于筋下骨上。其形细小，如硬丝线，恰如牵拉很细的钢丝一般挺劲。

2.3.4.2 伏脉诊法特异，浮举、中候、沉取均不可得，须用指直接重力按至骨骼上，然后推动筋肉，仔细寻察，方可见到其有力的脉动。

2.3.4.3 伏脉力势一般绷急、挺劲、有力。但因其见证不同，可强可弱，若阳郁则势强劲急，若阳衰则势小力弱，其体因为隐匿潜藏于里，故脉形细体小。

2.3.4.4 伏脉节律，应属规整。病因不同，其速率可出现数象或迟象，故其主证有火郁和阴寒之别。

2.3.4.5 伏脉可见于一手脉伏，或两手脉伏。可见于一部脉伏，或六部俱伏。但他处必有脉动，非全身之脉动处，皆无搏动（一般太溪或趺阳处脉未必见伏）。

2.3.4.6 脉波描记器描绘出的伏脉脉波，其形状与沉脉相似，沉取时脉搏波清晰，主波幅高度降低，但较平坦，振幅亦较低。《现代中医脉诊学》："伏脉的指压－指感趋势图曲线呈渐升型，峰值比沉脉的趋势曲线更加右移，表示伏脉脉位更深于深沉脉。脉体较细；脉及三部，脉形不拘。"

2.3.5 机理

2.3.5.1 邪气闭塞，阳气不能布宣，气血涩滞不畅，经络受阻壅遏，营卫不能通达，气机郁伏而行，故脉道潜伏不显，重按有力之象。《中医基础学》指出："由于邪气闭塞，正气不能宣通，脉遂潜伏不显。"（山东医学院）

2.3.5.2 病久体弱，气血方虚，阳气衰微欲脱，脉气无力鼓搏以升，致脉行沉伏于筋骨，按之无力之状。《脉诊》："久病绵延，气血虚损，阳气欲绝，不能鼓脉于外，而致脉搏沉伏着骨。"

2.3.5.3 现代医学认为　多与心搏排血量减少，血容量明显减少，或心脏功能收缩无力，周围血管收缩，或因缺血、缺氧而舒张，血管弹性阻力增加或降低，或血压低，循环血量不足等因素有关。《中医基本理论》："心搏排血量减少，周围血管收缩，血管弹性阻力增加，或血压低，循环血量不足，均可形成伏脉。"（中山医学院）

2.3.6 主证

2.3.6.1 阴闭厥证　突然昏倒，不省人事，四肢厥冷，牙关紧闭，两手握固，渐时苏醒。

2.3.6.2 阳衰气虚　少气乏力，蜷卧嗜睡，自汗，面色苍白，畏寒肢冷，尿清便溏。

按：伏脉主证，多从有力无力而分。有力之伏，多为实邪内伏，见于气闭，热闭，寒闭，痛闭或痰食阻滞，气血不通，剧烈疼痛之证。《三因方》："伏为霍乱，为疝瘕，为水气，为溏泄，为停痰，为宿食，为诸气上冲，为恶脓死肌。"《景岳全书》："此阴阳潜伏，阻膈闭塞之候，或火闭而伏，或寒闭而伏，或气闭而伏，为痛极，为霍乱，为疝瘕，为闭结，为气逆，为食滞，为忿怒，为厥逆水气。"《诊宗三昧》："凡气郁血结久痛，及疝瘕留饮，水气宿食，霍乱吐利等证，每多沉伏，皆经脉阻滞，营卫不通之故。"若伏而隐然有力，暴病见之，多为阳气抑遏不伸。例如，伤寒在表，邪不得越；火邪内郁，不得泄越；热结在里，阳极似阴等证，皆须脉证合参。伏细无力，多为久病正虚，阳衰欲脱，或见心阳不足，气阴两伤，症见四肢厥冷，恶寒蜷卧，神疲欲寐，呕吐腹痛，下利清谷，以及大汗淋漓等。

在治疗上，由于见证与病因不同，其治疗应先辨明病证，然后再立法施治。火邪内郁者，急宜发汗泄热；伤寒在表，邪气不得外越者，可发汗通里并施。洁古主张以麻黄附子细辛汤，表里同治。虽刘元宾提出："伏脉不可发汗"之说，临证应权度其病之变，辨证施治，用药灵活化裁。若热结在里，阳极似阴，应以泻下为要。若致阴盛阳衰，症见四肢厥逆，神疲欲寐，恶寒蜷卧，急当回阳救逆，或灸关元，或投参附干姜之药，其脉自出。故赵濂《医门补要》："霍乱频吐，宿食老痰脉伏。因火内郁，阳极似阴，必大汗而解。夹阴伤寒，先内有伏寒，又外感寒，阴盛格阳。肢冷脉伏，须投姜附。"（四逆汤）周学海认为："伤寒有通脉四逆证，此元阳大伤，阴邪上掩入心也，伏而几于脱矣。"又："少阴病，下利不止，厥逆无脉，用白通汤加猪胆汁服之，脉微续者生，暴出者死，为其近于脱也。"

若太溪、冲阳皆无脉，谓之脱阳，预后则凶险。《脉如》："若人年过四十以上，元气素虚，忽然昏聩不省人事，此为类中风，而非真风也。喉声曳锯，六脉沉伏，惟急治以《三生饮》，加人参一两，亦有得生者。如遗尿，汗泄，口开目合，便不救矣。"

2.3.7 主病

2.3.7.1 内科

2.3.7.1.1 呼吸系病 常见于某些重型肺炎、重感冒、胸膜炎、某些急性支气管炎，证属寒邪内闭所致患者。

2.3.7.1.2 泌尿系病 急、慢性肾炎，尿毒症、肾结核，证属肾阳虚衰的患者。

2.3.7.1.3 神经系及功能性疾病 某些三叉神经痛，坐骨神经痛，癫痫发作及神经官能症，脑溢血所出现的厥证。

2.3.7.1.4 消化系病 某些肠结核、慢性肠炎、急性胃炎、胆囊炎、胆结石，证属邪闭于内，气血凝结所致患者。

2.3.7.1.5 循环系病 心源性休克，如冠心病心肌梗塞、重型心肌病、感染性心内膜炎、病窦综合征、缩窄性心包炎、心包填塞、心房或心室纤颤而致心室射血障碍，属阴闭厥证，或阳衰气虚者。

2.3.7.2 其他疾病 中暑、呕吐、泻痢较剧、休克、中毒性菌痢、肺癌、暴发性流脑、矽肺、附睾丸炎等所出现的厥证，或失液、失血，或邪毒内陷之证。强烈的精神刺激（过度悲伤、恐惧），某些药物如青霉素等引起过敏性休克，可出现伏脉。

2.3.8 合脉

微伏久病危候。涩伏吐逆。沉伏闭郁，或怒闷已极。数伏热厥，亢极水化，火邪内郁。躁急而伏实热。迟伏寒厥，阴极气绝，或阴盛于里。《脉经》："三部脉，微而伏，长病得之死。"《医学入门》："伏涩吐逆神思多。"《医宗金鉴》："沉伏闭郁。"

2.3.9 脉案

2.3.9.1 留饮证治 《金匮要略·痰饮咳嗽病》："病者脉伏，其人欲自利，利反快，虽利，心下续坚满，此为留饮，欲去故也。甘遂半夏汤主之。"此篇是论述留饮的证治。水饮留而不去者，谓之留饮，由于水饮停留，气滞而脉道不利，故见脉伏。《脉学刍议》："欲自利，利反快，可知乃留饮欲从下利而去的佳兆。但心下仍然坚满，脉伏不出，则是留饮依然结聚，病根未经拔除，所以用甘遂半夏汤以攻逐其饮。"

2.3.9.2 脾虚水肿 《金匮要略·水气病脉证并治第十四》：“夫水病人，目下有卧蚕，面目鲜泽，脉伏，其人消渴，病水腹大，小便不利，其脉沉绝者，有水，可下之。”

按：凡体内水液潴留，泛溢肌肤，引起头面、眼睑、四肢，甚至全身浮肿者，皆为水肿之病。本篇指出水肿病，是由脾阳不运，水湿泛滥，侵害脾胃所致，其脉“伏”、“沉绝”者，皆因水势太盛，而使脉沉伏不出，当用逐水攻下之法急治之。

2.3.9.3 胃虚痛厥 据《临证指南》记载：“王姓，右脉已伏，左小紧，四肢冰冷，干呕烦渴，厥阴浊泛，胃阳欲绝，此属痛厥，故以辛热，泄浊通阳，方用泡淡吴萸、制附子、川楝子、延胡索、淡干姜、茯苓。”这是叶天士据伏脉为主，参合他症，加以辨症施药而治愈的病例。

2.3.9.4 内闭外脱 流行性脑脊髓膜炎，由脑膜炎双球菌引起，发病24小时内，脉伏或不见，面色苍白，皮下斑疹融合成片，呼吸微弱，肢凉汗出等症。此因正不胜邪，内闭外脱危候之象（休克期），除应西医药抢救治疗，亦应益气回阳，生津救逆，以参附汤合生脉散加减化裁。若伴高热抽风、斑疹、面色灰暗、痰涎壅盛、口唇青紫，急以开窍止痉、解毒化痰，以琥珀抱龙丸加双花、连翘、板蓝根、黄芩、石决明等药。

2.3.9.5 火毒内攻 烫火、烧伤重者，火毒内损脏腑，出现脉伏欲绝，四肢厥冷，尿少尿闭等症，无论是厥证还是脱证，都宜生脉散加减内服，或静脉输入，配合外敷药及烧伤药并治，较之为妥。

2.3.9.6 阴症伤寒 凡素体阳虚，禀赋不足之人，冬季感受寒邪过甚，症见脉伏，恶寒无汗，畏寒肢冷，头痛身痛，四肢酸楚较甚者，治宜回阳救逆，用四逆汤随证化裁，愈之八、九。李中梓：“阴症伤寒，先有伏阴在内，而外复感寒邪，阴气壮盛，阳气衰微，四肢厥逆，六脉沉伏，须投姜附及灸关元，阳乃复回，脉乃复出也。若太溪、冲阳皆无脉者，则必死无疑。”

2.3.10 鉴别

伏脉与沉、牢、弱等脉相类，易于混淆，应予区别。例如：伏与沉脉，二者均居沉位，伏脉其形细小如丝，轻、中取不应，沉取形体不清，须极重按至骨上，推动筋肉，方见其动而有力；沉脉本身无独特脉形，轻取不应，中取形体模糊，沉候清晰。详见沉脉节中的鉴别及下表。

**沉脉与伏脉鉴别表**

| 脉名 | 沉脉 | 伏脉 |
|---|---|---|
| 形态 | 坚实搏指，筋骨之间，如石沉水 | 细小如丝，筋下骨上，隐然可见 |
| 诊法 | 深沉有力 | |
| | 轻取不应，重按乃得，至骨有力 | 极重按之，推筋着骨，隐然有力 |
| 主证 | 里实，里虚 | 实证，闭证，厥证，痛证 |
| 主病 | 消化，泌尿系病为主 | 呼吸，神经系病为主 |
| 特点 | 位深势下，其形坚实，沉候明显 | 位深形细，重按至骨，挺急有力 |
| 机理 | 邪郁在里，气血困遏，或脏腑虚衰，气血虚陷 | 邪闭阳气，不得宣通，或阳衰脉气无力以升 |
| | 末梢动脉血液减少，或心搏排血量正常，血管壁弹性减弱或正常 | 心脏功能衰竭，血压偏低 |
| | 心输血量减少，周围血管收缩，血管弹性阻力增加，循环少血 | |

2.3.11 歌诀

伏脉细小如丝绳[1]，
按寻着骨指下动[2]。
有力实邪痛结闭[3]，
不及阳衰久病惊[4]。
寸心血郁[5]气积胸[6]，
胁胀[7]食滞察关中[8]，
左尺疝瘕精虚别[9]，
右间肠冷小腹疼[10]。

2.3.12 注释

[1] 伏脉细小如丝绳　指伏脉细小如硬丝线，部位深沉，隐伏于筋下骨上，如一根正在牵拉很细的钢丝绳，绷急挺劲。

[2] 按寻着骨指下动　指伏脉须用指直接重力按至骨骼上，然后推动筋肉，仔细寻察，方可见到其有力的脉搏跳动。

[3] 有力实邪痛结闭　指伏脉搏动有力属实证。见于气闭、热闭、寒闭、痛闭。或痰食阻滞，气血不通者。《脉学阐微》："凡邪伏幽深，则脉常隐伏不出，如湿邪阻隔，火闭、寒闭、气闭、疼痛郁结之证，及吐泻太过之际，多见伏脉。"

[4] 不及阳衰久病惊　指伏脉细小无力属虚证。见于阴寒偏盛，阳衰欲脱，出现心虚惊悸，中风中脏，休克虚脱，四肢厥冷，恶寒蜷卧，神疲欲寐，汗出淋漓等，气阴两伤，或寒厥等证。滑寿："左寸伏，心气不足神不守，尺伏肾寒，精虚，皆其类也。"《脉经》："三部脉微而伏，长病得之死。"周学海释谓："言长病正气受损，脉既伏而兼微，是元阳衰而脉气鼓动无力，久伏致脱，阴阳已离。"

[5] 寸心血郁　指左寸脉伏，症见心悸气短，或胸闷憋气，惊恐多梦，神疲肢冷，或时时出汗等。多由寒气闭塞于心脉，或血瘀阻滞于心脉造成的。《四诊诀微》引滑伯仁："左寸伏，心气不足，神不守舍，沉忧郁郁。"《诊家正眼》："左寸血郁之症。"《脉学阐微》："左寸主病，胸部寒痰气涌，胸满痛、心悸气短、头眩。"

[6] 气积胸　指右寸伏，症见咳嗽气喘，恶寒身冷，胸闷胸痛，痰吐色白等。多由寒邪伤肺，卫阳不能宣达，寒闭于肺，痰饮凝聚所致。《脉诀汇辨》："右寸伏者，气郁之殃。"《四诀抉微》引滑伯仁："右寸伏，寒痰冷积。"《脉学阐微》："右寸主病：肺寒停饮，胸满痛咳喘气短，不足以息。"

[7] 胁胀　指左关脉伏，症见两胁胀满，胁下冷痛，郁怒不安，痞块积聚，冷气上冲等。多由寒滞肝脉，或饮邪停于两胁，气阻血瘀水停而成癥瘕积聚。《脉诀汇辨》："伏在左关，肝血在腹。"《四诊抉微》："左关伏血冷，胁下有寒气。"

[8] 食滞察关中　指右关脉伏，症见胃脘冷痛，嗳气酸腐，胀满纳差，腹内积聚串走等。多由寒邪犯胃，胃气不和，或饮食伤胃，食滞中焦，气机不利而致。《诊家正眼》："右关值伏，寒凝水谷。"《四诊抉微》："右关伏，中脘积块作痛，胃中停滞。"

[9] 左尺疝瘕精虚别　指左尺脉伏，症见疝瘕作痛，腰膝冷痛，少腹胀满，尿清而频，或伴腰脊酸痛，遗精滑泄等。多由感受寒邪，腰部经脉受损或肾虚下元虚惫，精关失

约所致。对于肾寒与肾虚，一定要从脉证辨别清楚，施治才能准确。《脉诀汇辨》："左尺得伏，疝瘕可验。"《四诊诀微》："左尺伏，肾伏精虚，疝瘕寒痛。"

［10］右间肠冷小腹疼　指右尺脉伏，症见脐下冷痛，或少腹痉挛剧痛，大便水谷不化，久泄不止，腰痛畏凉，或酸软无力等。多由寒邪内闭下焦，气机失于运达，或由命门火衰，脾肾阳气衰微所致。《四诊诀微》："右尺伏，脐下冷痛，下焦虚寒。"《脉诀汇辨》："右尺得伏，少火消亡。"《脉学阐微》："右尺伏，脐下冷痛，寒气挛急。"

2.3.13　结语

伏脉属阴，匿藏极深。筋下行入，沉着于骨。
细小如丝，隐然可持。按至骨分，推筋探寻。
挺劲绷急，始显形势。病因从测，兼迟或数。
邪气闭塞，阳气受碍，气血瘀阻，气机潜伏。
久病之躯，气血亏虚，阳衰气弱，脉行隐躲。
有力实邪，气热寒厥，诸气冲跃，营卫闭结。
阴阳陷脱，关格闭合，霍乱水气，停痰宿食。
疝瘕泻利，恶脓死肌。水气积聚，忿怒火郁。
阳伏关首，阴伏关后。热厥数发，亢极水化。
迟为寒厥，阴极气绝。伏细力去，久病正虚，
气阴两伤，阳衰欲亡，四肢厥冷，神疲卧宁。
左寸血郁，惊恐梦惧，胸闷憋气，肢冷心悸。
气郁右寸，肺寒胸闷，咳嗽气喘，吐痰恶寒。
左关胁病，肋下冷疼，郁怒烦乱，痞块内翻。
食滞右关，嗳腐吞酸，胃脘痛胀，便下不爽。
尺左瘕疝，少腹胀顽；腰脊酸楚，遗精滑出。
右尺肠冷，脐中时疼，少腹挛急，难化谷食。
伤寒单双，大汗解强，须投姜附，关元灸舒。
太溪冲阳，无脉须防。伤寒阴伏，尺利寸吐。
闭或厥证，有力伏行，寸口若无，可诊它处。
全身伏时，则属气闭。脉上跃起，闭属邪实。
点刺十宣，脉可渐现；它脉来际，若无跃势，
无力微弱，证虚为脱。暴疾脉伏，艰涩难触。
伏贼内劫，复感外邪，阳衰阴盛，厥逆重证。
少阴证寒，太阳误汗，急救回阳，四逆汤良。
厥而汗出，下利清谷，外热寒里，通脉四逆。
少阴下利，葱姜附子，宣达内外，白通汤栽。
厥阴无脉，干呕烦哀，白通胆汁，续生暴死。
妊娠停经，伏脉偶行，营卫失调，产后自消。

# 第二节　速率快慢——迟数纲

脉率的快慢，是表明脉搏搏动的速度。慢者，每分钟搏动60次以下。快者，每分钟搏动90次以上。用以辨识寒热之证，如迟脉主寒证，数脉主热证，并以此两脉为纲，迟脉纲分统迟脉、缓脉；数脉纲分统数脉、疾脉。除此以外，还有一些脉象，速率也有兼数兼迟之象，如动、短、涩、滑、洪、促、代等脉，故分别列入其他脉刚中阐述。详见该节中有关的论述。

1. 迟脉类

1.1　迟脉（阴）

1.1.1　脉义

迟，有迟滞、迟慢、数少、不及之义。

李中梓："迟之为义，迟滞而不能中和也。"

滑伯仁："以至数言，呼吸之间，脉仅三至。"

《医述》："迟以至数不及为义。"

吴一渊："迟脉，一息不足四至，来去极慢。"（河南中医.3：9；1981年）

姜春华："迟为至数之不足。"

迟脉是指脉的搏动，来去极慢，一息三至，浮取不应，沉按显见，体粗或细，指下有力。

现代医学认为，迟脉是脉率较慢，脉搏频率低于正常脉率，至数在41～60次/分之间，脉律一般较规整。

《脉象图的研究》指出："迟脉：一息三至，来去极慢，呼吸定息，不及四至。"

1.1.2　速率

一息三至，去来迟慢，呼吸定息，不及四至。

《素问·三部九候论》："察九候独小者病，独大者病，独疾者病，独迟者病。"

按：独，特殊也，异于正常之义。经文指出九候之中，有一候异常，则知其病所在。虽未言明迟脉之形态与速率，实则已概括在内也，这是最早论述迟脉与临床运用的先例。

《难经·第九难》："数者，腑也；迟者，脏也。数则为热，迟则为寒。"

按：这是《难经》从迟数脉中辨别脏腑疾病。明确指出数脉主腑病；迟脉主脏病。出现数脉则为热证；出现迟脉则为寒证。但未言迟脉的至数与形态。

《难经·第十四难》："至之脉，一呼再至曰平……一呼一至曰离经；再呼一至曰夺精，三呼一至曰死，四呼一至曰命绝，此损之脉也。"

按：这是《难经》论述损至脉病症的脉象。损，是减损，退也。至，一是增至，进之义，一是指脉搏的至数。平，是正常，气血和平。"一呼再至"，指一呼气内，脉来两次，一呼一吸脉来四次，为无病之脉。下文"呼气"，省略了吸气，实则吸气的脉搏至数，与呼气相同。所谓"一呼一至"，即一呼一吸内，脉来两次，"再呼一至"，即两呼两吸时间内，脉来两次，余类推。“离经”、“夺精”、“命绝”等，皆谓之损脉。其因多由阴独盛而使脉搏至数减少，所谓至脉，多由阳独盛，而使脉搏至数增多。故“损”与“至”之脉，实则包括迟、数脉在内。后世论脉中，很少提及损脉，而“至”前加一“数”，以至数测量脉象的频率，却得到了广泛的应用。如“一息三至为迟”、“一息六至为数”即据此演变而来。

《脉经》：“迟脉，呼吸三至，去来极迟。”

按：魏晋时代，王叔和明确提出，迟脉为一呼一吸脉动三次，往来速率十分迟慢。这是据《素问·平人气象论》中：“人一呼脉再动，一吸脉亦再动，呼吸定息五动，闰以太息，命曰平人。”“人一呼脉一动，一吸脉一动，曰少气。”及上述《难经·十四难》之文提出来的，得到后世历代医家的普遍赞同，并一直采用这种方法，作为来判断诊取迟脉的标准。

《四言举要》：“迟脉属阴，一息三至。小快于迟，缓才及四。二损一败，病不可治。两息夺精，脉已无气。”

《脉语》：“迟，医者一呼一吸，病者脉来三至曰迟，二至一至，则又迟也，若二呼二吸一至，则迟之极矣。”

《景岳全书》：“不及四至者皆是也。”

《四明心法》：“四至以下，俱为迟脉。”

《医灯续焰》：“迟则一息三至……若一息二至，元气已损，一息一至，元气已败，病则必不可治；两息一至，真精夺去，虽一见脉，正气已无，不过烬灯之余焰耳。”

《诊宗三昧》：“迟则呼吸定息，不及四至。”

《脉如》：“数六至，迟三至，息数甚悬。至离经之脉，则仅二至。”

《医学实在易》：“一息脉来二、三至，一息一至。”

《诊脉三十二辨》：“一呼一吸，脉不及四至，曰迟。”

按：据以上历代各家所述迟脉，均不及四至，一般原则上，仍遵以《内经》、《难经》旨意，与王叔和提出，迟脉“呼吸三至，去来极迟”为准则，由于脉的运行频率有差异，亦可在三至以下，用“极迟”、“极慢”、“迟慢”句表达，意义相同，其性质亦是一致的。

《脉诀刊误》：“一息三至，去来极迟。”

《诊家枢要》：“迟，不及也。以至数言之，呼吸之间，脉仅三至，减至平脉一至也。”

按：“不及”，言脉的搏动至数，不达平人四至之数也。

《濒湖脉学》：“迟脉属阴，一息三至。”

《中医诊断学》：“一息脉来不足四至。”

按：迟脉测以速率为主，医者呼吸一息，脉来不足四至，或仅三至，不兼其它，少于正常脉象的搏动次数，每分钟搏动约合 60 次以下。若一息二至或一至，则为损脉，或以败脉而论。后世多数医家遵《脉经》旨意。亦有少数医家，谓平人脉动五至，不及四至者为迟脉，此意皆相同也。

1.1.3 诊法

浮取不应，沉按显见，形大或细，指下有力。

《脉经》：“举之不足，按之尽牢。”又：“按之尽牢，举之无有。”

按：《脉经》指出迟脉的诊取法与牢脉一样，应按之沉部候取，并似牢脉一样，指下搏动有力，但没有牢脉实大弦长之象。《千金方》中，亦引用此段经文。

《脉诀》："迟者，阴也。指下寻之，重手乃得隐隐。"

按：高阳生《脉诀》，言迟脉属阴，故轻取不应，须按之中部或沉部候之，便可寻找到其脉动。"隐隐"，乃指部位之深，与《脉经》"按之尽牢"之意同，未言至数，乃省略而已。"迟者"，自当与沉脉有别。

《察病指南》："应指极缓，按之尽牢。"

《丹溪手镜》："三至按之牢，举不足，按有余。"

《寿世保元》："迟脉属阴在脏，举指半重按之在内，再按乃见。"

《医经小学》："迟缓息间三度至。"

按：以上诸家已明确指出，迟脉运行迟慢，一息三至，"极缓"与极慢之意同，是言其速率之慢，"按之尽牢"、"按有余"、"重按"、"再按"，是言沉部候取乃见。皆从《脉经》旨意而来。

《脉诀阐微》："迟为困乏，迟者言俟之而不能进也。行百里者半九十，非迟之谓乎？是其力乏、神困，欲进而不能，非可进而不肯进也。"

《医述》："迟脉，迟滞不前。"

《太素脉秘诀》："应指轻缓。"

按：迟脉由于阴寒之邪，客于经络，阻遏脉道，阳气不能布散，血行迟缓，故"迟滞不前"。《素问·举痛论》："寒气入经而稽迟，泣（同涩）而不行。"若阳气虚衰日久，寒自内生，心阳不振，胸中大气不能敷布，故"其力乏神困欲进而不能"。若是兼合风邪袭表，经脉受其阻遏，浮行于外，故可见"应指轻缓"。因此，诸家所言，各具其理，阐述得体。

总之，迟脉运行，位置较深，是由病因与主证所形成的，应按诊沉部候之，故从"数"、"位"联合诊取。

1.1.4 特点

1.1.4.1 迟脉一息三至，至数不足，即频率慢，脉率在41～60次/分，约合54次/分左右，节律规则。若迟至36次/分，已非迟脉，应为损脉。

1.1.4.2 迟脉位置较深，一般在沉部诊取便可应指，搏动之力可大可小，其体可粗可细，浮取则无。

1.1.4.3 迟脉有寸、关、尺分部见迟之说。可从各部脉的有力、无力；偏浮、偏沉；独大、独小中，寻察某部之异，以判断虚证或寒证，余皆类推。例如，妇女带下量多，清冷，脉沉迟微弱，两尺尤甚，此属肾阳虚弱。

1.1.4.4 迟脉有生理之分。长期体育锻炼和体力劳动者，无任何病理体征，为生理性。由迷走神经张力过度所致（病理性多为病态窦房结综合征所致），青壮年见者较多。

1.1.4.5 心率在50次/分左右，心电图多示窦性心动过缓，多见于迷走神经兴奋性增高所致。相应的心电图改变，可有以下方面。

1.1.4.5.1 窦性心动过缓，由于迷走神经张力过高所致者，最为多见。

1.1.4.5.2 二度二型2∶1房室传导阻滞。

1.1.4.5.3 结性心律。

1.1.4.5.4 2∶1 窦房传导阻滞。

1.1.4.5.5 高度房室传导阻滞。

1.1.4.5.6 心房扑动，传导比例为4∶1或>4∶1者。

1.1.4.6 迟脉脉图的脉动周期在1.0~1.20秒之间，即一息期中有3~4个脉动周期。脉搏频率迟缓，波频在40~60次/分之间，各波群形态基本相同，主波幅偏高。

据李国彰等对病理（冠心病）与生理迟脉脉图和心血管功能状态对比研究。结果表明：①冠心病迟脉的脉图：主波幅和降支斜率减少，降中峡位置较高。同时，心排出量下降，心指数和心脏功能指数减少，主动脉顺应性下降，总外周阻力升高。提示心血管功能受损是冠心病迟脉脉图改变的病理生理基础，也是生理迟脉与冠心病迟脉，二者在脉诊上有力和无力差异的原因。②冠心病迟脉，兼有弦脉、细脉、涩脉等，以兼弦脉居多；但脉图改变和心血管功能受损程度，以兼细脉、兼涩脉者，尤为显著。（北京中医药大学学报. 1996，19（1）：35~38）

1.1.5 机理

1.1.5.1 阴寒之邪，客于经络，阻遏脉道，阳气不能布散，血行迟缓，故脉行见迟而有力之象。沈敏南：“寒邪内侵，遏抑阳气，阳气不展，脉道流行迟钝，故现迟脉。”（《伤寒论》厥阴病脉理浅谈. 云南中医学院学报. 1：23；1981）

1.1.5.2 邪热结聚于里，气血运行受阻，脉道遏抑，搏动反常，故来见迟象。《四诊抉微》：“热邪壅结，隧道不利，失其常度，脉反变迟矣。”（迟脉主热须知）。《中医学基础》：“邪热内结，阻碍血脉运行－脉迟有力。”（林沛湘编）

1.1.5.3 阳气虚衰日久，寒自内生，胸中大气，难以敷布，脉气无力运行而来迟，血随气而缓行，故脉无力而见迟。《诊宗三昧》：“迟为阳气失职（运），胸中大气不能敷布之候。”《脉学阐微》：“考古人所谓之胸中大气，多指胸中心肺机能而言，心阳不足，是脉迟的主因。”

1.1.5.4 现代医学认为 多与迷走神经兴奋性增加，房室传导阻滞（窦房结损害），房室结性心律引致心搏减慢，心输血量减少或正常，外周阻力增强，周围血管收缩，血管壁紧张性增强，血压降低或正常，或微血管收缩等因素有关。《中医基本理论》：“可由于迷走神经兴奋性增高，房室传导阻滞，房室结性心律等引起。”（中山医学院）

1.1.6 主证

1.1.6.1 实寒积冷 脘腹冷痛，拒按不食，呕吐清水，四肢厥冷，面色苍白，便结尿清，或肠鸣腹泻，或喘促痰多色清。

1.1.6.2 阳衰虚寒 腹痛喜按，畏寒肢冷，尿清便溏，少气乏力，精神不振，面色淡白，舌淡少苔。

按：迟脉为至数不及之脉，属阴。五脏属阴，故迟脉主五脏虚寒之证。《难经·九难》：“迟者藏也。”又：“迟则为寒。”里寒痼冷，癥瘕积聚，皆可遏伤阳气，阻抑气血，而见迟脉。迟脉主病，有虚实不同，迟而有力为阴寒偏盛，阳气被遏，气血不通，故可见冷痛、积冷等证。《四言举要》：“迟脉主脏，阳气伏潜，有力为痛，无力虚寒。”《濒湖脉学》：“有力而迟为冷痛。”《脉诀启悟》：“有力积冷。”脉迟无力多为阳虚。阳气不足，则虚寒内生，素体虚弱之人多见。《诊家枢要》：“迟为阴盛阳亏之候，为寒，为不足。”《崔氏脉诀》：“无力虚寒。”《濒湖脉学》：“迟而无力定虚寒。”张秉成：“凡见迟脉，属虚寒者多，实寒者少；假使寒邪在表，脉则不见迟而见紧。”此说甚明，若认为迟亦主表而为实寒之证，此见解有误。

迟脉亦主实热内结之证，症见发热，烦渴引饮，便秘或腹痛拒按，尿黄赤，苔黄干等。程应旄：“迟脉亦有邪聚热结，腹满胃实，阻住经隧而成者，凡癥瘕痃癖，经隧壅遏者，可见迟脉。”又主营气不足或余热滞留。郑友谅认为：“更有营气不足，又为热伤，不能运动热邪，反为所阻，轮转之机即缓慢而行迟，故脉亦如之。凡人伤寒初解，遗热未清，经脉未充，胃气未复，脉必迟滑或见迟缓。”（八纲脉概述．辽宁中医．3：57；1978）其内寓含无力之义。张秉成：“惟阳气不足，寒邪乘虚内袭者，乃见迟细不足之象，若卫阳不足，肾阳亏馁，老人之气血衰，呼吸徐，脉皆见迟。”老人机能衰减，阳气不足，脉迟乃属生理之象。

迟脉主证，除察明力势之外，兼合它脉，辨证更为确切。张石顽：“迟为阳气不显，又以浮迟为表寒，沉迟为里寒，迟涩为血病，迟滑为气病；此论固是，然当有热邪内结，寒气外郁而见气口迟滑作胀者，讵可以脉迟概谓之寒，而不究其滑涩之象，虚实之异哉。”

迟脉在《伤寒论》中应用最早，提及迟脉计有13条，如“太阳病篇”51、63、102、140、150条，“阳明病篇”18、31、46、54条，“少阴病篇”第44条、“厥阴病篇”8、32、42条等。主要征象，表示气血虚乏，病邪入里，真阳衰竭，热力不足，津液不充，寒不化谷，故见：身疼痛，恶风寒；或手足厥逆，咽喉不利；或胸胁下满如结胸；或身重短气，腹满而喘；或下利清谷；或食难用饱，微烦头眩，便涩腹满等症。

伤科病时伤筋挛缩，瘀血凝滞；外科肿疡，溃破出脓，或寒邪内蕴，邪去正衰，气血衰减时，亦可见到迟脉。《外科精义》：“迟，痼疾得之则善，新疾得之则正气虚惫；疮肿得之，溃后自痊。”

湿浊之邪内壅，症见脘腹满闷，呕恶吐清水，脉来模糊，有类迟象，不可误为寒；若热邪入脑，症见神昏谵语，闷乱烦躁，皆须参合全身症状诊断之。

在治疗中，迟而无力宜消阴益火为主，采用温补之法；若迟而有力，当审因辨之，症见胸膈饱闷，便结溺赤，乃由热邪所致。宜用清、下之法。若太阳病误下结胸而变迟；阳明病脉迟表未解；阳明脉迟而有力，外欲解而便鞕等，应以《伤寒论》之法与方药施治。

1.1.7 主病

1.1.7.1 内科

1.1.7.1.1 消化系病 某些慢性胃炎及消化道溃疡、慢性肠炎、结肠炎、胃黏膜脱垂、肠伤寒等，证属中焦受寒，胃阳不足者。

1.1.7.1.2 神经系病 某些脑震荡、脑血管意外、颅内占位性病变，或颅内压增高，证属邪入厥阴，上蒙灵窍者。神经官能症，呕吐，压迫颈动脉窦及眼球，可引起一时性迟脉。

1.1.7.1.3 循环系病 某些冠心病、风心症、肺心症、动脉硬化、心肌炎，所致心肌梗塞。心律紊乱所致房室传导阻滞、窦性心动过缓，证属心阳不振，寒阻脉络者。

1.1.7.1.4 运动系病 某些风湿、类风湿性关节炎、骨质增生以及骨关节炎，证属风寒湿痹患者。

1.1.7.1.5 内分泌系病 某些甲状腺机能减退、水潴留性肥胖者、黏液性水肿、慢性肾上腺皮质机能减退，证属阴寒内盛，水湿不运者。

1.1.7.2 皮肤病科 某些过敏性皮疹、慢性荨麻疹、湿疹，证属风湿郁表，气血瘀滞者。

1.1.7.3 传染病科 白喉并发心肌炎，证属气阴两虚，黄疸型传染性肝炎，证属阴寒内盛者。

1.1.7.4 外科 痈、疽、疔、疖，证属火毒内结，或剧烈疼痛者，以及溃疡糜烂，脓毒已泄，邪去正衰者。

1.1.7.5 药物性反映 常见于服某些西药，如利血平、心得安、洋地黄、奎尼丁，以及麻醉药品如鸦片等引起的脉来迟。

1.1.8 合脉

浮迟表寒，或为风虚，或里气虚。沉迟里寒；或为虚寒；疮毒内陷；腹脏冷病。迟滑胀满；或为气病；腹中胀大，或为风痰；或为痰气。迟涩血病；或为血少；或为血寒；咽酸癥瘕；中寒癥结。迟虚寒滞，或为消中。迟实里滞；内有停滞；内有郁热；或为气痛。迟缓寒湿；或为虚寒；郁热积滞。迟紧为寒。弦迟饮积，或为胃寒；或为胃痛。迟而滑大，风痰顽痹。迟而细小，真阳亏损；气虚血少。迟结物凝。迟微阳脱，或为难安。《千金方》：“迟紧为寒……迟而涩，中寒有癥结，迟而滑者胀，迟而缓者有寒，沉而迟，腹脏有冷病。”《诊家正眼》：“有力积冷，无力虚寒，浮迟表冷，沉迟里寒，迟涩血少，迟缓湿寒，迟滑胀满，迟微难安。”

1.1.9 脉案

1.1.9.1 心脏疾病 据现代医学报导：脉率和心率在 60 ~ 40 次/分，多为窦性心动过缓；而在 40 次/分以下，则为完全性房室传导阻滞；16 次/分以下，则会发生阿 - 斯综合征。因此，临床见到窦性心动过缓、3 度房室传导阻滞、病态窦房结综合征（缓慢心律失常）、房室结性心律等，可出现迟脉。在迷走神经兴奋性增高时，也会出现迟脉。再如运动员或体力劳动者见到迟脉均属正常，以此有别。

1.1.9.2 胃阳败竭 《伤寒论》333 条：“伤寒脉迟六七日，而反与黄芩汤彻其热，脉迟为寒，今与黄芩汤，复除其热，腹中应冷，当不能食，今反能食，此名除中，必死。”此条是误治转为除中之极危候证。伤寒脉迟，六七日，在厥热下利，往复出现时，误认为三阳合病的热利，而反与黄芩汤彻其热。须知脉迟为脏寒，本证虽见寒热错杂，而以中脏阳虚为主。误服黄芩汤后，中阳益虚，腹中应冷，当不能食，今反能食，即为除中。此为胃气败绝之候，故曰“必死”。柯韵伯：“除中者，胃阳不支，假谷气以自救，凡人将死而强食者是也。”张琪《脉学刍议》：“脉迟乃胃中阳气不支，反与黄芩汤苦寒之剂，以加速阳气之亡，故必死。”

1.1.9.3 荣气不足 《伤寒论》50 条：“脉浮紧者，法当身疼痛，宜以汗解之。假令尺中迟者，不可发汗，何以知然，以荣气不足，血少故也。”脉浮紧表实，症见身疼痛，宜汗法解表，若尺脉迟时，此为血少气虚，不可发汗。张璐：“尺中脉迟者，不可用麻黄发汗，当频与小建中和之，和之而邪解，不须发汗；设不解，不妨多与，候尺中有力，乃与麻黄汤汗之可也。”据《许叔微本事方》记载：“昔有乡人……发热头痛，烦渴，脉虽浮数而无力，尺以迟而弱……予用建中汤加当归、黄芪，令饮，翌日脉尚尔……至五日，尺部方应，遂投麻黄汤，啜至第二服，发狂，须臾稍定，略睡，已得汗矣。”

1.1.9.4 热入血室 《伤寒论》143条："妇人中风，发热恶寒，经水适来，得之七八日，热除而脉迟身凉，胸胁下满，如结胸状。谵语者，此为热入血室也。当刺期门，随其实而取之。"此条脉迟，为来去郁滞之意，身凉，为热入血室，其浅者留于少阳，深者陷入厥阴，故多有寒热往来，甚则热深厥深等症。《金匮要略·妇人杂病篇》有相同之条文。成无已："热除脉迟身凉者，邪气内陷而表证罢也，胸胁下满，如结胸状，谵语者，热入血室而里实，期门者肝之募，肝主血，刺期门者，泻血室之热。"

1.1.9.5 肠中燥结 《伤寒论》208条："阳明病脉迟，虽汗出不恶寒者，其身必重，短气腹满而喘，有潮热者，此外欲解，可攻里也。手足濈然汗出者，此大便已鞕也，大承气汤主之。"迟脉主寒，乃为常理，本证因肠中燥屎阻结，气血阻滞所致脉迟，按之必迟而有力。虽汗出却不恶寒，可知外证已解。见身重、短气、腹满而喘、有潮热等症，知邪入里，手足濈然汗出，知里实已成，故可用大承气汤攻下。成无已："身重短气，腹满而喘，有潮热者，热入府也；四肢诸阳之本，津液足，为热蒸之，则周身汗出，津液不足，为热蒸之，其手足濈然而汗出，知大便已鞕也，与大承气汤以下胃热。"

1.1.9.6 太阳表虚 《伤寒论》234条："阳明病，脉迟，汗出多，微恶寒者，表未解也，可发汗，宜桂枝汤。"本条脉迟，汗出多，微恶寒，是因风邪在表，即浮缓脉之变态，说明邪由太阳将要传入阳明，在太阳表邪未解，阳明里热未炽时，可用桂枝汤解肌发汗，以外解表邪。

1.1.9.7 中风表虚 《伤寒论》195条："阳明病，脉迟，食难用饱，饱则微烦头眩，必小便难，此欲作谷瘅。虽下之，腹满如故，所以然者，脉迟故也。"这是阳明虚寒，欲作谷疸的脉证。胃中虚寒，谷食不消，发展之势，可预断为谷疸。胃寒，阳虚不运，故脉迟，食难用饱，勉强饮食，可阻中宫，水谷郁蒸故微烦；中焦既阻，清阳不升则头眩，浊阴不降，故腹满小便难。治宜温健中阳，泄浊升清为主。若用下法，则属误治，仍腹满如故，但下之腹满如故，并不一定属虚寒，大承气证也有腹满不减，减不足言之候，然腹满虚实诊断，关键是脉，故本文说："脉迟故也。"

**《伤寒论》195、208、234条脉证鉴别表**

| 条文 | 脉象 | 症状 | 病证 | 病理 | 治法 | 方剂 | 备注 |
|---|---|---|---|---|---|---|---|
| 195 | 迟 | 食难用饱，饱则微烦，头眩，小便难。 | 中风表虚 | 阳明虚寒 | 温健中阳 | ※茵陈四逆汤加神曲 | 迟而无力 |
| 208 | 迟 | 汗出，身重，腹满而喘，潮热。 | 肠中燥结 | 阳明腑实 | 攻下 | 大承气汤 | 迟而有力 |
| 234 | 迟 | 汗出多，微恶寒。 | 风邪在表 | 阳明表虚 | 调和营卫 | 桂枝汤 | 迟兼浮、缓 |

舒驰远曰："此条（195条）为阴黄证，乃由脾胃夙有寒湿，意者茵陈四逆汤加神曲可用。"这是舒氏补充出治疗方剂。有一定参考价值，故列入上表中。

1.1.10 鉴别 迟脉与缓、涩、虚等脉相类，易于混淆，应进行鉴别。迟、缓、涩、虚四脉，皆有速率不及的特点，然缓脉稍快于迟，一息四至，不疾不徐，态势从容和缓；涩脉虽亦迟，但形细而体短，指下涩滞不前；浮大力薄，按之空虚，兼见迟象的是虚脉。故《濒湖脉学》："脉来三至号为迟，小驶于迟作缓持，迟细而难知是涩，浮而迟大以虚推。"李中梓："迟而不流利，则为涩脉，迟而有歇止，则为结脉，迟而浮大且软，则为虚脉，至于缓脉绝不相类……故缓脉四至，宽缓和平，迟脉三至，迟滞不前，则二脉各别。”本节重点与缓脉鉴别，详见缓脉节。

现代医学认为，迷走神经张力过高与病窦所致之迟脉，应予鉴别。一般来说，前者所致多无明确病因，易被体位改变，呕吐等诱发，多为阵发性，病状较轻，基础脉率为50~60次/分，运动或阿托品试验后，最大脉率常>90次/分，且维持时间较长；而病窦所致者常有病因可寻，无诱因，多为持续性，症状显著，基础脉率常低于50次/分，运动和阿托品试验后，最大脉率常<90次/分，且持续时间较短。

房颤伴有高度房室传导阻滞，可引起迟脉，仔细检查，才能发现其有轻度不规则。迟脉偶尔可能是在每一次窦性搏动后早搏，规则地再发，而在动力学上，收缩无效（如二联律时）所致，但对早搏进行触诊，或听诊则易鉴别。

1.1.11 歌诀

迟脉一息至惟三[1]，
沉候形大与细般[2]。
有力邪实多积冷[3]，
不及阳虚久病牵[4]。
寸咳痰滞[5]心痛间[6]，
关胃冷痛[7]肝筋挛[8]。
尺中骛泄[9]溲不禁[10]，
肾亏阴寒两当掺[11]。

1.1.12 注释

[1] 迟脉一息至惟三　迟脉一息仅三至，来去迟慢为其主要特点。

[2] 沉候形大与细般　迟脉一般浮取不应，沉候方见其形，体粗大或细小，指下搏动多呈有力状，亦可搏动无力。

[3] 有力邪实多积冷　迟脉沉取有力，多主里寒实证，亦主实热内结之证。多见里寒痼冷，癥瘕积聚，脘腹冷痛，肢厥不温等。《医宗必读》：“迟脉主脏，阴冷相干，有力为痛，无力虚寒。”《濒湖脉学》：“迟脉主脏，有力冷痛，无力虚寒。”

[4] 不及阳虚久病牵　迟脉沉取无力，主阳虚、虚寒证，一般病程长，而短期难以治愈的病证。《脉义简摩》：“迟为阴脉，主脏病，多属虚寒。”

[5] 寸咳痰滞　右寸脉迟，症见咳嗽，气喘，咳痰清稀，或痰白而粘，胸膈满闷，渴喜热饮，背冷无汗，或兼恶寒发热，受寒易发。多由寒痰伏肺，痰壅气阻，肺失宣降所致。《诊家枢要》：“右寸迟，肺感寒，冷痰气短。”《脉诀汇辨》：“右寸迟者，肺寒痰积。”《脉学阐微》：“右寸，肺气寒冷，胸闷痛，痰滞，气短咳逆。”

[6] 心痛间　左寸脉迟，症见心痛如绞，遇寒则剧，心悸气短，甚则心痛彻背，背痛彻心，畏寒肢冷，冷汗出。多由阴寒内盛，寒凝心脉所致。《诊家枢要》：“左寸迟，心上寒，精神多惨。”《脉诀汇辨》：“左寸迟者，心痛停凝。”《脉学阐微》：“见于左寸，胸中寒痹，满痛，精神不振。”

[7] 关胃冷痛　右关脉迟，症见胃痛暴作，痛势较剧，喜温熨热饮，口不渴，泛吐清水，遇冷易发，或有恶寒发热，苔薄白。多由寒邪犯胃，胃中阳气不得宣通所致。《诊家枢要》：“关（右）迟，中焦寒及脾胃伤冷物，不食。”《脉诀汇辨》：“迟在右关，胃肠

冷物。”《脉学阐微》：“右关，脾寒胃冷，食不化，积滞不行。”

［8］肝筋挛　左关脉迟，症见胁肋胀痛，连及下腹，牵引睾丸坠痛，畏寒肢冷，舌苔白滑等。多由寒滞肝脉，引起经脉挛急。《诊家枢要》：“关（左）迟，筋寒急，手足冷，胁下痛。”《脉诀汇辨》：“迟在左关，徵结挛筋。”《脉学阐微》：“左关，肢体拘急，脘满胁胀痛。”

［9］尺中骛泄　骛（wu，音误），即“寒泻”。指右尺脉迟，症见大便泻下，水粪相杂，色青黑如鸭粪（又称“鸭溏”），尿清，是因大肠有寒所致。或泄泻清稀，腹痛肠鸣，脘闷食少，伴恶寒发热，头痛鼻塞等。是由外感风寒，并走二肠，引致清浊不分，水谷不化。或黎明之前，脐腹作痛，肠鸣而泻，泻后即安，形寒肢冷，腰膝酸软。是由肾阳虚衰，命门火不能温煦脾土所致。《诊家枢要》：“尺（右）迟，为脏寒泄泻，少腹冷痛，腰脚重。”《脉学阐微》：“右尺，腹部胀痛，腰酸重泄泻。”

［10］溲不禁　指左尺脉迟，症见小便频数，白浊或清冷，或失禁，伴腰酸腿软，精冷不化，女子月经不调，不育不孕等。此由肾阴不足，固摄无权，不能约束水液，或肾气虚弱，气化不及，膀胱失约所致。《诊家枢要》：“尺（左）迟肾虚，便浊，女子不月。”《脉诀汇辨》：“左尺得迟，肾虚便浊，女子不月。”《脉学阐微》：“左尺，肾虚便泄，腰酸痛，女子不月。”

［11］肾亏阴寒两当掺　欲辨明尺脉所主证候，是因肾阴亏损或脾肾阳虚，还是阴寒邪气入里引起的里寒实证，必须参合证候特点，以及脉的有力无力（不及）之象，便可得到确认。

1.1.13　结语

迟脉阴义，不及四至，一息至三，来去极慢。
浮取不应，沉按可定，指下有力，形大或细。
一息之时，脉动二至，名损有害，一至为败。
两息一动，名曰夺精，脉气已空，预后症凶。
寒客经络，阳气阻遏；热结于里，脉道受抑，
阳虚里冷，寒自内生，大气不布，脉迟被束。
归脏主寒，阴盛阳残，实滞力充，为冷为痛，
积聚瘕瘕，里寒痼冷，痰积气决，伏热蹇结。
无力虚寒，阳气亏探，新病正虚，久病可驱。
季夏尺推，土旺水亏，肾气失宜，消中亦忌。
浮迟表寒，沉迟里寒，迟滑胀满，寒湿迟缓。
迟涩相兼，癥瘕咽炎。弦迟饮积，胃冷痛时。
缓涩虚迟，四脉不及。缓快于迟，一息四至，
不徐不疾，从容态势。涩细体短，滞涩不前。
浮大力薄，按虚空阔，兼合迟形，虚脉可定。
右寸肺寒，冷痰咳喘，胸闷膈满，背冷无汗。
左寸心疼，遇寒则增，心悸气短，胸背痛顽。
右关寒证，脾胃伤冷，食滞难化，脘痛纳差。
左关胁胀，痛连腹肠，寒急筋挛，引牵睾丸。

尺右骛泄，脐腹痛泻，畏寒肢冷，腰膝酸疼。

左尺肾弱，尿频白浊，男子精劣，女子不月。

力弱补多，消阴益火；有力热结，清下可决。

1.2 缓脉（阴中之阳）

1.2.1 含义

缓有宽舒、和缓、迟缓、缓慢之义。

《说文》："绰也。"意即宽舒不紧。据此本义，缓脉当释为宽舒不紧之脉。

唐·王冰："缓，谓纵缓之状，非动而迟缓也。"

日·丹波元简："迟缓之意。"（《脉学辑要》. 卷中. 39 页）

清·周学海注《诊家枢要》："盖缓以形之宽纵得名。"

清·钱潢："缓者，紧之对称，非迟脉之谓也。"（《伤寒溯源集》）

张隐庵："缓者，和缓舒徐，不数不动，不结不促，非不及四至之谓也。"

缓脉一息四至，宽舒和柔，从容不紧（平），或纡徐缓慢，懈怠宽弛，举按有脉（病）。

《脉象图的研究》："缓脉：小驶于迟，一息四至，从容和缓，往来匀称。"

1.2.2 速率

一息四至，不疾不徐，宽舒和柔，从容不紧（平），小驶于迟，纡徐缓慢，懈怠宽弛，常兼他脉（病）。

《素问·平人气象论》："人一呼脉再动，一吸脉亦再动，呼吸定息脉五动，闰以太息，命曰平人。"

按：本节经文是阐述调息察脉及辨别平脉的标准。人一呼脉搏动两次，一吸脉也搏动两次，当一呼一吸成为一息的交换时间较长时，脉增加一次搏动，计五次搏动，故曰"闰以太息"。"闰"即多余也。虽然《内经》没有明确指出缓脉脉数，但是提出正常脉象次数却是最早的，与后世所言"缓脉"，一息脉来四次，或五次搏动数是相一致的。

《素问·平人气象论》："缓而滑曰热中。"

按：缓，指纵缓之脉，与紧脉相对。故王冰云："缓为纵缓之状，非动之迟缓也。"即脉来弛缓不紧，有放纵怠缓之势。"缓而滑"，兼合他脉，多属病缓脉之象。故"曰热中"。马莳注："脉来缓而滑者，缓为脾脉有余，滑为胃火甚盛，故为热中。"

《伤寒论·辨脉法》："阳脉浮大而濡，阴脉浮大而濡，阴脉与阳脉同等者，名曰缓也。"

按：本条是形容平人的和缓脉象。濡，此作软解。脉形浮大为阳，濡软为阴，这样的脉象，是阴中有阳，阳中有阴；而寸口、尺中，上下相等，没有偏胜，便是阴阳气和，不疾不徐，和缓从容的形态，故称之为缓脉，此属平人健康之征象。仲景这种对缓脉认识，无论是对平、病缓脉形态与至数之论述，皆与后世医家的看法不相同。

《脉经》："缓脉，去来亦迟，小驶于迟。一曰浮大而软，阴浮与阳同等。"

按：王叔和认为缓脉的搏动，依然带有迟脉之象，但稍稍快于迟脉，虽未明确提出一呼一吸跳动四次为缓，但是据实《脉经》已提出缓脉，一息四至的数率概念。"浮大而软，阴浮与阳同等"是袭仲景《伤寒论》中，"浮大而濡，阴脉与阳脉同等"之意所改写。仍是申明平脉之缓，阴阳无偏盛偏衰之变，相互协调，尺、寸脉见同等的平和之象。

体现了叔和尊古而不泥古，对缓脉大胆改革创新的精神。

《千金翼方》："按之依依，名曰缓。"

《难经集注》引杨玄操："如初春杨柳舞风之象。"

《诊家枢要》："如微风轻飐柳梢。"

按：依依：形容树枝柔软，随风摇摆状。诸家将缓脉喻为初春杨柳，随风飘舞之姿，或如微风轻拂柳梢的悠柔姿态，皆用自然界和谐的景象来形容缓脉柔和匀静，往来均匀有序的形势。因此，这种描绘，仍属于平性缓脉之范畴，无论在速率及形态上，依然未对病性缓脉，做出恰当确切的阐述。

《脉诀》："缓者阴也，指下寻之，往来迟缓，小于迟脉曰缓。"

按：高阳生《脉诀》，提出"往来迟缓"，以至数较少，做为衡量病性缓脉的依据。但未明确指出至数，使人模糊不清。"小于迟脉"中的"小"字，仅可以形容脉的长度中的长短，或脉体的粗、细，不能做为脉来至数的多少。此小虽可作为少解，缓脉往来次数，若少于迟脉，则为损脉，故此说有误。

《脉诀刊误》："缓脉一息四至。《脉经》曰：'缓脉小驶于迟'，今《脉诀》反云'小于迟脉'误矣。"

按：戴氏据仲景、叔和所述缓脉的形态，与速率的启示，而明确提出，缓脉的标准，是一息四至。得到众多医家认可，并延用至今。

《诊家枢要》："缓，不紧也，往来纡缓，呼吸徐徐，以气血向衰，故脉体为之徐缓耳。"

按：滑氏以缓与紧相对，谓之纡缓，可见懈怠宽舒形态。徐缓之中，寓含迟缓、怠缓之象，这是形容病性缓脉之状。

《濒湖脉学》："缓脉阿阿四至通，柳梢袅袅飐轻风，欲从脉里求神气，只在从容和缓中。"

按：阿阿：宽大舒缓之义；袅袅（niǎo）：柔软之物，随风摆动；飐（zhān），风吹摇动之义。时珍提出缓脉，宽舒不紧，柔和舒展，不疾不徐，一息四至，犹如微风轻飐，柳梢袅袅，悠悠扬扬，从容不迫的形态。脉里有"神气"，神气须依存谷气濡养，谷气充足，则脉中神气亦丰，谷气来则徐而和。"从容和缓"的脉象，便知有胃气和神气。这是从脉的至数与形态及脉中神气的结合上，来阐述缓脉的，但仍示为平性缓脉的范畴。

《医醇剩义》："惟有缓脉悠悠扬扬，是为胃气，见之吉祥，别有一种怠慢近迟，血虚气弱积湿可知。"

《三指禅》："四时之脉，和缓为宗，缓即为有胃气也。"

按：以上医家所述，与后世众多医家，把缓脉示为有胃气的标志，如缓脉带有"悠悠扬扬"、"和缓"之象，便是有胃气，或胃气充盛的标志。

《中医诊断学》："缓脉，一息四至，来去怠缓。"（广州中医学院）

按：总上所述，缓脉历经众多医家数千年的实践总结，趋于完善，一息四至，为缓脉速率的标准，约合脉率 72 次/分，不疾不徐，宽舒和柔，从容不紧，这种形态为平性缓脉，且含有胃气和神气。若小驶于迟，纡徐缓慢，懈怠不舒，兼合其他脉象，如弦、长、细、涩等，则为病性缓脉。若无胃气，则为危候之兆，临证不可不察。

1.2.3 诊法

三部脉缓，中下部显，柔匀和软（平），放纵怠慢，松弛不及，往来不振（病）。

《脉诀刊误》："缓者二义，去来亦迟，小驶于迟，每居中部或下部间，柔软而慢，但小于沉脉，兼之缓软，此有邪之诊，为不及之缓。阴阳气和，阳寸阴尺，上下同等，同浮大而软，无有偏胜，此无邪之诊，为阴阳和缓之缓。"

按：戴氏袭各家之义，认为脉来"小驶于迟"、"兼之缓软"，且在中、下部显见，此属病性缓脉。若阴阳协调，无偏盛偏衰，尺、寸脉同等，则为平性缓脉。这是戴氏沿用仲景《伤寒论》中对缓脉论述，提出的观点，这种认识，未能得到后世医家的认可。

《景岳全书》："凡从容和缓，浮沉得中者，此是平人之正脉。"

《濒湖脉学》："缓脉，去来小驶于迟。一息四至。如丝在经，不卷其轴，应指和缓，往来甚匀。"

按：此仍言平脉之缓，其气宽舒徐和，从容不迫，一息四至、浮沉三部皆显，稍快于迟，故喻形同机轴不卷，经丝宽弛柔和之状。

《诊家正眼》："缓而和匀，不浮不沉，不大不小，不疾不徐，意思欣欣，悠悠扬扬，难以名状者，此真胃气脉也。"

按：李延昰、林之翰与李中梓此语句皆一致，认为平性缓脉之状，即含有胃气，因此，缓脉亦可称为胃气脉。

《沈氏尊生书》："和缓而匀，无浮、沉、徐、疾、微、弱之偏，即为胃气脉。"

《三指禅》："四至调和百脉通……柳条摇曳趁春风。"又："不浮不沉，恰在中取；不迟不数，正好四至。欣欣然，悠悠然，洋洋然，从容柔顺，圆净分明。"

《诊宗三昧》："从容和缓，不疾不徐，似迟而实未为迟。"

《中医诊疗》："不数不迟，中和平稳之脉，是为平人之脉。"

按：以上诸家所述，缓脉宜在中取，一息四至，从容和缓，圆净分明，是诊取平性缓脉之要也。

吴鹤皋："状如琴弦，久失更张，纵而不整，曰缓。"

按：纵，即放纵；不整，是不齐，以不整、不齐为缓脉，则不妥也。缓脉如琴弦，久失更张，放纵松弛，中耎不鼓之状，此乃病性缓脉之象也。

总上以历代各家所论，缓脉中取可见正形，但浮沉二候，亦可诊取，其形柔和而软，从容均匀，不强不弱，不迟不数，一息四至，宽舒和缓，带有胃气，长远有根，毫无躁急或涩滞之象，便为诊得平性缓脉之形；若放纵怠缓，如琴弦松弛，失其更张，搏动弛缓，不鼓、怠慢，呈现纵缓之状，则属诊得病性缓脉之形。故缓脉亦应从位、数、形、势四者诊取。平性缓脉含有胃气，病性缓脉多兼合其他脉象。

1.2.4 特点

1.2.4.1 缓脉中含有神气、胃气　有神气、胃气的缓脉，其形从容和耎，柔匀自如，宽舒顺畅，可做平人的正常脉象，表示健康无病。若见缓弱，必是少神，或胃气不足征象。同时必兼合其他脉象共见者，则为病理性的。张石顽："缓为脾家本脉，然必和缓有神。"周学海："指下柔匀，形之缓也；来去从容如一，气之缓也。"《三指禅》："缓即为有胃气也，万物皆生于土，久病而稍带一缓字，是为有胃气，其生可预卜耳。"又："无病之脉，不求神而神在，缓即为有神也。"《诊家正眼》："切脉中，六部挟缓，谓之胃气。”《时氏诊断学》：“所谓胃气是也，乃平人之脉，古人名为缓脉。”根据各家论述，凡平性缓脉中，即含有神气和胃气，说明人的正气存在。

1.2.4.2 缓脉是四季、五脏脉之本。人在四季和五脏功能的活动中，其脉必须含有和缓之象。如春季脉微弦，必带和缓之胃气脉之象。李时珍：“春弦夏洪，秋毛冬石，四季和缓，是谓平脉……四时百病，胃气为本。”《三指禅》：“四时之脉，和缓为宗。”五脏平脉，肝弦、心洪、脾缓、肺浮、肾沉（石），胃气充足，也含有和缓均匀之象。李中梓：“一切脉中，皆须挟缓，谓之胃气，但得本脏之脉。”《三指禅》：“春为肝木，脉弦；夏为心火，脉洪；秋为肺金，脉毛；冬为肾水，脉石。惟胃气属土，其脉从容和缓，散布于弦洪毛石，以默运于春夏秋冬……如春肝宜弦，弦而缓者，若风飐柳梢，抑扬宛转。”又：“而后四时之脉，得其平耳。夫缓即胃气，原秉天生地成，与诸脉互相主辅，而不可须臾离焉者，经所云春弦、夏洪、秋毛、冬石，皆以胃气为本。”

1.2.4.3 缓脉为脾（胃）之正脉　缓为脾脉，归脏属阴，旺于四时，从容不紧，和缓以滑，不疾不徐，不强不弱，节律均匀。《脉经》：“脾旺之时，其脉大，阿阿而缓，名曰平脉。”《诊家正眼》：“缓脉……在五行为土。”又：“在人身为足太阴脾，若阳寸阴尺，上下同等，浮大而爽，无有偏胜者，和平之脉也。”《三指禅》：“四季脾胃用事，厥脉宜缓，不问可知，此平脉所以获生也。盖平者，和也，所以和其脉，使无急躁也；平者，准也，所以准其脉，使无偏胜也。”《濒湖脉学》：“脾胃脉来，总宜和缓。”

1.2.4.4 缓脉可作为统领诸脉的标准　以缓为平脉，可以作为衡量各种类型病脉标准，若兼合其他脉象，则更易鉴别出病脉。《三指禅》中，以缓为总，分统浮、沉、迟、数四纲，余下22脉，历付于后。并指出：“诀以缓为极平脉，余二十六为病脉。定清缓脉，方可定诸病脉；精熟缓脉，即可以知诸病脉。脉之有缓，犹权度之有定平星也。”又：“立缓为标，言平脉，即统该乎弦、洪、毛、石；提病脉，先分著于浮、数、迟、沉。而二十二脉之旁见侧出者，无不寓于其中，举其纲而目自见。”

1.2.5 机理

1.2.5.1 平性缓脉禀胃气而成，内外无邪，脏腑安和，元气充沛，阴阳相依，气血调和，百脉畅行，故脉气柔匀宽舒，一息四至，悠扬自如，从容和爽。《灵枢·终始篇》说：“谷气来也，徐而和。”《三指禅》：“四至调和百脉通，浑涵元气此身中。”

1.2.5.2 邪气袭表，卫伤营亏，营行脉中，卫行脉外，营卫化生不足，脾失健运，经脉空虚，脉道弛缓，故脉来怠缓而兼浮之象。张石顽：“其太阳病发热头痛，自汗，脉浮缓者，为风伤卫证，以其自汗体疏，脉自不能紧盛也。”《脉简补义》：“风温湿温，愈热愈缓，以风、热为阳邪也，愈缓则津液愈耗。”

1.2.5.3 湿侵体内，气机不振，气血运行怠慢，湿邪困滞经脉，脉道弛缓而松懈，故见怠缓之状。《脉诊》：“若因湿邪粘滞，阻滞脉道，则脉来虽缓，必见怠慢不振，脉道弛缓，有似困缚之象。”

1.2.5.4 脾虚失运，水湿内停，湿浊滞恋于脉；气血不足，脉道失充，故脉呈显弛缓不及之象。《中医学基础》：“脾胃虚弱，气血不足以充盈鼓动，所以脉来弛缓。”（北京中医学院）《时氏诊断学》：“疾病之缓脉，脉管弛缓宽大，收缩力不够，与紧脉收缩太过者，恰成对待。血管扩大，血液有回旋之余地，故脉搏应指放纵。”

1.2.5.5 现代医学认为　多与迷走神经兴奋性增加，心搏缓慢，心输血量正常或减少，周围血管扩张，外周阻力降低或正常，血管壁弹性减弱等因素有关。《现代中医脉诊学》：“缓脉的指压一指感趋势图呈拟正态曲线，脉幅中等。脉宽正常或稍大于正常。脉长寸、关、尺三部都可及。脉形呈三峰波，脉率缓慢。”

1.2.6 主证

1.2.6.1 伤风感湿 头身困重，四肢酸楚，汗出恶风，午后热重，汗出热不解，或四肢麻木、重着，屈伸不利。

1.2.6.2 湿困脾阳 饮食不振，口黏不渴，胸闷呕恶，脘腹痞满，肢体困倦，便溏不爽，尿浊带下，面黄肤肿。

按：据各家所述，缓脉有平、病脉之分。平性缓脉，四季与五脏之本脉，亦谓脾胃之正脉，因此，多主胃气、神气充沛之征象。张景岳：“凡从容和缓，浮沉得中者，此自平人之正脉。”郭元峰：“缓为脾脉，主乎中，应乎肌肉，阳寸阴尺，上下同等，不浮不沉，不大不小，不徐不疾，不微不弱，和缓有力，鼓指有神。”病性缓脉，多主湿证，亦主脾虚，及其他症。郭元峰又：“又有缓迟之缓，缓纵之缓……是皆有病之脉，非真缓脉也。”《三因方》：“缓为在下，为风，为寒，为弱，为痹，为疼痛，为不仁，为气不足。”临床一般缓脉多兼合他脉之形为多。如风湿表证，脉见浮缓；湿痹证，脉来沉缓，此属外湿证，乃由气候潮湿，涉水淋雨，居处潮湿，湿邪侵淫而发。脾虚湿困证，多由脾失健运所致。故湿从内生，甚则水湿停聚，变见诸症。李中梓：“缓为胃脉，不主于病；取其兼见，方可断证。”缓脉主病，以湿邪为常见。徐灵胎：“缓主湿邪。”并根据相兼脉之不同，又有虚实寒热之分。王叔和以脉缓主气虚，寸缓卫气虚，关缓脾胃虚，迟缓肾气虚。滑寿以气血俱虚，李时珍以荣虚卫有余。汪机以肾气虚。

缓脉主病，有太过与不及之分，李中梓引《内经》：“其来如水之流者，此为太过病在外，如乌之喙者，此为不及病在中，太过则令人四肢沉重，不及则令人九窍壅塞不通。”又引《脉经》：“脾旺之时，其脉大，阿阿而缓，名曰平脉。反得弦细而长者，是肝之乘脾，木之克土，为贼邪，死不治……反得洪大而散者，是心之乘脾，母之归子，为虚邪，虽病易治。”李氏所言“肝之乘脾，木之克土”是不及之象，“心之乘脾，母之归子”是谓太过。时逸人：“《内经》缓脉之状：‘如水之流，此为太过，病在外，令人四肢沉重不举’。形容缓脉扩大，至最后阶段，为严重之病症，无法治疗。”

从临床看，缓滑有力为太过，多主气分有热，烦热、腹满、痈疡诸疾；缓而细迟，多为不及，主中气不足，虚寒气怯，以及眩晕诸疾。张景岳：“若缓而滑大者多实热……缓而迟细者多虚寒。”黄宫绣：“缓脉尤必察有无力，以为区别。如使缓大有力，则为有余，其症必见燥热。缓软无力，则为不足，其症必见虚寒。”

缓脉主胃气和，有时亦可主热。《灵枢·邪气脏腑病形篇》：“缓者多热。”张仲景：“缓者阳气多”、“缓者胃气有余。”《脉经》：“三部俱缓脾家热，口臭胃翻长呕逆，齿肿龈宣注气缠，寒热时时少心力。”张景岳：“纵缓之脉多中热，而气化从乎胃也。”可见缓脉主热是由变脉所致。

此外，在外科疮疡未溃时见缓，则为气血衰弱，毒深邪盛之证。

1.2.7 主病

1.2.7.1 内科

1.2.7.1.1 运动系病 常见于风湿性关节炎、类风湿、腰肌纤维织炎，证属风湿痿痹患者。

1.2.7.1.2　消化系病　某些胃炎及消化道溃疡、胃肠炎、胃肠功能紊乱，证属脾虚湿困型者。

1.2.7.1.3　神经及功能性病　某些面神经麻痹、坐骨神经痛、重症肌无力、美尼尔氏综合征、神经衰弱，证属湿阻经络，气血不足患者。

1.2.7.2　外科　食道炎及癌、慢性阑尾炎，证属湿热内蕴，或实热内瘀患者。

1.2.7.3　其他　慢性肝炎、肝硬变腹水（脾虚湿困），子宫颈癌（脾肾阳虚），上感或流感后期（风湿表证），流行性出血热（肾气不摄），急性肾炎，或慢性肾炎急性发作（水湿困脾），月经失调和子宫肌瘤（冲任失调），眼玻璃体浑浊（痰湿型），视网膜脱离（水湿内聚）。

1.2.8　合脉

缓为胃气，亦主湿邪。浮缓为风，风湿或中风；伤风（右寸），肝风（左关）；肠风（右尺），溲频或月经多。沉缓为湿，湿痹或寒湿，蓄水或眩晕，血气虚或小腹冷。缓大为风，风虚或伤风，自汗或寒热而衄。细缓为湿，湿痹或寒湿，兼沉阳虚。缓涩血虚，血少或血伤，营虚或脾薄，脾胃气虚，血少精伤。缓滑为热，内热或热中，痰或热痰壅滞；兼大实热。缓迟伤湿，虚寒相搏；虚冷咽痛；兼细多虚寒。缓弱气虚，气损或阳衰，缓弱少神为气血不足。缓洪湿热；兼浮阴虚。缓紧为痛。浮而宽缓不弱为卫虚，沉细迟缓为营弱虚寒。《现代中医脉诊学》："浮缓为卫伤，沉缓为营弱，缓大为风虚，缓细为湿痹，缓滑为热中，缓涩为血虚，缓迟细是阴虚，缓大无力为阳虚。"

1.2.9　脉案

1.2.9.1　脾肺气虚　据史朝珍在"十二经补泻穴"的临床应用介绍：郭某之妻，64岁。素有慢性支气管炎，咳嗽痰多，气喘自汗，食少乏力，右脉缓无力，此脾肺气虚证。取大都、太渊二穴补之，针后咳喘减轻。针二次食增，针三次而愈。（河北中医．3：50；1981）

1.2.9.2　外感伤风　《伤寒论·太阳篇》2条："太阳病，发热，汗出，恶风，脉缓者，名为中风。"

按：此条是中风脉证。"中风"即外感伤风证。许叔微："今伤风，古谓之中风。"朱肱："伤风之候，头痛发热，脉缓汗出恶风。"戴原礼："轻则为感，重则为伤，又重则为中，故《伤寒论》中的中风证，是伤风的重证，后世的感冒乃伤风中的轻证。"古之中风与今伤风感冒一样，但与肝阳上亢所致类中风，涵义绝然不同。本文风邪伤卫引起，汗出，恶风，脉缓，是表虚证，卫弱肌疏，脉道松弛而见脉缓。联系"太阳之为病，脉浮，头项强痛而恶寒"看，脉缓当兼合浮象。

1.2.9.3　邪入阳明　《伤寒论·太阳篇》244条："太阳病，寸缓关浮尺弱，其人发热汗出，复恶寒，不呕，但心下痞者，此以医下之也。如其不下者，病人不恶寒而渴者，此转属阳明也。小便数者，大便必鞕，不更衣十日，无所苦也。渴欲饮水，少少与之。但以法救之，渴者，宜五苓散。"

按：此条是太阳病误下变证与病传阳明的辨证。成无己："太阳病，脉阳浮阴弱，为邪在表，今寸缓关浮尺弱，邪气渐传里，则发热汗出，复恶寒者，表未解也。传经之邪入里，里不和者，必呕，此不呕，但心下痞者，医下之早，邪气留于心下也。如其不下者，必渐不恶寒而口渴，太阳之邪转属阳明也。”

1.2.9.4 子宫颈癌 若妇女已确诊子宫颈癌，症见白带多，质稀如水，腥臭不剧，腰背酸楚，四肢困倦，畏冷，纳呆，便溏，苔薄白或微腻，脉见缓或沉细之象，属脾肾阳虚所致。治疗宜温肾健脾，兼以固涩为主。

按：子宫颈癌，是一种原因尚未肯定的机体内细胞异常增生的常见妇科疾病。在祖国医学的崩漏，积聚，癥瘕等病症中，可能包括本病。据《中医临床手册》介绍，采用党参、炙芪、白术、茯苓、陈皮、鹿角霜、人胞、赤石脂、紫石英等中药治疗，有一定疗效。

1.2.10 鉴别 缓脉与迟脉，因速率较慢，故列入迟脉纲中。同时，濡、虚、微、弱脉，亦与缓脉有相似之处，也应与缓脉区别开来。张璐：“从容和缓，不疾不徐，似迟而实未为迟，不似濡脉之指下绵软，虚脉之瞥瞥虚大，微脉之微细而濡，弱脉之细软无力也。”

缓脉应重点与迟脉相鉴别。戴起宗：“缓与迟二脉相类，缓脉大而慢，迟脉小而衰，缓者卫有余而营不足，迟者阴气盛而阳气衰，二诊不同，迟脉一息三至，缓脉一息四至。”详见下列鉴别表。

**缓脉与迟脉鉴别表**

<table>
<tr><th>脉名</th><th>缓 脉</th><th>迟 脉</th></tr>
<tr><td>速率</td><td>一息四至，宽舒和软；放纵怠缓</td><td>一息三至，去来极慢</td></tr>
<tr><td>诊法</td><td>三部有脉，中下部显</td><td>沉部候取</td></tr>
<tr><td>主证</td><td>伤风感湿，湿困脾阳</td><td>实寒积冷，阳衰虚寒</td></tr>
<tr><td>主病</td><td>内科运动，消化系病为主</td><td>内科消化，神经系病为主</td></tr>
<tr><td rowspan="2">特点</td><td>四季和缓，有胃神气，五脏之本（生理）</td><td rowspan="2">太过实强，不及无力，部位有别，位深数少，结合诊取。</td></tr>
<tr><td>放纵怠缓，松弛不鼓，位数形势，结合诊取（病理）</td></tr>
<tr><td rowspan="3">机理</td><td>元气充沛，脏腑健旺，气血调和，脉道畅通从容宽舒，脉见平性；湿邪阻滞，气机不振气血受困，脉道弛缓，运行怠慢，脉见病状</td><td>寒邪阻遏，阳气失布，气血运行不畅，或运行迟缓</td></tr>
<tr><td>多与外周阻力降低或正常，血管壁弹性减弱</td><td>多与房室传导阻滞，房室结性心律，外周阻力增强，周围血管收缩，血管壁紧张性增强，血压低</td></tr>
<tr><td colspan="2">迷走神经兴奋性增强，心搏减慢，心输血量正常或减少</td></tr>
</table>

1.2.11 歌诀

柔匀宽舒四至缓[1]，
按之放纵力失坚[2]。
伤风湿困司胃气[3]，
不及太过寒热般[4]。
寸头项强[5]心气短[6]，
关胃食少脘胀满[7]，
左胁肝郁风眩虚[8]，
肾冷[9]精亏[10]察尺间。

1.2.12 注释

[1] 柔匀宽舒四至缓　凡脉来不强不弱，柔和均匀、不疾不徐，从容自在，宽舒悠闲，长远有根，毫无躁急或涩滞之状，此为正常缓脉之象。

[2] 按之放纵力失坚　凡脉来纡徐怠缓，毫无紧张，放纵松弛，失更不鼓，软缓而迟，此为病性缓脉之象。坚，即紧脉，缓与紧相反，力失坚，即是怠缓之意。

[3] 伤风湿困司胃气　缓脉主伤风或外感湿邪，脾虚湿困，浮肿水肿等证。亦是胃气、神气存在的标志，故曰“司胃气”。并且以缓脉之象，衡量和判断各种类型病脉的标准。

[4] 不及太过寒热般　指缓脉有不及与太过之形象，以区分是寒证还是热证。凡缓脉兼大兼滑而有力，此为太过，多主气分热证。湿热内盛，火毒内实，痈疽疮疡，腹满肿胀，肢体沉重等。凡缓脉兼细兼迟而少力，此为不及，多主中气不足，畏寒肢冷，气虚胆怯，头目眩晕等虚寒之证。

[5] 寸头项强　指右寸脉缓，症见头项强痛，肩背酸楚，自汗恶风，或有口眼歪斜等。右寸属肺，肺主以卫，风邪伤卫，或风邪侵入人体上部。因此，缓常兼合浮象。《医学入门》：“缓为正缓脉之本，非时得之气血虚，在上项强下脚弱，右尺单见命将殂。”《濒湖脉学》：“寸缓风邪项背拘。”《脉诀启悟》：“右寸浮缓，风邪所伤。”《脉诀》：“缓脉关前搐项筋。”《古今医统》：“寸逢浮缓，左右俱主伤风。”

[6] 心气短　指左寸脉缓，症见心虚气短，怔忡，健忘，胸满，眩晕，面色不华，唇舌色淡等。多由心气不足或心之血脉空虚所致。因此，缓常兼合涩象。《诊家枢要》：“左寸缓，心气不足，怔忡多忘，亦主项背急痛。”《脉学阐微》：“左寸，心虚怔忡、健忘胸满、气短。”《诊家正眼》：“左寸涩缓，少阴血虚。”

[7] 关胃食少脘胀满　指右关脉缓，胃虚脾弱，症见脘腹痞闷，食少不化，嗳腐吞酸，腹痛喜按，便溏或泄，面色萎黄，倦怠嗜卧等。多由脾胃虚弱所致。故缓常兼虚，或兼弱、沉、迟之象。《脉经》：“关脉缓，其人不欲食，此胃气不调，脾气不足。”《诊家枢要》：“关（右）缓，胃弱气虚。”又：“关脉浮缓，脾气虚弱。”《脉确》：“关知脾胃食难磨。”《脉学阐微》：“右关脾虚脘满，腹胀、食少。”《诊家正眼》：“右关沉缓，土弱湿侵。”《古今医统》：“右关浮缓腹膨，沉缓少食。”

[8] 左胁肝郁风眩虚　指左关脉缓，症见左胁气结，腹部胀闷不适，头目眩晕，视物模糊，肘臂发麻，或手足抽搐，牙关紧闭等。多由血虚于内，风阳上扰，或肝失疏泄所致，故缓常兼合弦、大、浮象。《脉诀》：“当关气结腹难伸。”《诊家枢要》：“关（左）缓风虚，眩晕腹胁气结。”《脉学阐微》：“左关，风虚眩晕，左胁胀闷不适。”《濒湖脉学》：“关为风眩胃家虚。”（注：左关属肝，风动弦缓）又：“浮缓为风……缓大风虚。”《脉诀汇辨》：“左关浮缓，肝气内鼓。”

[9] 肾冷　指右尺脉缓，症见腰膝冷痛，下肢浮肿，脚弱无力，腹冷泄泻，或少腹冷痛。腰痛畏寒，阳萎不举，精冷不育，妇女宫寒不孕。多由肾阳虚弱，命门火少，连及脾阳，失于运化，三焦失去气化所致。故缓脉常兼合细、小之象。《脉经》：“尺脉缓，脚弱下肿，小便难，有余沥。”《诊家枢要》：“尺（右）缓下寒，脚弱，风气秘滞。”《脉学阐微》：“右尺，腹冷泄泻，少腹冷痛。”《诊家正眼》：“右尺缓细，真阳衰极。”《古今医统》：“右尺浮缓泄泻，肠风入肾。”

［10］精亏　指左尺脉缓，症见发脱齿摇，耳鸣耳聋，腰膝酸软，头晕目眩，健忘失眠，盗汗遗精，或见小便艰难，余沥不净，或小便频数，女子月经不调等。多由肾阴不足，精宫不固所致。故缓脉常兼合涩、沉之象。《诊家枢要》："尺（左）缓肾虚冷，小便数，女人月事多。"《诊家正眼》："左尺缓涩，精宫不及。"《古今医统》："左尺沉缓溲频，月水多来。"《脉学阐微》："左尺，腰痛足痿，小便数，遗精。"

1.2.13　结语

缓阴中阳，与紧反象，五行土义，在人归脾。
时令相合，四季之末，在卦为坤，本司胃神。
一息四至，不徐不疾，宽舒柔匀，从容不紧。
小驶于迟，懈怠宽弛，纡徐缓慢，兼脉病看。
三部诊候，中下显有，和爽曰平，纵弛则病。
元气充沛，血调有轨，气机健旺，百脉行畅。
从容柔匀，长远有根，不强不弱，平缓正所；
风热湿围，伤阳津亏，气机阻然，脉行则慢。
纡徐怠缓，状如琴弦，不张失弩，中爽不鼓。
放纵松弛，病缓之气。不及太过，区分寒热，
有力缓大，兼见脉滑，湿热火毒，疮疡痈疽，
腹胀肿满，气分热燃。缓迟少力，合细不及，
阳虚失布，中气不足，肢冷胆怯，头晕及目。
四季脾平，非时部病，诸形变缓，疾去身安。
感湿伤风，头身沉重，湿困脾阳，呕恶便溏。
浮缓卫伤，沉缓营殃，缓大风居，缓涩血虚，
兼细湿痹，合滑热欺。阳虚力微，细迟阴亏。
合大力搏，实证毒热，缓弱少神，气血两损。
寸肺浮缓，风伤卫间。项强自汗，口㖞及眼。
九味羌活，牵正散可。心寸涩缓，血虚不眠，
心悸健忘，宜归脾汤。沉缓气短，养心汤安。
左关浮缓，肝风晕眩，腹胁气结，臂麻及节，
补肝汤悦，柔肝养血，蚕菊加增，熄风止痉。
右关缓沉，脾弱湿困。胃虚食少，胃苓汤妙。
浮缓腹胀，四君枣姜。浮缓尺诊，足痿不仁，
地黄饮子，肾虚可治。左尺缓沉，溲频于肾，
金匮肾气，缩泉丸宜。女子月事，量多之期，
补气摄血，举元煎决。右尺沉缓，肠风泻顽，
痛泻要方，四神丸尝。缓合细小，命衰肾摇，
腰膝畏冷，不孕无精，开郁种玉，毓麟珠女。
男子精空，五子衍宗，长春广嗣，续嗣丹施。

## 2. 数脉类

### 2.1 数脉（阳）

#### 2.1.1 脉义

数，有躁急、频数、急速之义。

明·李中梓："数之为义，躁急而不能中和也。"

柳谛[1]："即脉跳频数的意思。"

姜春华："数为至数之增多，并示有急速躁急之意。"

数脉是指脉来一息六至，浮取应指，沉候亦见，去来急促，次数增多，节律规则。即脉搏搏动快速，脉率在96～120次/分之间，平均为108次/分，节律规整。

吴山甫《脉语》："医者一呼一吸，病人脉来六至，曰数。"

《脉象图的研究》："数脉：去来促急，一息六七，五至以上，皆为脉数。"

#### 2.1.2 速率

一息六至，去来急促，速率数多，节律规则。

《素问·平人气象论》："人一呼脉三动，一吸脉三动而躁，尺热曰病温，尺不热脉滑曰病风，脉涩曰痹。"

按：此段是阐述调息察脉以辨别病脉的经文。"躁"，则脉数极之义，"尺热"，谓皮肤热甚，邪毒入里日久，郁积化热，故尺肤发热，是为温病。风邪在表，血实气壅，则脉滑，阴分未伤，则尺肤不热。风邪内侵，气滞血凝，则脉见涩象而成痹证。可见《内经》最早将数脉称谓躁，后世则多称数，而不再称其"躁"了。

《难经·十四难》："至之脉，一呼再至曰平，三至曰离经，四至曰夺精，五至曰死，六至曰命绝，此至之脉也。"

按："至"，是增至，有进之义，这里是言脉跳的至数。平，是气血平和，即正常之义。"一呼再至"，指一呼气，脉跳动2次，由于一呼一吸，脉跳动四次，为无病脉象。此文所提呼气，省略了吸气，实则吸气与呼气，脉跳至数相同，因此，是指一息脉跳四次，为平人之脉。所谓"三至"、"四至"，就是呼吸之间，脉跳动6～8次，虽然本难经文，未明确提出数脉，然数脉至数已概括的十分清楚，故数脉已包括在内了。同时在"九难"经文中明确提出"数者腑也。"

《脉经》："数脉，去来促急。"又"一曰：一息六七至。""一曰：数者进之名。"

按："促急"，即脉往来速率较快，有急促之象。一呼一吸，脉跳6～7次。约每分钟脉搏跳动达100次左右。进，是至数增多之义，至数增进而多，故称为是数脉。叔和对数脉"一息六七至"提法，得到后世医家普遍的赞同，并得到广泛的采用，延续至今，但目前医家认为：数脉一息六至较为确切。

《景岳全书》："五至六至以上，皆为数脉。"

《脉理求真》："数则呼吸定息，每见五至、六至，应指甚速。"

《医学实在易》："一息脉来五六至，或一息七八至。"

《医学心悟》："数，一息五至也。"

按：对于以上医家，提及数脉"五至"之说，尚存欠妥之处，近代医家对此有不同的认识与说法，认为平脉是四到五至，缓脉是四至，四至以下，即四至到三至之间是进入迟脉阶段。因此，五至不可以作数脉对待，只有在五至以上，即五至到六至之间，是进入数脉的开始阶段，方可作数脉对待。“七至”，《脉经》作数脉看，自明代后，众多医家把“七至”列入疾脉中去了，如李言闻《四言诀》提到“七疾八极，九至为脱”之说，疾脉比数脉多一至。这些认识与观点，都有一定道理。临床中，还应结合证候特点，加以区别迟、数、疾脉，做到合理应用。

高阳生《脉诀》：“数者，阳也。一息六至。又曰：去来促急为数。”

《诊家枢要》：“数，太过也，一息六至过平脉两至也。”

《诊家正眼》：“数脉属阳，象为太过，一息六至，往来越度。”

《诊宗三昧》：“呼吸定息，六至以上而应指急数。”

《脉如》：“数者，脉息辐辏，六至以上。”

《中医学基础》：“一息脉来五至以上。”（北京中医学院）

近人叶显纯：“一息五至的脉搏，已超过每分钟60～80次的正常范围，也应作为数脉看待。”（论数脉．中医杂志．10：6；1981年）

按：后世医家，对数脉的认识，是在《脉经》基础上，进一步认识到，数脉主要言其至数，一息五至以上，以六至为典型，亦可超过六至，每分钟约在96～108次左右，节律规整。

2.1.3 诊法

浮取轻按，沉候亦见，应指急数，一息六至。

《脉诀刊误》：“经曰数则为热……以阴阳言，数为阳脉，以脏腑言，数为腑病，论邪则为热，论病则为虚。”

按：戴氏所言数脉为阳，其病在腑，其邪为热，其性为虚，若与迟脉对举，数脉诊候，浮取可得。

近人蒋大经[2]：“数主热腑按指轻，一息五至八九终。”

按：蒋氏指出数脉主热证，其病在腑。“按指轻”，是言浮取，即可触得数象。惟“一息五至八九终”所言不妥，“一息五至”，乃平脉之象，不是数脉。“八九终”，一息八至谓极，九至为脱脉，虽然概括于数脉的范畴，但并非数脉矣，易与至数较多的它脉混淆。

《寿世保元》：“数脉属阳在腑，举指轻按而极急，一息六至曰数。”

按：数脉应从“位”、“数”方面诊取，可得其数象。一般讲，数脉浮取，即可应指，中、沉取亦可见之。往来急促，一息六至（16次/分）为标准，其速率约在96～120次/分之间，平均为108次/分，节律规则。

2.1.4 特点

2.1.4.1 数脉一息六至，速率稍快于平脉。脉率96～120次/分之间，平均为108次/分，节律规整。一般不受部位、力量、特异形状的限定。李聪甫：“数脉一呼一吸，脉搏六次，每分钟将达108次，脉搏快，呼吸也必快。”

2.1.4.2 数脉可兼合浮、沉、虚、实、洪、细，或有力、无力等，节律若不规整，在数中有歇止，不可作数脉论。

2.1.4.3 数脉在单位时间内，至数规定为一息六至，多于或少于此数，不当以数脉而论。

2.1.4.4 数脉在三部中，若一部数而兼见他脉不同，有别于余部。如独大、独小、独弦、独滑等，应准确推测，分析判断分部所主病证。

2.1.4.5 数脉成人有生理之象，其影响因素

2.1.4.5.1 一时性功能亢进，如较剧烈运动，体力劳动，长途跋涉，奔跑，登高等。

2.1.4.5.2 生活嗜好，如饮酒，过食辛辣食物。

2.1.4.5.3 精神刺激，如情绪激动，精神紧张等因素有关，诊脉时，须结合具体情况来判断。

2.1.4.6 儿童（6~12岁）脉数，属生理之象。《濒湖脉学》："数脉息间常六至……惟有儿童作吉看。"

叶显纯："一般5岁左右，每分钟为96~100次。"

2.1.4.7 相应的心电图改变 ①窦性心动过速，最为常见。②非阵发性房室交界性（或室性）心动过速；③心房扑动伴规则的2:1和1:1房室传导；④房性心动过速伴持续Ⅱ度莫氏型2:1房室传导阻滞；⑤快速性预激征候群等；⑥加速型室性自身心律，心率超过90次/分者。

2.1.4.8 脉图特征

2.1.4.8.1 脉波频率在96~120次/分之间。

2.1.4.8.2 单一数脉图形与正常脉图大致相似。

2.1.5 机理

2.1.5.1 邪热炽盛或阳气偏亢，鼓搏脉道，迫促气血，流速加快，脉行急而见数之象。《中医学基础》："邪热亢盛，气血运行加速，故见数象。"（北京中医学院）

2.1.5.2 实热内盛，正气亢奋，邪正交争，气血燔作，充斥脉道，气血运行加速，可见数而有力之象。《中医学基础》："实热内盛，必数而有力。"（北京中医学院）

2.1.5.3 阴津亏损，虚热内生，阳热虚性亢进，脉气流行加速，但却无力，可见数而无力，或兼细象。林沛湘："久病阴虚，虚热内生，其脉也数，但数而细、无力。"

2.1.5.4 久病体弱或阴虚及阳，阳虚则气无所依，虚阳外浮；或因阳虚、中藏不足，阳气不能约束脉道，虚阳孤行，脉亦来数，按之豁然而空。《中医诊断学》："虚阳外浮而见数脉，必按之豁然而空。"（广东中医学院）

2.1.5.5 现代医学认为 多为交感神经兴奋性增高，心肌兴奋性增加，心搏增快，心输血量增多；或心肌力量减弱，心搏代偿性增加，以维持每分钟输出量，血管壁弹性多减弱或正常，外周阻力降低，循环血量增多或正常，周围血管或扩张，或血压下降，微血管扩张等因素有关。《中医基本理论》："（1）由于感染等因素，致血压下降，引起窦性心动过速；（2）由于心肌兴奋性增加；或心肌力量减弱，心搏代偿性增加，以维持每分输出量。"（中山医学院）

2.1.6 主证

2.1.6.1 实火亢盛 壮热烦渴，神昏谵语，腹满而胀，疼痛拒按，面赤气粗，尿赤便干，舌红苔黄。

2.1.6.2 阴虚内热 潮热盗汗，形体消瘦，五心烦热，口燥咽干，眩晕失眠，舌红少苔。

2.1.6.3 阳虚假寒 手足逆冷，身热不寒，大便下利，气味臭秽，或挟燥屎，苔黑不

润而干，烦渴喜冷饮，咽干，口臭，尿赤，便结，热痢下重，舌红苔焦黑，或神昏谵语。

按：数脉属腑主热，多从有力、无力上分别。凡数而有力者，多为实火或实热证。《难经·九难》："数者府也。""数则为热。"《崔氏脉诀》："数脉主府，主吐主狂。"又："有力为热，无力为疮。""无力为疮"一句，应是久疮。凡疮初起，红肿热痛者，兼有恶寒发热，脉多数而有力，若溃破日久不敛，气阴俱伤者，则可见数而无力之象。《景岳全书》："凡邪盛者，多数脉；虚甚者，尤多数脉。"又："凡患虚损者，脉无不数，数脉主病，惟损最多，愈虚则愈数，愈数则愈危，岂数皆热病乎。"说明数脉主邪实热证，亦主虚证或虚热证。《医学衷中参西录》："世俗医者，遇数脉之证，大抵责之阴虚血涸，不知元气虚极莫支者，其脉可至极数；设有人或力作、或奔驰，至气力不能支持之时，其脉必数；乃以力倦不能支持，以仿气虚之不能支持，其事不同，而其理同也。"凡气血、阴阳虚证，皆可见数脉，健康人在运动、劳动时，亦可见之。《谈脉》："数而有力，症现头痛，目赤，咽喉牙龈肿痛，或兼吐、衄等症，脉兼数弦，这是实火……数而无力，症现面赤足冷，盗汗，倦怠，甚者神昏谵语，脉兼数虚，这是虚火上炎。"也有不少医家认为，数脉不一定主热，内热、伏火在内，亦不一定见数脉之象。张景岳："不知数热之说，大有谬误：何以见之，盖自余历验以来，凡见内热、伏火等证，脉反不数，而惟洪滑有力。"张氏之说，符合临床实际。数脉主病，应察有力无力，若能兼合他脉判断，主证更为明了。如心阳虚，其脉数，多兼合沉细无力之象；心阳虚脱，脉多兼微甚之象。薛慎斋："人知数为热，不知沉细中见数为寒甚，真阴寒证，脉常有一息七八至者，但按之无力而数耳。"张秉成："迟寒数热是脉之常，虚实真假是脉之变，知常知变，乃可切脉问病，不特迟数之脉为然，即众脉亦无不皆然。"张氏之说颇有一定之理。再如：浮数主表热，又主痰热上壅，沉数里热，又主气郁内热。徐春甫："沉数有力，实火内灼；沉数无力，虚劳为恶；杂病初逢，多宜补药。"李时珍："有力实火，无力虚火，浮数表热，沉数里热。"李、徐二氏以兼合浮沉、有力无力，做为辨证的依据，受到后世医家的重视。数脉主证，亦可从脉之新久而辨。张景岳："暴数者多外邪，久数者必虚损。"又："凡患阳虚而数者，脉必数而无力……又有阴虚之数者，脉必数而弦滑。"《四诊抉微》："病久脉数，或浮数空奥，阳浮于上，治当温补；沉数细涩，阴竭于下，法必滋阴。"

对于虚热外浮之数脉，其脉道必不宽，其行必不圆滑（与实热脉数，其脉道宽，其行圆滑，所谓有胃气者不同）。还有一种涩滞虚弱无神数脉，甚且有豁然而空者，其见症多有舌干、津少、喉痛、面赤、身热、无汗、脚冷、舌质胖大，苔色娇嫩等象，亦当细辨。《景岳全书·脉神章》："滑数、洪数者多热；涩数、细数者多寒。"《四诊正法》："数按不鼓，则为虚寒相搏之脉；数大而虚，则为精血销竭之脉；细疾如数，阴躁似阳之候也；沉弦而数，虚劳垂死之期也。""数按不鼓"，乃数小无力，按之中空，为虚寒之证；"数大而虚"，乃数大无力也，按之豁然，为虚阳外越，亦属寒证也。

秋季平人不宜见数脉，若见数则主火热内盛，燔灼肺阴所致。《濒湖脉学》："数脉为阳热可知……肺病秋深却畏之。""惟有儿童作吉看。"儿童（幼儿）脉数为正常，这是因为小儿是纯阳之体，发育过快，生机蓬勃，气血旺盛造成。在体力劳动，运动、进食，或情绪激动时，也可引起一时性脉数，亦属正常。

《伤寒论》中，论及数脉计有18条，如"太阳病篇"第4、50、53、58、73、121、126、128、140、146条，"阳明病篇"第76、77条，"少阴病篇"第5条，"厥阴病篇"

第 7、36、39、41、43 条等。主要征象表示，表邪热盛，或胃肠虚燥，或阳气微，膈气虚，或血少阴虚，或里有热邪。故其见症：头痛发热，汗出反恶寒，或自汗出，不恶寒发热，或烦渴，或吐，或消谷善饥，不大便，或下利有微热，或圊脓血等等。

在治疗上，一般应根据数之有力无力来确立，实火宜凉宜泻，虚火当温当补。如见数大无力，按至豁然而空，为阳虚外浮之象，治宜温中回阳。数小无力，按之涩者，为中寒之象，治宜温补。《四诊抉微》："病久脉数，或浮数空耎，阳浮于上，治当温补；沉数细涩，阴竭于下，法必滋阴。"近人郑友谅指出："浮数有力是热在表，辛凉散之则已……数而无神为假热，法宜用参、熟地、桂、附。热在里，苦寒降之则愈。浮数而软，是阳浮于上，治当温补。沉数细涩，阴虚于下，法必滋阴。血流薄疾，治宜凉血解毒。"

2.1.7 主病

2.1.7.1 传染科病 常见于流脑、乙脑、败血症、猩红热、急性黄疸型传染性肝炎、白喉、急性暴发型菌痢等，证属热毒炽盛，或见细菌性痢疾（疫毒型）、流行性出血热（疫入气血）、流感（风温闭肺）、钩端螺旋体病（邪犯肺胃）等感染性疾病的中、极期，伤寒湿温犯卫，证偏热型者。布鲁氏菌病急性期，证属风湿热痹，疟疾，证属热疟型。

2.1.7.2 内科病

2.1.7.2.1 循环系病 常见于窦性心动过速、阵发性心动过速、阵发性房速，或心房扑动伴规则的 2∶1 房室传导阻滞等。风湿热、心肌炎、肺心病、风心病、心肌梗塞、心包炎，证属阳热偏亢或邪热内炽。充血性心衰，证属气血不足，阴虚内热者。

2.1.7.2.2 呼吸系病 感冒、急性支气管炎，大叶性肺炎中、极期，肺脓疡、侵润性肺结核，证属邪热犯肺，或风温闭肺型。

2.1.7.2.3 消化系病 急性胃肠炎、肠炎、胆囊炎、胆石症合并感染、胆管炎、急性胰腺炎、急性阑尾炎，证属脾胃湿热。或肝胆湿热，或热毒蕴肠的患者，或见肝昏迷，证属热入心包患者。

2.1.7.2.4 泌尿系病 急性肾盂肾炎、膀胱炎、肾炎尿血、泌尿系炎症、结石，证属热伤血络，或下焦热盛者。

2.1.7.3 妇科病 月经不调（先期）、不孕症、倒经、功能性子宫出血，证属血热型，或见经行吐衄，证属肺燥型。阴道炎、宫颈炎、盆腔炎，证属湿热型。

2.1.7.4 外科病 痈、疽、疮、疖的成脓期，证属实热者。急性乳腺炎；烧、烫伤早、中期，证属毒热炽盛，或中、晚期，证属邪热伤津；胃及十二指肠溃疡、炎症或穿孔，证属邪热伤津；急性淋巴结炎早期，证属风热夹痰，瘀阻经脉者。

2.1.7.5 五官科病 泪囊炎、复发性口疮，证属心火上炎者；眼巩膜炎、疱疹性口腔炎、溃疡性牙龈炎，证属热毒炽盛者。

2.1.7.6 小儿科病 流行性腮腺炎、白喉、流脑、乙脑，证属邪热入里，卫气同病；急性肾炎，证属下焦湿热，邪迫血分；消化不良，证属肠胃湿热者。

2.1.7.7 其他方面 某些神经官能症、久病体弱、甲亢、贫血及慢性消耗性疾病，证属阴虚内热者；癌肿，证属实火炽盛或湿热内蕴者；以及风湿、类风湿、骨质增生，证属风湿热痹型；糖尿病，证属肺热津亏；精神病，证属肝火挟痰，上扰心神者。另外，应用某些药物，生活、情绪等因素，亦可引起一过性数脉，如用麻黄、人参、阿托品，或肾上腺素，或体力活动，进食过多，饮酒，及惊恐、情绪激动等。

2.1.8 合脉

数脉为热，有力实热，或为实火，无力为疮，或为虚热（火）。浮数表热，或为实火，或痰热上壅。沉数里热，有力实火，无力虚劳。或为热邪入心，或为气郁化热。弦数为疟，或为多热，或为寒饮，或为肝火。滑数痰火，或为肠痈，或为实热，或为喘嗽。紧数寒热具发，肠痈脓成。洪数生疮脓成，或为实热，或为疮疡。细数阴虚内热，或为极虚，或为阴虚。长数身壮热。涩数多寒，为损，热灼血干。短数心痛，或为心烦。虚数骨蒸发热，为躁口疮，或为虚损。实数肺痈，或为实热，或为实邪。或为胀满；无力虚阳外越。数小而细，阴虚劳热；数而滑实，热毒痰火，或痰火壅滞；大数烦躁，或为狂斑，无力按之豁然而空，虚阳外越。数小阴虚火盛，无力按之中空为虚寒，或按之涩者，中寒之象。阳数君火，阴数相火，左数阴伤，右数火亢，暴数多属外热，久数为损伤日久。

2.1.9 脉案

2.1.9.1 窦性心动过速出现数脉，多与交感神经兴奋和迷走神经张力降低有关，常见于正常人运动、激动之后和心脏神经官能症，以及 β－受体功能亢进者。

2.1.9.2 病理性数脉可见于心衰，心肌炎，心包炎，肺源性心脏病，贫血性心脏病以及甲亢等。同时，数脉对某些疾病的预后，选方用药，具有指导意义。常见有（1）急性阑尾炎治疗后，脉不转缓，而仍带数，示仍有热象，须继续清热解毒治疗。（2）出血症及先兆流产，如出血后脉不转缓，而仍弦数或滑数，示仍有出血可能；（3）中风患者，病后昏迷时间不长，脉不是细缓，而仍弦数或洪数，伴持续昏迷，示病情险恶；（4）急性胃肠炎吐泻后，脉不转缓，而仍弦数，示病情不稳定；（5）急性肝炎治后，脉不转缓，而仍弦数有力，示病情加重。

2.1.9.3 狐惑病 《金匮要略·百合狐惑阴阳毒病篇》：“病者脉数，无热，微烦，默默但欲卧，汗出。初得之三四日，目赤如鸠眼；七八日，目四眦黑，若能食者，脓已成也。赤小豆当归散主之。”本条是说狐惑病成脓的证治，脉数，微烦，默默但欲卧，里热炽盛之象。《脉学刍议》：“脉数，无热，知热不在表，有烦，默默但欲卧，目赤如鸠眼，为热毒蕴蓄于血分。七八日四眦皆黑者，是热瘀血腐，已成脓了。”

2.1.9.4 肺痈成脓 《金匮要略·肺痿肺痈咳嗽上气病篇》：“咳而胸满，振寒脉数，咽干不渴，时出浊唾腥臭，久久吐脓如米粥者，为肺痈，桔梗汤主之。”

本条论述肺痈成脓的证治。咳而胸满，是肺痈主证之一。振寒脉数，咽干不渴，乃热伤血脉。时出浊唾腥臭，久吐脓如米粥，属痈脓已成。治宜排脓解毒，方用桔梗汤。若兼用《千金》苇茎汤，清肺化痰，则疗效更佳。据临床验证，《千金》苇茎汤一方，肺痈未成脓与已成脓，均有疗效。

2.1.9.5 消渴病 《金匮要略·消渴小便不利淋病篇》：“趺阳脉数，胃中有热，即消谷引食，大便必坚，小便即数。”

按：趺阳候胃，脉数胃中有热，热能消谷，又能耗津，故消谷而大便坚硬。气有余便是火，水为火迫，故小便频数。此属中消之证。尤在泾：“胃中有热，消谷引食，即后人谓消谷善饥为中消是也。”治宜清泻胃火、养阴增液为主。可选用《伤寒论》调胃承气汤加味，若津液伤甚，加生地、元参、石斛、寸冬，以养阴生津止渴，疗效颇佳。

2.1.9.6 肠痈病 《金匮要略·疮痈肠痈浸淫病篇》：“肠痈之为病，其身甲错，腹皮急，按之濡如肿状，腹无积聚，身无热，脉数，此为肠内有痈脓，薏苡附子败酱散主之。”

按：肠痈病，营血内郁，皮肤失缺血液濡养，故干燥粗糙。病入肠中，故腹如肿状。脓成故腹皮紧急，但按之濡软。身无热而脉反数，知非热证；脉虽数而无力，乃阳虚邪盛之候，与腹有积聚脉证不同，故参入“腹无积聚”一语，可资区别。在治法上，薛立斋：“脉迟紧者，未有脓也，宜牡丹皮汤下之（大黄牡丹汤）；当有血下，脉洪数者，已有脓也，用薏苡仁汤排之；小腹疼痛，小便不利，脓壅滞也，用牡丹皮散主之（丹皮、蒌仁、桃仁、苡仁）；气血虚者，宜八珍汤加黄芪、肉桂、丹皮、北五味，敛而补之。”

2.1.9.7　胃中虚热　《伤寒论·太阳病篇》122条：“病人脉数，数为热，当消谷引食，而反吐者，此以发汗，令阳气微，膈气虚，脉乃数也。数为客热，不能消谷，以胃中虚冷，故吐也。”

按：数主热，若胃热而脉数，应欲多食，今不食反呕吐，是因误用发汗药，损伤胃阳，脉数不是胃热而是胃中虚寒所反映虚热，虚热见脉数，必数而无力。虚热即客热也。尤在泾：“脉数为热，乃不能消谷而反吐者，浮热在上，而虚冷在下也。浮热不能消谷，为虚冷之气，逼而上浮，如客之寄，不久即散，故曰客热，是虽脉数如热，而实为胃中虚冷，不可更以热药盖疾也。按数为客热，数而无力可知。”

2.1.9.8　腹泄下利　《伤寒论·厥阴篇》361条：“下利脉数，有微热汗出，今自愈，设复紧为未解。”

按：腹泻脉数，并有轻微发热汗出的，病将痊愈。是因阳复，邪热随汗而泄，病趋好转之故。成无己：“下利，阴病也；脉数，阳脉也；阴病见阳脉者生。微热汗出，阳气得通也，利必自愈。诸紧为寒，设复脉紧，阴生犹胜，故云未解。”367条：“下利脉数而渴者，今自愈，设不差，必清脓血，以有热故也。”因阳复太过，引致便脓血证，下利而阳气恢复，虽是向愈佳兆，但阳复太过阳亢伤阴，酿成便下脓血的变证。治疗上可用黄芩汤。

2.1.10　鉴别

数脉与滑、动、疾、紧、促等脉相类，易于混淆，应以鉴别。张景岳：“凡急疾紧促之属，皆其类也。”虽其相类，然实则有别也。疾脉一息七至，（121～140次/分）比数快一至。紧脉来势紧急，似绞转绳索，而左右弹动不已，至数六至不够明显；促脉是数而有歇止；动脉是脉数而独显于关部，或有跳突之象。李时珍：“数比平人多一至，紧来如索似弹绳。数而时止名为促，数见关中动脉形。”张路玉：“数脉者，呼吸定息六至以上……不似滑脉之往来流利，动脉之厥厥动摇，疾脉之过于急疾也。”这里主要与疾脉鉴别。详见疾脉节。

2.1.11　歌诀

一息六至名为数，
轻按急促应指过[1]。
无力阴虚热在内[2]，
太过司腑多实火[3]。
寸部咽肿疮满舌[4]，
咳喘吐衄或烦渴[5]，
关胃[6]肝胆脾火旺[7]，
尺部便红[8]下淋浊[9]。

2.1.12 注释

［1］轻按急促应指过　数脉轻按，在肌表处浮取便可应指而得，在中、沉部按取亦可触到，搏动急促，速率较快，节律规整，不受位、形、势所限。

［2］无力阴虚热在内　脉数无力，多见阴虚内热证。证候表现：手足心热，心烦面红，头痛失眠，伴见消瘦，盗汗，口干，舌红，常见多种慢性病症，多由精血津液等耗损所致。《素问·调经论》："阴虚生内热。"治宜滋阴养血退虚热。方选秦艽鳖甲散（《卫生宝鉴》）、大补阴丸（《丹溪心法》）、六味地黄丸（《小儿药证直诀》）等。

［3］太过司腑多实火　数而有力，主实火证。多见腑病。证候表现：高热，头痛，目赤，口苦口干，渴喜冷饮，烦躁，腹痛拒按，胁痛，便秘，甚或吐血，衄血，或发斑疹，舌红，苔黄干或起芒刺。以胃肠、肝胆实火为常见，多由邪热炽盛所致。《医宗必读》："数脉主腑，主吐，主狂，有力实热，无力虚疮。"

［4］寸部咽肿疮满舌　左寸脉数，症见咽喉肿痛，口舌生疮，口腔内可见淡黄或灰白色溃疡面，伴见头痛目眩等。多由心火上炎，熏蒸于口所致。《医贯》："口疮上焦实热，中焦虚寒，下焦阴火，各经传变所致。"《诊家枢要》："数为烦满，上为头疼上热（左寸）。"《诊家正眼》："数脉主腑，其病为热，寸数喘咳，口疮、肺痈。"《古今医统》："左寸数兮恶吐头痛。"《脉诀汇辨》："左寸数者，头痛上热，舌疮烦渴。"《脉学阐微》："左寸数上热头痛，咽痛，喉痛，口舌生疮。"治宜清心泻火，方用导赤散（《小儿药证直诀》）加减。

［5］咳喘吐衄或烦渴　右寸脉数，症见咳嗽气喘，胸闷胸痛，咳吐黄痰或脓血，或痰中带血，口干咽燥，鼻燥衄血。伴见身热寒战，壮热口渴，汗出等。多由感受风热燥邪，或肝火犯肺，或肺阴素虚，虚火灼伤肺络所致。《诊家枢要》："右（寸）为颊热目赤。"《古今医统》："右寸数兮，肺金火烁。"《脉确》："数脉寸为喉舌疼，呕吐嗽烦渴。"《脉诀启悟》："右寸脉数，肺痈喘咳。"《脉诀汇辨》："右寸数者，咳嗽吐血，喉腥嗌痛。"《脉学阐微》："右寸咳嗽吐血，喘逆，肺脓疡。"

［6］关胃脾火旺　指右关脉数。（1）胃火上炎：症见烦渴引饮，口臭口烂，齿痛龈肿。或见高热便秘，腹痛，甚则神昏谵语，狂躁等。多由胃中实热之邪炽盛，或温热病热结胃肠所致。可用泻黄散（《小儿药证直诀》）加减治疗。（2）脾胃湿热：症见身目俱黄，腹胀脘痞，饮食减少，恶心，倦怠，尿少而黄，苔黄腻，脉兼濡等。多由湿热之邪，内蕴脾胃的病变。《诊家正眼》："关数胃热邪火上攻。"《古今医统》："右关数兮口臭。"《脉确》："关中消谷易于饥。"《脉诀启悟》："右关脉数，脾胃实热。"《脉诀汇辨》："数在右关，脾热口臭，胃反呕逆。"《脉学阐微》："右关胃热吐酸，灼心，呕恶，腹痛不思食。"

［7］肝胆火旺　指左关脉数。（1）肝经实火，症见头晕，面红，目赤，口苦，急躁易怒，舌边尖红，甚或昏厥，发狂，呕血，脉兼弦等。多因七情过极，肝阳化火，或肝经蕴热所致。（2）肝胆湿热：症见身有寒热，口苦，胁痛，腹痛，恶心呕吐，腹胀厌食，皮肤巩膜发黄，小便黄赤，舌苔黄腻，脉兼弦等。多由湿热之邪，蕴蒸肝胆的病变。《古今医统》："左关数紧胁痛。"《医学入门》："左（关）则目赤肝火炎。"《脉诀启悟注释》："左关脉数，肝胆火邪。"《脉诀汇辨》："数在左关，目泪耳鸣，左颧发赤。"《脉学阐微》："左关肝热目赤，烦满，胁痛。"

［8］尺部便红　右尺脉数，症见大便不畅，时下鲜血，或先血后便，大便燥结，或溏而不爽，或伴腹痛，舌苔黄腻。多由湿热蕴结肠道，阴络损伤所致。《古今医统》："右尺数临粪燥。"《脉诀启悟注释》："右尺脉数，燥结便红。"《脉诀汇辨》："右尺得数，大便秘涩，遗浊淋癃。"《脉学阐微》："右尺便血，淋浊、遗精，腰痛。"

［9］下淋浊　左尺脉数，症见尿时阴茎痛，精浊下滴如败脓，有恶臭。或见小便急迫，短、数、涩、痛、浊等。多由湿热结聚于下焦，流注膀胱所致。热者宜清，常用八正散（《和剂局方》）、五淋散（《和剂局方》）加减。《脉经》："尺脉数，恶寒，脐下热痛，小便赤黄。"《诊家枢要》："左下为小便黄赤，大便秘涩。"《诊家正眼》："尺为相火，遗浊淋癃。"《脉诀启悟注释》："左尺脉数，遗浊淋闭。"《脉学阐微》："左尺腹胀，尿赤，淋痛，便燥。"

2.1.13　结语

数脉阳者，速率数多，一息六至，去来促急。
轻按浮测，中沉亦得。主热属腑，主狂主吐。
烦满燥渴，痈疽毒恶，目赤面热，口舌疮多。
痿痈肺疼，喘嗽骨蒸。胁痛肝火，壮热怒遏。
口臭胃吐，善饥消谷。下疮淋证，利下多脓。
有力实火，无力虚热。数候多凶，匀健可容。
伤寒孕疟，小儿有别。身瘦矮短，妇人小软。
性急缓逆，性缓添疑。八至疗难，九至危险。
伤寒汗出，增数增苦。若病疮毒，痈发痛处。
幼发疹痘，肺疾畏秋。杂病初逢，补药可用。
病退数存，未足乐甚。数退症危，真元已亏。
数按不鼓，虚寒搏触。乍数乍疏，近期将卒。
流利滑分，弦急为紧。有止为促，见关动殊。
浮汗喘咳，喉痛俱恶，有力伤寒，无力风痰。
有力沉数，实火内灼，无力虚劳，惟损难调。
骨蒸尤凶，沉伏水肿。气火洪数，细数阴弱。
血虚滑疾，涩补可医。弦寒饮下，冬夏惧怕。
紧可发汗，寒去乃安，左寸数匆，发热头痛，
烦渴舌肿。右寸数同，咳嗽吐红，肺炎疮痈。
左关脉数，口苦肝热，耳鸣目灼。右关脉数，
胃反脾热，口臭呕恶。左尺若数，腹胀消渴，
尿赤便结。右尺见数，遗精腰折，便血淋浊。
心火上炎，正敌芩连，命门虚热，桂附归所。
脾倦生火。参芪可索；肝胆积火，惟用柴芍。
肾虚数临，两地滋阴，降火要慎；数由肺损，
天麦冬引，泄热清金。痰火数加，惟恃法夏；
血燥之数，当归润合。伤风发热，银翘薄荷。
温燥数烦，桑杏射干；肝火咳碍，黛蛤泻白（散）。

暑热数时，藿香正气。湿热痹痛，四妙殊功；

胃热数呼，丹栀连朴，泻痢数见，葛根芩连（汤）。

无根火奔，当用元参，脉同病异，辨证施剂。

2.1.14 参考资料

[1] 柳谛．关于中医切脉问题之我见．中医杂志．534～474. 1956 年

[2] 蒋大经．脉学基础歌括．哈尔滨中医．1：86；1961 年

2.2 疾脉（阳）

2.2.1 含义

疾有躁急、急速、疾速、急疾之义。

何梦瑶：“疾也，躁也。”

张山雷：“疾之与数，皆以急速为义，训诂之学，此二字无甚分别。”

叶橘泉：“疾者，其势疾速之貌。”

时振声：“疾脉尚有躁急之象。”

姜春华：“疾即是速。”

疾脉是指脉来躁急，一息七至，浮沉皆得，节律规整。一般脉率快于数脉，在 121～140 次/分之间。

《脉象图的研究》：“疾脉：一息七至，脉流细小，浮沉均得，来去急躁。”

2.2.2 速率

往来急数，一息七至，节律规整。

《素问·平人气象论》：“人一呼脉四动以上曰死。”

按：经文所言“一呼脉四动以上”，乃指一息脉动八至，属太过之脉，虽未言及有疾脉之说，但据前句提出，“人一呼脉三动，一吸脉三动而躁”。躁，躁急也，乃为数之极，实含有疾之义，故后世提出有数而过极为疾脉之说。

《难经·十四难》：“一呼四至，一吸四至，病欲甚。”

按：本难之文，与《内经》之文同，且解释更明确。一吸气脉跳动四次，一呼气脉也跳动四次，是病势将要进展，虽也未提出疾脉之名，但实际这种论述，给后世医家提出疾脉学说，提供了一个息数之概念。

《脉经》：“数脉，去来促急……一息六七至。”

按：《脉经》在论数脉中，把疾脉也概括在内。数脉按标准而论，应一息六至。疾脉应比数脉多一至。古代数、疾二脉不分，统作数脉看，后世医家通过反复实践，认为数、疾二脉应予区分，疾脉比数脉多一至。

《濒湖脉学》：“七疾八极，九至为脱。”

《诊家正眼》：“疾为急疾，数之至极，七至八至，脉流薄疾。”又：“六至以上，脉有两称，或名曰疾，或名曰极。总是急速之形，数之甚者。”

滑伯仁：“疾，盛也。快于数而疾，呼吸之间脉七至，热极之脉也。”

按：以上诸家认为，脉来一息七至为疾脉，一息八至为极脉，九至称为脱脉。其言确切。

吴昆《脉语》：“医者一呼一吸，病者脉来六至曰数；若七至八至则又数也；九至十至十一至十二至，则数之极矣。”

按：吴氏言“七至八至”，甚至“九至十至”都为数脉，虽名同然实则有异也，故统称为数，其义不明。

近人李聪甫：“脉流薄疾，一息七八至，名曰疾脉。”（二十八脉提要．江西中医药．1：38；1958）

吴一渊：“疾脉：一息七八至。”又：“数而疾急。”（略谈脉诊．河南中医．3：8；1981）

《中医学基础》：“脉来急疾，一息七至八至。”（北京中医学院）

林沛湘：“脉来疾急，一呼一吸在七至以上。”（《中医学基础》）

《现代中医脉诊学》：“一息7～8至为疾脉，为数脉至极。来去急速，脉流薄疾。”

按：近代一些医家，多不曾提及极、脱脉，只是把七至、八至、九至，统称为疾脉，若严格以标准划分，这样做是不够妥当的。

总之，后世以及近代的多数医家及教材，已明确认识到，疾脉较数脉多一至，或多一至以上，即每分钟脉搏在121～140次左右，速率较快，节律规整。

2.2.3、诊法

起止躁急，一息七至，浮沉皆得。

《脉义简摩》：“大抵疾脉不在来去之数，而在起止之躁。”又：“夫疾者，其来也有顷而一掣，亦有来缓而去疾，去缓而来疾，总是指下鹘突，无上下回环接续，从容不迫之度。”

按：周氏认为疾脉，“来缓而去疾，去缓而来疾”，是节律不匀之意，其说不够妥当。谓突出有躁急之象一句，其说甚佳。

近代姜春华：“疾脉有二义：一、至数之多；二、有躁急之象。”

《现代中医脉诊学》：“疾而按之益坚乃亢阳无制、真阴垂绝之候；疾而按之不鼓为阴邪暴虐，虚阳发露之征。”

按：费兆馥等医家，从按取中，根据疾脉的“益坚”与“不鼓”等力势改变中，而论述疾脉主病的不同。

总之，疾脉往来急疾，至数较数脉多一至，或多一至以上，每分钟达120～140次以上，且搏动有躁急之象，浮、中、沉三部诊候，皆可触及。因此，可从位、数结合上诊取，但应以数诊为主。

2.2.4 特点

2.2.4.1 疾脉躁急，速率数多，一息七至，往来均匀，节律规整，或兼细小之形，举按皆有，脉率每分钟可达121～140次/分，故多从数上诊。其心律失常类型与数脉相似。

2.2.4.2 婴儿脉疾，则属正常。婴儿乃纯阳之体，脏腑娇嫩，气血未充，代谢旺盛，脉行急疾。《脉语》：“若婴童纯阳之气，则七至八至又其常也，不在大人之例。”《中医诊断学》：“小孩平脉较成年人为数，一息七至也不作疾脉论。”叶显纯：“2岁小儿，每分钟110～120次（相当于一息七至）。”

2.2.4.3 孕妇将临产时，可见到脉疾，不作病论。《脉诀》：“左疾为男，右疾为女。”

2.2.4.4 心电图可见窦性心动过速，阵发性室上性或室性心动过速，心房扑动等，心率大约每分钟搏动130次左右或更快。

2.2.4.5 脉图特征

2.2.4.5.1 脉波频率在121～140次/分之间。

2.2.4.5.2 各波群图形大致相同。

2.2.5 机理

2.2.5.1 热邪亢盛之极，阴精竭绝于内，元气将脱，浮（孤）阳上泛在外，气冲无拘束，脉道运行失常，往来快速，起止躁急而见疾象。《中医名词术语选释》："多由阳热极盛，阴气欲绝所致。"《中医诊断学》："疾脉是真阴竭于下，孤阳亢于上，而气短已极之象。"

2.2.5.2 现代医学认为 多与交感神经极度兴奋，心搏代偿性增快，以维持每分输出量，心肌力量减弱，循环血量减少，血管壁弹性减弱，外周阻力降低，周围血管扩张，血压下降，微循环血管扩张等因素有关。

2.2.6 主证

2.2.6.1 阳盛伤阴（阴竭） 壮热汗出，烦躁口渴，呕吐剧烈，泄泻无度，或见热汗而黏，口渴而喘，呼吸气粗，舌红而干。

2.2.6.2 元气将脱 大汗淋漓，面色苍白，四肢厥冷，昏仆不知，舌淡质润。

按：疾脉属于数脉之类，多为热邪亢极，阳盛阴衰，阴气欲竭之兆，或为人之元气将脱，病证危候之时。《素问·阴阳应象大论篇》："阳胜则阴病。"《诊家正眼》："疾为阳极，阴气欲竭，脉号离经，虚魂将绝，渐进渐疾，旦夕殒灭。"痨瘵病人，多见精髓内竭，相火上越，骨蒸内灼，津液耗损的极期或末期。或见某些热邪亢盛，大量耗伤阴津，亦可见脉疾。姜春华："此脉古人谓为阳极，为阴气欲竭之候，凡伤寒热极可见此脉，痨瘵虚惫之人亦或见之，皆为危恶之兆；盖阳热之极其势必衰，常一转而为微弱则危；痨瘵之疾，乃阴髓已竭而虚阳上亢，故恶。"在仲景脉法中，提及疾脉类的有数急、紧急脉，此急脉即是脉有疾速躁急之象。《伤寒论》中，提及疾脉或称急脉的计三条，如"太阳病篇"第4、89条，"阳明病篇"第37条等。主要征象表示，邪气盛欲传里；或因汗药激荡，血行亢进；或者热结兼虚。故其见证，烦躁欲呕；或目直视不能眴，不得眠；或谵语潮热等等。故主证一般为阳极阴竭，元气将脱之候。临床不常见，如见者，多属病情危重。《脉诀启悟》："病为阳极，阴气欲竭；脉号离经，虚魂将绝。渐进渐疾，旦夕陨灭，勿论寸尺，短期已决。"

疾脉主证，若能与浮沉、大小、有力、无力相参，则更有助辨明诊断。亦有以疾脉的"阴阳偏盛"而定主证的。《中医诊断学》："脉疾而按之益坚的，是亢阳无制、真阴垂绝之候，其疾必兼躁疾之象。若脉疾而按之不鼓指的，又是阴邪暴虐，虚阳外越之征，其疾必兼虚弱之象。两者都没有冲和的胃气，是病入危险阶段。如果脉疾而不大不小，则胃气尚存，病仍可治。"现代医学认为，发热，精神兴奋或运动后，以及贫血，甲亢，心肌炎，心脏功能不全者，可见到疾脉。若脉率极度加快，达141～180次/分，这是一种比数脉、疾脉更快的，节律较为规则的脉，称为"脱脉"。"九至为脱"，可出现阵发性心动过速，是一种自发性异位心律，这种心律，分心室性与室上性两种，两种由于预后与疗法的不同，应严格进行区别。相应的心电图改变：（1）阵发性室上性心动过速，最为多见；（2）室性和房室交界性心动过速；（3）心律较快的窦性心动过速。临床意义：阵发性室上性心动过速的脱脉与窦性心动过速相似，虽可见于无心脏病者，但两者相比，前者易发生于器质性心脏病，诸如风心病、冠心病、肺心病、甲亢性心脏病等，均为其常见病因。脉率疾数而微弱，持续时间长，若发生在器质性心脏病的基础上，则病情较重，室性者远比室上性者严重得多。

2.2.7 主病

2.2.7.1 内科

2.2.7.1.1 循环系病 常见于心肌病、冠心病、高血压性心脏病、心包炎、风心病、心力衰竭，或各种心脏病引致心律失常，如窦性心动过速、阵发性室上性或室性心动过速，心房扑动伴规则的2：1房室传导阻滞，或交界性心动过速等，证属阳衰阴竭者。

2.2.7.1.2 泌尿系病 常见急性肾小球肾炎、肾盂炎，证属湿热壅盛，或肾功能衰竭，证属肾阳虚衰，阴精欲竭者。

2.2.7.1.3 神经系病 常见于心脏神经官能症、植物神经功能紊乱引起的心动过速、过早搏动等快速性心律失常，证属气血不足，元气虚脱者。

2.2.7.2 传染科 猩红热，流脑，乙脑中期、极期，证属阳盛热极者。

2.2.8 脉案

2.2.8.1 伤寒传变 《伤寒论·太阳篇》4条："伤寒一日，太阳受之，脉若静者，为不传；颇欲吐，若躁烦，脉数急者，为传也。"

按：这是仲景从脉证的变化上来判断其传与不传。《素问·热论》："伤寒一日，巨阳受之，故头项痛，腰脊强。二日阳明受之……。"这是传经学说的理论依据，只是一般规律，临床病变，既可传入阳明，又可传入少阳，亦可转属太阴、少阴。也有在太阳不发生传变的。传与不传，可据脉证而定。若脉数急，又有呕吐，躁烦不安，病已传变。这里"脉数急"，即是疾脉也。

2.2.8.2 鼻衄出血 《伤寒论·太阳篇》86条："衄家不可发汗，汗出必额上陷，脉急紧，直视不能眴，不得眠。"《医宗金鉴》："衄家者，该吐血而言也，谓凡吐血、衄血之人，阴气暴亡。若再发其汗，汗出液竭，诸脉失养，则额角上陷中之脉，为热所灼，故紧且急也。"

按：本条为汗法禁例之证。并指出误汗后，血液大伤的变证。所谓额上陷的"额"字，是为额旁部位，即太阳穴处。古代诊法，以三部九候诊疗疾病。《素问·三部九候论》谓"上部天，两额之动脉。"王冰注："在额两旁，动应于手。"由于衄家血液素亏，发汗后耗其血液，经脉空虚，筋失濡养，故下陷而脉急紧。急，即疾脉也。

2.2.8.3 阳明腑证 《伤寒论·阳明病》214条："阳明病，谵语发潮热，脉滑而疾者，小承气汤主之。"尤在泾："谵语发潮热，胃实之征也，脉滑而疾，则与滑而实者差异矣，故不与大承气而与小承气也。"

按：本条提出小承气汤的主要脉证，其中脉滑而疾，是实而未甚之象，故仲景试用小承气汤以探测之，追承气入胃。由于病者素体正虚，故滑疾之脉，一变而为微涩。正如清代吴鞠通提出："正虚不能运药。"故攻邪之药，反遗伤正之弊。

2.2.9 鉴别

疾脉与数、动、促、脱等脉相类，易于混淆，应于区别。《诊宗三昧》："凡滑、动、紧、促，皆属数类。"李中梓："数而弦急则为紧脉，数而流利则为滑脉，数而有止则为促脉，数而过极则为疾脉，数如豆粒则为动脉。"姜春华："数与动脉至数同，惟动则跳突，与疾脉之过于急疾者有略异，疾则七八至。”另外，室上性心动过速的脱脉特点为，整齐而较有力。室性心动过速的脱脉特点为，稍有不齐，不耐按，甚至微细欲绝。扭转型室性心动过速的 QRS 波频率为 160 ~ 280 次/分，也可致脱脉。发作时易发生晕厥和抽搐，则应予以紧急处理。

亦有的医家认为，疾脉与数脉相似，只不过比数脉多一至，故不必单设疾脉，如《濒湖脉学》分列 27 脉而无疾脉。《脉学正义》：“疾之与数，皆以急速为义，训诂之学，此二字无甚分别……所主之病，与治疗之法，皆与六至之脉无甚出入，则疾之为义，殊不足自成一格。”叶显纯：“一息脉动五至以上，甚或七至、八至的，都可称之为‘数脉’，而对‘疾脉’的设立是没有必要的。”吴昆《脉语》及不少医家，皆不同意此种做法，若从简略脉类出发，可删去“疾脉”，若细分之，则一息六至为数，七至为疾，八至为极，九至为脱，各有其名，故临床意义亦各不同，数与疾虽相似，但实则有别也。

**疾脉与数脉鉴别表**

<table>
<tr><th>脉名</th><th>疾脉</th><th>数脉</th></tr>
<tr><td rowspan="2">速率节律</td><td colspan="2">数多，均匀，规则</td></tr>
<tr><td>往来急数，一息七至</td><td>去来促急，一息六至</td></tr>
<tr><td rowspan="2">诊法</td><td colspan="2">应指急数</td></tr>
<tr><td>浮中沉皆得，起止躁急</td><td>多宜浮取，应指急数</td></tr>
<tr><td>主证</td><td>阳亢阴竭，元气将脱</td><td>实热亢盛，阴虚内热</td></tr>
<tr><td>主病</td><td>传染科：流脑，乙脑的中、极期<br>内科：循环，泌尿，神经系病</td><td>传染科：流脑，乙脑，败血症，猩红热<br>内科：循环，呼吸，消化系病<br>妇科：月经不调，不孕，倒经，盆腔炎<br>外科：痈，疮，烧、烫伤</td></tr>
<tr><td rowspan="2">特点</td><td colspan="2">往来急速，节律规整，次数增多</td></tr>
<tr><td>每分钟达 120 ~ 140 次左右</td><td>每分钟达 90 ~ 110 次左右</td></tr>
<tr><td rowspan="3">机理</td><td>邪热亢盛之极，阴精竭绝于内，气冲无拘，脉道畅行</td><td>阳热之邪较盛，或阴虚生热，阳热虚性亢进，气血流行加速，充斥脉道</td></tr>
<tr><td>交感神经极度兴奋</td><td>交感神经兴奋性增高，心肌兴奋性增加，心搏增快，心输出量增多。</td></tr>
<tr><td colspan="2">心搏代偿性增加，以维持每分输出量，心肌力量减弱，外周阻力降低，血管壁弹性减弱，周围血管扩张，血压下降，微血管扩张。</td></tr>
</table>

2.2.10 歌诀

脉来躁急号为疾[1]，
一息七至举按宜[2]。
阳邪亢盛津血枯[3]，
元气欲脱汗淋漓[4]。
寸疾火旺心弗戢[5]，
喘促咳血肺热期[6]。
关内肝脾阴消尽[7]，
左尺涸辙[8]右赫曦[9]。

2.2.11 注释

[1] 脉来躁急号为疾　躁，数也。躁急，急速、疾速之义。指脉来急速而数，且较数脉多一至而称疾脉。

[2] 一息七至举按宜　举按，是指疾脉浮取沉按皆可。疾脉一息七至，浮、中、沉三部皆可诊候，并能触及到。

[3] 阳邪亢盛津血枯　此指疾脉主阳盛阴伤的病证。阳热亢盛（偏胜），一般指邪热盛，人体正气亦盛时，表现壮热，无汗，气粗，烦躁，口干。日久便可耗伤阴津，导致阴分不足，津血亏损的证候。阴虚则生内热，症见低热，手足心热，午后潮热，消瘦，盗汗，口燥咽干，尿短赤，舌质红，少苔等。

[4] 元气欲脱汗淋漓　是指邪热亢盛，正不敌邪，元气突然衰脱，而出现大汗淋漓，肌肤、手足逆冷，精神疲惫，表情淡漠，甚至昏迷等症。

[5] 寸疾火旺心弗戢　左寸脉疾，心火亢盛之极，引起心气不敛。症见：心悸，怔忡，气短憋闷，汗多而黏，口燥咽干等。弗：音 fu，不也；戢：音 ji，收敛、收藏，即不收敛之意。李中梓："左寸居疾，弗戢自焚。"《现代中医脉诊学》："寸疾，左为心火烦热。"

[6] 喘促咳血肺热期　右寸脉疾，症见胸闷，咳嗽气喘，吐痰，或痰中带血。多由心火或火热之邪刑金，心火炽盛，耗伤肺阴所致。或热邪炽盛，热郁于肺或痰热阻肺，出现高热，呼吸急促，鼻翼煽动，甚或咳血、咯血等症。李中梓："右寸居疾，金被火乘。"《现代中医脉诊学》："寸疾，右为肺火燥咳。"

[7] 关内肝脾阴消尽　左关脉疾，症见头晕头痛，视力减退，眼干，夜盲，烦燥失眠，女子经闭，经少等。多由肝阴不足，慢性耗损或血不养肝所致。或由肝阳亢盛而致肝阴将竭，其脉可从有力无力而分。右关脉疾，症见：饥不欲食，肌肉消瘦，体倦乏力等。多由脾气散精不足。若胃阴虚，或脾虚不运，阳损及阴，或饮食营养不足，可致脾气散精无源。《诊家正眼》："左关疾也，肝阴已绝，右关疾也，脾阴消竭。"《现代中医脉诊学》："关疾，左为肝阴亏损；右为脾阴消竭。"

[8] 左尺涸辙　涸（hé），干涸；辙（zhé），车轮压过的痕迹；车辙，覆辙。左尺脉疾，多见久病体弱，周身消瘦，骨蒸潮热，或低热不退，热汗而粘，口渴而喘，躁扰不安，呼吸气粗，舌红质干等亡阴证。多因肾阴耗灼告竭所致。李中梓："左尺疾兮，涸辙难濡。"《现代中医脉诊学》："尺疾，左为肾精枯竭。"

[9] 右赫曦　赫（hè），显著，盛大之意。曦（xī），阳气、晨曦之意。右尺脉疾，多见高热烦渴，大汗淋漓，面色苍白，四肢厥冷，舌淡而润等亡阳证。多由肾阳亢奋，火热盛极所致。李中梓："右尺疾兮，赫曦过极。"《现代中医脉诊学》："尺疾，右为相火亢盛。"

2.2.12 结语

疾脉阳义，起止躁急，一息七至，往来速疾。
律匀规则，浮沉皆得。阳亢阴竭，元气将脱。
浮阳上趋，气冲无拘，脉流薄疾，常运已失。
八至曰极，九至脱期。妊娠产行，脉号离经，
左疾男许，右疾属女，婴童平时，纯阳旺气。
痨瘵虚号，危恶之兆，热邪亢盛，阴津无剩。

渐进不退，旦夕陨溃，勿论寸尺，决死短期。
伤寒热深，用方宜慎。躁疾火暴，惟疾不躁，
按之稍缓，热证正看。阴毒身痛，疾细沉凶，
灸之不温，阳亡已尽。疾盛力劲，热毒入阴，
脉变不决，症当有别。疾数动促，相类异处。
审证求因，脉证可分。中西合疗，医精药效。

## 第三节　力势强弱——虚实纲

脉象气势的强弱，表明脉搏搏动的强度。有的强度大，充实有力或流利，有的强度弱，内虚乏力或滞涩，可用来辨别虚实之症。如虚脉主虚证，实脉主实证，并以此两脉为纲，实脉纲分统实、弦；虚脉纲分统虚、弱、微。其中有一些脉象，除列入主纲内之外，同时也兼有位置的深浅，形态的大小，速率的快慢，节律的规整等特点，只是侧重内容不同罢了，以示初学者，对脉象采用中西医分纲的正确认识。

### 1. 虚脉类

1.1　虚脉（阴）

1.1.1　含义

虚，指内不足。有虚耎、软弱、无力、无神之义。

戴起宗："内不足为虚。"

张介宾："虚脉正气虚也，无力无神。"

李中梓："虚之为义，中空不足之象也，专以耎而无力得名也。"

时逸人："虚乃脉搏神不足之统称。"

虚脉是指脉来乏力，浮大松软，内中不足，举按满指，重按无力。

李聪甫《二十八脉提要》："虚脉是浮大迟软的现象，即软而无力，浮、中、沉三候一致。"《脉象图的研究》："虚脉：迟大而软，按之无力，应指若空，三部皆虚。"

1.1.2　强度

浮大松软，内中不足，往来乏力，行驶稍迟。

《灵枢·终始篇》："虚者，脉大如其故而不坚也。"

按：虚脉大于原来，而无坚强有力之势，即脉失充盈，大而松软，起搏无力之状。

《金匮要略·血痹虚劳病脉证并治第六》："夫男子平人，脉大为劳，极虚亦为劳。"

按：仲景在论虚劳病的变化时，提出有阴阳两种脉象。"脉大为劳"，指脉浮大，按之无力，此为阳气不足，阴血亏损，阴虚阳气外浮所致；"极虚亦为劳"，指脉浮取软，重取无力，此为阴阳气血不足，阳气衰惫所致。脉大与脉极虚，皆为虚劳病的脉象特点，说明肾精损则阴不配阳，故脉大；脾气损则中气不足，故脉虚。

《脉经》："虚脉迟大而软，按之不足，隐指豁豁然空。"

按：叔和明确提出：虚脉往来迟慢，大而松软，按之无力，重按指下豁然空虚。其中

"迟"、"大"、"软"、"空"四字，成为后世历代医家所著脉学书籍在对虚脉论述时，一致遵循的一个原则。

《脉学刊误》："迟大而软，按之无力，隐指豁豁然空。"

按：戴氏遵《脉经》，言虚脉形大势减，浮取松软，中候沉按皆无力，应于指下，有豁然空虚之感。

《濒湖脉学》："举之迟大按之松，脉状无涯类谷空。"又《原注》："虚脉浮大而迟，按之无力。"

按：松，即软之意。时珍据《脉经》之义，指出虚脉浮取迟大，按之松软无力，脉的体状大而空，如漫无边际的山谷一般，模糊不清。

《诊家正眼》："虚合四形，浮大迟耎，及乎寻按，几不可见。"

按：李氏言虚脉位浮形大，势软无力，行速迟慢。到了中取沉按或者寻取时，便很少见其搏动。

《三指禅》："虚脉大而松，迟柔力少充。"

陈育鸣："虚－迟大而软。"

杨毓隽："大而软，空虚无力。"（脉象的辨认．天津医药．10：507；1975）

吴一渊："虚脉，大而软。"（略淡脉诊．河南中医．3：8；1981 年）

郑友谅："虚脉，浮大迟软无力，按之松。"

按：以上多数医家崇《灵枢经》之旨，认为虚脉大而松软，起搏无力，多由内虚不足，脉失充盈所致。但在《脉经》中，又提出虚脉有"迟象"，后世不少医家因循之。亦有的医家，则有不同看法。近代医者姜春华认为："《脉经》言其迟，非也。古代虚、实为诸脉之总名，至《脉经》乃列虚、实二种专脉。"其实古今医家，皆有自己的一些不同见解。《诊家正眼》："夫虚脉兼迟，迟为寒象。大凡症之虚极者，必挟寒，理势然也。"说明虚脉见迟，已在病理之中。惟诸家提出虚脉有"空虚"、"豁然空"、"类谷空"句不妥，《三指禅》："按《脉经》言'隐指豁然空'，非是。诸脉中，惟芤、革二脉言空，以虚脉而言空，能别乎革，难别乎芤。"以"空"形容虚脉，总欠妥当。

1.1.3 诊法

举按松软，内中不足，浮大满指，重按无力。

《脉诀》："虚者阴也，指下寻之不足，举之亦然。"

《脉诀刊误》："虚脉，因按而知其虚……迟大而软，按之隐指，豁豁然空为虚。"

《通雅·脉考》："举之迟大，按之空软。"

按：高阳生言虚脉"寻之不足，举之亦然"，即是说明虚脉在诊法上，沉按之无力，寻取或浮候亦无力之象。但虚脉的浮大松软等特点，未能描绘出，故后世医家多不信从。戴起宗为此提出："寻之不足，举指亦然，乃微濡之脉，非所以形容虚也。"

《诊家枢要》："虚，不实也，散大而软，举按豁然，不能自固。"

按：滑氏提出虚脉"散大而软"，"散"字用之不当，散，浮大无根，至数紊乱之象，诸家多言浮大而软，即与此可相区别。"举按豁然，不能自固"，浮取沉按，指下皆豁然空虚，漫无边际，而不能自行坚固。

《医宗说约》："浮大而软，举按无力，豁然不能自固。"

《诊宗三昧》："指下虚大而软，如循鸡羽之状，中取重按皆弱而无力，久按仍不乏根。”

《脉确》：“虚来浮大耎无力。”

《脉理求真》：“虚则豁然，浮大而软，按之不振，如循鸡羽，久按根底，不乏不散。”

《中医脉象研究》：“虚脉是既大且无力，按之又空。”

《医宗金鉴》：“三部无力，其名曰虚。”

《三指禅》：“迟大而耎，按之无力。”

《脉学研究十讲》：“浮沉均无力，应指豁豁然曰虚。”

《时氏诊断学》：“指下虚大而软，中取重按，皆虚而无力。”

《脉诊》：“浮大力薄，举按空虚。”又：“轻按便得，举之无力，按之空虚。”

《中医学基础》：“三部脉举之无力，按之空虚。”（北京中医学院）

《中医基础学》：“举按皆无力，而指下有空虚之感。”（山东医学院）

按：综合诸家所言，虚脉浮、中、沉三部皆可诊取，内中不足，形大松软，重按无力，惟“豁然”、“举按空虚”、“按之空虚”不当，其形虚大，内则不空。应从形大势减，三部无力（位），或兼迟（数）等方面结合诊取。

1.1.4 特点

1.1.4.1 虚脉体软势减，不及平脉，且形大搏动力差，浮取松软满指，中候沉按少力，皆由内中不足所致。《濒湖脉学》原注：“虚脉浮大而迟，按之无力。”《濒湖脉学白话解》：“辨别虚脉，总以虚大而软为要点。无论中取、重按，都是软弱无力的。”

1.1.4.2 有生理、季节、病因之别。人有禀赋不同，脉亦应之。体虚内弱，其脉多虚；天有冬夏之别，脉亦应之，夏季暑热，腠理开泄，其脉亦虚（亦有洪者）；致病有虚证、实证，故脉亦应之，正气不足，内伤久病，脉来则多虚。《时氏诊断学》：“有因生理而异者，若肌肉坚实者多实，肌肉虚弱者多虚；有因时令而异者，夏季多虚，冬季多实，有因疾病而异者，邪甚多实，正衰多虚。”《三指禅》：“实为邪气实，虚乃本气虚。”

1.1.4.3 脉搏描记器描绘的脉波图形较为细小，主波幅度依据浮中沉三候的不同，其高度呈逐渐降低趋势。《现代中医脉诊学》：“虚脉的指压—指感趋势曲线呈无根型或低平型，前者为浮大无力，后者为细小无力。脉宽大于正常或小于正常。脉长不及三部。脉图主波幅值小，三峰波、升支和降支斜率小；或脉波幅值尚可，降中峡偏低，或降支曲率大。”

1.1.5 脉理

1.1.5.1 气血两虚，气虚不足以运行血液，搏击力弱，则脉来力减；血虚不足以充养脉气，脉体松耎而大，见虚脉之形。若气虚不敛脉道，脉道弛缓，气失统运，血行怠慢，则可见兼迟象。《中医学基础》：“气不足以运其血，则脉来无力，血不足以充于脉，故按之空豁。”“空豁”二字不妥，“空豁”之义，多见于芤、革等脉。

1.1.5.2 感受暑热邪毒，损伤体阳，气散于外，脉道弛缓豁大，浮显体表之位，故脉来虚并兼浮大之象。《脉诊》：“暑热伤津，身热自汗，致使津液亏损，血脉不足，造成脉管胀大而软，故脉来虚软无力。”

1.1.5.3 久病阴血亏损，精气内夺，气不充脉，孤阳无依而浮越外张，外有余，内不足，故脉来形大松软，鼓搏力减而见虚象，或兼迟象。郑友谅认为：“虚脉之浮大，为阴血不济，致阳气浮越，或因气不敛，不敛者由于腠理虚，玄府开或经脉不敛。行迟者，为气失其统运之机，故脉迟。软者为脉管无弹力。”

1.1.5.4　现代医学认为　多与心搏力弱，或心率次数减少，心输血量减少，周围血管扩张，外周阻力降低，血管壁弹性减弱，循环血量不足，或血压降低等因素有关。《中医基本理论》：“可能由心搏排血量减少，血管弹性阻力降低，血压偏低等因素所致。”（中山医学院）任应秋认为：“动脉管的扩张和收缩两种神经都不兴奋，以致脉管弛缓，而且血液亦极度减少，这便构成了虚脉的条件。”

1.1.6　主证

1.1.6.1 气虚血少　少气懒言，倦怠乏力，自汗盗汗，精神萎靡，心悸气短，失眠健忘，便溏尿频，面色苍白或萎黄，舌淡而嫩。

1.1.6.2 暑邪伤阳　身热，多汗，心烦，口渴喜饮，倦怠乏力（伤暑）；头晕，恶心，呕吐，胸闷（中暑轻者）；突然昏倒，不省人事，喘促口渴，大汗出，手足厥冷（中暑重者）。

按：虚脉主虚证，凡气虚、血虚、阴虚、阳虚以及气血双虚，暑邪伤阳，皆可见到虚脉。只是各自证候特点不同，同时脉象亦有不同变化，但总之虚象为主。《脉如》：“浮而无力为血虚，沉而无力为气虚，数而无力为阴虚，迟而无力为阳虚。”例如，久病体弱，气血虚甚者，轻取脉来浮大无力，沉候则松软内虚；夏季伤暑证，脉来虚数；若是中暑，轻者脉见浮大而耎；重者脉见浮大迟软，多因感暑过重，暑邪内袭，气机闭塞，或津气暴脱所致。《濒湖脉学》：“脉虚身热为伤暑，自汗怔忡惊悸多。”《三指禅》：“多因伤暑毒，亦或血虚空。”《诊家正眼》：“虚主血虚，又主伤暑。”《时氏诊断学》：“气血虚弱，脉形多虚。”目前许多教课书皆从此说。《伤寒论》中，论及虚脉的计有3条，如“太阳病篇”第181条，“阳明病篇”第60条，“厥阴病篇”第22条等。主要征象表示，脉虚无力，或余邪未尽。其见症：身体烦痛，不能自转侧，不呕不渴；或如疟状，日晡所发潮热；或腹濡复厥等。

虚脉为“无力”、“无神”之总名。日·丹波元简：“虚乃脉无力之总名，不必浮大无力之谓也。”明·李中梓：“虚以无力取象。”张景岳：“无论诸脉，但见指下无神，总是虚脉。”时逸人：“古人误以浮而无力，实非确定，无论何种脉象，或沉或浮，按之神不足，皆谓之虚。”以上诸家，把各种病脉之无力、无神者，统列入虚脉类中去，非是虚脉本身之象也。据此，虚脉有二义：一谓形大势减，内虚不足，举按无力，指下松耎者为虚脉，此属狭义者；一谓诸脉之无力，不及、无神者，统称虚脉，此属广义者。在这种意义上，浮沉迟数等无力、无神之象，皆认为脉虚而主虚证。如张景岳：“浮而无力为血虚，沉而无力为气虚，数而无力为阴虚，迟而无力为阳虚。”近代，有的医家在列虚脉纲时，则把细、微、代、短等列入其内，即是此意。但在临床具体运用时，还应以狭义虚脉为主。

对于虚实错综复杂的病证，应脉证合参，以便辨清证候。例如：脾胃虚弱，病本虚证，久治不愈，运化无力，出现腹满、腹胀、腹痛等症，脉大而松软，举按无力，详问其症：腹虽胀满，有时缓解而不持续，腹虽痛，并不拒按，按则痛减，从脉证分析，气血不足，脾胃虚弱，运化无权，是其本质，证候为实证乃是假象。因此，叶橘泉：“（1）病毒痞塞而见虚脉者，为假虚脉，是内实之候。（2）精气脱而见假实证，若不是真实之虚证，则不可从证以施治疗，要之，实证而见虚脉，必辨其真假。”

在治疗用药上，李聪甫："虚脉主心脏衰弱，因而有自汗，怔忡，惊悸，短气……应当培补元气，即强心益气，不可妄投攻下剂。如果发现阴亏的症状，头晕，目眩，遗精，盗汗等，当注意补阴。"郭振球："由于暑耗伤心肺之气而致者，用莲子、麦冬，以清心涤暑；用人参、五味，以敛肺宁心，亦有由于血凝空虚而致者，用当归、黄芪，治疗后血虚身大热，用阿胶、巴戟，治阴伤劳损脉虚松。"

在治疗真寒假热证时，李中梓提出用"附子理中汤"冷服法。李氏："更有浮取之而且大且耎，重按之而豁然如无，此名内真寒，外假热。古人以附子理中汤冰冷与服，治以内真寒而外假热之剂也。"（《诊家正眼》）李氏所指"浮大而耎"是假虚象，"重按豁然如无"是真虚象。气虚不敛，脉体轻浮，故见浮大而耎；血虚不足，脉失充盈，故重按豁然如无；阴血亏损于内，孤阳无依趋外，外有余，则发热（假热），内不足，则生寒（真寒），生寒者，其根基虚所致，故曰真寒。附子冷服，反佐法也，是热药治寒冷服之法。《素问·五常政大论》："治寒以热，凉而行之。"后世医家所说的"姜附寒饮"均指此而言。

1.1.7 主病

1.1.7.1 内科

1.1.7.1.1 循环系病　风心症，肺心症，心力衰竭，证属气血双虚，心阳不足者。

1.1.7.1.2 呼吸系病　慢性阻塞性肺气肿，某些肺结核病，慢性支气管炎，证属肺气虚亏者。

1.1.7.1.3 消化系病　慢性胃炎及消化性溃疡，慢性肠炎，肠结核，胃下垂，证属中阳不振，脾胃或肠道虚弱者。

1.1.7.1.4 血液及网状内皮系病　再生障碍性贫血，慢性出血性疾病，某些白血病，证属气血两虚者。

1.1.7.2 儿科　小儿消化不良，证属脾虚食积，或气血不足者。

1.1.7.3 其他　伤暑、中暑，证属暑邪伤阳；遗尿不禁，脑血管意外（中风脱症），内脏虚弱，各种慢性病，证属元气虚衰者。

1.1.8 合脉

虚浮血虚，表虚自汗，劳极诸虚，兼小气虚。虚大阴虚，或损元气，阴虚不敛，兼数气虚喘乏，内伤于气。虚洪阴虚，或为泄泻。虚数阴虚，骨蒸劳热，极虚而数，肺绝之兆。虚沉气虚，里虚多泄。虚迟为寒，或为虚寒，或为阳虚，或为血虚。虚细气冷，或为血虚。虚小阳虚，亡血失精，脾阳不振。虚滑久病危候。虚涩房劳伤肾，或心血虚，血虚瘀血，虚大时涩，内伤于血。虚弱血虚，劳极诸虚，虚兼细微，善出盗汗。虚弦血虚，兼急癫病症危，虚芤血虚。《脉学阐微》："虚而兼浮，表虚自汗；虚而兼沉，里虚多泄；虚而兼迟，多为虚寒；虚而兼数，阴虚劳热；虚而兼大，阴虚不敛；虚而兼细，气弱血虚；虚而兼涩，心血之虚；虚而兼小，脾阳不振。"《现代中医脉诊学》："虚而浮多为气虚，虚而涩多为血虚，虚而数多为阴虚，虚而迟多为阳虚。"

1.1.9 脉案

1.1.9.1 痰饮咳嗽　《金匮要略·痰饮咳嗽篇》："久咳数岁……其脉虚者必苦冒。其人本有支饮在胸中故也，治属饮家。"

按：此条是论述痰饮咳嗽的脉证和预后。"久咳数岁"，是指痰饮咳嗽而言。久咳正气已虚，若见虚脉，是正虚邪亦衰，然饮邪仍在，必见头目昏眩。因其人本有支饮停留，故仍当以治饮为法，临证可用泽泻汤加减化裁。尤在泾：“若脉虚者，正气固虚，而饮气亦衰，故可治。然饮虽衰，而正不能御，亦足以上蔽清阳之气，故其人必苦冒也。此病为支饮所致，去其饮则病自愈，故曰治属饮家。”

1.1.9.2 肾虚精亏 《金匮要略·血痹虚劳病篇》：“夫男子平人，脉大为劳，极虚亦为劳。”

按：肾虚精亏，是导致虚劳的主因，精为阴质，精不足则阴虚，阴虚阳浮则脉大，必见浮大无力之象，此乃气有余于外，不足于内所致。脉极虚轻按则软，重按极无力，乃精气内损的本脉。脉大与极虚，虽形态不同，但皆是虚劳之脉，也是虚劳病总的脉象。尤在泾：“阳气者，烦劳则张，故脉大；劳则气耗，故脉极虚。”在治疗上，张琪认为：“虚劳病凡大脉或数脉，皆有内热骨蒸，一般应该运用滋阴药则收效，稍用温补，如参芪一类药，则发热转剧，症状加重。反之，若脉虚则多无热症。用滋阴药无效，又必须以补气及扶阳药治疗。”

1.1.9.3 阴血亏虚 《伤寒论·厥阴篇》347条：“伤寒五六日，不结胸，腹濡，脉虚复厥者，不可下，此亡血，下之，死。”

按：此条指出阴血亏虚，慎不可下的脉证，伤寒五六日，若邪热传里，与饮结胸膈成结胸，心下坚满，连及少腹，痛不可近，脉当沉紧。若热邪结于肠胃，可见腹胀，疼痛拒按，今无结胸证，腹部柔软，脉虚肢厥，是由阴血亏虚，不荣四肢所致。此种厥冷与府实而厥不同，府实厥逆，脉来沉实有力，兼见潮热腹满痛等症；血虚厥逆，虽大便秘结，是肠失濡润所致，故无腹满鞭痛潮热之象，而脉虚无力，指出不可用攻下剂。

本证与阳微阴盛的厥逆亦不同，阳微阴盛的厥逆，每兼下利，治宜回阳救逆，本证在于血液亏虚，治当养血扶正，可用归芪建中汤。所谓“诸四逆厥者，不可下之，虚家亦然”。苦妄攻下，则曰“下之死”。

1.1.9.4 风阳上扰 据《柳宝诒医案》记载：“王某，所见诸证，均属肝肾亏损。脉象虚软无力，不耐重按。阴气既亏，则阳气不能收摄。耳鸣不寐，头眩气急，皆阳气不潜之证。治法当养阴潜阳；但刻下舌苔黄腻，兼有湿浊内留，滋腻之药，不宜多进。先拟泄肝和胃，续尽滋补。刺蒺藜、滁菊花、石决明、生地炭、丹皮炭、盐半夏、广陈皮、党参、砂仁、茯神、白芍、夜交藤。”

按：柳氏剖析极明，皆以脉证为参，亦重舌苔之病理变化，治法用药圆机灵活，实可借鉴矣。湿浊已祛，则当培补元气，敛阴潜阳。

1.1.10 鉴别

虚脉与芤、濡、散等脉易相混淆，故应进行鉴别。四者相同之处，皆有浮而无力形象。不同之处，虚脉虚大松软，或见迟象；芤脉大而柔软，中空外实；濡脉细小而软，重按则无；散脉散漫不聚，至数不齐，按之则无为其主要特点。戴启宗：“浮大而软，按之中无旁有为芤，迟大而软，按之隐指，豁豁然空为虚。”说明虚脉与芤脉不易区别。李中梓：“夫虚脉按之虽耎，犹可见也。散脉按之绝无，不可见也。虚之异于濡者。虚则迟大而无力，濡则细小而无力也。虚之异于芤者，虚则愈按而愈耎，芤则重按而仍见也。”此将虚脉与芤脉列表以相鉴别。

虚脉与芤脉鉴别表

<table>
<tr><th>脉名</th><th>虚脉</th><th>芤脉</th></tr>
<tr><td rowspan="2">位置强度</td><td colspan="2">浮大松软</td></tr>
<tr><td>内中不足，往来乏力，行驶稍迟</td><td>外实内虚，中央独空，如触葱管</td></tr>
<tr><td>诊法</td><td>浮大松软，中候内虚，重按无力</td><td>轻取浮大，中候内空，沉候两边有力</td></tr>
<tr><td>主证</td><td>气虚血少，暑邪伤阳</td><td>诸经失血，阴液大伤</td></tr>
<tr><td>主病</td><td>内科（循环、呼吸、血液系病）儿科（消化不良）等。</td><td>内科（消化、呼吸系病）为主，妇科（功能性子宫大出血、产后血晕）等</td></tr>
<tr><td rowspan="2">特点</td><td colspan="2">形大势减，举按皆可</td></tr>
<tr><td>浮取满指，中沉按取力减少神</td><td>中间空虚，周边实大，按有根气</td></tr>
<tr><td rowspan="3">机理</td><td>气血不足；暑热伤阳，脉道松耎</td><td>邪热伤脉，血溢于外，豁大而空</td></tr>
<tr><td colspan="2">周围血管扩张，血管壁弹性减弱，外周阻力降低，血压下降</td></tr>
<tr><td>心搏力弱，或心率次数减少，循环血量不足</td><td>心搏有力，心率次数增快，循环血量突然减少，或血液黏稠度减低</td></tr>
</table>

### 1.1.11 歌诀

虚脉浮大力软松[1]，
举按满指内失充[2]。
气血亏损虚劳极[3]，
暑邪伤阳莫从轻[4]。
右寸自汗[5]左怔忡[6]，
关中目涩筋不荣[7]，
脾弱腹胀食难化[8]，
尺部作泻[9]腰脚疼[10]。

### 1.1.12 注释

［1］虚脉浮大力软松　虚脉在浅表处便可触到，形大体软力减，有蓬松虚耎的感觉。

［2］举按满指内失充　虚脉是浮、中、沉取时，均表现势大力减。这是由于阴精不足，血失充盈，虚阳外张，所致浮大满指，稍按则力不足之感。

［3］气血亏损虚劳极　虚脉主虚证。凡血亏出现失血，崩漏，心血不足等；气虚出现自汗，易于感冒，喘乏；阴虚出现盗汗，遗精，劳嗽，骨蒸劳热；阳虚出现头晕、畏寒肢冷、胀满泻利等虚损或虚劳疾病。

［4］暑邪伤阳莫从轻　指夏季炎热，感受暑邪而发生的急性病证。症见突然闷倒，昏不知人，身热烦躁，气喘不语，牙关微紧，大汗出，脉虚或虚数。应急给治疗，口服解暑、清热、开窍药剂。并配合针灸，刮痧等疗法。

［5］右寸自汗　指右寸脉虚，症见自汗、气短、喘咳、面色苍白等。皆由肺气虚亏，营卫失充所致。李中梓：“右寸肺亏，自汗气怯。”《四诊抉微》：“右寸虚者，自汗喘促。”《现代中医脉诊学》：“寸虚……右为自汗气短。”《脉确》：“寸虚自汗多惊悸。”《脉学阐微》：“右寸虚，自汗咳喘，气短不足以息，虚咳，面色苍白。”

［6］左怔忡　指左寸脉虚，症见心悸，怔忡，头晕目眩，面色少华，舌质淡红。为血虚而心失所养，不能藏神的心血不足证。《古今医统》：“左寸脉虚为心血虚，血虚不能上荣，则头目昏眩，有旋转之感。”《诊家正眼》：“左寸心亏，惊悸怔忡。”《四诊抉微》：

"左寸虚者，心亏惊悸。"《脉学阐微》："左寸虚，心悸气短，惊悸头眩，耳鸣胸闷，心烦热。"

［7］关中目涩筋不荣　指左关脉虚，症见面色无华，目涩眩晕，夜寐多梦，耳鸣如蝉，视物不清，肢体麻木，或筋脉拘急，肌肉瞤动，爪甲不荣，月经量少或经闭，舌淡。多因生血不足，或失血过多，或久病耗伤肝血所致。《脉诀启悟》："左关脉虚，血不荣筋。"《诊家正眼》："左关肝伤，血不荣筋。"《古今医统》："左关眼花。"《脉学阐微》："左关虚，血虚不荣，肋胀痛不适，心烦喜怒，食欲不振，头眩耳鸣等。"

［8］脾弱腹胀食难化　指右关脉虚，症见食少纳呆，食后脘腹胀满，大便溏薄，少气懒言，四肢倦怠，消瘦，面色萎黄不华，舌淡苔白等。多为脾胃功能虚弱，纳化失常所致。《四诊抉微》："虚在右关，脾寒食滞。"《诊家正眼》："右关脾寒，食不消化。"《古今医统》："右关倦泄。"《脉确》："关主中宫胀不舒。"《现代中医脉诊学》："关虚……右为痞胀食不化。"《脉学阐微》："右关虚，脾虚食少，脘满腹胀，消化迟钝，浮肿便溏，气短。"

［9］尺部作泻　指右尺脉虚，症见面色㿠白，畏寒肢冷，腰膝酸软，肠鸣作泻，脐腹作痛，泻后即安，精神萎靡，男子阳痿，女子不孕等。多为肾阳虚衰，或命门火衰所致。《古今医统》："右尺作泻。"《四诊抉微》："右尺得虚，寒证蜂起。"《脉诀启悟》："右尺脉虚，真火衰弱。"

［10］腰脚疼　指左尺脉虚，症见腰膝酸软，或疼痛，耳鸣耳聋，健忘失眠，形体消瘦，五心烦热，颧红盗汗，男子遗精不育，女子崩漏或经闭不孕等。多由肾阴不足，或痹证日久致气血不足，累及于肾所致。《脉诀启悟》："左尺脉虚，腰膝痿痹。"《脉确》："潮热骨蒸痿候尺，却怜久病定亡躯。"《脉学阐微》："左尺虚，腰腿酸痛，下肢痿痹不仁，遗精早泄，月事不调。"

1.1.13　结语

虚脉阴入，内中不足，形大势减，指下松耎。
举按力削，亏损气血，虚甚不及，内伤正气。
虚久不复，凶兆可卜。津血耗失，孤阳无依。
浮越外移，有表无里，脉内气失，行驶缓迟。
季夏伤暑，虚数脉出，肺痿并测，阴虚劳热。
中暑症轻，浮大耎形，气阴不敛，表虚自汗。
暑热晕眩，浮大迟软，气机闭塞，津气两败。
虚迟阳虚，虚寒内拘；虚小痿痹，中阳不起。
寸口虚端，右寸自汗，面白气短，劳嗽咳喘。
左寸虚形，心悸怔忡，耳鸣眩晕，血不养心。
虚在右关，脘腹胀满，纳少食忧。便溏身瘦。
左关虚位，爪甲枯萎，肢麻拘急，目涩经闭。
右尺虚脉，命门火衰，畏寒作泻，不孕精缺。
左尺虚见，腰膝酸软，健忘不眠，耳鸣盗汗。
脉虚证虚，辨症有据，气血阴阳，脏腑分量。
心虚左寸，益气养心，惊悸自汗，养心汤安。

阳虚益气，草姜参芪，温阳肉桂，保元汤备。
心阳欲脱，回阳救则，参芪龙牡，药到功殊。
血虚养血，四物汤悦，阴虚滋阴，天王补心。
右寸肺虚，补肺汤取，阴虚宜润，百合固金。
肝虚左关，阴血亏见，补肝汤全，一贯煎添。
脾虚右关，气阴分观，气虚补气，四君汤宜。
中气陷时，补中益气，脾失统血，归脾汤接，
泄泻理中，面肢肿症，脉来沉迟，实脾饮医。
左尺肾亏，阴虚左归，六味地黄，滋阴补脏。
右尺阳衰，命门火败，右归丸益，肾气丸奇。

1.2 弱脉（阴）

1.2.1 含义

弱有懦、细软、细小、软弱、柔弱之义。

《脉诀刊误》："弱者，扶持不起之状，不能起伏，不任寻按。"

《脉诀汇辨》："沉而且细且小，体不充，势不鼓也。"

《中医诊疗》："弱者，衰弱也"。按：弱者，柔弱、软小为妥也。

《脉诊》："不足为弱。"按：少力、力不足之状也。

《中医基础学》："弱脉，沉而细软无力。"（山东医学院）

弱脉是指脉来，柔软细小，搏动力弱，举之无有，沉按乃得，重按欲绝之象。

《脉象图的研究》："弱脉，沉细极软，按之乃得，举之无有，按之无力。"

1.2.2 形态力势

柔软细小，搏动少力，水下按帛，沉潜下部

《素问·平人气象论》："长夏胃微耎弱曰平，弱多胃少曰脾病。"

《素问·玉机真脏论》："脉弱以滑，是有胃气。"

《灵枢·寿夭刚柔篇》："形充而脉小以弱者，气衰。"

按："长夏胃微耎弱曰平"，是指胃气脉在长夏季节里，微带耎弱之象，谓之平调之脉。"弱多胃少曰脾病"，若耎弱之极而胃气少则脾病。"脉弱以滑，是有胃气"，是指弱脉尚带和缓流利之象，虽气血已伤，但谷气尚存，故谓"有胃气"之脉。"形充而脉小以弱者"，是指形体充实，脉反弱小的，说明外形虽实，但内气已虚之象。从以上经文里，可以看到，早在《内经》成书的年代里，已有了弱脉之名称及其应用的先例。为后世医家应用弱脉和弱脉兼合他脉主证，树立了典范。

《伤寒论·辨脉法》："假令寸口脉微，名曰阳不足，阴气上入阳中，则洒淅恶寒也……尺脉弱，名曰阴不足，阳气下陷入阴中，则发热也。"

按：本条言恶寒、发热的病理机转。其症结在于阴阳偏虚，寸口脉微，是阳不足，阳虚而阴反乘之，则洒淅恶寒；尺脉弱，是阴不足，阴虚而阳往从之，则发热。阴阳交虚，相互乘从，则恶寒又发热。

《伤寒论·辨脉法》："阳脉浮，阴脉弱者，则血虚，血虚则筋急也。"

按：本条是言明营卫之气与脉象的关系。卫气虚而阳浮于外，故阳（寸）脉浮；营气虚而血亏于内，故阴（尺）脉弱，血虚不足而筋脉失养，故筋脉拘急。仲景这种脉症

结合的辨证方法，为后世医家的临证应用指明了方向。

《脉经》："弱脉极软而沉细，按之欲绝指下。"

按：弱为不足之脉，指下细软无力，由于精血少不足以充盈脉道而潜藏，故沉候脉见柔细，若重按探取，指下则有欲绝似无的感觉。这是因为医家切诊中，运用指力程度上的不同，而造成弱脉的不同变化与改变。

《脉诀》："弱者，阴也。指下寻之如烂绵相似。"

按：高阳生《脉诀》，提出弱脉"如烂绵相似"，形容脉体之软，脉势之弱，脉力不足之状，抓住了弱脉柔软无力之要点，但对脉形的细或小方面，未曾提出，不及《脉经》论述之精辟。为此，戴氏《脉诀刊误》进行了纠正："弱脉则细软而沉"。恰到好处。

《四言举要》："无力为弱，柔小如绵。"

《濒湖脉学》："弱来无力按之柔，柔细而沉不见浮。"

按：弱脉来指下无力，按之柔软而小，柔细之状只见于沉部，而浮部则不能见到，此说很到位。

《通雅脉考》："弱者，细微而沉。"

《医学心悟》："弱，微细之甚也。"

按：弱脉形体细小，"微"，乃是无力之意，若此做微形或微脉讲，则是弱、微二脉不分矣。故"微"字用义不当，易使后之学者对弱、微二脉混淆莫辨也。

《诊家正眼》："按弱之为义，沉而细小之候也。"

《三指禅》："脉而弱，脉之无力也，纤质柔容，不能举一羽。"

综合以上诸家所说，弱脉之体，细小柔软，搏动力不足，如水下按帛，沉潜下部，方可触到其形及搏动。

1.2.3　诊法

轻取不应，沉候乃得，细小少力，重按欲绝。

《脉经》："一曰按之乃得，举之无有。"

《千金翼》："按之乃得，举之无有，濡而细。"

《濒湖脉学》："弱脉，极软沉细，按之乃得，举手无有。"

按：弱脉应指极软而沉细，须在沉部按取，方可诊得，若轻手取之则无脉搏跳动。"濡"，这里作柔软解，后世不少医家，以"濡"来描绘弱脉之柔软之象。这样，弱脉易与濡脉相混淆，故李时珍指出："弱乃濡之沉者。《脉诀》言轻手乃得，黎氏譬如浮沤，皆是濡脉，非弱也。"

《脉诀刊误》："极软而沉细，按之如绝指下。"

滑伯仁："不盛也，极沉细而软，怏怏不前，按之欲绝未绝，举之即无。"

按：戴氏言弱脉"按之如绝指下"是袭《脉经》语。"怏怏不前，按之欲绝未绝"，脉来淤滞不畅，怏悒起伏少力之状，故重按之有欲绝未绝，似有似无之感。

《医宗金鉴》："沉无力弱。"

《脉诊》："沉取方得，细弱无力，重按欲绝，举之无有。"

按：以上医家所言"无力"，与力不足之间有一定区别。"无力"，是指一点力也无有。"力不足"，是说还有力，仅程度减少而已。故弱脉从气势言，是"力不足"，或"少力"所致。

《时氏诊断学》：“古人以沉小无力为弱，相沿已久，本篇确定力不足之脉，概谓之弱，与无神不足之脉为虚，可比例观之。”

《诊家正眼》：“弱脉细小，见于沉分，举之则无，按之乃得。”

《脉理求真》：“沉小软弱，举之如无，按之乃得。”

《脉学阐微》：“弱脉极软而沉细，浮按如无，重按无力。”

按：以上诸家提出弱脉沉、小、细、软之特征，细与小皆以形象言，二者名实皆同，若严格而言，略有不同。细，小于小，应归属小脉类。

综合以上诸家所述，弱脉细小，轻取浮候则不应指，沉候按取可得见其形。若重按之，则有欲绝似无，脉在指下极度无力。故弱脉应从位沉形细小，体软势弱等方面结合诊取。

1.2.4 特点

1.2.4.1 弱脉为不足之脉，形细、体软、势弱、位沉。浮取如无，沉取弱小分明，节律基本调匀，速率如平，可以兼合数、迟等脉。

1.2.4.2 弱脉有平、病之分 平性弱脉多带圆滑之象，是有胃气。若兼见涩象，是为病理之脉。此说见于以上经文与诸家所说。危重病症，若脉中尚带有一分圆滑之象，即存有一分胃气，谷气不绝，尚有生机。能以四时血气所在而调之，可谓最佳治疗时机。因此，平、病性弱脉与季节气候、人体脏腑的变化密切相关。

1.2.4.3 弱脉有生理禀赋不同 老人见弱脉为平性，这是由气血不足造成的。青少年见弱脉，则属病理性的。因为青少年，气血旺盛，生机蓬勃，发育强壮时期，脉弱则气血枯萎。故《濒湖脉学》：“阳陷入阴精血弱，白头犹可少年愁。”《诊家正眼》：“久病及衰年见之犹可，维援新病及少壮得之必死难安。”

1.2.4.4 脉搏描记器描绘图型 弱脉的特点：（1）振幅小；（2）降线平坦；（3）没有明显之C波。《现代中医脉诊学》在（示意脉图）：“弱脉的指压—指感趋势曲线呈低平渐升型，脉宽小于正常，脉长可及三部。脉图主波波幅低，波峰斜率较小，起伏变化缓慢。”

1.2.5 机理

1.2.5.1 阴血亏虚日久，不能充斥脉道，脉道缩窄变细；阳气不足，气血运行力弱，脉搏不能外鼓，势弱形小，形成细小少力，潜降于下之象。《中医学基础》：“血虚脉道不充，气虚脉搏乏力，故脉来沉细软弱。”（北京中医学院）

1.2.5.2 阳气虚衰，阴寒独盛，或内蕴日久，寒凝脉道，聚敛变细，气血内亏，运行乏力，潜蕴于内而行，脉见弱象。《脉学阐微》：“弱脉偏沉而细软，是阳气之虚。”

1.2.5.3 现代医学认为 多与心搏力弱，心输出量减少，血管壁弹性回缩，外周阻力降低，循环血量不足，周围血管收缩，脉压下降等因素有关，或者血液循环缓慢，血压降低有关。林沛湘：“虚弱脉，多与心搏出量减少，血管弹性阻力降低，血压降低。”（《中医学基础》诊断、辨证教学参考资料）

1.2.6 主证

1.2.6.1 气血两虚 少气懒言，乏力自汗，心悸失眠，面白或萎黄，舌淡而嫩。

1.2.6.2 久病阳衰 畏寒肢冷，口淡不渴，尿清便溏，尿少肿胀，面白舌淡。

按：弱脉主病，多为气、血、阴、阳俱虚。凡气血亏损，阳气不足所致骨痿足软，筋急挛缩，惊悸自汗，脾胃虚弱，精神困乏，以及崩漏下血等症，皆可见到弱脉。《医学入门》：“弱主阳虚胫体酸，客风冷气巧相钻，阴弱血虚筋急痛，阳弱气喘行步难，虚寒泄精成痼冷。”《脉如》：“弱为阳气衰微之候，脉弱无阳必无实热之理，只宜辨析真阳之虚与胃气之虚。血痹虚劳，久嗽失血，新产及老人久虚，脉宜微弱，然必弱而和滑，可卜胃气之未艾，若少壮暴病而见脉弱，咸非所宜。”《伤寒论》提及弱脉的计有14条。如“太阳病篇”第12、28、39、43、102、118、145条，“阳明病篇”第64、71条，“太阴病篇”第8条，“少阴病篇”第6条，“厥阴病篇”第35、41、53条等。主要征象表示：营气不固；或正虚表阳微、脾胃衰竭；或本有寒气；或邪气渐传里；或命门真火衰微；或邪已退而正气虚；或阳邪热退、阴气将复，故其症有：自汗出，恶风寒；或发热口渴；或不能卧，但欲起，烦躁心下鞕；或胃气弱，续自便利；或呕吐，身有微热而厥；或下利，有微热而渴等等。如《伤寒论·平脉法》：“寸口之脉弱，名曰阳不足，尺中之脉弱，名曰阴不足。”营卫之气不足，易受外邪侵袭，出现恶寒发热，脉见弱象。《濒湖脉学》：“弱脉阴虚阳气衰，恶寒发热骨筋痿，多惊多汗精神减，益气调营急早医。”久病之后，或老年人，机体衰惫，脉弱当为顺证；新病之后，病邪为实，或平人及少壮人，反见弱脉则属逆证，虽无险候，亦属难治。《诊家正眼》：“弱为阳陷，真气衰弱。”临床之证，一般弱脉见虚寒性疾病较多，但仍须参合全身症状，如外科疮疡未溃见之，则为气血衰弱，毒深邪盛之势。另外，临证见弱脉，当辨胃气的有无，“脉弱以滑，是有胃气”。症虽危重，但见有一分滑象，即有一分胃气，只要谷气不绝，审证调治，自有转机。

1.2.7 主病

1.2.7.1 内科

1.2.7.1.1 消化系病 某些胃及十二指肠溃疡，迁延性和慢性肝炎，证属气血两虚型，或胃黏膜脱垂症、胃下垂，证属阳气虚衰，气陷所致患者。

1.2.7.1.2 循环系病 某些心源性休克、肺心病、风心病、心律紊乱、心力衰竭，证属心阳虚的缓解期。

1.2.7.1.3 呼吸系病 某些慢性阻塞性肺气肿、支气管炎、肺结核，证属气血双亏的患者。

1.2.7.1.4 血液及网状内皮系病 常见某些贫血、慢性出血、白血病，证属气血不足的患者。

1.2.7.2 妇科 月经不调的月经先期、月经过多、产后自汗、产后小便不通（气虚型）的患者；月经不调的月经后期、月经过少、经行身痛（血虚型）；月经不调的月经先后不定期、月经过少（肾虚型）；及痛经、闭经（气血虚弱）、崩漏、带下（脾虚）等。

1.2.7.3 其他方面 寄生虫病、神经官能症、细菌性痢疾（休息痢）、慢惊风（轻证）及慢性消耗性疾病全身状态不良，证属气血不足的患者。

1.2.8 合脉

弱小阳竭，合涩胃反。弱微有寒少气，气血俱虚，吐血或下血。微弱无神，根本脱离。沉微阴虚，寒热，疝瘕，小腹痛；阳虚多惊悸，筋枯腰僵，惊汗滑泄。虚弱劳倦伤脾。浮弱阳气衰微，兼软微者，劳极诸虚。滑弱兼沉小，泄泻下利。弱涩气血交败。弱濡发热恶寒汗出。弱迟虚满不食。《现代中医脉诊学》：“弱而浮为表寒而气虚，弱而涩为血虚，弱而细为阴虚，弱而数为遗精崩漏，弱而弦细为血虚筋痿，弱而软为自汗出。”

1.2.9 脉案

1.2.9.1 膀胱虚证 据史朝珍报导：王某之妻，67岁。1968年秋后患小便淋漓不禁，晚上尤甚，夜间在被窝内放一尿盆，一夜不能睡好。其脉右尺弱，诊为膀胱经虚证。应针至阴，因过去缠足，不宜取穴。借用申脉，针后当夜便把尿盆撤掉，又针一次痊愈。此即以阳补阳法。(河北中医．3：50；1981)

1.2.9.2 温病伤阴 《伤寒论·太阳篇》113条："形作伤寒，其脉不弦紧而弱，弱者必渴，被火必谵语，弱者发热脉浮，解之当汗出愈。"

按：此条温病伤阴，禁用火疗。"形作伤寒"者，必有表证脉浮，按之脉弦紧，今脉反弱，弱为阴不足。口渴有热，是属温病初起之证，不可用火法治疗，假使误火，邪热愈炽，可出现言语谵妄等变证。如本证脉弱兼浮，邪欲外出，可解表发汗，汗出可愈。但发汗不可用麻桂等药。《温病条辨》认为："温病亦喜发汗，发汗则宜辛凉解肌。"当选用恰当方药。

1.2.9.3 脾胃虚弱 《伤寒论·太阴篇》280条："太阴为病，脉弱，其人续自便利，设当行大黄芍药者，宜减之，以其人胃气弱，易动故也。"

按：太阴病脉弱，虽有腹痛，但续自便利，其脾胃虚损，若有用大黄、芍药之证，当减量用之，因脾胃本弱，酸苦寒凉过量，可致中气虚陷，洞泻不止，故用药用量的变化，要以脉证为据，灵活加减化裁。

1.2.9.4 里虚气逆 《伤寒论·厥阴篇》377条："呕而脉弱，小便复利，身有微热，见厥者难治，四逆汤主之。"

按：呕而脉弱，里虚气逆之证。今小便复利，属里虚阳衰。里虚之呕，若兼身热肢厥，是阴盛格阳，阳气将脱，故"难治"。身热甚微，格阳不甚，可用四逆汤温经回阳。成无己："呕而脉弱，为邪气传里，呕则气上逆，小便当不利，小便复利者，里虚也，身有微热，见厥者，阴胜阳也，为难治，与四逆汤温里助阳。"

1.2.9.5 久咳正虚 《金匮要略·痰饮咳嗽病篇》："久咳数岁，其脉弱者可治；实大数者死；其脉虚者必苦冒，其人本有支饮在胸中故也，治属饮家。"

按：久咳正气已虚，脉弱与证相应，故为可治；若见实大而数，则邪盛正衰，预后不良；《内经》云："久病脉弱者生，实大者死。"与本节"久咳数岁，其脉弱者可治，实大数者死"相吻合。至于脉虚苦冒，为有支饮在胸中，治法可用泽泻汤节互参。

1.2.9.6 妊娠恶阻 《金匮要略·妇人妊娠病篇》："妇人得平脉，阴脉（尺部）小弱，其人渴，不能食，无寒热，名妊娠，桂枝汤主之。"

按：妊娠恶阻，同时又因身无寒热，知病不属外感，而为妊娠恶阻。妇人初妊即出现上述诸证，由脾胃不和所致，故用桂枝汤以调和之。《医宗金鉴》："妇人经断，得平脉，无寒热，则内外无病。其人汤不能食，乃妊娠恶阻之渐也，故阴脉虽小弱，亦可断为有孕。"

1.2.10 鉴别

弱脉与濡、微、细（小）等脉皆有细软之形，有相似之处。但弱脉沉而软弱，重按乃得；濡脉浮而软逊，轻取可得；微脉极细而软，模糊难辨；细脉细小如线，应指分明。《诊家正眼》："濡脉之浮软，与虚脉相类；但虚脉形大，而濡脉形小也。濡脉之细小，与弱脉相类；但弱在沉分，而濡在浮分也。"《时氏诊断学》："前人论脉，以浮而无力为虚，沉而无力为弱，浮而柔细为濡，浮微欲绝，似有若无为微，浮而散大，不任寻按为散，沉细为细，沉小为小。"《脉诀刊误》："大体与濡相类，濡脉细软而浮，弱脉则细软而沉，以此别之。”据诸家之说，弱与濡相似，应以鉴别，可详见濡脉节的鉴别表。

1.2.11 歌诀

弱脉柔软力不足[1]，
沉候细小举之无[2]。
气血亏损真阳败[3]，
实证暴逆[4]久病苦[5]，
寸部惊悸[6]自汗出[7]，
关内筋痿肝血枯[8]，
泄泻食少胃虚满[9]，
火衰[10]水涸尺中趋[11]。

1.2.12 注释

[1] 弱脉柔软力不足　弱脉之体极其柔软，故应指而感力势不足。多由气血俱虚，或阳气虚陷造成的。

[2] 沉候细小举之无　弱脉按之，沉候可见细小之形，浮取则不可见。

[3] 气血亏损真阳败　弱脉主气血亏损之证，症见面色苍白、头晕心悸、气短乏力、舌质嫩淡。或见真阳衰败，症见面色无华、畏寒、肢冷、自汗等。

[4] 实证暴逆　指新病、急症、暴疾、实证或体壮年少者，若见到弱脉，属脉证不相符，故为逆证，虽无险候，亦属难治。

[5] 久病苦　指一般慢性疾病，如久病损伤正气，亡血失精，虚劳久嗽，妇人新产，纳差胃虚，泄泻便血，自汗、盗汗及年老体弱者，常有弱脉，经常痛苦呻吟，彻夜不安。

[6] 寸部惊悸　指左寸脉弱，症见心悸惊恐、胸闷自汗、气短乏力、失眠多梦、健忘眩晕等。多由胸阳不振，心气不足所致。《脉经》：“寸弱阳气少。”《诊家正眼》：“左寸心虚惊悸健忘。”《古今医统》：“左寸逢弱，盗汗心悸。”《脉学阐微》：“寸脉弱，心肺气虚，心悸气短，胸闷自汗，失眠多梦。”

[7] 自汗出　指右寸脉弱。症见气短懒言，自汗畏风，声低气怯，咳喘无力，神疲体倦等。多由肺气虚弱，气阴双亏，卫外不固所致。《活人书》：“寸口弱阳气虚，汗自出。”《诊家枢要》：“右寸弱，身冷多寒，胸中短气。”《诊家正眼》：“右寸肺虚，自汗短气。”《古今医统》：“右寸逢弱，身疼短气。”

[8] 关内筋痿肝血枯　指左关脉弱，症见爪甲不荣，肢体麻木，手足震颤，筋脉拘急，渐至痿弱无力，爪枯失灵。头晕目眩，视物昏糊，面白无华，女子月经量少色淡。多由肝血不足，筋脉失养所致。《诊家枢要》：“（左）关弱，筋痿无力，妇人主产后客风面肿。”《诊家正眼》：“左关木枯，必苦挛急。”《古今医统》：“左关弱兮筋痿。”《脉诀启悟》：“左关脉弱，筋枯挛急。”

[9] 泄泻食少胃虚满　指右关脉弱，症见脘满腹胀，食后不舒，大便泄泻，食少纳差，消化不良等。多由脾胃虚弱，中气不足所致。《诊家正眼》：“右关土寒，水谷之疴。”《脉诀刊误》：“《脉经》曰：关弱胃气虚。”亦包括脾气虚在内。《诊家枢要》：“（右）关弱脾胃虚，食不化。”《古今医统》：“右关弱兮停食。”《脉学阐微》：“关脉弱，脾虚肝弱，脘满腹胀，食少纳呆，肢冷便溏。”

［10］火衰　指右尺脉弱，症见腰膝冷痛，大便泄泻，畏寒肢冷，精神萎靡，面色㿠白，男子阳萎不举，女子宫寒不孕。多由命门之火不足，肾阳虚衰，或肾气不固所致。《诊家枢要》："（右）尺弱，下焦冷痛，大便滑。"《脉诀汇辨》："右尺得弱，阳陷可验。"《脉诀启悟注释》："右尺脉弱，阳衰可验。"

［11］水涸尺中趋　水涸，水枯竭之义。指左尺脉弱，症见耳鸣头晕，骨肉酸痛，小便频数清长，尿后余沥，遗尿失禁，男子滑精早泄，女子崩漏，白带清稀，胎动易滑，经闭不孕。乃由肾阴不足，精血虚少所致。《脉诀》："若在尺中阴气绝，酸疼引变上皮肤。"《诊家枢要》："（左）尺弱小便数，肾虚耳聋，骨肉酸疼。"《诊家正眼》："左尺弱形，涸流可徵。"《脉学阐微》："尺脉弱，腰酸腿疼，遗精早泄，月事不调，失眠多梦。"

1.2.3　结语

弱阴之义，细小少力，如水按帛，下潜位深。
沉候乃觉，重按欲绝，脉弱滑际，乃有胃气。
弱涩合脉，气血衰败，病老弱顺，平少人禁。
阴血亏欠，阳气虚陷，脉道失源，缩窄聚敛。
骨痿热炎，筋痿足软。寸心惊悸，自汗短气。
肺气不足，咳喘低语，气少懒言，畏风自汗。
关肝血枯，肢节麻木，爪甲不荣，晕眩痿证。
胃虚食少，脾运受扰，脘满腹胀，便溏不爽。
尺弱肾衰，元阳已败，畏寒肢冷，孕育难成。
真阴涸流，精少堪忧，崩漏带下，经闭失达。
气虚营伤，益气养脏，营血添扶，十全大补。
元气衰惫，阴阳虚微，金匮肾气，右归丸适。
肾精已亏，滋阴填髓，六味地黄，左归丸良。

1.3　微脉（阴）

1.3.1 脉义

微有细软、细甚、细弱、细小之义。

李中梓："其象极细极软。"、"细软之极。"

何梦瑶："细甚，无力为微。"

刘冠军："微，指细弱、不显之意。"

《医学心悟》："微，细而隐也。"

微脉是指脉来极其细小，浮取轻软，似有若无，按之欲绝，重按则无之状。

《脉象图的研究》："微脉：极细而软，按之欲绝，若有若无，举之反得。"

1.3.2　强度

极其细小，软弱无力，似有若无，欲绝非绝。

《伤寒论·辨脉法》："脉瞥瞥如羹上肥者，阳气微也；脉萦萦如蜘蛛丝者，阳气衰也。"

按：这里仲景借实物的形态性质来形容脉象。"瞥瞥如羹上肥者"，瞥瞥（piē），空浮貌，羹（gēng）上肥，羹上漂浮的油脂。脉浮泛于上，难以寻按，如羹上的油脂，浮光掠影，时见时不见之貌，这是阳气虚微之象。"萦萦如蜘蛛丝者"，萦萦（汤）（ying），旋绕之义，如蜘蛛丝之细微盘旋，难以把握，这是阳气衰竭之象。联系“辨脉法”上文：“寸口脉微，名曰阳不足”、“尺脉弱，名曰阴不足”句看，此经文后段是言微脉形态及主证的，为后世医家开创了寸口脉中微脉应用变化的先例。

《伤寒论·平脉法》：“寸口脉微，尺脉紧，其人虚损多汗，知阴常在，绝不见阳也。”(75) 又：“寸口诸微亡阳。”(76)

按：仲景《伤寒论》中，有多条论述微脉应用范例。本文是阴盛阳绝的脉证。寸口脉微是阳亡于外，尺中脉紧是阴盛于里，虚损且又多汗，则阳气外脱，即将衰绝，故曰绝不见阳。寸口脉凡是出现微脉的，则为阳虚，多属阳气衰亡所致。

《脉经》：“微脉，极细而耎，或欲绝，若有若无”，“一曰小也。”

按：微之义，若有若无也。微脉之形，极细极软，重按时指下模糊，似有似无。《脉经》所言“小脉”，《类经》认为“近于微细”。《灵枢·邪气脏腑病形篇》：“诸小者，阴阳形气俱不足。”由此可见，《脉经》所言“小”，源于《灵枢经》所言“小脉”，多是指细脉，或属微脉类，似不宜直称微脉为小。

《脉诀》：“微者阴也。指下寻之极微再再，寻之若有若无。”

《脉诀刊误》：“欲绝非绝，又曰按之如欲尽。”又：“细而稍长，似有似无曰微。”

《濒湖脉学》：“微脉，极细而软，按之如欲绝，若有若无，细而稍长。”

《活人书》：“若有若无，极细而软。”

按：以上诸家，多遵《脉经》而论，微脉体象细软如丝，按取如欲绝而不绝，若有若无，模糊难辨。戴氏提出微脉有“细而稍长”之象，则概念不清，微脉不当有“长”象，这里“长”虽承接上文“细而又短于微，来往蹇滞曰涩，细而稍大常有曰细”，文中的“短”、“大”是对举而言，然总欠妥当。

崔紫虚《脉诀》：“隐隐约约，微渺难寻。”

《察病指南》：“指下寻之，若有若无，极细而浮软，往来如秋风吹毛而无力。”

《诊家枢要》：“微，不显也。依稀轻微，若有若无。”

《脉诀指掌》：“微者，极细而软，似有若无。”

《太素脉秘诀》：“轻虚细软，若有若无。”又：“微者最细而弱，重指寻之，宛然如毛发，隐隐涩涩疑不可状，在于有无间。”

《脉诀汇辨》：“微脉极细，而又极软，似有若无，欲绝非绝。”

《医宗必读》：“无力，似有若无，模糊难见矣。”

《诊家正眼》：“微脉极细，而又极软，似有若无，欲绝非绝。”

《三指禅》：“微脉有如无，难容一吸呼。”

按：以上诸多医家言微脉“极软”、“极细”、“若有若无”、“欲绝非绝”、“模糊难见”，甚得《脉经》要旨，并已掌握了微脉的特征与要点，但有“稍长”之语，尚不得当。这并不是微脉应必具备的特征要点，学者当在实践中，进一步观察体验。

《脉论要篇》：“微脉萦萦如蛛丝，瞥瞥如羹上肥，极细极软，模糊难见，欲绝非绝，似有若无，气血衰微之诊也。”

按：此篇中将仲景《伤寒论·辨脉法》与叔和《脉经》之文，概括归属微脉中，“萦萦如蛛丝”，乃形容微脉极细极软，如蜘蛛丝旋绕，模糊难见。“瞥瞥如羹上肥”，乃是言微脉浮取应指极软，轻瞥瞥如汤羹上漂浮的油脂，轻而似有若无，按之欲绝非绝，多由气血衰微所致。

《外科精义》："微脉之诊，按之则软小极微，其主虚也。"

《沈氏尊生书》："迟而细软为微。"

《辨脉篇》："微脉浮而极小极软，过甚于濡。"

《诊家直诀》："薄浮而散，微也。"

按：以上诸位医家所述微脉之形，各有欠缺。"软小极微"，未能描绘出微脉的特征。不及《脉经》及众多医家提出极细而软，似有若无，欲绝非绝形容恰当。同时，所列出"迟"、"濡"、"散"等字或词句，亦非微脉所必具有特征，故表达微脉的内容不够准确。

综上所述，微脉其形细小，力势软弱，轻取则细软若蛛丝，稍用力按取，其脉象似将断之丝缕，其搏动隐隐约约，模糊不清，似有若无，欲绝非绝之状。

1.3.3 诊法

浮轻细软，沉按欲绝，重按则无。

《脉经》："一曰浮而薄，一曰按之如欲尽。"

按：薄，此作轻微、薄弱解。微脉浮取应指轻软若无，轻轻便可触到脉的薄弱搏动，沉候按取如欲绝而不绝，其形模糊难辨，重取之则感觉不到脉动。

《千金翼方》："按之短小不至，动摇，若有若无，或复浮薄而细急，轻手乃得，重手不得，名曰微。"

《难经集注》引杨玄操："按之短小，不动摇，若有若无，轻手乃得，重手不得，谓之微也。"

按：孙氏《千金方》中，引用了《脉经》全文，但在《千金翼方》中，所言微脉诊法不够确切，提出"短小"、"动摇"、"急"与杨氏所言"不动摇"等，非是微脉所必须具有的特征。此说不妥，使学者易产生概念不清，认识有误之弊。

《脉诀刊误》："若有若无，欲绝非绝，所以形容微之不可见，按之如欲尽，谓必轻手诊则可见，重手按则欲尽而无也。"又："极细而软，无浮沉之别者，微脉也。"

按：戴氏遵《脉经》之旨，认为微脉浮、中、沉三部，皆可触到微脉之动，唯重按之，有"欲尽而无"感觉。

《诊家枢要》："微，不显也，依稀轻细，若有若无。"

《濒湖脉学》："微脉轻微瞥瞥乎，按之欲绝有如无。"又："轻诊即见，重按如欲绝者，微也……脉瞥瞥如羹上肥者，阳气微。萦萦如蚕丝细者，阴气衰。"

按：微脉渺小，难以寻见，浮轻细软，时珍依《伤寒论》、《脉经》之意，比喻微脉瞥瞥如羹上肥，浮取极轻极软，轻瞥瞥如汤羹上漂浮的油脂，按之若有若无，似绝未绝，多主阳气衰弱之证。细脉比微脉稍粗，萦萦如蚕丝细者，应指显然，多主阴气衰弱。

《脉学辑要》引董西园："凡脉之不甚鼓指，脉体损小者，即是微脉，若至有无之间，模糊影响，证已败矣，虚极之脉也。"

按：董氏言"不甚鼓指，脉体损小"即是微脉，概念不清，此非微脉之象。细、小、弱之脉，皆可见到。只有脉来轻软而浮，脉体渺小难见，按之若有若无，似绝未绝，这便是诸多医家，认定微脉的依据。

《脉学辑要》又引严三点："微如蜘蛛之度微丝，按之无力而动摇。"

按：此句亦引仲景《伤寒论》所用"蜘蛛丝"，来比喻微脉的"微丝"程度，使人尚可理解。对“按之无力而动摇”句，是说脉体清楚，力势较弱，形态动摇不定，这些描述，便不是微脉之象了。

《诊宗三昧》：“似有若无，欲绝非绝，而按之稍有模糊之状。”

《医悟》：“微脉更虚，似有似无，极细极软，气弱血枯。”又：“微则但有浮中，并无沉候。”

按：马冠群氏言微脉“极细极软”，可在浮、中二部候取。“似有似无”，其形模糊不清，难以寻见，沉候亦应如此，但马氏提出“并无沉候”一句不妥，微脉只有重按时欲绝似无之状。

《医宗金鉴》：“三部无力，按之且小，似有似无，微脉可考。”

《三指禅》：“轻诊犹见，重按全无。”

《时氏诊断学》：“微脉浮微欲绝。”

《脉诊》：“轻取即见形细势软，重按似有似无的脉形。”

按：后世一些医家均认为，微脉形极细小轻软，似有若无，欲绝非绝，不似弱脉之弱小分明，细脉之纤细有力。浮中沉三部皆能触及，其形模糊，渺小难以寻见，若重按之，则有欲绝似无之感。故宜从力势与形体结合上诊取。

1.3.4 特点

1.3.4.1 微脉细弱不显，形细若蛛丝，势软若禾芒之末，与细脉相较，则细之更甚，其力更软，故有“细甚无力为微”之说。

1.3.4.2 寸口浮中沉三部中皆能触及，浮取依稀可见，中候若有似无，沉按指下如欲绝，重按则无。

1.3.4.3 脉波图示波幅很小，沉取时近乎消失。因触摸不清，故不易描出清晰脉图，即使能够描绘出，且脉波低小，形状如细脉一般。《现代中医脉诊学》：“微脉的指压—指感趋势曲线呈低平型。脉道宽度小于正常。脉长不及三部。脉图主波波幅低，波峰斜率小，变化缓慢。”

1.3.5 机理

1.3.5.1 阳衰阴竭，气血大亏，气衰则无力运血，血少则无以充脉，脉气衰微，鼓搏无力，故见极细而软，若有若无，按之欲绝之状。林沛湘：“阴阳气血衰虚则脉微。阳气衰虚则脉道鼓动无力，阴血衰虚则脉道不充，因而脉似有似无，至数不明。”（《中医学基础》）

1.3.5.2 外邪入里不解，邪气肆逆，损伤气血，亡阳脱津，脉气衰微，可见脉微欲绝；如正气渐复，邪气有外出之际，此时脉来隐隐有浮动之微象。《伤寒论》343 条：“伤寒六七日，脉微，手足厥冷，烦躁，灸厥阴，厥不还者死。”《伤寒论》287 条提出“少阴病……脉暴微……必自愈”。是指正气回复，寒邪消失，病欲自愈之象。

1.3.5.3 现代医学认为 多与心脏功能衰竭，心搏力极弱，心输出量减少，血管壁弹性减弱，外周阻力增加，周围血管收缩，或末梢循环衰竭，循环血量不足，血压降低等因素有关。宋一亭等认为：“微脉的指感特征似与心泵无力，心输出量大幅度减少，动脉血管充盈不足有关。此外，微脉病人总外周阻力显著增加而平均动脉压相对较低，也可能有助于微脉的形成。”（冠心病三种脉象的血流动力学分析．上海中医药杂志．11．47；1982）

1.3.6 主证

1.3.6.1 阳气衰微 大汗淋漓，汗清稀而凉，兼见肌肤凉，手足冷，口不渴，喜热饮，蜷卧神疲等。

1.3.6.2 气血大亏 气短懒言，倦怠乏力，面色苍白，心悸头晕，唇舌色淡，或失血诸症。

按：微脉临床多见于诸虚不足的病证。如气虚则气短，自汗；血虚则惊怯恐惧，眩晕；阳虚则畏寒，厥逆，大汗淋漓，中寒，食不化，胀满，呕哕，泄泻，腰腹冷痛；阴虚则亡精，失血，潮热。《活人书》："微则为虚，寸口微为阳不足，阳微则恶寒，阴微则下利。"《伤寒论·太阳病篇》："太阳病，得之八、九日，如疟状……脉微而恶寒者，此阴阳俱虚，不可更发汗，更下，更吐也。"《景岳全书》："微乃血气俱虚之候，为畏寒，为恐惧，为怯弱，为少气，为中寒，为胀满，为呕哕，为泄泻，为衄崩，为虚汗，为食不化，为腰腹疼痛，为伤精失血，为眩晕厥逆。此虽气血俱虚，尤为元阳亏损，最是阴寒之候。"

微脉亦可见于虚实挟杂之证，如《金匮要略·痓湿暍病脉证》："太阳中暍，身热疼重，而脉微弱，此以夏月伤冷水，水行皮中所致也。一物瓜蒂汤主之。"此为阳虚阴伏，脉道被抑而见微象。

微脉可见于真寒假热证。如《伤寒论》317条："少阴病，下利，脉微者，与白通汤。利不止，厥逆无脉，干呕烦者，白通加猪胆汁汤主之。"

微脉一般多主久病致虚或久痛不愈者。诸如：元阳亏损，阴寒独盛，衰竭已极之病均属之，须尽力施治，或可获愈。卒病、新病而见脉微，通常也多从阳虚施治，如热病突然脉微，为正虚阳脱，当急以回阳救逆。如《伤寒论》："伤寒三日，脉浮数而微，病人身凉和者……此为欲解也。"《伤寒论》中提及微脉计有24条，如"太阳病篇"第24、28、39、50、61、62、97、121、130、145、167条。"阳明病篇"第37、65条。"太阴病篇"第2条。"少阴病篇"第1、6、7、10、20、37、45条。"厥阴病篇"第13、18、41条等。主要征象表示：营弱阴虚，血行无力；或阳气衰微；或表里俱虚，或邪气渐微；或里寒阴盛，表阳甚虚；或本有寒分，里虚已极。故其见症是：恶寒胸满，或汗出恶风，或身重心悸，或振溧汗出，或昼日烦躁，夜而安静，或少腹硬满、小便自利，或胸中痞鞕，气上冲咽喉不得息，或不能卧，但欲起，心下结，或但欲寐，或下利清谷，手足厥逆等。这是最早把微脉广泛应用于临床的例证。

在治疗上，李时珍："微主久虚血弱之病，阳微则恶寒，阴微则发热，自非峻补，难可回春。"临床如见卒病、暴病而发生休克或虚脱者，急用大补元阳或回阳救逆之剂，或采用中西合救，尚有回生之望。《三指禅》："阳微将欲绝，峻补莫蜘蹰"，"黄芪白术，益气归元，附片干姜，回阳反（返）本。"脾阳不足者，可用黄芪、白术等药益气健脾，以资气血生化之源；附子、干姜，温补阳气，通彻内外，祛除阴寒。

1.3.7 主病

1.3.7.1 内科

1.3.7.1.1 循环系病 某些充血性心力衰竭，肺心病、风心病的危重期，冠心症并发心肌梗死，证属心阳衰微者。

1.3.7.1.2 呼吸系病 体弱上感、慢性支气管炎并肺气肿、支气管内膜结核病、肺结核等，证属气血大虚者。休克性肺炎，证属热盛伤阴，阳衰气脱者。

1.3.7.1.3 泌尿系病　肾功能衰竭，某些急性肾炎并发尿毒症，证属阴脱阳衰者，或肾下垂、肾结核，证属肾阳虚衰，气血不足者。

1.3.7.2 妇科　子宫外孕、功能性子宫出血等出血疾患，证属血虚气脱者，或休克型，证属气血大亏者。

1.3.7.3 儿科　小儿疳积，证属阴阳两竭者。

1.3.7.4 其他　糖尿病、休克、中毒、昏迷、晕厥、痢疾、急性肠炎等，证属阳气衰微者。

1.3.8 合脉

微浮阳弱，或身恶寒，或为呕逆，或为劳极；微沉阴虚，脏寒下利；微数营虚不足，男微虚损劳伤，女微泻血，或为崩带；微紧有寒，兼涩肠痈未脓当下；微弱有寒少气，气血双虚，吐血下血；微缓痿病、肺虚；微涩亡血、寒热汗下太过，兼弱遗精白浊，五疸属虚，血虚头痛；兼沉蓄血在中，黄疸难医；微细三消；微短惊悸；微迟气虚中寒。《四言举要》："遗精白浊，微涩而弱；三消之脉，细小微涩，形脱可惊；缠喉走马，微伏则难；头痛、血虚微涩；痿病肺虚，脉多微缓；五疸实热，涩微属虚；肠痈实热，微涩而紧，未脓当下。"

1.3.9 脉案

1.3.9.1 心气虚微　据史朝珍报导：赵某，女，23 岁，学生。下午下课后，心中烦乱嘈杂，哭泣不止，呼吸迫促，经中西药物治疗不效。诊其脉左寸微，似有似无，诊为心阴虚证。当即补少冲穴。针后二三分钟病情未见好转，其脉仍然，转念发病急当为心气虚微，脉为阳虚，随起上少冲穴的针，另针小肠经补穴－后溪。针后，左寸脉立即呈和缓脉象，约 2～3 分钟，心中稳定，亦不哭了，此以阳补阳法。（河北中医．3：50；1981）

1.3.9.2 阳气虚衰　《伤寒论·太阳篇》160 条："伤寒吐下后，发汗，虚烦，脉甚微，八九日心下痞鞕，胁下痛，气上冲咽喉，眩冒，经脉动惕者，久而成痿。"

按：本节指出伤寒吐下后又复发汗，阴阳气血俱虚，不能濡养筋脉，久而成痿证，其中脉甚微，则为阳气衰微之候。柯韵伯："此以八九日吐下复汗，其脉甚微，看出是虚烦，则心下痞鞕，胁下痛，经脉动惕，皆属于虚，气上冲咽喉眩冒，皆虚烦也。"治法当宜大补气血兼降浊升清为主，可用参芪归芍之剂。

1.3.9.3 阴盛格阳　《伤寒论·少阴篇》315 条："少阴病，下利，脉微者，与白通汤。利不止，厥逆无脉，干呕烦者，白通加猪胆汁汤主之。服汤，脉暴出者死，微续者生。"

按：少阴病，下利脉微，乃阳气微，阳为阴拒，与白通汤，通阳下济，则利自止。若利不止，是阴液欲下脱；脉微而至无脉，是阴阳之气，上下不接；且真寒之厥逆与假热之干呕、心烦并见，是阳无所附，欲上脱矣。白通汤可通其阳，加入猪胆、人尿是反佐作诱导，引阳入阴，阳气得以上行下济，诸证可愈。章虚谷："阴阳之气，互相为根，故可互相为用，此方即《内经》反佐之法也。以其下利脉微，先与白通汤，辛热助阳，以辟寒邪；而利不止，反厥逆无脉，干呕而烦者，其本身阳微欲绝，寒邪格拒，故辛热之药不能入，而反佐咸苦阴寒为引导，然后热药得入，以回垂绝之阳。"

1.3.9.4 里寒外热　《伤寒论·辨霍乱病篇》388 条："既吐且利，小便复利，而大汗出，下利清谷，内寒外热，脉微欲绝者，四逆汤主之。”这是霍乱吐利后，里寒外热，阳气外亡的证治。吴人驹：“既吐且利，而大汗出，则泄路尽开，而小便又复利，云复利者，反不欲其利而为收藏之地也。下利清谷，内寒外热，且脉微欲绝，一线之微阳挽回，诚为不易，四逆之施，讵可缓乎。”治以回阳固泄，用四逆汤，若病势较甚，阳亡阴竭，阴寒内格，用通脉四逆汤救之。《伤寒论》390 条：“吐已下断，汗出而厥，四肢拘急不解，脉微欲绝者，通脉四逆加猪胆汤主之。”

1.3.9.5 少阴虚寒 《伤寒论·少阴篇》287 条：“少阴病，脉紧，至七八日，自下利，脉暴微，手足反温，脉紧反去者，为欲解也。虽烦下利，必自愈。”

按：少阴虚寒，预后如何，取决阳气盛衰，脉紧为寒，若自下利，脉紧不去，手足不温，则阴寒愈盛，阳气益衰，其病则进；若紧去而手足转温，则为阳复，虽见下利，亦必自止。若再辅助治疗，阳气早复，可获痊愈。周禹载：“始病脉紧，阴寒实盛，可以必其下利，盖真阳退舍，势必下走也。利去之后，脉忽变微，手足反温，固邪气向衰之兆，即真阳内复之征，阳既渐复，寒邪自散矣。利虽未止，不可决其必愈耶。”

1.3.10 鉴别

微脉与细、弱、濡、涩、虚等脉相类，应进行鉴别。微与涩皆细，但微是极细软弱，似有若无，按之欲绝；涩脉是短小艰涩，蹇滞不匀，如刀刮竹。濡脉位浮，弱脉位沉，形小势软，不难分辨。戴起宗：“微与濡弱相类，极软而浮细曰濡，极软而沉细曰弱，极细而软，无浮沉之别者，微脉也，微与涩细何以分，细而又短于微，来往蹇滞曰涩，细而稍大常有曰细，细而稍长，似有似无曰微。合五脉相类者详分之，则微脉可知矣。”微与虚亦有相似之处。《中医诊断学》：“微脉和虚脉的分别，微是至数不清，起落模糊，虚则三部至数分明，故微脉主病的严重性甚于虚脉。”（广东中医学院）这是从微与虚脉的形状及主病上加以区分的。

**细（小）与微脉鉴别表**

<table>
<tr><th>脉名</th><th>细（小）脉</th><th>微 脉</th></tr>
<tr><td rowspan="2">形态强度</td><td colspan="2">细小软弱</td></tr>
<tr><td>细小而直，连接不断，状如一线</td><td>极细极软，似有若无，状如蛛丝</td></tr>
<tr><td rowspan="2">诊法</td><td colspan="2">三部有脉，指下无力</td></tr>
<tr><td>举按应指，去来清晰，至数分明</td><td>浮轻软细，按之欲绝，至数模糊</td></tr>
<tr><td>主证</td><td>血少为主，诸虚劳损</td><td>阳衰为主，气弱血亏</td></tr>
<tr><td>主病</td><td>内科（血液、消化、呼吸系病）为主，儿科如白喉、乙脑、结核等病</td><td>内科（循环、呼吸、泌尿系病）妇科子宫外孕、功能性子宫出血等所致休克。</td></tr>
<tr><td rowspan="2">特点</td><td colspan="2">形细体软，脉动无力</td></tr>
<tr><td>细小分明，与季节之变，有生理相应</td><td>浮取细软，中按不清，沉取欲绝，重按则无。</td></tr>
<tr><td rowspan="3">机理</td><td>营血亏少，脉道狭窄，脉行少力</td><td>阳衰气微，血虚失运，脉弱无力</td></tr>
<tr><td>心搏少力，脉压差小</td><td>心搏极弱，末梢循环衰竭</td></tr>
<tr><td colspan="2">心输血量减少，循环血量不足，血管壁弹性差，外周阻力增加，血压下降</td></tr>
</table>

### 1.3.11 歌诀

浮软极细重按无[1]，
沉候欲绝微脉殊[2]。
元阳大衰阴邪盛[3]，
气血双亏久虚苦[4]。
左寸悸惊[5]右喘促[6]，
当关胃寒[7]冷肢足[8]，
尺中泄痢脐腹痛[9]，
遗精崩带药可除[10]。

### 1.3.12 注释

［1］浮软极细重按无　微脉渺小，极细难见，《伤寒论》喻如“瞥瞥如羹上肥”，浮取轻软，若有若无。重指按取则感觉不出脉的搏动。

［2］沉候欲绝微脉殊　沉候按取，似绝未绝，《伤寒论》喻“如蜘蛛丝”之细微盘旋，难以寻见，指下隐隐约约，模糊不清，表明阳气衰微之征，这种较特殊的脉象，称呼为微脉。

［3］元阳大衰阴邪盛　微脉主元阳衰微，命火不足，失于温煦，则可出现畏冷、寒厥等；若阳衰阴盛，寒凝气滞，必致腰痛、腹痛、呕吐、泄泻等。

［4］气血双亏久虚苦　阳气衰微，必致气血俱虚，日久可出现诸虚不足之病，如气虚则气少、自汗；血虚则惊怯恐惧、眩晕；阳虚则畏冷、大汗出；中寒，则食滞不化，腹满、呕哕、泻下；阴虚则亡精、失血、潮热，亦可出现虚实挟杂之证。气血俱虚，亦可出现阳气衰微。因此，自汗、惊悸、咳喘、寒厥、胃冷、遗精、崩带、泄泻、腹痛日久，必然形成虚证，短时期很难治愈，因此，经常痛苦呻吟不已。《三因方》：“微为虚，为弱，为衄，为呕，为泄，为亡汗，为拘急。微弱为少气，为中寒。”《诊家枢要》：“微为血气俱虚之候，为虚弱，为泄，为虚汗，为崩漏败血不止，为少气。”

［5］左寸悸惊　指左寸脉微，症见心悸气弱，惊惕不安，自汗盗汗，神疲乏力等。多由心气不足，荣血亏少所致。《诊家枢要》：“左寸微心虚忧惕、荣血不足。”《诊家正眼》：“微脉模糊，气血大衰，左寸惊怯。”《古今医统》：“微为血少之候，不能充灌其经，六脉俱微产绝。左寸微盗汗。”《脉诀启悟注释》：“左寸脉微，神虚惊悸。”《脉学阐微》：“左寸微，心气不足，肺虚气弱。”

［6］右喘促　右寸脉微，症见恶寒，气虚作喘，咳嗽痰多，冷痰凝结，衄血等。多由肺气大伤，肃降失司所致。《脉经》：“寸口脉微，苦寒为衄。”《诊家枢要》：“右寸微，上焦寒痞，冷痰不化，中寒少气。”《古今医统》：“右寸微恶寒。”《现代中医脉诊学》：“寸微：右为气促痰凝。”

［7］当关胃寒　指右关脉微，症见胃寒气胀，脘腹冷痛，饮食不化，嗳气纳差，呕吐清水，便溏肢冷，舌淡苔白等。多由脾胃阳虚，阴寒内盛所致。《脉经》：“关脉微，胃中冷，心下拘急。”《诊家枢要》：“（右）关微胃寒气胀，食不化，脾虚噫气，心腹冷痛。”《古今医统》：“右关微积食。”《脉诀汇辨》：“微在右关，胃寒气胀。”《脉学阐微》：“右关微，脾虚腹胀，食少身倦腹痛。”

[8] 冷肢足　指左关脉微，症见头目眩晕，胁胀作痛，四肢不温，手足拘急，肢体麻木等。多由肝血不足，肝阳衰微，筋脉失养，或寒邪直中，凝滞筋脉所致。《诊家枢要》："（左）关微四肢恶寒拘急。"《古今医统》："左关微胁胀。"《脉诀汇辨》说："微在左关，寒挛气乏。"《脉诀启悟注释》："左关脉微，肝虚寒挛。"《脉学阐微》："左关微，胁满，肢寒，手足拘急。"

[9] 尺中泄痢脐腹痛　指右尺脉微，症见汗出，或大汗淋漓，汗清稀而凉，畏寒蜷卧，四肢厥冷，小腹冷痛，泄泻下痢，精神萎靡等。多由元阳消亡，命门之火衰减所致。《诊家枢要》："（右）尺微脏寒泄泻，脐下冷痛。"《诊家正眼》："右尺得微，阳衰命绝。"《古今医统》："尺微涩……在右虚泻肠鸣。"《现代中医脉诊学》："尺微……右为泄泻，脐下痛，甚则阳衰命绝。"

[10] 遗精崩带药可除　指左尺脉微，症见形体消瘦，目眩耳鸣，腰膝酸软，男子伤精尿血，女子崩漏带下过多。多由精血大亏，髓竭津亏所致。《诊家枢要》："（左）尺微败血不止，男为伤精尿血，女为崩带。"《诊家正眼》："左尺得微，髓竭精枯。"《古今医统》："尺微涩崩漏……在左遗精崩带。"《脉学阐微》："左尺微，男子伤精，女子崩漏。"

1.3.13　结语

微脉阴知，细若蛛丝，形小软弱，状如禾末，
浮取依稀，轻软极细，中候模糊，若有若无。
沉部按接，欲绝非绝，重力深触，脉气已无。
阳衰阴竭，气血尽削，邪入不解，亡阳脱液。
脉气衰微，浮薄难推。男子失精，妇人带崩。
自汗眩晕，泻利少饮，呕吐胀重，肢厥腰痛。
长病久痛，正气交穷，卒疾新病，邪浅可生。
浮微阳弱；亡血微涩；沉微阴虚；微数营虚；
微软自汗；拘急微弦；迟微合兼，气虚中寒。
寸微心衰，惊悸怯哀，神疲乏力，汗出虚极。
左寸肺弱，中寒喘咳，胸闷气憋，冷痰凝结。
关胃冷痛，嗳气呕重，脾虚腹胀，脘满便溏。
左关肝枯，肢麻足搐，筋挛拘急，血脉寒滞。
右尺微时，阳衰寒极，汗凉肢冷，泻利脐疼。
左尺微无，髓绝精枯，目眩耳鸣，腰膝酸重。
暴病虚脱，急救则可，回阳补气，参附四逆（汤）。
阳微欲绝，回阳得决，干姜附子，温助阳气。
脾阳不足，黄芪白术，益气健脾，化生血质。
两尺无脉，地黄知柏，经漏量增，固本止崩（汤）。

## 2. 实脉类

### 2.1　实脉（阳）

2.1.1　脉义

实，不虚也。有充实、结实、坚强、有余、有力之义。

滑伯仁："实，不虚也。"

李中梓："实之为义，邪气盛满，坚金有余之象也。"

何梦瑶："结实之谓实。"

《中医学基础》："为有力脉的总称。"（北京中医学院）

《中医基本理论》："搏动充实有力。"（中山医学院）

实脉是指脉去来充盛，指下满盈，大长坚实，三部有力，稍带弦象。

《脉象图的研究》："实脉：浮沉皆得，脉大而长，应指愊愊，稍弦而强。"

2.1.2 脉形与强度

去来充盛，大长坚实，稍带弦象。

《素问·玉机真脏论》："脉实以坚，谓之益甚。"

按：此文是以论脉辨疾病的难治与易治的。实，邪气盛满之义；坚，劲急有力之义。脉实以坚，是指邪气实而致脉道壅盛坚满，故脉搏应指，大而坚实有力，绝无虚软柔和之象。"谓之益甚"，其病必日进之甚。

《金匮要略·肺痿肺痈咳嗽上气病脉证治第七》："脉数虚者为肺痿，数实者为肺痈。"

按：本文是以脉象为主来论述肺痿、肺痈的病因与鉴别诊断的。肺痿病是燥热伤阴，故脉来虚数。肺痈病是痰热壅塞，故脉数实有力。肺痿、肺痈病其脉皆数，但肺痿病是以脉虚为主，肺痈病是以脉实为主，从而二者可以鉴别出来。这是仲景运用数、虚、实等脉诊断疾病，在临证上的具体应用的范例。

《脉经》："实脉，大而长，微强，按之隐指愊愊然。"

按：愊愊（bi）：坚实之义。实脉是一种力势较强的脉象。由于气血有余，脉道充盈，故触之指下有坚实的感觉。脉体宽阔，脉大而长，稍带坚实有力之象。自《脉经》提出实脉脉形后，得到后世诸多医家的认可，并在此基础上，经过不断实践体验，较之更加具体与完善。

《千金翼方》："按之洪大，牢强隐指，名曰实。"

《察病指南》："牢甚则实，愊愊而强。"

《医醇剩义》："实脉之来，三候有力，更大于牢，邪滞郁结。"

按：实脉因邪气亢盛，邪气实必致脉道充满壅积，故有洪大之形，但不当言洪；牢脉亦实，但其位沉，浮、中二部则不可见，故言牢不妥。

《诊家正眼》："实脉有力，长大而坚，应指愊愊，三候皆然。"

《脉诊》："大而且坚，鼓指有力。"

近人吴一渊："实脉极有力，长大而坚。"

杨毓隽："大且长（形）；坚实有力，三部皆然（势）。"

按：在《内经》及后世不少脉书，如《诊宗三昧》、《脉诀汇辨》、《脉诀启悟》、《医学实在易》、《脉诊》等，皆提出这个坚字，《脉经》中虽未有坚字，但提出"愊愊然"，实际亦属有坚实之义。坚，劲急有力，亦含有硬石、坚石之义，用坚虽然可行，但其义不够确切，不及弦字之义妥当也。

《濒湖脉学》："实脉，浮沉皆得，脉大而长，微弦，应指愊愊然。"

按：李时珍将《脉经》"一曰沉浮皆得"综合进行论述的。实则把实脉的形态强度与诊法并列在一起，使之更加完善。同时把经文"微强"改作"微弦"，更为具体明确，后世医家也认识到“微强”的提法，概念笼统，不够确切。故不少脉书提出“坚、牢、结、弦”等来取代它，或者将其删除。而李时珍提出采用弦字，较之合理。弦有劲急、挺长特点，含有坚实有力之象，故弦可替代微强。《濒湖脉学》这种改法，是对实脉具体改革进步之举。因此，也得到诸多医家的承认。

《三指禅》：“实脉大而圆，依稀隐带弦。”

《脉学阐微》：“实脉大而长……重浊滑盛，应指愊愊，三候皆然。”

按：综合以上诸家所言，实脉形大体长，去来之势充盛，力强略带弦象，指面感觉坚实有余，三部有力。

2.1.3 诊法

三部有力，大长带弦，指下充实，不疾不迟。

《脉经》：“一曰沉浮皆得。”

《决脉精要》：“脉之来，举之有余，按之不乏，浮中沉皆有力而言之也。”

《脉诀刊误》：“浮中沉三候皆有力。”

《濒湖脉学》：“浮沉皆得大而长，应指无虚愊愊强。”

《诊家正眼》：“既长大有力矣，而且浮中沉三候皆然。”

《医宗金鉴》：“三部有力，其名曰实。”

《三指禅》：“浮沉皆得，长大带弦。”

按：实脉浮取、沉候及推寻，皆可触到大长带弦形象，应指坚实有力，绝无虚软之象。主要是由邪气实而致脉道壅盛，脉气鼓搏力强形成的。

《诊家枢要》：“按举不绝，迢迢长动而有力，不疾不迟。”

《医碥》：“如按猪筋，又如葱中水充实。”

按：滑氏认为实脉，“按举不绝”、“不疾不迟”，诸多脉皆可言其象，但具无实脉之特征。“迢迢长动而有力”，迢迢：远、长之义。由于实脉形大体粗，故显有长象。动，这是作脉的搏动有力而言，不得作动脉解。何氏提出“如按猪筋”、“葱中水充实”，是形容实脉园粗，内中充实不空之象，诸多脉象中亦有此种形态，但缺少对实脉具体的描绘和定位。

《景岳全书》：“举按皆强，鼓动有力。”

《辨证录》：“实脉，不独按之有力，且有不可止抑之状。”

《脉语》：“实，中取之，沉取之，脉来皆有力。”

《中医诊断学》：“实脉，三部脉举按皆有力。”

郑友谅：“体充实长大，三候应指有力，脉体能移。”

按：自晋·王叔和《脉经》及后世诸多医籍脉书，皆明确指出实脉，浮、中、沉三部皆可触得，搏动有力，指下有充实之感，其体长、形大、力势劲强，稍带弦象。速率适中，节律均匀。诸脉中凡应指有力而充盛有余者，皆属实脉类也。故实脉应从位、形、势、数等方面结合诊取。

2.1.4 特点

2.1.4.1 实脉形大体长，力强坚实，稍带弦象，举、按、寻皆有力，指下充实，不疾不迟，节律均匀。凡诸脉充盛，搏动有力者，都可归类于实脉范畴。

2.1.4.2 实脉有生理之象。凡体质健壮，无有疾病，气血充盛，脉来充实大长，柔和圆滑，不徐不疾，此乃生理性实脉也。徐鹤皋：“实而静，三部相得，曰气血有余。”陈修园：“指下清楚而和缓，则为元气之实。”徐、陈二氏认为，平性实脉之形应是静而和缓，三部相得，此属元气充足，气血充实的健康之征象。近代的医家更有明确说法。时逸人：“实脉应指有力，浮中沉三候俱有，有胃有神，则为元气充实之象；无胃无神，则为邪气壅滞之象。”姜春华：“大长充实和柔者为平脉。”以上据各家之意，平性实脉，大长充实，柔和圆满，有胃有神，不迟不数，三部俱有。亦称为六阳脉。

2.1.4.3 脉波描记器描绘出的实脉脉波，其形状特点：与正常者相似，部分脉波振幅稍大。《现代中医脉诊学》：“实脉的指压一指感趋势曲线呈高大满实型，脉宽大于正常，脉长超逾寸、关、尺三部。脉图主波波幅高大，增宽，升支、降支斜率大，波峡偏高。”

2.1.5 机理

2.1.5.1 邪气亢奋，正气未衰，邪正交争，搏击气血，致使气实血涌，充盈于脉，脉道扩大盛满，鼓搏有力而见实。《中医学基础》：“邪气实而正气不虚，邪正相搏，气血壅盛，故搏动有力。”（北京中医学院）

2.1.5.2 正气虚亏，邪气内炽，蕴积日久不散，则气不胜邪而外泄，致本虚邪实，血气鼓搏于外，脉来实而兼数之象。林沛湘：“久病正气大虚，脉反坚满搏实有力－实脉、逆证。”

2.1.5.3 元气充沛，血液满盈，血液运行势盛，脉气鼓搏有力，故脉当实而和缓。《时方妙用》：“指下清楚而和缓，为元气实。”

2.1.5.4 现代医学认为 多与心肌兴奋性增强，心搏有力，心输出量增多，外周阻力增加，血管壁弹性增强，周围血管扩张或正常，循环血量增多等因素有关。《中医基本理论》：“心搏排血量和血管的弹性阻力正常或稍高，脉压正常。”（广州中山医学院）

2.1.6 主证

2.1.6.1 阳毒热结 壮热，无汗，烦躁，狂乱，腹痛，拒按，便秘，尿赤，或痈、疽、疮、疡出现的红肿痛胀等。

2.1.6.2 郁积实证 精神抑郁，胸闷胁痛（肝气郁结）；腹胀嗳气，不思饮食（肝气犯脾）；口苦咽干，头痛欲裂，急躁烦乱，胸闷胁胀（气郁化火）；咽中似物梗阻，咯之不出，咽之不下（痰气郁结）。

按：实脉多主实热有余之证。因邪气亢盛，其脉必充实有力，由于阳热内郁，临证可见发狂、谵语、呕吐、舌强、咽痛、喘息、阳毒、伤食、便秘、胁痛、腹胀、气痛等。火热壅结所致的大热、大积、大聚之证亦可见之。李中梓：“血实脉实，火热壅结。”《脉如》：“实主火热有余之证，或发狂谵语，或阳毒便结，或咽肿舌强，或脾热中满，或腰腹壅痛，或痈疽脉实。”凡实热积滞，血瘀气郁，所见实脉为顺证；若某些虚弱证，如泄泻脱血，新产骤虚，久病虚羸，而见实脉为脉证相反，预后不良。《时氏诊断学》：“凡汗后、泄泻后、失血后、新产后，及一切虚弱证，若见实脉为血管变硬，无法治疗。”周学海：“若夫虚寒者细而实，积聚者弦而实，或涩而实，孤阳外脱而实者，即《脉经》所谓三部脉如汤沸者也，皆兼他脉，此邪盛正败之实脉也。”

实脉主证，亦有太过不及、真假之分，真实脉必与声、色、舌、症相应，假实脉必与声、色、舌、症不相应。若三焦热盛，府实便坚，食滞胁痛，或阳热有余之证而见实脉象，其形大长，微坚微弦，三部有力，此为太过，真实之脉；若脉见充力不足，来盛去衰，暂不及位，此为不及，假实之脉。张景岳："实脉有真假，真实者易知，假实者易误，必问其所因，而兼察形证。"临证时既要脉证合参，不可将假实脉误认为真实之象，若以形症为主，当可舍脉从证。张秉成："虚病得实脉，久按之必来盛去衰，或短脉不及本位，盖假者不能久持，终则现其本体也。"例如，年老者高血压，动脉硬化，因血管壁老化，似实脉，并非真实。因此，其证不一定属阳热邪盛引起。真脉实，而证似虚，此乃假虚，不可误为虚证；真虚证，而脉似实，此乃假实，不可误为实脉。这种脉证多出现疾病深重阶段，故有"大实有羸状"、"至虚有盛候"。

真正实脉，乃指邪盛正未衰，正邪交争所致，病虽危重，尚有恢复之机；若气血虚亏，久病体弱，邪盛正衰，正不胜邪，反见实脉，预示不良。《张氏医通》："消瘅鼓胀坚积等病，皆以脉实为可治；若泄而脱血，及新产骤虚，久病虚羸而得实大之脉，良不易治也。"此乃经验之谈，以资借鉴。《伤寒论》中提及实脉计有4条，如"阳明病篇"第60、65条，"厥阴病篇"第45条，"辨阴阳易差后劳复病篇"第3条等。主要征象表示邪已入里，属里实；或病胜脏中气伤，胃阳绝，即所谓真脏脉现。故其见症：如疟状，日晡所发热；或胃有实，差后更发热；或下利日十余行等。

实脉若兼合他脉，则主证更为明确。张秉成："倘于浮沉迟数诸病脉中见之，欲为邪气有余。"时逸人："凡见实脉，皆邪气与正气相争之象。表邪盛者，浮大有力，里邪盛者，沉实有力。"在外伤疮疡已溃时见之，则为邪盛气滞难化之象，预后不佳。在治疗上，应以泻实祛邪为主。近人郑友谅："不大便脉实下之；火郁发之，非发汗也。"

2.1.7　主病

2.1.7.1　外科　常见于疖、痈、急性蜂窝织炎、手部感染、化脓性骨髓炎、急性全身性感染、气性坏疽等脓肿期，证属三焦热炽，阳毒内壅者。或肠梗阻、化脓性阑尾炎等，证属气机郁结者。

2.1.7.2　内科

2.1.7.2.1　消化系病　某些急性胰腺炎、胆囊炎、胆石症，证属气郁火盛者。

2.1.7.2.2　循环系病　某些动脉硬化、高血压、冠心病，证属正虚邪盛者。

2.1.7.3　传染科　流脑、乙脑中极期、传染性肝炎，证属阳热充盛者。性病，证属阳毒内蕴者。

2.1.7.4　肿瘤科　肝癌、胃癌、肺癌、肠癌等，证属阳毒内结者。

2.1.7.5　其他　癫痫、精神分裂症，证属气郁化火者。

2.1.8　合脉

浮实风热，或泄泻下痢，浮实而大，表邪实证；沉实里实，阳明燥结；大实吐血、衄血证危，或为痢疾。大实浮洪，发热则恶。洪实热极，或为内虚，兼弦关格。数实中风则恶，数实而大，腑热内聚。数实弦滑，久病阳脱。滑实痰凝；顽痰凝结，外邪化热；涩实下痢气塞；长实阳盛阴衰，脏气充盛；弦实肝郁，或为寒证，或为痛滞；紧实寒积，或复受寒邪，或为胃热，或为腰痛。迟实气痛。《现代中医脉诊学》："实而浮大，有力为外感风寒、暑湿，实而沉有力为内伤饮食、七情郁结，洪实有力为火邪偏旺，实沉而弦为邪寒内盛，实而数为肺痈，实而滑为痰火。"

2.1.9 脉案

2.1.9.1 阳明府实《伤寒论·阳明病篇》240条："病人烦热，汗出则解，又如疟状，日晡所发潮热者，属阳明也。脉实者，宜下之；脉浮虚者，宜发汗。下之，与大承气汤；发汗，宜桂枝汤"。喻嘉言："病人得汗后，烦热解，太阳经之邪，将尽未尽，其人复如虐状，日晡时发热，则邪入阳明审矣……然虽已入阳明，尚恐未离太阳，故必重辨其脉，脉实者，方为证归阳明，宜下之；若脉浮虚者，仍是阳明而兼太阳，更宜汗而不宜下矣。"

按：此条仲景根据脉象虚实，以决定汗、下之法而治之。喻氏指出病虽属于阳明，而太阳之表邪未尽，故从脉象上，诊断病邪表里之所在，脉实是病邪入府，故用承气。脉浮是表邪仍在，宜用桂枝，立意甚明。

2.1.9.2 产后瘀血合阳明里实 《金匮要略·妇人产后篇》："产后七八日，无太阳证，少腹坚痛，此恶露不尽，不大便，烦躁发热，切脉微实再倍，发热，日晡时烦躁者，不食，食则谵语，至夜即愈，宜大承气汤主之，热在里，结在膀胱也。"《医宗金鉴》："少腹坚痛者，以肝藏血，少腹为肝经部分，故血必结于此，则坚痛亦在此。此恶露不尽，是为热在里，结在膀胱，此太阳蓄血证也，宜下去瘀血。若不大便，烦躁，脉实谵语者，阳明里实也，再倍发热者，热在里，蒸蒸发于外也。阳明旺于申酉戌。日晡是阳明向旺时，故烦躁不能食。病在阳而不在阴，故至夜则愈。此阳明府病也，宜大承气汤以下胃实。"

按：此条论述产后瘀血内阻兼阳明里实的证治。重点在于日晡烦躁，食则谵语，至夜即愈，故病之重点在胃实不大便，虽有少腹坚痛之瘀血证，治疗应以通大便，故用大承气汤。大便通则气机行，瘀血亦行，少腹坚痛可止。或热除后，酌用下瘀血汤去其瘀血。

2.1.9.3 下利胃败 《伤寒论·厥阴篇》369条："伤寒下利，日十余行，脉反实者死。"钱天来："所谓实者，乃阴寒下利，真阳已败，中气已伤，胃阳绝而真脏脉现也。"张隐庵："气虚而脉反实者，乃真元下脱，不能柔和之胃脉也，故死。"

按：此条为下利脉证不符之死候。虚寒性的下利，脉应微弱沉迟，是谓脉证相应，易于治疗；今虚证而得实脉，下利又不减少，脉证不符，此乃胃气败绝，即《内经》谓"真脏脉独见"，故为死候。

2.1.9.4 委中痈疮 张某，男，40岁，于1993年8月7日就诊。右下肢腘窝处红肿高突10余天，疼痛加剧2天余，痛如鸡啄一样，伴口渴思饮，身热，体温38.9℃，大便秘结难行，小便黄赤，舌质红苔黄腻，脉实稍数。指按患处，疖肿中软。辨证：外痈成脓。诊断：委中痈。治则：清热解毒，托毒透脓。方用透脓散加双花30g，连翘15g，地丁30g，连服15剂而愈。

按：此乃一种发于皮肉之间的急性化脓性疾患，属痈成脓期，多由外感六淫，及过食肥甘厚味，内郁湿热火毒，或外来伤害，感受毒气等，引起邪毒壅聚，致使营卫不和，经络阻塞，气血凝滞而成。

2.1.10 鉴别

实脉与洪、紧、弦、牢等脉相类，易于混淆，应以区别。《脉理求真》："实则举按皆强，举指愊愊，凡弦、洪、滑，皆属实象。不似紧脉之迸急不和，滑脉之往来流利，洪脉之来盛去衰也。"

实脉与紧脉、牢脉，同属力势较强的脉搏。然实脉应指坚实有力，大长略带弦象，浮沉皆然；弦脉如琴弦，端直而长，直起直落。紧脉则左右搏指，如切绳转索；牢脉主要见于沉候，浮、中取则不可见，此三脉同中有异，应着意鉴别。李中梓：“夫紧脉之与实脉，虽相类而实相悬，但紧脉弦急如切绳而左右弹人手，实脉则且大且长三候皆有力也。紧脉者，热为寒束，故其象绷急而不宽舒。实脉者，邪为火迫，故其象坚满而不和柔。”洪脉与实脉更为相似，故应鉴别，详见洪脉节。

2.1.11 歌诀

实脉坚实大且长[1]，
举按有力带弦象[2]。
太过阳毒郁结证[3]，
不及久病脏腑伤[4]。
左心积热口舌疮[5]，
右寸咽痛肺疾殃[6]。
关胃胀满[7]肝胁痛[8]，
尺中淋涩[9]便结肠[10]。

2.1.12 注释

[1] 实脉坚实大且长　实脉来，搏动坚实、劲强、形大体长。

[2] 举按有力带弦象　实脉为浮、沉取，皆有力而稍带弦脉之象。

[3] 太过阳毒郁结证　太过，指真实脉来，形大且长，呈显微坚微强，三部有力之象。多主阳热火毒，邪气郁闭内结，造成的病证。如痰火扰心之癫狂证，热扰神明之谵语，胃火呕逆，伤食吐泻，腑实便结，气滞诸痛，毒疠蕴积血脉出现面赤发斑，咽喉肿痛，呕吐脓血等阳毒证。《濒湖脉学》：“实脉为阳火郁成，发狂谵语吐频频，或为阳毒或伤食，大便不通或气疼。”《古今医统》：“实为气壅，胀痛呕吐；脉实而满，四逆头热，春秋为顺，冬夏为逆。”

[4] 不及久病脏腑伤　不及，指假实脉来，形虽大但不及位，似有来盛去败，指下充力减弱不足之感。多主久病体虚，脏腑损伤造成的病症。如内脏气血不足，运化无力，因而腹痛、胀满、大便秘结、脉实。但又见畏寒喜按，不渴或喜热饮，舌质胖嫩而淡润，脉实而力减。故《景岳全书》：“至虚之病，反见盛势。”

[5] 左心积热口舌疮　指左寸脉实，症见口舌生疮、咽痛、心悸心烦、口干咽燥、头晕头痛、舌强不语，多由心中积热，火邪上炎所致。《诊家枢要》：“左寸实，心中积热，口舌疮咽痛。”《古今医统》：“左寸逢实，心热咽干。”《脉诀汇辨》：“左寸实者，舌强气壅，口疮咽痛。”《脉学阐微》：“左寸口舌生疮，咽痛，心烦热，舌红心悸，气壅头眩痛，舌强。”

[6] 右寸咽痛肺疾殃　指右寸脉实，症见咽干作痛，咳逆喘促，气涌痰多，胸中烦满，胸痛吐血，或肺内化脓、肿瘤、积液等。多由肺中损伤或毒热蕴积，气机郁闭所致。《诊家枢要》：“右寸实，胸中热，痰咳烦满。”《诊家正眼》：“右寸肺病，呕逆咽疼。”《脉诀汇辨》：“右寸实者，呕逆咽痛，喘嗽气壅。”《脉学阐微》：“右寸气短胸满，咽喉干痛，咳逆喘促，有痰。”

［7］关胃胀满　指右关脉实，症见脘腹胀满，食少难化，胃痛拒按，恶心呕吐。多由邪热毒物犯胃，气郁化火，毒热内聚所致。《脉经》："关脉实，胃中痛。"《活人书》："关上见之腹胀。"《诊家枢要》："（右）关实，伏阳蒸内，脾虚食少，胃气滞。"《古今医统》："右关食难化克。"《脉诀启悟注释》："右关脉实，胀满疼痛。"《脉学阐微》："右关脘腹胀痛，食少灼心，舌红苔黄腻。"

［8］肝胁痛　指左关脉实，症见胁肋胀痛，难以转侧，烦躁易怒，口苦纳呆，呕恶腹胀，或吐血。多由肝胆气机郁结，或湿热蕴结所致。《诊家枢要》："（左）关实，腹胁痛满。"《古今医统》："左关腹胀胁疼。"《脉诀启悟注释》："左关脉实，火壅胁痛。"《脉诀汇辨》："实在左关，肝火胁痛。"《脉学阐微》："左关胁胀痛，脘满腹胀，厌食心烦，喜怒头眩痛。"

［9］尺中淋涩　指左尺脉实，症见小腹胀痛，小便赤涩，艰难，淋痛，腰痛，下肢肿痛等。多由湿热蕴结膀胱，经络受阻所致。《活人书》："尺中有此主小腹痛，并小便涩。"《诊家正眼》："左尺见之，便闭腹痛。"《古今医统》："左尺小便涩难。"《脉诀启悟》："左尺脉实，溺闭腹满。"《脉学阐微》："左尺便秘腹胀痛，下肢肿痛，尿赤涩，淋痛。"

［10］便结肠　指右尺脉实，症见大便秘结，腹胀便难，或腹痛下痢，或月经闭止，白带量多，或腰背胫跟酸痛等。多由湿热蕴结大肠，或经络郁阻所致。《诊家枢要》："（右）尺实，脐下痛，便难，或时下痢。"《古今医统》："右尺热凝粪结。"《脉诀汇辨》："右尺得实，脐痛便难，相火亢逆。"《脉学阐微》："右尺少腹胀痛，小便短赤，经闭带多，大便不畅或干燥。"

2.1.13　结语

实脉属阳，愊愊大长，充盛不虚，稍带弦许。
浮沉皆宜，三部有力，劲强坚实，不迟不疾。
柔和圆滑，无疾壮大，静而和缓，胃神气安。
正邪交争，气实血涌，脉道盛满，有力鼓澜。
正亏邪炽，合数脉实，脏伤久疾，脉实证逆。
三部实静，气血盛宁，三部实燥，里邪下调。
独实一部，必辨脏腑，妇尺有孕，气盛有因。
紧脉类实，有力劲急，状如切绳，左右弹动。
洪与实齐，浮大满指，来盛去衰，洪水之态。
不及久病，遇之逢凶，疮疡内治，消托补宜。
无病平期，太过痢疾，阳胜阴弱，为痛为热。
阳毒郁积，水谷食滞，在里则满，咳喘便难。
积聚实证，皮热脉盛，前后不通，腹胀气痛。
舌强心烦，头痛目眩，肺气壅堵，咳逆喘促。
肝胁胀痛，口苦面红，脾虚胃滞，呕吐宿食。
肾火热逼，脐痛便秘，淋涩溺闭，腰背颈疾。

2.2 弦脉（阳中之阴）

2.2.1 脉义

弦有端直、挺直、绷直、挺急之义。

戴起宗："端直以长，如弦隐指。"又："指下左右皆无，从前中后直过，挺然于指下。"

李中梓："弦之为义，如琴弦之挺直而略带长也。"

《脉诊》："如按琴弦，挺然带急。"

弦脉是指脉来劲急端直，盈实稍耎，举之应指，按之不移，挺然带长，状如弓弦。

弦脉是由多种因素引起脉搏形体改变的脉象，如动脉血管弹性减弱，血管壁紧张度增高，或血管发生退行性变化（硬化），呈现出平直搏动的征象。

《脉象图的研究》："弦脉，端直以长，如张弓弦，或实或细，按之挺然。"

2.2.2 强度

柔耎而长，轻虚稍滑，挺直微弦，如揭长竿末梢（平），劲急端直，实滑稍耎，如循长竿（病），弦硬强直，劲急不柔，如张弓弦（危）。

《素问·平人气象论》："平肝脉来，耎弱招招，如揭长竿末梢……春以胃气为本。"

按：此经文是论述肝脏平脉及四时以胃气为本的脉象。"招招"，迢迢也。"揭"，高举也。张介宾注："高揭长竿，稍必柔耎，即和缓弦长之义。""春以胃气为本"句前，又有"春胃微弦曰平"，此言春季之脉微弦。"微弦"，即略带弦之义。李中梓认为："弦脉与长脉皆主春令，但弦为初春之象，阳中之阴，天气犹寒，故为琴弦之端直而挺然，稍带一分之紧急也。"早春之脉，非病脉也，由冬转春，微暖之中仍带寒冷之气，人之脉稍带弦紧，乃应早春犹寒之象。经文谓弦脉，以应春季，象征肝脉，其形柔耎而长，轻虚稍滑，柔和之中略带强实感，此为平脉之形也。

《素问·平人气象论》："病肝脉来，盈实而滑，如循长竿……死肝脉来，急益劲，如新张弓弦。"

按：此经文是论述肝脏之病的脉象。其脉来实滑而弦为太过，如循长竿则少柔和之象，此乃弦多胃少，故曰肝病。马莳注："盈实而滑，似有坚意，而长竿非循末梢，则弦而不和。"若劲急如新张弓弦者，为强急弦甚，属但弦无胃气，故曰肝之死脉。这是以脉形不同变化及脉中胃气多少，来衡量病之轻重。

《素问·玉机真脏论》："春脉者，肝也，东方木也，万物之所以始生也，故其气来耎弱轻虚而滑，端直以长，故曰弦。"

按：此经文申明春季肝脏脉弦属生理之象，不属病理之弦脉。弦脉应于春，为肝之脉。肝属木，木，方位在东，初春阳气始生，阴寒之气尚留而未去，影响肝木疏泄，以致肝气柔和之中尚稍带劲急，故脉来挺然指下。首尾端直，弦中带长，但不超越本位。张介宾指出："弦者，端直以长，状如弓弦有力也。然耎弱轻虚而滑，则弦中自有和意，肝脏主之。"

《难经·十五难》："春脉弦者，肝东方木也，万物始生，未有枝叶，故其脉之来，濡弱而长。"

按：本难认为春季之常脉为弦，其义与上《素问》之义同。春脉弦以应肝，在五行属春旺的东方木，初春万物开始生长，树木未长出枝叶，其脉弦中而稍有濡弱带长之象。

同时，下文又有弦主病、死的脉形描述，与《内经》所述类同。

《伤寒论·平脉法》：“其脉微弦濡弱而长，是肝脉也。肝病自得濡弱者，愈也。”

按：仲景亦遵《内经》、《难经》之意，认为正常肝脉旺于春，其形“微弦，濡弱而长”乃含有冲和胃气之象，这是肝的平脉，故肝病得见，其病痊愈也。

《脉经》：“如张弓弦，按之不移。”

按：叔和以取类比象之法，言明脉的形象如弓弦，其脉势劲急而直，两端挺然不移。

《诊家正眼》：“弦如琴弦，轻虚而滑，端直以长，指下挺然。”

按：李中梓提出弦脉之象“轻虚而滑”、“指下挺然”，应是脉体实而不硬，柔软之中微带滑象，若同时带有冲和的胃气，此应属平性弦脉。“弦如琴弦”、“端直以长”，是首尾端直，如触琴弦，左右不移，弦多胃气少，此属病性弦脉之象。故李时珍据上述经文指出：“弦脉……轻虚以滑者平，实滑如循长竿者病，劲急如新张弓弦者死。”末句则属但弦无胃气，故曰肝之死脉。

《脉确》：“挺然在指下，端直似弓弦。”

《三指禅》：“脉而弦，脉之有力者也，雄姿猛态，可以举百钧。”

崔氏《脉诀》：“小紧为弦。”又：“弦如张弦，紧如细线。”

按：“小紧”、“紧”作紧张、紧束解。“细线”脉体形细。是指弦脉之体紧束，脉管紧张内敛，故脉体变细。

总上所述，《内经》、《难经》、《伤寒论》、《脉经》及诸多医家的描绘，弦脉的生理之象（平性），多见于春季，属肝之本脉，脉来之形，应以柔耎而长，轻虚稍滑，挺直微弦，如揭长竿末梢为其常脉；若劲急端直带长，实滑稍耎，如循长竿，如琴瑟之弦为其病脉；若脉势劲急不柔，弦硬强直，如新张弓弦，如循刀刃，为肝之危候之脉。同时也要结合脉中胃气的多少，或有无来判断。另外，在《伤寒论·平脉法》，提出“假令得纯弦者死”，均与经文之义同，此亦属但弦无胃气之象。

2.2.3 诊法

举之应手，按之不移，挺直指下，如按琴弦。

《伤寒论·辨脉法》：“脉浮而紧者，名曰弦也；弦者，状如弓弦，按之不移也。”

按：这里仲景以弦脉中寓含有“浮紧”之象，并不是说浮紧便谓之弦。“浮而紧”，其义有二：一谓弦脉可浮候之，一谓浮而紧张有力乃是弦脉；“按之不移”其义亦有二：一谓弦脉形状如弓弦；一谓弦脉沉按候之，指下不移。因此，仲景言明弦脉形态与力势，又言明弦脉可以浮取，亦可沉按候取，浮、中、沉三部皆可触得，故临证应指下仔细体验观察，领悟其真谛。

《脉经》：“弦脉举之无有，按之如弓弦状。”又：“浮紧为弦。”

按：叔和只言弦脉按之沉取可得，轻按浮取则不明显。但又说“浮紧为弦”，此袭仲景之语，此“弦”之中，乃寓含浮弦之义，或弦脉举之应手之意。

《诊家枢要》：“按之不移，举之应手，端直如弓弦。”

按：滑氏认为弦脉浮、中、沉三部皆可触及，其两端挺直，如弓弦一样。

《千金翼方》：“按之如琴瑟弦，三关通病，梗梗无有屈桡名曰弦。”（《诸病源候论》亦有同文）

按：孙思邈曰“按之如琴瑟弦”，源自《素问·玉机真脏论》中“真肝脉至……如按琴瑟弦”句，是形容弦脉如触按琴瑟，左右不移。“三关通病”，“病”，此作弦解。“梗梗无有屈桡”，“梗”，梗直、挺直也；“屈”，弯曲也，“桡”作绕解。脉来指下挺然直过，无弯曲环绕之行者名为弦脉。

《脉诀刊误》：“指下左右皆无，从前中后直过，挺然于指下。”

按：戴氏言“指下左右皆无”，是因脉来劲急绷直，推之不移，故触及左右皆无脉动之感；“从前中后直过，挺然于指下”是说脉在指下挺劲固定不移，从寸关尺直过，说明脉的搏动稳重，不易变动的特点。

《濒湖脉学》：“弦脉端直以长，如张弓弦。按之不移，绰绰如按琴瑟弦。状若筝弦，从中直过，挺然指下。”

《脉诀汇辨》：“弦如琴弦，轻虚而滑，端直以长，指下挺然。”（《四诊抉微》文同此）

按：诸家所言弦脉之形，皆大同小异，其形象如弓、筝、琴之弦，力势劲急直行，用指弹压，直起直落，左右不移，两端挺然带长，但不过于本位。

《外科精义》：“弦脉之诊，按之则紧而弦，其似紧者，谓弦如按弦而不移，紧如切绳而转动，以此为异。”

按：齐德之氏所说“紧”，乃为脉管紧张束敛之义，故脉沉候按之，似按琴弦一般，端直挺劲，固定不移，此与紧脉不同，紧脉是脉在指下，如切按在劲急转动的绳索上，因此而有区别。

《脉学阐微》：“弦脉端直而长，如张弓弦，弦脉来时搏指弦长……如按琴之弦。”

按：综合诸家所说，弦脉指下搏动有力，浮中沉三部皆可诊取，挺然指下，端直以长，不超本位，形体较细，状如弓弦。故应从位、形、势三方面结合诊取。

2.2.4 特点

2.2.4.1 弦脉端直而长，搏动稳重，直起直落，位置固定，盈实稍耎，体细略长，不超本位，速率正常。

2.2.4.2 紧张度较大，如琴弦般劲急，浮中沉三部，皆可诊到，搏动有力。同时可以兼浮、沉、迟、数、滑等脉，亦可有大、小之分。

2.2.4.3 脉波描记器描绘脉波 振幅较大，升支陡峭，主波角增宽，最大幅度高，高峰期的时间延长，主波峰顶较平坦，可呈平顶，切迹弓背状或斜切形，重波形的幅度相对的较高，重搏波抬高出现的时间也相对较早，接近于主波峰，降支的快速下降的时间出现的较迟，降支可呈凸弧形。潮波明显。《现代中医脉诊学》：“弦脉的指压－指感趋势曲线呈拟正态型，脉宽较细或正常，脉长可及三部。脉图呈宽大主波，波谷较高。”

2.2.4.4 弦有偏弦 一谓脉的行走方向发生偏斜，而又出现弦象，则为偏弦。如临床见到斜飞脉，称之“欹斜”，兼带弦象，便属偏弦。吴鹤皋：“有偏弦脉来欹斜。”一般无其他病理征象，则属生理性脉象。若因肿瘤压迫或其它病理因素，发生脉行障碍，出现斜而弦之象，则属病理性偏弦脉。一谓一手寸口脉弦为偏弦。《金匮要略·痰饮咳嗽病脉证并治第12》：“脉偏弦者饮也。”

2.2.4.5 单弦与双弦 单弦多为一手脉弦，如触按一根琴弦，平直细长有力。如《金匮要略》：（见上文）。《金匮要略心典》：“偏弦者，一手独弦，饮气偏注也。”近代医家对《金匮要略》中此句，皆多从此解。因此，“偏弦”，亦可谓单弦。

双弦之义有二：一谓双手寸口脉俱弦。《金匮要略·痰饮咳嗽病脉证并治第12》：“脉双弦者寒也，皆大下后善虚。”多数医家认为，此“脉双弦”，为两手皆弦。一谓单手两条脉，如触按二根琴弦。从解剖学观察，一手只有一条桡动脉，一般不会出现双条脉，除非桡动脉一手有二支并列，否则不会出现双弦的。《脉学辑要》：“有一手两条脉，亦曰双弦，此乃元气不壮之人，多见此脉，亦属虚。”按上所说，无论生理、病理都不可能出现双弦。以《脉学辑要》之意推之，亦可误以桡骨之筋腱作脉，筋腱不搏动，自己指尖过重按之，而误为病者之脉动，且自己指尖搏动与患者不一致，治疗后亦无改变。(此种说法仅供参考)。

2.2.4.6 生理性因素：人随年龄的增长，发生弦脉有着明显变化，40岁以下，一般出现弦脉机率较低，41～60岁，年龄增长，生理功能发生变化，如血管逐渐退化或硬化，弹性减低而呈现弦脉，健康的老人属人体正常衰变的发展规律，不应视为病脉。

2.2.5 脉理

2.2.5.1 阴阳失调，血失封藏，经脉拘急，脉道内敛，气机收束，故脉来挺直带长，而见弦象。若肝脉自弦，应于春季，阳气欲伸，阴寒欲敛，此弦脉应属正常。《中医基础学》：“肝病则筋急，故脉状如弓弦，血不内藏，充斥脉道，则现弦脉。”(山东医学院)

2.2.5.2 诸邪侵袭，结聚不散，致肝失疏泄，经脉之气拘急，气血束敛难伸，脉道鼓搏壅迫，脉气运行急直而长，故脉见弦而有力。林沛湘(《中医学基础》)：“痰饮内蓄，寒热作疟，都可影响气机活动，而使脉搏紧张，出现弦脉。”《中医基础学》：“寒热诸邪滞于肝，以致肝气不柔，经脉则变得劲急有力，这就是弦脉。”(山东医学院)

2.2.5.3 现代医学认为 多与心脏泵亢进或正常，心搏排出量增多，血管壁弹性减弱或硬化，外周阻力增加，周围血管紧张度增加，或局部血管缩小，血压(舒张压)增高或正常，循环血量增多等因素有关。《中医学基础》：“弦脉的脉速是快的，产生弦脉和脉速快的因素可能为动脉壁弹性差和动脉硬化，血管平滑肌收缩，舒张压增高，血管壁增厚以及舒张时血管直径较小等综合而成。”(北京中医学院)。林沛湘：“弦脉大多数是心搏排出量与血管阻力均增加，与动脉硬化而致动脉紧张力高，以及血压增高等因素有关，(但血压增高的只占一部分)。”

2.2.6 主证

2.2.6.1 肝气郁结 头目眩晕，筋脉拘急，脘腹胀闷，烦躁易怒，目疾。

2.2.6.2 诸痛痰饮 头痛胁胀，胃脘胀痛，腰腿疼痛，四肢麻木，恶心呕吐，咳喘咯痰，心悸气短，癫狂神昏。

按：弦脉主病，临床多见于肝胆病者，为肝气郁滞，诸痛，痰饮，疟疾，拘急，寒热等证。《诊家枢要》：“弦为血气收敛，为阳中伏阴，或经络间为寒所入，为痛，为疟，为拘急，为寒热，为血虚盗汗，为寒凝气结，为冷痹，为疝，为劳倦，双弦胁急痛。”同时，胸胁内伤，或跌扑损伤亦可见之。弦脉又主血虚盗汗，劳倦罢极，此类病弦多兼细、数，或细数之象，故《脉如》：“弦兼细数，主阴火煎熬，精髓血液日竭，痨瘵垂亡之候也。”弦脉主冷痹疝瘕，腹痛，痃癖，又多兼紧脉。故《三因方》：“弦紧为恶寒，为疝瘕，为癖。”若见痉病、痫症，多为弦而有力。肝气郁结所致胁痛，肝风内动所致眩晕、头痛，左关脉弦尤为明显。若疮疡已溃时见弦，则为邪盛气滞难愈。一般讲，凡脉由数转缓，由滑转濡，由弦转平，是病好转之兆，反之，脉见弦而细劲，如循刀刃，多为无胃气之象，预后不良。临床有的医家，根据弦脉的不同力度，分为微弦、弦、甚弦，微与甚之间差距很大，亦可根据其不同形态，而分濡弦或虚弦，脉弦之形可定矣，一般不须再兼合其他脉象。如要兼合，便当作兼合之脉而论。因此，弦脉形态力度的变化，应以少力、无力或有力而区分为妥。弦脉少力或无力，多主虚证，一般以阴证为主；脉弦有力，多主实证，一般以实证为主。如伤寒外感出现弦脉，即以此而分。

弦脉主肝胆病，实证居多。常由疏泄失常，气机阻滞，气血不和所致。主寒，主痛证。是由寒邪凝滞，血脉拘急而见弦象，多属实证。若虚证、虚寒之证，常兼合他脉。对于主痰、主饮证。多为虚中夹实，或本虚标实，亦当出现弦滑、弦紧等脉。又因肝盛（木）克土，脾胃受损，胃为水谷传化之本，胃伤可见宿食内停。《诊宗三昧》：“冷食停滞，气口多弦脉。”阳弦、阴弦主病，诸家多认为阳弦头痛，阴弦腹痛。《医宗必读》：“阳弦者寸也，寸主上焦，故当头痛；阴弦者尺也，尺主下焦，故当腹痛。”一般讲，寸脉弦多主实证，尺脉弦者，多主虚证。

对于偏弦与双弦的主证，诸多医家以偏弦为饮，双弦为阴寒。《脉经》：“偏弦为饮，双弦胁下拘急而痛，其人啬啬恶寒。”《脉诀启悟》：“饮脉皆弦，双弦者寒也，偏弦者饮也。”从临证看，单弦在左关为肝木盛，多见寒热往来，癥瘕积聚；单弦在右关，多为脾胃虚寒，胃寒膈痛，或土虚饮停；双弦在两关，则肝实脾虚，久病胁下积块，腹中寒饮内停。

《伤寒论》中提及弦脉共有8条，如“太阳病篇”104条、146条、149条，“阳明病篇”35条、52条，“少阳病篇”第3条，“少阴病篇”第44条，“厥阴病篇”第41条等，主要表示阴气潜留，或邪入少阳，或寒实在胸等，其症见两胁拘急；或腹中急痛；或眩冒谵语；或心中嗢嗢欲吐而不能吐；或里急下重等。如《伤寒论》212条：“伤寒，若吐若下后，不解，不大便五六日，上至十余日，日晡所发潮热，不恶寒……若剧者，发则不识人，循衣摸床，惕而不安，微喘直视，脉弦者生，涩者死。”伤寒坏症，弦脉居多，虚劳内伤，脉弦过半，凡是弦脉，多有食少脘闷现象。《医门补要》：“脉弦不食者，为木克土。”张石顽：“弦为六贼之首，最为诸经作病，故伤寒坏症，弦脉居多，虚劳内伤总由中气少权。土败木贼所致。”近人宋一亭在“冠心病三种脉象的血流动力学分析”一文中说：“弦脉主病繁多，总括起来为寒热，冷痹，拘急，痉挛和疼痛等。这些病因病邪刺激，很可能通过神经体液和内分泌等多种途径影响动脉血管壁张力及管腔内压力，而与弦脉的形成发生联系。”（上海中医药杂志．11：48；1982）

2.2.7 主病

2.2.7.1 内科

2.2.7.1.1 消化系病　常见某些急、慢性无黄疸型传染性肝炎，肝癌、慢性腹泻、肝硬变腹水、慢性胃炎、胃窦炎、胃神经官能症、病毒性肝炎、胆囊炎等，证属肝阴不足，肝胃不和，或肝火上炎，肝郁气滞者。

2.2.7.1.2 神经系病　某些神经官能症、精神病、神经性头痛、癫痫等，证属肝气郁结，或肝风上扰，或肝火挟痰上扰心神者。

2.2.7.1.3 循环系病　某些冠心病引起心绞痛及心肌梗塞，高血压，动脉硬化等，证属阴虚阳亢，或气滞血瘀，或肝阳化风者。

2.2.7.1.4 呼吸系病　干性或渗出性胸膜炎后期伴胸膜肥厚，慢性支气管炎、肺气肿、支气管哮喘等，证属络气不和，或痰饮内蓄者。

2.2.7.1.5 运动系病 风湿性关节炎、早期类风湿性关节炎以及骨关节炎，偏于风寒湿痹疼痛者。

2.2.7.2 妇科 常见某些月经不调（月经先期、月经先后无定期）、痛经、妊娠腹痛、恶露不下、乳汁缺乏等，证属肝郁气滞型；或经行吐衄、慢性盆腔炎等，证属气滞化热，或瘀血结聚者。

2.2.7.3 外科 急性胰腺炎、肠梗阻、或肠扭转早期、轻度蜂窝织炎型阑尾炎、胆绞痛、或单纯性胆囊炎，证属食积中阻或气滞为主。

2.2.7.4 肿瘤科 食道癌、肝癌、子宫颈癌等，证属痰气互阻，肝郁气滞，或气滞血瘀引起的疼痛。

2.2.7.5 其他 疟疾、单纯性甲状腺肿、甲状腺机能亢进、急性视神经炎，证属邪在少阳，或肝郁气结所致者。年龄偏高，动脉血管硬化，环境过于喧闹，长期精神紧张，体力活动过少，久不持重，久视，重听所致肝肾阴虚，肝阳偏亢者；饮食不当，过食肥甘，食盐过量，易可出现弦象。

2.2.8 合脉

浮弦支饮，外伤风邪；沉弦悬饮，或为内痛，或为气郁；兼涩痰盛荣亏；大弦则虚，半产漏下，亡血失精，或为劳伤，兼浮心气痛，兼滑阳邪；小弦寒癖，寒邪冷痞，小腹急痛，脚中拘急，或为阴消，兼沉涩虚汗；弦迟多寒，或为痼冷；弦数多热，或有寒饮，或为劳疟，或为肝热，邪热阳盛，兼细阴火；弦洪火炽，或为内热，欲发疮疽，邪热阳证，兼急虚火；弦细少气，或为拘急，兼沉阴证；弦紧则寒，恶寒疝癖，或为胁痛瘀血，兼细阴邪；弦缓为湿；弦滑多痰，或为内热，或为腰脚痛；弦涩老疟，兼浮疟疾，弦长为积，脐痛瘀血；弦疾（急）疝瘕，小腹痛，或为壮热胎损，弦濡湿气脊痛。双弦寒痼，或胁急痛；单弦饮癖；阳弦头痛、阴弦腹痛。《四诊抉微》引李士材：“弦为肝风，主痛主疟，主痰主饮，弦数多热，弦迟多寒，阳弦头痛，阴弦腹痛，痛在少腹；浮弦支饮外溢，沉弦悬饮内痛，弦大主虚，弦细拘急，单弦饮癖，双弦寒痼，若不食者，木来克土，病必难治。”

2.2.9 脉案

2.2.9.1 邪入少阳 《伤寒论·太阳篇》140 条：“太阳病下之……脉弦者，必两胁拘急。”太阳病在发展过程中，见“脉弦”、“两胁拘急”，有转少阳病之势。弦为少阳之脉，两胁拘急是少阳经主证之一，伤寒下后见此脉证，主邪入少阳经，234 条的阳明中风证，出现“脉弦浮大”，虽名阳明中风，实为三阳合病，其中脉弦，为邪入少阳经之依据。《金匮要略·虐病篇》有“虐脉自弦”，以疟之往来寒热属少阳，故其脉弦。

2.2.9.2 痰饮咳嗽 《金匮要略·痰饮咳嗽篇》：“咳家其脉弦，为有水，十枣汤主之。”“脉偏弦者，饮也。”痰饮脉弦，因水饮所生，皆由气郁不能运化水湿所致，气郁故脉弦。若由水饮射肺，发为咳嗽者，首先见弦脉，以弦为水饮脉象，脉见“偏弦”，多因饮邪偏留于体内一处。魏荔彤：“咳家，专为痰饮在内，逆气上冲之咳嗽言也，故其脉必弦。”尤在泾：“偏弦者一手独弦，饮气偏注也。”

2.2.9.3 寒痛诸证 《金匮要略·腹满寒疝宿食篇》：“寸口脉弦者，即胁下拘急而痛，其人啬啬恶寒也。”指感受寒邪而胁下痛，以致寸口脉弦。又“呕吐哕下利篇”：“脉弦者，虚也，胃气无余，朝食暮吐，变为胃反。寒在于上，医反下之，令脉反弦，故名曰虚。”因寒在于上而反攻下，损其胃阳，不能化谷，成为胃反病，故脉弦。“妇人妊娠篇”：“妇人怀妊六七月，脉弦发热，其胎愈胀，腹痛恶寒者，少腹如扇，所以然者，子脏开故也，当以附子汤温其脏。”这是妊娠阳虚，寒盛腹痛而见脉弦。“五脏风寒积聚篇”：“心伤者，其人劳倦，即头面赤而下重，心中痛而自烦，发热，当脐跳，其脉弦，此为心脏伤所致也。”因心伤而心中痛，故其脉见弦。

2.2.9.4 阴阳两虚 《金匮要略·血痹虚劳篇》：“男子脉虚沉弦，无寒热，短气里急，小便不利，面色白，时目瞑，兼衄，少腹满，此为劳使之然。”沉取脉弦无力，虚为阳不足，沉弦为阴不足，此属阴阳两虚的虚劳脉象。

按：虚证见弦，应辨兼脉与其形，若弦带虚耎微滑，或盈实而滑，是有胃气，随治可愈；若弦硬强直，失却柔和之象，是无胃气，病多难治。

2.2.10 鉴别

弦与长，紧、牢等脉易于混淆，应作鉴别。弦脉是端直而长，直起直落，状如弓弦，盈实而耎，挺然指下，按之不移；紧脉如拧绳索，转环无常，脉幅较粗，按之劲急转动，左右弹指，指力大于弦脉。从脉图特征看：弦与紧脉图相类似，紧脉的主波幅显著大于弦脉。牢脉弦长，其体见于沉伏之间，浮取不见。李时珍：“弦脉端直如丝弦，紧则如绳左右弹，紧言其力弦言象，牢脉弦长沉伏间。”张锡驹：“弦紧之分，在移与不移耳。”颇得要领。详见紧脉节中的鉴别表。

2.2.11 歌诀

端直挺长似琴弦[1]，
盈实稍耎举按然[2]。
应时在春肝木旺[3]，
诸痛气郁饮疟般[4]，
寸心头痛[5]咳气喘[6]，
左关癥瘕[7]右胃寒[8]，
尺中饮聚下焦冷[9]，
腹痛泄痢足拘挛[10]。

2.2.12 注释

[1] 端直挺长似琴弦 弦脉，两端挺直且长，象似触摸琴瑟之弦，劲急有力，搏动稳重，用指弹压，左右不移，稍长而不过于本位。

[2] 盈实稍耎举按然 病性弦脉，脉来实滑少柔，似有坚意，如循长竿，此乃弦之太过。用指切按，浮、中、沉三部皆可触得，往来有力。

[3] 应时在春肝木旺 弦脉应于春季，为肝脏主脉，初春之即，阳气始生，阴寒之气尚在，留余未去，肝之疏泄，困束不畅，肝气虽然柔和，尚有劲急之状，应指弦长，为有余之脉，故曰肝木旺。若弦强太过，则为肝病。

[4] 诸痛气郁饮疟般 指弦脉主人体各种疼痛，肝气郁结，胸胁胀痛，痰饮停聚，寒热往来的疟疾，以及头痛、目眩、痉病、痫症等。

[5] 寸心头痛 指左寸脉弦，症见胸中窒闷、心悸、心痛、突发气喘、易惊恐、咽

干、嗳气、头痛、眩晕。多由脉痹日久，重感外邪，或思虑伤心，气血虚亏，复感外邪，心气痹阻，脉道不通畅所致。治以养心祛邪，活血通脉。方选用赤茯苓汤、补心丹等。《脉经》："脉弦上寸口者，宿食，降者头痛。"《诊家枢要》："左寸弦头疼心惕，劳伤盗汗，乏力。"《诊家正眼》："弦在左手，心中必痛。"《脉诀汇辨》："左寸弦者，头痛心劳。"

［6］咳气喘　指右寸脉弦，症见咳嗽气喘，咽痒如窒，胸膈闷痛，痰白清稀，或痰少质黏，或兼头痛恶寒，发热无汗，或情志刺激而诱发。多因感受寒邪，寒束肌表，内袭于肺，或思郁伤肝，肝气犯肺，脉气闭郁，不得宣通，脉道阻遏所致。《诊家枢要》："右寸弦肺受寒，咳嗽，胸中有寒痰。"

［7］左关癥瘕　指左关脉弦，症见两胁胀满，窜走不定，嗳气作痛，寒热往来，肝胆肿痛，癥瘕积聚，以及痉病，癫痫等病。多由肝气郁结，胁络痹阻，气机收束所致。《四言举要》："弦脉主饮，病属胆肝，阳弦头痛，阴弦腹痛。"《诊家枢要》："（左）关弦胁肋痛，痃癖。"《濒湖脉学》："弦应东方肝胆经，饮痰寒热疟缠身……寒热癥瘕察左关。"《脉诀汇辨》："弦在左关，痰疟癥瘕。"《脉学阐微》："肝炎病脉多弦，左关较突出……左关肋满痛，冷热癥瘕。"

［8］右胃寒　指右关脉弦，症见胃脘痛，得热痛减，呕吐清涎，口淡喜热饮，便溏或泄泻而不臭，舌淡胖，苔白润。多由过食生冷，寒邪内结，脾胃受损，气血阻滞所致。《脉诀》："关中有弦寒在胃。"《诊家枢要》："（右）关弦脾胃伤冷，宿食不化，心腹冷痛，又为饮。"《诊家正眼》："右关弦兮，胃寒膈痛。"《脉诀刊误集解》："右关有饮寒留胃。"《脉诀启悟注释》："右关脉弦，土虚停饮。"《脉学阐微》："右关胃寒腹痛。"

［9］尺中饮聚下焦冷　指左尺脉弦，乃由水饮停聚在下焦，出现畏寒，腹冷的症状。痰饮停留胃肠，症见胃痛坚满，有振水声，或肠间漉漉有声，下利；溢饮泛溢体表肌肤，症见肢体疼痛沉重，下肢肿胀或咳喘；悬饮停留胸胁，症见胁下胀满，咳唾痛增，转侧及呼吸均牵引作痛，伴干呕短气；支饮饮留胸膈，症见胸闷短气，咳逆倚息不能平卧，外形如肿，兼头晕目眩，心下痞坚；积聚结于少腹，症见胀痛固定，或腹中气聚，攻窜胀痛。以上饮邪停聚，或气机阻滞，瘀血痰湿凝滞，或者影响下焦所致。《脉诀》："下焦停水满丹田。"《诊家正眼》："左尺逢弦，饮在下焦。"《脉诀启悟注释》："左尺脉弦，饮聚疝瘕。"《脉学阐微》："左尺少腹腰膝疼痛。"

［10］腹痛泄痢足拘挛　指右尺脉弦，症见腹痛泄泻，泻后痛减；或寒疝腹痛；或下痢赤白粘冻，腹痛拘急，里急后重，脘闷纳呆，头身困重，或肢冷不温，腰膝冷痛，踝足挛急。多由寒邪凝滞下焦，气机收引拘急不通所致。《诊家枢要》："（右）尺弦脐下急痛不安，下焦停水。"《濒湖脉学》："尺中阴疝脚拘挛。"《诊家正眼》："右尺逢弦，足挛疝痛。"《脉确》："尺当颓疝脚拘挛。"《医宗金鉴》："尺弦腹痛。"《脉诀刊误集解》："尺弦腹痛腰脚拘。"《脉诀启悟》："右尺脉弦，腹痛下痢。"

2.2.13　结语

弦阳中阴，卦位为震，季节应春，肝木之本。
端直长达，挺然指下，盈实稍耎，如张弓弦。
举之应指，按之不移，直起直落，稳重而过。
虚滑稍轻，柔耎长平；如竿长挺，盈实滑病。

弦急劲久，强硬不柔，新张弓弦，无胃凶险。
脉位有偏，大小双单。欹斜偏弦，单弦一线。
若琴一弦，细直长牵；一手二线，双手两弦。
粗细详察，硬软分划，弦耎症轻，少柔疾重。
紧细不及，紧数过际。单弦饮癖，偏弦饮疾。
双弦寒痼，胁急痛楚，木来乘土，饮食难入。
弦肝胆病，郁结诸痛，痰饮疟疾，疝瘕冷痹，
腹痛痃癖，痉病拘急，往来寒热，胸胁伤克。
浮弦支饮，夹表怒忿，沉弦腹痛，悬饮里疼，
迟寒或虚，数热风剧，湿盛缓析，细弦少气。
右寸感寒，咳喘吐痰，膈闷痛顽，发热无汗。
左关胁痛，寒热胀肿，痃癖瘕癥，癫痫痉病。
右关积冷，呕吐胃痛，饮食不节，口淡便泻。
左尺腹痛，溢饮浮肿，肢节沉重，下焦肾病。
右尺痛泻，下利脓血。腰膝冷伴，寒疝拘挛。
两寸弦方，小柴胡汤，柴芩参草，半夏姜枣。
关弦温平，附子理中，参附炮姜，术草丸尝。
尺弦术附，药宜制服，脉症相参，方药随变。

2.3 紧脉（阴中之阳）

2.3.1 脉义

紧有紧束、急疾、坚紧、劲急、绷急之义。

张景岳："紧脉急疾有力，坚搏抗指。"

程扶生："有转动急疾之意。"

吴鹤皋："劲急曰紧。"

《洄溪脉学》："紧者，脉来绷急。"

周学海："紧者，绷急而兼绞转之象。"

紧脉是指脉来绷急而坚，细直疾数，状若切绳转索，举按有力，似弦带长之象。

《脉象图的研究》："紧脉：数如切绳，举如转索，来去有力，左右弹手。"

2.3.2 形态速率

绷急而坚，细直疾数，或挺劲似弦，状如切绳转索。

《素问·五脏生成篇》："青，脉之至也，长而左右弹。"

按：此经文是言色脉合参主病之法。五脏之主色，青，乃肝之色，故脉来应长而弦劲，应指有力，搏击如弹人手，脉证相合也。张介宾注："言两手俱长而弦强也。"《甲乙经》在此《内经》文"而"字下有"弦"字。但后世不少医家，据此脉而作紧脉解，并已形成定格。

《素问·平人气象论》："盛而紧曰胀。"

《素问·示从容论》："切脉浮大而紧。"

按：紧脉为寒证，盛则邪气有余，寒邪实于内，故为腹胀之病。"浮大而紧"，是与其他脉象联合应用的范例，但未提及紧脉形态与速率方面的描述。

《难经·十七难》："病若开目而渴，心下牢者，脉当得紧实而数，反得沉涩而微者，死也。"

按：本难所举之例，病人张目且感口渴，心胸以下坚硬，此属心实热证，脉象应当出现紧、实、数有力的心脉，若相反出现沉涩而微的肾脉，则是心火为肾水所克，病实脉虚，故为死证。这是紧脉与其他脉证联合应用，做出对疾病的正确判断。实为紧脉最早应用于临床的范例。

《说文》："紧，缠丝急也。"

按：丝，细也；急，绷急状。此乃形容紧脉，如同拉紧的细丝绳，绷急坚紧，进行绞转缠绕，细直而紧张的状态。

《伤寒论·辨脉法》："脉紧者，如转索无常也"。

按：紧脉是一种力势较强的脉，故仲景提出"如转索无常"。是喻搓合绳子时，左右转动而无常位，指出紧脉刚劲绷急而兼绞转之状。程扶生注："如转索无定者紧也，盖紧为寒邪方盛，直细中有转动急疾之意焉。"成无己注："以紧为实，是切之如转索无常而不散。"以上诸家已言明紧脉绷急而坚，似快速绞转的绳索，细直紧张而有力也。

《金匮要略·腹满寒疝宿食病脉证治第十》："脉紧如转索无常者，有宿食也。"

按：本条论述宿食的脉象。脉紧如转索无常者，是感觉脉在指下，如劲急转动的绳索，来往有力。是由宿食不化，停积中焦，正邪相搏所致。此段经文所言紧脉之形及病因主证十分明确，为后世医家对紧脉在诊断与治疗的应用上，树立了典范。

《脉经》："紧脉，数如切绳状。""一曰：如转索之无常。"

按："数"，快速也。"索"，较大绳子。转索，即转动绳索。"切"，按取也。叔和明确指出紧脉之形，如手指按在快速转动的绳索上，来往有力，挺急刚劲，左右绞转，而无常位，其体粗大（亦可形细）。后世医家，不甚明了《脉经》之意，故紧脉言力势较多，言形态（细）与速率（数）方面甚少，多使人不能清晰正确认识紧脉，这是因为《脉经》未说明"数"字之因，后世医家莫能解之，莫敢作解。直到明代，李时珍对此作了明确的解释："紧乃热为寒束之脉，故急数如此，要有神气。"才能使后世医家对紧脉有了一定的了解与认识。

《脉诀刊误》："来往有力，左右弹人手，既如转索，又如切绳。"又："《内经》曰急不曰紧，曰来而左右弹人手，有紧脉之状，未有紧脉之名。"

《濒湖脉学》："紧脉，来往有力，左右弹人手。如转索无常，数如切绳，如纫箄线。"

按："左右弹人手"，出自《素问》"长而左右弹"。原意指弦脉，非指紧脉。戴、李二氏所言有误。近人姜春华教授："紧脉之脉管收缩，而心脏之排血力亢盛，故形成挺急，然决不左右弹人手。"纫，连缀之意；箄（paī），竹筏。李氏认为：紧脉又象连缀竹筏的绳子一样，紧张有力。

《诊家正眼》："紧脉有力，左右弹人，如绞转索，如切紧绳。"

《三指禅》："紧脉弹人手，形如转索然。"

《脉学阐微》："紧脉往来劲急，状如转索。即脉搏鼓指时左右弹动，不是固定的部位。"

《中医学基础》："紧脉：脉来绷急，应指紧张有力，状如牵绳转索。"（北京中医学院）

姜春华："紧脉如切绳转索，当是急绷之象。"又："直细中有转动急疾之意（因脉管收缩故直细，因脉流急疾故似转索）。"

按：《内经》所言紧脉，亦称急脉，未见其形的描述。至《伤寒论》方提出"如转索无常"，《脉经》及后世诸家皆附会其说，并趋于进一步完善。紧脉多为寒邪侵袭人体，脉道紧束拘急而变细，阳闭化热，气血流行增速而疾数；阴寒之气外束，正邪交争，脉鼓搏有力，绷急而坚，若如切绳状，脉管而呈细直坚急状；若如转索，脉管则乃粗大劲强似弦，左右而弹人手，或快速旋转，如绞拧粗索之感。因此，弦、紧二脉、有概念模糊混淆不清之处。

2.3.3 诊法

举按有力，挺劲而急，似弦带长。

高阳生《脉诀》："指下寻之，三关通度，按之有余，举指甚数，状如洪弦。"

按：高氏所提"三关通度"，是言紧带有长象。"按之有余"，是言脉沉取有力，轻按浮取，脉行疾数，其言皆非紧状。"状如洪弦"，更为不妥，洪，乃热邪所致，势强形大，弦是挺直，如张弓弦，按之不移，洪弦相合，乃为实强之象，机理与主证难以圆通。况且紧脉有其特殊因素所致，只能在举按中见到，难与其他脉相兼合。与诸家所述"如切绳转索"之义，相差甚远。

《千金翼》："按之短实而数，有似切绳状。"

《活人书》："按之实数。"

崔氏《脉诀》："数而有力。"

《察病指南》："按之实数……来疾而有力。"

按："短实而数"、"实数"，兼合之脉，主实热之征象，若按紧脉主寒之证，难以为解。近代姜春华："短实数、义不可解，或三者合参，则有坚紧之意味，说似可取。"

《诊家枢要》："紧有力而不缓也，其来劲急，按之长，举之若牵绳转索之状。"

《濒湖脉学》："举如转索切如绳，脉象因之得紧名。"

《诊家正眼》："盖紧之挺急而紧，与弦相类，但比之于弦，更有加于挺劲之异，乃转如绳线之状也。"

《脉学辑要》："紧之一脉……皆谓其与弦相似。盖紧即不散也，谓其广有界限而脉道为之紧束而不敢开散涣漫，故伤寒见此脉也。"

按：紧脉浮取沉按皆可，由于病邪轻重与病人禀赋不同，其体可显示粗大或较细的不同，据诸家之意来看，邪气来盛，下指浮取，脉气鼓搏有力，挺劲坚急，其势不受压抑，左右弹击似弦之感，或粗如转索，或细如切绳。指下施力重按，脉气受到压抑，挺劲绷紧，坚急而呈现细形，似弦带长，状如切绳感，转索之象则不明显。

《医宗必读》："数与紧皆急也，脉数以六至得名，而紧则不必六至，惟弦急而左右弹状如切紧绳也。"

按：李中梓将数与紧进行比较，认为数脉一息六至，以至数为准。而紧脉往来虽然速率较快，可以五至以上，亦可六、七至。在形态上，挺劲刚强，左右弹指，似弦带急，如切紧绳，形容恰当到位。同时，紧与弦脉之间，亦有相同之处，临床有时也极难区分，故应细审之。

《中医诊疗》："紧脉细而有力。"

按：紧脉体细，按切有力，此说尚可。但脉在指下绷急刚劲之感，如绞转绳索，往来急数，似弦脉左右弹动而无常位，未能体现出来。

姜春华："或谓其来劲急，按之长（三关通度），举若牵绳转索，挺急而劲，有似于弦而加于弦。"（对脉学上若干意见的探讨．上海中医药杂志．4~12期．1964年）

总之，紧脉细直疾数，举按皆有力，轻按浮取如索绞转，紧急劲强，其形粗大（亦可见细），重按沉取，如切（牵）细绳，左右弹指，似弦带长，故紧脉应从数、形、势方面，结合诊取。

2.3.4 特点

2.3.4.1 紧脉紧张度大，脉势刚劲有力，绷紧坚挺，急疾如数，节律均匀，其体细直或粗大，状如转索切绳。左右弹动而无常位，似弦带长，举按皆然。

2.3.4.2 脉波描记器描绘的脉图波形，振幅较大，上升速度快，升支陡峭，波峰尖锐，处于高峰时间短，降支早期下降较速，重搏波相对幅度大。《现代中医脉诊学》："紧脉的指压—指感趋势曲线呈高大满实型，脉宽大于正常，脉长可逾三部。脉图主波高大，重搏波高，波谷抬高，形似弦脉。"

2.3.5 机理

2.3.5.1 阴寒之邪偏盛，侵袭人体，凝聚不散，阳气与之剧争搏激，致使脉道拘急收缩而束敛，脉气劲急伸张力争而过，故指下紧急而挺劲之感。李中梓："夫寒者，北方刚劲肃杀之气。故紧急中复兼左右弹手之象耳。"《时氏诊断学》："寒主收引，脉管为紧束，不能开散涣漫。"

2.3.5.2 冷痰宿食之邪伤内，阴阳失和，邪气滞留脉中，郁闭化热，搏击气血，脉道绷急有力，状如切绳。《中医诊断学》："内痛宿食之脉紧，亦是寒气宿食积于中而不泄，阻碍阳和之气，不能畅达，引起正邪相争的现象。"

2.3.5.3 经脉壅塞不通，正邪交争于内，阴邪外束不得入，正气在内而欲出，脉道拘急紧张，气血冲击外鼓，脉道劲急似弦带长状。《中医学基础》："或因疼痛，正邪相争，可致脉道紧张，而见左右弹指的紧象。"（北京中医学院）

2.3.5.4 现代医学认为 多与心搏增快有力，心脏排血量增多，血管壁弹性增强，周围血管收缩，外周阻力增大，循环血量增加，动脉紧张度增高等因素有关。《中医基本理论》："可能与心脏排血量增高，周围血管收缩，动脉紧张度增高等因素有关。"（中山医学院）

2.3.6 主证

2.3.6.1 阴寒实证 恶寒畏寒，身冷肢凉，面色苍白，神萎蜷卧，脘腹冷痛，得热则减，口不渴或渴喜热饮，便溏尿清，舌淡苔白滑。

2.3.6.2 诸痛积食 脘腹胀痛，嗳气酸腐，恶心厌食，便秘或泄下不爽，苔腻。或见头痛、身痛、痹痛等。

按：紧脉又谓坚脉，时逸人认为："紧脉，古本称为坚脉，在隋代时，因避杨坚讳，改为紧字，现在所通行医书，多为隋代缮改，是以皆用紧字。"

紧脉主寒证，亦主因寒而致的诸般疼痛，其他还有呃逆、伤风、下利、惊风、宿食、冷痰之疾，凡由寒邪引起的，便可出现紧脉。张介宾："紧脉阴多阳少，乃阴邪激搏之候，主为痛，为寒。"《三因方》："紧为寒，为痛，为咳，为喘，为满。"《医学入门》：

“紧则为寒，为疼痛，为咳，为喘，为满胸，人迎紧盛伤寒证，气口紧盛食冲冲。”

紧脉有太过、不及之分。若紧如转索而强急不和，此为太过，多为邪实之证，如感受寒邪，而正不虚者多见之。《伤寒论》、《金匮要略》中，有多篇是论及紧脉的，《伤寒论》论述有24条，其中也有论及紧脉太过的。《伤寒论·阳明病篇》192条：“阳明病，初欲食，小便反不利，大便自调，其人骨节疼，翕翕如有热状，奄然发狂，濈然汗出而解者，此水不胜谷气，与汗共并，脉紧则愈。”此为水湿郁滞关节化热所致，因胃气强，则可奄然发狂，汗出而解，湿邪与汗共并泄出体外，此时见脉紧，知正气振奋，强力抗邪而使邪外出，病可自愈。

若紧而不鼓，此为不及，常见内伤日久，阴液消耗，不荣于脉之证。《伤寒论》361条：“下利，脉数，有微热，汗出，今自愈，设复‘紧’，为未解。”《金匮要略·呕吐哕下利病脉证并治》第325条，有相同条文。一般紧脉多紧急有力，是因阴多阳少，阴邪搏结所致。临床上或是表寒外束，或是里寒独盛，或者阳热为寒邪束缚时，便可出现紧象。柳谛：“按此脉如切绳，乃热为寒束之脉，故急而不甚鼓。暴病或疼痛时多见之。”张石顽：“紧为诸寒收引之象，又有热因寒束，而烦热拘急疼痛者，如太阳寒伤营症是也。”紧脉常兼合浮、沉脉时，更有助辨清病证的性质与位置。例如：症见恶寒，头痛，无汗；脉紧兼浮。多为外感风寒，卫阳郁结，热因寒束，治宜辛温发散表邪。若脾阳不振，寒从中生，脉紧多兼沉象，治宜温阳健脾为主。《脉诊》：“浮紧在表，为伤寒发热，头痛咳嗽；沉紧在里，为心腹痛，胀满，呕吐泻利，风痫，阴疝痃癖。”《景岳全书》：“沉紧在里；为心胁疼痛，为胸腹胀满，为中寒逆冷，为吐逆出食，为风痫反胀，为痃癖，为泻利，为阴疝。在妇人为气逆经滞，在小儿为惊风抽搐。”

治疗上，凡见紧脉者，浮紧表寒，宜发散；沉紧里寒，宜温通，此为治寒的大法。一般多采用温散之药治之。寒邪去，营卫和，阳气宣达，体自安复，脉必自和。郭振球《三指禅》注疏：“表寒之证脉浮紧，用麻黄、羌活以发散，里寒之证脉沉紧，用附子、干姜以温中。”李聪甫《二十八脉提要》：“固然脉象浮紧，是热郁于内，寒束于外，应当汗解，如太阳病脉浮紧，发热无汗，恶寒，用麻黄汤；但是脉象沉紧，则是里寒之证，如腹痛、疝气及伤食等，又当温化，消导等法，咳嗽虚损而现沉紧，是正虚邪固，不易挽治。”临床应参考之。

2.3.7 合脉

浮紧表寒，或为伤寒，发热无汗，头痛身痛，咳喘吐痰，太阳伤寒，或为肺水。沉紧里寒，或为里痛，伤食呕吐，胀满泻利，痫风惊风，阴疝痃癖，中寒逆冷。弦紧胁痛，脏伤瘀血，或为寒痹，癥瘕积聚。紧数寒热俱发，肠痈脓成，或寒热往来，宿食吐逆，头痛身痛，项强咳嗽，或为瘴疟。紧滑蛔动，宿食吐蛔。沉紧而滑，宿食吐蛔，紧实痃癖，或为胃寒，不食下利。紧迟有寒。紧涩气血郁结，或为寒痹，紧急遁尸。《脉学阐微》：“紧而兼浮，太阳伤寒；紧而兼沉，寒积腹痛；紧而兼实，内有痃癖；紧而兼小，寒邪深入。”

2.3.8 主病

2.3.8.1 内科

2.3.8.1.1 呼吸系病 某些上感、流感、肺炎，证属风寒犯肺者；急、慢性支气管炎，支气管哮喘、肺化脓，证属寒痰在肺者。

2.3.8.1.2 消化系病 某些消化不良、急性胃肠炎，证属宿食不消者，或蛔虫病、慢性胃炎、肠炎、肝炎，胆道蛔虫症，证属气滞疼痛者。

2.3.8.1.3 神经系及功能性疾病 某些脑血管意外、癫痫，证属风痰阻络者，或坐骨神经剧痛者。

2.3.8.1.4 循环系病 某些高血压头痛、冠心病、心绞痛剧烈者。

2.3.8.1.5 运动系病及其他 风湿性关节炎、痛风、疝气、睾丸肿痛剧烈者。

2.3.9 脉案

2.3.9.1 太阳伤寒 《伤寒论·辨太阳病》3条：“太阳病，或已发热，或未发热，必恶寒，体痛，呕逆，脉阴阳俱紧者，名为伤寒。”

按：本条指出伤寒的主证主脉，属太阳表实类型。寒邪外束肌表，可见发热，恶寒，寒邪郁表，汗不得出，身体疼痛。邪犯太阳，胃气不降则呕逆。脉阴阳俱紧者，方有执：“阴谓关后，阳谓关前，俱紧，三关通度而急疾，寒性强劲而然也。”尤在泾：“故论太阳伤寒者，当以脉紧无汗，身不即热为主，犹中风以脉缓，汗出、身热为主也。其恶寒、体痛、呕逆则以之合证焉可耳，不出无汗者，以脉紧该之也。”脉紧，这里当以浮紧而言。

2.3.9.2 寒盛亡阳 《伤寒论·少阴病篇》283条：“病人脉阴阳俱紧，反汗出者，亡阳也，此属少阴，法当咽痛而复吐利。”

按：此条是辨少阴寒盛亡阳的脉证。脉阴阳俱紧，为寒邪直中少阴。太阳伤寒，脉阴阳俱紧，是浮而紧；本条的脉阴阳俱紧，是沉而紧，故曰“此属少阴”。少阴病既吐且利，阴寒已盛，若见咽痛汗出，有亡阳之势，应急投大剂姜附，或以通脉四逆汤，白通汤回阳固脱，咽痛亦可自愈。

2.3.9.3 痰饮食积 《伤寒论·厥阴篇》355条：“病人手足厥冷，脉乍紧者，邪结在胸中，心下满而烦，饥不能食者，病在胸中，当须吐之，宜瓜蒂散。”

按：本条是痰饮食积，壅塞胸中而厥逆的证治。脉见乍紧，是为胸中邪实，故用瓜蒂散引吐。张路玉：“紧为诸寒收引之象……若气口盛坚，又为内伤饮食之兆。”《金匮要略·腹满寒疝宿食篇》：“脉紧如转索无常者，有宿食也。”又：“脉紧，头痛风寒，腹中有宿食不化也。”故用瓜蒂散，因势利导以吐之，吐其胸中之邪，即《内经》所谓“其高者因而越之”的治疗法则。

2.3.9.4 表证咽痛 《伤寒论·太阳篇》140条：“太阳病，下之……脉紧者，必咽痛。”

按：太阳表证，误用下法以后，脉显紧象者，必然咽痛。《医宗金鉴》认为：“脉紧当是脉细数，脉细数当是脉紧，始合论中二经本脉。”《医宗金鉴》认为原文有错简而加以修改。张隐庵按照原文解释：“脉紧者，必咽痛，以邪正相持之脉而见少阴咽痛之证。”在治疗上，王日休提出：“脉紧咽痛，可用桔梗汤。”但临床应以灵活变通，加减化裁方妥。

2.3.10 鉴别

紧脉与弦、实、长、滑、数等脉相类，易于混淆，应以鉴别。李时珍：“实脉浮沉有力强，紧如弹索转无常。”又：“弦来端直似丝弦，紧则如绳左右弹。”李中梓：“盖紧之挺急而劲，与弦相类，但比之于弦，更有加于挺劲之异。”《脉诊》：“紧脉与滑、数脉三者，在至数上，虽同属数急，但在气势上，又各不相同。紧脉是绷急弹指，状如切绳；滑脉是往来流利，如珠圆滑；数脉是来往急迫，一息六至。”实脉在浮、沉部诊取，皆强劲有力，紧脉紧急，如绞转绳索，频繁左右弹动，实脉则没有这种情况。弦与紧脉都有紧张感，但弦如弓弦，端直而长，按之不移，紧脉状如转索，按之劲急转动。张锡驹：“弦紧之分，在移与不移耳。”颇得其要领。

**紧脉与弦脉鉴别表**

| 脉名 | 紧　脉 | 弦　脉 |
|---|---|---|
| 形态速率 | 劲急而强，细直带长 | |
| | 绷紧而坚，疾数如切绳转索 | 盈实爽滑，端直如张弓弦 |
| 诊法 | 三部有力，挺然指下 | |
| | 举按皆得，劲急绞转，左右弹动 | 举之应手，按之不移，左右均无。 |
| 主证 | 诸痛 | |
| | 阴寒实邪，伤寒，积食 | 气郁血瘀，肝胆病，痉痫 |
| 主病 | 内科：呼吸、消化、神经、循环、运动 | 内科：消化、神经、循环、呼吸<br>妇科：月经不调、妊娠腹痛<br>外科：肿瘤 |
| 特点 | 刚劲有力，紧张度大 | |
| | 似弦带长，急疾如数 | 弦直而长，硬而少柔 |
| | 寒束体阳，收引凝敛，正邪搏激脉道拘紧，阳出受遏 | 气郁血瘀，肝失疏泄，阻滞不通经脉拘急，脉气充盈 |
| | 血管壁弹性增强，血管紧张度增高 | 血管壁硬化或弹性增强，血压增高，循环多血 |
| | 心搏有力，心排血量增多，周围血管收缩，或局部血管缩小。 | |

2.3.11　歌诀

紧脉劲急细直数[1]，
举按有力如转索[2]。
冷痰积食诸般痛[3]，
阴邪伏入实寒多[4]。
寸心目痛[5]伤寒咳[6]，
关胁疼胀[7]吐逆呃[8]，
尺腰脐间小腹病[9]，
奔豚疝疾气失和[10]。

2.3.12　注释

［1］紧脉劲急细直数　紧脉来绷急坚搏，刚强紧张，细直挺劲，急疾如数，状若切其细绳。

［2］举按有力如转索　紧脉三部诊候，无论浮、中、沉取，指下触之皆有力，其体若见粗大，则可左右弹动，似弦带长，如索绞转而无常位，往来急数，节律规整。

［3］冷痰积食诸般痛　紧脉主肺寒喘嗽，咳痰色白，积食泻利，腹痛吐逆，诸般疼痛等症。《景岳全书》：“紧数在表，为伤寒发热，为浑身筋骨疼痛，为头痛项强，为咳嗽鼻塞，为瘴为疟。沉紧在里，为心胁疼痛，为胸腹胀满，为中寒逆冷，为吐逆出食，为风痫反张，为痃癖，为泻痢，为阴疝；在妇人为气逆经滞，在小儿为惊风抽搐。”

［4］阴邪伏入实寒多　紧脉的出现，总由寒邪相关。寒为阴邪，其性收引而凝滞。寒邪客入人体，在体表则为表寒证。症见伤寒发热，头痛，项强，脉浮紧。入里为里实寒

证。症见：胸胁，脘腹疼痛，逆冷，脉沉紧。一般属寒证者居多。《脉学阐微》："紧而兼浮，多见于太阳伤寒；紧而兼沉，多见于里寒腹痛。"

[5] 寸心目痛　左寸脉紧，症见心满急痛，头热头痛，目痛，项强，面青唇紫，肢冷畏寒，小儿多见惊风等症。多由寒邪入里，凝阻心脉，心阳不振，经脉阻遏所致。《脉经》："寸口紧，中风头痛逆气。"《诊家枢要》："左寸紧，头热，目痛，项强。"《诊家正眼》："左寸逢紧，心满急痛。"《脉诀汇辨》："左寸紧者，目痛项强。"

[6] 伤寒咳　右寸脉紧，症见伤寒咳嗽，喘促痰多，色白质稀起沫，鼻塞膈涌，伴发热轻，恶寒重，无汗身痛等。多由风寒束表，内传于肺所致。《脉经》："紧则为寒，紧为痛痹……肺中寒饮，冷水咳嗽。"《千金方》："寸口脉紧，膈上有寒，肺下有水气。"《诊家枢要》："右寸紧，鼻塞膈壅。"《诊家正眼》："右寸逢紧，伤寒喘嗽。"

[7] 关胁疼胀　左关脉紧，症见胁肋胀痛，腹满痛剧，疝瘕肿痛，或关节筋挛拘急。多由寒凝肝脉或经络因寒阻滞所致。《诊家枢要》："关（左）紧心腹满痛，胁痛肋急。"《脉诀汇辨》："紧在左关，胁肋痛胀。"《脉诀启误注释》："左关脉紧，外伤寒邪。"《四诊抉微》："左关浮紧筋疼，沉紧胁痛，寒郁紧实痃癖。"

[8] 吐逆呃　右关脉紧，症见饮冷伤食，呕吐腹泻，呃逆，胃脘疼胀等。多由寒邪入内，阳气被遏，气机阻滞所致。《脉经》："关上紧，心下痛。"《诊家枢要》："关（右）紧腹痛吐逆。"《脉诀汇辨》："紧在右关，吐逆伤食。"《四诊抉微》："右关浮紧腹膨，沉紧腹疼吐逆。"

[9] 尺腰脐间小腹病　左尺脉紧，症见腰痛，脐间腹痛，或阴囊冷痛、或硬肿，小便涩痛等。多由寒邪积聚下焦或小腹不通所致。《脉经》："脐下少腹痛。"《千金方》："尺脉紧脐下痛。"《诊家枢要》："尺（左）紧腰脚脐下痛。"《脉诀汇辨》："左尺紧者，腰脐作痛。"

[10] 奔豚疝疾气失和　右尺脉紧，症见奔豚，则脐下悸动，气上冲咽喉，胸腹疼痛。是由肾阳虚，寒气上冲所致。若属疝疾（寒疝），则可见脐周绞痛，连及少腹，牵引睾丸，四肢厥逆或麻木，周身发冷或出冷汗。多由寒邪凝聚小腹所致。若是疝瘕癥疾（血瘀），症见腹痛连及两胁，小腹挛急作痛，痛连阴部或睾丸。多由脾胃虚寒，或产后血瘀，复感寒邪，结聚腹中所致。《诊家枢要》："尺（右）紧下焦筑痛。"《濒湖脉学》："尺中有紧为阴冷，定是奔豚与疝疼。"《诊家正眼》："右尺见之，奔豚疝疾。"《脉诀汇辨》："右尺得紧，奔豚疝疾。"《脉诀启悟注释》："右尺脉紧，小腹急痛。"

2.3.13　结语

紧谓坚脉，阴中阳栽。绷紧坚合，细直疾数，
如绞转索，举按力搏。若切紧绳，左右弹动，
挺急劲强，似弦带长。寒凝内胜，正邪交争，
阴阳搏持，脉道拘急。寒邪实证，积食诸疼。
冷痰惊风，呃逆痢重。浮紧表测，伤寒发热，
头身痛楚，咳嗽喘促。沉紧在里，腹痛寒积。
吐泻伤食，风痫痃癖。兼洪痈疡，细瘕实胀。
急紧遁尸，合涩寒痹。心浮伤寒，沉冷痛顽。
肺浮头痰，沉嗽喉炎。肝浮筋痛，沉胁郁疼。

脾浮腹膨，沉疼吐凶。肾腰脐疼，溺涩痛定。
下焦肾病，尺浮胻痛。耳闭涩然，沉涩细疝。
赤心瘛疭，不食引痛。白肺癫害，微唾鼻塞。
青肝伤肋，肥气覆杯。黑肾骨癫，奔豚不前。
人迎经部，气口脏腑。治标治本，据证而分。
浮寸清表，雾露上焦。天本乎气，上通经义。
沉尺浊扰，水湿下焦。地本形夫，下裹筋骨。
天湿辛甘，佐苦湿汗。地湿酸平，四逆白通。
少阴之证，便溺呈凶，浮沉俱紧，三焦邪深。
肢冷脐痛，温吐利生。不鼓非焰，鼓击非寒。
寸紧祛湿，发汗清里，羌活九味，柴胡麻桂。
关紧温中，缓急止痛，桂芍草姜，大枣饴糖。
迟脉沉紧，通阳宜温，附子炮姜，服之安康。

# 第四节　形态改变——滑涩纲

脉形的变化，是表明脉象各具有不同形态。有的往来流利，有的瘀滞不畅，以用来辨别邪气盛衰，机体气血变化等。滑脉表示痰、食、实热之证，涩脉为血少精伤，气滞血瘀之证，并以此两脉为纲，分统长、动、短、细。但须指出一点，这种分法，并不能概括这些脉的全部意义。

现代医学认为，滑、涩脉的血流动力学，参量比较复杂。南昌二院[1]以滑、涩反映脉波流利程度，用主波与重搏波幅度之比（fg/cd）作为其属性指标。福州175医院[2]以脉图升降支作指标，确定脉象。滑脉上升支与下降支均匀缓慢，波峰稍钝，重搏波明显；涩脉上升与下降支均缓慢，在波峰时有凹性切迹。杨蜀莲等[3]认为滑脉波幅高，升支角度大，主波角度小，重波和切迹明显，重波幅度高。张家庆等[4]认为：从心脏至桡动脉的脉波速度，在平脉为6.30米/秒，弦脉为7.60米/秒，滑脉为6.50米/秒。说明平、滑脉速相近，而弦脉脉速与平滑相比，显著增速。滑脉并不是因为脉速慢形成，从妊娠脉滑分析，可能与血管平滑肌舒张，总外周阻力减小，血液稀释和血流量增加等因素有关。华有德[5]等对弦、滑脉用输入阻抗、流动功率关系（Zo－Wo）分析。滑脉比弦脉复杂，因管壁径向运动速度快（往来流利），属径向位移的一阶导数，影响因素多，难以定量分析，管壁位移大，搏动明显（如珠应指），参量较多，目前采用Wo分析，他们试图从离散谱分析中，寻找这些复杂脉象特征，还仅是一个开始。

### 1. 滑脉类

#### 1.1　滑脉（阳中之阴）

##### 1.1.1　脉义

滑有流利、展转、转旋、圆滑如珠之义。

《脉诀》："滑脉如珠动。"

《脉诀刊误》："流利展转，替替然与数珠相似，应指圆滑。"

李中梓："滑之为义，往来流利而不涩滞也。"

程扶正："往来流利如珠转旋之状也。"

《脉诊》："流利为滑。"

滑脉是指脉来，流利圆滑，如珠滚盘，展转回旋，浮沉诊得，一息五至，稍数有力之象。

滑脉是心搏正常，血管弹性正常或增强，内膜光滑，外周阻力正常或减低时，血粘滞度降低，使血流加快，脉管充盈，舒缩自然，来去流畅。

《脉象图的研究》："滑脉：往来前却，流利圆滑，如盘走珠，如惊欲脱。"

1.1.2 形态：

一息五至，展转回旋，流利圆滑，如珠滚盘。

《素问·脉要精微论篇》："诸过者，切之涩者，阳气有余也；滑者，阴气有余也。"

按：过，此属于病；切，此谓切诊尺肤。这是经文言阳气有余，则阴气不足，故尺肤涩而不滑。反之，阴气有余，尺肤当滑而不涩，故曰："滑者，阴气有余也。"此文涩、滑之义，言之尺肤，此作对举而言，后世有的医家据此认为是涩、滑之脉，非也。这是《内经》在论切诊尺肤中，根据皮肤涩、滑的不同，诊断阴阳之气盛衰的变化。

《素问·大奇论》："心脉搏滑急为心疝。"又："脉至如丸，滑不直手，不直手者，按之不可得也，是大肠气予不足也，枣叶生而死。"

按：这是《内经》提出滑脉之名与病之应用。疝，乃寒气结聚所致。据经文所言，心疝是因寒气结聚于少腹，其寒挟邪气上乘迫于心，故心脉搏而滑急。"脉至如丸"，丸，圆珠也。是言脉来圆滑似珠。"滑不直手，不直手者，按之不可得也"，此意说明滑而不值手为滑而不任重按，按之则无脉，为真元已衰，预后不良。总之，《内经》中提出滑，其义有二，一指尺肤滑，一指脉滑，两者之意，有根本的不同，学者应以区别。

《伤寒论·平脉法》："翕奄沉，名曰滑……沉为纯阴，翕为正阳，阴阳和合，故令脉滑，关尺自平。阳明脉微沉，食饮自可；少阴脉微滑，滑者，紧之浮名也，此为阴实。"

按：本条仲景描述滑脉形态与产生机理的变化因素。"翕奄沉"，是指脉体聚而忽沉之义。脉体聚而忽沉，谓之滑脉。王肯堂："翕奄沉三字状得滑字最好，翕者合也，奄者忽也，当气合聚正盛之时，奄忽之间即已沉去，是名滑也。""沉"是少阴纯阴之象，为先天之始。"翕"，是阳明正阳之象，为后天之本，阴阳相合，即先后天两相调和，气血充盛，经脉畅行流利，故脉滑。关尺部平衡，此属生理和平之脉。若阳明微沉不滑，或少阴脉浮滑不沉，这里的滑脉，呈浮紧而无沉象的，是少阴邪实证，这便属病理性的。这里仲景所言"沉"，非是沉候诊脉之意。李延昰："沉为翕奄之沉，非重取乃得之沉也。"近人郑友谅："滑脉在指下，来去流利旋转如珠，其珠忽然之间即沉去。"描述十分生动形象。

《脉经》："滑脉往来前却，流利展转，替替然，与数相似。"

按：前却：前，前进；却，退，还。这里作前进中有回转解。替替：脉搏动的形态。叔和指出，滑脉往来中，有回转之感，轻脱流利转动，脉在交替搏动中，似滚圆的珠子，应于指下，速度较快，与数脉相类。并以"前却"、"展转"、"替替然"之词句，形容滑脉流利，道出了滑脉的形态与特点，得到后世众医家的认同。许多医籍脉书皆以此作解，为确立滑脉的概念，起到了承前启后的作用。

《千金翼方》："按之如珠子之动，名曰滑。"

《濒湖脉学》："滑脉如珠替替然，往来流利却还前。"

《景岳全书》："形来流利，如盘走珠。"

《诊家枢要》："滑，不涩也，往来流利，如盘走珠，不进不退。"

《诊家正眼》："滑脉替替，往来流利；盘珠之形，荷露之义。"

《三指禅》："滑脉走如珠，往来极流利。"

《中医诊断学》："往来流利，如珠走盘，应指圆滑。"

按：滑脉极其滑利，态势流畅，象一颗颗圆溜溜的珠子，不断地从指下滚过，往来十分流利，又有旋转感，故诸多医家，提出了"如珠"、"盘珠"、"如盘走珠"、"荷露"等等，来形容滑脉的流利与指感。使初学者，很容易了解掌握，这些对滑脉形象最生动描述，得到后世医家的赞同，并一直延续到现在，在临证得到广泛应用。

《中医学基础》："滑脉有数意，其特点是流利、圆滑，但不同于数脉的脉搏次数多于正常。"（北京中医学院）。

吴一渊："滑脉，偏数。"。

林沛湘："往来流利，应指圆滑。滑脉多与数脉相兼而见。"

按：综上所述，《内经》中已有滑脉之名与应用的先例，自《脉经》出后，众医家明确提出，滑脉流利，往来之中有回转之感，脉在交替搏动中，象似圆珠滚盘，展转旋动，略带数象。

1.1.3 诊法

三部皆得，应指圆滑，似珠欲脱，稍数有力。

《脉经》："一曰浮中如有力，一曰漉漉如欲脱。"

按：叔和《脉经》中，提出滑脉浮取、中候皆搏动有力，同时亦说明滑脉圆滑流利之态清晰可见。"漉漉如欲脱"，漉漉，不断渗出的水滴之状，形容脉来象不断渗漉出溜圆欲脱的水珠一般，此比喻极为恰当。但"浮中如有力"之说，后世医家多不采用，有的医家则改为浮滑，亦有偏颇之弊。

《脉诀》："指下寻之，三关如珠动，按之即伏，不进不退。"

按：高阳生《脉诀》，提出滑脉"三关如珠动"，与诸医家所释一致，惟"按之即伏，不进不退"之语欠妥。《脉经》提出"浮中如有力"，《脉诀》则说："按之即伏"，伏，隐伏之意，高氏认为沉取亦可，但滑脉之形，隐伏（蔽）不显，然非详察，极难辨其真矣。《脉经》上文言："往来前却"，是指脉前进中有回转，《脉诀》说："不进不退"，是形容如珠旋转之感，因中间缺少衔接的语言，笼统概言之。因此，后世医家提出了异议，特别在浮滑还是沉滑等问题上，高氏没有明确所表示，使人感到概念模糊，含混不清。因此，《脉诀刊误》加以纠正，提出："轻手得之为浮滑，重手得之为沉滑，其象往来流利，应指圆滑，若珠之隐指。"

《濒湖脉学》："《脉诀》云：'按之即伏，三关如珠，不进不退。'是不分浮滑、沉滑，尺寸之滑也，今正之。"

按：在诊法上，滑脉不但可以浮取、中候，亦可沉取，同时临床也可以寸、尺部单独候取。

《寿世保元》："沉而有力为滑。"

《诊脉三十二辨》："滑则往来流利，如珠走盘，而中有力。"

《脉理求真》："滑则往来流利，举之浮紧，按之滑石。"

按：以上诸家对滑脉的阐述，皆有不妥之处。"有力"不是滑脉之要点，在诊法上，黄宫绣提出"举之浮紧，按之滑石"令人难解。《伤寒论·平脉法》有"滑者，紧之浮名也，此为阴实"的内容，这里所指滑脉，呈浮紧而无沉象的，是邪实在少阴之象。若不解仲景之意，认为滑脉轻取浮紧，沉取滑石，与理不通，与意不合也。

《脉诊》："不轻不重，举按并行，按之如珠，应指圆滑，故从'形'、从'势'诊。"

按：滑脉来去流利、圆滑，如珠般的旋转滚动，应于指下，有一股流畅、轻快、活泼、旋转的感觉，以其特异的形态魅力显示体状，其势略强，亦有势弱以滑的脉搏形象，但属少见。滑脉虽流畅，似带数象，但其速率并无明显过快迹象，同时也不受部位的限定，可以浮取中候，也可以沉按，其行动如珠子不停向前滚动、旋转的状态，使人指下有真实不假，屡试皆然之感。

1.1.4 特点

1.1.4.1 滑脉如珠，往来流利，圆活自如（形），如珠走盘，搏动有力（势），至数稍快，一息四、五至（数），浮、中、沉三部诊取（位），指下有一种活泼流畅、转动轻快的感觉，节律均匀规整。

1.1.4.2 滑脉有生理之象（平性） 凡人健康，无甚疾患，脉见圆滑如珠，流利和缓，是荣血充沛，胃气健旺，此属平性滑脉。《素问·玉机真脏论》："脉弱以滑，是有胃气。"《脉诀刊误》："若气血和顺，其动不涩、不急、不缓，和滑之脉，为不病。"

1.1.4.3 滑脉为妊娠之兆 已婚妇女，经停脉滑，便是妊娠之征兆，气血偏旺，胎气充盛，故知有孕，初孕妇女更为明显。张景岳："妇人脉滑数而经断者，为有孕。"《脉如》："男得此无病，女得此有胎，乃真滑脉也。"《脉诊》："经停之后，面、唇色泽荣华，脉见寸沉尺滑，再参以早妊反应，如头时晕，四肢懒，时乏呕，乳晕黑，则可断为妊娠。"

按：平人脉滑，则从容和缓，并无滑溜之象；孕妇脉滑，滑溜流利；病性滑脉，自尺上趋于寸，流利无甚起伏。多由中气郁结，痰食停滞所致。

1.1.4.4 脉波描记器描绘波形 升支陡峭，主波幅高，高峰时间短，波峰圆钝，降支下降速度均匀较快，坡度较陡。脉波图上主波近似等腰三角形，波峰于尖锐之中略见圆钝，重搏波切迹一般较低，或不太明显，出现时间晚。上海中医学院等，应用半导体应变片作为换能器的脉象仪，描记的脉搏波："滑脉：主波波幅较高，主波升支与降支的坡度（或斜率）大，因而主波显得突出，但处于高峰的时间较短。重脉波和重波峡相对处于较低部位。"

1.1.5 脉理

1.1.5.1 邪气壅实于内，气盛血涌，流速加快，冲击脉道，展转旋动，翕奄而沉，故脉应指流利如珠而见滑象。《中医学基础》："实邪壅盛于内，气实血涌，故往来甚为流利，应指圆滑。"

1.1.5.2 痰食内滞，体内阴质增多，邪气实而正气盛，邪正交搏，气充血涌，气充则脉来畅行，血涌则旋转，畅利圆滑如珠，故脉见滑而有力之象。《素问·脉要精微论》：“滑者，阴气有余也。”《脉诊》：“痰食中结，则邪盛正亦盛，气行畅利；加之痰湿为阴液有质之物，今痰湿聚瘀体内，足使脉内阴液增加，血流如粒、如珠，反应于脉必见滑象。”

1.1.5.3 妇女妊娠，血气内聚，阴血下注胞宫以养胎元，因而出现阴血偏虚，气相对有余，致使血虚气盛，气机升降发生冲动旋转，故脉应指滑溜，流利似珠。《中医基础学》：“孕妇为供养胎儿血流量增加，也可出现滑脉。”（山东医学院）

1.1.5.4 平人健康无疾，脉显滑象，总由气盛血足，气盛实则脉流畅，血足而盛则脉道充盈，脉在指下圆滑如珠。《景岳全书》：“若平人脉滑而和缓，此是荣卫充实之佳兆。”（《脉神章》）

1.1.5.5 现代医学认为 多与心搏有力略快，心输出量增多，循环血量增加，血管壁弹性正常或增强，外周阻力正常或增加，周围血管扩张与收缩加快，血液黏滞度降低，血管内膜平滑，血流通畅较快等因素有关。《中医基本理论》：“心搏排血量正常或稍高，血管弹性阻力正常，血流通畅，速度较快。”上海中医学院生理教研组[6]等认为：“妊娠后血容量增加……心搏加强，每搏输出量加大，而且由于子宫和胎盘区域动脉和静脉之间形成短路，使外周阻力降低，脉压差增宽……出现滑脉。”宋一亭[6]：“冠心病滑脉……的平均动脉压虽有增高，但总外周阻力增加却不显（$P>0.05$），提示这些病人的血管阻力小，动脉硬化程度较轻，管壁弹性较好，紧张度较低。”又：“滑脉常见于妊娠妇女，似与妊娠妇女心输出量较大而血管壁弹性相对较好有关。”

1.1.6 主证

1.1.6.1 实热壅盛 高热口渴，烦躁，胁痛，腹痛，拒按，便秘，头痛，口苦，苔黄，干燥或起芒刺。

1.1.6.2 痰饮食积 咳喘，咯痰，心悸，癫狂，恶心，呕吐，眩晕，昏冒，胸满，胁痛，肢麻作痛，水肿；胸脘痞闷，恶食，嗳腐吞酸，舌苔厚腻。

1.1.6.3 经停妊娠 妇女怀孕二月以上，胸闷不舒，恶心呕吐，恶闻食气，食入即吐，头重目眩，停经等反应。

按：滑脉主阳盛实热，痰饮食积，妇女经停妊娠。临床凡哮喘、咳嗽、宿食不消、痢疾、温病、消渴、淋症、蓄血、㿉疝等病皆可见之。《崔氏脉诀》：“滑脉主痰，或伤于食，下为蓄血，上为吐逆。”《脉诀启悟》：“滑为血盛，主痰主孕；滑为邪盛，百病皆顺。”

滑脉主病，一般从有力无力上分别之。凡实热、痰逆（滞）、食积、蓄血等证，脉多滑而有力。在外科疾病上，如见肿疡，脉滑而数，为热盛，为有痰；溃疡脉滑而大，为热邪未退，或痰多气虚。胸部挫伤，亦可见到滑脉，多为血实气壅之证。《脉诀启悟》：“有力实滞。”《脉简补义》：“夫滑者，阳气之盛也，其为病本多主热，而有余。”无力而滑为虚证，虚弱之人，脉虽滑利，按之不得，或力很弱，常有元气不足，不能统摄阴火，致使血分有热。张璐：“惟是气虚不能统摄阴火，而血热脉滑者有之。”说明阴虚血热，虚损不足亦可见滑脉。凡虚损者见之，多属恶候，如平波而无鼓动之力，稍按即无，多为元气外泄之危候，不可误为滑象，临证应细审之。健康者，脉滑利和缓，是为荣血充实之兆。已婚妇女，无其他疾患，经停二月以上，脉来滑溜，为妊娠之象。张景岳：“妇人脉滑数而经断者，为有孕。若平人脉滑而和缓，此是营卫充实之佳兆。”近代一些中医教课书，亦是这个观点。在主证上，多从有力无力而分辨之。时逸人：“滑为痰饮食滞，呕吐上逆，痞满停积，当以有力无力分别之。有力为实，无力为虚，至于平人脉滑而和，则为无病；妇人经断脉滑，则为有孕。”无力而滑，亦有主寒之说，郭元峰：“滑脉有真滑、如滑之别，真滑脉为实为热，如滑脉，为虚为寒。”

《伤寒论》中，提及滑脉的计有6条，应用为之最早。如“太阳病篇”第138、140、176条，“阳明病篇”第37、76条，“厥阴病篇”第25条等。主要征象表示里气实，里有郁热或宿食，致血行旺盛。其见症是：心下结胸而痛，或热利下血，或宿食积滞等。且滑又相兼它脉，如浮滑、沉滑、滑实、滑数等。例如“伤寒脉浮滑，此以表有热，里有寒，白虎汤主之。”（“太阳病篇”）“阳明少阳合病，必下利……脉滑而数者，有宿食也。”（“阳明病篇”）后世医家在此基础上，亦有不同体验。周氏引沈薇垣：“滑主痰饮，浮滑风痰，沉滑食痰，滑数痰火。”（《三指禅》）周、沈氏及不少医家认为，滑脉主痰证为多，此不可拘泥，临证须根据疾病寒热虚实，新久燥湿而辨之。张秉成：“谓痰之为病，有湿与燥之分，火与寒之别，新久虚实不同，脉亦随之而变易；候如火痰，每兼洪大；实痰，兼见弦牢；至若虚痰、燥痰，则不但见滑，而见涩矣。”近人姜春华：“‘不但见滑’应作‘不但不见滑’，因滑、涩不能并见，且虚痰、燥痰恒不见滑脉。”又：“临床上确不可为‘痰必见滑’所拘。”此说颇为有理。潘邓林：“所吐之物，非痰即食，如为呕逆，则脉不应见滑。”

综上所述，滑脉主证，不但要衡之以浮沉，辨之以尺寸，而且还应观其以相兼之脉，参之以舌、症，以定寒热虚实之候，然就一般所言，滑脉多见于实证，如痰热、食积等。滑脉在治疗上，应针对病因、主证的不同，而择用不同治则与方药。如实热宜清热泻火，食滞应导滞消食……痰逆应祛痰。同样，也可根据兼脉，提出治法，进行选药处方，临床例症很多，如《伤寒论·阳明病篇》214条：“阳明病谵语，潮热，脉滑而疾者，小承气汤主之。”

1.1.7 主病

1.1.7.1 内科

1.1.7.1.1 呼吸系病　某些支气管哮喘，急、慢性支气管炎，肺气肿，证属痰湿阻肺者；或普通感冒，证属秋燥者。

1.1.7.1.2 消化系病　急性胃肠炎、消化不良、贲门及幽门痉挛或梗阻、十二指肠壅滞症，证属食积不化，或宿食不消者。

1.1.7.1.3 神经系病　脑血管意外、癫痫发作，证属风痰阻络者；精神分裂症，证属肝火挟痰，上扰心神者。

1.1.7.1.4 循环系病　肺心病、冠心病，动脉硬化，证属痰郁血瘀型者。

1.1.7.2 传染科　急性黄疸型传染性肝炎、急性痢疾，证属湿热型，或热重于湿者。

1.1.7.3 儿科　小儿黄疸、鹅口疮（湿热内蕴）、百日咳痉咳期（痰热互结，邪阻肺络）、过敏性紫癜症（血热壅盛，兼感风邪）、急惊风（乳食停滞，心肝蓄热）、厌食症（湿困脾阳）、疳积（乳食停滞，脾胃失调）。

1.1.7.4 妇科　月经不调（后期）、月经过多或过少、血滞经闭、带下病、不孕症等，证属痰湿型者；妊娠呕吐，证属脾胃两虚者；产后发热，证属食滞者；先兆流产与习惯性流产、外伤，证属脾胃不足者；盆腔炎、附件包块、子宫肌瘤、卵巢囊肿，证属痰积者，月经先期，证属血热妄行者；妊娠水肿，证属脾虚湿聚者。

1.1.7.5 外科 急性湿疹，证属湿盛者。

1.1.7.6 五官科 中心性视网膜脉络膜炎，证属湿郁化热者。

1.1.7.7 肿瘤科 肺癌，证属痰热郁肺者。

1.1.7.8 其他 关节炎（风湿热痹）、慢性失血、白血病、贫血，证属脾胃虚弱，痰湿内阻者；急性肾盂炎、肾小球肾炎、肿瘤、甲亢，证属实热壅盛者；体腔积液或水肿，如肝硬化腹水、各型肾炎浮肿者，证属脾虚湿盛者。另外，服用某些药物后，可出现一时性滑脉，如输液，注射肝素，口服A、P、C及中药川芎等。

1.1.8 合脉

浮滑宿食；风痰在肺，中风瘫痪，呕吐反胃，痰热喘息。合大腹痛。合紧外热。合疾为食不消。沉滑痰食，胸中水气。滑散瘫痪，或浮滑散，中风瘫痪。大滑内热，合浮尿则阴痛，小腹作痛。滑数结热，或为痰火，或为肠痈，或为痰多。滑疾胃中有热，合浮食不消；不散胎孕三月。滑迟腹胀，或为下痢。实滑胃热，或为积滞；血实气涌，伤食吐逆。洪滑热痰，咳喘眩晕，或邪在心。洪大滑数，气分热毒。弦滑痰饮，阴虚泻痢，或见头痛。滑紧吐逆。细滑合浮伤饮。缓滑热中，或为厥痰。弱滑阴痛。短滑气塞，合疾酒病。滑而急强，形如弹石，谓之肾绝。《四诊抉微》："浮滑风痰，沉滑痰食，滑数痰火，短滑气塞，滑而浮大，尿则阴痛，滑而浮散，中风瘫痪。"

1.1.9 脉案

1.1.9.1 热厥在里 《伤寒论·厥阴篇》350条："伤寒，脉滑而厥者，里有热，白虎汤主之。"钱天来："滑者，动数流利之象，无沉细微涩之形，故为阳脉，乃伤寒郁热之邪在里，阻绝阳气，不得畅达于四肢而厥，所谓厥深热亦深也。"

按：厥有寒热之分，证有先厥后热，与先热后厥区别。331条"伤寒先厥后发热而利者，必自止，见厥复利。"是谓寒厥，必兼脉微细等症，当以温药治疗。厥冷而见脉滑，不是虚寒而是里热，因热深伏于里，阳气反不达于四肢，故手足厥冷，与335条"前热者后必厥，厥深者热亦深，厥微者热亦微"的机转一致。本条脉滑，指出热厥辨证之纲，兼有里热之象，故用白虎汤清解里热。

1.1.9.2 食积下利 《金匮要略·呕吐哕下利篇》："下利，脉反滑者，当有所去，下乃愈，宜大承气汤。"成无己："《脉经》曰：'脉滑者，为病食也。'下利脉滑，则内有宿食，故云当有所去，与大承气汤以下宿食。"

按：此下利多因宿食所致，故当下之。据《脉学刍议》："宿食证用大承气汤硝黄以下之，固然为正治，然必验之于舌，舌根黄垢，宿滞积于肠中，日晡发热，用此方则必效。有新停之积，嗳腐吞酸，用下药反不能愈。此种情况大都用消导之剂，如厚朴、枳实、山楂、神曲、麦芽、鸡内金、陈皮、莱菔子之类，服后陈宿顺流而下，病即霍然。"

1.1.9.3 预测妊娠 婚后月经停止，应用脉象测知是孕还是病，有一定参考意义。《金匮要略·妊娠篇》："妇人得平脉，阴脉小弱……名妊娠……六十日当有此证。"怀孕早期，尺脉弱小，是由冲、任二脉奉养胎元，阴血下聚，肾藏精，系胞胎，尺脉候肾，胎珠初结，故尺部或三部小弱，但按之不绝。若左寸滑而有力，因心主血脉，初孕聚血养胎，心脉即有反映。故《内经》："手少阴脉动甚者，妊子也。"2～3个月后，胎儿增大，血流增快，胎气鼓动，脉小弱变滑，尺部明显。《素问·阴阳别论》："阴搏阳别，谓之有子。”尺脉滑搏指，并见寸部。李时珍：“滑疾不散，胎必三月，但疾不散，五月可必。”体壮早孕者，可显滑象，体弱气血不足，怀孕后期仍见小弱。因此，判断妊娠不宜单靠脉象。《素问·腹中论》：“身有病而无邪脉。”“身有病”，指停经，又有择食、懒动、恶心、呕吐等症。“无邪脉”，没有弦、芤病脉，未见妊脉，亦应考虑妊娠。陈修园：“‘妇人有孕者，身有病无邪脉’，‘手少阴脉动甚’，‘阴搏阳别’，三者得一，即为妊娠。”

1.1.9.4 哮喘发作 凡症见喘息气粗、痰涎多，色白而粘，咯出为快，舌苔白腻，脉滑，为痰浊型。多因肺有伏痰，迂精神刺激，或饮食不当诱发，发作时痰随气升，气因痰阻，肺气升降失司所致。急宜祛邪宣肺，豁痰利气平喘，可用三三二汤（三子养亲汤、三拗汤、二陈汤）加减化裁，收效显著。缓解期，宜补肺、健脾、益肾为主，方用七味都气丸加胡桃。

1.1.10 鉴别

滑脉与数、动、紧、短等脉，易于混淆，应进行鉴别。滑脉态势流利旋转，形状若珠，至数一息四、五至。数脉则至数特殊，一息六至。动脉滑数如豆，关部显见。紧脉绷急挺劲，紧张有力。短脉短缩，首尾若无，不能满部，应指即回。《濒湖脉学》：“莫将滑数为同类，数脉惟看至数间。”《诊宗三昧》：“举之浮紧，按之滑爽，不似实脉之愊愊应指，紧脉之往来动急，动脉之见于一部，疾脉之过于急疾也。”

**滑脉与动脉鉴别表**

<table>
<tr><th>脉名</th><th>滑脉</th><th>动脉</th></tr>
<tr><td rowspan="2">形态与速率</td><td colspan="2">滑而偏数</td></tr>
<tr><td>流利圆活，如珠滚盘，一息五至</td><td>跳突如豆，无头无尾，一息六至。</td></tr>
<tr><td rowspan="2">诊法</td><td colspan="2">指下有力</td></tr>
<tr><td>浮中诊得，圆滑如珠</td><td>举按皆可，一部显然</td></tr>
<tr><td>主证</td><td>实热壅盛，痰饮食积，经停妊娠</td><td>大恐惊悸，疼痛剧烈</td></tr>
<tr><td>主病</td><td>1. 内科（呼吸、消化、神经）<br>2. 儿科（百日咳、急惊风、疳积）<br>3. 妇科（月经病、带下、不孕、产后等）</td><td>1. 内科（神经、心血管系病）<br>2. 妇科（月经过多、痛经、功能性子宫出血）<br>3. 外科（血栓闭塞性脉管炎、骨髓炎）</td></tr>
<tr><td>特点</td><td>圆滑如珠，流动不居，稍数有力，往来自如，浮沉俱见</td><td>滑数如豆，动而不移，一部明显，兼紧短硬，三部候取</td></tr>
<tr><td rowspan="3">机理</td><td>邪气壅盛，气实血涌，脉行流利</td><td>阴阳相搏，气阻血滞，脉行躁动</td></tr>
<tr><td>血管壁弹性或正常，外周阻力正常或增加，周围血管扩张，收缩加快，血流通畅，流速稍快。</td><td>交感神经兴奋，循环血量或正常，周围血管收缩，桡动脉充盈。</td></tr>
<tr><td colspan="2">心搏有力并增快，心输出量增多，循环血量增多，血管壁弹性增强。</td></tr>
</table>

1.1.11 歌诀

滑如滚珠流利圆[1]，
浮沉稍数展转还[2]。
饮积蓄血实火证[3]，
二月妊娠作吉看[4]。
左寸烦热[5]右伏痰[6]，

食滞脘满气涌关[7]，

邪侵肝胆胁肋胀[8]，

尺部淋浊[9]泻利便[10]。

1.1.12 注释

[1] 滑如滚珠流利圆 滑脉的搏动，象一颗颗圆溜溜的珠子，在盘中接连不停的滚动之状。

[2] 浮沉稍数展转还 滑脉可以在浮、中、沉三部诊候触得，一息四、五至，稍带数象，似数而实非数脉，应于指下，往来之中，其形圆滑活泼，溜溜欲脱，似有展转回旋的感觉。

[3] 饮积蓄血实火证 滑脉属阳，多主热病。一般规律是主热，主痰，主食。滑脉所主热证，而多挟有形的实邪，如痰、食、蓄血即是。凡实热、痰逆、痰闭、痰热及宿食、蓄血者，其脉多呈滑象，且滑而有力。《三因方》："滑为吐，为满，为热，为伏痰，为宿食，为蓄血，为经闭，为咳，为血气俱实，滑利为妊娠。"

[4] 二月妊娠作吉看 指已婚妇女，停经二月，未见其他症状，脉圆滑流利，清晰可辨，已是有二个月的妊娠了。此乃由血聚以养胎，血脉壅盛所致。

[5] 左寸烦热 指左寸脉滑，症见舌强、心悸、气短、眩晕、烦躁、失眠、多梦、精神恍惚等。多由痰热扰心，上壅经络，清窍受蒙所致。《诊家枢要》："左寸滑心热。"《脉诀汇辨》："左寸滑者，心经痰热。"《脉诀启悟注释》："左寸脉滑，恍惚怔忡。"《脉学阐微》："左寸主心经痰火，心烦热，头眩，心悸，气短，失眠，多梦。"

[6] 右伏痰 指右寸脉滑，症见吐逆、胸满、气喘、咳嗽、痰多内伏等。多由痰饮聚肺，或肺伏痰火，气失宣降而致。《脉经》："寸口（部）脉滑阳实，胸中涌满、吐逆。"《诊家枢要》："右寸滑，痰饮呕逆。"《诊家正眼》："寸滑咳嗽胸满吐逆。"《脉诀启悟注释》："右寸脉滑，哮喘痰嗽。"《脉学阐微》："右寸主胸满痛，咳嗽痰多，喘逆气短。"

[7] 食滞脘满气涌关 指右关脉滑，症见脘腹满闷、宿食不化、食少吞酸、食即呕吐、吐物热臭、腹痛拒按等。多由食滞化热，损伤脾胃所致。《脉经》："关脉滑，胃中有热，滑为热，实以气满，故不欲食，食即吐逆。"《诊家枢要》："（右）关滑，脾热口臭及宿食不化，吐逆。"《诊家正眼》："关滑胃热涌气伤食。"《脉诀启悟注释》："右关脉滑，痰滞脾胃。"《脉学阐微》："右关主脘满腹胀，宿食不化，呕吐，腹痛，消化迟钝。"

[8] 邪侵肝胆胁肋胀 指左关脉滑，症见胁肋胀痛，寒热往来，烦躁易怒，食少喜呕，头晕目眩，口苦咽干等。多由肝胆郁热，影响脾胃，或肝风挟痰上扰所致。《诊家枢要》："（左）关滑汗热，头目为患。"《脉诀启悟注释》："左关脉滑，胆腑邪侵。"《脉学阐微》："左关主头痛目眩，胁胀痛，心烦，喜怒，食少，脘闷等。"

[9] 尺部淋浊 指左尺脉滑，症见小便淋浊，尿赤，尿急，尿频或尿涩，淋痛，遗精，女子带下秽浊等。多由湿热蕴结膀胱、尿道、子宫等所致。《脉经》："尺脉滑，血气实，妇人经脉不利，男子尿血。"《诊家枢要》："（左）尺滑小便淋沥，尿赤茎中痛。"《脉诀汇辨》："左尺得滑，茎痛尿赤。"《脉诀启悟注释》："左尺脉滑，遗精白浊。"《脉学阐微》："左尺主腰痛，小便赤涩，淋痛，小便尿频、尿急。"

[10] 泻利便 指右尺脉滑，症见腹痛，下利，呈脓血样大便，量少次数多，里急后重，或女子经闭，腰痛，腹痛等。多由湿热内蕴，毒滞肠中，或血实气壅，经脉不通所

致。（这里“血便”，是指痢疾，或肠道炎症引起的。）《千金方》：“尺脉滑，血气实，经脉不利。”《诊家枢要》：“（右）尺滑，因相火炎而引饮多，脐冷，腹鸣，或时下利，妇人主血实气涌，月事不通；若和滑为孕。”《脉诀汇辨》：“右尺得滑，溺血经郁。”《脉诀启悟》：“右尺脉滑，下利窘迫。”《医门补要》：“尺中淋浊，便泻痢疾。”

1.1.13 结语

滑阳中阴，流利行频，如珠滚盘，展转旋还，
一息五至，稍带数义，三部顺达，应指圆滑。
滑利和缓，胃气旺健，荣血充沛，身健平推。
婚后经停，滑溜脉形，女子早孕，二月有准。
阳盛热实，痰饮食积，痞满呕逆，脉行有力。
无力恶候，虚损日久，阴虚血热，元气已弱。
浮滑风痰，数滑火痰，沉滑痰食，实滑积滞。
邪壅内盛，气充血涌，流速畅行，展转旋动。
左寸痰火，心悸梦多，恍惚躁烦，舌强头眩。
右寸痰饮，肺喘胸闷，咳嗽短气，痰多吐逆。
左关肝胆，郁热烦乱，胁胀晕眩，口苦咽干。
右关食滞，化热吐逆，食少吞酸，腹痛脘满。
左尺腰痛，男子遗精，女子带浊，尿赤淋涩。
右尺下利，腹中毒滞，便下血脓，里急后重。
痰食气火，脉滑辨测，病因主证，各有分别。
实热里多，清热泻火，胃脘食积，消食导滞。
咳逆痰喘，降逆祛痰，治则方药，选择乃效。

1.1.14 参考文献

［1］南昌二院，等. 脉图的研究－汇报材料. 第1，2，3辑. 1977
［2］福州175医院脉象图研究小组. 应用心脉仪观测722型脉象图初步分析报告. 心血管防治资料汇编（福州军区）. 1：111；1977
［3］杨蜀莲，等. 中医脉象的初步探讨. 中华内科杂志. 10（4）；244；1962
［4］张家庆，等. 弦脉和滑脉的脉波速度的初步探讨. 新医学杂志. 10：21；1974
［5］华有德，等. 中医脉象研究. 医药资料（贵州）5～6. 5；1978
［6］上海中医学院生理教研组，等. 对几种脉象的初步探讨. 上海中医药杂志. 3：43；1979
［7］宋一亭，等. 冠心病三种脉象的血流动力学分析. 上海中医杂志. 11. 47；82年

1.2 长脉（阳）

1.2.1 脉义

长，不短也。有余、直长、盈余、舒畅、超过本位之义。

滑伯仁：“长，不短也，指下有余而过于本位。”

周学霆：“寸、关、尺为脉本位，长则过乎本位。”

叶橘泉：“长者，形容阳脉之舒畅状态。”

《中医名词术语选释》：“脉波动的幅度长，过于本位，应指有盈余之感。”

长脉是指脉来，首尾端直，过于本位，超出寸尺，应指盈余，举按皆然，如循长竿。柔软和缓，不兼他脉（平）；或直硬不柔，兼合他脉（病）。

《脉象图的研究》："长脉：指下迢迢，首尾俱端，直上直下，如循长竿。"

1.2.2 形态

首尾端直，过于本位，超出寸尺，如循长竿。

《素问·脉要精微论》："夫脉者，血之府也。长则气治。"

按：《内经》提出"长则气治"，长，是指脉体长，过于本位。气治，即气平之义。血脉的运行，由气推动，脉长则气足，故应手而见长象。

《素问·平人气象论》："太阳脉至，洪大以长，少阳脉至，乍数乍疏，乍短乍长；阳明脉至，浮大而短。"

按：本经文是申明四时季节当旺之脉。由于经文只提有三阳而无三阴经文，故为阙文。在此文提出长脉为最早。

《难经·七难》："经言少阳之至，乍大乍小，乍短乍长，阳明之至，浮大而短，太阳之至，洪大而长。太阴之至，紧大而长。少阴之至，紧细而微。厥阴之至，沉短而敦。"

按：《难经》提出四季中不同的脉象。脉有三阴三阳，以说明四季之脉属阴属阳的不同变化，表示脉与一年四季气候变化有关。（详见下表）例如，少阳脉来，忽大忽小，忽短忽长，是从冬至后第一个甲子日开始（共60日），少阳当旺。因每年冬至日，一阳初生，阳进阴退，昼长夜短，这60日中，少阳主时，阴气未消，阳气尚微，其脉大、长属阳，小、短属阴，脉兼阴阳，出现乍短乍长之象。本难详细解释《内经》之意。并用长短脉对举，反映出不同季节时间内脉象阴阳消长的变化。同时在"第四难"、"第十七难"亦提长脉之名及其与他脉应用的例子。

**四季主时与脉象表**

| 四季 | 时间 | 主时 | 时令变化 | 脉象 | 医家描述 |
|---|---|---|---|---|---|
| 春季 | 1、2月（早春） | 少阳 | 阴寒未消，阳气尚微，气候时变，故脉气始畅未畅 | 乍大乍小，乍短乍长 | 吕广曰："少阳王正月二月，其气尚微，故其脉来进退无常。" |
| | 3、4月（晚春） | 阳明 | 阴气渐消，阳气未全盛，故谷气满盛。 | 浮大而短 | 吕广曰："阳明王三月四月，其气始萌未盛，故其脉来浮大而短。" |
| 夏季 | 5、6月（暑夏） | 太阳 | 阴气已尽，阳气全盛，故脉气充盛。 | 洪大以长 | 吕广曰："太阳王五月六月，其气大盛，故其脉洪大而长也。" |
| | 7、8月（夏末秋初） | 太阴 | 炎夏盛阳之后，阴气尚微，还未充盛，故阴少阳多。 | 紧大而长 | 《扁鹊阴阳脉法》曰："太阴之脉，紧细以长，乘于筋上，动摇九分，九月十月甲子王。" |
| 秋季 | 9、10月（秋末冬初） | 少阴 | 阳气衰弱，阴气已盛，故阴多阳少。 | 紧细而微 | 《扁鹊阴阳脉法》曰："少阴之脉紧细，动摇六分，王五月甲子日中，七月八月甲子（上三字原脱）王。" |
| 冬季 | 11、12月（寒冬） | 厥阴 | 气候严寒，阳气内潜，阴气极盛，脉气潜伏。 | 沉短以敦 | 《扁鹊阴阳脉法》曰："厥阴之脉，沉短以紧，动摇三分，十一月十二月甲子王。" |

《素问·平人气象论》："平肝脉来，耎弱招招，如揭长竿末梢，曰肝平。春以胃气为本。病肝脉来，盈实而滑，如循长竿，曰肝病。"

按：《内经》原提出五脏四时的主脉。招招，即迢迢。远；长之义。“耎弱招招”，言脉来一起一伏有柔和之象。揭：举、持之义。“如揭长竿末梢”，是脉体长，脉势柔和。指肝脏平脉长而柔和状态。“盈实而滑，如循长竿”，是实滑弦长，脉势太过，指肝脏病脉长而硬直状态。

《素问·玉机真藏论》：“春脉者肝也……耎弱轻虚而滑，端直以长，故曰弦。”

按：此经文原指肝脏在春季的主脉，春季属木，归脏于肝，在脉为弦，后世医家，有的则摘借经文中“如揭长竿”、“如循长竿”、“端直以长”，形容长脉及其他，实由此而来。

《难经·三难》：“脉有太过，有不及，有阴阳相乘，有复有溢。”“遂上鱼为溢”、“遂入尺为复”。

按：《难经》提出反常脉象的出现，是由人体阴阳之气不协调所致。阳太过则阴不及，阴太过则阳不及，这种情况发展至极端严重时，阴阳之气阻隔，可出现孤阴独阳的“复脉”，或“溢脉”。复是复盖，有自上向下复之义；溢是满溢，有自内向外溢之义。复脉是寸脉之气下移过于尺部，以致寸部无脉（阳盛逼使）；溢脉是寸脉之气太盛而上冲鱼际，以致尺部无脉（阴盛所逼）。“遂”，这里形容过盛之气直前无阻之义，表明阴阳偏胜极其严重，不是示阴阳失调轻微者。上溢下复，孤阴独阳，上下相离，阴阳决绝死脉。后世医家原不知《难经》所指此意，将长脉过于寸尺者，以溢、复脉作描绘论述，遂成千古之错也。

《素问·脉要精微论》：“心脉搏坚而长，当病舌卷不能言。”、“肺脉搏坚而长，当病唾血。”、“肝脉搏坚而长，色不青，当病坠若搏，因血在胁下，令人喘逆。”、“胃脉搏坚而长，其色赤，当病折髀。”、“脾脉搏坚而长，其色黄，当病少气。”、“肾脉搏坚而长，其色黄而赤者，当病折腰。”

按：经文中提出五脏有平、病之长脉。五脏病症不同，但脉皆坚而长，是由邪盛，肝邪盛克害胃气所致。张景岳注：“凡木强者土必衰，脉搏者胃多败，故坚搏为诸藏所忌。兹心脉搏坚而长者，以心藏之胃气不足，而邪有余也。搏之微，则邪亦微；搏之甚，则几于真藏矣。故当以搏之微甚，而察之浅深。后四藏者，仿此。”《脉诀刊误》：“《内经》心脏搏坚而长，病舌卷不能言，至肾脉搏坚而长，病折腰，此六脉者，非以长为病，以搏坚相合而病也。”皆当长脉兼合他象及证候，方可诊为五脏之病。

《脉诀》：“长者，阳也。指下寻之，三关如持竿之状，举之有余曰长，过于本位，亦曰长。”

《脉诀刊误》：“从尺至关，连寸口，直过如横竿之状，此三部之长脉，过于本位，谓或尺或关或寸，过于一指之外，此各部之长脉。”

《濒湖脉学》：“长有三部之长，一部之长。”“过于本位脉名长。”

按：以上诸家认为长脉超过本位。其中又明确提出，有三部之长和一部之长两种说法。所谓三部，即寸、关、尺，长脉可并见于寸、关、尺三部之中，也可独见于某一部。例如《古今医统》、《诊家正眼》等书，提到关部之长脉，虽然后世有些医家提出异议。但从历代对长脉寸关尺各部配脏腑与主证上认定，长应有一部之长的说法。在诊法上，长脉不但轻取盈余，沉候亦应如此，故“举之有余”此说不完善。

崔氏《脉诀》：“过于本位，相引曰长。”

《诊家枢要》:“长，不短也，指下有余，过于本位。”
《脉诀图说》:“长脉，不小不大，迢迢自若。”
《医学入门》:“长脉过指出位外。”
《太素脉秘诀》:“过于本位，通流而长。”
按：迢迢：此作长长解。自若：自然。据以上诸家之意，长脉，其形不大不小，脉体较一般脉长，姿态自然安定，首尾相称，超过本位，即寸长至鱼际，关长至寸，尺长至关，尺至尺后四指。
《濒湖脉学》:“长脉，不大不小，迢迢自若。如揭长竿末梢，为平；如引绳，如循长竿，为病。”
《诊家正眼》:“长脉迢迢，首尾俱端，直上直下，如循长竿。”
《医述》:“长类于弦而盛于弦，弦脉带急，长脉带缓。”
《中医诊疗》:“长者如循长竿，或如引绳者。”
按：以上诸家皆认为，长脉体长，但形态不尽相同，若其形不大不小，态势自然安定，象持举长竿的细端那样长且弹柔，便谓健康无病的平脉。若其状如拉紧的长绳，或象循摸长长的竿子，首尾相称，直上直下，有硬直感，便是有病的长脉。由于长与弦及其相类，不易区别。故《内经》及后世医家，所述长脉体象（平性），常与弦脉相同。王叔和鉴于此，在《脉经》中不再专列长脉，但后世众多医家在长期实践中，逐渐认识到，长与弦毕竟不同，长脉体长则超出本位，如循长竿，指下有硬直感觉，弦脉长则与他脉相对而言，不超出本位，其形如弓弦，指下挺劲带急，直起直落，弛张度大。
《诊家正眼》:“寸而上过，则为溢脉，寸而下过，则为关脉，关而上过，即属寸脉，关而下过，即属尺脉，尺而上过，即属关脉，尺而下过，即属复脉，由是察之，然则过于本位，理之所必无，而义之所不合也。”
《医碥》:“长，溢出三指之外。”
《脉诊》:“首尾端直，过于本位。”
柳谛：“脉跳溢出三指者，为长。”
《脉学阐微》:“长脉脉体较长，溢出三指之外，上溢鱼际，下达尺泽。”
杨毓隽：“长脉：超过通常的寸尺之部（形），柔和为平，弦硬为病。”
《时氏诊断学》:“脉搏应指，本无长短可言，惟超过三指之范围，是为长脉（不足三指之范围，即为短脉）。古谓寸前之脉为溢脉，尺后之脉为复脉（尺后寸前之脉，皆指过于本位之长脉而言）。”
按：长脉过于本位，超过寸、尺部，首尾端直，直长而硬，是谓正体之形，被历代众多医家赞同并采用之，亦有个别医家认为“理之所必无，而义之所不合”，但毕竟是支流，并未得到后世医家的认可。关于“溢脉”、“复脉”之说，最早见于《难经》，乃是危候征兆出现单一脉，并非两脉同时出现，汉以后诸多医家用此形容长脉，与《难经》之意，名同实异，虽其义可取，实不如寸长至鱼际，关长至寸，尺长至关，尺至尺后，以容四指之说为妥也。

1.2.3 诊法

长而柔和（平），直长而硬，举按皆然，应指盈余（病）。
《濒湖脉学》:“长脉迢迢大小匀，反常为病似牵绳。”

按：李时珍多次提出，长脉体长，不大不小，态势柔和，节律一致，属平脉。若一反常态，体状似牵紧的绳索，直长而硬，便是病脉。

《脉诀汇辨》："长脉迢迢，首尾俱端，直上直下，如循长竿。"

《医灯续焰》："脉位有三，寸关尺也，长则透出本位，唯其透出，乃见长象。"

《医碥》："长，溢出三指之外，按寸口之脉，由胸中行至大指端，非有断截，本无长短可言。然脉体有现有不现，不现者按之止见其动于三指之内，现者见其长出于三指之外，则长短直分矣。"

《脉确》："迢迢自若指间长，倘带搏坚便失常。"

按：黄琳认为长脉体长，自然安定，指下搏动，有弹柔感，超过本位，为平脉之长，若坚搏而长（见上文引《素问·脉要精微论》）为病脉。

《诊家正眼》："故知长而和缓，即合春生之气，而为健旺之征。长而硬满，即属火亢之形，而为疾病之应。"

按：《脉诀汇辨》、《四诊抉微》皆从其说。

《脉诊》："上竟下竟，如循长竿，指下如持长竿之状，脉体超出三指之外。"

《现代中医脉诊学》："切脉时三指除用举、按、寻法外，尚可运用循法，沿脉管轴向部位轻轻循抚……超逾三部称为长脉。"

按：竟，尽也。上竟，上段之尽端，即寸与鱼际部；下竟，下段之尽端，即尽于尺部。诸家所言，长脉过于本位，应指有余，浮中沉取，清晰可见，若长而柔和，安定自然，缓而均匀，不似弦脉紧张为平脉。若长直而硬，紧张不柔，似牵绳状，则为病脉。

1.2.4 特点

1.2.4.1 平性长脉见于正常健康人，其特征：体长、势柔、和缓、搏动范围，超出本位，寸尺两部多见而明显，关部不显，在情绪激动或运动后，可引起一时性长脉出现。多属单纯性长脉。

1.2.4.2 病性长脉则多与其他脉兼合并见，其特征：为形长、势强、硬直，搏动范围超出本位。浮、中、沉三部中，皆可候取。

1.2.4.3 节律规整，不受速率限制，可兼数、兼迟、兼缓。

1.2.4.4 春季脉兼长。《医述》："弦为初春之象……长为暮春之象，纯属于阳，绝无寒意，故如木干之迢直以长，纯乎发生之气象也。"何西池："有随时令变易者，则春脉长而秋脉短也。"张山雷："春司发泄，气达于表，脉自应之而长。"

1.2.4.5 五脏有平、病长脉。五脏平脉之长，见于正常人。《濒湖脉学》："在时为春，在人为肝。心脉长，神强气壮。肾脉长，蒂固根深。经曰'长则气治'。皆言平脉也。"五脏病脉则出现"搏坚而长"（见上文《素问·脉要精微论》）及伴发脏病证候。

1.2.4.6 脉象图形如弦脉，降支重搏波之后下降段明显延长。《现代中医脉诊学》："长脉的指压一指感趋势曲线呈拟正态型，脉宽正常，或稍大于正常，脉长超逾寸、关、尺三部，脉波形态不拘。"

1.2.5 机理

1.2.5.1 阴阳平调，胃气充盈，气足血旺，流行通畅，脉气充余，搏激之势过于本位，姿态柔和而长，如揭长竿末梢，为平性之长。《素问·脉要精微论》："长则气治。"《脉学阐微》："前人谓'长则气治，为胃家之平脉，胃为水谷之海，其经多气多血，故显有余之象；然必长而和缓，方为无病之脉’。”

1.2.5.2 阳盛有余，病邪亢进，正邪搏激，气逆血壅，脉道充斥，脉气超越本位，势急硬直而长的体象，如循长竿状，多为病脉之长。《脉诊》：“若因气逆，热盛，痰涎，肝亢，使其气逆壅盛，血流加速，脉道充实，皆可使脉动超过寸尺，其势硬满，形成如长竿之状。”

1.2.5.3 现代医学认为 多与心搏有力，心输出量增多，血管壁弹性增强，周围血管紧张度增高，外周阻力增大，循环血量增多等因素有关。

1.2.6 主证

1.2.6.1 阳毒热盛 壮热，烦躁，神昏，惊厥，抽搐，声高，气粗等。

1.2.6.2 邪气亢进 痰滞，食积，瘀血，水湿，肝风，痫证，疝气等。

按：长有平脉和病脉之分，凡脉见体长势柔，大小均匀，和缓有神，即“长为气治”之本脉，见于正常健康人；若体长势强，劲急失缓，硬直不柔之态，有似牵绳绷紧有力，便为病脉。《素问·平人气象论》：“寸口脉中手长者，曰足胫痛。”《脉经》：“长则气治。寸口之脉，中手长者曰足胫痛。脉来过寸，入鱼际者遗尿。脉出鱼际逆气喘急。”经文言寸口脉长，为阴气有余盛于下而致足胫痛。后世医家在此基础上，皆认为长脉主有余、过盛的阳证，实证，热证。如肝病、气逆、火盛、癫狂、痫证、痰浊、喘满、胁痛等。《诊家枢要》：“气血皆有余也，为阳毒内蕴三焦，烦郁为壮热。”《濒湖脉学》：“若非阳毒癫痫病，即是阳明热势深。”《医门补要》：“胃经热重，阳毒癫痫。”《伤寒论》中提及长脉仅一条，即“太阴病篇”2条，主要征象表示正气足，病将欲愈。但从临床所见，长脉主病，多须兼合他脉及其症状，辨证方为确切。例如，长脉兼浮紧之象，必有寒邪侵袭机体，出现太阳表证。若兼洪象，必有热邪内结，发生阳明胃家实证。《脉学阐微》：“长为热盛气充之脉，须视其兼脉和症状以辨证，脉长无兼脉和症状，为胃气充盈之象。如虚证、寒证见长脉，则为向愈之征。”长脉为阳脉类，一般主阳证。如长而兼浮，为邪盛于表，经脉方盛。长而兼实，为热邪壅滞，实邪内结。长而兼弦，多为气逆、气滞或肝火挟痰。此属长脉主病的一般规律。在特殊情况下，亦可见于虚寒败证。《脉简补义》：“又有形体通长，而其势怠缓，应指无力，全无精神，此为肝脾并至，虚寒之败象也。”意在脾气竭、肝气弱的情况下，可见怠缓无神的长脉。脉长兼见和缓，是病邪向愈之兆。

治疗上，一般以祛邪为主。《脉诀刊误》：“此阳明脉，尺寸俱长，当汗，阳化气也，今按假使是阳明证，亦难专于发汗，正阳阳明当下，太阳阳明当汗，少阳阳明随证解利，当依表里分汗下。”

1.2.7 主病

1.2.7.1 内科

1.2.7.1.1 消化系病 某些肝病、胆囊炎及胆石症、急性胃肠炎、肠梗阻等，证属气滞血瘀者。

1.2.7.1.2 呼吸系病 常见于肺炎、胸膜炎、支气管哮喘、支气管炎、肺化脓，证属痰湿互结者。

1.2.7.1.3 神经系病 狂躁性精神病、癫痫、小儿舞蹈症、颅内占位性病变，证属邪气亢进，或邪阻心络者。

1.2.7.1.4 心血管系病 风心病、高血压、动脉硬化、冠心病，证属血瘀阻络者。

1.2.7.2 外科　疝气、睾丸炎等，证属肝郁气滞者；疮、痈、急性蜂窝织炎及外科某些感染性疾患，证属阳毒炽盛者。

1.2.7.3 传染科　常见流脑、乙脑、败血症、菌痢、小儿高热、惊厥，证属热盛风动者。

1.2.8 合脉

长浮外感；邪盛于外；或为疯痫。或阴或阳不足。长洪热甚，血管膨胀；长洪有力，阳毒内蕴；长而洪大，阳明热深，或为癫狂；长而洪数有力，阳毒内蕴。长滑痰热壅盛。长弦肝病；神经紧张；菜果内滞。长牢积聚；血管硬变。长实邪壅气滞；热邪壅滞。长而沉细，积聚初成。长而坚搏，阳明热伏。长而怠缓，虚寒之征。长而缓和，邪犯下体；向愈之兆，健旺之象。长而柔爽，健康之征。长而紧硬，发病之微，或为腹痛。长大癫痫，或为热甚。长数多热。长濡酒泻。长滑酒冰所伤。《现代中医脉诊学》："浮长为外感，或阳气不足，长洪为壮热癫狂，长急为腹痛，长而沉细为积，长而微涩为病将愈，长滑为痰热，长濡伤湿，长弦为肝病。"

1.2.9 脉案

1.2.9.1 太阴中风　《伤寒论·辨太阴病》274 条："太阴中风，四肢烦疼，脉阳微阴涩而长者，为欲愈。"柯韵伯注："风为阳邪，四肢为诸阳之本，脾主四肢，阳气衰少，则两阳相搏，故烦疼。脉涩与长，不是并见，涩本病脉，涩而转长，故病始愈耳。风脉本浮，今而微，知风邪当去，涩则少气少血，今而长，则气治，故愈。四肢烦疼，是中风未愈前证，微涩而长，是中风将愈之脉，宜作两截看。"此条是太阴中风欲愈的脉证，柯氏注说甚佳，除脉由阴转阳，参以证状看，若证减轻，病当愈矣。

1.2.9.2 肝风内动　《素问》："诸暴强直，皆属于风。"《脉经》："脉长而弦，病在肝。"凡由肝阳上亢引起风气内动者，其症状常见头目眩晕，四肢抽搐，卒然昏仆，口眼歪斜，两目上视等，其脉多长弦有力。治宜平肝潜阳、熄风豁痰为主，方以镇肝熄风汤与导痰汤加减化裁。亦有因情志不舒，恼怒伤肝，或其他因素影响气机升发和疏泄，而致肝郁，症见胁胀或窜痛，胸闷不舒，头目眩晕，脉长兼弦。《脉经》："肝病其色青，手足拘急，胁下苦满，或时眩冒，其脉弦长，此为可治。"《时氏诊断学》："凡意志不遂，及肝郁忿怒，有弦长出于寸口者。"

1.2.9.3 痫症发作　痫症发作时，开始眩晕，头痛，胸闷，随即昏倒仆地，神志不清，面色苍白，牙关紧闭，口吐涎沫，两目上视，四肢抽搐，或二便失禁，继则昏睡，不久苏醒，头痛乏力，脉长而洪大。此病多因惊恐郁怒，伤及肝肾，或饮食损伤脾胃，湿聚痰生，肝气失和，阳升风动，触及积痰，清窍受蒙而发。《脉经·平杂病脉》："浮洪大长者，风眩癫疾。"治法，急则治标，针刺人中、涌泉、十宣等穴，缓则治本，选用定痫丸，以豁痰开窍、熄风定痫。

1.2.10 鉴别

长脉易与弦、紧、洪、牢、实等脉相混淆，应与鉴别。《濒湖脉学》："过于本位脉名长，弦则非然但满张。"原注："实、牢、弦、紧皆兼长脉。"

一般洪脉形大满指，来盛去衰，或来大去长。实脉大而坚实，来去皆盛，长而有力；牢脉是沉实有力，大而弦长；紧脉直细而坚，弦数而长。详见下表长脉与弦脉的鉴别

**长脉与弦脉鉴别表**

| 脉名 | 长脉 | 弦脉 |
|---|---|---|
| 形态 | 端直而长，势强不耎 | |
| | 硬而不柔，过于本位，如循长竿 | 盈实耎滑，不越本位，如张弓弦 |
| 诊法 | 浮中沉取，三部皆然 | |
| | 应指盈余，超过寸尺 | 举之应手，按之不移 |
| 主证 | 阳毒热盛，邪气亢进 | 肝胆病变，诸痛痰饮 |
| 主病 | 内科（消化、呼吸、神经）<br>外科（睾丸炎、疝、疮、痈）<br>传染（流脑、乙脑、败血症） | 内科（消化、神经、循环、呼吸）<br>妇科（月经不调、妊娠腹痛、盆腔炎）<br>外科（肠梗阻、阑尾炎、胆绞痛） |
| 特点 | 长而直硬，弛张度大 | |
| | 势强紧张、直上直下、超过寸尺 | 劲急挺然、直起直落、长不过位 |
| 机理 | 阳盛邪实，气逆血壅，脉道充盈 | 肝气郁结、气阻血滞、经脉拘束 |
| | 心搏有力，血管弹性增强 | 血管弹性减弱或硬化，或局部血管缩小，血压偏高。 |
| | 心输血量增多，周围血管紧张度增强，外周阻力增大，循环血量增多 | |

### 1.2.11 歌诀

长脉盈余超尺寸[1]，
如持长竿举按循[2]。
邪毒亢进阳热盛[3]，
气血内充形柔匀[4]。
左寸君火[5]右胸闷[6]，
关中木实[7]土郁分[8]，
尺逢奔豚[9]相火旺[10]，
精满肾壮根蒂深[11]。

### 1.2.12 注释

［1］长脉盈余超尺寸　长脉主有余之病。其脉体长而势盛，过于本位，寸超至鱼际，关超至寸，尺超至关，尺超至尺后，故为盈余超尺寸。

［2］如持长竿举按循　此义有二：长脉来，如手指持举长竿的细端，柔匀、和缓、有弹性感，便为平脉，属生理无病之脉象；若长脉其状如持举长竿，直上直下，首尾相称，有硬直感，便为病脉，属有病之脉象。这两种长脉，都可以从浮、中、沉三部诊取，亦象举持长竿那样，进行循按或寻找。

［3］邪毒亢进阳热盛　长脉若为病理性的，多为邪毒盛实，阳热炽极的有余之病如阳证、实证、热证、阳毒。症见壮热，狂躁，抽搐，项强，癫痫等。

［4］气血内充形柔匀　正常健康之人，气血旺盛，精气充沛，脉气盈余，故搏激之势，超过于本位，不大不小，自然安稳，形体柔和均匀之状。《内经》谓为“胃家之平脉”，是因胃为水谷之海，其经多气多血，故呈有余之象。

［5］左寸君火　指左寸脉长，症见疮毒满舌，咽干喉痛，心烦狂躁，怔忡不寐，甚或喜笑不休，语无伦次，或足胫作痛。多由心火内炽，或痰火郁心所致。《医学入门》：“寸长足胫痛相侵。”《诊家正眼》：“长主有余，气逆火盛。左寸见长，君火为病。”《脉

确》："左寸足疼舌卷缩。"《脉学阐微》："左寸，主心火燔灼。心烦热，心悸气短，舌疮，咽干痛。"

［6］右胸闷　指右寸脉长，症见气逆胸闷，咳喘痰多，甚或唾血，胸痛等。多由肺热伤津，痰气壅塞所致。《古今医统》："右寸痰郁。"《脉确》："右寸分明唾血伤。"《脉诀汇辨》："右寸长者，满逆为定。"《脉学阐微》："右寸，主咳嗽痰多，胸满气短，咽喉干痛。"

［7］关中木实　指左关脉长，症见头痛头晕，面赤烦躁，口苦胁疼，耳鸣耳聋等。多由肝经实火，或肝阳上亢所致。《诊家正眼》："左关见长，木实之殃。"《古今医统》："左关肝气胁疼。"《脉学阐微》："左关，主肝阳上亢，头眩心烦，喜怒胁胀痛，脘满食少。"

［8］土郁分　此有三义：一指右关脉长，症见胃脘满闷，饮食减少，嗳气，吞酸，厌食，恶心。多由湿邪郁滞胃脘，或胃气上逆所致；一指右关脉长，症见腹胀不食或少食，大便泄泻，口粘不渴，或渴喜热饮，肢体困倦，甚或浮肿，舌苔厚腻等。多由脾虚或内湿不化所致。一指右关脉长，症见腹痛腹胀，大便热臭而稀薄，舌苔黄腻。多由湿热郁阻中土所致。《素问·六元正纪大论》："土郁之发。"张介宾释为："木胜制土，土之郁也。"《诊家正眼》："右关见长，土郁胀闷。"《脉学阐微》："右关，主胃脘胀满，消化不良，灼心，恶心厌食。"

［9］尺逢奔豚　指左尺脉长，症见胸腹疼痛，或见妇女经来腹痛，经期拖后，尿赤淋痛，腹胀便秘等。脐下悸动，气上冲咽喉的奔豚气引起的病。多由肾阳不足，寒气上冲，或湿热下注膀胱所致。《诊家正眼》："左尺见之，奔豚冲竞。"《古今医统》："左尺经水衍期。"《脉如》："颓疝而左尺偏长。"又："寒入经府，六部细长不鼓。"《脉学阐微》："左尺主少腹胀满作痛、便秘、尿赤淋痛等。"

［10］相火旺　指右尺脉长，相火妄动，症见眩晕头痛，视物不明，耳鸣耳聋，易怒，多梦，五心烦热，性欲亢进，遗精早泄等。乃由肝、肾阴虚火炎，或三焦、胆经火郁所致病变。《诊家枢要》："为阳毒内蕴三焦，烦郁为壮热。"《脉诀启悟注释》："右尺脉长，相火专令。"《脉学阐微》："右尺，主相火上炎，头眩心烦，少腹胀痛，便燥尿赤。"

［11］精满肾壮根蒂深　若健康无疾之人，两尺长平。常合春时，应肝之升发条达之性，而为健旺之征。若见于两尺，则表明肾气盛，肾精足，气血化生有源，犹如树木根本牢固，枝叶繁茂。故《素问·脉要精微论》："长则气治。"《古今医统》："长为气治，心长神全，尺长期颐可卜。"《三指禅》："肾脉长，蒂固根深。"

1.2.13　结语

长脉为阳，人归肝脏，时令属春，卦中为震。
首尾直端，如循长竿，过于本位，尺寸越轨。
按之轻举，应指盈余。强硬曰病，柔匀曰平。
阴阳调畅，气足血旺，胃脉充盈，肾壮寿增。
搏坚而长，五脏疾殃，肝贼乘克，胃脾残弱。
实牢紧弦，合长可见，体察细观，自能分辨。
火毒内蕴，邪气亢进，三焦郁热，实证为多。
长浮外感，邪盛疯痫。长洪热伤，阳毒癫狂。

长滑痰壅，兼弦肝病；长牢聚积，长实壅滞。
左寸火扰，烦闷狂躁。气逆右寸，痰咳胸闷。
关左木亢，易怒胁胀。右关土郁，脘满食拒。
左尺奔豚，腹疼难忍，脐下悸动，咽喉气冲。
右尺柔顺，肾阳充身，命火温存，蒂固根深。
长病疾坚，祛邪为先，六经辨证，用药分明。
太阳中风，桂枝汤行，调和营卫，解肌邪退。
太阳伤寒，宣肺平喘，发汗解表，麻黄汤效。
阳明经热，脉大汗渴，清热生津，白虎汤真。
阳明腑实，燥坚满痞，通腑泄热，大承气决。
少阳寒热，表里间测，最宜和解，小柴胡裁。
太阴腹满，脾胃虚寒，理中汤丸，温中寒散。
少阴寒化，阳微阴加，回阳救急，方用四逆。
少阴热化，阳热阴下，滋阴降火，黄连胶阿。

1.3 动脉（阳）

1.3.1 脉义

动有跳动、跳突、摇动、数急之义。

滑伯仁："其状如大豆，厥厥摇动。"

李中梓："动之为义，以厥厥动摇，急数有力得名也。"

何梦瑶："数而跳突名动，乃跳动之动。"

时逸人："动脉急速跳动。"

叶橘泉："动者，形容脉之数急者也。"

动脉是指脉来滑数而短，跳突陇起，如豆摇动，举按有力，关部显然，或寸或尺，三部皆见。

现代医学认为，动脉是由重搏波显著增大，连续不断被触到，心搏似有力而增快，周围血管松弛，血管弹性回缩振动显著，血液粘度降低，血流速度增快，呈现动脉之形象。

《脉象图的研究》："动脉，无尾无头，形短如豆，数而跳突，厥厥动摇。"

杨天权等认为："动脉者，脉形短而滑数有力，应指跳突如豆，关上尤为明显，节律稍有不齐。"

1.3.2 形态

滑数而短，应指跳突，无头无尾，如豆摇动。

《素问·平人气象论》："妇人手少阴脉动甚者，妊子也。"

按：经文提出"手少阴脉动"，手少阴脉，后世医家认为神门穴处的动脉，亦说指左寸部，或认为两寸口脉的尺部。动，其义有二，一指脉的搏动；一指动脉而言。如王冰注："动，谓动脉也。动脉者，大如豆，厥厥动摇也。""动"，为后世医家创立动脉之说，开辟了先声。

《伤寒论·辨脉法》："若数脉见于关上，上下无头尾，如豆大，厥厥动摇者，名曰动也。"

《脉经》："动脉见于关上，无头尾，大如豆，厥厥然动摇。"

按：仲景提出动脉之形如豆，无头无尾，厥厥动摇，似有根而不移，这里列出个“若”字，是举以关部脉为例，比喻范围局限狭小，然非仅限于关部，寸、尺部都可见到，叔和则去其“若”字，后世诸多医家因而皆从其说，有的误认为动脉只见在关部，虽也有提出已见者，但对此亦未能领悟仲景之意的真谛。

《脉诀刊误》：“王氏《脉经》依仲景文，而去‘若数脉’及‘上下’五字，止云见于关上，无头尾如豆大，厥厥动摇，夫动必因数而后见，此五字不可除也。”又：“动见于关，不能如众脉通三部而见。”并引：“庞安常曰：‘关位占六分，前三分为阳，后三分为阴……动脉只在关上见，惟庞说分明。成氏又曰阳出阴入，以关为界，关为阴阳之中也。”

按：戴氏附会王叔和《脉经》及后世医家之说，亦认为动脉应见于关上。

王肯堂：“必见于关上者何也？以三部言之，寸阳也，尺阴也，关，阴阳之中也，故曰阳出阴入，以关为界，是为阴阳升降往来之位也，然则相搏而动，不于此见之而谁见乎？”

按：王肯堂以关前为阳，关后为阴，关部作为阴阳之界，故动脉搏动应见于此处。

《诊家正眼》：“旧说言动脉只见于关上者，非也。”并批评：“庞安常强为之说云：‘关前三分为阳，关后三分为阴，正当关位半阴半阳，故动随虚见，是亦泥动脉只见于关之说也。”

按：对于动脉见于关上之说，后世医家已有了明确的认识，对于庞安常说的“关前三分为阳”者，乃寸位，“关后三分为阴”者，乃尺位，因为阳虚则寸动，阴虚则尺动。是拘泥动脉只见关部，这种牵强附会之说，得到后世不少医家的批判。

《医碥》：“张仲景曰：若数脉见于关，观若字则关是偶举可知，非动脉止见于关也，上下无头尾，状其圆而突耳，非真上不至寸，下不至尺也。”

按：何梦瑶认为“若”字为举例，若数脉见于关为动脉，是举关为例，寸部与尺中都可以类推。“非真上不至寸，下不至尺”，是谓寸关尺三部俱见亦是动脉。

《脉说》：“有见于一部，有见于三部，指下各有如豆厥厥动摇，而无前后来去起伏之势，然有深浅微甚之殊也。”

按：叶氏认为，动脉可以寸关尺三部俱有，亦可见于一部。但据临床所见，动脉只见一部者多，三部同见者为少。

《濒湖脉学》：“动乃数脉，见于关上下，无头尾，如豆大，厥厥动摇。”

《脉确》：“愚按两上字，其一乃后人误添者，当是数脉见于关上下。”

按：李时珍论述动脉之语，将《伤寒论·辨脉法》中“若”、“上”字去掉，添“动乃”，并保留一个“上”字，这样以来，仲景之文面貌全非了。另一方面讲，李氏也未完全体悟仲景此文的真正涵义。《伤寒论·辨脉法》所谓“关上”、“上下”，此当解为关部或寸、尺两部。《濒湖脉学》言“关上下”，是言关之前后也，而实指寸关尺三部皆包括在其内，这就与仲景之文所述不同了，这是李时珍与黄蕴兮诸多医家一样，不明仲景原文之意，而产生误解造成的。近人李继永亦说：“愚按《伤寒论》所言的两个‘上’字，其一，乃后人传抄误添，该是：‘数脉见于关上下，无头无尾……’，临床上，如豆形厥厥动摇之脉，三部皆可见到。”（试谈脉象的分类鉴别．中医杂志．8.38；1964年）

《诊家正眼》：“动无头尾，其动如豆，厥厥动摇，必兼滑数。”

《医醇剩义》："动脉如豆，多见于关，若在寸尺，阴阳两怪。"

《医悟》："动脉多见于关部，寸为阳，动主阳亡汗多，尺为阴，动乃阴虚发热。"

《中医诊断学》："脉形如豆，厥厥动摇，滑数有力。"

近人吴一渊："短数有力，厥动如豆。"

按：据以上各家所述，动脉有滑数之象，且兼硬（紧）兼短形，搏动应指有力，无头无尾，如豆粒状，陇然高起，摇动不止。《伤寒论》及诸家所提出动脉见于"关上"、"关上下"、"上下"，是说不仅只见于关部，亦可在寸、尺部或寸关尺三部皆可见到。

1.3.3 诊法

举按有力，关部陇起，或寸或尺，三部皆可。

《脉诀》："动脉阴也，指下寻之似有，举之还无，再再寻之不离其处，不往不来。"又："动脉根源气主阴，三关指下碍沉沉。"

按：高阳生认为，动脉应以沉取方见，但词语与经文及诸家所说不同，"寻之似有，举之还无"，乃弱脉之象，何来动脉之形？"不离其处，不往不来"、"三关指下碍沉沉"，此说含糊谬妄，令人费解，后世医家未有信从者，并在《脉诀刊误》、《濒湖脉学》中，受到戴、李二氏严肃批驳。

《诊宗三昧》："厥厥动摇，指下滑数如珠，见于关上。"又："阴虚发热之动见于尺，阳虚自汗之动见于寸口。"

按：厥厥：厥，意为顿、短之义。"厥厥动摇"，形容脉搏两头俯下，中间突出，似以轴为中心，上下摇动不休，指下滑数如珠，只见于关上。"阴虚发热之动见于尺"，是指动见于尺部，尺部为阴，阴虚故发热。"阳虚自汗之动见于寸口"，是指动见于寸口，寸口为阳，阳虚不固，故汗出，所谓邪之所凑，其气必虚。

《三指禅》："当关一豆转，尺寸不分明。"又引《脉经》曰："动乃数脉见于关……厥厥动摇。"

《时氏诊断学》引仲景语："见于关，上下无头尾，厥厥动摇者。"

《四诊抉微》："动无头尾，其形如豆，厥厥动摇，必兼滑数。"

《脉诊》："滑数如豆，寸尺俯下，关部明显。"

近人柳谛："急数而无力，两头府下，中间突起。"

按：以上诸家皆言动脉"厥厥动摇"，所示脉搏两头（寸尺）俯下，即谓沉候得之，中间（关部）突起，则是浮候得之，这种搏动状态，是由于桡动脉搏动位置变异造成的。亦有人认为："同一条脉管，不可能'两头俯下，中间突起'"。由于病变所在部位，机理变化，气血运行的不同，脉搏的形态，也会千变万化的，因此，也会出现多种不同的形象。

《脉诀汇辨》："动脉厥厥动摇，急数有力，两头俯下，中间突起，极与短脉相类……且数、且硬、且滑也。"

按：程效倩亦认为动脉浮、中、沉均可触及，且兼紧数之象（详见主证中）。

《脉学阐微》："动脉偏沉，浮取不显。中取或重取则脉体和脉力均接近正常脉，惟用力寻按，时觉触指流利有震荡之意，然为时短暂，一荡即过，故波峰上端，绘以如豆震荡之意。"

按：综观诸家所言及临床所见，动脉滑数而短，跳突如豆，浮、中、沉三部诊候皆可见，但一部较为突出明显。或关、或寸、或尺，然寸、关、尺三部并见则不多，且三部搏动的位置并不一致，如关脉可在浮、中部搏动极为突出而有力；而寸、尺脉则可见在沉部搏动，其形态、气势也不如关部明显。总之，动脉应从位、数、形、势四者结合上诊取。

1.3.4 特点

1.3.4.1 动脉形圆，体短，势滑，率数。应指明显而有力，其状如豆，厥厥摇动，跳突不休。

1.3.4.2 举按皆然，关部陇起，亦可见于寸与尺，或寸、关、尺三部俱可见到。亦有关部显见，寸尺俯下。如仲景提出的“阳动则汗出，阴动则发热”，《素问》：“手少阴脉动甚者，妊子也。”说明寸口脉中，任何一部均能见到动脉。

1.3.4.3 脉图在关部描记的较清晰，处于浮沉之间，有如豆在摇动。脉波较低，升支及降支均较陡，重搏波相对明显，顶端呈双峰状。《现代中医脉诊学》：“动脉的指压一指感趋势曲线呈拟正态型，脉宽近似正常，脉长不及三部，或仅显于一部。脉图呈双峰波，升支、降支的斜率较大，曲线起伏流利。脉动周期稍短，脉率带数。”

1.3.5 机理

1.3.5.1 阴阳失调，两气相搏而致，阳胜阴虚，阴气搏击坚紧；阴胜阳虚，阳气搏击坚紧，呈显动脉动而有力之形，若搏击在某一部，便可在某一部明显见到脉动。《伤寒论·辨脉法》：（见下主证）。成无己：“阴阳相搏，则虚者动，故阳虚则阳动，阴虚则阴动，以关前为阳主汗出，关后为阴主发热。”

1.3.5.2 久病体虚，阴阳乖违，正邪交争，升降失和，气血冲动，脉道随其冲动，而见跳突摇动无力之状。《濒湖脉学新释》：“动脉之成乃由阴阳相搏，升降失和所致。阴阳搏击则气血冲动，故脉搏跳突动数不休。”

1.3.5.3 现代医学认为 在一次心脏收缩后，主动脉瓣关闭，血管弹性回缩，血液回流冲击主动脉瓣产生重搏波，显著增大连续不断被触到，心搏似有力而增快，心输血量增多，血管壁弹性回缩振动显著，周围血管松弛，血液粘度降低，外周阻力减弱，血流速度增快等因素有关。杨天权等认为：“（1）由于关部桡动脉的外后侧紧靠桡骨茎突，一般较寸、尺部搏动相对明显。（2）少数人关部脉象较滑利；（3）由于交感神经兴奋性增强或β受体功能亢进，使窦率增快，脉幅较大，此时血流速度亦快。若动脉弹性较好，脉象则滑数有力。动脉形成可能与以上三个因素有关。窦性心动过速伴有不齐时可见动脉。”

1.3.6 主证

1.3.6.1 大恐惊悸 暴受外惊，心悸神摇，不能自主，多梦易醒，饮食减少，或胆小善惊，坐卧不安，舌苔如常。

1.3.6.2 疼痛剧烈 头痛，胸胁痛，胃脘痛，腹痛，腰痛，疝痛，关节痛等，痛势剧烈者。

按：动脉为阳，亦曰为阴。《伤寒论·辨脉法》第1条：“凡脉大浮数动滑，此名阳也。”“大浮数动滑”，比平脉有余，故名阳脉。动脉为阳，《伤寒论》中提出最早，后世诸家多从此说。惟《脉诀》：“动者，阴也。”这是据脉的形态与诊法而推论。《脉诀刊误》指出：“众书以动为阳，《脉诀》以动为阴，以脉居关上，阴阳相搏为动，当以阳动为阳，阴动为阴，方当。”故动又谓“阳动为阳，阴动为阴”之说，这是戴氏据《内经》、《伤寒论》及其他名家观点而论述的。《伤寒论·辨脉法》：“阴阳相搏，名曰动，阳动则汗出，阴动则发热，形冷恶寒者，此三焦伤也。”程效倩注：“阴阳相搏名曰动，动者，数而兼紧，系于指下之谓，浮沉三部均至，此为动之正体，属五阳脉列，其为邪气实，可分别以为汗下法也；或止（只）浮而得之，或只见于寸口，则曰阳动，阳为阴搏，则汗出卫虚可知；若止（只）沉而得之，或只见于尺部，则曰阴动，阴为阳搏则发热，营弱可知；至于不发热汗出而反形冷恶寒者，此其动必止（只）见于关上，而不及尺寸。”程氏谓动脉有两意：一谓邪气实类，浮中沉三部均可触及搏动，且兼紧数之象。一谓正气虚类，若浮取而得，或见寸部，为阳动属卫虚；若沉取而得，或见尺部，为阴动属营虚；独见关部，不及尺寸，为三焦伤之动。成无已：“动为阴阳相搏，方其阴阳相搏而虚者则动，动为阳虚故汗出，动为阴虚故发热也。”（《注解伤寒论》）成氏之意，动脉是属阴阳相搏而为虚，其中有阳虚阴虚之别，但未言有实象。王肯堂注：“阴阳之气宁谧则实，躁动则虚，或动乎阳，或动乎阴，阳动则阳虚矣，故不能卫于肤腠而汗出，阴动则阴虚矣，故不能濡于肌肉而发热。”（《伤寒准绳·卷八》）王氏认为动脉是属阴阳之虚所致，与成氏之意同。至于“宁谧则实，躁动则虚”此为平人之象。若外邪入侵，正邪搏击，此脉躁动，则属病理状态。近人姜春华认为：“其必‘三焦伤’之阴阳虚方符此注也。”但亦未言动有实象。

综合诸家对《伤寒论·辨脉法》见解，动脉产生，乃由阴阳之气相搏，脉来躁动。动于寸部的，寸部为阳，故曰动为阳；动于尺中的，尺部为阴，故曰动为阴。这是根据脉动的部位不同，而分“阳动”、“阴动”。因此，其见证也不同。若从脉的形态与机理分析，概言动脉为阳较为妥当。动脉主病，临证有虚实之分，实证常见邪热、气郁、痹证、诸痛及惊恐，是由邪所致阴阳相搏，气血不和，脉动而见有力，兼有滑数之象。虚证常见泄痢、虚劳、亡精、失血、崩漏，是由病久体虚，阴阳不调，气血乖戾，脉动而见无力，根据阴阳虚损程度不同，或见动在关上，如豆厥厥动摇，或阳气虚衰，阴寒内迫，脉来如麻促而不齐，则为危兆。《素问·大奇论》：“脉至如数，使人暴惊。”《濒湖脉学》：“动脉专司痛与惊，汗因阳动热因阴，或为泄痢拘挛病，男子亡精女子崩。”《时氏诊断学》：“为痛，为惊，为发热汗出，为充血痈肿。”又：“他如疮疡痈疽，将欲作脓之候，其病灶亦多跳动，是即气血凝结（充血）之显而易见者，又受惊而见动脉，时间极短，决非常时期动荡也。”杨天权等：“专司痛和惊，它可在惊恐和疼痛时出现，也可见于β受体功能亢进症。”

临证可见突发性疼痛，痛则不通，当疼痛剧烈时，气滞血阻，脉行乖常，可出现滑数而短，脉行跳突之状。

另外，在女子妊娠时，亦可见到动脉。《素问，平人气象论》：“手少阴脉动甚者，妊子也。”“手少阴”脉，后世医家指出了许多部位。唐·王冰认为：“手少阴脉，谓掌后陷者中，当小指动而应手者也。”是指尺侧动脉神门穴处的动脉。明·李中梓：“手少阴明隶予左寸矣，而谓独见于关可乎？”《脉赋》：“太阳大是男娠。故知手少阴之脉动甚者，为妊男子也。”故动脉见于左寸口寸部。《内经》新校正云：“按全元起本作足少阴。”清·高士宗：“少阴尺脉也……两手少阴脉动甚者，则知肾气有余。感无一所生之气，故妊子也。”高氏指两手寸口尺部之动脉搏动。近人李继永又认为：“手少阴属心，是寸脉之动也。”又引《内经》文：“阴虚阳搏为之崩”之句说：“肾司二阴，肾之阴虚阳搏多崩证，尺以候肾。”是言动脉可在尺部见到。另外姚止庵、顾尚之、张介宾、张志聪诸大医家皆提出自己的看法，仍然对经文里动脉部位存在分歧，究其原因：一是由于对经文认识不同产生的，二是由各医家临证体验有异所致，三是妊娠不同变化造成，故反应部位有差异，然王冰、李中梓等医家所提出的观点，被后世绝大多数医家所认可。

1.3.7 主病

1.3.7.1 内科

1.3.7.1.1 神经系及功能性疾病 常见于三叉神经痛、癫痫、神经官能症、坐骨神经痛、精神分裂症等，证属疼痛剧烈，或心神受到惊恐者。

1.3.7.1.2 心血管疾病 常见风心病、心肌炎、心绞痛、心律紊乱，证属卒暴疼痛者。

1.3.7.2 妇科 月经过多、痛经、功能性子宫出血、孕产期心脏病，证属失血，或剧痛，或心胸跳突较甚者。

1.3.7.3 外科 胆囊炎、胆石症、胆绞痛、血栓闭塞性脉管炎、骨髓炎、蜂窝组织炎等，证属急剧疼痛者。

1.3.8 合脉

浮动表邪，或为盗汗。沉动内热。滑动湿痰。数动发热。虚动失精。实动痹阻，或为痛剧。弱动惊悸。弦大而动，多为惊恐。涩动郁结，肝郁气滞。滑数浮大兼动，邪正交争，实热壅盛。《现代中医脉诊学》：“动脉为湿痰，动数为热，动弱为惊悸，动实为痛，为痰，动虚为失精，动浮为表邪。”

1.3.9 脉案

1.3.9.1 热陷结胸 《伤寒论·太阳病》134条：“太阳病，脉浮而动数，浮则为风，数则为热，动则为痛，数则为虚，头痛发热，微盗汗出，而反恶寒者，表未解也。医反下之，动数变迟，膈内拒痛，胃中空虚，客气动膈，短气躁烦，心中懊侬，阳气内陷，心下因鞕，则为结胸，大陷胸汤主之。”

按：此条是辨太阳误下后，邪热内陷而成结胸证。太阳病，脉浮而动数，浮为风邪在表，数主身有热，动主痛，数脉又主虚，头痛发热，微有盗汗，而反有恶寒的，是表邪未解。误用下法，动数之脉变迟，胸膈部疼痛拒按，是由胃气因下攻而空虚，邪气陷于胸膈，故呼吸短促，躁扰不安，胸中懊侬，由于表邪内陷，心下鞕满，而成结胸，宜大陷胸汤以下结热。喻嘉言：“动数变迟，三十六字，形容结胸之状殆尽。盖动数为欲传之脉，而变迟则脉绵缓而不能传，且有结而难开之象，膈中之气与外入之邪两相格斗，故为拒痛。胃中水谷所生之精悍，因误下而致空虚，则不能借之以冲开外邪，反而外邪冲其膈，于是正气往返邪逼之界，觉短气不足以息，更有烦躁有加，遂至神明不安，无端而生懊侬，凡此皆阳邪内陷所致也”。

1.3.9.2 产后气喘 据《名医类案·喘》记载：“丹溪治浦江吴辉妻，孕时足肿，七月初旬，产后二日洗浴即气喘，但坐不卧者五个月，恶寒，得暖稍宽。两关脉动，尺寸皆虚无，百药不效。朱以牡丹皮、桃仁、桂枝、茯苓、干姜、枳实、厚朴、桑皮、紫苏、五味子、瓜蒌实煎汤服之，一服即宽，二三服得卧，其病如失。盖作污血感寒治之也。”

1.3.9.3 外惊受恐 突然受到外惊，常可出现心悸，寐中多梦，或惊魇而醒，或饮食无味，舌苔如常，脉动。其主要特点惊悸烦乱，甚则坐卧不安，两寸脉动明显。其病因主要平素心虚胆怯之人，突受外惊，以致心惊气乱，不能自主，渐至稍惊而成为心悸病。

治法宜镇惊安神为主，临床可用磁朱丸、平补镇心丹等，亦可用桂枝汤加龙骨、牡蛎等药，疗效颇佳。

1.3.9.4 足脱骨疽　笔者遇一患者，闫某，山东莱阳人。两下肢沉重，麻木怕冷，行走时疼痛30余年，经休息后缓解，下肢受凉后，其症加剧，于10年前，右脚不慎被石块撞击后，患足变黑，破溃腐烂，流紫黑血水，气味臭秽，疼痛剧烈，似火灼汤泼一样，彻夜不眠，曾在当地医院诊为“血栓闭塞性脉管炎”，经住院治疗而愈。近5天右脚又疼痛加剧，行走为甚，发热烦躁，服止痛药片无效而住院治疗。入院检查：T36.8℃，P101次/分，R28次/分，BP200/130mmHg。右尺脉滑数有力，跳突如豆，右足五趾已无，肿胀。诊断为：脱骨疽。治宜清热解毒、活血止痛。方用四妙勇安汤加乳香、没药、桃仁、红花等药。服药8剂后症减，改用补气活血、养阴解毒为主，上方加生黄芪、生地、牛膝，服药月余，病情好转而出院。

1.3.10 鉴别

动脉与滑、数、紧、短脉易相混淆，故应进行鉴别。动脉与短脉皆有短缩之象，但短脉不满三部；动脉滑数如豆，一般独显一部。动脉与数脉皆有数象，但数脉三部均数；动脉但见一部为主，且兼紧兼短兼硬之象。动脉与滑脉均滑带数状，但滑脉流动不居；动脉动而不移，所谓“数脉见于关上，上下无头尾，如豆大，厥厥动摇”是也。李中梓：“动……极与短脉相类，但短脉为阴，不数、不硬、不滑也。”近人郭振球[1]：“动与短脉颇相类也。”

1.3.11 歌诀

滑数跳突如豆动[1]，
举按有力一部垄[2]。
阴阳搏击气血冲[3]，
邪郁痛惊女脱崩[4]。
寸热自汗[5]心猝恐[6]，
关中拘挛[7]胃吐痉[8]，
亡血失精虚在尺[9]，
相火偏亢焚命宫[10]。

1.3.12 注释

[1] 滑数跳突如豆动　动脉形圆体短，势滑率数，如豆跳突，无头无尾，多由阴阳搏击所致。阳升阴降相互抵逆，两者相互搏击，不得上下，鼓搏隆起产生的。

[2] 举按有力部垄　在诊法上，动脉可浮中沉取，一部有力为主者多见，其状如豆，跳突垄　起，或关或寸或尺，或三部皆然，且兼紧兼短兼硬之象。

[3] 阴阳搏击气血冲　指动脉产生的机理而言，由阴阳两气搏击，阳胜阴虚，阴气搏击坚紧；阴胜阳虚，阳气搏击坚紧，并使气血交争，升降失和，气血冲动，脉道随其冲动，而显动脉之形。

[4] 邪郁痛惊女脱崩　指动脉主证而言。凡邪热、气郁、诸痛、惊悸、痈肿、亡精、崩漏、腹泻、痢疾等病证，皆可见到动脉。脉动有力者为实证，多由邪气所致阴阳相搏，气血不和。同时动脉多兼滑数之象。脉动无力者为虚证，多由体虚久病，阴阳不调，气血

乖戾。动脉又多见一部，若阳气虚衰，阴寒内迫甚，其脉多兼麻促或不齐。

［5］寸热自汗　指右寸脉动，症见发热，自汗出，气急，喘促等。多由肺气大衰，卫阳不固所致。所谓“阳虚则阳动”，寸为阳，营弱卫虚，腠理不固故汗出。《诊家正眼》：“右寸得动，自汗无疑。”《医宗金鉴》：“动主痛热，崩汗惊狂。”《脉诀启悟》：“右寸脉动，自汗喘促。”《脉学阐微》：“右寸动，自汗气促。”

［6］心猝恐　指左寸脉动，症见心悸，惊恐，心中烦乱，怵惕不安等。多由惊恐而致胆气伤，心神受累，血气失和而冲动，故惊恐呈现左寸脉动。《诊家正眼》：“左寸得动，惊悸可断。”《脉诀启悟》：“左寸脉动，惊悸烦乱。”《脉学阐微》：“左寸动，惊悸、怵惕不安。”

［7］关中拘挛　指左关脉动，症见筋脉拘挛，胆怯恐惧，四肢拘急。多由惊伤胆气，累及于肝，经脉拘急所致。《诊家正眼》：“左关若动，惊悸拘挛。”《医学入门》：“动脉多见关脉中，或惊或痛来相攻，四肢拘挛多疼痛。”《脉诀汇辨》：“动在左关，惊及拘挛。”《脉诀启悟》：“左关脉动，拘挛掣痛。”《脉学阐微》：“左关动，惊悸、挛急。”

［8］胃吐痉　指右关脉动，症见胃脘疼痛，阵发性加重，呃逆、呕吐、痛泄等。多由正邪相搏，经脉不通，气血阻滞，胃及肠道痉挛所致。《诊家正眼》：“右关若动，心脾疼痛。”《脉诀启悟》：“右关脉动，脾虚疼热。”《脉学阐微》：“右关动，胃痛、吐逆。”

［9］亡血失精虚在尺　指左尺脉动，症见女子崩漏，失血过多，男子失精，腰痛如折，以及泄泻等。多由肾阴损伤，阴阳失和所致。《诊家正眼》：“左尺见之，亡精为病。”《脉诀汇辨》：“左尺得动，亡精失血。”《脉诀启悟》：“左尺脉动，失精亡髓。”《脉学阐微》：“左尺动，惊恐、拘挛、亡精、失血。”

［10］相火偏亢焚命宫　指右尺脉动，症见潮热，汗出，夜热口干，五心烦热，早泄遗精，二便不利等。多由肾阴亏损太过，肾阳虚性亢进，即命门火旺，竭时而衰减造成的。《诊家正眼》：“右尺见动，龙火奋迅。”又：“阴动则发热，分明指左尺见动，为肾水之不足，右尺见动，谓相火虚炎，故发热也。”《脉诀启悟》：“右尺脉动，火迅龙飞。”《脉学阐微》：“右尺动，相火炽盛、亡精失血。”

1.3.13　结语

动脉阳分，亦曰属阴。滑数短形，且紧且硬，
无尾无头，摇动如豆，举按有力，关部垄起，
或寸或尺，三部皆宜。阴阳相搏，虚者动得，
阳虚阴胜，阳虚阳（寸）动，阴虚阳胜，阴虚阴（尺）动，
正邪交争，升降失衡，冲动脉鼓，躁动跳突。
大惊猝恐，剧痛痈肿，发热汗证，崩漏亡精。
浮动表邪，沉动内热，湿痰滑动，弱动怔忡。
虚动失精，实动痹疼。弦大而动，病多惊恐。
阳动汗多，阴动发热。滑数紧短，与动类然。
短缩短主，不满三部。六至数脉，无他形态。
滑脉如珠，流动无住。紧如转索，左右弹拨。
右寸热趋，营弱卫虚，腠理不固，汗出喘促。
左寸心悸，惊伤胆气，烦乱焦虑，怵惕恐惧。

关左痛顽，筋脉拘挛，右关胃疼，呃逆吐痉。
亡血失精，左尺虚病，右尺潮热，口干汗渴。

1.3.14 参考文献

[1] 郭振球:《三字禅》脉诀注疏. 浙江中医杂志. 4: 22; 1964

## 2. 涩脉类

### 2.1 涩脉（阴）

#### 2.1.1 脉义

涩为不流利，有蹇涩、涩滞、粘滞、艰涩之义。

王冰："涩者，往来时不流利而蹇涩也。"

张路玉："指下涩滞不前。"

何梦瑶："往来粘滞。"

刘冠军："艰滞为涩。"

涩脉是脉行艰涩，蹇滞不前，细迟而短，极不流利，浮中沉取，三部有脉之象。

现代医学认为，涩脉是一种血液粘滞性和黏稠度较大，血液在管壁的粘附增多，故脉行极不流畅，速度缓慢，呈现涩滞形态的脉象。

《脉象图的研究》："涩脉，往来艰难，应指滞涩，如刀刮竹，如雨沾沙。"

#### 2.1.2 形态

往来艰涩，蹇滞不前，细迟而短，如雨沾沙。

《素问·脉要精微论》："涩则心痛。"

按：《内经》提出涩字，是指脉来涩滞而不滑利，则由血少或血瘀所引起的心痛，这种认识是很正确的，并以此为最早。经文中虽然未描述出涩脉的形态，但是能够深刻领悟其中的内涵，并给予它合理的应用与解答。

《素问·三部九候论》："形气相得者生，参伍不调者病。"

按：《内经》中谓"参伍不调者病"，参伍：读作"三五"。交互错杂之意。言脉来三、五不匀，似有歇止之象，然实非是指涩脉如此也。这是言脉象中的大、小、迟、疾，往来出入而无常度，造成其人必病，并不是单指涩脉所说的，在王冰、马莳作解注释此经文中，说得已很明确。但后世不少医家据此把"参伍不调"参入涩脉中，认为涩脉有"或一止复来"、"短而止"（《脉经》）。逐使后之学者及一些医家对此产生模糊的认识。丹波元简说："涩脉古无一止之说，叔和则云'或一止'尔……盖取叔和下或字，则涩之止，不必定然，然涩之极，或有一止者。"丹波氏则认为涩脉或可见歇止之象，是袭《脉经》之意。

《脉经》："涩脉细而迟，往来难且散，或一止复来。一曰浮而短，一曰短而止。"

按：叔和言涩脉形细而行迟，往来艰涩，极不流利，且有浮短之象。"或一止复来"、"短而止"，是言脉往来不爽，有时或有停顿。其中惟"且散"、"一止"、"而止"，不够确切。若"散"，即是形大涣散，与细形相反，"一止复来"、"短而止"是至数不齐，又易于结、代脉相混淆。

《瘟疫论》："其脉参伍不调，或二动一止，三动一止而复来，此涩脉也。"

按：吴氏误解《内经》"参伍不调者病"之意，提出涩脉有止象，这种看法，很难与结、代脉区别，后世诸多医家，有的已认识到这种情况，进行了纠正。

《脉说》："是涩不流利之止，与结促代之止不同。"

按：叶子雨提出涩脉之止，是因脉行不流利引起，是说涩脉与结、促、代的产生机理不同，其语与下文戴氏所言同。

参伍不调，即脉来无序，脉律三、五不齐，有时或有不规则较短暂不匀的歇止停顿，这多因津亏血少，精伤耗液，经络失于濡润所致。因此，若见止象，此乃涩滞不爽，运行艰难，指下似有停顿感，或由变脉引起，尚若不精通脉理者，甚难悟透个中道理，体察出指下的感觉。

《脉诀刊误》："脉来蹇涩，细而迟，不能流利圆滑，如刀刮竹，竹皮涩，又有节，刀刮而行涩，迂结则倒退，有涩脉往来难之意。如雨沾沙，沙者不聚之物，雨虽沾之，其体亦细而散，有涩脉往来散之意，或一止复来，是因涩不流利之止，与结促代之止不同。"又在代脉节中提出："脉细而迟，往来难，时一止者，为涩。"

按：戴起宗在此书中，将《脉经》原文刊出，并将叔和之语进行印证，对"散"、"止"，进一步注释，虽以物比喻，较能理通，但实难从指下感觉出其体象。

《濒湖脉学》："涩脉，细而迟，往来难，短且散，或一止复来，参伍不调。如轻刀刮竹。如雨沾沙。如病蚕食叶。"又："细迟短散时一止曰涩。"

按：时珍言涩脉形细而行迟，往来艰涩不利，且有浮短之象，此语引之《脉经》。"参伍不调"引之《内经》（详见上文）。"如轻刀刮竹"，乃言脉来短，艰而不匀；"如雨沾沙"，乃指其滞而不流；"如病蚕食叶"，乃指其迟怠，速率不及。皆引证诸家之义。

《四诊抉微》："细迟短散时一止曰涩。"

按：此是录自上文李时珍《濒湖脉学》原注的文句。

《脉学辑要》："涩脉古无一止之说，叔和则云：'或一止'尔。后世脉书多宗其说。而明清诸家有不及止之义者，盖取叔和下或字，则涩之止，不必定然，然涩之极，或有一止者。"

按：针对《脉经》和部分医家提出涩脉有"散"、"止"之象，丹波元简谓此提出置疑。"散"，非是散脉出现的散漫无根；"止"，非是结脉出现的频繁歇止。在这里是很难理解与掌握的。因此，散，可作浮软解。止，可作脉行不爽，似有停顿之感。故《医述》说："有类乎止，而实非止也。"又"有类乎散而实非散也。"周学海也认为："涩脉不尽类散也。"这些医家的看法，皆说明"散"、"止"之象，在涩脉中不一定必然具备的特点。

《医学入门》："涩，不滑也，往来涩滞，如刀刮竹皮然，不通快也。"

《景岳全书》："往来艰涩，动不流利。"

《诊家正眼》："涩脉蹇滞，如刀刮竹，迟细而短，三象俱足。"

《脉诀阐微》："涩则郁塞，涩脉乃往来不甚舒畅也。"

《医学心悟》："涩，往来滞涩也。"

《医宗金鉴》："进退维艰，往来滞涩，谓之涩脉。"

《脉理求真》："涩则往来艰涩，动不流利。"

《中医诊疗》："涩……即指来去艰涩而不流利之脉也。"

按：宋元以降，众多医家已经能够清楚认识到，涩脉具有形细体短，力势软弱，往来艰难，蹇滞不前，极不流畅，运行迟怠，如雨沾沙，如轻刀刮竹之状，除个别脉书，仍然引用明代以前的虚、散、浮短、时一止等词句来描绘外，这时已经很少采用了，同时对涩滞为主的体验，有了更深刻的感悟，逐渐形成了一致观点。

2.1.3 诊法

三部有脉，浮中沉取，迟滞不畅，极不流利。

《脉诀》："涩者阴也，指下寻之似有，举之全无。"

按：高阳生言涩脉沉候则有，浮取则无，这与《脉经》提出的"浮而短"之象，与之相反。

《脉诀刊误》："'按之似有，举之全无'，是有沉涩而无浮涩，经曰一阴一阳，谓脉来浮而涩也，则是浮中亦有涩，岂独沉有涩乎。"

按：戴氏明确提出涩脉不但可以浮取，亦可沉取，三部之中皆可诊候。

《千金翼方》："按之促数浮短，如刮竹皮，轻手乃得，重手不离其处，或多入而少出，名曰涩。"

《诊宗三昧》："指下涩滞不前。"

《察病指南》："如轻刀刮竹。"

按：以上所言"促数浮短"为涩象不当，涩脉精血亏损，运行蹇滞，血不养气，脉行艰涩而迟怠，何来促数？"如轻刀刮竹"，是言浮候可得。"重手不离其处"，乃沉取可得。因此，涩脉可以从浮中沉三部中诊候，此可信从。

近人郑友谅："涩脉在指下体细如丝，行难而滞慢，如轻刀刮竹，锯齿应于指下。"又："细短行难，在中部或沉部。"（八纲脉概述．辽宁中医．1978 年．第 3 期）

按：此亦言涩脉可从三部候之。

综合诸家之说及临床体验，涩脉应从浮中沉三部诊取，根据疾病的性质与部位的不同，其脉亦可在某一部候得，速率迟缓，形细而短，有时脉体亦可宽，指下无滑润感觉，往来艰涩，极不流利，故涩脉应从"位"、"数"、"形"三者结合上诊取。

2.1.4 特点

2.1.4.1 涩脉，具有形细，行迟，体短，力软，往来艰难蹇滞，极不流利的特征，可从浮中沉三部中候取。自叔和提出涩脉"细而迟"，后世医家皆赞同。但亦有的医家认为似带迟缓。《洄溪脉学》："涩而不及中和，与至数之迟慢不同。"张路玉："不似迟脉之指下迟缓。"张山雷认为"其势必迟。"《脉理学》："涩脉虽以形势之重滞不灵为主，不系乎至数之迟缓，究竟往来既滞，其势必迟，所以叔和直谓之迟，其旨可于言外得之。"叶子雨："似短似迟。""似"，类似也，稍微带有迟象。涩脉往来艰难涩滞似带迟象，若迟象明显，则应涩迟并称。

2.1.4.2 涩脉可有短暂，无序，不匀，无规则不典型歇止停顿，与结脉歇止绝然不同。（详见结脉节）

2.1.4.3 脉搏描记器描绘出的脉波形状　主波幅正常或偏低，上升支与下降支速度均较缓慢，流入时间延长，主波角增宽，主波幅减低，重搏波不显。《现代中医脉诊学》："涩脉的指压—指感趋势曲线呈低平渐降型；脉宽小于正常；脉长不及三部；脉图波峰低平，升支和降支斜率小，变化迟缓，拐点不清，呈土堡型；脉图面积大小、节律不均匀。"杨天权认为："相应的心电图改变：窦房阻滞，窦性停搏（停搏时间较短或次数较少）。"（摘录：脉诊的演变及其与当今脉诊研究的联系．辽宁中医．5：42；1980 年）

2.1.5 机理

2.1.5.1 精血亏损，日久减少，津液不充，阴血浓滞（浓缩），经脉失养，脉道失濡，营血内虚，运行蹇滞或迟怠，故脉见涩而无力之象。《脉诀启悟》："良由津血亏少，不能濡润经络，所以涩涩不调。"林沛湘："精亏血少，经络失养，所以脉的气势无力而往来艰涩。"（《中医学基础》诊法．辨证教学参考资料．广西中医学院．1980）

2.1.5.2 瘀血凝滞，或痰食胶固，郁结成形，血液粘滞，阻遏脉道，气滞血行受阻，运行涩滞不畅，故脉来涩，但隐然有力之象。《中医基础学》："也有因痰食停滞、血瘀的病人，以致气滞阻碍脉道而见涩脉的，然必涩而有力。"（山东中医学院）

2.1.5.3 现代医学认为 多与迷走神经兴奋，心搏减慢，心输出量减少，周围血管收缩，外周阻力增强，血管壁弹性减弱，循环血量不足，流速减慢，血液粘滞性和黏稠度增大，并对血管壁的粘附性增加，自身流动性减弱等因素有关。《中医基本理论》："可能与迷走神经兴奋，心搏减慢，心搏排血量减少等因素有关。"（中山医学院）

2.1.6 主证

2.1.6.1 血少精伤 面色苍白或萎黄，唇色淡白，头晕眼花，心悸失眠，手足发麻，男子遗精早泄，妇女经行量少，延期或经闭等。

2.1.6.2 气滞血瘀 胸胁胀满，走窜疼痛，性情急躁，或兼痞块刺痛，拒按，舌紫暗，有瘀斑。妇女月经闭止或痛经等。

按：涩脉属阴，其主证有虚、瘀、寒、湿之分，以脉的有力无力而辨别。虚者多因血少、津亏、精伤所致。营血运行艰难，脉必见涩而无力之象。《伤寒论·平脉法》："寸口脉微而涩，微者卫气弱，涩者营气不足。"多见大病久病之后，以及津亏便秘，心血亏虚，小便淋沥，肠风下血，汗泄吐利，半产胎漏，遗精早泄，阳萎，无子，不孕等。故《内经》："脉弱以涩，是为久病。"外病常见为筋骨疲劳，里病则多为精神萎靡。张景岳："在表则有筋骨之疲劳，在里则有精神之短少。"实者多因气滞，血瘀，食积，痰结阻滞脉道，气血运行艰涩不畅而显涩有力。临床多见噎嗝反胃，心痛彻背，痹痛麻木，胸痛胁胀，癥瘕腹痛，痰食壅滞，肌肤甲错，七情郁结等，或过服补剂、久坐、久卧、阻遏脉道，气血运行滞涩不畅所致。《素问·脉要精微论》："切之涩者，阳气有余也；滑者，阴气有余也。阳气有余，为身热无汗；阴气有余，为多汗身寒。"经文之"切"，谓切诊尺肤。阳气有余，则阴气不足，故尺肤涩而不滑。反之，阴气有余，尺肤当滑而不涩，故曰"滑者阴气有余也"。历代诸家，如王冰、张志聪、滑伯仁及近代一些医家，皆以涩、滑脉而论之，各说纷纭，莫能统一，此乃对经文误解所致。

涩脉主寒湿。《崔氏脉诀》："涩脉少血。"又："或中寒湿，反胃结肠，自汗厥逆。"滑伯仁："为气多血少之候。"又："为无汗，为血痹，为伤精。"崔氏说的"寒湿"，潘邓材释为痹痛；滑氏说的"血痹"，二者同属身痛，但据涩脉之有力无力及兼脉中，以区别寒湿、虚实等。张景岳："寸口诸涩亡血，涩则心痛……亦有痰食胶固，中外道阻滞而见涩数模糊者，阴受水谷之害也。"丹波元简："七情郁结及疝瘕气滞，碍脉道而脉涩者。"张路玉："伤寒阳明府实不大便而脉涩。"又："《金匮》云：'寸口脉浮大，按之反涩，尺中亦微而涩，知有宿食'。"此属实证，脉涩必见有力之象，临床应细审之。故《脉学辑要》："今验不啻食痰为然，又有七情郁结，及疝瘕癖气，滞碍隧道而脉涩者，宜甄别脉力之有无，以定虚实耳。"涩脉主证，黄宫绣总结有三：症见呕吐便泻，四肢逆冷，汗出恶寒，苔白不渴，此为寒涩；症见身热自汗，心烦口渴，舌赤少津，便闭腹胀，此为热涩；症见津亏液枯，骨蒸潮热，盗汗失眠，此为枯涩（津枯）。

《伤寒论》中提及涩脉的计10条，如“太阳病篇”第49、104、181条，“阳明病篇”第35、37、67条，“太阴病篇”第2条，“少阴病篇”第6、45条，“厥阴病篇”第39条等。主要征象表示里气虚，血少津竭，致气血流行不利，故见身体烦疼，不能转侧；或津液枯燥，大便不利；或腹中急痛，或汗出不彻；或下利呕而汗出；或圊脓血；或大汗亡阳；或竟昏不识人，循衣摸床等。

在外科见涩，多因血亏津少，不能濡润经络。气滞血瘀陈伤时见之，脉涩迟无力；肿疡脉涩，多为实邪窒塞，气血凝滞，脉涩有力；溃疡脉涩，为阴血不足，脉多无力；妇女妊娠期脉涩，属血不足养胎；婚后无孕脉涩，多为精血枯竭。《医门补要》：“涩主血少……女人有孕胎伤，无孕血败。”

对于新病或旧病，一般很少出现涩脉。若见涩脉，多属缠绵难治之证。张秉成：“若其人素体不虚，新得暴病，诊得涩脉者，不可以涩为血少之语执定一见，必当望其色泽，听其音声，问其病源，自能洞悉其涩脉之因，病而涩非因虚而涩也；至久病久虚而见涩脉者，固当精血衰残论矣。”

总之，诸家所论涩脉，主血少气滞，或多气，或少气，或气血俱少，或主身热无汗痛痹，食痰积聚，亡血伤精，七情郁结等。应从涩脉之有无力而辨别虚实证。因此，在治疗上，实证应以祛邪为主，法如活血化瘀，消积祛痰，通经活络等。虚证宜扶正为主，法如补虚养血，或扶正祛邪并施。近人郑友谅认为：“虚涩：补营益卫。实涩：汗以通之，或清热。枯涩：养血益精或滋阴。微涩：宣阳行痹（黄芪桂枝五物汤）。滞涩：发散寒邪，通经活络。”

2.1.7 主病

2.1.7.1 内科

2.1.7.1.1 循环系病　常见于风湿性心脏病、心绞痛、心肌梗塞、窦房传导阻滞、Ⅲ度房室传导阻滞，证属心血瘀阻；肺原性心脏病，证属痰瘀阻塞者。

2.1.7.1.2 消化系病　某些慢性胃炎及消化性溃疡，证属血行不畅，胃络瘀阻者；结核性腹膜炎，证属血瘀者。

2.1.7.1.3 血液及网状内皮系病　某些贫血病、白血病、慢性出血性疾病，证属营血不足者；真性红细胞增多症，证属气滞血瘀者。

2.1.7.1.4 神经系病及功能性疾病　脑血管阻塞性疾病、脑震荡后遗症、脑血管意外引起瘫痪，证属瘀血阻滞，或痰血瘀阻者。

2.1.7.1.5 运动系病　某些风湿性关节炎、类风湿性关节炎、肌萎缩、腰肌纤维织炎，证属血痹阻络者。

2.1.7.2 妇科　功能性子宫出血、慢性盆腔炎、习惯性流产、痛经、经闭、附件炎、陈旧性宫外孕、不孕症，证属瘀血阻滞者。

2.1.7.3 肿瘤科　胃癌、子宫颈癌，证属气滞血瘀，或肝气结聚者。

2.1.7.4 外科　胆囊炎、胆囊息肉、胆石症，证属肝郁气滞，或气滞血瘀者。

2.1.8 合脉

浮涩表虚，或为血弱。浮涩合细，汗多亡阳；浮涩合数，下利便血。大涩实热（或合数象）。实涩实热，汗出不彻。紧涩寒湿，或为痹病。弦涩郁滞，气滞血瘀，少血腹痛。沉涩腹痛；血少瘀血；寒湿胎痛；肢寒遗精；阴衰里虚；或为气弱。沉搏而涩，则为血瘀。迟涩少血受寒，中寒症结。涩小胃反。涩弱遗精，或为气衰。虚涩火旺，合数虚热。微涩血虚；宿食滞气。芤涩瘀血内结。细涩津涸；兼数虚劳。短涩肺痈，枯涩血少精竭。涩而有力，邪气阻滞。涩而无力，多为虚衰。《脉经》："关上脉涩而坚大而实，按之不减有力，为中焦实，有伏结在脾肺，气寒实热在胃中……涩而紧痹病，迟而涩，中寒有癥结，小弱而涩胃反。"《古今医统》："浮涩而短，肺之本位，浮涩恶寒，沉涩腹疼，紧数为痹，弦涩少血，涩甚痰多，数更细涩，虚劳永决，寸涩尺弦，腹痛可决，寸脉浮数，尺涩下利血清，沉弦细涩，腹疼阴证之例。"

2.1.9 脉案

2.1.9.1 胃肠积食 《金匮要略·腹满寒疝宿食病篇》："寸口脉浮而大，按之反涩，尺中亦微而涩，故知有宿食，大承气汤主之。"此节寸口浮取大而有力，重按反而见涩，尺脉沉取亦微带涩有力，是由宿食壅积，胃肠气滞不畅所致，故属实证，治以大承气汤为主。《伤寒论·阳明篇》"脉反微涩者"，是谓涩而无力之象，故主"里虚"，属难治之证。《医宗金鉴》："寸口脉浮而大，按之反涩，谓按之且大且涩且有力也；关上尺中亦然，大涩有力为实而不利，故知有宿食也，当下之，宜大承气汤。"

2.1.9.2 发汗不彻 《伤寒论·太阳篇》48条："二阳并病……若发汗不彻，不足言，阳气怫郁不得越，当汗不汗，其人躁烦，不知痛处，乍在腹中，乍在四肢……以汗出不彻故也，更发汗则愈，何以知汗出不彻，以脉涩故知也。"

按：发汗不彻为导致二阳并病的起因。《脉学刍议》："汗出不彻，而见脉涩，以营卫流行不畅，阳气怫郁不得外达所致。病人有一种乍在腹中，乍在四肢，游走的感觉，也是上述原因之故。必营卫通汗出彻乃愈。"说明此条脉涩是气血阻滞所致，故见"汗出不彻"。

2.1.9.3 下利脓血 《伤寒论·厥阴篇》363条："下利，寸脉反浮数，尺中自涩者，必清脓血。"

按：厥阴下利，本属虚寒，虚寒下利，所下为清谷，脉必沉迟；今寸部脉反见浮数，浮为在表，数为有热，是阴病转阳的脉象。与阳气来复，病向愈之机一样。此条下利脓血，则因阳复太过，邪无出路，热不得泄，内伤阴络，血为热蒸，腐化为脓，故便脓血。尺部脉涩而不流利，正是下焦血伤之故。舒驰远："关前为阳，寸脉浮数，阳盛可知；关后为阴，尺中自涩，阴亏可知。今以阳热有余，逼迫微阴，所以必圊脓血也。"

2.1.9.4 胃实危证 《伤寒论·阳明篇》212条："伤寒，若吐若下后，不解，不大便五六日，上至十余日，日晡所发潮热，不恶寒，独语如见鬼状……脉弦者生，涩者死。"

按：此条是说明胃家实的危候证。伤寒表证，当用汗法，医者反治以吐下，以致津伤化燥，邪陷成为阳明府实之证，且已波及厥、少二阴，病见危候，阴液是否竭绝，此以脉为据，弦脉为正气尚存，阴精未竭，犹可治疗，故"脉弦者生"。涩脉是营血衰竭，阳亢阴绝，无力挽回，故脉涩则死。成无己："伤寒阳胜而阴绝者死，阴胜而阳绝者死，热剧者为阳胜，脉弦为阴有余，涩为阴不足，阳热虽剧，脉弦知阴未绝，而犹可生，脉涩则阴绝，故不可治。"成氏以阳胜阴绝，来说明本证脉涩者死的道理，颇为中肯。

2.1.10 鉴别

涩脉与微、濡、弱、结等脉，有类似之处，易于混淆，临床应以鉴别区分。涩脉与结脉都有迟缓之象，涩脉往来不利，类似结脉的歇止，然实非有歇止。《脉说》：“是涩不流利之止，与结促代之止不同。”结脉迟缓时止，节律不齐，动中有止，止无定数，与涩脉蹇滞不畅极不相同。微脉则其形极细，其力软甚，犹如禾芒，举按似有若无，重按时模糊不清。濡脉亦细软，浮取明显，沉取其力不足。弱脉沉取细弱，浮取则无，沉取可见其形。微、濡、弱脉，不具涩脉之迟、短，时一止复来之象。仔细体会不难区分。李中梓：“须知极软似有若无为微脉，浮而且细且软为濡脉，沉而且细且耎为弱脉，三者之脉，皆指下模糊而不清爽，有似乎涩，而确有分别也。”详见微脉节的鉴别表。

2.1.11 歌诀

涩脉蹇滞细迟短[1]，
举按不畅往来艰[2]。
不及津亏精血少[3]，
有力血瘀气积痰[4]。
寸汗燥咳[5]心痛顽[6]，
胃冷脾弱[7]胁胀关[8]，
右尺便结肠津竭[9]，
尺左下痢溲淋难[10]。

2.1.12 注释

[1] 涩脉蹇滞细迟短　涩脉由于津亏血少，脉道失濡所致，故运行蹇滞而迟怠，形细体短，力势软弱。重者或可出现不规则，较短暂的歇止。

[2] 举按不畅往来艰　涩脉为细、迟、短的复合脉象，因此，浮取、沉取皆感觉指下气血运行不畅，脉道涩滞，往来艰难。

[3] 不及津亏精血少　涩脉无力而行，是由于血少、津亏、精伤所致，故主胃弱、贫血、亡汗、下痢、心痛、血痹、便秘、胸痹心痛、忧烦、拘挛、麻木、少食、肢冷、男子伤精、阳痿；女子失血、不孕、经脉不调。脉涩无力，兼合小、弱、微、细，多主虚证。兼虚、细而数者，为虚火或虚劳内热为多。《三因方》：“涩为少血，为亡汗，热气不足，为逆冷，为下痢，为心痛。”《脉学阐微》：“主血少伤精，反胃亡阳，汗出，血痹，经闭。”

[4] 有力血瘀气积痰　涩脉往来有力，是由瘀血凝滞、气滞、食积、痰固所致。故主腹痛、肺痈、女子痛经、月经闭滞、不孕不育、胸痹、便秘、淋痛、寒痹等。脉涩有力，兼合浮、大、实者，多主表证、热证，实证；兼合沉、紧、迟者，多主寒湿，痹证；兼沉弦，多为气滞血瘀腹痛。《脉诀汇辨》：“涩而坚大，为有实热。”“或因忧郁，或因厚味，或因无汗，或因妄补，气腾血沸，清化为浊，老痰宿饮，胶固杂糅，脉道阻涩，不能自至，亦见涩状。”《脉学阐微》：“同一涩脉，有外邪相袭，使气机不利而滞涩者。其脉虽涩不显，如出现时，则按之有力。”

[5] 寸汗燥咳　指右寸脉涩，症见自汗，气短，干咳，痰少而粘，或咳痰不爽，胸闷气喘等。多由肺气不宣，气郁日久，致营阴耗伤所致。《诊家枢要》：“右寸涩，荣卫不和，上焦冷痞，气短，臂痛。”《脉诀汇辨》：“右寸涩者，痞气自汗。”《脉诀启悟注释》：“右寸脉涩，伤燥咳沫。”

[6] 心痛顽　指左寸脉涩，症见心痛，惊悸，少气，神怯等。多由心血虚少，心脉痹阻所致。《诊家枢要》："左寸涩，心神虚耗不安，及冷气心痛。"《濒湖脉学》："寸涩心虚痛对胸。"《诊家正眼》："寸涩心痛，或为怔忡。"《脉确》："寸涩心疼神亦怯。"《脉诀汇辨》："左寸涩者，心痛怔忡。"《脉诀启悟》："左寸脉涩，惊悸伤营。"

[7] 胃冷脾弱　指右关脉涩，症见胃脘冷痛，脘腹胀闷，食少呕恶，噎嗝呃逆，痞满隐痛，朝食暮吐，或暮食朝吐，宿食不化，或胸膈疼痛，痛如锥刺，食入复吐，饮水难下，便硬色黑，或呕吐痰涎、紫血。多由胃冷脾虚，反胃日久，或瘀血内结所致。《活人书》："关上涩，胃冷脾痛。"《诊家枢要》："（右）关涩，脾弱不食，胃冷而呕。"《濒湖脉学》："胃虚胁胀察关中。"《脉确》："关中胁胀胃虚呕。"《脉诀汇辨》："涩在右关，不食而呕。"《脉诀启悟注释》："右关脉涩，心痛噎嗝。"

[8] 胁胀关　指左关脉涩，症见肝郁积块，胁胀作痛，郁闷而满，周身麻痛。多由肝血不足，或肝气郁滞所致。《难经·五十六难》："肝之积名曰肥气，在左胁下，如复杯，有头足。久不愈，令人发咳逆。"左关涩必有力。《诊家枢要》："（左）关涩肝血虚散，肋胀，胁满，身痛。"《脉诀汇辨》："涩在左关，血虚肋胀。"《脉诀启悟注释》："左关脉涩，血少邪遏。"《脉学阐微》："关涩胃虚胁胀。"

[9] 右尺便结肠津竭　指右尺脉涩，症见大便秘结，足胫逆冷，小腹冷痛，小便清频，淋痛，女子闭经，痛经等。多由命门火衰，大肠津液干涸或营血不足所致。《脉经》："尺脉涩，足胫逆冷，小便赤。"《诊家枢要》："（右）尺涩，大便涩，津液不足，小腹寒，足胫逆冷。"《濒湖脉学》："尺为精血俱伤候，肠结溲淋或下红。"《脉诀汇辨》："右尺得涩，大便艰秘，腹寒胫冷。"《脉诀启悟注释》："右尺脉涩，液涸结肠。"

[10] 尺左下痢溲淋难　指左尺脉涩，症见便痢下血，粪下不爽，脐下雷鸣，尿痛淋浊，遗精尿血，女子痛经，经闭，胎漏，不孕，或见疝气。多由寒湿入营，血脉痹阻，或营血不足，冲任失充，胞脉闭塞，或血少精亏所致。《千金要方》："尺脉涩，下血不利多汗，足胫逆冷，小便赤。"《诊家枢要》："（左）尺涩男子伤精及疝，女人月事虚败，若有孕主胎漏。"《诊家正眼》："尺涩遗淋，血痢可决，孕为胎病，无孕血竭。"《脉确》："尺部肠枯五心热，妇女当为经不通，或为胎病宜区别。"《脉诀汇辨》："左尺得涩，精伤胎漏。"《脉学阐微》："尺涩精血俱伤，肠结、溲淋、下红。"

2.1.13　结语

涩阴可查，如雨沾沙，细迟而短，力势弱软，
浮中沉持，极不流利。艰涩蹇滞，似散似止。
精血亏损，瘀血气困，痰食胶固，脉来遏阻，
有无力析，虚瘀寒湿。溲淋便秘，下血吐利，
半产胎垂，遗精阳萎，孕育不发，痹痛疝瘕，
宿食呕剧，食痰积聚，暴病久疾，脉证参宜。
表虚浮涩，沉涩阴弱，血少伤营，兼察色症。
细涩津涸；气衰弱涩；弦涩郁拘；气结血瘀。
虚涩虚火，实涩实热，微涩血虚，宿食滞居。
脉有类别，微弱濡结。微形细弱，模糊难测。
濡脉细软，浮取明显。弱脉细弱，沉按乃得。

缓止结处，止无定数。临证详察，用药依法。
左寸心痛，少气怔忡。右寸肺燥，干咳痰少。
右关伤脾，胃冷呕食。左关胁胀，肝郁积殃。
左尺精冷，淋痢胎病。右尺便结，腹痛闭月。
实证祛邪，寒湿汗悦，郁火清热，化瘀血活。
痰积癥瘕，祛痰消法，气郁络阻，通经络疏。
虚以扶正，养血和营。枯涩滋阴，补肝益肾。
微涩阳病，通痹温经，芪桂得合，姜枣芍药。
表虚自汗，玉屏风散，益气固表，卫外功妙。

2.2 短脉（阴）

2.2.1 脉义

短，不长也。如米粒，不及本位，不能满部，有短缩、短小、缩涩之义。

《中藏经》："短人脉短。"

《察病指南》："不及本位亦曰短。"

《诊脉三十二辨》："状如米粒曰短。"

《中医诊疗》："短者，形容阴脉之缩涩状态。"

《脉诊》："缩者为短。"

《脉确》："本位不能及，缩缩其形短。"

按："缩"字，即收缩之义，但不可做伸缩讲，此缩若做伸缩解，其义则反也。故短脉之体可从前后、上下，感觉有收缩状，而不可言其伸缩，或又伸又缩之状也。

短脉是指脉来去短缩，细小迟涩，不及本位，举按诊取，应指而回，不能满部。

现代医学认为，短脉是桡动脉搏动范围，短于正常脉搏的长度，多由血流缓慢，循环血量不足，或血液浓缩，血流不畅，脉搏搏动减慢、短绌的状态。

《脉象图的研究》："短脉：不及本位，应指而回，不能满部，细小乏力。"

2.2.2 脉形

不及本位，去来短缩，细小迟涩。

《素问·脉要精微论》："短则气病。"

按：短，经文提出与长脉相对。长，指脉体长过于本位；短则不及本位。所谓气病，马莳释为"以气滞故应手而短"。《类经》释为"气不足也"。故短脉多主气病。说明最早在《内经》成书年代中，便有了短脉名称及主病的认识。

《脉经·脉形状指下秘诀》："应指而回，不能满部。"

按：王叔和认为短脉的形状是，体短不达本位。故初应指即觉回逝，不能充满于寸、关、尺各部。

《脉诀》："短者阴也，指下寻之，不及本位曰短。"

《濒湖脉学》："短脉，不及本位，应指而回，不能满部。"又："两头缩缩名为短，涩短迟迟细且难。"

按：高阳生《脉诀》，提出短脉"不及本位"之说，虽然此书被后世医家持否认态度，但对此说却给予认可。李时珍遵《脉经》旨意，提出"两头缩缩"，即两头沉缩，短脉体短，不及本位，两头俯下，犹如缩入之状。"涩短迟迟细且难"，此有两义，一说涩脉亦短，但行迟体细，运行艰难。一说短脉之来迟缓，並亦有涩滞细小之形，二者之说皆通，但短脉必须具备短缩、不及本位特点。

《诊家枢要》："短，不长也，两头无中间有，不及本位。"

《诊家正眼》："短脉涩小，首尾俱俯，中间突起，不能满部。"

按：滑、李二氏言"两头无"、"首尾俱俯"，乃是由于两头沉下所致，"中间有"、"中间突起"，乃是中间（关部）突而浮起之意。"不及本位"、"不能满部"两者含义一致，是因脉气贯通不足引起的。

《医述》："短类于动而衰于动，动脉形滑而且数，短脉形涩而必迟。"

按：《医述》提出短脉类同于动，体短见于关部，但动脉形滑率数，短脉则形涩率迟。

《三指禅》："短则濡滞而艰。"

按：濡，细小也；滞，涩也；艰，迟缓也。以此说明短脉细小迟涩之象。

近人吴一渊："短脉，首尾俱俯，不及本位。"（略谈脉诊．河南中医．3：8；1981）并认为短脉在速率上"稍迟"。

按：短脉很早在古医籍提出，与长脉并齐，《内经》、《难经》提及短脉见于长脉所引，虽未言短脉之形，但其论述，则与长对比2。《脉经》中亦可见到从长脉对短脉的解释。但后世历代医家所论述的短脉，其形细小迟涩，去来短缩，不及本位。其中"不及本位"所论最多，其说法也未能一致，概括有三：

一谓短脉不及本位，见于尺寸，不在关部。

崔紫虚《脉诀》："不见于关，唯尺寸候。"又："短在尺寸而不在关。"

戴起宗："寸口尺中皆退促，附近关中见一半，如龟缩头曳尾之状，以其阴阳不及本位，故曰短。若关中短，上为寸脉，下不至关，下为尺脉，上不至关，是阴阳绝脉，次皆不治决死，故关中不以短脉为诊。"

李中梓："而云短脉只宜见于尺寸，若关中见短，是上不通寸，下不通尺，为阴阳绝脉，而必死，据同父之说，极为有见，然尺与寸可短，依然落于阴绝阳绝矣。"

《濒湖脉学》："短脉惟于尺寸寻。"

张石顽："短脉只当责之于尺寸。"又："曷知关部，从无见短脉之理，昔人有以六部分隶而言者，殊失短脉之义。"

按：《难经·第三难》最早提出"尺、寸脉的太过不及"之说。短脉不及本位，为不足之象。以上诸家认为短即寸、尺位脉沉缩，如《脉诀刊误》上文："如龟缩头曳尾之状。"《四诊抉微》："如龟藏头缩尾。"出现寸部不足，或尺部不足，或寸、尺部俱不足者，即为短脉。因此，短脉只可能从尺、寸部寻查。

《医灯续焰》："唯其不能满部，乃见短脉，气不足非病而何，然此唯尺寸见之，设若在关而不满本部，则与尺寸不相接矣，理无是脉。"

一谓短脉不及本位，见于三部。

高阳生《脉诀》："指下寻之，不及本位曰短。"

按：高氏在前文长脉节："指下寻之，三关如持竿之状……过于本位。"又："长脉迢迢度三关。"长与短对，此文乃言短脉三部俱短之意。

何梦瑶："不足三指之部位为短。"

崔氏《脉诀》："短不及本位，来去乖张曰短。"

黎民寿《决脉精要》："长、短未有定体，诸脉举按之都过于本位者为长，不及本位者为短。"

按：黎氏提出，凡寸关尺三部脉之气，"过于本位者为长"。寸关尺三部脉之气，"不及本位者为短"，且可浮中沉候之，皆可触到脉体。对"长短未有定体"句，是指人体有长短，寸口脉之三部亦应之，因此，脉体之长短本无定体。

《中医诊疗》："短为长之反对，即不足医师之三指者。"

按：以上诸家皆认为短脉，是寸关尺三部俱短，不必言明或寸或关或尺短也。

一谓短脉不及本位，关浮寸尺沉。

《脉论要篇》："两头沉而中间独浮也。"

《诊家正眼》："短之为象，两头沉下，而中间独浮也。"

《四诊抉微》："短脉涩小，首尾俱俯，中间突起，不能满部。"又引汪子良："或前有后无，或前无后有，或两头俱无，如龟藏头缩尾。"

按：林之翰引汪氏言"前后"，指寸口寸、尺脉也，若认为或寸或尺或寸尺无脉（曰短），乃脉气不能贯通也。

李中梓："脉以贯通为义……假使上不贯通则为阳绝，下不贯通则为阴绝，俱为必死之脉。"又："非两头断绝也，特两头俯而沉下，中间突而浮起，仍自贯通者也。"

近人李聪甫《二十八脉提要》："短家兼涩小，首尾俯中浮。"

按：李聪甫也提出，短脉首尾俱沉，但中间突起，其形而涩小为短脉。

据以上诸家之见，短脉不及本位，仍谓见于三部之内，只不过出现关浮，寸、尺脉沉，其脉位置不同而已。动脉亦有此说，但两者形态则不一样也，自能区别。短脉一般以寸、尺部脉短为主，不在关部。近人姜春华："临床上两尺不足者多见，两寸亦可见，至于尺寸俱不足，而唯关部独现者，属生理者多，属病理者为少。"

2.2.3 诊法

举按短暂，应指而回，不能满部。

《脉诀刊误》："短脉之象，应指而回，不能满部。"

《脉象统类》："沉而不及为短。"

《脉诀汇辨》："短脉之为象，两头沉下，而中间独浮也。"

《脉诊》："来去缩缩，不能满部。"又："上下寻取，不及本位。"

按：据以上各家论述，短脉浮、中、沉三部皆可诊取，其形细小迟涩，搏动短暂即回逝不见。不能满于寸或尺部。故应从位、数、形方面结合诊取。但后世有的医家提出短脉之形"如豆"和"其形似断"，是不妥当的。

叶子雨："短者气虚，不能充满于脉管之中，则气来或前鼓指而尾衰弱不能应指，故其形似断非断。"

按：叶氏言短脉是由气虚而致。"或前鼓指"，是气盛而致寸部有力之象，这不是气虚。"尾衰弱不能应指"，是尺部脉弱，乃是弱脉之形。"其形似断非断"，是欲绝之象，亦属模糊之状，此乃微脉，此说有误。

《脉学研究十讲》："如豆之形，应指而回曰短。"

吴一渊："不能满部，如豆之形，应指而回。"

按：若言短脉之形如豆，其义易于动脉相混淆。动脉如豆，兼有滑数，来时跳突。短脉短缩，兼有细小迟涩，故此而有区别。《三指禅》："按短与动为邻，形与动实别，动则圆转如豆，短则濡滞而艰。"

2.2.4 特点

2.2.4.1 短脉之体短绌，与长脉相对。搏动幅度短暂，应指即感回逝。不能充满于寸、关、尺各部，体短不达本位。

2.2.4.2 短脉寸关尺三部脉力差异明显：关部脉动常较明显，寸、尺二部脉不足，不能满部，或模糊不清，或寸部搏动明显，关尺脉不足，不能满部，或模糊不清，或单尺部搏动明显，寸关部不足，不能满部，或模糊不清。

2.2.4.3 脉来去迟缓，有涩滞细小之形象。

2.2.4.4 短脉在时为秋，在人为肺，肺应秋金，秋季之气收敛，人体应之蓄缩，脉当见短，故短脉属肺宜于秋。非其时，非其部，见短脉者，则为病脉。故《脉经》："短则气病。"李中梓："在时为秋，在人为肺，肺应秋金，天地之气，至是而收敛，人心如小天地，故畜缩之象，相应而短脉见也。"又："《素问》曰：'肺之平脉，厌厌聂聂，如落榆荚。'则短中自有和缓之象，气仍治也。若短而沉且涩而谓气不病可乎！"李氏把《素问·平人气象论》之文中秋季肺之平脉形态，作为短脉的生理之象。赵濂《医门补要》："短脉属肺，宜于秋。"《时氏诊断学》："因时令而短者，春日之脉多长，秋日之脉多短（脉弦故长，脉涩故短）。因病而异者，邪气盛则脉大而长，正气虚则脉弱而短。"据各家所言，短脉与季节变化，脏腑活动有一定关系，凡短而和缓，或兼轻浮之象，此为秋季平脉（亦可见到浮脉），常人肺脏平和亦可见到，若短而涩滞，或轻浮虚弱，秋季见到则为病脉，肺脏异常见到为病脉，因此，病性短脉，不可拘泥于时令与脏腑矣。李中梓引李时珍："'长脉属肝宜于春，短脉属肺宜于秋，但诊肺肝，则长短自见。'故知非其时、非其部，即为病脉也。"

2.2.4.5 脉图特征

2.2.4.5.1 关部脉图波形清晰，在较弱的搏动时，呈弓背波形。

2.2.4.5.2 寸尺部波形模糊，有时出现丘状波形。

2.2.4.5.3 主波角增宽，常呈弓背波形。

2.2.4.5.4 升支上升缓慢，流入时间延长，降支下降速度缓慢。

2.2.4.5.5 主波幅度降低，振幅较小，潮波、降中峡和重搏波不显或消失。

2.2.5 机理

2.2.5.1 气虚不足，则脉气鼓搏少力，无力统血则血亦虚，血虚则脉道缩涩狭小，运达四末迟缓，故见短而无力之象。滑寿："气不足以前导其血也。"

2.2.5.2 阳气衰微，肾不纳气，肺气出入无根，气无力统血运行，或阳衰气不续接，脉失畅达，充盈不足，故见短而无力之象。《脉诊》："阳气衰微无力推动血行，则气血不仅难以达于四末，更因气虚不能充满脉管之中，致使脉道涩滞，血行迟缓，于是脉动无力，故寸尺隐现短缩。"

2.2.5.3 食积痰滞日久，阻碍脉道，脉气郁遏不伸，血行不畅，则涩滞难通，故见短而有力之象。《脉学阐微》："痰食阻滞，气机郁涩，多现短脉。"

2.2.5.4 现代医学认为 心脏发生器质性改变，或心力衰竭，主动脉瓣口狭窄，心脏（左心室）排血时受阻，排血量减少，外周阻力降低，血流速度缓慢等因素有关。

2.2.6 主证

2.2.6.1 气虚不足 头痛，眩晕，心悸气短，失眠多梦，脘满腹胀，食少纳呆，倦怠乏力，腰膝酸软，男子遗精，女子带下，月经不调。

2.2.6.2 气滞邪壅 胸闷胁胀，咳喘气促，急躁心烦，便秘尿赤，痰食内停，少腹冷痛，月经不调。

按：短为不及之脉，主气病。多为气虚，或气血虚损之证。症见胸闷腹满，腹痛喜按，心肺气虚，肾虚腰痛等，脉来短而无力。徐洄溪《脉诀启悟》：“短主不及，为气虚病。”《脉如》：“短脉主病为内虚，为喘满气促，为胃气弱，为头腹疼，诸病见短难治，为真气不足。”若见痰饮积聚，酒食所伤，或肝气郁滞，三焦气壅，可致气机郁闭，血行不畅，则脉见短而有力之象。《三指禅》引：“濒湖曰：‘短而滑数酒伤神’。滑氏曰：‘短脉为阴中伏阳。三焦气壅，宿食不消’。”一般短脉沉取明显，属气分病变为多，若短中有和缓之象，气病向愈之兆。时逸人：“短则气病，挟痰食壅积，循环障碍，压迫血管跳动不流利。”引：“《内经》云：‘寸口脉短者，头痛’。”引：“仲景云：‘汗多发汗，亡阳谵语，脉短者死；脉自和者，不死’。”又引：“《千金方》：‘脚气病，心下急；气喘自汗出，其脉短促而数，呕吐不止者死’。”《伤寒论》中，提及短脉仅一条，即“阳明病篇”第34条，主要征象表示：气血两竭，生气不能接续，心血竭而神之，故：“脉短者死。”

治疗上，以补气益血为主，应用四君子汤加减化裁，若因气结，痰食所伤，又应祛邪扶正并施，祛邪不伤正，达到邪退正复之目的。

2.2.7 主病

2.2.7.1 内科

2.2.7.1.1 消化系病 某些胃下垂、胃黏膜脱垂症、胃及十二指肠等，证属气虚不足者；或某些肝病、消化不良，证属气郁食积者。

2.2.7.1.2 呼吸系病 某些慢性支气管炎、阻塞性肺气肿、肺结核，证属肺脾两虚，肾不纳气者；或急性支气管炎、支气管哮喘，证属痰饮内停者。

2.2.7.1.3 循环系病 某些风心病、肺气肿、心脏衰弱等，证属气血虚损者；某些冠心病出现心绞痛，或心肌梗塞，证属气虚血滞者。

2.2.7.1.4 泌尿系病 慢性肾炎、慢性肾功能衰竭，证属气血不足，肾阳衰微者；以及某些尿崩症、肾上腺皮质机能减退症、更年期综合征，证属阳虚不足者。

2.2.8 合脉

浮短气虚肺伤，荣卫不行。或为血涩，或为咳嗽。沉短宿食，或为痞积，脏腑痞塞。迟短虚寒，或为寒积。数短心痛心烦。滑短酒病，或酒伤神。涩短血少。疾短合滑酒病，急短病在上，实短而沉痞积。《中医脉诊学》：“短脉主气虚，气不固摄，故脉虚浮；肺主气，气虚肺伤，宣降失常，故发为咳嗽；肺气虚而咳，脉见浮短，预后多不良。短而兼数之脉，是心气大亏，心阳虚浮之象。气虚无力通行血脉，故心痛；虚火上炎，故心烦。短而兼涩，是气虚血少，脉行艰涩，常见于心气虚损，心血亏少之心痛证。短脉若兼沉滑者多主实。沉而短，是里有宿食阻滞，脉气不能达于本部；短而滑，主酒毒为患；短而迟，主寒积内停。”

2.2.9 脉案

2.2.9.1 虚证谵语 《伤寒论·阳明篇》211条：“发汗多，若重发汗者，亡其阳，谵语脉短者死，脉自和者不死。”方有执：“汗本血之液，阳亡则阴亦亏；脉者，血气之道路，短则其道穷矣，故亦无法可治，而主死也。和则病虽竭，而血气则未竭，故知生可回也。”喻嘉言：“脉短则阴阳不附，脉和则阴阳未离，其死生但从脉定耳。”张隐庵：“脉者，心之所主也，脉短则血液虚而心气内竭，故死；脉自和，则心气调而血液渐生，故不死。”

按：诸家注解仲景此文是虚证谵语，凭脉以决生死。脉短是说明气血津液消耗迨尽，阴阳将离，故知为死候；若脉不短，无它败象，则知阴阳尚未脱离，故脉自和不死，并不是说不需治疗，而是指出用药得当，治愈尚有希望。

2.2.9.2　食滞胃脘　《脉诊》载一病例：“齐某，男、24 岁，学生。因贪食黑枣过多，随即感觉胃脘胀闷作痛，时发嗳气，欲吐不能。查其胃部膨隆，其硬如石，推之不动，压痛（+），诊其脉来短而有力，兼现促象，知系食滞于胃，运化失职，结聚成积，阻碍脉道所致，脉来短促有力，乃投消积之三棱、莪术、二丑、大黄、槟榔、枳壳，佐以川朴、沉香行气，党参扶正益气。二剂积散胀消而愈。

2.2.9.3　肺肾气虚　临证若见呼多吸少，喘促短气，动则尤甚，声低气怯，或自汗遗溺，肢冷面青，舌淡，甚或冷汗淋漓，脉见短涩而沉之象。此乃肺肾气虚之故。《濒湖脉学》：“短涩而沉肺肾病，或因气塞或因痰。”无论是肺肾两虚，或是肾阳不足，气塞难通，不能条畅百脉，在治疗上都应补肾纳气为主，方用人参胡桃汤、黑锡丹、七味都气丸合生脉散为宜。对久病咳喘，劳伤肾气，损及肺肾者，疗效显著。若痰湿阻肺，咳嗽痰多，色白而稀，胸闷等，应燥湿化痰，方用二陈汤合三子养亲汤为主。

2.2.10　鉴别

涩、微、动、结等脉，皆兼合短脉。因此，短脉应与这四脉进行鉴别。李时珍：“涩、微、动、结皆兼短脉。”不同之处；短脉其形短小，不能满部；动脉滑数如豆，一部明显；涩脉细而涩滞，应指迟钝；结脉往来迟缓，时见一止；微脉极细而软，似有若无。《脉诊》：“短脉与动脉相似，二者在形状上都为短缩脉象。但短脉是形状短缩，不满三部。而动脉，其形如豆，必兼滑数，独显关部。”

**短脉与动脉鉴别表**

<table>
<tr><th>脉名</th><th>短　脉</th><th>动　脉</th></tr>
<tr><td>形态</td><td>细小迟涩，去来短缩，不及本位</td><td>滑数跳突，无头无尾，如豆摇动</td></tr>
<tr><td rowspan="2">诊法</td><td colspan="2">举按皆得，关部显然，或寸或尺</td></tr>
<tr><td>脉来不及，或见三部，首尾短缩回逝</td><td>搏动有力，多见一部，体滑短数隆起</td></tr>
<tr><td>主证</td><td>气虚不足，气滞痰积</td><td>大恐惊悸，疼痛剧烈</td></tr>
<tr><td>主病</td><td>内科（消化、呼吸、循环、泌尿）</td><td>内科（神经、心血管）外科、妇科等</td></tr>
<tr><td>特点</td><td>关部多浮，两头沉俯，体短不达本位。兼细小迟涩象</td><td>关部陇起，体短形圆如豆，寸尺无脉，兼紧、短、数、硬象。</td></tr>
<tr><td rowspan="3">机理</td><td>气虚不足，血少或滞，脉狭小缩涩</td><td>邪正相搏，气血交争，经脉不通</td></tr>
<tr><td>心力衰竭，主动脉瓣口狭窄，心输血量受阻、减少，外周阻力降低，血流速度缓慢。</td><td>心搏有力增快，心输出量增多，血管壁弹性增强，循环血量增多或正常，外周阻力增强。</td></tr>
<tr><td colspan="2">周围血管收缩</td></tr>
</table>

### 2.2.11 歌诀

短小涩迟不及位[1]，
举按俯缩应指回[2]。
有力邪滞痰食结[3]，
不及气弱血少推[4]。
左寸悸惊神疲惫[5]，
右部头痛虚在肺[6]，
关关胁胀闷[7]呃逆甚[8]，
少腹[9]腰疼尺肾亏[10]。

### 2.2.12 注释

[1] 短小涩迟不及位　短脉形细小，行涩率迟，体短不及平脉之长。

[2] 举按俯缩应指回　浮、中、沉候，应指短暂即感回逝，不能充满三部。这是由于阳气虚衰，不能推运血行，或邪滞气不接续，脉道失充，脉位异常，出现中间突而浮起，两头俯而沉下之短象，犹如缩入之状。

[3] 有力邪滞痰食结　短脉若来搏动有力，多由食积、痰浊、气郁、血瘀等邪，阻碍脉道，通行阻隔所致。

[4] 不及气弱血少推　短脉若来不及无力，多主气虚血少等证，如心悸眩晕，面色无华，胸闷气短。多由阳气衰微，不能推运血行所致。

[5] 左寸悸惊神疲惫　指左寸脉短，症见心悸心慌，心烦不寐，多梦易惊，眩晕，神气疲惫，怠倦乏力，舌胖嫩等。多由心气损伤，气血双亏所致。《诊家正眼》："短居左寸，心神不定。"《脉诀启悟》："左寸脉短，心神不足。"《脉学阐微》："左寸主心悸气短，胸闷失眠，多梦，头眩晕等。"

[6] 右部头痛虚在肺　指右寸脉短，症见头痛眩晕，面色淡白，气短喘促，声音低弱，畏风自汗。多由肺气虚弱，气不上充所致。《脉经》："短则气病。寸口之脉，中手短者曰头痛。"《濒湖脉学》："短脉惟于尺寸寻，寸主头疼尺腹疼。"《诊家正眼》："短见右寸，肺虚头痛。"《脉学阐微》："右寸面色苍白，身倦神疲、气短头眩。"

[7] 关胁胀闷　指左关脉短，症见两胁胀闷，甚则作痛，急躁易怒，妇女则乳房胀痛，连及少腹，月经不调等。多由肝气损伤，气郁不畅所致。《诊家正眼》："短在左关，肝气有伤。"《脉学阐微》："左关主肝气不舒，肋胀满不适，心烦，喜怒脘满食少。"

[8] 呃逆甚　指右关脉短，症见胃脘作痛，横满胸间，食少，呃逆，呕吐，噎嗝等。多因胃及膈间损伤，邪气壅塞，气机上逆所致。《诊家正眼》："短在右关，膈间为殃。"《脉学阐微》："右关胃满腹胀，食少纳呆，泛酸、嗳腐、消化迟钝。"

[9] 少腹　指左尺脉短，症见脐下少腹冷痛，痛时拘急，结聚硬满，便结不下，小便涩痛或自利，女子月经不调。多由寒滞下焦，肾阴不足所致。《诊家正眼》："左尺短时，少腹必疼。"《脉学阐微》："左尺主少腹胀痛、便秘、尿赤涩、月事不调、遗精、腰酸痛。"

[10] 腰疼尺肾亏　指右尺脉短，症见腰膝酸痛，阳痿滑精，尿频清长，精神萎靡，晨起泄泻等。多由肾阳衰微，真火（命门）不隆所致。《诊家正眼》："右尺短时，真火不

隆。”《脉学阐微》：“右尺少腹冷痛，腰痛遗精、盗汗、月事不调。”

2.1.12 结语

短脉为阴，在时秋临，与长相对，在人归肺，
秋金气敛，蓄缩见短。和缓轻浮，平脉之主。
非时非部，见短病入。来去短缩，细小迟涩，
举按触推，不及本位，应指回入，不能满部。
关不诊短，尺寸可见，状如鳖龟，缩头曳尾。
两头沉俯，中间独浮，三部或短，不足指三。
血少气虚，阳衰不续，脉道狭小，充盈减少。
食痰久积，郁遏气机，血行涩滞，短来有力。
短乃气病，气血虚同，诸疾难治，脉力不及。
痰饮积聚，气结肝郁，酒伤宿食，有力短实。
肺伤浮短，咳嗽多痰。沉短宿食，痞塞结积。
迟短虚寒，冷痛在脘，数短心痛，气阴亏定。
滑短酒祸，血少短涩，虚实细分，证候可认。
左寸虚观，心悸气短，神志不安，多梦失眠。
右寸肺虚，声弱喘吁，畏风自汗，头痛晕眩。
左关胁胀，肝气已伤，烦躁易怒，痛经病苦。
右关膈伤，胃脘疼殃，呕吐少食，噎嗝呃逆。
左尺寒凝，少腹冷痛，便结尿涩，盗汗精夺。
右尺肾衰，命门火败，腰膝酸痛，泄泻痛经。
气虚血少，短弱补调，四君四物，八珍汤殊。
邪壅气结，痰食伤别，祛邪扶正，疾去身平。

## 2.3 细（小）脉（阴）

2.3.1 脉义

细有细小、细直，如丝、如线之义。

崔氏《脉诀》：“细如一线。”

李中梓：“细之为义，小也，细也，状如丝也。”

《察病指南》：“细如丝线。”

吴鹤皋：“今之小，其古之细乎。”

姜春华：“细小同体，不过古今异称耳。”

细（小）脉是指脉来细小而直，去来分明，举按应指，软弱无力，状如丝线。主要由于血液、津液亏损，不能充实脉管，或心脏与其他脏器虚衰，搏血无力，或体内缩血管物质存在等因素，使血管收缩，呈现脉细如线之象。心功能不全或血容量不足者，脉细多见无力；心功能正常或强盛，仅血管收缩者，脉细有力。

《脉象图的研究》：“细（小）脉：浮沉可见，细直而软，相连不断，应指如线。”

2.3.2 脉形

细小而直，去来分明，连续不断，状如丝线。

《素问·脉要精微论》：“大则病进……细则气少。”“征其脉小色不夺者，新病也。”

“有脉俱沉细数者，少阴厥也。沉细数散者，寒热也……诸细而沉者，皆在阴。”

按：最早《内经》提出细、小脉，是为了与大脉对举比较，论述疾病，或以示正虚，邪不胜的新患之疾。“厥”，上逆也，“少阴”，足少阴肾也，脉来“沉细而数者”，是阴虚水亏而火上逆之义。“沉细数散者”，是阴盛阳虚，或阴虚火动而出现虚劳寒热之象。阴，乃指手三阴经，“诸细而沉者”，其病在手三阴经，沉细为阴脉，当主里而骨痛。微，即微验之意。其脉小，乃正虚邪不盛，颜色无改变，神气仍存，暂有疾病，故谓之新病。在《素问》“平人气象论”、“玉机真藏论”、“三部九候论”、“通评虚实论”也曾提到“脉浮大”、“脉细”、“脉大”、“悬小”、“实大”等，也都是为对称地论述疾病提出来的。

《难经·第六难》：“浮之损小，沉之实大，故曰阴盛阳虚。”

按：损小、实大：是相反之脉。损，脉来细软不足之象。实，脉来有力有余形态。本难在脉诊辨别阴阳虚实之法，是将手法与脉象结合，用轻按浮取，脉现细小，如改用重按沉取，则有力而大，为阴偏盛、阳偏虚。

《难经·第七难》：“太阴之至，紧大而长，少阴之至，紧细而微。”

按：此经文是言四季旺脉之象。太阴脉来，是紧大而又带长；少阴脉来，是紧细而又不足。《难经》里有多处提出细小脉，《伤寒论》《金匮要略》亦多处提及细小脉应用(详见下文《脉案》)

《脉经》：“细脉，小大于微，常有，但细耳。”

按：《脉经》中，“小大于微”句，原文无“大”字，此义不通，难以作解。今据《脉经》1982年新版本增补“大”字。以此作释，细脉较微脉稍大，应指不绝，细如丝线状。在《脉经》之前，细脉与小脉并不是一种脉象，而是在《脉经》之后，后世医家开始把细、小脉合并在一起了，或者把小脉概括在细脉中，或细小并称。在认识上基本相一致了，并沿用至今。

《脉诀》：“细者，阴也，指下寻之，细细如线，来往极微。”

按：高氏言细脉“细细如线”，是形容其细小如蛛丝状之细，其说尚可从，“来往极微”则是细弱之极，指下寻之，模糊不清，似有似无之感，故言微则不当。

《脉诀刊误》：“小大于微，常有且细。”又引：“《脉经》曰：细者，阴也，直细而软，若丝线之应指。”

按：首句是戴氏悟解《脉经》之文而所释，下文描叙的细脉之形，得体直观。

《千金翼》：“脉之迟小名曰细，细，阴也。”

按：历代医家所言细脉，未见有迟数之义。今孙氏言迟小为细，或据病机而来。气虚血少，血少不充脉道，气虚无力运血，脉道缩细，气血运行阻滞而缓慢，然细脉实非有迟小之象。

《濒湖脉学》：“细脉，小大于微而常有，细直而软，若丝线之应指。”

按：李时珍据《脉经》之文，增补戴氏之语而成，认为细脉较微脉为大，细直而无力，应指分明而不绝，似手指触摸丝线一样，感觉清晰。“小大于微”句，《濒湖脉学》原文也无“大”字，今据《濒湖脉学白话解》1973年版本，增补“大”字，以此作释。

《医宗说约》：“细，不粗也，往来指下，极其小涉，仅存一线，如蜘蛛丝相似。”又：“小，较之平脉稍小也，中外皆然，小之极名微，名细。”

按：此说比平脉之形小者为小脉，比小脉之形更小者为微脉，又名细脉，此说不妥，此文中既未言明小脉形态特征，微与细又混淆一起，故历来未有从其说者。

《诊家正眼》："细直而软，累累萦萦，状如丝线，较显于微。"又："细脉则显明而易见，故细比于微，稍稍较大也。"

《中医基本理论》："脉形细小，细如丝线。"

近人杨毓隽："细脉，体小如丝，清晰可得。"

按：诸家已明确认识到细（小）脉之形，细小而直，来去分明，连续不断，状如一线，不似微脉模糊不清，断续不接也。

2.3.3 诊法

举按应指，中取清晰，形体细小，状比一线。

《诊家枢要》："细，微渺也，指下寻之，往来微细如线。"又："小，不大也，浮沉取之悉皆损小。"

按：以细（小）脉论之，浮中沉三候取之，皆细小如线，连续不断。

《外科精义》："细脉之诊，按之则萦萦如蜘蛛丝，而欲绝，举之如无而似有细而微。"

按：言细脉举按诊之，皆见其形如"蜘蛛丝"、"似有细"尚可，认为"欲绝"、"细而微"则不可，是细与微脉相混淆，故当辨别对待之。

《濒湖脉学》："细来累累细如丝，应指沉沉无绝期。"

按：李氏言细脉形细如丝线，其指在深沉部亦可清晰触知搏动。

《诊宗三昧》："往来如发，而指下显然。"又："三部皆小，而指下显然。"

《医学真传》："细者，细小如发，如丝也。"

《脉理求真》："细则往来如发，而指下显然。"又："小则三部皆小而指下显然。"

《洄溪脉学》："稍胜于微，应指极细，状比一线。"又："小脉者，六部皆小而指下显然。"

按："状比一线"形容精妙，寓含细脉如一根线，连续不断，清楚可见。

近人吴一渊："细直无力，常有如线。"

《脉学阐微》："脉形体细而明显易见，浮中沉皆可见到，但以沉候为多，细脉宽度较微脉稍大。"

按：综述各家之见，细脉浮中沉三部皆可诊取，但以中取时，脉体形象清晰明显，细小如线，脉搏应指的脉力，可根据证候特点与病理不同，以观察细脉之有力与无力，也可根据其势硬、软、强、弱的不同，进行辨别，故应从位、形、势等方面结合诊取。

2.3.4 特点　细脉的指诊与物理检查特征。

2.3.4.1 细小脉之形细、体小、力软、位沉。属不及阴类脉。举按皆有，应指分明，连续不断，可兼迟、兼数，主证以有力、无力而区分。历代有的医家，把细与小脉分列论述的。如《诊家枢要》、《诊宗三昧》（见上文"诊法"）。滑伯仁将细小并列，张石顽把细小同陈。近人姜春华教授认为："张氏之区别，以为小脉三部皆小，而指下显然，与细脉之微细如发不同，即细脉更细于小耳。"时逸人："细为血管收缩现象，第一阶段发现脉沉，第二阶段发现脉小，因失血或衰弱过甚，其脉则细。"姜、时二氏所言皆同，细与小若细分之，其形态与机理上是有区别，但从脉象归类简化来看，是没必要的。

2.3.4.2 细有季节之变，人有秋冬之应。秋冬季节，气候寒冷，人的生理为了适应季节变化，人体血管收缩可致变细。但在平人，或一时受到精神刺激时，出现细脉亦属正常。故何梦瑶："大小有得之禀赋者，有随时令变易者。"但在春夏之季，阳气始盛，人之气血，充盈畅行，此时若青少年反见细脉，是与季节不应，以防生病。秋冬季节，阳气衰减，人体血行变缓，寒冷侵体，血管紧束变细，若老年人见此，无甚危害，是因老人气血不足，又与气候变化相应，多属正常之象。《诊家正眼》："春夏之令，少壮之人，俱忌细脉，谓其不与时合，不与形合也。秋冬之际，老弱之人，不在禁忌之例。"

2.3.4.3 细（小）脉为六阴脉之一。《时氏诊断学》："有生理上之特殊脉管细小，与病情无关，所谓六阴脉是也。"此属一种生理特异变化的脉象。平素两手六部脉，或一手三部脉，均较细小或细弱，但无病态，此属生理性脉象。例如胖人或女人多显沉细之象，此亦不属病理之脉。健康者有少数亦可见到细脉，女性多于男性，可视为平脉之列。

2.3.4.4 脉图特征　其脉图形状与正常脉图相似，可从以下几方面判断。

2.3.4.4.1 主波幅度低，振幅较小。

2.3.4.4.2 波峰稍锐，切迹不明显。

2.3.4.4.3 升支与降支的坡度均小，降支下降缓慢。《中医脉象研究》："主波幅降低，常低于8mm。重搏波幅低小或不明显。V波幅/P波幅比值在55%以下。"

2.3.5 脉理　细脉形成的病理因素与机理变化。

2.3.5.1 脏腑虚损内伤，气血不足，气虚无力鼓搏血行，血少则脉道不充失养，收缩狭窄，故脉体细小力软，状如一线。《脉诊》："细脉多因气虚无力运血，血少不能满注脉道，以致脉管收缩变细，其充实度减少，致使脉来形细如线。"

2.3.5.2 寒湿内盛，遏伤阳气，阻滞脉道而不畅，脉气不充，血行受压，故寒凝脉缩变细小兼迟缓之象。周学海："元阳不足，阴寒盛于内外也，寒湿在内，风冷乘外……必见此脉。"林沛湘："脾虚湿阻，脉气不充，脉道受阻－脉细而兼缓。"

2.3.5.3 现代医学认为　多与心搏力弱，心输出量减少，循环血量不足，血管内壁压力降低，周围血管收缩，外周阻力正常或增高，脉压差小，或血压降低等因素有关。《中医脉象研究》："①血液容量不足，致使有效循环血容量以及压力梯度容量不足，机体通过神经－体液调节机制，使血管床收缩；②心脏每搏输出量降低，使血管内压力降低，中小动脉收缩；③血管收缩，使脉道变得窄小，触诊脉体细如线状，脉图表现为主波幅降低。"

2.3.6 主证　主要由于心阳虚衰和气血不足（失血、阴亏）造成的。

2.3.6.1 血少气衰：面色苍白，唇舌色淡，头晕目眩，心悸气短，手足麻木，倦怠乏力，语声低微，动则汗出，崩漏失血，吐血衄血。

2.3.6.2 诸虚劳损　忧伤善忘，怔忡不寐，胫髓畏冷，齿浮足痿，目暗耳聋，拘挛转筋，肌削萎黄，喘急气短，泄泻尿清，多汗遗精。

2.3.6.3 寒湿内侵　食少呕恶，胸闷腹满，口腻不渴，畏寒恶寒，寒疝腹痛，寒湿痹痛，头身困重，尿浊便泻，面黄肤肿。

按：细脉多主久病体弱，血少气衰，阳气不足，五虚六极之证。《素问·玉机真藏论》："脉细，皮寒，气少，泄利前后，饮食不入，此为五虚。"《素问·脉要精微论》："细则气少。"张璐："细为阳气衰弱之候。"《三因方》："细为血气俱虚为病，在内为积，为伤湿，为后泄，为寒，为神劳，为忧伤过度，为腹满。"戴起宗："主血少气衰……盖血行脉中，血既减少，脉所以细也。"一般气血耗损之病，或年老体虚，女子月经过多，崩漏带下，男子遗精早泄，以及吐衄便血，呕吐泄痢，食少呕吐，自汗盗汗。七情内伤气血，皆可见到细脉。同时阳气不足，阳虚不能温煦机体，寒自内生，可见畏寒肢冷，腹痛喜按，寒疝少腹冷痛。伤风受寒，恶寒咳嗽，亦可见细脉。细脉亦主湿。《四言举要》："细脉为湿，其血则虚。"《诊家枢要》："盖血冷气虚，不足以充故也。为元气不足，乏力无精，内外俱冷，痿弱洞泄，为忧劳过度，为伤湿（寒），为积，为痛，在内及在下。"湿邪侵及人体，留滞脏腑、经络日久，阻遏气机，升降失常，经络阻滞不畅，出现胸闷脘痞，小便短涩，大便不爽等症。湿邪伤阳，脾失健运，水湿留滞而困脾，脾阳不振，运化无权，可致腹泻，尿少，水肿，腹水等病。《素问·平人气象论》："尺寒脉细谓之后泄。"

细脉主证，临床多兼合他脉，则更为明确。时逸人认为："如沉、小、弦、滑、涩、长、短、迟、数之类，但不能兼见浮、洪、大等象。"对于不能兼合浮象，有的医家有不同看法。姜春华："一般脉书主阴虚精竭之候，亦有主阳气衰残者（必无力）；又有以浮而细者属阳分，为阳气虚（见自汗、气急等）沉而细者属阴分，为阴血少（见下血、血痢等）。"时氏："兼发高热者，在发热之际，体温增高，故脉多有浮象，即浮而柔细是也。昔人谓之濡脉，其实即细脉略兼浮者，似不必另立名称。"此恐不妥，发热体温增高，脉不但可浮，亦可见数，或见浮细而数等。濡脉虽有浮细之象，但不可沉取也。细脉浮取，则属兼合之脉，此可沉取，诊法不同，濡与浮细脉，其形相同，然实质则有别。对于贫血或失血多患者，循环缺血，血管收缩过甚，可见细脉。虚劳之病，如结核病晚期，大肉腐脱，若见细数或兼弦涩者，其证多险。李中梓："虚劳之脉，细数不可并见，并见者必死。细则气衰，数则血败，气血交穷，短期将至，虽和缓投治，亦无回生之日矣。"时逸人指出："肺痨三期，全身肌肉已脱，脉细数者，不治；兼见弦涩，危险更甚。"

虚劳之病，出现阴虚或阴虚内热之际，其症状轻重，应参合脉证，脉虽见细或细数，治疗得当，尚有回生之机。时逸人："若数而不细，或虽细而不数，再参以全身症状，或有治愈者。"

外科肿疡和溃疡病见细脉，多属气血两虚，疮疡未溃时见之，为气血衰弱，毒深邪盛之证，当以详辨后而调治。

《伤寒论》中提及细脉的计 11 条，如"太阳病篇"第 38、61、126、134、146、155 条，"少阳病篇"第 3 条，"少阴病篇"第 1、5、20 条，"厥阴病篇"第 26 条等，主要征象表示外邪已解；或伤营内虚，血液不充；或胃气伤，津液耗亡；或阳气衰微，或阴寒甚盛。故其见症：困倦嗜卧，或振寒，或自汗出，或结胸下利，或手足厥冷，心下满，或头痛发热，或自欲吐等。在治疗方面，总宜扶正温补之剂。如补血益气，调补脏腑等法。常用药物当归、黄芪、人参、甘草之类。《三指禅》提出："天麦二冬，清金生水，生熟二地，滋阴养阳。"但对不同病情，治疗又各异，因于失血、失液所致，如失血、失液量较大，循环缺血，应补血止血，补充体液为主。若因心脏疾患，或久病难愈者，多是心阳虚衰，有欲脱之兆，可采用益阳生脉法；若高血压见脉细合弦之象，说明血管收缩，外周阻力增加，采用平肝活血，扩张血管治疗。因此，许多危重、疑难病见到细脉，可以测知疾病机理，判断病情变化，给予正确的治疗。

2.3.7 主病　主要心脏发生功能性或器质性改变，心排出血量明显减少或失血、失液过多者。

2.3.7.1 内科

2.3.7.1.1 循环系病 心肌梗塞，高度二、三尖瓣狭窄，主动脉瓣狭窄、缩窄性心包炎、心包积液、重型心肌炎、心力衰竭、心脏排出血量减少疾患，以及休克早期，证属心阳虚衰，气血大亏，阴津不足者。

2.3.7.1.2 血液及网状内皮系病 某些贫血、白血病、慢性出血性疾病，证属血虚气弱为主者。

2.3.7.1.3 消化系病 迁延性、慢性肝病，或急性肝病恢复期，胃及十二指肠球部炎症、溃疡、出血，门静脉肝硬化、肠道出血、失血性休克、肝硬变腹水期，证属脾胃虚弱，气阴两伤，或脾虚湿阻者。

2.3.7.1.4 呼吸系病 肺结核、大咯血、哮喘、矽肺、慢性支气管炎、大叶性肺炎，证属肺脾两虚，气津不足，失血多者，或热伤气阴，或肾虚者。

2.3.7.1.5 神经系病 神经官能症、神经衰弱、癔病、精神病、癫痫反复发作、脑血管意外，证属心肾不交，心脾两虚，气血不足，或痰瘀阻络者。

2.3.7.2 儿科 白喉，证属疫毒攻心；百日咳恢复期，证属气阴两伤者；脑炎后遗症，证属肝肾阴虚、血不荣筋，或虚风内动者；新生儿生理性黄疸，证属脾虚湿郁者；肺结核、支气管淋巴结核、支气管内膜结核所致长期干咳，证属阴虚肺燥，肺失清肃者；慢惊风，证属热伤阴液，阴虚火旺者。

2.3.7.3 妇科 妊娠腹痛，证属气血两虚；月经不调，证属血少气亏，或肾阳不足者；乳汁过少，证属气血亏虚者。

2.3.7.4 外科 胆囊炎，证属气滞者；全身性或局部化脓性感染，证属气虚邪恋者；骨与关节结核、痹证，证属肝肾不足，气血亏损者；胸部扭挫伤，证属络伤血溢者。

2.3.7.5 肿瘤科 食管癌，证属脾虚气弱，或瘀血痰凝者；肝癌，证属气血双虚者；子宫颈癌，证属中气下陷者。

2.3.7.6 其他病 慢性疟疾，证属气血虚弱者；肠寄生虫病，证属气血、心脾两虚者；鼻衄、宫外孕破裂出血多者；泌尿系结石，证属久病气虚，肾虚者。流脑后遗症，证属热伤阴津者；伤寒，证属气阴两虚者。

2.3.8 合脉 细脉与其他脉象的兼合，可进一步明确疾病的性质与位置所在，更确切诊断病情。

浮细表寒，伤寒身痛，或肺有水。沉细里痛，或腹中痛，或里寒腹痛；寒湿湿痹。迟细有寒。弦细胁痛，脏伤瘀血，癥瘕积聚，血虚气滞。细数热邪，寒热往来，宿食吐逆，肠痈脓成。细滑宿食，吐逆，痰饮咳嗽，或为蛔动。细实胃寒，不食下利，或为痃癖。细紧寒邪。细弱盗汗。细微冷利。细涩血虚，或为气滞，或气血不足。《中医脉诊学》："细脉兼微、沉、虚者，多为阳虚之候，故常见胀满、溏泄、冷痢、阳虚自汗，甚则亡阳。细脉兼数、弱、弦、涩者，多阴虚血亏之候，故常见伤阴、血虚、精亏虚热之证。细脉兼紧，常为血虚寒痹，多见筋挛、痹痛，若寒凝血滞，亦可见癥瘕积聚之证。细脉兼沉、滑、数者，多邪热内郁，气血受困之候，常为少阳邪结，伤寒时病。"

2.3.9 脉案 细脉的案例，对疾病诊断及判断病情的变化，指导临床论治，有重要的借鉴作用。

2.3.9.1 阳微结证 《伤寒论·太阳篇》148 条："伤寒五六日，头汗出，微恶寒，手足冷，心下满，口不欲食，大便鞕，脉细者，此为阳微结，必有表复有里也。”成无己：“伤寒五六日，邪当传里之时，头汗出微恶寒者，表仍未解也；手足冷，心下满，口不欲食，大便鞕，脉细者，邪结于里也；大便鞕为阳结，此邪热虽传于里，然以外带表邪，则热结犹浅，故曰阳微结。”

按：此条是辨阳微结的脉证，由于阳气郁伏于半表半里，血行不畅所致。所谓阳微结，就是阳结尚浅，病不纯在里，亦不纯在表，所以说必有表复有里。

2.3.9.2 血虚有寒 《伤寒论·厥阴篇》351条：“手足厥寒，脉细欲绝者，当归四逆汤主之。”

按：此条是厥阴血虚感寒致厥的治法。本证的手足厥冷，既不是阳微阴盛的四逆汤证，亦不是热深厥深的白虎汤证。而是血虚有寒，故用补血、散寒、温通经脉之品。脉细欲绝，是辨证要点。细为血少，由于血虚寒郁，不荣脉中，四肢失于温养，故手足厥寒。若脉微欲绝，则当用通脉四逆汤，回阳救逆。本证是脉细欲绝，血虚外感寒邪，气血被寒所遏，流行不畅所致。故用当归四逆汤，以益营而温通血脉。陈莲舫指出：“阴阳血气皆虚，故用当归四逆，和厥阴以散寒邪，调营卫以通阳气。”

2.3.9.3 积病在脏 《金匮要略·五脏风寒积聚篇》：“诸积大法：脉来细而附骨者，乃积也。”朱氏云：“凡阴寒凝结由渐而成者，俱谓之积，故曰诸积，非有一例之证象也。但有一定沉细之脉象，故知其为积也。”尤在泾：“诸积该气血痰食而言，脉来细而附骨，谓细而沉之至，诸积皆阴故也。”

按：积聚之病，即后世所谓肿块、痞块、癥瘕之类。积病在脏，阴凝所结，推之不移，痛有定处；聚病在腑，发作有时，推之可移，痛无定处，其根不深，由气血痰食所致。元坚说：“聚者为可治，则积之为难治，可推而知。”积为脏病，其根深固，故脉来细而附骨。

2.3.9.4 少阳欲愈 《伤寒论·少阳篇》271条：“伤寒三日，少阳脉小者，欲已也。”成无己：“《内经》曰，‘大则邪至，小则平’。伤寒三日，邪传少阳，脉当弦紧；今脉小者，邪气微而欲已也”。柯韵伯：“阳明受病，当二三日发；少阳受病，当三四日发。若三日脉大，则属阳明；三日弦细，则属少阳，小即细也。若脉小而无头痛发热等症，是少阳不受邪，此即伤寒三日，少阳证不见，为不传也。”柯氏言“小即细也”非也，据本论传经规律，伤寒三日，为少阳受病，脉小是对脉大而言，古时细、小有别。《内经》曰：“大则病进。”脉大则邪气盛，故病进；今脉小，则邪气不盛而病退，故脉小为欲愈之象。但须见证候亦减轻，方为欲愈，若证候加重，则为正衰邪盛，非欲愈之兆。

2.3.10 鉴别

细脉与微、濡、弱脉有相似之处，临床易于混淆，故应进行鉴别。细、微、濡、弱脉四者，脉形细软。不同的是，细脉举按应指，细小如线，多处在中位，或偏于沉位。张路玉：“细脉之浮沉皆细。”弱脉重按乃得，弱而无力，举之无有。张秉成：“弱脉惟觉按之柔软无力。”濡脉位浮无力，按之无有。《脉诊》：“浮细而软，轻取乃得。”微脉极细而软，按之欲绝，若有若无。《脉经》：“极细而软，或欲绝，若有若无。”为微脉。

另外，细脉也可与偃刀脉鉴别：两者皆见细象。偃刀脉细而弦紧，应指如摸刀刃，是细兼弦紧的复合脉；细脉细小如线，软无弦紧之象。脉象图中，偃刀脉主波角，较细脉明显增宽。细脉与微脉之鉴别，详见微脉节。

2.3.11 歌诀

细小软直如丝线[1]，
举按分明中显然[2]。
血少气衰劳损病[3]，
亦司脾伤湿缠绵[4]。
寸心不寐[5]或气短[6]，
肝虚[7]胃弱胀满关[8]，
丹田冷惫泄痢重[9]，
遗精带下尺欠安[10]。

2.3.12 注释

[1] 细小软直如丝线　细脉细小而直，力软势减，状若丝线，连续无间断，常有不绝。

[2] 举按分明中显然　细脉浮、中、沉三候皆见，应指分明，但以中取时，体象清晰明显。其中亦分有力、无力之象，有力者多主湿证，无力者多主虚证。

[3] 血少气衰劳损病　细脉无力者，多主气血虚衰。凡虚损劳伤之病，精气津血耗伤所致，出现吐血、便血、衄血、崩漏、多汗、遗精、泄痢、呕吐、厌食、情志过度、年老体虚者，皆可见到。亦候阳气不足，阳不足则不能温煦周身，寒自内生，症见畏寒肢冷、喜热恶寒、寒滞腹痛、寒疝、受寒咳嗽等。其脉或兼浮、沉、迟、数不同，应细辨之。

[4] 亦司脾伤湿缠绵　细脉有力者，多为湿邪内侵，困伤脾阳，水湿难运，留阻经络中，可见周身困重，肌肤麻木不仁，脘腹胀闷，纳呆便溏，乏恶欲吐，头重如裹，肢体浮肿，小便不利，白带量多等。

[5] 寸心不寐　指左寸脉细，症见心悸怔忡，失眠多梦，头晕健忘等。多因心血虚少，心气不足，不能养心充脑所致。《诊家正眼》："细居左寸，怔忡不寐。"《脉学阐微》："左寸细，怔忡、失眠。"《现代中医脉诊学》："寸细，左为怔忡不寐。"

[6] 或气短　指右寸脉细，症见胸闷气短，咳逆，喘促，吐痰呕吐等，多由肺气虚怯，气津不足所致。《诊家正眼》："细居右寸，呕吐气怯。"《脉诀启悟》："右寸脉细，咳呕气怯。"《脉学阐微》："右寸细，咳逆气短、胸满。"

[7] 肝虚　指左关脉细，症见眩晕欲倒，头痛绵绵，目干涩，视物不清，夜盲，月经量少，经闭。多由肝阴不足，肝血亏虚所致。《诊家正眼》："细入左关，肝阴枯竭。"《脉学阐微》："左关细，肝阴虚损。"《现代中医脉诊学》："关细，左为肝阴枯。"

[8] 胃弱胀满关　指右关脉细，症见脘腹痞满，胀闷，不思饮食，或食不消化，甚则食入反吐，大便溏泻。皆由胃气不足，脾失健运所致。《脉经》："关脉细，脾胃虚，腹满。"《濒湖脉学》："入关腹胀胃虚形。"《脉诀汇辨》："细在右关，胃虚胀满。"《脉学阐微》："右关细，脾虚胀闷。"

[9] 丹田冷惫泄痢重　指右尺脉细，症见身冷畏寒，腰脊酸痛，阳痿不育，尿频清冷，精神萎靡，黎明泄泻。皆由命门火衰，肾阳不足，小腹虚寒所致。《濒湖脉学》："尺逢定是丹田冷，泄痢遗精号脱阴。"《诊家正眼》："右尺若细，下元冷惫。"《脉诀启悟》：

“右尺脉细，下元冷惫。”

［10］遗精带下尺欠安　指左尺脉细，症见腰酸膝软，头晕耳鸣，遗精早泄，口干咽燥，女子月经量少，带下量多。多由肾阴不足，腰府失养，冲任二脉不充所致。《诊家正眼》：“左尺若细，泄痢遗精。”《脉诀启悟注释》：“左尺脉细，遗精堪忧。”《脉学阐微》：“左尺细，泄利、遗精。”

2.3.13　结语

细脉阴中，时应秋冬，老弱适从，春夏少凶。
细小直行，来去分明，连接不断，状如一线。
举按应指，软弱无力，细小并列，六阴脉决。
胖与女性，沉细曰平。正气若败，血少气衰。
脉道失充，狭窄难容，寒湿内盛，阳气欠通，
缩变管腔，脉行不畅。久病弱体，五劳六极，
诸病虚甚，湿浸脏损。合脉主疾，兼察力势。
无力阳衰，阴虚精败。浮细表证，肺疾身痛。
沉细里寒，腹痛疾顽。结核虚劳，肉脱热扰，
细数弦涩，凶险可测。肿疡破溃，气血已亏，
疮疖未溃，气衰毒倍；细脉兼紧，寒痹血损，
筋挛痛剧，癥瘕积聚。濡弱微细，其脉详析；
细脉如线，举按可见；弱脉力弱，重按乃得，
濡脉按无，少力多浮；微脉形现，极细而软，
欲绝模糊，若有若无。左寸血亏，怔忡不寐。
右寸气短，咳逆痰喘。右关痞满，吐泻胀脘，
左关肝弱，晕厥目涩。右尺腰酸，下元虚寒，
溺频腹痛，不育痿证。左尺细出，肾阴不足，
泄痢滑精，女子经崩。辨症施治，方药有异。
脱津失血，止补血液。心阳极虚，久病难愈。
病危欲脱，生脉散活。肝阳偏亢，细合弦象，
祛邪扶正，镇肝熄风，滋阴潜阳，脉可复常。

# 第五节　节律异常——结代纲

脉律的异常，表明脉的搏动，时有间歇（停止），有的在数脉中时而歇止，有的在迟脉中时而歇止，且歇止的时间有长有短，用来辨别体内脏腑之气的盛衰及有无。如结脉多主阴盛，代脉多主脏腑衰微，并以此两脉为纲，分统促、散、结、代脉，更适宜临床的应用。

## 1. 结脉类

### 1.1 结脉（阴）

#### 1.1.1 含义

结有凝结、停止、停歇、阻碍、结滞之义。

李中梓："结为凝结。"

邢锡波："不定时的停止。"

刘冠军："结者滞也……遇有停歇、阻碍之势。"

《濒湖脉学新释》："结者，滞也。因其脉气有停歇阻抑之象故名。"

结脉是指脉来迟，或缓中时见一止，举按皆然，止后复来，止无常数，如徐行而怠，偶羁一步之状。

结脉系由心动节律不齐而致脉搏发生不规则歇止，脉搏周期在时间上不相等。脉律不整，即在一次完整脉动后，脉动停跳，或提前出现一次或二次以上小的跳动，而后出现一个完全或不完全性代偿间歇期。脉率见迟或缓，伴有歇止，称为结脉。

《脉象图的研究》："结脉：来去缓慢，一止复来，大中插小，止无常数。"

#### 1.1.2 节律

来迟或缓，时见一止，止后复来，止无常数。

《灵枢·终始篇》："六经之脉不结动也。"

按："结动"，这是在经文里最早提出含有"结"字在内之脉象。此处虽指手足六经上下往来，即无结涩不足，又无疾动有余之象，其中也包括人迎、寸口脉在内。

《难经·十八难》："结者，脉来去时一止，无常数，名曰结也。"

按：《难经》提出了结脉的名称、形态与节律特点，虽未具体提出脉的至数快慢，但已寓意结脉在缓脉中，时见歇止，且无一定规律性。

《伤寒论·辨脉法》："脉来缓，时一止复来者，名曰结。""太阳病篇"178 条："又脉来动而中止，更来小数，中有还者反动，名曰结，阴也。"

按：仲景《伤寒论》具体提出，结脉"动而中止"，乃指脉的搏动时，缓行见有歇止，不是指"动脉"。"更来小数"，是指脉形小而急速，脉有早搏，是在歇止后，有快速搏动 2～3 次的补偿，歇止时间略短。如心脏早搏出现的二、三联律。之后很快回复，此为脉能自还者反动，故为结脉，此属阴脉。对于"结，阴也"，后世医家提出不同见解。

一认为是结阴脉。

钱天来："缓脉正动之时，忽然中止，若有所遏而不得动也，小数之中有脉还而反动者，名曰结阴。"（《伤寒溯源集》）。

按：这是钱氏以仲景之意，而解释为结阴脉的。

成无己："脉来动而中止，若能自还，更来小数，止是邪气留结，名曰结阴。"

按：自宋代，成氏注释此条文之后，有的医家把《伤寒论》中的"结，阴也"，读作"结阴"脉。在唐代，孙思邈："脉来动而中止，按之小数，中能还者，举指则动，名曰结。结、阴也，不死。"此语与《伤寒论》原文之义相同。《伤寒论》之"名曰结阴也"，应为"名曰结，阴也"，这与下文"脉来动而中止，不能自还，因而复动者，名曰代阴也"。读作"名曰代，阴也"相对。

一认为结代合为一脉。

《伤寒论·太阳篇》177条："伤寒脉结代，心动悸，炙甘草汤主之。"

按：这是仲景论述两种兼合出现的脉象。它的特点是出现在两个不同时间概念中特殊的脉象。若是在同一个时间范围内出现，则是不能够成立的。有的医家不明此理，把结代合为一种脉象看，其谬也。如周杨俊、汪琥、舒驰远等人，不作"结阴"、"代阴"，而作"结代"脉看，与理不通，张秉成指出："结代并言，则知结为歇止，代为更代无疑，若谓结是缓而一止，至数无常，代为动而中止，至数有定，即不得二脉并言矣。"结脉，读作"结代"，此乃误解仲景之意也。

一认为分"结阴"、"结阳"两脉。

《脉经》："按之来缓，时一止者，名结阳。初来动止，更来小数，不能自还，举之则动，名结阴。"

按：这里《脉经》又提出"结阴"、"结阳"之脉二种称呼，后世多数医家不赞同此分法。

《脉诀刊误》："王氏《脉经》盖因仲景之文，于脉缓止却为结阳，数止却为结阴，误甚。"又："非若《内经》与仲景所言，有阴阳之分也，若必论阴阳，结则缓而止为结阴，数而止为结阳，方允当。"

按：戴氏之语，符合实际。

《伤寒论·辨脉法》："脉有阳结阴结者，何以别之……其脉浮而数，能食，不大便者，此为实，名曰阳结也……名曰阴结也。"

按：此条是仲景言明阴阳偏结的脉证与性质，并非指结阴与结阳脉所言。故戴起宗："脉浮数，能食，不大便，此为实，曰阳结；脉沉迟，不能食，身体重，大便反鞕，曰阴结。亦以阴阳气偏结，因兼证而分之，不以脉止为结也。"

《伤寒论·辨脉法》5条："脉蔼蔼如车盖者，名曰阳结也；脉累累如循长竿者，名曰阴结也。"

按：这是以脉的不同形态，来表明阳结、阴结之证，亦并非指结脉。

《诊家正眼》："浮分得之为阳结；沉分得之为阴结。"

按：以上看出，仲景所言"阴结"、"阳结"，与结脉则有不同，实乃证候之名也。但据各家之意，认为仲景提出"结，阴也"，皆指结脉而言。

《脉诀刊误》："迟而小駃为缓，应指暂歇为止，缓而止为结。"

《濒湖脉学》："结脉缓而时一止。"

《诊家枢要》："脉来缓，时一止复来。"

《诊家正眼》："结脉缓而时一止。"又："迟滞中时见一止也，古人譬之徐行而怠，偶羁一步，可为结脉传神。"

《脉学阐微》："结脉在缓脉的搏动中，不定时的停止。"

按：以上诸家认为，结脉往来缓慢，约一息四至中，时见有一次歇止，歇止无一定规律性。

《三指禅》："结脉迟中止。"郭振球注疏："结脉来缓慢而时一止，止无定数。"

《病理与诊断治疗纲要》："迟而时止复来。"

《二十八脉提要》："结脉迟中见，徐行一步羁。"

按：这是诸家认为，脉来极慢，在一息三至中，时或有一次歇止，便为结脉，亦有不少医家认为，结脉在脉迟或缓中，皆可见到。

《脉诊》："迟缓一止，止后能回。"

《中医诊断学》："脉来缓慢而时一止，止无定数。"

《中医基本理论》："脉搏慢而不规则。"

《脉象的辨认》："迟缓偶有歇止，止无定数（数）。"

按：以上各家认为结脉"迟中一止"、"缓中一止"或"迟缓一止"，"止无定数"，如"徐行而怠、偶羁一步"之状，阐述十分明确。

1.1.3 诊法

怠缓一止，举按皆然，止后复来，止无常数。

《难经·十八难》："结者，脉来去时一止，无常数，名曰结也。"

《伤寒论》178条："脉按之来缓，时一止复来者，名早结。"

《难经集注》："其浮行于肉上而无常数而止者，名曰结也。"

按："浮行于肉上"，即是浮取便可诊得结脉。"按之来缓"，是指结脉在沉候中，便可诊得。《脉经》亦有"按之来缓"、"举之则动"之说，言明结脉举按皆可诊得。

《脉经·引扁鹊诊诸反逆死脉要诀》："在指下如麻子动摇，属肾，名曰结。"

按：这是古代扁鹊等人，承传下一种结脉。因很难得到临床印证，故历来很少有医家沿袭与应用者。

《脉确》："《脉经》载扁鹊之言曰：脉有表无里者死，经名曰结，何谓结？脉在指下，如麻子动摇。按如麻子动摇者，轻取之则散乱无纪，重按之则不可得，故曰有表无里，乃肾绝也。与缓时一止结不同。"

按：古代扁鹊所传之结脉，乃是速率快慢不一，节律极不规整之脉。因此，很难体验出怠缓一止形象，除《千金方》有记载之外，历代医家皆无相从者。

《景岳全书》："脉来忽止，止而复起，总谓之结。"

《全生指迷方》："结脉之状，大小不定，往来不拘数至，时一止。"

《脉经直指》："至来不匀，随气有阻，连续而止，暂忽而歇。"

《伤寒集注》："促结二脉，止无定规，或三五至一止，旋又八九至一止……前后参差，无一定之止也。"

按：以上医家是在《难经》提出，"时一止，无常数"基础上，而加以论述并遵循其法，但未言结脉是"迟缓一止"说法。

《脉诀刊误》："脉来缓，时一止复来，无常数。"又："盖止而复来，数至，间或三两至，或又一止，无常数，若有常数，如五动一止，又五动一止，依数而止，则为死脉。"

《诊宗三昧》："指下迟缓中，频见歇止，而少顷复来。"

《脉学阐微》："结脉是脉来缓慢，大小不规律，而有不定时的间歇。"

林沛湘："脉来缓慢，时见一止，止无定数。"

《中医基础学》："脉来缓慢，时而一止，停跳无规律。"（山东中医学院）

《中医学基础》："脉来缓慢而有不规则的间歇。"

《濒湖脉学新释》："结脉不受部位所拘，浮沉可见。"

按：以上诸家是在《难经》、《伤寒论》、《脉经》提法基础上，进一步阐述并加以完善的。认为结脉来迟或缓，或大小不定，时有歇止，止后即可补偿跳动，呈现急速小数之象，歇止无一定规律性。同时在诊法上，浮、中、沉三候皆可诊得。

《中医脉象研究》："触诊有结脉时，应计数一分钟脉搏至数及停歇的次数，并可同时用听诊器听一分钟心脏跳动次数。如脉搏的至数与心率数值不相同，心跳次数多于脉搏数者为'结阴脉'（短绌脉）；脉搏至数与心搏次数相同者则为'结阳脉'（漏脉）。"

按：这是近代医家黄世林、孙明异，以脉搏至数与心搏次数是否相同来确定区分"结阴脉"与"结阳脉"。过去古代医家所提的"阴结"、"阳结"并非结脉，而是指证候名称所言，今以此提出"结阴脉"与"结阳脉"，是作者据《伤寒论》、《脉经》的经文自注所出，是否有必要或有一定实用价值，有待以后在实践中进一步验证。

1.1.4 特点 结脉的指诊与物理检查特征。

1.1.4.1 结脉速率迟缓，势有阻抑，脉搏动中时有歇止之象，至数无规则，或三五至，或八九至，或数十至，出现一止。停止常见两种形式：

1.1.4.1.1 歇止时间短暂，紧接频速而连续出现1~2次，或3~5次不等弱小搏动（早搏），次数多少不匀，极不规则，故谓"更来小数能还"。尔后复动如前。

1.1.4.1.2 歇止时间较长，然后频速而连续出现1~2次，或3~5次不等弱小搏动（逸搏），次数多少不匀，极不规则，故谓之"反动"。尔后复动如前。

1.1.4.1.3 脉率一般<90次/分，平均为70~80次/分。

1.1.4.1.4 歇止时间频繁，每分钟内发生次数，超过8次以上者，称为多发性结脉。

1.1.4.2 浮、中、沉三部，皆可触及，不受部位约束，其脉的力势因见证不同，而出现有力或无力，速率不及平脉，故属阴脉类。

1.1.4.3 脉图特征 脉波的波幅，可出现高低不一，脉图中可见大、中、小不同的变化形态，且无规律性。

脉率较慢，多出现在45~50次/分左右，节律不齐，脉形不一，多兼带弦、涩、滑等形态，有插入性小波。

据报导：张镜人等，通过50例结脉的图形分析，每个正常脉搏（波）之间，可出现异常的插入性小图，无一定的规律，时快时慢，心电图示为期外收缩或房颤，这与《脉说》提出："结脉往来缓，时一止复来，无定数。"的理论相符。（结、代、促、迟脉象的初步研究．上海中医药杂志．9：45；1981年）

1.1.4.4 相应的心电图改变 一般见于房性早期收缩，心房纤颤，室性早期收缩和完全性房室传导阻滞。

1.1.4.4.1 早搏，或室上性早搏未下传者，平行心律产生早搏者，均可导致脉搏间歇而产生结脉。

1.1.4.4.2 房颤心室率缓慢者。

1.1.4.4.3 房扑，房室传导比例在4∶1以上，且不固定。

1.1.4.4.4 严重窦性心动过缓伴不齐，窦房结内游走节律点性心律。

1.1.4.4.5 窦性静止。

1.1.4.4.6 窦房传导阻滞。

1.1.4.4.7 房室传导阻滞，高度或完全性房室传导阻滞时。

1.1.4.4.8 逸搏以上4.4；4.5；4.6；4.7种情况，均可单独形成结脉，但这四种情况常可合并逸搏，也即在心动缓慢的基础上，结脉可合并逸搏。如室性逸搏，房室交界性逸搏不规则者，可有结脉发生，无此逸搏，则心跳可能停止。Q－T间期延长综合征患者，可出现心动过缓，房室连接处逸搏时，也有结脉产生。

1.1.4.4.9 多种心律失常，如窦房阻滞伴有房室传导阻滞同时并存，可引起结脉。

1.1.4.5 结脉者不宜饱餐。饱餐后即刻增快者12/15，平均增快15.7次/分，以餐后即刻为显著（$P<0.05$），表明饱餐可鼓动心阳，心脏负担加重；饱餐后13/15结脉加重更明显，歇止数也增多。

1.1.5 机理

1.1.5.1 阴寒偏盛，气血凝滞，运行阻碍，脉来沉迟，阳不和阴，气行不续，脉来偶停，故见结象。《中医学基础》："阴盛而阳不能和，故脉来缓慢而时一止。"成无己："时有一止者，阴阳之气不相接续也……若阴气盛而阳不能相续，则脉来续而时一止。"

1.1.5.2 久病体弱，元阳衰微，气弱血少，脉道滞涩不畅，脉来迟缓，心阳不振，鼓搏无力，气难接续，偶有歇止，故见结而无力之象。《伤寒溯源集》："结者……此因气虚血涩，邪气间隔于经脉之间耳。虚衰则气力短浅，间隔则经络阻碍，故不得快于流行而止歇也。"张景岳："多由血气渐衰，精力不继，所以断而复续，续而复断，常见久病者多有之，虚劳者亦多有之。"

1.1.5.3 邪郁气结，积滞不散，气、血、痰、食等，阻遏脉道，脉气运行不利，来迟偶然一止，故见结而有力之象。李中梓："气血痰食互相纠缠，运行之机缄不利，故脉应之而成结也。越人云：结甚则积甚。"《脉学阐微》："结脉为痰气阻滞，气郁血凝，酿成积聚，阻碍气机之畅通，血液之循行……而现结脉。"

1.1.5.4 现代医学认为 多与迷走神经兴奋性增高，心脏本身有功能或器质性改变，而使心律不齐（早搏），心搏减慢，心输出量减少或正常，外周阻力降低，周围血管扩张，血管壁弹性减弱等因素有关。《中医基本理论》："可能由于迷走神经兴奋，期前收缩，或房室传导阻滞，窦性心律不齐等因素所致。"《中医脉象研究》："结脉的产生，来自于心律失常中的各种过早搏动，或传导阻滞等。当心脏出现期前收缩时，不论房性、交接区性或室性期前收缩，均可引起暂时性血液动力学障碍，其障碍的程度，与心动提早的程度有关。早搏越早，心室舒张充盈时间越短，心室充盈不足，心血容量减少，心排出血量亦少，而导致血管内血液容量不足，脉搏小而弱，甚者难以触知。"

1.1.6 主证

1.1.6.1 阳衰阴盛 胸闷气短，畏寒肢冷，脘痛喜暖，呕吐清水，饮留水肿，精神萎靡，食少腹胀，痞满胁痛，肠鸣泄泻。

1.1.6.2 血瘀痰结 胸膈痞闷，刺痛或隐痛，痰涎难咯，涕唾黏稠，吞咽似物梗阻，头晕目眩，舌暗或有瘀斑。

1.1.6.3 癥瘕积聚 腹有积块，固定不移，痛有定处，有形可见（癥积）；聚散无常，痛无定处，无形可寻（瘕聚）。

按：结脉主证，一般为疝瘕、积聚、痰饮、疖肿、七情气郁、宿食、跌扑损伤、血瘀肿痛等实证，其脉来有力。《三因方》："结为痰，为饮，为血，为积，为气。"《诊家枢要》："阴独盛而阳不能相入也，为癥结，为积聚，为七情所郁。"《濒湖脉学》："结脉皆因气血凝，老痰结滞苦沉吟，内生积聚外痈肿，疝瘕为殃病属阴。"《脉如》："凡寒饮死血、吐利、腹痛、癫痫、蛊积等气郁不调之病，多有结脉。”

其病因多由气、血、痰、食、饮诸种及邪毒痞塞，积聚壅遏，脉气阻滞，气不续接所致。其中尤以阴寒凝滞致实者为多见。凡心脏疾患，如心脏出现功能性或器质性改变时，引起心悸怔忡，惊恐神散，梦漏亡精，久病虚弱，精力不继等虚证，其脉来无力。《脉理求真》：“结是气血渐衰，精力不继，所以继而复续，续而复断。凡虚劳久病，多有是症，然亦有阴虚阳虚之别。”其病因多由真气竭绝，心阳虚衰，气血大亏之人。但亦有无病而见有脉结者，此乃禀赋有异所致，故不可概言为邪结。

《伤寒论》中提及结脉的计有三条，如“太阳病篇”第131、184、185条等，主要征象表示气血凝滞，不相接续，或气血衰微，不能续行，前者见症是身发黄、少腹鞕，小便不利；后者见症是心动悸等。

外科损伤疼痛剧烈之症，可以出现脉气一时性不能接续之结象。疮疡未溃，或已溃之时见之，预后较差。但痛极见结，不一定是危候之象。现代医学认为，凡心房纤颤，频发性的期前收缩，便可出现一种绝对性不正脉，多属结脉之象。

在治疗上，凡见结脉，总以温补之法为其要则。《诊家正眼》：“惟一味温补为正治也。”《三指禅》：“诸般阴积证，温补或平安。”对结脉的治疗原则，一般不宜采用寒凉攻下之剂，多用温补之法，尚有挽回之机。

1.1.7 主病　可以反映心脏搏动节律异常，是心脏存在器质性病变的临床体征之一，也可以见于无器质性心脏病的人。

1.1.7.1 内科

1.1.7.1.1 循环系病　器质性心脏病，如风心病、冠心症、高心病、甲亢性心脏病、肺心病、心肌病等所致心房纤维颤动，窦性心律不齐，证属心阳衰弱者；低钾、迷走神经张力减低，心肌缺血、缺氧等情况下，颤动阈值减低，此时室性早搏易于诱发室颤。

1.1.7.1.2 消化系病　某些肠梗阻，胃肠功能紊乱，电解质紊乱，尤其是钾离子浓度降低，或钠离子浓度升高，导致快纤维的自搏性增强，肝脾肿大，肝硬化晚期，证属阴盛气结；或癥瘕积聚，阴亏脾虚者。

1.1.7.1.3 神经系病　脑血管意外、脑脓肿、颅内占位性病变，或植物神经功能失调，证属痰积，或瘀血阻结者。

1.1.7.2 外科　脑震荡、胸外伤及跌扑损伤，引起疼痛剧烈，证属瘀血阻络者；疔毒、疮痈、蜂窝组织炎，证属邪毒痞塞者。

1.1.7.3 妇科　妇女妊娠，或妊娠呕吐，证属气郁或气血不足者。

1.1.7.4 其他　神经官能症、某些慢性消耗性疾病的晚期、过度疲劳、过量烟酒，证属真阳衰微者；或病毒性心肌炎、感染性心肌病等，或药物中毒、酒精中毒、外科手术，及对心肌损伤、刺激等，证属邪毒痞塞者。

1.1.8 合脉　结脉与其他脉象兼合，有助判定疾病的性质与虚实。

浮结寒邪滞留，或痈疽瘀积，或内积久病。沉结内郁积气，或为积聚。涩结为癥积瘀内。缓结阳虚，微结气微，或真气衰弱，或积微。结甚积甚，或积聚肿痛。滑结痰饮内积。数结热盛肿痛。或为阴虚，结代为伤寒心悸虚证。《中医脉诊学》：“浮而结者，是外邪阻滞经络肌表，故主寒邪滞经，风邪袭表，四肢浮肿，或邪气阻塞，气机不利；血行不畅之痛证、积证。沉脉主里，故沉而结者，为痰饮、积气、瘀血在内，阻滞气血流行，而痛积内相迫，甚则血脉外溢，大便下红。脉缓而结，为阳气虚，阳虚不能温血，气虚不能运血，故血滞而为结。脉数而结，是阴虚生内热，血行虽数，而元阴已衰，脉气不续而结。张景岳：‘缓者犹可，数者更剧。’脉结代者，是寒伤心气虚亏，心悸，脉行不畅，结代并见。”

1.1.9 案例 指导临床论治疾病方面，有着重要的借鉴作用。

1.1.9.1 伤寒心虚 《伤寒论·太阳篇》177 条：“伤寒脉结代，心动悸，炙甘草汤主之。”尤在泾：“脉结代者，邪气阻滞而营卫涩少也，心动悸者，神气不振而都城震惊也，是虽有邪气，而攻取之法，无所施矣。”

按：本条是伤寒心虚的脉证治法。“脉结代”，是结脉与代脉在不同时间内，见到两种特殊脉象，此属阴血大虚，真气不续所致。又见心率快，乃血虚气弱之候，虽有伤寒表证，亦不暇顾及，当据表里同病，里虚先治里，心虚宜治心，故用养心复脉的炙甘草汤。脉结代是气血虚亏，精力不继，心阳不振，须峻补气血，温振心阳，真气恢复，脉结代可除。

1.1.9.2 寒伤中阳 《卫生宝鉴》载：有病人伤寒八九日，医见热甚，以凉剂下之，又食梨，伤脾胃，四肢冷，时昏愦，余诊脉，动而有中止之时，心动悸，呃逆不绝，色变青黄，精神减少，目不欲开，蜷卧，恶与人语，以炙甘草汤治之，减生地黄，恐损阳气，剉一两令服无效，再令于市铺，选尝气味厚者，再煎服之，病遂减半，再服即愈。

按：此案邪热尚未入阳明，误用凉药及食梨，伤及中阳，气血虚损，产生变证，出现肢冷，昏愦，神减，面黄，呃逆等症，阳虚见端，易与四逆汤混淆，但证之要点，脉动而中止和心动悸之状同也。

1.1.9.3 膀胱蓄血 《伤寒论·太阳篇》125 条：“太阳病身黄，脉沉结，少腹鞕，小便不利者，为无血也。小便自利，其人如狂者，血证谛也，抵当汤主之。”程效倩：“太阳病至于蓄血，其身必黄，里热固谛于色矣，脉沉而结，里热且谛于脉矣，少腹鞕满，里热更谛于证矣，据此可指为血证，而用抵当乎？未也，须以小便谛之。小便不利，前三者虽具，只为蓄溺而发黄，属茵陈五苓散证，毋论抵当不中与，即桃核承气亦不中与也。若前三者即具，而小便自利，其人如狂，是血证谛，何论桃核承气，直须以抵当汤主之，而无狐疑矣。”

按：太阳邪热入府而发黄，一为热与血结，除发黄外，如狂，少腹鞕满，小便自利，脉沉结必具之症；一为热与水结，发黄，少腹鞕满，脉沉结与蓄血发黄无异，但小便不利，为其要点，机转不同，治法各异，应以详辨。

1.1.9.4 燥屎结肠 据《脉学刍议》载：单某，男性，50 岁，患伤寒发热不退，神昏谵语，曾住院治疗无效。诊其脉沉缓之中有歇止之象，问其家人大便情况，答以泻水，心甚怀疑，细诘之，所以虽稀水则奇臭异常，诊腹则脐部坚而拒按，恍然有悟，此乃阳明府证，燥屎蓄结，热结旁流也，因予大承气汤一剂，下燥屎甚多，发热及谵语皆退，脉搏已起，后经调理二月余，恢复如常人。

按：阳明府实证，以痞、满、燥、实、坚为其要点，此患者脉结、脐腹拒按而坚，服大承气下燥屎，此乃伤寒阳明府实燥屎内结所致，辨症用药妥当，故脉症而退。

1.1.10 鉴别

结脉易于代、促、涩、解索等脉相混淆，故应进行区别。结脉与代、促、涩、解索脉皆动中有止，止而复来之象。但结脉的歇止无规则性（止不定数）；代脉的歇止有规律性（止有常数），促脉是急数中有不规则的歇止，涩脉的脉律基本规整，无歇止现象。结脉歇止以外的常态脉搏间期基本相等，脉力大小一致；解索脉的脉搏间期多不相等，脉力强弱不均，出现乍疏乍密、散乱无序特征。脉象图易于分别。详见代脉节鉴别表。

1.1.11 歌诀

脉迟或缓一止结[1]，
止无常数复即觉[2]。
太过阴盛血痰积[3]，
不及阳微气行弱[4]。
寸部心疼[5]寒凝咳[6]，
关停食痰[7]瘕聚胁[8]，
左尺腰疾痿躄症[9]，
冷疝腹痛右尺别[10]。

1.1.12 注释

[1] 脉迟或缓－止结　脉来迟缓，时有停跳、歇止之象，便称为结脉。

[2] 止无常数复即觉　结脉的歇止，无有一定时间和常数。复：恢复、补偿之意；觉：感觉。即歇止时间短，很快恢复原来搏动，或者频速而连续搏动 2 次左右，得以补偿。因此，指下便能感觉到它搏动的情况。

[3] 太过阴盛血痰积　指脉结有力，可见阴盛寒证，血瘀刺痛、痰饮停留、症瘕积聚等实证。多由阴邪独盛，气血凝结，脉气不续所致。《濒湖脉学》：“结脉皆因气血凝，老痰结滞苦沉吟，内生积聚外痈肿，疝瘕为殃病属阴。”《脉如》：“结为阴邪固结之象……凡寒饮死血、吐利、腹痛、癫痫、蛊积等气郁不调之病，多有结脉”。《脉简补义》：“阴盛则结……凡忧郁痰水、积聚、寒湿之脉，莫不见结。”

[4] 不及阳微气行弱　指脉结无力，症见胸闷气短，心悸自汗，神倦乏力，或见畏寒肢冷，面色苍白，心胸憋闷或疼痛，或神昏气弱等。多由元阳衰微，气虚血涩，中焦虚寒，脉气虚弱，不能接续所致。张景岳：“凡病有不退，而渐见脉结者，此必气血衰残，首尾不继之候。”

[5] 寸部心疼　指左寸脉结，症见胸中窒闷，心悸突发气喘，心前区刺痛，咽干津少，惊恐烦躁等，多由脉痹日久不愈，感受外寒，或心阳久衰，气血虚亏，邪犯于心，心气痹阻，脉道不畅，气难接续。李中梓：“左寸心寒，疼痛可决。”《现代中医脉诊学》：“寸结，左为心痛。”《脉诀启悟》：“左寸脉结，心寒疼甚。”

[6] 寒凝咳　指右寸脉结，症见恶寒发热，不渴，无汗，浮肿，胸痞身疼，干呕，咳喘，痰多稀白等。多由肺气不足，内停水饮，复受风寒，寒凝阻滞所致。《难经·四十九难》：“形寒饮冷则伤肺。”《诊家正眼》：“右寸肺虚，气寒凝结。”《脉诀启悟注释》：“右寸脉结，肺虚寒凝。”《脉学阐微》：“右寸结，胸满气短，胸痛心悸，咳喘气短，有痰舌淡。”

[7] 关停食痰　指右关脉结，症见脘腹胀满，水饮在肠，漉漉有声，呕吐痰涎，口渴不欲饮，水入即吐，纳差嗳腐，吞酸，便秘，背冷如掌大，头昏目眩，苔白滑。多由外

感寒湿，或饮食所伤，中阳被遏，脾失健运，食停中焦，或饮留胃肠所致。李中梓：“右关结形，痰滞食停。”《脉诀启悟注释》：“右关脉结，痰积食停。”

［8］瘕聚胁　指左关脉结，症见癥瘕，积聚，痞块，肿物等，结聚两胁肋部。多由肝气郁结日久，气血淤滞，经络不畅，脉气运行，受到障碍所致。《脉诀汇辨》：“结在左关，疝瘕必现。”《脉诀启悟》：“左关脉结，疝瘕凝结。”

［9］左尺腰疾痿躄症　指左尺脉结，症见腰、股、胫、膝、踝疼痛沉重，畏冷喜温。或见下肢痿躄，膝、踝、足等关节软弱不用，如感觉脱失，麻木不知，肌肉瘦削，腰脊酸软无有疼痛。多因肝肾阴虚，久病体弱，气血不能濡养经脉，脉行怠缓无力，气不接续，偶见歇止之象。《脉诀启悟注释》：“左尺脉结，痿躄之疴。”《脉学阐微》：“左尺结，少腹胀满，食少便溏，下肢拘挛。”

［10］冷疝腹痛右尺别　指右尺脉结，症见面色苍白，冷疝腹痛，喜温恶寒，寒痹下肢关节疼痛，阴疽痈毒作痛，经行少腹痛等，多由阴寒邪盛，滞留经脉，寒凝血滞，脉道受阻，气行失续，必见结而有力之象。《诊家正眼》：“右尺见结，阴寒为楚。”《脉学阐微》：“右尺结，女子月事不调，或行经后期，经行腹痛，少腹胀闷。”

1.1.13　结语

结脉阴然，来迟或缓，可大可小，时见停跳。
止后复出，止无常数，举按诊处，三部可触。
动中止者，更来小数，能还反动，早搏不定。
阴寒盛甚，阳不和阴；元阳衰微，气弱血亏；
邪郁气结，积滞不泄，气血食痰，交互相缠。
脉道凝结，气不续接，太过不及，以辨虚实。
宿食七情，痰饮疖肿，疝瘕积聚，损伤跌扑。
虚弱久病，心悸怔忡，结甚症倍，结微症微。
浮结寒留，瘀积病久，痈疽疮痛，四肢浮肿。
沉结里郁，气积痛剧，瘀血内攻，大便下红。
缓结阳虚，代结心惧，痰饮滑结，数结热邪。
左寸惊恐，胸闷刺痛，心悸气喘，烦躁咽干。
右部肺虚，风寒凝拘，胸痞咳喘，发热恶寒。
右关寒湿，饮食伤脾，脘腹胀满，呕吐食减。
瘕聚左关，癥积痞顽，两胁隐痛，肝郁疼肿。
冷疝腹痛，痛痹痛经，喜暖恶寒，右尺结观。
腰痛左尺，肢软痿躄，肌肤瘦削，麻木无觉。
总宜温补，生机得助，寒凉下攻，难保康平。

## 2. 代脉类

### 2.1　促脉（阳）

2.1.1　脉义

促有急促、结促、短急、迫促之义。

李中梓：“促之为义，于急促之中，时见一歇止。”

叶橘泉：“促，为结促之促，数脉中有急促之象。”

《脉诊》：“促，是形容短与速。”

柳谛：“脉跳急促而有间歇之意。”

汪慎之：“促者，速也，迫也，近也。”

促脉是指脉来急促，或数见一止，止无定数，止后复来，举按皆然，如疾趋一蹶。即脉率在90～160次/分之间，同时出现间歇的脉象。也可以说，促脉是数或疾脉与结脉兼合在一起的一种复合脉。

《脉象图的研究》：“促脉，来去急速，时有一止，止而复来，如蹶之趋。”

2.1.2 脉律

往来急促，或数中一止，止后复来，如趋一蹶。

《素问·平人气象论》：“寸口脉中手促上击者，曰肩背痛。”

姚止庵注：“促上击者，洪大急数之脉也，阳盛火炽之候。人身以背为阳，阳火太过，故肩背痛。”

吴昆注：“脉来数时一止，曰促。上部搏手，曰上击。是邪居上部，故曰肩背痛。”

按：此段经文，后世一些医家，对此看法略有不同。促，此当指脉来急促。“促上击”，指寸口脉急促而搏击于指，是阳邪盛于上之象，肩背为阳，故痛在肩部。

《伤寒论·辨脉法》：“脉来数，时一止复来者，名曰促。”

按：本条仲景以脉搏数而时有一止，来测知阳盛的机转。“脉来数”，是阳盛阴虚，阳气有余所致。“时一止复来”，是阴虚不能与阳相接续，因而出现歇止，脉能自还，且歇止也没有一定规律性。

《脉经》：“促脉来去数，时一止复来。”

按：叔和在《伤寒论》的基础上，更加明确提出促脉的速率，往来较快，形同数脉，但搏动之中而有歇止，止后搏动如前，无一定时间。后世医家基本是持这个观点。

《脉诀》：“促者阳也，指下寻之，极数，并居寸口，曰促。渐加则死，渐退则生。”

按：高阳生此文是据《内经》而来，寸口极数曰促，未提有歇止之意。清·张璐亦认为，促字本意为短与速，《内经》中论促脉原本无歇止之意。经文“寸口脉中手促上击者”，似不在于为促脉命名，而是阐明寸口脉的太过与不及所出现的病证，高氏所言，后世医家亦有相同的看法。但是这种说法，极难与疾脉相区别。

《脉诀刊误》：“促脉……或来去数，时一止复来。黎氏曰促脉虽盛疾，必时一止复来者，如趋之蹶也，故徐疾不常。”

按：戴氏信崇仲景、叔和“来去数，时一止复来”之说，又引黎氏之语“如趋之蹶，徐疾不常”，趋，急行也；蹶（jue），跌倒之意。是形容促脉恰如急急行走的人，偶然跌倒一次，出现快而突停之状，脉的搏动呈现快慢不匀之象。

《诊家枢要》：“促，阳脉之极也，脉来数时一止复来者，曰促。”

《濒湖脉学》：“促脉，来去数，时一止复来，如蹶之趣，徐疾不常。”

《诊家正眼》：“促为急促，数时一止，如趋如蹶，进则必死。”

《诊宗三昧》：“往来数疾中忽一止，复来。”

《医灯续焰》：“若数中时见一止，名曰促脉。”

赵濂：“数而一止为促。”

近人李聪甫："促脉原为数，疾行一蹶时。"

按：自仲景、叔和之后，绝大多数医家皆赞同，促脉往来疾速，数中时见一止之说，但亦有医家所叙则与此不同。

《脉学辑要》："促为短急、促迫之状，非为数而一止也。"

《脉经直指》："盖促者数之甚，数者促之源，先数而后促，此至数之极也。"

《全生指迷方》："促脉之状，自尺上下寸口，促急有来无去。"

《时氏诊断学》："此促为急促之义，与'数中一止'不符。"

近人姜春华认为促脉"此乃急促之义。"

按：《内经》及部分古今医家，皆认为促脉往来急促，或有短急促迫之象，若按此义看，实与疾脉无甚区别。故方龙潭认为："夫促脉者，脉之疾促，并居寸口之谓也。"这是方氏对促、疾二脉认识不清的说法，此源因《脉诀》所误造成的。

《察脉真经》："促者阳也，贯珠而上，促于寸口，出于鱼际，寻之数急，时似止而复来。"

按：杨仁斋氏认为促脉来数急，"贯珠而上"、"出于鱼际"，此即《内经》"上击"之义。"时似止而复来"，是言促脉似有歇止之义。并且认识到促脉在脉形、速率、节律方面，存在两种不同的征象。清·叶子雨："要知近世所宗《脉经》之数而歇止之促，非古医经所谓之促，乃代脉中之一种。"

《脉学阐微》："促脉脉象有两种说法：一为数中一止，一为脉搏急促。"

综上所述，促脉一谓急促，一谓数见一止，止后复来，如趋一蹶。形态与节律不同，其主证与主病也不相同。姜春华认为："此二种截然不同之脉，主病各有专当。"故促脉之义在于此矣。

2.1.3 诊法

急数一止，止无定数，止后复来，三部皆然。

《脉诀刊误》："促脉，尺微关细，寸口独实而滑数，并居于上，或来去数，时一止复来。"

按："寸口"，即指寸口脉的寸部。戴氏言寸口脉的寸、关、尺三部，脉的形态不同，谓独寸部"并居于上"，便可清楚见到脉的"实而滑数"之象。"来去数，时一止复来"，亦是注重促脉的另外一种变化征象，从而说明促脉有二种不同的形态。

《察病指南》："按之极数，时止复来。"

舒诏《辨脉篇》："促脉数时一止，亦无定规。"

《医悟》："促乃数而一止，亦无定数。"

《三指禅》："促脉形同数，须从一指看。"

近人吴一渊："数而时止复来，止无定数。"

近人郭振球："促脉急数而时一止，止无定数。"

近人杨毓隽："数急偶有歇止，止无定数。"

按：促脉急数往来当中，有时歇止停顿。"止无定数"、"无定规"，即无一定规律。搏动歇止无一定常数，止后复动如前，无论轻取、重按皆可触及。

时逸人引黄星阳语："促居寸口，出于鱼际，寻之急数，似止而复来。"

按：时、黄二氏是袭上文杨仁斋之语。但据黄氏之意，促脉亦当在寸口脉的寸部诊取，关尺似无所见。“寻之急数，似止而复来”，“寻”，是可在浮、中、沉三候之中诊寻。若促脉只见一部，或单见寸部，出于鱼际，似以与溢脉、动脉、长脉相类，难以区别，故此说亦欠妥当。

2.1.4 特点 促脉的指诊与物理检查特征。

2.1.4.1 促脉去来急数，或中间有不规则的歇止，颇似数脉中而有停顿之状，歇止时间较短。脉率 >90 次/分。一般在 92 ~ 160 次/分，节律不齐。

2.1.4.2 脉搏图中的心房波消失，主波振幅和间距大小不一。《濒湖脉学新释》：“脉图呈脉率快，节律不齐，大脉图后出现小脉图（主波幅有高有低），且无一定规律性。”张镜人等[1]通过 5 例促脉的测定，据脉图的 bb’平均值 14.6 毫米计算，约合心率每分钟 102 次。心电图均示为房颤，心率多快速，平均心室率每分钟 130 次左右。这与“促为急促”的理论是符合的。

2.1.4.3 相应的心电图改变 （1）心房纤颤；（2）早搏。（3）心动过速：短阵性心动过速发作及其终止后代偿间歇，常可形成促脉；（4）心房扑动伴房室传导比例不规则者，可引起促脉。（5）多种心律失常，如阵发性室上性心动过速伴早搏，或Ⅱ度房室传导阻滞等；（6）此外，促脉也可见于洋地黄中毒所致双结性心动过速伴阻滞者。有时也可见于急性心包炎心动过速伴有奇脉者。

2.1.4.4 饮食对促脉的反映 饮食的不同或过饥、过饱，会对促脉产生一定的反映。(今据杨天权等人报导饱餐对促脉影响概括如下)

2.1.4.4.1 脉搏至数的改变 饱餐后即刻增快者 12/15，平均增快 15.7 次/分，以餐后即刻增快为显著（$P<0.05$），表明饱餐可鼓动心阳，心脏负担加重。

2.1.4.4.2 脉搏节律和至数 饱餐后 13/15 促脉加重更明显，歇止数也增多。

2.1.5 脉理 促脉形成的病理因素与机理变化。

2.1.5.1 阳盛火炽，热迫血行急速，脉见数疾；热邪损耗阴液亏损，暂不接续，致急行之中而有歇止。《濒湖脉学新释》：“阳热亢极而见促脉，其促之成多缘热迫血行而脉见急数，热灼阴涸，致急行之血，量有不继而见歇止。”

2.1.5.2 邪气内郁日久化热，邪气阻遏脉道，脉气之机时有不能续接，故脉见促象。林沛湘：“阳盛火亢，热迫血行，脉必见数，内挟邪实阻滞，故偶见间歇，脉象促而有力。”

2.1.5.3 元阳大衰，阴津涸竭，阳衰则气不续，或虚阳上浮，阴涸液不充，阴不和阳或离决，气血不能顺接，故脉气不续见促而无力之象。李中梓：“真元衰惫，则阳弛阴涸，失其揆度之常，因而歇止者，其止为重。得之于脏气乖违者，十之六七，得之于真元衰惫者，十之二三。”

2.1.5.4 现代医学认为 多与交感神经兴奋性增高，心肌兴奋性异常，心脏本身有功能或器质性改变，而致心律不齐或心房纤颤，心搏代偿性增快，以维持每分钟输出量，循环血量正常或减少，血管弹性阻力增加，血压下降或正常等因素有关。《中医基本理论》：“可能交感神经兴奋性增高，期前收缩，心房颤动等因素引起。”

2.1.6 主证 主要是阳盛诸病和脏气乖违造成的。

2.1.6.1 阳热亢盛 高热不退，温毒发斑，气怒发狂，痈疽肿胀，头痛目眩，口苦咽干，烦躁汗出，便秘尿赤，舌红苔黄。

2.1.6.2 实邪阻滞 胸脘痞闷，腹痛恶食，嗳腐吞酸，痰饮咳嗽，咯痰不爽，涕唾稠粘，咽中有物，吞吐梗阻，胁胀刺痛，拒按，痛处固定，或窜动。

2.1.6.3 脏气虚衰 胸中憋闷，心悸怔忡，汗出不止，滑精泄利，呕吐不食，畏寒肢冷，腰痛如折，气急喘促，或气短息微。

按：促脉属阳，凡脉来急数，手促上击，贯珠而上，促于寸口，出于鱼际，或数中见止，止后复来，如趋一蹶者，皆谓之促脉。自古以来，诸家所言促脉有两种形象，故其主病亦不相同，近人姜春华教授说："凡急促上击者，应主阳盛诸病；其歇止之促，应主脏气乖违。临床上心脏疾患常见歇止之脉，是'脏气乖违'也；其严重者，则是'真元衰惫'矣。气血食痰诸因，不过言其可由此引起，或有五郁之症，并见歇止之脉，非五郁之症必致脉促也。"促亦应查看脉之有力无力而区别。从近代临床及病理看，可概括有三种证候类型。

一谓阳热亢盛，多见热邪之极的高热不退，或湿热疫毒入营血，出现发斑狂躁阶段，或疮疡痈毒壅遏，出现红肿热痛，疽毒内陷，全身感染之时。《崔氏脉诀》："阳盛则促，肺痈阳毒。"滑伯仁："促，阳独盛而阴不能相合也，或怒气逆上，亦令脉促，促为气涌，为狂闷，为瘀血发狂。"

二谓实邪郁滞，多见气、血、痰、食、湿郁积，而致气滞、瘀血、痰饮、宿食、湿郁等。五郁或可单见，或交互一起，其脉多促而有力。滑伯仁："又为气，为血，为饮，为食，为痰，盖先以气热脉数，五者或有一留滞其间，则因之而为促。"姜春华认为："滑氏以二者不同之脉欲求主病一致，故而如此云云，不知歇止之脉，其初亦不一定见急促，五郁之病，其脉亦不一定见促，滑氏以为滞则结而为促，乃想当然之辞。"

三谓脏气衰微，真元虚衰、阴津大亏出现的胸闷气短，自汗盗汗，呕吐不食、泄利遗滑等。其脉多促而无力。《中医脉诊学》："脉促数中一止，举之脉急而促，按之无力而渐无。见于虚劳垂危之项，是阴脱之兆，为元阴竭而虚阳上浮，阴阳离决之死候。"因此，促脉对判断疾病进退，预后亦有十分重要的意义。《脉诀》："渐加则死，渐退则生。"《脉诀汇辨》："如止数渐稀，则为病瘥；止数渐增，则为病剧。"《四明心法》："身热脉来频歇止，至数之中促不祥，若还病退渐无妨，愈进料之应身亡。"促脉的形态、速率、节律的变化，可以反映出疾病进退，轻重和预后。《伤寒论》中论及促脉计有4条，如"太阳病篇"第22、35、146条，"厥阴病篇"第24条等。主要征象表示邪盛而与正争，使脉气混乱，故其见症是胸满，或下后利不止，或手足厥逆等。

总之，促脉主证可概括为气怒上逆，胸满烦躁，汗出作喘，血瘀发斑，狂奔，以及痈肿实热，痰食停滞，厥逆，下利诸疾，若疮疡在未溃或已溃时见之，预后不良。

在治疗上，应脉证合参，脉促有力，其证多实。故用清热泻火，行气活血，消食化痰等治则，若促而无力，其证多虚，宜大补元气，回阳救逆为主。

2.1.7 主病 主要人体机能活动亢进或感染，中毒性疾病，累及或损伤心肌发生的病变。在青少年中，窦性心动过速者，伴有明显的窦性心律不齐时，也可出现促脉。

2.1.7.1 内科

2.1.7.1.1 循环系病 器质性心脏病，常见心房纤颤、风心病、冠心病、肺心病；或高血压心脏病、感染性或中毒性心肌病引起的心律失常，常见窦性心动过速伴有期前收缩，部分Ⅱ度房室传导阻滞；亦可见于非阵发性结性心动过速伴部分传导阻滞，或心房扑动持续2∶1房室传导阻滞伴部分4∶1传导阻滞时，心力衰竭，证属心阳衰败，心阳暴脱者。

2.1.7.1.2　消化系病　急性胃炎、胆囊炎与胆石症急性发作，证属邪热内实；肠梗阻、胆道蛔虫，证属气滞血瘀，或宿食、虫积者。

2.1.7.1.3　呼吸系病　肺炎极期、支气管炎并发感染、呼吸衰竭，证属痰热互结，或肺气虚衰者。

2.1.7.2　传染病科　急性化脓性脑膜炎、中毒性菌痢、败血症等，证属阳热亢盛者。

2.1.7.3　外科　常见痈、疽、疮、疖的局部肿痛，急性全身或局部感染，证属阳毒火盛者；或局部损伤引起高热肿痛，或气滞血瘀者。

2.1.8　合脉　促脉与其他脉象兼合，有助判断疾病的性质与部位。

浮促阳热火盛，或阳明热盛。促兼小或促细无力，为阳虚或心阳虚脱。促而沉涩，为气血瘀滞。促而洪实有力，邪热亢盛，或邪滞经络。促而滑数，痰热壅肺，或疮疡、或肠痈、肺痈。《脉学阐微》："促而洪实，热盛。促而滑数，肺热痰涌。促而沉涩，血气郁滞。促而小损，虚脱。"

2.1.9　脉案　在指导临床论治疾病方面，有重要的借鉴作用。

2.1.9.1　脾肾虚泄　据《诊家正眼》记载：燕都王湛六，以脾泄求治，神疲色瘁，诊得促脉，或十四五至得一止，或十七八至得一止，余谓其原医者曰："法在不治"，而医者争之曰："此非代脉，不过促耳"，余曰："是真元败坏，阴阳交穷，而促脉呈形与稽留凝滞而见，促者不相侔也。医者唯唯，居一月果殁。"

2.1.9.2　表证下利　《伤寒论·太阳篇》34条："太阳病，桂枝证，医反下之，利遂不止，脉促者，表未解也。"

按：此条指出表证误下后下利，脉促为表未解，仍可解表。其脉来促，说明正气尚盛，虽经误下，邪气未尽传入里，留滞经脉，正气犹有余力，鼓搏外出，邪偶阻脉道，故见促象，此时宜因势利导，虽下利仍可用桂枝汤，或葛根汤以解表邪。脉促，仲景虽未言其形，但在"辨脉法"中，已有明训，且桂枝汤证，又不是阳热亢盛之证，故不可以急促之势言为促脉也。

2.1.9.3　表邪陷胸　《伤寒论·太阳篇》21条："太阳病，下之后，脉促，胸满者，桂枝去芍药汤主之。"成无已注："此下后脉促而复胸满，则不得为欲解。由下后阳虚，表邪渐入，而客于胸中也。"柯韵伯："促为阳脉，胸满为阳证；然阳盛则促，阳虚亦促，阳盛则胸满，阳虚亦胸满。此下后脉促而不汗出，胸满而不喘，非阳盛也。"程效倩："有阳盛而见促脉者，当辨于有力无力，仍须辨之于外证也。"

按：本条指出表证误下后，胸阳被遏的脉证和治法。"脉促、胸满"并见，说明胸阳被遏而欲外伸之象，脉促主心阳已伤，当为心阳虚，其脉必促而无力。《脉学刍议》："阳气盛的脉促应指有力，本节脉促应指无力，所以宜与辛温以通阳达表。"

2.1.9.4　表证欲解　《伤寒论·太阳病篇》140条："太阳病，下之，其脉促，不结胸者，此为欲解也。"张隐庵："其脉促，则太阳阳气在表，不与里阴相接，虽下之而不结胸者，太阳表气无亏，此为欲解也。"《医宗金鉴》："脉促当是脉浮，姑与不结胸为欲解之文义相属。"

按：《医宗金鉴》谓："脉促当是脉浮"句不妥。仲景精通医理，决非以浮误为促象。

《金鉴》原非按《伤寒论》之意而释，故不可信从。太阳病用下法治疗，虽属误治，但因人不同，产生变证较多，如正气旺盛，亦能驱邪外出而获痊愈，本条正是此意。其脉促表明阳气有余而见数，下法伤其阴，阴虚不能与阳相续接，故有歇止，因未见变证，阳气趋外，故有欲解之势。

2.1.10 鉴别

促脉与结、代、涩、散、疾等脉相类，易于混淆，应与区别。促脉急促，数而时止，止无定时，止后复来。结脉迟缓时一止复来，止无定时；代脉迟或数中一止，止有定数，歇止时间长，歇止后又无补动。涩脉细迟而艰涩，似止非止，虽与结代脉类同，实则非也；散脉浮大无根，至数不齐，强弱不匀；疾脉急疾，数之至极，一息七八至，不见止象。《濒湖脉学》："数而时止名为促，缓止须将结脉呼，止不能回方是代。"详见代脉节。

2.1.11 歌诀

促脉急促居寸口[1]，
亦有数中一止求[2]。
阳热实邪[3]五郁证[4]，
脏衰阴亏何时休[5]。
寸心火亢[6]喘咳嗽[7]，
关胁刺痛[8]食伤忧[9]，
左尺精脱真阴竭[10]，
右逢亡阳汗不收[11]。

2.1.12 注释

[1] 促脉急促居寸口 《内经》及后世部分医家认为，促脉往来急促，或有短急促迫之象。寸口，指寸口脉的寸、关、尺三部。

[2] 亦有数中一止求 亦有的医家提出，促脉速率快，急数之中时有歇止，止后复搏动如前，如趋一蹶者。

[3] 阳热实邪 促脉主阳热实证，多见于阳邪亢极阶段，或见于温毒入营血而发斑发狂，或见于热毒淫盛，灼血腐肉之毒疽等实邪引起的病症。

[4] 五郁证 指气、血、痰、饮、食五者之郁所引起的病证，或为气滞，或为瘀血，或为痰积，或为饮聚，或为宿食，或五者单见，或交互为患，总由实邪阻滞所致，脉来促有力。《古今医统》："促因阳盛，为狂为怒，五积于中，脉因而阻。"

[5] 脏衰阴亏何时休 促脉亦主脏气衰弱，阴液亏损，真元不足所致的泄利、遗精、崩漏、大汗出等症，其脉来多见促小无力之象。

[6] 寸心火亢 指左寸脉促，症见口舌生疮，心烦，失眠等。多由心脏本经的虚火上升所致，脉促多见无力之象。若症见面赤、心中烦热、睡眠不宁、尿赤，或谵语如狂，或吐血，衄血等，多由心火亢盛所致，脉促多有力。《诊家正眼》："左寸见促，心火炎炎。"《脉学阐微》："左寸促，心热壅迫。"《现代中医脉诊学》："寸促，左为火炎亢热。"

[7] 喘咳嗽 指右寸脉促，症见气逆喘促，咳嗽痰涌，喉中有痰鸣声。多由痰热壅肺所致。《脉诀汇辨》："右寸脉促，肺鸣咯咯。"《脉学阐微》："右寸促，咳喘痰涌。"《现代中医脉诊学》："寸促，右为气逆鼻鸣，喘急。"

［8］关胁刺痛　指左关脉促，症见胁肋疼痛如刺，按之痛剧，痛处固定，入夜痛甚，或见痞块，大便下血或秘结。多由肝气郁滞，久病入络，血行瘀阻，或跌仆闪挫所致。《诊家正眼》："促见左关，血滞为殃。"《脉诀启悟》："左关脉促，血燥生殃。"《脉学阐微》："左关促，胁胀血滞。"

［9］食伤忧　指右关脉促，症见脘腹饱胀，嗳气酸腐，纳呆不食，大便不稠，甚至黄疸、痞块、臌胀等，多由食滞不消，气机不利，损伤脾胃所致。属《丹溪心法·六郁》中的食郁范畴，可用食郁汤和保和丸治疗。《诊家正眼》："促居右关，脾宫食滞。"《脉诀启悟》："右关脉促，脾宫食伤。"《脉学阐微》："右关促，脘胀痛，呕恶食积。"

［10］左尺精脱真阴竭　指左尺脉促，症见腰膝痿弱，梦遗精滑不止，骨内酸疼，发热夜甚，尿涩淋浊，大便下血，睡眠盗汗，面赤颧红，多由肾精阴亏，相火妄动所致。《诊家正眼》："左尺逢之，遗滑堪忧。"《脉诀启悟注释》："左尺脉促，遗精滑脱。"《脉学阐微》："左尺促，肾热、头眩、淋浊、便血。"《现代中医脉诊学》："尺促，左为遗精。"

［11］右逢亡阳汗不收　指右尺脉促，症见大汗淋漓，汗出如珠而微粘，畏寒，手足冷，呼吸微弱，面色苍白，口不渴，或渴喜热饮，唇舌淡润，甚则口唇青紫，类似休克，多由热邪耗伤阳气，以致阳气突然衰竭所致。《诊家正眼》："右尺逢之，灼热为定。"《脉诀启悟注释》："右尺脉促，灼热亡阳。"《脉学阐微》："右尺促，相火旺盛。"《现代中医脉诊学》："尺促，右为亡阳。"

2.1.13　结语

促脉阳知，往来急疾，手促上击。或数一止。
止数无定，止后复动，三部诊切，如趋一蹶。
早搏房颤，心脏律乱，饱餐且忌，食少为宜。
热迫血速，津亏液枯，邪滞脉路，气难接续。
真元衰露，阳弛虚浮，阴不和阳，促行力伤，
按之渐无，阴脱之故，虚劳垂微，危候可推。
阳热亢盛，实邪阻行，气血痰湿，五郁食积。
脏气乖违，单见互配，厥逆下利，促行有力。
止数渐增，其病则凶，止数渐退，病瘥平归。
促细无力，心阳虚期，兼合沉涩，气血瘀测。
火旺浮促，阳明热故，促而洪实，邪热留炽。
促合滑数，肺壅痰热。细小又促，阳脱汗出。
散涩代结，与促相列，临证鉴别，掌握要诀。
结脉迟缓，一止时见，止后复初，止无定数。
代迟或数，间有止歇，止有定数，止后不复。
涩脉细软，往来涩艰，似止非止，不畅涩迟。
浮大散忧，涣散不收，沉无无根，至数不匀。
左寸火炎，不寐心烦，谵语发狂，吐血衄防。
右寸肺热，气逆喘咳，喉有鸣声，痰火上壅。
刺痛在胁，痞块便血。左关肝郁，病久致虚。

右关食郁，胃伤痛剧，脘腹胀饱，嗳腐难疗。
左尺精脱，真阴竭灼，骨痛盗汗，腰膝酸软。
右尺见促，亡阳汗出，足冷息微，神昏病危。
脉促无力，证虚无疑，调补元气，回阳救逆。
有力实多，祛邪清热，活血行气，化痰消积。

2.2 代脉（阴）

2.2.1 含义

代有更代、更换、替代、禅代之义。

《灵枢·邪气脏腑病形篇》："黄者，其脉代也。"代，此乃更代之义。

《诊家枢要》："代，更代也。"

《诊家正眼》："代者，禅代之义也。"

《伤寒溯源集》："代，替代也。"

《脉学研究十讲》："代，为更代、更换之意。"

代脉是指脉来迟或数，动而中止，不能自还，良久复动，复动依前，止有定数。

代脉是心律不齐的外在表现，其脉搏节律可呈比例的歇止或弱小搏动。如心脏二、三、五联律，脉搏可在一、二、四跳动后出现一次歇止，或一、二、四次强力搏动后，出现一次弱小搏动。

《脉象图的研究》："代脉，乍数乍疏，动而中止，不能自还，因而复动。"

2.2.2 脉律

来数或迟，动中一止，不能自还，良久复动。

《素问·宣明五气篇》："五脏应象，肝脉弦，心脉钩，脾脉代，肺脉毛，肾脉石，是谓五脏之脉。"

王冰注："代，耎而弱也。"

张介宾注："代，更代也，脾脉和耎，分工四季，如春当和耎而兼弦，夏当和耎而兼钩……随时相代，故曰代，此非中止之谓。"

按：经文言脾脏在四时气候中，脉出现变更替代之象。因脾不主时，分旺于四季，季与季的交替时期，由脾主司，脾脉和耎稍弱，也随季节而更代成其他脉形，如夏季和耎兼代钩形，和耎之象，即谓代脉。

《素问·脉要精微论》："代则气衰。"

《诊家正眼》："代脉之止，良久方至，《内经》以代脉一见，为脏气衰微，脾气脱绝之诊也。"

《脉简补义》："代为脾之本脉，只是软弱之义耳，夫脉何以软弱也？代脉又何以止歇也？人以为两脉，吾以为仍是一义也！盖人身之气，左升而右降，脏腑之气，肝肾升而心肺降，是皆脾气居中，为之转旋，上下更代之枢纽也。升之气于是终，降之气于是始，运动之机势，至此而有脱卸，即至此而有停顿，故迟缓而软弱也。脾气一绝，升降不续则止歇见矣！故止代者，脾之真脏也。"

《脉诀刊误》："代者，此脉已绝，他脉代其至之义。一脏气绝，而他脏之气代而至也。"

按：在病理情况下，诸家言代主五脏之气衰微者为多，周学海则认为脾气衰绝所见，脾为后天之本，五脏之大源，凡心肺肝肾一脏气衰，必以脾运化谷气代之补偿后而复动，故脾脉代，动而中止，已无耎弱之象，脾之真脏脉显露，危候将至也。戴起宗所言之意，与周氏同，但不及周氏论述精辟。

《素问·平人气象论》："长夏胃微耎弱曰平，弱多胃少曰脾病，但代无胃曰死"。

王冰注："谓动而中止，不能自还也。"

高世栻谓："代，耎弱之极也。耎弱极而无胃气，则曰死脉。"

张介宾注："脾主四季，脉当随时而更，然必欲兼和耎，方得脾脉之平。若四季相代，而但弦但钩但毛但石，是但代无胃，见真脏也，故曰死。"

李中梓："'但代无胃曰死'者，盖言无胃气而死，一非以代为止也。"

任应秋认为"但代无胃"句是谓"但代而无胃气的真脏脉"。

按：以上诸家皆认为此经文里"代"，是指无胃气之死脉。但在这里王冰及后世不少医家亦认为是至数之代而言，姜春华教授："近人张山雷以'但代无胃曰死'，与上文'长夏胃微耎弱曰平，弱多胃少曰脾病'，一气贯注，亦与春夏秋冬四时脉象句法一律，言颇有理，王氏（叔和）不审，妄以歇止为解，后人遂以此节之代为歇止矣。"

《伤寒论·太阳病篇》178条："脉来动而中止，不能自还，因而复动者，名曰代，阴也。"

《伤寒溯源集》："代，替代也，气血虚惫，真气衰微，力不支给，如欲求代也，动而中止句与结脉同，不能自还，因而复动者，前因中止之后，更来小数，随即有还者反动，故可言自还，此则止而未即复动者，有不复再动之状，故谓之不能自还；又略久复动，故曰因而复动。"

《伤寒论今释》："代之歇止，则一止后无加速之补偿。"

按：仲景提出脉搏动，时见一歇止，略久始动，犹如力不支给，需他人替代，再来时又不见跳动加速，是谓之代。

《素问·平人气象论篇》："脉绝不至曰死，乍疏乍数曰死。"又："少阳脉至，乍数乍疏，乍短乍长。"

《史记·扁鹊仓公列传》："代者，时参击，乍躁乍大也。"

按："乍疏乍数"、"乍短乍长"、"乍躁乍大"之脉，皆是脉来去频率快慢不一，节律完全失去规律，若有歇止之象，亦应属代脉之列。

《脉经》："代脉来数中止，不能自还，因而复动。"

《脉诀刊误》："动而中止，不能自还，因而复动。"（是袭仲景语）。又："王氏《脉经》于代脉依仲景，欲改脉来作来数，则又混促脉之止。"

按：王叔和将仲景文中代脉"动而中止"改为"来数中止"，其意更为明确，但戴氏不同意此种观点，认为易与促脉混淆，代、促虽皆有数而一止外，代脉则不能自还，良久复动，促脉则无，不难区分。亦有部分医家提出，迟中一止为代脉。

《三指禅》："代脉动中看，迟迟止复还。"

《脉诊》："迟而一止，止有定数，不能自还。"

李聪甫《二十八脉提要》："代脉迟而止，止难复自还。"又："代脉是脉搏迟滞而十动，或二十动一停。"

吴一渊《略谈脉诊》："动而中止，不能自还，止有定数。""速率，迟或数。"

《脉学阐微》："代脉……其停止有一定规律，与结促两脉的区别，虽同有间歇，而代脉是止有定数，即三至一停，始终三至一停；如五至一停，始终五至一停。"（并指出结、促脉止无定数）。

按：总上所述，代脉之义较广，《内经》中概括的较为全面，一谓脏气在季节中出现的更代之象（正常），如"脾脉代"、"黄者其脉代"。二谓无胃气死脉之象，如"但代无胃曰死"，三谓至数之中有长时间歇止，如《灵枢·根结篇》提出"四十动一代者，一脏无气"。自《内经》后，诸医家皆认为，凡脉搏动在数或迟中，歇止一次，时间略长，不能自还，止后无补偿跳者，便属代脉。对"动而中止"句，其义有二，一谓脉之搏动有歇止，仲景及不少医家有此认识。二谓动脉中有歇止，即数中一止，于义亦通。

2.2.3 诊法

六部之脉，举按皆然，止有定数，行止依前。

《素问·脉要精微论》："数动一代者，病在阳之脉也。"

吴昆注："数，阳脉也。阴固于外，阳战于内，则脉厥厥摇动，名曰动脉。五来一止，七来一止，不复增减，名曰代，是为阳结。"

按：代，止也。在数脉或动脉的搏动中，脉有歇止，且有常数者，是谓代脉。

《灵枢·根结篇》："五十动而不一代者，五脏皆受气；四十动一代者，一脏无气……所谓五十动而不一代者，以为常也。以知五脏之期，予之短者，乍数乍疏也。"

按：本经文提出"代"，其义有二：首次之代，乃是替代之义。脉动五十次未见歇止，即是无代替之象，五脏皆受气。其次之代及"乍数乍疏"，乃是代至之义，亦谓至数之代，因脏气衰，而脉见歇止，止后良久复动，此乃他脏之气代至，此为病理之象也。

《诊家正眼》："五十动而不一止者，合大衍之数，谓之平脉。反此则止乃见焉。肾气不能至，则四十动一止；肝气不能至，则三十动一止；脾气不能止，则二十动一止；心气不能至，则十动一止，肺气不能至。"

按：大衍之数，系用天地之大数以演卦，语出自《河图》、《洛书》的五行生成数理。应用于周易。《易经·系辞上》云："大衍之数五十。"若脉动五十次而无止，说明五脏之气皆足，是合大衍之数，谓之平脉，若不合此数，而见歇止，谓之脏病气衰，李氏所言即是。

《脉经·扁鹊诊诸反逆死脉要诀》："脉五来不复增减者死，经名曰代，何谓代，脉五来一止也。脉七来是人坐一夕半时不复增减，亦名曰代，正死不疑"。

按：古扁鹊所言"五来一止"、"七来……半时不复增减"，是言代脉之象，与《内经》、《灵枢》之文有相类似之处，则较经文更为明确。《千金方》中，也都记载扁鹊这种"代脉"提法，但后世医家则无有从其说者。

《脉语》："《脉经》曰脉五来一止，不复增减名曰代，七来一止，不复增减亦名曰代；然则代者，止而有常，如四时更代而不失其常也。"

按：吴鹤皋是袭《内经》及扁鹊、孙思邈之义所论述，增设"止而有常"，则说明代脉数中一止，止有常数，对代脉定位更为确切。

《脉诀刊误》："代与止异者，止者按之，觉于指下而中止，代者忽还尺中，停久方来，则是歇止，数动，止而复来。"

《濒湖脉学》："代脉，动而中止，不能自还，因而复动。脉至还入尺，良久方来。"

原注："代脉之止有常数，必依数而止。"

《三指禅》："代脉之止有常数，必依数而止，还入尺中，良久方来。"

按：戴、李、周三氏，言代脉搏动时，中有歇止而不能自还，止后无补动，停止时间略长。对"代者忽还尺中"、"脉至还入尺"句，指出代之止，至数有规律，若十动一止，则十动必止，歇止后脉气又回入尺部，使三部不见脉动，良久脉才从尺部出来。

《活人书》："往来缓，动而中止，不能自还，因而复动。"

《察病指南》："指下寻之，往来缓，动而中止，不能自还，因而复动。"

《诊家枢要》："代，更代也。动而中止，不能自还，因而复动，由是复止，寻之良久，乃复强起为代。"

《医宗必读》："动而中止，不能自还，止有定数为代。"

《脉诀汇辨》："代为禅代，止有常数，不能自还，良久复动。"

《脉诊》："脉来迟缓，迟中一止，良久复来。"

《伤寒论今释》："代之歇止，则一止后无加速之补偿。"

《中国医学大辞典》："沉而更代者也。其象动静不时。"

吴一渊："动而歇止，不能自还，良久复动，止有定数。"

按：总观多数医家之见，凡在数、动、缓、迟等脉中，而见一止，歇止次数有规律，即谓"止有定数"，歇止后不能自回，不能频速而连续搏动两次以上的给予补偿，即谓"不能自还"，歇止时间略长然后又开始搏动，即谓"良久复动"，再来时只能照旧搏动，即谓"复动依前"，并在浮中沉三部诊取过程中，皆可见到，便是代脉之象。

2.2.4　特点　代脉的指诊与物理检查特征。

2.2.4.1　代是一种生理征象　脾脏与四季气候变更交替过程中，脾脉呈现和耎稍弱之象，即可称谓代脉，乃属生理征象。《内经》："脾脉代。"《灵枢》："黄者，其脉代。"张景岳："于平脉之中而忽见耎弱，或乍数乍疏，或断而复起，均名为代。"又："凡脉无定候，变更不常者，均谓之代。"张氏认为在平脉之中，可以见到变更不常的代脉。

2.2.4.2　代为脾之真脏脉显露，脉必无耎弱之象，或无胃气的征兆，表示病情危重。《素问·平人气象论》："但代无胃曰死。"

2.2.4.3　代可在数、动、缓、迟等脉的搏动中，出现歇止，且每次歇止时间略长，并有一定规律性，歇止后无补跳征象，或可见到明显的代偿间歇（心脏出现期外收缩）。《医学纲目》："不能自还者，动而中止，复来如前，动同而不数也。"近人林沛湘："脉来动而中止，不能自还，良久复动，止有定数"。张景岳："忽见耎弱，乍数乍疏，乃脉形之代；其断而复起，乃至数之代，两者皆称为代。"张氏言代有"脉形之代"、"至数之代"，多为病理脉象。张石顽："因病脉代，亦须数不匀者，犹或可生，若不满数至一代，每次皆如数而止，此必难治。"对于"数不匀"，易于促、结脉混淆，张石顽："不似促结之虽见歇止，而复来有力也。"提出促结代脉之有力无力区别。近人姜春华教授认为："代脉乃来无定至之歇止而无力者；若至数匀称之代，乃为死候，又说明代之至数有匀有不匀者"。叶橘泉《中医诊疗》："当即乍见软弱，乍而弦紧，乍而数，乍而浮，乍而沉，如此'更代不常'之脉也。"

按：以上诸家所论，各据其理，叶氏对诸多频率、节律不规整之脉，列入代脉，其说可从也。例如在十怪脉中，所列的雀啄脉，虾游脉，或者脉象中出现的乍大乍小，乍数乍疏的脉象，也可称为代脉。

2.2.4.4 现代医学认为

2.2.4.4.1 代脉与心脏早搏出现二、三、四、五联律基本一致。因此，代脉有一定节律性的歇止。歇止可呈现各种比例，常见有1∶1、2∶1，4∶1，5∶1等。如三联心律，切脉时可仅为二联代脉，歇止呈2∶1比例出现。这是因最后一次心搏较弱，不能传至桡动脉，或虽能传至桡动脉，但因过于微弱，手指不能触及，同样，EKG上为二联心律，脉搏可能规整而十分缓慢。

2.2.4.4.2 代脉出现的歇止有三种形式

2.2.4.4.2.1 脉的搏动强弱交替出现，一次或二次弱的搏动，距前者的一次强的搏动时限短。但距后面的一次强的搏动时限长，因此，可有一次较长歇止。

2.2.4.4.2.2 在脉的正常搏动之后，有一次较长歇止，而后复动。

2.2.4.4.2.3 脉在一次正常搏动后有一次歇止，出现迟脉或屋漏脉象。若难以判断，可结合心脏听诊检查，若心脏频率大于脉搏次数一倍，结合心电图及脉象图，有助于判定。

2.2.4.4.3 相应的心电图改变

2.2.4.4.3.1 心脏早搏 规则的早搏（2、3、4、5联律等）中室早搏最为常见，其次是房早。

2.2.4.4.3.2 窦房传导阻滞。

2.2.4.4.3.3 房室传导阻滞 如3∶2阻滞者，可引起二联代脉。

2.2.4.4.3.4 房扑伴有4∶1、2∶1之交替性房室阻滞者。

2.2.4.4.3.5 逸搏－夺获性心律。据张镜人等对30例代脉的测定报告：其一或二、三基本图之后，可见一插入性小图，且有一定的规律，心电图示为期外收缩呈二联律或三联律。小图后可见明确的g－b’段的代偿间隙，这与《杂病源流犀烛》：“其象动而中止，不能自还，因而复动又复止，寻之良久，乃复强起而动。”的理论相符。（结、代、促、迟脉象的初步研究．上海中医药杂志．9：45；1981）

2.2.4.4.4 脉象图特征 脉搏的速率有迟，有稍数，或正常之分，但都伴有规律性的变化或歇止。脉图呈平滑脉波形，每二搏后有一次早搏，有代偿间歇。即大脉图后，有规律性的出现小脉图型。《中医脉象研究》认为：“代脉的节律图形有多种，常见的有二联脉、三联脉，有时可见五联脉等。①二联脉：歇止呈1∶1比例出现。②三联脉：歇止呈2∶1比例出现。代脉的歇止图形亦有两种：①结阴型代脉（短绌脉型）……②结阳型代脉（漏脉型）。”

2.2.5 机理 代脉形成的病理因素与机理变化。

2.2.5.1 脏气衰微，元阳不足，气血双亏，脉的运行不能连续相接，脉动而中止，不能自还，良久复来。《中医学基础》：“脏气衰微，气血亏损，元阳不足，以致脉气不能接续，故脉来微弱而止有定数，且歇止时间较长。”（北京中医学院）

2.2.5.2 邪气聚停体内，脉道受阻，气血凝滞，脉气运行有碍，不能相连续接，而见代象。徐灵胎：“脉见止代，只为病脉……凡有痛之脉止歇，乃气血阻滞而然，不可以为准则也。”

2.2.5.3 妊娠体弱，脏气不充，气血精气仍需下聚养胎；或初孕恶阻呕吐，气血养胎运行受阻，脉气皆一时不相接续，亦可见其代脉，止数不多。林沛湘：“妊娠反应期间，谷入衰少，气血少，气血养胎，脉行不续，个别人有代脉。”

2.2.5.4 现代医学认为　多与迷走神经兴奋或抑制失常，心脏本身产生功能或器质性改变，心脏兴奋的节律性产生紊乱或期前收缩，或传导阻滞，心搏变弱，减慢或增快，心输出量减少，血管壁弹性减弱，外周阻力降低，周围血管扩张，循环缺血等因素有关。《中医脉象研究》认为：“心脏出现的期前收缩，或房室传导比例为3∶2的二度房室传导阻滞，或窦性节律呈固定比例发生的联律性改变，如二联律（1∶1），三联律（2∶1），四联律（3∶1），五联律（4∶1）等而形成的……由于心脏活动，发生固定性节律不整，脉搏亦相应出现联律性改变，即脉来时有一止，止有定数。”

2.2.6 主证　主要是脏气衰微，情志变化和外来因素所引起的。

2.2.6.1 脏气衰微　心悸气短，久泄久痢，食少呕吐，身瘦肉脱，息弱声微，畏寒肢冷，精神萎靡，面色苍白。

2.2.6.2 风证痛证　眩晕，震颤，抽搐，或颈项强直，角弓反张；头身，肢节痛，胸胁、脘腹疼痛。

2.2.6.3 情志惊恐　精神恍惚，心内不宁，哭笑无常，狂躁妄动，胁肋胀闷，易怒，太息及失眠、健忘等。

2.2.6.4 跌仆损伤　外伤皮肤、肌肉、筋骨而致瘀血肿痛、伤筋、骨折、脱臼、出血、失液等。

代脉主证有太过与不及之别，不及则脏气衰微。《内经》：“代则气衰。”《脉诀启悟注释》：“代主脏衰，危恶之候。脾土败坏，吐利为咎。”临证最多为心阳虚衰，心阳暴脱，气不接续，脉行代止而无力。《脉学阐微》：“代脉多见于各种心脏病。当心脏功能衰弱或调剂失常时，往往出现代脉……老年人，及久病患者，出现代脉多因心气衰竭，不能维持自身阴阳之平衡，常属危证”。

太过多见风证、痛证、七情惊恐、跌仆损伤，或者妊娠三月，出现恶阻呕吐等，但不一定是危候证。是由气血阻滞，或气血养胎，脉气暂不相接，故脉代呈有力之象。《医学入门》：“代脉必死脏气绝，本人见此大不祥，惟有风家并痛极，三月妊孕却无妨，又有暴伤气血者，古人立有炙甘汤。”《伤寒论·太阳病》177条：“伤寒脉结代，心动悸，炙甘草汤主之。”是以益气复脉，滋阴养血为主，临床出现心动悸，失血怔忡，多于大病后，衰弱时见之。疮疡未溃或已溃之时见之，预后多不良。《外科精义》：“代者气衰也，诸病见之不祥，大凡疮肿之病，脉促结者难治，而况见代脉乎。”《伤寒论》中提及代脉的仅二条，如“太阳病篇”第184、185条等，主要征象表示气血衰微，不能相续，故见代脉者，或心悸，或竟难治。

临床对于老年患者或暴急病见之，尚不至于危亡，及时诊治，或可治愈。若久病或年少之人而见代脉，其病难疗，但应以脉证合参为要。《脉理求真》认为：“代为元气垂绝之候，故无病而见脉代，最为可危。即或血气骤损，元神不续，或七情太过，或颠仆重伤，并形体赋时经隧有阻，流行蹇涩，而见脉代者，亦必止歇不匀，或云可治，若使歇止有常，则生气已绝，安望其有再生之日乎。”张铁山《诊脉一得》：“脉象不论结、促、代，只要重按至筋骨不绝，尺部匀静有力，便是有根有神，是有胃气，随症用药，便可得生；若按之无力，或重按则无，是无根无神，也就是无胃气，不论新病久病，都是死脉。”

2.2.7 主病 代脉是临床上常见脉象之一，它反映心脏节律发生联律性改变，是心脏的一种病理表现于临床的体征之一，一些慢性病灶感染亦可引起。

2.2.7.1 内科

2.2.7.1.1 循环系病 器质性心脏病，如冠心病、心肌梗塞、风心病、高心病、肺心病、心肌病所引起的心房纤颤、室性早期收缩、右房室束支传导阻滞，亚急性细菌性心内膜炎、缩窄性心包炎，证属心阳衰微，或气滞血瘀者；窦性心动过缓，证属心肾阳虚者；药物中毒性心肌损害所遗留的心肌瘢痕性病变，也可留下发作性或长期存在的联律型期前收缩，证属心阳不足者。

2.2.7.1.2 消化系病 急性胃肠炎、胆绞痛、胰腺炎、胃溃疡并出血，证属气血瘀阻者。

2.2.7.1.3 神经系病 脑血管意外、颈椎综合征、癫痫发作、狂躁性精神病、神经官能症，证属风痰阻络者。

2.2.7.2 传染科 破伤风、流脑、乙脑，损害心肌严重阶段，证属脏气衰微者。

2.2.7.3 外科 胆囊炎、胆石症，证属气滞血瘀者；外伤血肿，骨折脱臼，证属瘀血阻络引起肿痛者。

2.2.7.4 妇科 妊娠呕吐，妊娠肿胀，胎气上逆，先兆子痫，子痫，证属气滞痰郁，或脾肾虚弱者。

2.2.7.5 肿瘤科 胃癌、子宫癌、胰腺癌、肝癌、肠癌等恶性肿瘤的晚期，证属邪毒炽盛，元阳竭绝者。

2.2.8 合脉 代脉与其他脉象兼合，有助判定疾病所在脏腑与证候。

代散脏腑气竭。代合迟缓，胃气枯竭。代洪为邪伤脉络。代而沉细为下利气微。妊娠脉代，体弱脏气虚，恶阻呕吐。结代并见，心阳不振，缺血心悸。《脉诊》：“代而迟缓而脾气绝；代而洪为病在络脉；代而细沉为泄利；代而数为溲便脓血；代而微细为津液枯干，结代并见则为心悸。”

2.2.9 脉案 代脉案例的应用，在指导临床论治疾病方面，有重要的借鉴作用。

2.2.9.1 中焦受寒 据褚谨翔临床报导：沈某之母，74岁，因饮食不慎，寒食伤中，呕吐腹泻，舌苔白腻，诊其脉每于十余次中歇止一次，余考虑高年而见代脉，预后不良，嘱善其后。勉拟一方，用四逆汤合胃苓汤，嘱先服一剂，如有好转，再行复诊。翌日其子来云：诸恙已退其半。嘱续服原方一剂，而病遂愈。（浙江中医杂志．对代脉的临床体会 3：22；1965）

按：中焦受寒脉代，皆因老年气血不足，阳虚体弱，寒食滞中，寒凝气机，脉道受阻，气不接续，而见代象，投以散寒温中之剂，寒散气得畅行而愈。

2.2.9.2 痞积作痛 丹波元简《脉学辑要》，举家父一案例：予家尹近治一老人，癥块发动，引左胁而痛，绵连不已，药食呕变，其脉紧细而迟，左脉渐微小，遂绝止二三十动许，复手诊之亦然，又渐渐见出如故，良久又绝止如前，用附子建中汤加吴茱萸，视疗十余日，痛痊愈而脉复常，是代最甚者。

按：“绝止二三十动许”亦谓代脉，本症因痞积引发左胁作痛，先见紧细而迟脉象，紧则寒痛剧，细则气血虚，迟者寒也。此证老人素体阳虚，气血不足，寒积淤胁发作，气血凝滞，脉道受遏，气不续接致绝止。以“附子、吴萸”散寒通经，故痛愈，脉复常。

2.2.9.3 胃脘作痛 据《诊家正眼》载：黄桂岩，心疼夺食，脉三动一止，良久不能自还。施笠泽云：“五脏之气不至，法当旦夕死。”余曰：“古人谓痛甚者脉多代。周梅屋云：‘少得代脉者死，老得代脉者生’。今桂岩春秋高矣。而胸腹负痛，虽有代脉，不足虑也。”果越两旬而桂岩起矣。故医非博览，未易穷脉之变耳。

按：桂岩心疼，乃胃脘剧痛而脉代，此因胃痛所犯，阻于经络，胃气不伸，气血阻滞，但无犯脏气，脉气因痛而不续接而见代象。此与性命忧患无关也。

2.2.9.4 妊娠恶阻 据《诊脉一得》：“本族嫂子患瘰疬经年，第一胎生一男孩，产后二年月经未见，觉四肢无力，精神倦怠，不思饮食，恶心呕吐，或劝其内服斑蝥治瘰疬，找我商议。诊其脉代，按之不绝，告以‘勿药有喜’。后来果然生了第二个男孩。”

按：虽患瘰疬多年，生育一胎又闭经2年，又见呕恶脉代，诊为妊娠，非医术高超者，莫能辨也。妊娠后，脾不健运，胃气上逆，妊娠恶阻，气血尽以下聚养胎，脉气失续，故显代象。

2.2.10 鉴别 代脉与促、结、鬼祟脉相类，易于混淆，故应进行鉴别。

代与促、结、鬼祟（交替脉）脉，皆有歇止，止而复来的脉象。不同是，促脉是数中见止，止后复来。代脉的歇止有规律，止有定数，良久方来；结脉歇止无规则，止无定数，止后复来。有的代脉其搏动可出现强弱交替征象，易与鬼祟脉混淆。代脉搏动强弱交替时间不相等，弱的一次搏动，距前一次强搏动时间短，而与后一个强搏动的时间长；鬼祟脉的搏动，强弱交替出现，但每搏动之间，时限间距相等，在脉象图上两者差异明显。《中医脉象研究》：“有时结脉与代脉同时存在于一个病例。代脉常呈阵发性结阴波群，即连续出现3次以上，或5、6次，或10数次，或数十次后，又表现为结脉。此种情况，可定为‘结代脉象’，即是二脉的复合脉象。”李中梓：“结促之止，止无常数，代脉之止，止有常数，结促之止，一止即来，代脉之止，良久方至。”陆渊雷：“一止之后继以特殊数脉，一若补偿前一止之搏动者，是为结，所谓自还也。一止之后，继来不数，无以补偿者，是为代脉，所谓不能自还也。”戴起宗：“诸脉有止者四，涩促结代也，脉细而迟，往来难，时一止者，为涩；脉来数，时一止者为促；脉来缓，时一止者为结，凡此三者均谓之止。”又：“代脉之止，其止有常数而不忒，如十动一止，则数十止皆见于十动之后，如二十动一止，则数十止皆见于二十动之后，及加进亦如是，方为代脉。”可见歇止有无常数，能否自还，是代脉与他脉区别的一个要点。详见下表。

**促、结、代鉴别表**

| 脉名 | 促脉 | 结脉 | 代脉 |
|---|---|---|---|
| 节律 | 动而中止 | | |
| | 急数一止，止无定数，止后复来 | 迟缓一止，止无定数，止后复来。 | 或迟或数一止，止有常数，良久复来。 |
| 诊法 | 举按皆然 | | |
| 主证 | 阳热亢盛，气滞血瘀，痰食停积 | 阴盛气结，痰积血瘀，徵瘕积聚 | 脏气衰微，七情惊恐，风证痛证，妊娠恶阻。 |

| 脉名 | 促脉 | 结脉 | 代脉 |
| --- | --- | --- | --- |
| 主病 | 内科（循环、消化、呼吸）<br>外科（疖痈、感染、损伤） | 内科（循环、消化、神经）<br>外科（脑震荡、胸外伤、疔毒、疮痈） | 内科（循环、消化、神经）<br>外科（胆囊炎、胆石症、外伤血肿）<br>妇科（妊娠呕吐、肿胀） |
| 特点 | 搏动无规律，歇止时间短，频率快，止后提前补偿搏动2次以上。 | 搏动无规律，歇止时间短，频率慢，止后提前补偿搏动2次，或3、5次不等。 | 搏动有规律，歇止时间略长，无补偿搏动，频率快或慢，或快慢不一，止后照常搏动。 |
| | 节律不整，时有歇止 | | |
| 机理 | 脉气不能接续，偶然停止 | | |
| | 邪热内盛，热迫血行，邪阻滞脉道 | 阴邪固结，阳不能和，气郁血行受阻遏 | 脏气衰微，邪气停骤，气血凝滞。 |
| | 交感神经兴奋，心搏代偿增快，血管弹性增强，外周阻力增加，血压下降。 | 迷走神经兴奋，心搏减慢，血管弹性减弱，外周阻力降低，周围血管扩张。 | 迷走神经兴奋或交感神经兴奋，心脏兴奋节律紊乱或阻滞，心搏减慢或增快，血管壁弹性减弱或增强，外周阻力降低或增加。 |
| | 心脏本身功能或器质性改变 | | |

2.2.11 歌诀

代数或迟一止间，
止有定数[1]良久还[2]。
太过惊恐风痛证[3]，
不及脏微孕月三[4]。
寸结胸痹[5]心气短[6]，
左关胁疼[7]右中寒[8]，
尺腹腰疾便泄痢[9]，
水臌身肿命归泉[10]。

2.2.12 注释

［1］止有定数　指代脉搏动到一定的至数，必然要歇止一次，再来时照常搏动，脉律复如前一样。

［2］良久还　还，即“复来”或“方来”之意。说明代脉歇止，有一定常数，均匀规则；歇止时间较长，良久方来，故谓“良久还”。《洄溪脉学》：“动而中止，不能自还，止数有常，非暂之比。”李时珍：“动而中止不能还，复动因而作代看。”

［3］太过惊恐风痛证　太过，指代脉有力之象。症见七情致病，出现烦躁、易怒、打人骂人、哭笑无常、痫证、惊恐和风证、痛证、跌仆损伤等。徐灵胎：“七情太过，或颠仆重伤，或风家、痛家，脉见止代，只为病脉。”

［4］不及脏微孕月三　指脉代无力，多主脏气衰微，如脾败告竭，症见大肉腐脱，身瘦如柴，面色萎黄，精神萎靡，神昏气弱，恶心不食，腹泻下利，以及妇女怀孕三月，恶心呕吐等。《古今医统》：“代为气衰，其死可卜，宜风家，痛极，妊妇。”《医学入门》：“代脉必死脏气绝，本人见此大不详，惟有风家并痛极，三月妊孕却无妨。”《濒湖脉学》：“代脉原因脏气衰，腹痛泄痢下元亏，或为吐泻中宫病，女子怀胎三月兮。”

[5] 寸结胸痹　指右寸脉代，症见胸痛胸闷，呼吸息微，语声低弱，多由呼吸衰竭，或肺气胸，胸中积水，脉道受阻，气不衔接所致。《脉学阐微》："右寸代，胸痹结，气短不足以息，胸疼，心悸，自汗。"《现代中医脉诊学》："寸代，右为气衰。"

[6] 心气短　指左寸脉代，症见胸闷心痛，心悸气短，头晕目眩，神疲乏力，或伴心烦不寐，口干咽燥，盗汗便结，或畏寒肢冷，腰酸乏力，舌质淡或紫黯。多由气血不足，气阴两伤，心肾阳虚，脉行不畅，气不续接所致。《脉学阐微》："左寸：胸满气短、心悸、左胸有压缩感。"《现代中医脉诊学》："寸代，左为心悸。"

[7] 左关胁疼　指左关脉代，症见胁肋作痛，痞块积聚，恼怒则发，胸胁不舒，按之痛剧，入夜更甚，或隐痛不休，头晕目眩，口干咽燥等。多由肝气郁结，瘀血停着，或肝阴不足，气机不畅，血凝难行，或精血亏损，脉气不得续接所致。《诊家枢要》："若病而气血骤损，以至元气不续，或风家、痛家，脉见止代，只为病脉。"《脉学阐微》："左关代，胸满胁痞闷，心烦气郁不舒，脘闷不思食。"《现代中医脉诊学》说："关代，左为胁肋痛甚。"

[8] 右中寒　指右关脉代，症见腹痛喜按，畏寒肢冷，身瘦倦怠，口淡泛恶，呕吐不食，下利便溏等。多由中焦虚寒，或寒邪伤阳，而致阳气不足，脾胃衰竭，经络不畅，脉气受阻，断续而行所致。《脉诀启悟注释》："代主脏衰，危恶之候。脾土败坏，吐利为咎，中寒不食，腹痛难救。"《脉学阐微》："右关代，胃脘痞痛，饥不思食，腹胀。"《现代中医脉诊学》："关代，右为脾衰腹胀。"

[9] 尺腹腰疾便泄痢　指右尺脉代，症见腰酸重、冷痛，腹疼胀急，或大便泄痢，日久不愈，或吐泻交作。多由阴寒暴盛，肾阳衰竭，脾肾虚败，脉道失畅，气行有碍所致。《诊家正眼》："代主脏衰危恶之候，脾土败坏，吐利为咎，中寒不食，腹疼难收。"《脉简补义》："经曰：'数动一代者，病在阳之脉也，泄及便脓血'。脉法曰：'细而沉，不瘾疢即泄，泄即肠澼，澼即脉代……。"

[10] 水臌身肿命归泉　指左尺脉代，症见腹部臌胀如鼓，腹皮青筋（脉络）暴露，或面浮身肿，腰以下尤甚，按之凹陷，或尿少脐突，神倦欲睡，呕吐泛恶，口出尿味。多由肾气虚极，中阳衰败，浊阴不降，水湿泛滥，脉气受阻，或血涩而止，不能接续所致。《脉诀刊误集解》："代者阴也，主形容羸瘦，口不能言，三元正气随风去，魂魄升沉旦夕间。"《现代中医脉诊学》："尺代，左为足寒；右为阳绝。"

2.2.13　结语

阴代替代，和耎脾哉，分旺四季，更变随时。
毛石钩弦，耎弱代兼，五脏无疾，平人安基。
脏气衰微，脾代补给。但代无胃，真脏脉位。
来数或迟，动而中止，不能自还，良久复返。
六部之脉，举按皆代，止有定数，行止如初。
乍疏乍数，躁大交错，乍短乍长，有止代量。
二联三联，传导阻断，心图早搏，期外收缩。
元阳极虚，邪气停聚，妊娠恶阻，气血失续。
凝滞阻遏，脉道受克，气行有碍，有止见代。
不及脏衰，心弱脾败，不食呕恶，身瘦肉脱。

太过风痛，惊恐七情，损伤仆跌，妊娠三月。
疮疡毒黑，未溃已溃，切莫逢代，遇之有害。
老者暴疾，代止可医；年少久病，遇之则惊。
代散气竭，心悸代结，兼合迟缓，胃气枯干。
妊娠呕吐，体弱气阻，脉代止数，过后即无。
促结代涩，止歇类测，有常代确，无常促结。
左寸虚证，胸闷心痛，惊悸气短，烦躁不眠。
右寸气亏，胸痛息微，气胸积水，语声低悲。
右关腹痛，恶吐症凶，口淡不食，倦怠怯力。
左关痞积，胁肋痛期，恼怒气愤，咽燥眩晕。
右尺寒胜，腰酸冷痛，少腹胀急，便干溲闭。
左尺伤脏，腹中臌胀，面浮身肿，尿少脐隆。
病证危候，见代堪忧，脉证相参，治疗方安。

2.3 散脉（阴）

2.3.1 含义

散有散漫、涣漫、涣散、不聚、不敛、散乱不整之义。

戴起宗引柳氏：“是散漫，无统纪、无拘束之义。”

滑伯仁：“散，不聚也。”

李中梓：“散有二义，自有渐无之象，亦散乱不整之象也。”

崔氏《脉诀》：“虚甚则散，涣漫不收。”

《脉语》：“散，脉来涣散不聚。”

《四诊心法》：“浮而不敛。”

散脉是指脉来，至数不匀，去来无常，虚大浮散，轻飘无根，沉按则无，状似扬花散漫。

《脉象图的研究》：“散脉：虚大无力，大小不一，涣散不收，至数不齐。”

2.3.2 脉律

至数不匀，去来无常，忽快忽慢，如扬花散漫。

《素问·脉要精微论》：“心脉搏而长，当病舌卷不能言，其软而散者，当消环自己。”

按：这里经文最早提出的“软而散”，指脉来软弱无力，是正气不足之象。经文以心脉由搏而长，转变为“软而散”脉时，病当消散而去，或转换成另一种疾病。说明脉象转换时，疾病也会转换成不同的证候。

《素问·玉机真藏论》：“秋脉者肺也……故其气来，轻虚以浮，来急去散，故曰浮。”

按：秋季脉浮，平脉也。秋高阴气渐升，炎热阳气将散去，如榆荚将落去，脉气往来，呈现“轻虚以浮，来急去散”之状。

《素问·大奇论》：“脉至如散叶，是肝气予虚也，木叶落而死。”

按：经文提出脉来如散叶一般，飘零虚散，浮泛无根之状，是肝气大虚也。若脉涣漫不收，散乱如落叶，木气凋谢，金气乘木，水不涵木，则肝木枯竭也。

《濒湖脉学》：“散似扬花散漫飞，去来无定至难齐。”并引柳氏：“无统纪，无拘束，至数不齐，或来多去少，或去多来少，涣散不收，如杨花散漫之象。”

《诊家正眼》："夫扬花散漫，即轻飘而无根之说也，其言至数不齐，多少不一，则散乱而不整齐严肃之象也。"

《三指禅》："往来至无定，一片杨花飞。"

按：二李、戴、周氏等人，皆引柳东阳之语，认为散脉至数不匀，节律不齐，如杨花散漫飞舞，轻飘无根，涣散不收之象，形容十分恰当。

何梦瑶："脉形本圆敛，今散漫不收，似大而实非大，盖虚甚而四散者也。"

按：何氏认为，脉来圆而和缓，气血内敛，是谓平脉，今脉来涣漫不聚，大而涣散，虚而无根，似杨花四散飘落之状。

《脉诀刊误》："指下见得来动，一二至中又至一至，更不曾来往整齐，或动来即动去，或来至多去至少，或去至多来至少，是解散不收聚。"

按："来至多去至少，或去至多来至少"，即脉率至数不匀，节律不齐，脉的搏动全无一定规则，浮散不聚，似杨花漫飘一般。

周学海："乍大乍小，乍疏乍数，至之散也。乱如麻子，形之散也。"

按："乍大乍小，乍疏乍数"，诸多医家皆形容为代脉之象。乃由脉律不齐所致，此谓散脉，总非妥当，"乱如麻子"。乃至数不匀，在此比作"散"，又易与"麻促"脉混淆，故周氏所言，不可从也。

《脉学研究十讲》："至数不齐曰散。"

《脉诊》："浮散无根，至数不齐。"

《略谈脉诊》："浮软无力，涣散不收，如风吹柳摆絮。"（河南中医.1981.3；8页）

《病理与诊断治疗纲要》："浮大涣散不收。"

按：据以上诸家之见，散脉涣散不聚，漂浮于上，渐轻渐有，渐重渐无，似杨花散漫飞舞之状。其律不整，去来无常，脉率或快或慢，至数模糊不清，飘忽不定，脉势乏力，古时医家多推崇柳氏之说，认为论述精辟。

2.3.3 诊法

浮散虚大，轻飘无根，涣散不聚，沉按则无。

《难经·第四难》："浮而大散者心也；浮而短涩者肺也。"

李时珍引戴同父："心脉浮大而散，肺脉短涩而散，平脉也。"

按：李、戴二氏，皆袭《难经》之说，心脉应夏，阳气大盛，故脉浮大，阴气而虚，故当脉散。"散"，乃有虚衰之义。肺脉应秋，阴气渐盛，脉来短涩，阳气渐去而不入里，故见散象。此"散"乃脉虚散于外之象。皆为人顺四时变化之脉象，故属平脉。（《脉经·辨脉阴阳大法第九》与《难经》之文同。）

《脉经》："散脉大而散，散者，气实血虚，有表无里。"

按：叔和提出"大而散"句，乃虚大浮散之意。由阳虚不敛，气血损耗，真元浮越于外所致，故曰"血虚"。元气离散，何来"气实"？故此句不妥。"有表无里"，表指浮部，里乃沉部。"有表"则是轻取虚大，"无里"则是重按涣散，甚至无脉搏动，与首句呼应。

《脉诀》："散者，大而散者是也，气失血虚，有表无里，故脉散也。"

按：高阳生此袭《脉经》之意，谓改"气实"为"气失"甚佳。崔氏《脉诀》亦把叔和"气实"作"气失"，此说与高阳生《脉诀》同。

《诊家枢要》："按之满指，散而不聚，来去不明，漫无根蒂。"

按："按之满指"说法欠妥，但据后句"散而不聚"，而满布于指，此种解释易与它脉混淆，不甚明确。

《诊家正眼》："散脉浮乱，有表无里，中候渐空，按则绝矣。"

《诊宗三昧》："举之浮散，按之则无，来去不明，漫无根蒂，不似虚脉之重按，虽虚而不至于散漫也。"

《脉理求真》："举之散漫，按之无有，或如吹毛，或如散叶，或如羹上肥，不任寻按，中候沉候皆无。"

《脉学阐微》："散脉浮大而散，举之散漫，按之全无，形如羹上肥，即浮取散漫无纪，中取重取皆无。"（此说与《脉理求真》之意类同。）

《脉如》："散脉举之浮散，按之则无，去来不明，漫无根蒂。"

陈修园："浮而不聚为散，盖按之即散，来去不明。"

《医宗金鉴》："浮、中、沉三部极无力，按之且大，涣漫不收，谓之散脉。"

按：散脉三部诊取极无力，概念不明，此说何与微、细、弱脉区别？"按之且大"不当，诸家认为浮散虚大，按之则无。"涣漫不收"，应在浮取，轻飘于上时见之。

杨毓隽："浮见（位）；至数不齐（数）；大而飘散之感，无力可言（形、势）。"

按：散脉轻取浮大无边，其势虚软，飘忽不聚，搏动无力，至数不匀，中取涣散，模糊不清；重按则无。指下渐轻渐有，渐重渐无，应从位、数、形、势结合上探取其体。

2.3.4　特点　散脉的指诊与物理检查特征。

2.3.4.1　散脉至数不匀，乍疏乍数，多寡不一，节律不齐，忽大忽小，强弱不等，轻取则浮散虚大，上飘无根，涣漫无边而势软，中、沉取则无脉。

2.3.4.2　散脉兼合它脉，可作为脏腑生理之象。李时珍引戴同父："心脉浮大而散，肺脉短涩而散，平脉也。"李中梓亦从其说。其文皆依据《难经·四难》、《脉经·辨脉阴阳大法第九》内容提出的。一般讲，散脉的出现，多为病理性的，尤其单独出现。《脉诀刊误》："《难经》曰：浮而大散者心也，最畏散脉独见，独见则危矣。"

2.3.4.3　散脉见于将分娩的孕妇。称为"离经"脉，可不作病脉。所谓离经，即气血失于经常之法度致脉散。《脉经》："但离经者，不病也。"戴起宗："产妇得之则生子，孕妇得之为堕伤。"

2.3.4.4　相应心电图改变

2.3.4.4.1　中等频率的慢性持续性房颤时可出现散脉。因房颤时，心律绝对不规则，心室充盈时间不等，使左心室每搏心输出量，有显著差别，甚至有的收缩血液不能排至动脉系统，故呈散脉。

2.3.4.4.2　频发或多源性早搏，见于心肌损害。如心肌炎、心肌病，以及洋地黄中毒时。

2.3.4.5　脉图特点　脉波图曲线呈低平无根型，脉体软宽；脉长多显寸、关部位，脉波大小与节律不匀。

2.3.5　脉理　散脉形成的病理因素与机理变化。

2.3.5.1　精血之阴质，亏耗枯竭已尽，阳无所依，真元离散，浮越于外，脉气涣散而上浮，脉道空虚而无根；心阳衰微，无力鼓搏于脉，脉行或快或慢，阴阳不敛，脉气不聚而离乱，脉见散漫无纪，至数不齐。郭振球：“散脉……是血耗精散，脏腑真气将即脱绝的征象。”（《三指禅》脉诀注疏）《脉诊》：“散脉的形成，是因心力衰竭，阳气散离，阴阳不敛，气虚血耗，无力鼓动于脉，以致浮散无根，不齐，状似杨花，至数不清。”

2.3.5.2 现代医学认为　多与心搏极度衰竭，或心输血量减少，外周阻力减弱，周围血管扩张，血管壁弹性极度降低，血压降低，微血管衰竭等因素有关。

2.3.6 主证

2.3.6.1 脏腑气竭　心悸怔忡，气喘不续，溢饮足肿，面白自汗，腰膝酸软，畏寒肢冷，食少倦怠。

2.3.6.2 元气离散　神识昏迷，日晡潮热，懒言，声低，时断时续，循衣摸床，惕而不安，微喘直视。

按：散脉多主元气离散，脏腑虚损之证，如心虚怔忡不寐，肺虚自汗淋漓，肝虚溢饮，脾虚胀满臌疾，或足胫浮肿，肾虚水枯，命火衰败。李中梓引戴氏：“心脉耎散为怔忡，肺脉耎散为汗出，肝脉耎散为溢饮，脾脉耎散为胻肿，皆病脉也，肾脉耎散，诸病脉代散，皆死脉也。”孕妇将产之时见散脉，知为临产在即，须防产后虚脱。怀孕不到产期而脉散，则会堕胎，皆因气血大伤，胎元不固所致。李时珍：“产为生兆胎为堕，久病逢之不必医”。久病见散均非佳兆，多由气血耗散，或脏腑气竭，阴阳离决，或心阳暴脱所致。时逸人认为：“古人早已知道，故每现散脉，必致死亡，遂有‘元气离根’之说。”所谓“不必医”，是因脉散，证多危候，在医疗水平有限情况下，难以救治，并非不救治也。另外，戴起宗在《脉诀刊误》中也提出：“寻常心脉及夏月，最不宜独见此脉。”《脉理求真》：“散为元气离散之状，肾绝之应，盖肾脉本沉，而脉按之反见浮散，是先天之根本已绝。如伤寒颏逆上气，脉见散象必死。”《脉学阐微》：“散脉多见于心肾阴虚，不能维阳，形成阴阳离决之候，为一种病势危笃不易治疗之险证。在心脏病垂危时，往往见之。”

此外，周学海提出散脉有虚实之分。周氏：“实者，指下虽无定形，应指却还有力，似结涩而形体更见宽衍不聚也，即《脉经》诸条是也。夫瘫痪、消渴，为气虚血耗，见散宜也；寒食成瘕，及浸淫痛，为气血凝滞，宜见弦涩，而云中散者何也……盖瘕痛日久，气行不畅，则旧血日耗，新血不生，血气不相荣故也，此必久病，非初病即有此象；且既云散矣，又云沉重、云直前者何也？此所谓散者，乃气过指下，有混混浊大之形，不能条直圆敛。‘脉要精微’以软而散，与搏而长对言，正此义也。”

在治疗上，总宜大补元气，方用独参汤《十药神书》等，结合现代医学一些治疗措施抢救治疗。《三指禅》：“散脉最难医，本离少所依。”在临床上，有不少危候病或濒临死亡患者，虽见散脉，由于抢救及时，治疗得当，亦有不少挽回生命者，或者得到康复。因此，若认为散脉是死脉，或者放弃治疗与抢救，是不正确的。

2.3.7 主病

2.3.7.1 内科

2.3.7.1.1 泌尿系病　某些肾功能衰竭、肾病综合征，证属下元衰微者。

2.3.7.1.2 循环系病　常见某些冠心病、风心病、心肌病、肺心病、慢性缩窄性心包炎、充血性心衰、心律失常，证属心阳衰微，或心阳暴脱者。

2.3.7.1.3 呼吸系病　急性支气管哮喘、急性肺气肿、某些呼吸衰竭，证属肺气衰微者。

2.3.7.2 妇科 妊娠分娩者，证属气血不足，或者自然流产，堕胎气血大伤，证属脾肾阳衰者。

2.3.8 合脉 散脉与其他脉象兼合，有助判定疾病的性质虚实与愈后情况。

浮散虚剧，或眩晕仆倒；滑而浮散，为中风瘫痪；沉重中散，寒食成瘕；浮洪兼散，夏月本体。代散危候，弦而中散消渴。《素问·脉要精微论》："浮而散者，为眴仆。"《脉经》："滑而浮散，摊缓风……脉沉重而中散者，因寒食成瘕。脉直前而中散绝者，病消渴，一云浸淫痛。"《四言举要》："浮散虚剧。"

2.3.9 脉案 散脉案例，在指导临床论治疾病方面，有重要的借鉴作用。

2.3.9.1 肝风内动 《蒲辅周医案》载："一人病高血压，心脏病，症见晕倒，全身颤抖……脉两寸关微，至数不明，有散乱之象，两尺沉迟，舌质暗红，苔白腻，由操劳过度，肝肾真阴虚，真阳浮越，肝火将动之象"。

按：此病是高心病出现的危象，乃由肝肾真阴已耗损至尽，肝阳化火动风，而致晕倒，颤抖，元阳离散，浮越于外，脉气涣漫不聚，而有散乱之象；心阳衰微，无力鼓搏于脉，气血失运，脉行时快时慢，故见脉两寸关微，至数不齐也。

2.3.9.2 心血瘀阻 据《濒湖脉学新释》载：笔者曾抢救急性心肌梗塞一例，患者临终前曾出现散脉，即描心电图为粗大之室颤波。另一例风湿性心脏病二尖瓣狭窄之孕妇，临产前出现散脉，用心电图监护，为房性早搏及心房纤颤。此二例恐系散脉之重症。笔者在临床中所见散脉，又多未同时查其它客观指标。因此，难于对散脉作出进一步阐述。

2.3.9.3 心阳虚衰 《谈脉》载：一位三十余岁的工人，因腿疼久治不愈，致气血耗损，脉现散大。医者误认为浮脉，给以发散表邪的药，服后寸步难行，昏晕卧床……始知将散脉误认为浮脉，系误汗所致，后用强心剂挽救过来。经查其病历，始知病员患主动脉瓣闭锁不全。

按：素有主动脉瓣闭锁不全心脏病，本有心阳不足之证。腿疼久治不愈，已耗损气血。误用发汗解表之药，阴不敛阳，虚阳浮越，故脉来涣散不收，似浮而非浮，虚大轻飘无根之象也。若细辨此病，脉症合参，乃不致有误也。

2.3.10 鉴别

散脉与芤、虚、濡脉相类，易于混淆，应以区别。四者相同之处，皆浮而无力。不同之处，散脉至数不齐，轻飘无根，浮散虚大；濡脉如水漂绵，浮而细软；虚脉浮而虚大，至数规整，按之无力；芤脉浮而中空，状如葱管。《濒湖脉学》："散脉无拘散漫然，濡来浮细水中绵。浮而迟大为虚脉，芤脉中空有两边。"频发或多源性早搏时，出现的散脉，一般可结合心电图检查，以便与房颤所致散脉相鉴别开。

**散脉与濡脉鉴别表**

<table>
<tr><th>脉名</th><th>散 脉</th><th>濡 脉</th></tr>
<tr><td rowspan="2">节律与形态</td><td colspan="2">浮 软 无 力</td></tr>
<tr><td>虚大，至数不齐，去来无常</td><td>细小，一息四至，去来规整</td></tr>
<tr><td rowspan="2">诊法</td><td colspan="2">浮取即得，沉按则无</td></tr>
<tr><td>轻飘无根</td><td>或按不显</td></tr>
</table>

| 脉名 | 散　脉 | 濡　脉 |
|---|---|---|
| 病证 | 脏腑气竭，元气离散 | 体虚诸症，湿邪浸淫 |
| 临床 | 内科（循环、泌尿、呼吸）<br>妇科（妊娠分娩、自然流产） | 内科（消化、呼吸、运动）<br>妇科（功能性子宫出血） |
| 特点 | 浮散涣漫，节律不齐，形大势软 | 浮而细软，节律规整，形小势软 |
| 机理 | 精血衰败，元气离散，阴阳离决 | 精血亏损，气虚阳衰，阴不维阳 |
|  | 心搏极度衰竭，周围血管扩张，微循环衰竭 | 周围血管收缩 |
|  | 心输出量减少，外周阻力减弱，血管壁弹性降低，循环血量减少。 |  |

2.3.11　歌诀

至数不匀涣漫散[1]，
轻浮虚大姿翩翩[2]。
真阳离决气血败[3]，
腑脏已衰疾多般[4]。
左寸怔忡[5]右自汗[6]，
关中溢饮[7]蛊胀顽[8]。
尺脱津液阴欲竭[9]，
肾消[10]半产伤胎元[11]。

2.3.12　注释

[1] 至数不匀涣漫散　指散脉往来，至数不匀，或快或慢，有大有小，虚大涣散，而称谓散脉。散，此有二义：一谓散脉；一谓其形散乱不整的姿态。

[2] 轻浮虚大姿翩翩　散脉漂浮无根，其形涣漫不聚，去来不定，如杨花翩翩飞舞，轻轻飘落，姿态不一。

[3] 真阳离决气血败　指气血虚亏已极，阳无依附，真元离决，浮越涣散于外，在脉中而见散象。

[4] 腑脏已衰疾多般　散脉多主脏腑虚损之证候，如怔忡不寐，自汗淋漓，腹满臌胀，溢饮，精脱，足胫浮肿，妊娠分娩，或小产堕胎等。

[5] 左寸怔忡　指左寸脉散，症见精神萎靡、心悸、怔忡、失眠、烦躁，甚至循衣摸床，撮空理线，晕仆不知等。皆由心阳衰微，心血大亏所致。《濒湖脉学》："左寸怔忡右寸汗。"《诊家正眼》："左寸之散，怔忡不卧。"《脉诀启悟注释》："左寸脉散，怔忡不寐。"《脉确》："左寸怔忡。"

[6] 右自汗　指右寸脉散，症见自汗，或大汗淋漓。多由肺气大衰，卫阳不固所致。《诊家正眼》说："右寸见散，自汗淋漓"。《脉确》："右寸自汗。"

[7] 关中溢饮　指右关脉散，症见肢体疼痛沉重，或肿，或兼见喘咳。多由肝郁脾虚，水饮泛滥，或饮邪泛溢于体表肌肤所致。《诊家正眼》："左关见散，当有溢饮。"《脉确》："左关溢饮兮。"《脉诀汇辨》："散在左关，当有溢饮。"《脉诀启悟》："左关脉散，溢饮之疴。"

按：李时珍引戴同父："肝脉软散溢饮。"又主病诗："溢饮左关应软散"，是袭戴氏语而改编。及至后世的脉书《诊家正眼》、《脉确》、《脉诀汇辨》、《脉诀启悟注释》、《脉学阐微》，皆从其说。溢饮乃由肺、脾、肾气机失常，津液失运，以致水湿停聚，泛溢体表肌肤。其中脾为枢机，故应位在右关诊察，诸家谓溢饮以在左关脉散乃误也。

[8] 蛊胀顽　指左关脉散，症见初起时腹部胀满，胁下有痞块，以后腹水逐渐增加时，面色苍白，或萎黄，或晦黑，肌肉消瘦，食量减少，倦怠无力。多由虫毒结聚于内，肝脾受伤肿大，形成蛊病或臌症，脉络淤塞，升降失常，至脉气散乱。《诊家正眼》："右关见散，胀满蛊疾。"《脉诀汇辨》："散在右关，胀满蛊坏。"

按：蛊胀，即臌胀也，腹部胀大，腹皮青筋显露，四肢不肿（或微肿），初因情志不舒，肝气郁结，脾胃湿热壅结，即而气血淤滞，水湿不运所致。内脏以肝为主，影响于脾，在标实渐剧，真阴大伤，脉散当显左关，传变至此，亦可两关同见。"胀满蛊疾"，以应左关，与理可通也。

[9] 尺脱津液阴欲竭　指左尺脉散，症见发热、或高热、汗出、吐泻、出血，骨瘦如柴，皮肤皱折，眼眶深陷，精神烦躁，昏迷谵妄，遗泄频频，唇舌干红。多由高热、出汗、吐泻、出血，或慢性消耗而致津液严重缺损，形成亡阴证。《脉诀启悟》："左尺脉散，北方水竭。"

[10] 肾消　即肾阳消亡。指右尺脉散，症见大汗淋漓，汗出如珠，畏冷蜷卧，四肢厥冷，精神萎靡，面色苍白，呼吸微弱，渴喜热饮等。多由阳气衰竭，肾阳消亡，或命门火绝所致。《脉诀启悟》："右尺脉散，阳消命绝。"

[11] 半产伤胎元　指右尺脉散，症见妊娠分娩，小产堕胎，伴见腰膝酸软无力或疼痛，小腹下坠，阴道流血，头晕耳鸣。多由肾虚伤及气血，胎元不固所致。妊娠分娩时，多为生产先兆，若无其他症候，此为正常分娩，不可做危候之证对待。

2.3.13　结语

散脉属阴，至数不匀，去来无端，忽快忽慢，
不聚涣漫，虚大浮散，轻飘无根，沉按难寻。
心脏平脉，浮大散归。肺脉平展，短涩散然。
妊娠分娩，离经可散。孕妇见散，慎防堕产。
寻常心脉，夏月病害，最畏独在，疾危证衰。
精血耗极，阳无所依，真元已败，浮越于外。
阴阳离位，心阳弱微，脉行无力，散漫无纪。
脏腑虚分，心悸不寐，肺弱汗漓，脾满臌疾，
浮肿在足，肾虚水枯，命火灭期，元阳根离。
散有兼遇，浮散虚剧，眩晕仆倒，代散危兆。
滑而浮散，中风瘫痪。沉重中散，寒食癥顽。
浮洪散时，夏月本体。弦中散合，病来消渴。
芤虚濡散，相类分观，轻浮无力，四脉皆适。
散乃虚大，形似杨花，至数难分，漫飘无根。
濡势软妙，浮而细小，如水漂绵，重按力欠。
虚形显大，浮而软令，至数整齐，按之无力。
芤大浮容，外实中空，有力边同，似按慈葱。
左寸脉散，怔忡失眠，循衣摸床，晕仆损脏。
右寸散期，汗出淋漓，肺衰失肃，卫阳不固。

右关溢饮，身体疼沉，肢肿凹陷，或见咳喘。
臌胀左关，胁下痞坚，脘腹胀处，青筋暴露。
左尺脉散，发热火炎，汗出吐泻，神昏不觉。
右肾阳消，畏冷穿袄，得喜热饮，身枯失魂。
治疗宜补，独参频服，中西急救，莫要等候。

# 第十章　合脉与病证

在脉的搏动中，凡是有平性或病理性脉象复合出现，都可称为合脉。病理性合脉的含义，一般包括两种基本形式：一是指由一种脉象中的二种或二种以上的形态特征组合成的单一脉象，可以称谓合脉。例如：涩脉是由细、小、短、迟，涩滞不匀等为主要形态特征组成的。这种形式，只可称脉象名称，一般不能称谓合脉。二是指由二种或二种以上的单脉象连在一起，同时复合的出现，称为合脉。过去一般称为“兼脉”，亦可称为“兼合脉”。本章及临床所指的合脉，即属此而言。例如，浮脉与紧脉联合在一起的叫做“浮紧脉”，此属“二合脉”。如果由沉脉、细脉、弦脉三种，联合在一起出现的，称为“沉细而弦”脉，此属“三合脉”，以次类推。皆可统称为合脉。

以上简单概述了合脉的涵义，那么，在临证时，合脉与病证有什么关系呢？其实用价值又如何呢？这是一个很重要的问题。许多医者在临床工作当中，普遍认识到，一个患者，有时患的只是单纯一个病，有的则是几个病同时存在。因此，其脉象变化，有时也是错综复杂的，往往不是一种病理性脉象单独出现，而是可由二种或二种以上病理脉象同时复合出现。医者可通过合脉与病证的关系，进行分析、判断，参以证候，给予正确辨证施治，来指导治疗用药。合脉还能够推测疾病的发展、演变、转化、愈后等情况，合脉对病证有着极深远的指导意义。

由于致病的因素很多，当邪气侵入人体后，可产生不同的病理变化。例如，外因致病，风寒、风湿、风热，以及风寒湿杂致的痹证，其脉可出现浮紧、浮缓或迟缓、浮数、沉迟尺弱等不同的合脉，有助于疾病的寒、热、虚、实、表、里的判断。

内因致病，由于所在的脏腑不同，七情、痰饮、瘀血等因素各异，以及相互并病，故脉象的兼合亦不少。例如受寒、伤食、气滞、郁热所致胃痛，可出现弦紧、滑实、沉弦、弦数等不同的合脉，有助于对疾病性质和病因等，做出确切判断。

在临证实践中，最早张仲景的《伤寒杂病论》，运用兼合脉辨证治疗六经疾病，为我们树立了典范。对于合脉的应用，首先在识别单脉的基础上，再能够掌握浮、沉、迟、微、弦五种合脉纲，便可概览全貌。

一般讲，脉象独见为证者鲜，合脉为证者多。诸多合脉，可有二合脉、三合脉、四合脉等不同，可以出现一证或多证，如浮缓为不仁，浮滑为风痰，浮洪大而长为风眩、癫疾之类等。亦可有一合脉者而出现多种病证，如浮缓脉，可为风湿，又可为湿邪蕴脾，又可为表虚，此一合之脉，可主数证。

总上所述，合脉可以判断主病，也可推测并发的症状，但必须结合其他三诊，做到脉证合参，方为全面。在临床上，合脉对于指导辨症施治，有它独到之处，其关键在于医者，“去伪存真，灵活掌握”，才能取得治疗上的主动权。

# 第一节　浮脉合脉纲

在合脉中，凡是以浮脉为主，兼合一种或一种以上的其他脉象，皆可归类于浮脉合脉纲中。

临床所主病症，多以外感表证（外邪亢盛）为主，亦可见于里证（阳衰气弱），同时又多以脉之有力无力来判断虚实。张仲景在浮脉中，兼合其他脉象的运用，约有14种之多，仍是我们今天借鉴、学习的内容范畴，故以《伤寒论》中运用的典型实例，介绍临床常用的几种合脉。

1. *浮缓脉*

在诊断病因、病机与体质因素等方面起主导作用。《伤寒论》中，太阳中风表虚证，为最常见脉象之一。

1.1　主证

1.1.1　伤风表虚　发热，头痛，汗出，恶风，鼻鸣，干呕，咽痒，或咽痛，咳嗽，舌苔薄白。

1.1.2　风湿在表　项背沉重，关节酸痛，重着不移，或走窜不定，局部微肿，渐而发热，或见皮肤红斑、癣痒、湿疹、风疹等。

1.1.3　湿热郁证　身热不扬，头身困重，口干不欲饮，疲倦懒言，神志昏沉，胸脘痞闷，恶心纳呆，腹胀便溏，或发黄疸，小便不利或黄赤，舌苔黄腻。

按：伤风表虚证，又称太阳表虚证。是指外受风邪以后，由于汗出而肌腠疏松，营阴不足所致。亦即太阳中风证，属于邪在肌表的太阳经证之一，多见于外感热病初起的表证阶段。卫阳浮盛失却卫外作用，故脉象浮缓。在《伤寒杂病论》的六经病证中，与浮紧脉相对应，是太阳中风表虚证的主脉。其例详见下列脉案应用中。《脉学阐微》亦说："浮缓中风、风湿。"表湿证脉见浮缓，是由湿邪留滞于肌表，其脉应指有力，往来缓而大，与伤风表虚，缓而弱者有别。《伤寒论》中，仲景常用大青龙汤主之。（详见下列脉案中）《脉经》："浮而缓者，皮肤不仁，风寒入肌肉。"《崔氏四言举要》："浮缓风湿。"

湿热郁证，又可称为湿热证。是由于感受湿热、秽浊之邪，或脾胃不健，湿热内蕴而形成"湿遏热伏"、"湿热交蒸"病变的概称。多因外感邪气，或素嗜酒酪，伤及脾胃，脾失健运，湿热交阻所致。其证候可见于多种疾病之中，如泄泻、痢疾、黄疸、臌胀、水肿、淋证、癃闭、痿证、痹证、湿温、伏暑、暑温、带下等疾病中，湿为阴邪，热为阳邪，二者互结难解，易在中焦稽留，变化多端，这与湿气困脾、脾不运化有关。其转归可从阳化热或从阴化寒，其脉即可显见。《伤寒论》、《金匮要略》二书中，应用颇广，共计有4条。《伤寒论·太阳病篇》2条，因表虚，外感风邪，出现"发热汗出，恶风，脉缓。"脉缓，常以缓弱无力为其特点，仍在太阳病脉浮的前提下而见缓，亦即浮缓，反映风伤经表汗出营弱。

"太阳病篇"39条，是因湿邪滞留肌表，出现"身不疼，但重，乍有轻时，无少阴证者”，其脉浮缓，多见缓大有力之象。这与伤风表虚，脉来缓弱无力有别。

“阳明病篇”187条，指出太阴转属阳明证，出现“手足自温”、“身当发黄”、“大便鞕”，是因太阴属脾，脾为湿土，太阴自感外寒，故脉浮缓，这与太阳中风脉象同，但身不热而手足自温，则非中风证，故云“系在太阴。”

《金匮要略·黄疸病》从浮缓脉上说明黄疸病的发病机理，出现的“四肢苦烦，脾色必黄，瘀热以行”，是因脾脏蕴积有湿热所致。湿热溢于血分，行于体表，必然发生黄疸。故脉浮缓，乃为脾有湿热之候。

总之，浮缓脉在伤寒，是外感表虚的脉象；在杂病是风湿之邪，留滞肌腠之候，在黄疸是湿热蕴脾之兆。亦见于表实里热，脾虚等证。临床应从脉证上加以鉴别。

1.2 主病　多见内科的呼吸系疾病和某些传染疾病初期阶段及妇科等疾患，具有上述脉证者。

1.2.1 内科　见于上呼吸道感染、慢性支气管炎、支气管哮喘、慢性肠炎、慢性胃炎、胃下垂等疾病；平素虚弱，复受风热，初起在表阶段；或肝硬化、肾炎水肿、泌尿系炎症、尿潴留等病，证属湿热结聚，脾失运化；或风湿、类风湿、骨质增生、下肢痿痹等病，证属湿着肌表，或湿邪阻络。

1.2.2 传染科　麻疹、流感、流脑、中暑、痢疾、传染性肝炎等病，感受风热或感受湿热秽浊之邪，伤及脾胃的初起时。

1.2.3 妇科　产褥感染、产后感冒、带下过多等病，证属风邪犯卫或湿热稽留下焦。

1.3 脉理

1.3.1 内伤久病，体弱表虚，复受风邪客表，营卫不和，正邪搏击于肌腠，阳出于外脉见浮；营阴虚而不能内守，卫气失其剽悍之性而脉行缓，故脉来浮缓无力。

1.3.2 风湿之邪袭于卫，留滞肌腠或经络，日久不退，而脉行浮缓，或内郁化热，湿遏热伏于脉，风搏气血而趋外，热入脉道而扩大，湿恋脉气而行缓，故脉来见浮缓而大（有力）之象。《脉学刍议》：“脉浮缓……乃太阴湿气挟热郁蒸。”又：“此类脉浮缓，皆缓大有力。”

1.3.3 现代医学认为　可能与迷走神经兴奋性增高，心搏而略慢，心输出量增多，血管壁弹性略减弱，周围血管扩张，外周阻力降低等因素有关。

1.4 应用

1.4.1 太阳中风　《伤寒论·太阳病》2条：“太阳病，发热汗出，恶风，脉缓者，名为中风。”《脉学刍议》：“本节为表虚，外感风邪之症。肌表疏松，风邪侵袭，则发热、汗出、恶风、脉浮缓，与伤寒、无汗、脉浮紧、表实者，一风一寒，一虚一实，迥然不同。”

按：本条也是桂枝汤的主要脉证。柯琴认为：“此方为仲景群方之冠，乃滋阴和阳，解肌发汗，调和营卫之第一方也。凡中风，伤寒，杂症，脉浮弱，汗自出而表不解者，咸得而主之；其但见一、二证即是，不必悉具矣。”（《名医方论》）另外，临床亦可用玉屏风散加桂枝以解肌，临床治疗表虚外感，汗出不解者，颇见功效。

1.4.2 湿在肌表　《伤寒论·太阳病》39条：“伤寒，脉浮缓，身不疼，但重，乍有轻时，无。少阴证者，大青龙汤发之。”

按：本条据“脉浮缓，身不疼，但重，乍有轻时”，确定为大青龙汤之变局，只要见到“不汗出而烦躁”的主证，尽可使用，但此条极易与热伤经脉的身重相混，故指出“乍有轻时”，又易与少阴病的身重相混，故提出“无少阴证者”，这在临床诊断时应区别之。对于“脉浮缓”尤在泾释：“伤寒脉浮缓者，脉紧去而成缓，为寒欲变热之证，经曰：脉缓者多热是也。”

1.4.3 阴病转阳 《伤寒论·阳明篇》187条：“伤寒脉浮而缓，手足自温者，是为系在太阴。太阴者，身当发黄，若小便自利者，不能发黄；至七八日，大便鞕者，为阳明病也。”

按：本条指出太阴病与阳明病相互转化的关系，说明阳明病可从太阴病转化而成。“脉浮而缓”据前段分析，是因为太阴属脾，脾为湿土，太阴自感外寒，故脉浮缓。这与太阳中风脉象同，但身不热而手足自温，则非中风证，故云“系在太阴”。太阴病湿盛阳微，不能温运，若寒湿瘀滞，身当发黄；如小便通利，湿从下泄，便不能发黄。若七八日后大便鞕者，是湿已化燥，即为转属阳明之证。成无己认为：“浮为阳邪，缓为脾脉，伤寒脉浮缓，太阴客热。邪在三阳则手足热，邪在三阴则手足寒，今手足自温，是知系在太阴也。太阴，土也，为邪蒸之，则色现于外，当发身黄；小便自利者，热不内蓄，不能发黄。至七八日，大便鞕者，即太阴之邪入府，转属阳明也。”

1.4.4 湿热蕴脾 《金匮要略·黄疸病篇十五》曰：“寸口脉浮而缓，浮则为风，缓则为痹，痹非中风，四肢苦烦，脾色必黄，瘀热以行。”程林说：“脉得浮缓者必发黄，故伤寒脉浮缓者，系在太阴；太阴者必发身黄，今浮为风，缓为痹，非外证之中风，乃风热蕴于脾土；脾主四肢，故四肢苦烦；瘀热行于外，则发黄也。”

按：本节主要从“脉浮缓”，阐明黄疸病的发病机理。脉浮而缓，在伤寒是外感表虚的脉象；在杂病浮则为风，“风”谓“外邪”，“缓”为“湿”，“痹”有闭之意，是指脾家蕴有湿热，并非风寒湿痹也。

综上所述，浮缓脉早在汉代《伤寒论》、《金匮要略》中，已经能够掌握应用，其文较明确提出计上述4条。在伤寒是属外感表虚的脉象；在杂病是风湿之邪留滞肌腠所致；在黄疸是湿热蕴脾之兆，临床应从脉证上加以鉴别。

## 2. 浮紧脉

是脉位浅在，脉的张力增加。紧的张力变化，超出了“弦”的程度。

2.1 主证

表寒实证 恶寒重，发热轻，头身痛，骨节痛，无汗而喘，鼻塞流清涕，舌苔薄白。

按：表寒实证，又称太阳表实证，是指外感寒邪以后，寒战发热期。由于卫阳被遏，营阴郁滞而无汗身痛，故称为表实证，亦即太阳伤寒证，属于邪在肌表的太阳经证之一，多见于外感热病初起的表证阶段。《濒湖脉学》说：“浮紧表寒。”邪在肌表，故脉象见浮，因汗不得出，卫阳受遏，故脉亦应之而紧，脉浮紧而知内无饮邪，故脉不见弦或滑象。在治疗上，治当解表散寒，方用麻黄汤（《伤寒论》）。

浮紧脉在《伤寒论》及《金匮要略》中，应用颇广，共计有13条。《伤寒论》“太阳病篇”3、38、47、55条等，多因风寒在表，出现发热，恶寒，身痛，无汗等表实之证，用麻黄汤、大青龙汤等方剂治疗。若误用下药、外邪乘虚内陷而成的痞证，出现胃脘部痞塞满闷等，治疗多用诸泻心汤。痞，是一种症状名称，不是独立的病名，在许多种疾病中都能兼见，如五苓散证，桂枝加人参汤证，瓜蒂散证，都有痞之症状，只要治其主证，痞症自愈。如108条，伤寒腹满谵语，治疗多针刺期门。“阳明病”脉浮紧，是由阳热亢盛，邪实内结所致。201条潮热、盗汗等。《金匮要略》“中风历节病”，所述中风出现“喎僻不遂”，其脉浮紧，浮非表证，乃属血虚，即“血痹虚劳篇”所云“脉浮者，里虚也”之意；紧脉主寒，有时在虚证，亦可见此脉，如“血痹虚劳篇”中，指出阴阳两虚证，亦可见微紧之脉。这里浮紧脉，说明中风为正虚邪实所致。

总之，浮紧脉不但可见于表实证，亦可见于实热内结，阳盛于外，或正虚邪实，正急邪缓之证。临床应做到脉证合参，配合常规检查，如血常规、胸部X线检查等，病情严重时，配合一定西医治疗。

2.2 主病　常见内科一些呼吸系病和某些传染病初期阶段，或某一些疾患具有上述脉证者。

2.2.1 内科　上呼吸道感染、慢性支气管炎、支气管哮喘、大叶性肺炎、急性肾炎等，感受风寒之邪，或水湿停蓄，发病初起时；或风湿、类风湿、骨质增生等病，属风寒阻络。

2.2.2 传染科　流感、流脑、百日咳等病，感受风寒之邪初起阶段。

2.3 脉理

2.3.1 风寒之邪，侵袭肌表，腠理闭束，卫阳被遏，经气欲争外趋，故见脉浮；寒为阴邪，收引凝敛，脉道拘急而呈紧象，合则脉见浮紧之象。

2.3.2 邪实郁结日久，化热内炽，欲蒸腾于外，经脉拘急，气血冲壅，搏击脉道，故亦可见浮紧之象。

2.3.3 脏腑虚衰，脉中营血不足，气浮越于外（浮），血虚肌肤失养，卫阳空虚，贼邪入络，留滞不散，阻遏经脉，正气拘急，气血运行急迫（紧），故见浮紧之象。尤在泾：“脉浮者，沉不足，为血虚也，血虚则无以充”，“灌皮肤，而络脉空虚，并无以捍御外气，而贼邪不泻……随其空虚而留着矣。邪气反缓，正气即急者，受邪之处，筋脉不用而缓，无邪之处，正气独治而急，缓者为急者所引……则有邪正缓急之殊。”

2.3.4 现代医学认为　多与心搏力增强，心输血量增多，血管壁弹性增强，外周阻力增大，周围血管收缩或正常，循环血量增多等因素有关。

2.4 应用

2.4.1 表寒里热　《伤寒论·太阳病》38条：“太阳中风，脉浮紧，发热恶寒，身疼痛，不汗出而烦躁者，大青龙汤主之。”程郊倩：“脉则浮紧，证则发热恶寒，身疼痛，不汗出而烦躁，是阴寒在表，郁住阳热之气在经，而生烦热，则并扰其阴而作躁，总是阳气怫郁不得越之故。”

按：本条为外有表寒里有热邪的大青龙汤脉证。脉浮紧，发热恶寒，身疼痛，不汗出等，是麻黄汤证，烦躁是里有郁热，非麻黄汤所能治疗，故本方重用麻黄又加石膏，使表寒里热，一鼓两解。

2.4.2 表证吐血　据《名医类案》记载：陶尚父治一人伤寒四五日，吐血不止，医以犀角地黄汤等，治而反剧。陶切其脉，浮紧而数，若不汗出，邪何由解，遂用麻黄汤，一服汗出而愈。江瓘按：久衄之家，亡血已多，故不可汗，今缘当汗不汗，热毒蕴结而成吐血，当分其津液乃愈。

按：这是陶氏根据《伤寒论·太阳病》55条“伤寒，脉浮紧，不发汗，因致衄者，麻黄汤主之”，大胆运用麻黄汤，因而取得效果。这种吐血，与仲景此文“衄血”，同样是由失表所致。

2.4.3 气分痞结 《伤寒论·太阳病》151条：“脉浮而紧，而复下之，紧反入里，则作痞，按之自濡，但气痞耳。”《医宗金鉴》：“伤寒脉浮紧，不汗而反下之，浮紧之脉，变为沉紧，是为寒邪内陷，作痞之诊也。按之自濡者，谓不鞕不痛，但气痞不快耳，此甘草泻心汤证也。”

按：《医宗金鉴》解释痞的成因和证状，据情合理，但作为用甘草泻心汤证，则不恰当。甘草泻心汤证是心下痞鞕，本证心下痞，按之濡，则属热陷于里的气痞，应属大黄黄连泻心汤的主证。

2.4.4 实热结肠 《伤寒论·阳明病》201条：“阳明病，脉浮而紧者，必潮热，发作有时；但浮者，必盗汗出。”柯韵伯：“阳明脉证与太阳脉证不同，太阳脉浮紧者，必身疼痛，无汗恶寒，发热不休；此则潮热有时，是恶寒将自罢，将发潮热时之脉也，此紧反入里之谓，不可拘紧则为寒之说矣。太阳脉但浮者必无汗，今盗汗出是因于内热，且与本经初病但浮而汗而喘者不同，又不可拘浮为在表之法矣。”

按：脉浮紧而见发热恶寒身痛之证，属太阳病，本条脉浮紧而见潮热，是热蒸于外，邪热结于肠间，故潮热发作有时；脉但浮而不紧，此属热越于外，阴不内守，故见盗汗。若见浮紧之脉，应脉证合参。

2.4.5 口眼㖞斜 《金匮要略·中风历节病》：“寸口脉浮而紧，紧则为寒，浮则为虚；寒虚相搏，邪在皮肤；浮者血虚，络脉空虚；贼邪不泻，或左或右；邪气反缓，正气即急，正气引邪，㖞僻不遂。”

按：这是仲景言中风出现口眼㖞斜，脉多浮紧，浮非表证，乃属血虚，紧脉虽主寒，但在虚证亦可见到。气血不足，运行不畅，络脉空虚，外邪入而不泻，经脉瘀阻，营气不畅，经络不用而缓，无邪之处，气血尚行而拘急；缓为急所牵，故见口眼㖞斜。

### 3. 浮数脉

代表脉位浅与至数快。《伤寒论》在六经病证中，浮脉与数脉兼合，在太阳表证中，发挥重要诊断作用，既可见于表证，也可见于里证，在内伤杂病中，也有一定诊断意义。

3.1 主证

3.1.1 外感表热 发热重，恶寒轻，头身痛，微汗出，口干渴，咽肿疼，苔薄白或微黄。

3.1.2 表里俱热 面赤，头痛，时时恶风，大渴，苔黄干燥，甚至心烦谵语等。

按：外感表热是感冒一个类型，是以感受风邪所致的一种常见外感疾病。病情有轻、有重，轻者一般称为伤风，重者称为重伤风。如在一个时期内广泛流行，证候多相类似者，称为时行感冒。本病四季均可发生，尤以春冬为多见。临床表现，初起一般多见头痛、鼻塞、流涕、喷嚏、声重，喉痒或痛，继则恶寒发热，身痛咳嗽。病程约5~7天，一般伤风全身症状不重。时行感冒常突然恶寒，甚则寒战、高热、周身疼痛，全身症状明显。由于感邪有轻重，体质有差异，四时六气有别，因此，脉证表现又不尽相同。外感表热证，是其中之一，主要感受风热暑燥，则皮毛疏泄不畅，邪热犯肺，肺失清肃。或在病变过程中，寒热互相转化，或寒热兼挟所致。本证主要为风热袭表，肺卫失和所致。治疗上，应以辛凉解表，清宣肺热为主，方用银翘散加减化裁。

表里俱热证，是表里同病的热证，由感受外邪后化热，充斥表里；或本有内热，又感受热邪所致。

在《伤寒论》及《金匮要略》二书中，应用颇广，共计10条。如《伤寒论》52条中，是言寒邪在表，脉虽浮数，多兼紧象，故用麻黄汤发汗。若发汗后，余邪未尽而复烦，脉乃浮数，可用桂枝汤（57条）。如汗后见烦渴，小便不利者，可用“五苓散主之”（72条）。若脉浮数而尺中脉微不能发汗（49条）则可“用小建中以和其津液，则自汗而解也。”“阳明病篇”257条：“病人无表里证，发热七八日，虽脉浮数者，可下之。”“发热”之证，在临床因证候表现不清而用下法时，但要注意下后的变证，浮数脉不但见于表证，亦可见于里证。“厥阴病篇”363条：“下利，寸脉反浮数，尺中自涩者，必清脓血。”是里热炽盛，伤及血分所致（寸属阳主气，寸浮数则阳盛；尺属阴主血，尺涩则伤血)。《金匮要略·呕吐哕下利》篇亦有与之相同的条文，主表里俱热之证。如“腹满寒疝宿食病篇”有“病腹满，发热十日，脉浮而数，饮食如故，厚朴七物汤主之。”指出腹满发热，属阳明实热之里证。发热，脉浮数，又属表邪未解，故用此方同解表里。“疮痈肠痈浸淫病篇”有“诸浮数脉，应当发热，而反洒淅恶寒，若有痛处，当发其痈。”这是以脉证辨别痈肿的发生。凡脉浮数，兼洒淅恶寒，身体某处感觉痛，可预测发生痈肿。“消渴小便不利淋病篇”有“趺阳脉浮而数，浮即为气，数即消谷而大坚……即为消渴。”趺阳以候胃，今脉浮数，是为胃气热盛之候，此属消渴（中消）病证候。“水气病篇”有“趺阳脉浮而数，浮脉即热，数脉即止，热止相搏，名曰伏。”是指热伏止于下，留于内而不行于外之意。总之，浮数脉在临床中，要密切结合病人的证候特点，才能辨认无误。

3.2 主病 多见内、儿、妇、皮肤科等疾病，感受风热疫毒初期发热阶段。

3.2.1 内科 上呼吸道感染（风热感冒）、肺炎初期、肺化脓症（风热犯肺）、急性支气管炎（风热犯肺，外寒里热）、流行性出血热（热毒炽盛）、急性肾炎、或慢性肾炎急性发作（风水型）、流行性感冒炎症初期（肺卫受邪）。

3.2.2 儿科 风疹（先兆期）、流行性腮腺炎（风热壅阻）、流行性乙型脑炎（邪在卫气）、猩红热（毒侵肺胃）、上呼吸道感染（毒热犯肺）、支气管炎初期（外邪犯肺，清肃失司）、肺炎暴喘型（宿食积滞，突感风寒）、麻疹初热期（感受疫邪，邪伤肺卫）。

3.2.3 五官科 急性结膜炎（肺火炽盛）、角膜溃疡（风热壅盛）、扁桃体炎（风热结喉）。

3.2.4 皮肤科 急性荨麻疹（风热束表，阳明热盛）。

3.3 脉理

3.3.1 外感温热之邪，或伤寒后，寒从热化，卫气与邪相搏于外，气血充斥脉道，脉气行速而浮越，故脉来浮数。

3.3.2 阳盛里热，气有余便成火，血被火迫，运行而速（数），气冲外达，脉气趋表，故合见浮数有力之象。

3.3.3 表邪不解日久，与卫气相持，趋于肌肤，同时邪气又入里化热，搏击气血行速达外，脉气趋越于外，亦可合见浮数之象。

3.4 应用

3.4.1 太阳表实 《伤寒论·太阳病篇》52条："脉浮而数者，可发汗，宜麻黄汤。"黄坤载注："浮为在表，表被风寒则宜汗。脉数即浮紧之变文，紧则必不迟缓，亦可言数，是伤寒之脉，当以麻黄汤发汗也。"

按：浮数之脉，多主风热在表，应用麻黄汤治疗则不当。但古今医家皆认为脉"数"，是"紧"的变文，故应活看。麻黄汤证的脉象，是浮紧，紧主寒，数为热，数与紧不同，故本条"数"字，是对迟缓言。脉浮紧，必不迟缓，迟与数对，缓与紧对，则浮紧可变换为浮数，"数"中含有"紧数"之意。临床上，凡脉浮数，多是风热在表，或表寒化热之象，用银翘散，以辛凉解表。

3.4.2 烦渴蓄水 《伤寒论·太阳病》72条："发汗已，脉浮数，烦渴者，五苓散主之。"《医宗金鉴》："发汗已，为太阳病已发过汗也，脉浮数，知邪尚在表也，若小便利而烦渴者，是初入阳明，胃热白虎证也；今小便不利而烦渴，足太阳府病，膀胱水蓄，五苓散证也，故用五苓散，如法服之，外疏内利，表里两解也。"

按：本条是言汗后烦渴蓄水的脉证。脉浮数，烦渴，但必有发热，小便不利等，为气化不行，水津不布，气液不升所致，故用五苓散，利水化气。若大汗出，身大热，脉洪大，虽有烦渴，小便利，乃属邪热入阳明的胃热之烦渴，则用白虎汤治疗。

3.4.3 胃气热盛 《金匮要略·消渴小便不利淋病》："趺阳脉浮而数，浮即为气，数即消谷而大坚；气盛则溲数，溲数即坚，坚数相搏，即为消渴。"程林："趺阳胃脉也。《内经》曰：'三阳结谓之消'，胃与大肠谓之三阳，以其热结于中，则脉浮而数。"

按：趺阳候胃，今脉浮数，则为胃气热盛所致，热能消谷耗津，故大便坚硬。气盛火亢，水为火迫，故小便频数。胃热便坚，气盛溲数，故病消渴。后世称为中渴证，多以益阴退热之法治之。

3.4.4 表里同病 《金匮要略·腹满寒疝宿食病》："病腹满，发热十日，脉浮而数，饮食如故，厚朴七物汤主之。"程林："腹满者，内有实热也。十日脉尚浮而数，浮为在表，表热邪未已，故发热；数为在里，里热能消谷，故饮食如故；与此方荡腹满而除表热。"

按：本条是腹满兼表证之证治。凡表里同病，应先解表，后再攻里；然即有表里双解者，如本病已十日，脉浮发热是表证，而腹满脉数，是病趋里，里证重于表证，故承气、桂枝二汤合用，表里双解。

## 4. 浮滑脉

浮脉与滑脉皆为阳脉，二者兼合，主邪热炽盛病证。在《伤寒论》六经病证中，常见以白虎汤为代表治疗阳明经证。

4.1 主证

风痰互结 喉中痰鸣，恶心呕吐，吐痰清白多泡沫，胸胁满闷，头晕目眩，肢体麻木，甚至突然跌倒，神昏舌强，抽搐痉厥，或口眼㖞斜，半身不遂，舌苔厚腻，或兼外感表证。

按：风痰互结，多指风痰证而言。其义有二，一为肝风夹痰，上扰清窍，或风痰窜络，经脉失养导致痰盛动风的一系列表现。其脉可兼合弦象，属内伤范畴。多因脾虚生痰，肝阳化风，痰随风动所致。二为风痰入络，口眼㖞斜，为外感风邪，风痰互结所致。临床亦有表证咳逆痰喘称为风痰者，可进行辨证论治。

风痰互结可诱发多种疾病，但其临证特点不同。如眩晕病的风痰证，以头晕如旋，目眩耳鸣，呕吐痰涎为主。是因风痰上扰，肝木乘胃，胃气上逆所致。方选半夏白术天麻汤（《医学心悟》）化裁。中风病的风痰证，又有风痰阻络与风痰闭窍之不同。风痰阻络证，多由外风引动内风，风痰流窜经络，气血郁滞所致，主要表现为口眼㖞斜，肢体麻木，甚至半身不遂，脉多兼弦象。治当祛风化痰，疏通经络，方选牵正散（《杨氏家藏方》），或大秦艽汤（《医学发明》）化裁。风痰闭窍证，多由阳亢化风，风痰上壅，蒙蔽清窍所致。主要表现为突然昏仆，不省人事，舌强不语，喉中痰鸣，口角流涎，脉兼弦或数。治当豁痰开窍，方选涤痰汤（《奇效良方》）加减。风痰阻络证，即中风之风中经络，无神志障碍，病情一般较轻；风痰闭窍证，即一般所谓中风之风中脏腑，出现神志昏迷，语言謇涩，病情一般较重。痫病的风痰证，是由风痰上扰，心神被蒙所致。是一种发作性的疾病，发作时主要表现为突然昏倒，不省人事，口吐涎沫，两目上视，肢体抽搐，口出羊声，移时苏醒，且常发作。治当涤痰熄风，开窍定痫，方选定痫丸（《医学心悟》）加减。

总之，风痰证若为肝风，肝阳上亢，肝肾阴亏或肥胖痰盛之人，其脉还应兼合弦及其他脉象。浮滑脉所属风痰证，多为风痰外盛的邪气居多，但在痰热互结，表里俱热，内热外感等证，亦可见到。

《伤寒论》、《金匮要略》书中，早有记载，应用也广，计有4条。《伤寒论》176条中，见于白虎汤证，是表里俱热之象；138条中，见于小陷胸汤证，是痰热互结所致；140条中，提出太阳病下血，是表证便血，由热邪内陷，热迫血妄行而致。

《金匮要略·中风历节病》提出，历节病见浮滑脉，是由内热盛而外感风邪，“汗出当风”所致。“痰饮咳嗽病篇”有“脉浮而细滑，伤饮”。近人时振声认为：内有痰饮，以浮细脉主虚，滑主痰饮，属正虚邪实之脉。（对《伤寒论》《金匮要略》中有关脉诊的探讨．云南中医学院学报．4：35；1979）

4.2 主病 常见内科、妇科等病，出现的多种疾患。

4.2.1 内科 普通感冒（风热），血吸虫病急性期（兼有表证），脑血栓形成（风痰流窜、经络瘀阻）。

4.2.2 妇科 妊娠呕吐（痰湿），先兆流产与习惯性流产（气虚），子痫（风寒夹痰）。

4.3 脉理

4.3.1 卫气不足，风邪乘虚而入；湿浊内盛，痰饮从中而生，风痰流窜经络，气血流利充实而见浮滑之象。

4.3.2 平素嗜食酒谷辛辣之物，湿热内蕴成痰，热从皮毛息息外达，汗出受风，痰热互结，气血迫壅表里络脉间，故见浮滑之象。

4.3.3 外邪内陷，津液失布，阳热之邪，煎熬津液，结聚为痰，痰热相结，气血欲争，趋向于外，故见浮滑之象。

4.3.4 外感风热之邪入里，或里热炽盛趋于外，表里俱热，气血沿脉道展转表里内外之间，脉道充盈流畅，故见浮滑之象。

4.4 应用

4.4.1 痰热结胸 《伤寒论·太阳病》138条："小结胸病，正在心下，按之则痛，脉浮滑者，小陷胸汤主之。"

按：此段是小结胸证治条文，误下邪陷，热与痰结，则为小结胸，浮为阳热，滑主有痰，痰热互结，血迫痰壅，故脉显浮滑之象，治以小陷胸汤，取其清热、消痰、开结之意。张兼善："小结胸者，是痰结于心下，故其脉微滑……痰结宜消，故用栝蒌半夏等。"

4.4.2 表证便血 《伤寒论·太阳病》140条："太阳病，下之……脉浮滑者，必下血。"张隐庵："脉浮滑者，必下血，言太阳随经瘀热，外邪内陷而下血也。"

按：太阳病误用下法，而见大便下血，此属变证。多由邪热因误下而乘虚内陷所致。在治法方面，王日休据经验而提出："可用芍药甘草汤加秦皮。"

4.4.3 表里俱热 《伤寒论·太阳病》176条："伤寒脉浮滑，此以表有热，里有寒，白虎汤主之。"方有执："浮者，风也，言不独伤于寒而亦有风则然也。滑为里热，以滑且浮，知热不独在里也，故指言此表有热，盖表里俱热之谓也。"

按：此节言白虎汤的脉证，文中"里有寒"之"寒"字，当存疑待考，但用白虎汤，必见表里俱热，阳明热盛之证为妥，这是仲景"辨证论治"的原则。据脉而析，伤寒脉浮滑，浮为热盛于外，滑为热炽于里，是表里俱热，太阳化热已转阳明之脉象。阳明病热盛，大汗，烦渴等症势所必见，故可用白虎汤，以清泄热邪。

4.4.4 历节风证 《金匮要略·中风历节病篇》："趺阳脉浮而滑，滑则谷气实，浮则汗自出。"尤在泾："趺阳脉浮者，风也；脉滑者，谷气盛也；汗出于谷，而风性善泄，故汗自出。"

按：此条为历节病类之一。趺阳脉滑为谷气实，致热盛于内；脉浮为风，风性疏泄则腠理开，内热壅盛，外感风邪，是形成历节病的原因之一。近人张琪认为："为酒谷湿热内蕴，因而汗出当风，形成历节病。"治疗上提出"从湿热中求之，如汉防己、薏苡仁、木通、苍术、黄柏等一类药物，皆可应用。"

## 5. 浮迟脉

5.1 表热里寒 发热头痛，恶风汗出或无汗，咳嗽吐痰，恶心呕吐，腹痛喜暖、拒按，大便溏泄，或下利清谷。

按：表热里寒证，是既有表热又有里寒的证候。平素脾胃虚寒，又感风热所致。亦可见于表热兼里寒下迫大肠的证候，是指伤寒太阳病，误用攻下，损伤脾胃阳气，而表证不解，致太阴里寒挟表热下迫大肠，致以下利为主要表现的证候。此证常见于"伤寒太阳病"，但下利之候，也可见于"泄泻"等疾病中。在虚劳久病，营卫虚竭之证候中，也能见到浮迟脉。

《伤寒论》、《金匮要略》二书中，记载甚为详细，计有3条。《伤寒论》225条中的四逆汤证，虽见表热里寒之象，此属真寒假热，故以救其里为主。《金匮要略·水气病篇》是以浮迟脉鉴别水肿病形成的不同原因，提出："寸口脉浮而迟，浮脉则热，迟脉则潜，热潜相搏，名曰沉……沉伏相搏，名曰水。"说明阳邪郁蒸肌表，热潜于内与水气相搏，结聚而为水肿。"消渴小便不利淋病篇"，以浮迟脉为主，来分析探讨消渴病的病理机转，以说明消渴属于虚劳（营血虚竭）一类疾患。

5.2 主病　多见内科的呼吸、消化系病和某些传染疾病初期阶段，并具有上述脉证者。

5.2.1 内科　上呼吸道感染（伤风表热），急、慢性肠炎复受外感（表热泄利），胃炎感受外邪而发作（发热腹痛）。

5.3 脉理

5.3.1 外感表邪不解（浮），素体阳虚里寒盛，阳气外达布散迟慢，气血运行速率减缓，故见浮迟之象。

5.3.2 邪热郁蒸肌肤而不散（浮），潜伏于内，热与水分结聚而留滞经脉，脉道受阻，气血运行缓慢（迟），故见浮迟有力之象。

5.3.3 久病营卫虚竭，卫气不足则阳衰气外越（浮），营血亏少，脉道不畅，血气不充，运行无力而怠慢（迟），故合见浮迟无力之象。

5.4 应用

5.4.1 表热里寒　《伤寒论》225条："脉浮而迟，表热里寒，下利清谷者，四逆汤主之。"章虚谷："脉浮身热，是有表邪，而不知其脉迟为阳虚里寒，以四逆汤急救脾肾之阳，用生附配干姜从里达表，其外邪亦可解散而不致内陷矣。"

按：本条提出表热里寒的证治之法。脉浮而迟，浮是表热，迟是里寒，因里有真寒，可见下利清谷，阴盛格阳于外，可见表有假热，此时当救其里为主，故用四逆汤，温里散寒，则表证自解。

5.4.2 水肿　《金匮要略·水气病篇》："寸口脉浮而迟，浮脉则热，迟脉则潜，热潜相搏……名曰水。"徐忠可："今寸口脉浮而迟，浮主热，乃又见迟，迟者元气潜于下也，既见热脉，又见潜脉，是热为虚热，而潜为真潜，故曰热潜相搏，名曰沉，言其所下济之元气沉而不复举也，非沉脉之沉也。"

按：本条是言明水肿形成病因之一。寸口为阳，浮脉属阳，热为阳邪，故寸口脉浮则为热；迟属阴，阴主潜藏，故寸口脉迟为潜，潜与热相结，则热内伏而不外达……故曰"沉伏相搏，名曰水。"

在治疗上，近人张琪指出："攻水除热……必须以大陷胸汤之类，大黄、芒硝与甘遂合用，庶几逐水泻热，两方兼顾。"

5.4.3 营卫虚竭　《金匮要略·消渴小便不利淋病脉证篇》："寸口脉浮而迟，浮即为虚，迟即为劳；虚则卫气不足，劳则营气竭。"《医宗金鉴》："寸口通指左右三部而言也，浮而无力为虚，按之兼迟，即为虚劳之症，故主卫外荣内虚极也。"

按：本条是论述消渴的病机。引起此病原因很多，这里是从营卫虚竭为主探讨的，寸口脉浮为阳虚气浮，卫气不足征兆，浮多兼无力之象；迟为血脉不充，营气虚少所致，此类迟脉，常兼往来不流利的涩象，故主营卫虚竭之候。

## 6. 浮芤脉

即浮大中空之脉象，多主失血脱液、阳盛阴竭之证。

6.1 主证

津血伤脱　呕血、咯血、便血、尿血、外伤出血较多者，伴见头晕目眩，面色苍白，肢麻无力，或身热汗出，心悸烦躁，口渴冷饮等。

按：津血伤脱，主要见于突然大量失血、失液，或长期出血伤阴，出血过多伤津所致，属于严重阴血亏耗，阳气衰少的证候。常见于"呕血"、"便血"、"崩漏"、"衄血"等出血性疾病中。

津血伤脱证，为临床常见的危重病之一，主要以突然大量失血，或慢性出血，久而不愈，症见面色苍白，夭然不泽，头晕眼花，四肢清冷，甚则昏厥，不省人事为主。血为气母，气为血帅，大量失血必然导致气无所附，酿成气随血脱之患。新血不能速生，元气当为急固，急予宜当归补血汤（《内外伤辨惑论》），补气养血。补气重于养血，取阳生阴长之意。若见大汗淋漓，手足厥逆，脉由芤而转细微欲绝等亡阳之候，则用参附汤（《妇人良方》），或四逆汤（《伤寒论》），回阳救逆。待血止阳回，再审因论治。若血热者，当用犀角地黄汤（《千金要方》），清热凉血；如忧思恼怒，肝火炽盛而肝不藏血者，宜用丹栀逍遥散（《妇人良方》），疏肝清热凉血；若为思虑伤脾，心脾两虚，脾不统血者，宜用归脾汤（《济生方》）益气养血。虚劳病中津血伤脱证，多于后期，表现出虚极羸瘦，面色苍白，头晕眼花，神疲恶寒，心悸怔忡，失眠多梦，舌淡，此时脉无芤象。出现弦细，或细涩为主。多由禀赋不足，饮食不节，劳倦过度，损伤脾胃，脾失健运，化生不足，气血乏源；或肝气郁结，疏泄失司，而不藏血，脾气虚，脾不统血，以致亡血失血，久而不愈；或色欲过度，耗损肾精，精少血亏，积虚成损。治宜养血、补血、益气，方用人参养荣汤（《太平惠民和剂局方》）。妇人崩漏，产后血晕，证候因人而异，治当"因人制宜"。

浮芤脉的出现，一般在津血伤脱之时，短时间内可以见到，多由火盛气逆，或气不摄血，或阴虚阳盛，或湿热蕴结，或气滞血瘀而致血液外溢，大量出血脱液后，便可见到。《伤寒论》中，应用浮芤脉诊治疾病以此最早。在"辨阳明病脉证并治"246条中，有详细论述，此条以脉测症，提出胃热津亏，是由阴虚阳盛的病机所致，经辨证分析，指出阳亢阴衰，肠失濡润引起便燥，不可妄用攻下，治宜滋阴润燥、养血增液为主。

6.2 主病　多见内科、肿瘤科、妇科某些疾病突然大量失血，或长期反复出血，具有上述脉证者。

6.2.1 内科　胃肠道溃疡合并穿孔、破裂大出血（胃热炽盛、迫血妄行），门脉性肝硬化破裂出血（肝气郁结、气滞血瘀），肺结核大咯血（肺阴亏损、脉络损伤），肺化脓症（肺热壅盛、血败化脓），肾结核合并感染尿血者（肾阴大亏、热迫血行）。

6.2.2 肿瘤科　胃癌、食道癌晚期合并呕血（肝胃蕴热、络脉损伤）、肠息肉、肠癌并出血、便血者（湿热蕴毒、迫血下行）。

6.2.3 妇科　月经不调（血热出血），功能性子宫出血（肝肾亏虚、脾不统血）。

6.3 脉理

6.3.1 火盛气逆，阳热之邪燔灼，气血充涌外趋（浮），热伤血络，迫血外溢，脉脱津血，而见脉浮芤之象。

6.3.2 阳衰气弱，气虚外浮，脉亦趋外（浮），气不摄血，血不归经，外溢则见浮芤无力之形。

6.3.3 阴虚日久，而致内热火旺，气血上浮于外（浮），火旺灼伤脉络，血溢而脱，而见浮芤之象。

6.3.4 湿热蕴结，或气滞血瘀日久，脉道阻滞，运行失畅，气血奋争于外（浮），损伤脉道，突然血涌而出，离经脱血，故合见浮芤之象。

6.4 应用

6.4.1 胃热伤津 《伤寒论·阳明篇》246条："脉浮而芤，浮为阳，芤为阴，浮芤相搏，胃气生热，其阳则绝。"钱天来："浮为阳邪盛，芤为阴血虚，阳邪盛则胃气生热，阴血虚则津液内竭，故其阳则绝，绝者为断绝败绝之绝，言阳邪独治，阴气虚竭，阴阳不相为用，故阴阳阻绝而不相流通也。"

按：其条概言胃热津亏之证。脉见浮芤，浮为阳气盛，芤为阴血虚，二者并见，则主阴虚阳亢之候，阳亢则阴液易消，阴虚而肠失濡润，故"其阳则绝"。此种病变，临床可见素体阴虚和大出血后的患者，治疗应以滋阴补血，养液滋燥为宜，不可妄用承气汤攻下。

## 7. 浮涩脉

浮涩二脉相兼，主津血不足所致虚弱病证。

7.1 主证

血耗津枯 毛发干枯不荣，肌肉消瘦，手足发麻，皮肤干涩，头晕心悸，面色淡白，爪甲色淡，便秘尿少，女子月经量少、衍期，甚则经闭。

按：浮涩脉的出现，一般在血耗津枯，体内津血不足，肢体、脏腑、百脉，失于濡养而出现全身性衰弱证候。多因劳倦损伤，暗耗阴血、脾胃虚弱、失血伤津、久病不愈、温病后期引起。因此，可以出现在多种疾病中，其临床表现，各具一定特征，治疗方法，亦不尽相同。

虚劳病中以心、肝血虚的症状为主。若症见心悸怔忡，健忘，失眠多梦，面色不华，微恶风寒，发热头痛，多由大病之后，阴血亏虚，复受风寒，治宜养血安神，益气解表，方用养心汤（《证治准绳》），补中益气汤（《脾胃论》）化裁。若症见头晕、目眩、耳鸣、胁痛、惊惕不安，脉兼合弦象，多由失血过多，久病失调，阴血亏虚，治宜补血养肝，方用四物汤（《太平惠民和剂局方》）加味。若女子经期延后，月经量少，色淡，质清稀，小腹空痛，闭经，或痛经，经色紫黑有块，或见崩漏，多由血虚，或血瘀所致。血虚者气亦亏，气不摄血，故血出不止。治宜补气摄血，方用人参归脾汤（《妇人良方》）。若瘀血阻滞经脉，新血不守，血不循经，治宜活血化瘀，止血调经，方用四物汤与失笑散（《太平惠民和剂局方》）加味。《伤寒论》中应用颇广，在"阳明病脉证并治"247条中，主要从趺阳脉出现浮涩象中，分析脾约证是由胃强脾弱、大肠津亏所致。《金匮要略·五脏风寒积聚病篇》有同样条文。"呕吐哕下利病篇"，也是从趺阳脉，分析胃反失治之证，乃由脾阴胃阳两虚所致。又"疮痈肠痈浸淫病篇"，提出金疮出血之证，也是据此脉而兼微象，是由阳气失去固护，阴液不能自守所致。

总之，通过浮涩脉，参以临床证候，来分析病机，辨证立法，达到治愈疾病的目的。

7.2 主病 多见内科、妇科某些血虚、血瘀，全身、脏腑虚衰，具有上述脉证者。

7.2.1 内科 慢性消耗性疾病（阴血不足，津液亏损），贫血（气血大亏，津液暗枯），神经官能症（心脾不足，阴血虚损）。

7.2.2 妇科 月经不调，崩漏（血虚失血，津液不足）。

7.3 脉理

7.3.1 失血体弱，血亏津枯，无力载气，气浮越于外（浮），阴液无以自守，脉道失养，缩窄细小、气血运行艰难，故合见浮涩之象。

7.3.2 禀赋体虚，精血不足，血虚气亦少，气欲布达肌表，而显浮象，生成之血减少，脉道细窄，气血运行不畅，故合见浮涩之象。

7.4 应用

7.4.1 脾约便鞕 《伤寒论·辨阳明病篇》247 条：“趺阳脉浮而涩，浮则胃气强，涩则小便数，浮涩相搏，大便则鞕，其脾为约，麻子仁丸主之。”成无已：“趺阳者，脾胃之脉诊，浮为阳，知胃气强，涩为阴，知脾为约，约者俭约之约，又约束之约。”

按：脾约证是津液亏竭，大肠失养，而致肠干便鞕。趺阳候胃，浮则胃阳强，涩为脾阴不足，胃强脾弱，弱受强之约束而气馁，脾失转输，常输膀胱，故尿数便干，用润肠通便的麻子仁丸以治脾约。

7.4.2 胃反失治 《金匮要略·呕吐哕下利病篇》：“趺阳脉浮而涩，浮则为虚，涩则伤脾，脾伤则不磨，朝食暮吐，暮食朝吐，宿谷不化，名曰胃反。”程林：“趺阳脉浮而涩，知脾气不足，胃气虚也，夫浮为虚，涩为血不足，趺阳得之，必知脾气不治。”

按：本条所述胃反，是由脾阴胃阳两虚所致。趺阳脉浮则胃气升而不降，涩则脾气伤，故曰“浮则为虚”、“涩则伤脾”，脾胃两虚，不能化谷，上逆而吐，形成胃反，这是仲景从脉象上来阐述病机的。

7.4.3 脾约治验 据《脉学刍议》记载，许某，患大便秘结症，已五年余，每隔五六日大便始能一行，粪块干燥如羊矢，下腹部稍感不适，脉浮两尺部重取有涩象，舌质红唇干，曾经中西医用泻药治疗，初服有效，继则便燥如故，综合以上脉证分析，认为是脾约证，给以麻子仁丸，嘱其日二次服，服药一月余，大便恢复正常，迄已年余无便燥发生。

7.4.4 金疮出血 《金匮要略·疮痈肠痈浸淫病篇》：“寸口脉浮微而涩，法当亡血，若汗出，设不汗者云何……若身有疮，被刀斧所伤，亡血故也。”

按：此条指出金疮出血的脉证。寸口脉浮微而涩，是阳气失去固护，阴液无以自守之象，凡失血，汗出及金疮患者，皆可见此脉。“脉浮微”，当指浮脉而合极细无力之象。

## 8. 浮弱脉

浮脉与弱脉相兼合，浮脉位浅，弱脉此表示软而无力之象，不单独代表弱脉之义。故可能与浮脉兼合。

8.1 主证

表虚受风 恶风，发热，汗出，或呕而不能食，伴少气懒言，倦怠乏力，大便秘结等。

按：表虚受风证，亦属表虚证范畴（详见浮缓脉的论述），其病机是“卫强营弱”，卫为阳，能卫外；营为阴，则内守。今风邪外袭，卫阳奋起与之抗争，浮盛于外而见发热，即“阳浮者热自发”，因卫阳浮盛故称卫强，卫阳浮盛失却固外的作用，以致营阴不能内守而汗出，即“阴弱者汗自出”，因营阴不足故称营弱。风伤于卫，肌腠疏松，故可见恶风，风邪壅滞肺胃，故有时呕而不能食。由于汗出，营阴不足，故脉虽浮而按之则比较软弱。“弱”，此处乃指软弱、无力的脉象变化，不包括弱脉中“沉细”的含义，故可与浮脉相兼合。因此，浮弱脉，即是浮软无力的脉象。浮弱脉的出现，在表虚受风时最易见到，同时血虚痹痛，内伤出血，热伤阴津等证候中，亦可见到，此脉发生，总由风邪袭入，导致卫强营弱，或久病阴阳失调，气血大亏所致。《伤寒论》、《金匮要略》二书中，应用颇广，但从主病的表现来看，其证候的轻重和病理机制有一定差异。例如《伤寒论·太阳病篇》42条中，据此脉证，指出太阳病，外证未解，宜用桂枝汤解肌；《金匮要略·中风历节病篇》有此脉，是指血不足而风邪乘机入肌表而致骨节疼痛，与太阳表虚证相似，这是风在少阴经所致。《金匮要略·惊悸吐衄下血胸满瘀血病篇》所述内伤下血，而见浮弱脉，是由虚阳上浮，血脱于下，因其程度重，故手按之绝。《金匮要略·黄疸病篇》提出：“酒疸下之，久久为黑疸……其脉浮弱。”说明酒疸误治可转为黑疸。如酒疸不当下而用下法，可损正气，延长病程，变为黑疸，其脉出现，是热浮于上而阴不足所致，与上条基本相同。总之，浮弱脉的出现，参以不同证候表现，可以确立辨证施治的立法原则。

8.2 主病 常见内科、妇科某些外感热病初起的表证阶段。

8.2.1 内科 上呼吸道感冒（营阴不足、复受风邪），自汗症（营卫不和、肺气不足）、中暑（气分湿热）。

8.2.2 妇科 产后感冒（血虚外感、营卫不和）。

8.3 脉理

8.3.1 感受风邪，侵袭肌表，卫强而营弱，卫强其气盛，脉气趋行于表；又风为阳邪，窜扰于外（浮）；营弱血虚，脉内血少，运行软弱无力，故合见浮弱之象。成无已：“脉浮弱者，荣弱卫强也。”

8.3.2 久病阴阳失调，气血大亏，气为阳，阳虚则卫表不固，气越上浮；血为阴，阴虚则血不足，血虚则脉道不充，脉动行乏力而软（弱），故合见浮弱之象，按之或根蒂亏乏。

8.4 应用

8.4.1 太阳中风 《伤寒论·太阳病篇》12条：“太阳中风，阳浮而阴弱，阳浮者热自发，阴弱者汗自出，啬啬恶寒，淅淅恶风，翕翕发热，鼻鸣干呕者，桂枝汤主之。”方有执：“阳浮而阴弱，乃言脉状以释缓之义也。”吕搽村：“卫强故阳脉浮，荣弱故阴脉弱，卫本行脉外，又得风邪相互，则其气愈外浮，阳主气，风为阳邪，阳盛则气易蒸，故阳浮者，热自发也。营本行脉内，更与卫气不谐，则其气更内弱，阴主血，汗为血液，阴弱则液易泄，故阴弱者，汗自出也。”张琪：“阳浮指寸脉轻取而浮，阴弱指尺脉重取而弱，表虚外邪不解，故脉来阳浮而阴弱。”

按：本条是描述桂枝汤证的脉象和症状。据本条原意，后世医家从卫阳荣阴的病理，说明本文脉象阳浮阴弱和症状发热的关系，说的都很具体而有据。

8.4.2 表虚外感 《伤寒论·太阳病篇》42条：“太阳病，外证未解，脉浮弱者，当以汗解，宜桂枝汤。”柯韵伯：“此条是桂枝本脉，明脉为主。伤风、中风、杂病，皆有外证，太阳主表，表证咸统于太阳，然必脉浮弱者，可用此解外，如脉但浮不弱，或浮而紧者，便是麻黄证，要知本方只主外证之虚者。”

按：脉浮弱是本条之要点，也是用桂枝汤标准之一，假如脉浮紧，兼有无汗身疼痛等，则属麻黄汤之证，非本条主治的范围。

8.4.3　血虚痹痛　《金匮要略·中风历节病》："少阴脉浮而弱，弱则血不足，浮则为风，风血相搏，即疼痛如掣。"张琪："少阴脉弱为营血不足，脉浮为风邪外侵，风邪因血虚袭入，营血愈耗，无以濡养筋骨，因而关节疼痛如掣。"

按：本节指出由血气虚，风邪袭入引起的历节病。少阴为心、肾之脉，弱为血气虚，浮则为风，风血相搏，少阴血弱，筋骨失养，故疼痛如掣。

8.4.4　内伤出血　《金匮要略·惊悸吐衄下血胸满瘀血病》："病人面无血色，无寒热。脉沉弦者，衄。脉弱，手按之绝者，下血；烦咳者，必吐血。"程林："若脉浮弱，手按之绝者，有阳无阴也，故知下血。"尤在泾："若脉浮弱，按之绝者，血下过多，而阴脉不充也。"

按：本条主要叙述三种失血病的脉证。病人面无血色，无寒热，是其主要证候之一。如脉见浮弱，按之即绝者，则浮为阳虚，弱为血虚，按之无根，则为虚阳上浮，血脱于下，故知下血。

### 9. 浮洪脉

脉位浅，脉体大。其病理则浮为风邪在表，洪为气盛内热。

9.1　主证

疹毒风热　皮损焮红、灼热、瘙痒，并可见丘疹、斑疹、风团、结节、皮肤脱屑、出血等。皮疹及瘙痒发无定处，或伴有发热恶风，口渴咽干，便干尿赤，舌红苔微黄。

按：皮肤疹毒，属皮肤风热证范畴。是指风热邪毒相搏，客于肌肤而出现的皮肤壅肿发热，腠理闭塞，风毒播散等临床证候的概称。多因风、热、疹、毒，以及禀赋不足所致。常见于"风疹块"、"白疕"、"痒风"、"血疳"等疾患中。如风疹块见于本症状者，皮肤先发瘙痒，继而出现风团或丘疹，其色鲜红，融合大片隆起，按之灼热，遇热痒甚，得冷则舒，此起彼消，消失不留痕迹，反复发作，以上半身及头面部为主，伴有恶风微热，口渴心烦，舌红苔薄黄，多因风热怫郁皮肤所致。

痒风者，皮肤瘙痒剧烈，遇热尤甚，抓破则点状出血，或呈条状抓痕、血痂，随破随收，但不化腐。伴心烦、口干、便结、溲黄，舌红苔薄黄。证多见于夏季，系风热之邪，蕴蒸皮肤，不得疏泄而致。

血疳者，皮疹呈圆形或椭圆形，粉红色，中央略黄，边缘清晰锯齿状，表面干燥，多有糠秕样鳞屑，微痒。多发于躯干和四肢近端，一般无全身症状。多因血热复感风邪，风热交结，闭塞腠理，不得疏泄而致。以上证候的治法，均宜清热祛风，可用消风散（《外科正宗》）加减化裁。

白疕者，皮损发展较快，初为丘疹，渐扩大为各种形状的片状斑疹，数目及大小不定，皮损焮热，上覆以银白色鳞屑，刮之有蜡样薄膜，再刮有鲜红出血点，瘙痒难忍，皮损见于四肢伸侧及头皮可对称，亦可波及其他部位，并伴有心烦、口干、尿赤、便秘、舌红苔黄。多因血热，外客风邪，风热相搏郁于皮肤而发，治宜清热、凉血、祛风，可用苦参、白鲜皮、丹皮、生地、苍耳子等药治疗。

以上几种疾病，多发于炎热或干燥的夏秋季节，冬季症状减轻，治疗本证时，应根据体质、年龄、病程等方面的不同，进行辨证施治。

浮洪脉的出现，除了皮肤风热、湿热证候之外，水肿初期，风水泛滥于肌肤，亦可见到。《金匮要略·水气病》中，以脉为主，参以病症，论述风水病产生的机理。近代张琪《脉学刍议》中指出：“脉浮洪，一是指风邪盛，风为阳邪，风盛则浮，一是指气，气即水气，风气与水气相搏，而成风水之证。”又：“如风邪侵入血分则为隐疹，发痒日久不愈，则形成痂癞。气强则为水，风水相搏，则身体洪肿，必须发汗，则风水去而愈。”据张氏临床观察若干例水肿病，水肿消退后，全身出现瘾疹，瘙痒难忍，脉搏浮洪，或见大而缓者。在小儿肾炎中，亦有首先出现皮疹，以致结痂破溃，瘙痒难忍，经化验尿中有改变，才确诊为肾炎。在治疗上，据脉理而用当归拈痛汤一类药剂，疗效满意。但近些年来，临床不少医家，采用麻黄连翘赤小豆散，加以清热解毒，利尿消肿之药，效果更佳。

9.2 主病　常见皮肤科、内科及体质特异性，并具有上述脉症者。

9.2.1 外科　荨麻疹（风热型），急性湿疹（湿热型），急性湿疮（湿热、风热），接触性皮炎（毒郁化热），牛皮癣（风热型），药物性皮炎（风热、湿热、火毒），红斑性狼疮（热毒炽盛），血栓闭塞性脉管炎（热毒型），急性阑尾炎（湿热蕴滞、毒热壅盛）。

9.2.2 内科　急性肾小球肾炎初期（疮毒型），败血症早期（热毒入血）。

9.2.3 其他　体质特异性（过敏）：食鱼虾、蛋奶，或接触某些动、植物，药物，或患肠寄生虫病而致。

9.3 脉理

外感风热毒邪，或湿热内盛，风热湿毒搏击脉道，阳盛则气冲趋外，风胜则窜扰于上（浮），湿热与毒与血充斥脉道，脉道阔大而扩张，血流加速而来盛去衰，合见浮洪之象。

9.4 应用

9.4.1 风水泛滥　《金匮要略·水气病》：“脉浮而洪，浮则为风，洪则为气，风气相搏，风强则为隐疹，身体为痒，痒为泄风，久则痂癞；气强则为水，难以俯仰。风气相击，身体洪肿，汗出乃愈。”

按：此条言风水病形成原因，脉浮为风，指外感风邪病毒；脉洪为气实，素有郁热，外感风邪初期，风邪胜可见泄风，久成痂癞，重则气郁而不化水，水聚成为风水病。治疗以发汗、利水、散风为主，临床可用麻黄连翘赤小豆散加减。

## 10. 浮大脉

脉位浮，形体大，多为邪实热盛，或邪实正虚之象。

10.1　主证

10.1.1 邪实热盛　发热恶热，面色红赤，或发热微恶寒，微汗出，烦躁多动，气粗声高，喘促痰鸣，口渴饮冷，尿赤便干，舌红苔黄或薄黄，伴有脏腑的特征。

10.1.2 邪盛正虚　面色红赤或颧红，口唇干燥，五心烦热，昼轻夜重，声高气粗或息微，大便干结或泄痢，小便不利或淋漓失禁，伴有脏腑的特征。

按：邪实热盛证，是感受热邪，阳热壅盛，或阴虚阳盛，或五志化火，及人体的机能活动亢进所表现的证候。症见发热恶热，面色红赤，烦躁不宁，渴喜冷饮，大便秘结，小便短赤，舌红苔干黄等，一般属实热证。多因外感火热之邪，或寒邪化热入里，或因七情过激，郁而化火，或因饮食不节，积蓄为热，或房室劳伤，劫夺阴精，阴虚阳亢所致。

邪盛正虚证的发生，常由实证过程中邪气太盛，损伤了人体正气而致，亦可见于原来体虚而感外邪的病人。本证的特点，邪实为主，正虚为次。例如，外感温病日久，热甚伤阴，出现发热便秘、舌红、脉大等里热实证，又兼有颧红、口渴、心烦、舌绛苔燥、脉浮无力等阴津损伤的表现。

浮大脉的出现，在邪实热盛证中，脉多浮大有力，是因邪热亢盛，上壅脉道所致；邪盛正虚证中脉浮大无力，是因阴津耗损，元阳浮越所致。《伤寒论·辨太阳病》132 条，所述结胸证，出现脉浮大，是正气虚脱所致，其脉必按之无力。“辨太阳病篇”32 条：“寸口脉浮而大，浮为风，大为虚。”是由阴阳不足，表虚受风引起的。《金匮要略·血痹虚劳》出现浮大脉，是由阴虚阳浮而致。这是从病机上来论述阴虚虚劳的减轻或转剧，每与气候有关。“肺痿肺痈咳嗽上气篇”，有“上气，面浮肿，肩息，其脉浮大，不治；又加利，尤甚。”这是以脉论述上气正虚气脱所致，指出真阳衰败，肾不摄纳，虚阳外浮形成此脉，按之必无根。又“疟病篇”，有“疟脉自弦……浮大者，可吐之。”此脉浮大，是指邪在上焦，而用吐法。“腹满寒疝宿食篇”，有“寸口脉浮而大，按之反涩，尺中亦微而涩，故知有宿食，大承气汤主之。”此脉浮大，是属邪盛，按之反涩，尺中重按亦微带涩而有力，这是宿食壅积，胃肠气滞不畅所致，故用大承气汤。“肺痿肺痈咳嗽上气篇，”有“咳而上气，此为肺胀，其人喘，目如脱状，脉浮大者，越婢加半夏汤主之。”此浮大脉也是邪盛，痰热上壅所致。

总之，浮大脉主证范围很广，一般浮大有力者为邪气亢盛，阳热壅实所致。若浮大无力或按之无根、无神者，正气不足，真阳衰败所致。虚实之间，相差悬殊，微妙在脉，不可不察。

10.2　主病　常见内科、儿科等某些疾患具有上述脉症者。

10.2.1　内科　再生障碍性贫血（肾阳虚），冠心病发作缓解期（心阳不振），心力衰竭（心肾阳虚）。

10.2.2　儿科　营养不良并发肺炎（脾肺两虚、兼感外邪）。

10.3　脉理

10.3.1　平素体壮，邪热侵袭而亢盛，体阳相搏，脉内气血亦亢奋趋外，鼓搏于肌表，气血充盈，脉道扩大，故见浮大有力之象。

10.3.2　久病阴精虚亏，元阳不固，虚阳上亢，气浮达表，脉道扩大，而来浮大，按之空豁或无力。

10.4　应用

10.4.1　结胸之证　《伤寒论·辨太阳病篇》132 条：“结胸证，其脉浮大者，不可下，下之则死。”《脉学刍议》：“结胸症，脉见浮大，为正虚邪实，阳浮于外之候，所以不可攻下，若误用攻下药，则邪益实，正益虚，多不可治。”

按：此条是言结胸证，若见脉浮大，禁用下法，这是由正气不足所致。浮为表邪未尽，大为正气虚。结胸证兼表脉不多，里证见浮脉，属正气极虚，阳浮于外之象。

结胸见其脉浮大，是为脉证相反。若见脉浮大无力，此为邪实正虚，下之则气脱而死；若脉浮大有力，为表邪尚盛，应当解表，今若再下，表邪内陷，其结益深。

10.4.2　三阳合病　《伤寒论·辨少阳病》268 条：“三阳合病，脉浮大，上关上，但欲眠睡，目合则汗。”成无已：“关脉以候少阳之气，太阳之脉浮，阳明之脉大，脉浮大，上关上，知三阳合病。”

按：脉浮大，上关上，为三阳合病之脉。浮为太阳，大为阳明，上关上为少阳，浮大见于关上，是三阳同时受邪，而少阳证重，故脉浮大，可见有力，或带弦之象，虽“但欲眠睡”，是少阴本证，但据病理而言，乃阳盛神昏所致。少阴病但欲眠睡，为阳虚阴盛，其脉必沉而微细，且无盗汗见证，医者当进行区别。

10.4.3 虚劳病证 《金匮要略·血痹虚劳病篇》：“劳之为病，其脉浮大，手足烦，春夏剧，秋冬瘥，阴寒精自出，酸削不能行。”《医宗金鉴》：“脉浮大者，里虚而气暴于外也。四肢者，诸阳之本，劳则阳耗阴虚而生内热，故手足烦。凡劳伤多属阴虚，当春夏木火炎盛之际，气浮于外，则里愈虚，故剧，秋冬金水相生之候，气敛于内，则外不扰，故瘥也。”

按：在前条“脉大为劳”中，已指出虚劳病总的脉象。本条又提出脉浮大，手足烦，虽然是过劳伤阳，张浮不敛所致，但也是由于阴虚，才使阳不潜藏，浮越于外，所见浮大脉象，此必按之无力，参以证候，易于确诊。

10.4.4 饮热咳喘 《金匮要略·肺痿肺痈咳嗽上气病篇》：“咳而上气，此为肺胀，其人喘，目如脱状，脉浮大者，越婢加半夏汤主之。”

按：此条是论述饮热咳喘的证治。据其人喘，目如脱状，脉浮大者，可知风热外感，水饮内作，内外合邪，以致肺气胀满，水饮挟热上逆引起，由于内热充斥，饮邪上壅，故脉浮大，必为有力之象。同时当于“虚劳病证”区别虚实。

## 11. 浮虚涩脉

浮虚脉为风邪侵入肌表的伤风表虚征象，兼有涩脉为风湿阻闭经络所致。

11.1 主证

表虚风湿 恶风，自汗，不呕不渴，小便不利，大便溏薄，苔薄白或腻。或见一身尽痛，或四肢疼痛，难以转侧，或骨节抽掣，不得屈伸，痛处拒按。

按：本证亦属太阳风湿相搏证，是由卫气不足，复感外邪，或风寒湿留着肌肉、关节，气血运行不畅，出现以身体、骨节疼痛为特点的证候。表虚风湿证主要见于体虚外感，身痛，臂痛，痹证等。《伤寒论·太阳病篇》174条：“伤寒八九日，风湿相搏，身体疼烦，不能自转侧，不呕不渴，脉浮虚而涩者，桂枝附子汤主之。”《金匮要略·痉湿暍病》里亦有相同条文。

以上是论述风湿病的主证和治法的。风湿原属杂病的范畴，与伤寒病在性质上有区别，伤寒病易传变，风湿病不传变，但两者证状类似，同时风湿也在六淫内，故可归纳在太阳病篇中，以资鉴别。风湿病中，风为阳邪，风淫所胜，则周身疼烦；湿为阴邪，湿淫所胜，则肢体重，难以转侧；风湿相搏，故身体疼烦，不能自转侧；表阳不足，卫外不固，则汗出恶风；湿胜阳微，气化失常，则小便不利，大便溏薄；表邪不解，则舌苔薄白；湿邪不去，则舌苔白腻。在脉象上，伤寒脉浮紧，中风脉浮缓，而风湿脉，却是浮虚而涩。浮虚是风邪在表，涩是郁塞而不流利，湿邪阻滞经络所致。若风寒湿邪，留在肌肉、关节日久，或因寒湿郁滞，则脉来多见沉缓，治宜温经散寒，祛风除湿，方用桂枝附子汤（《伤寒论》）。若脊痛出现风湿相搏，腰脊强痛难忍，活动困难，恶寒微热，苔白脉浮，此由风湿留于足太阳膀胱经，经气郁滞所致。治宜祛风除湿，方用羌活胜湿汤（《内外伤辨惑论》)。若腰痛、身热、恶风、汗出、苔白，脉浮涩，治宜疏风化湿，方用羌活败毒散(《症因脉治》)。若体质虚弱者，可酌加人参等。

11.2 主病 常见内科、外科、妇科某些疾患具有上述脉症者。

11.2.1 内科 上呼吸道感染(表虚外感、内挟湿邪)，血管神经性头痛(风湿相搏、气血失调)

11.2.2 外科 关节炎(风湿相搏，经脉阻滞)，腰肌劳损(风湿阻络，气血失畅)，脊柱炎发作(风湿郁阻，经络遏滞)，肩周炎(风湿相搏，经脉阻滞)。

11.2.3 产后腰痛(风湿相搏，气血双亏)，产后汗多(风湿袭表，营卫不和)。

11.3 脉理

风湿淫邪袭表，与卫阳相搏于外(浮)，内中气血不足(虚)，脉中血行郁塞而不流利，运行阻滞而不畅通(涩)，故合见浮虚而涩之象。

11.4 应用

11.4.1 风湿相搏 《伤寒论·太阳病篇》174条:“伤寒八九日，风湿相搏，身体疼烦，不能自转侧，不呕不渴，脉浮虚而涩者，桂枝附子汤主之。”成无已:“经曰:‘风则浮虚。’《脉经》曰:‘脉来涩者，为病寒湿也。’不呕不渴，里无邪也，脉得浮虚而涩，身有疼烦，知风湿但在经也，与桂枝附子汤，以散表中风湿。”

按:此条是辨风湿病的证治。伤寒病已有八九日，风湿相搏，致全身疼烦，转侧不能自如，不呕不渴，知非少阳阳明证，其病不在里，脉浮虚是风邪在表，涩是湿阻滞经络，浮虚涩合见，为风湿郁于肌表，阳气不得运行所致。“不呕不渴”，“不呕”，是无少阳经证。“不渴”，是无阳明经证，以证明无里证，故用桂枝附子汤，温经助阳，散风驱湿。

11.4.2 风寒湿痹 梁某，男，成年。素易感冒，1975年8月，忽觉恶风，微汗出，周身筋肉酸痛沉重，卧而难以转侧，四肢关节，屈伸不利，无头痛项强，口渴呕吐等，二便调，口淡，舌淡苔白，脉浮虚，体温38.5℃。前医以三仁汤加减，治疗未效而转诊。笔者认为，此证为阳虚之体，感受风寒湿，为痹证之初。正如《伤寒论》所说:“风湿相搏，身体疼烦，不能自转侧……”。投以桂枝10g，熟附子12g，生姜三片，大枣六枚，炙甘草6g，服三剂，诸证消失而愈。

按:桂枝附子汤，源出《伤寒论》和《金匮要略》一书，属辛温之剂，原药物为，桂枝、炮附子、生姜、大枣、炙甘草。它的作用为:桂枝祛风，配附子温阳行湿，甘草、姜、枣和中养胃，有祛风除湿，和中养胃之效，而风寒湿邪侵袭体表，卫阳与之抗争，必见发热，一般多因此而不敢用桂、附。家属因顾虑病情加重，在煎药时减附子一半，不料病者服药后，诸证减轻，体温亦减。余下两剂，即放心使用，药完病愈。由此可见，发热并不是不能使用桂、附。只要谨守病机，求其根本是关键，如有阳虚脉证而用之，即能达到效果。(摘自《新中医》2:30.1980)

## 第二节 沉脉合脉纲

在合脉中，凡以沉脉为主，兼合其他一种或一种以上的脉象，皆可归类于沉脉纲中。

临床多以内伤里证（阴邪内盛）为主，亦可见于表证（阳衰郁遏），并以脉之有力无力来判断虚实。汉·张仲景《伤寒论》、《金匮要略》二书中，在沉脉兼合其他脉象的应用当中，约有10种以上，现介绍如下几种。

1. 沉紧脉

脉位深在，脉体拘急，两方面的变化构成。沉主里证，主阳虚。紧则主寒，主痛。合则多为里寒冷痛，或寒实结胸，热实结胸，热郁少阳等证。

1.1 主证

1.1.1 里寒冷痛 形寒肢冷、腹痛吐泻，面色苍白，不渴或渴喜热饮，痰稀，尿清，便溏，苔白滑。

1.1.2 寒实结胸 胸胁或心下硬满疼痛，大便不通，但无身热，口渴，心烦，苔燥。

1.1.3 热实结胸（大结胸证） 心下疼痛，按之石硬，或心下至少腹硬满而痛，手不可近，或见短气躁烦，心中懊侬，舌苔淡黄或燥黄。

按：内寒冷痛证，内寒，是因阳气虚弱，脏腑功能衰退而引起水液运化障碍，浊阴潴留的病证。阳虚则阴盛，阴盛则内里寒冷。脾主运化水湿，肾主水液调节，肾阳为人身阳气之本，故本证乃由脾肾阳虚所致。症见为吐泻，腹痛，手足逆冷，或水肿痰饮等。本证患者之痰涎涕唾及小便，多以澄澈清冷，或大便稀薄为特点。《素问·至真要大论》："诸病水液，澄澈清冷，皆属于寒。"冷痛，是指痛处有冷感，局部喜热的症状，为里寒的表现。可见于胃痛，腹痛，风寒湿痹证等。

寒实结胸证，是水饮有形之邪与寒邪相凝结于胸胁、心下而成，它具有大结胸证的特征，并非由于热陷所致，故无热象。寒实结胸是《伤寒论》中太阳病变证的一种，属于结胸证的一种类型。《伤寒论》曰："寒实结胸，无热证。"寒实指出了本证的病因病理，常因太阳病误下，或外邪侵入，以致寒邪与水饮互结，停聚于胸膈或心下，或素日内有寒饮，渐聚凝结而成。故《伤寒类方》说："此云寒实，乃水气寒冷所结之痰饮也。"因此，寒邪与水饮是形成寒实结胸的两大因素。但所论中对此叙述过简，而后世医家有所阐发，如吴昆提出："此证或由表解里热之时，过食冷物，故令寒实结胸。"（《医方考》）柯韵伯则认为："下后，寒邪与寒药相结。"（《伤寒来苏集》）所谓"结胸"，则标明本证具有结胸证的一般特征，如胸胁或心下硬满而疼痛拒按，大便不通等。至于脉象，原文无明确记载，而《金鉴》疏注认为："此证脉必当沉紧。"（可参考）本证即为水寒互结，故治则当温通寒凝之邪，宜三物白散（《伤寒论》）。

寒实结胸在疾病发展演变中，因水寒之邪，结于胸中，若水寒伤肺，则常见喘咳，气逆等兼症，故施以三物白散，方可开胸肺之气，解寒凝之结。若寒实结胸，脉沉迟而不紧，则以枳实理中丸（《和剂局方》）治之。

热实结胸证（大结胸证），是太阳病的变证，因邪气结聚停于胸、腹而发生以疼痛为主的证候。本证多因热邪与有形水饮相结而成。由太阳病误下而成，《伤寒论》131条："病发于阳，而反下之，热入因作结胸。"这是太阳表病，误下后，邪热内陷与宿日水饮相搏，结于胸中而成。《伤寒论》135条："伤寒六七日，结胸热实。"说明太阳病数日后，未经误治，由表传里，与水饮互结而成热实结胸证。其特征是以脉沉紧，心下痛，按之石硬为主，若是重证，则心下至少腹硬满疼痛，拒按，五六日不大便，口渴、舌燥，甚或日晡潮热，心中懊侬，短气躁烦等，应以破结攻下，逐水泻热为主，方宜大陷胸汤（《伤寒论》）。

热实结胸在疾病发展过程中，水热之邪，停聚上部，则见“结胸者，颈亦强，如柔痉状。”宜大陷胸汤（《伤寒论》），改汤作丸，加葶苈、杏仁、白蜜制丸，峻药缓攻，药缓以达上部。若结胸而胸胁疼痛，头汗出，宜柴胡陷胸汤。若邪热内陷，水热互结而成里热实证，症见便秘，身热或日晡潮热、口渴舌燥，治宜大陷胸汤合大承气汤（《伤寒论》）。临床应谨守病机，方不致误。

沉紧脉的出现，一般在里寒痛结，阳邪内郁，结胸，水饮等诸证中见到，多由寒凝水聚，热水交结，或阳热之邪，阻滞脉道，脉气坚紧收缩而致。《伤寒论·辨太阳病》67条，以脉参证，脉沉为邪气在里，紧主寒痛甚，属水饮在内，表寒入里化热所致。“太阳病篇”135条，采用脉证合参，阐明不因误下而致水热结实的大陷胸汤证。140条有：“太阳病下之……脉沉紧者，必欲呕。”是由太阳表证，误用下法后，表寒化热内传而见阳明欲呕之证。148条论述阳微结的证治，以沉紧脉作为少阳主脉，是由阳郁于里，脉道阻滞所致。又266条关于太阳转少阳证中，脉见沉紧，是病已去表，因脉紧亦为弦脉之属，故主病在少阳。《金匮要略·痰饮咳嗽病》论述支饮的证治中，脉见沉紧，是由寒饮留伏于里，结聚不散所致。“水气篇”在阐明水肿病的病机时，提出：“少阴脉紧而沉，紧则为痛，沉则为水，小便即难。”本篇下21条又说：“寸口脉沉而紧，沉为水，紧为寒，沉紧相搏，结在关元。”皆是以沉脉主里主水，紧脉主寒主痛。“腹满寒疝宿食篇”中，在叙述寒疝发作时，“其脉沉紧者”，说明里寒甚，气机阻滞而发疝痛。

1.2 主病 常见内科、外科、妇科等病引起内脏及其他组织产生的痉挛疼痛的病证。

1.2.1 内科 渗出性胸膜炎（饮留胁间），支气管哮喘（支饮犯肺），慢性气管炎（虚实错杂、饮邪挟热），胃炎及溃疡病（寒邪犯胃），胃肠功能紊乱（食滞伤胃）。

1.2.2 外科 蛔虫性肠梗阻（寒凝气滞、蛔阻肠道），睾丸炎、疝气（寒凝肝脉），急性单纯性肠梗阻初期（寒凝气结）。

1.2.3 妇科 继发性闭经（寒凝血瘀），产后腹痛、腰痛（寒凝），痛经（寒湿凝滞）。

1.3 脉理

1.3.1 寒邪客入，凝滞在里，三焦闭塞，气不得宣达于外（沉），水停饮聚，寒水搏击于脉，脉行受遏，收缩紧张，故见沉紧之象。

1.3.2 表邪传里而化热，水液不得敷布而停聚，水热交结，搏击脉道而坚紧，故脉来亦显沉紧之象。

1.3.3 阳热之邪，郁结体内日久，隐伏不出（沉），脉气受遏阻滞，气血搏结脉道而坚紧，故见沉紧之象。

1.4 应用

1.4.1 水饮内渍 《伤寒论·太阳病篇》67条：“伤寒若吐若下后，心下逆满，气上冲胸，起则头眩，脉沉紧，发汗则动经，身为振振摇者，茯苓桂枝白术甘草汤主之。”成无己：“吐下后，里气虚，上逆者，心下逆满，气上冲胸；表虚阳不足，起则头眩；脉浮紧，为邪在表，当发汗；脉沉紧，为邪在里，则不可发汗。发汗则外动经络，损伤阳气，阳气外虚，则不能主持诸脉，身为振振摇者，与此汤以和经益阳。”

按：此条提出吐下后而形成的阳虚水停脉证、治法与禁忌。这里出现脉沉紧，是由水饮内渍，搏结脉道所致，故脉不浮紧而见沉紧之象。

1.4.2 水热结胸 《伤寒论·辨太阳病篇》135条：“伤寒六七日，结胸热实，脉沉而紧，心下痛，按之石鞕者，大陷胸汤主之。”《脉学刍议》认为：“脉沉紧，乃水饮与邪热相互胶结，因而成实的脉象，但必与心下痛，按之石鞕、相互印证，则本证的诊断乃可成立。”

按：本条阐明不因误下而致水热结实的大陷胸汤证。伤寒后，表邪化热传里，与水结实于胸，虽不因下，亦可成结胸，沉主里邪，紧是邪实痛甚，这是水热结胸的主脉，故用大陷胸汤主之。

1.4.3 邪传少阳 《伤寒论·辨太阳病》266条：“本太阳病不解，转入少阳者，胁下鞕满，干呕不能食，往来寒热，尚未吐下，脉沉紧者，与小柴胡汤。”

按：本条指出太阳转少阳证之法。因太阳病不解，症见胁下鞕满，干呕不食，往来寒热等，属病入少阳。脉沉紧，并不是少阳主脉，一般讲，沉紧是少阴里寒脉，今邪传少阳，脉随证变，所谓沉紧，乃意味着脉不浮紧，因而也可当作少阳之脉（少阳主脉多为弦）皆由阳气郁结所致，临床须脉证合参，不可单纯执脉论证。

1.4.4 支饮喘满 《金匮要略·痰饮咳嗽病》：“膈间支饮，其人喘满，心下痞坚，面色黧黑，其脉沉紧，得之数十日，医吐下之不愈，木防己汤主之。”尤在泾：“支饮上为喘满，而下为痞坚，则不特碍其肺，抑且滞其胃矣……沉紧者为里实；里实可下，而饮气之实，非常法可下。”

按：此条阐述支饮的证治，脉见沉紧之象，是由寒饮留伏于里，结聚不散，搏击脉道所致。病情日久，吐下不愈而出其方治之。

## 2. 沉迟（沉弱）脉

沉与迟皆为阴脉，二者相兼，主要见于阴邪为患，或机体阳虚，气血不足之证。

2.1 主证

2.1.1 阳虚虚寒 畏寒肢冷，面色苍白，倦怠乏力，少气懒言，自汗，口淡不渴，尿清便溏，舌质淡白；脉沉迟无力或沉弱。

2.1.2 里寒实证 面色苍白，腹痛拒按，大便秘结，舌苔白厚，脉沉迟有力，亦可出现弦紧有力。

按：阳虚又称虚寒。阳虚证，是指阳气不足，机能衰退，出现一系列温煦失职的临床表现的概称。阳虚证多因先天禀赋不足，久病体虚或寒邪伤阳所致，它与心、脾、肾等脏的阳虚证是相互联系的。以脏腑症状为突出表现的阳虚证，详见有关各脏腑阳虚证的论述。

阳虚证常见于“水肿”、“泄泻”、“心悸”、“虚劳”等多种疾病。在泄泻病出现的阳虚证，多因久泻伤及脾胃之阳，运化无权，或肾阳不足，命门火衰所致。症见腹部畏寒，肠鸣腹痛，大便溏薄，脉沉迟无力，或沉弱，或兼细象。治当温阳止泻。脾胃阳虚者选用理中汤（《伤寒论》）。肾阳虚者，选用四神丸（《证治准绳》）。若水肿病出现阳虚证，多因脾阳不运，水湿不化，或肾阳不足，气化失司所致。症见腰以下肿甚，按之凹陷难复，肢冷神疲，小便短少，舌质胖淡，苔白而滑，脉沉迟而细，治当温阳利水。脾阳虚者，选用实脾饮（《济生方》）。肾阳虚者，选用真武汤（《伤寒论》）。若心悸病出现阳虚证，多由心阳不振所致。症见心悸头晕，形寒肢冷，神疲乏力，舌苔白，脉沉迟兼弱象。治当振奋心阳，方选苓桂术甘汤（《伤寒论》）。若虚劳病见阳虚证，多因脾阳不足，运化失司，或肾阳不足，命门火衰所致。症见畏寒肢冷，倦怠少气，大便稀薄，舌淡苔白，脉沉迟而弱。治当温阳扶正。脾阳虚者，选用拯阳理劳汤（《医宗必读》），肾阳虚者，选用右归丸（《景岳全书》）。

里寒证，其含义有二，一是指虚寒证（阳虚证），以上已论述。一是指里寒实证，是由于寒邪过盛，侵犯人体，困遏阳气所致。症见形寒肢冷，口淡不渴，面色苍白，腹痛拒按，大便秘结，舌苔白厚，脉沉迟有力（或见弦紧有力）。

阳虚里寒证，即阳虚证与里寒实证，进行演化转变而成。例如，阳气不足，运化无力，浊阴积聚，水湿阻滞，痰饮、瘀血等随之而生。反之，亦可转化为虚寒证。也可造成阴阳两虚证，或虚实夹杂证，应脉证合参辨之。

沉迟（沉弱）脉的出现，临床一般在阳虚里寒，汗后伤血，伤寒误下，戴阳，水肿等症中见到，多由营血不足，里气虚弱，表邪入里，阳气内陷；阴寒中脏，阳被邪阻，气血运行阻滞所致。《伤寒论·辨太阳病》62条，论述汗多伤荣血，身体疼痛的治法，脉沉迟为营气不足，不能充盈脉道所致。“厥阴病篇”357条，指出伤寒大下后，表邪内陷，中气大伤，阳气被郁，“寸脉沉而迟”，亦属下后津伤，阳气内陷所致。又366条提出下虚戴阳得阳回，必从郁冒汗出而解，其“脉沉而迟”，是为寒甚于里。《金匮要略·水气病》在论述水肿病中的正水、黄汗两种类型时，皆出现沉迟脉，前者是由肾阳不足，水气停蓄，后者是与脾虚有关，由于水湿内郁，营血受病所致。又从下19条的寸口、趺阳、少阳、少阴等脉的变化，说明水肿病发生的病机和证候，寸口主肺，寸口脉迟主寒，沉主水，沉迟脉是阳气被寒水所阻，肺气不宣，以致治节失常而产生水肿。在“中风历节病篇”，论述历节病的成因及脉证中，详细分析寸口脉沉弱，是由肝肾不足所致。

2.2 主病　常见内科、儿科、妇科、肿瘤等一些慢性疾病，年老体弱，导致机体机能代谢过度衰退出现的脉证，或急性病的恢复期。

2.2.1 内科传染科　急性胃肠炎（虚寒后期），慢性肠炎（肾阳虚衰），慢性肝炎、胆小管型肝炎（寒湿内郁），黄疸型传染性肝炎（湿困脾阳、胆汁外溢），心肌炎、器质性心脏病（心阳虚衰），冠心病缓解期（肾气早衰），充血性心力衰竭（心脾虚衰），急、慢性肾小球肾炎（脾阳虚衰、肾阴虚衰），内分泌失调的水肿（水湿浸渍），肠功能紊乱（脾胃虚弱），慢性消耗性疾病，泌尿系感染久治不愈，尿毒症（脾肾阳虚），神经官能症（肾阳不足），糖尿病（阴阳两虚），神经衰弱（肾气虚），慢性关节炎（肝肾亏损、痰湿凝结）。

2.2.2 儿科　小儿呕吐（寒吐），小儿囟填（寒气凝聚），进行性肌营养不良，小儿遗尿（脾肾两虚），慢脾风（脾肾阳微、肝气将绝）。

2.2.3 妇科　月经先后无定期，月经过多，痛经，妊娠水肿（肾虚），不孕症（虚寒），月经不调（寒凝血瘀），阴道炎，宫颈炎，先兆流产，盆腔炎（肾阳虚弱），子宫内膜移位症（血瘀气滞），异位妊娠（血脱气竭、兼挟血瘀）。

2.2.4 肿瘤科　子宫颈癌（肾阳虚弱）。

2.2.5 五官科　视网膜色素变性（肾阳虚型）。

2.3 脉理

2.3.1 表证汗后，里气虚弱，营血不足，脉道潜降于内（沉），气血运行缓慢而无力（迟、弱），故见沉迟（沉弱）之象。

2.3.2 邪侵肌表，误用下法，阳气内陷，郁而不伸，气滞血凝，脉气受遏而减速，故脉见沉迟有力之象。

2.3.3 寒邪直中于里，或内脏久衰，寒生湿郁水停，阳气被阻，脉气不宣，血行怠慢，故见沉迟之象。

2.3.4 素体阳虚，久病不愈，或劳损过度，气阳不足，血亏于内，脉中气血无力运行，故见沉弱之象。

2.4 应用

2.4.1 汗后伤血 《伤寒论·辨太阳病》62条：“发汗后，身疼痛，脉沉迟者，桂枝加芍药生姜各一两人参三两，新加汤主之。”《医宗金鉴》说：“发汗后身疼痛，脉浮紧或浮数，乃发汗未彻，表邪未尽也，仍当汗之，宜桂枝汤。今发汗后，身虽疼痛，脉见沉迟，是营卫虚寒，故用桂枝新加汤以温补其营卫也。”

按：“发汗后”，是本条之要目，“身疼痛，脉沉迟”，见于发汗后，才可断为营血不足，卫气失畅，而用新加汤治疗。若不在汗后，则沉迟主里寒，身疼痛当为寒湿之痹，应用桂枝附子汤治疗。

2.4.2 正虚阳郁（厥阴误下） 《伤寒论·厥阴病》357条：“伤寒六七日，大下后，寸脉沉而迟，手足厥逆，下部脉不至，喉咽不利，唾脓血，泄利不止者，为难治，麻黄升麻汤主之。”喻嘉言说：“寸脉沉而迟，明是阳去入阴之故，非阳气衰微可拟。故虽手足厥逆，下部脉不至，泄利不止，其不得为纯阴无阳可知。”

按：本条是由厥阴误下后，形成的上热下寒，虚实互见、阴阳错杂的变证及治法。其中脉象寸口沉而迟，尺部脉不至，是阳陷于里，郁而不伸之征，而不是阳虚所致。

2.4.3 戴阳证 《伤寒论·厥阴篇》366条：“下利，脉沉而迟，其人面少赤，身有微热，下利清谷者，必郁冒汗出而解，病人必微厥，所以然者，其面戴阳，下虚故也。”尤在泾说：“下利清谷，脉沉而迟，阴在里在下也；面少赤，身有微热，阳在上在外也。夫阴内阳外而为病者，必得阳入阴出而后解，今面虽赤而未甚，身虽热而亦微，则其阳之发露者仅十之三，而潜藏者尚十之七也。”

按：本条是戴阳轻证，可能发生郁冒汗解的证候。伤寒下利清谷，脉沉迟，面少赤，身微热的戴阳证，由于阳气微虚，尚能与邪争，可能汗出而解，但汗解之前，正与邪争，宜见郁冒，临床应与注意。

2.4.4 正水与黄汗 《金匮要略·水气病》：“正水其脉沉迟，外证自喘……黄汗其脉沉迟，身发热，胸满，四肢头面肿，久不愈，必致痈脓。”魏荔彤说：“黄汗者，其脉亦沉迟，与石水正水水邪在内无异也，然所感之湿，客于皮毛者，独盛于他证，故身发热……热通于内，汗出于外，湿瘀于热，汗出必黄，此又就汗出之色，以明湿热之理，名之曰黄汗。”

按：本条总论水肿病几种不同类型，其临床出现的脉证亦不相同。正水是由肾阳不足，水气停蓄，脉见沉迟。黄汗与脾虚有关，水湿内郁，营血受病，故脉沉迟，从黄汗病脉证看，当为水肿病无疑，但因全身有出黄汗的特征，故称为黄汗。

2.4.5 历节病 《金匮要略·中风历节病》："寸口脉沉而弱，沉即主骨，弱即主筋，沉即为肾，弱即为肝。汗出入水中，如水伤心，历节黄汗出，故曰历节。"《脉学刍议》："脉沉弱，由于肝肾虚弱所致，肝主筋，肾主骨，血气衰弱，外为风湿侵袭，血气滞涩，关节无以滋养，正邪相搏，因之历节疼痛。"

按：此条言历节病的成因及脉证。肾主骨，主人身元气；肝主筋而藏血，肾气不足则脉沉，肝血不足则脉弱，寸口脉沉而弱，为肝肾不足之象。

### 3. 沉滑脉

沉为阴，位深主里。滑为阳，流利主实。二者兼合，主要见于里实证。

3.1 主证

3.1.1 食积胃肠 胃脘胀满，疼痛拒按，呕吐酸腐，嗳气厌食，或肠鸣腹痛，便泻臭如败卵或便秘，舌苔厚腻（食伤脾胃）。

3.1.2 痰湿咳喘，咳嗽痰多，色白质稀，或吐涎沫，胸部痞闷，或痰鸣喘促，或呕恶纳呆，肢体困重，面色萎黄或虚浮，舌淡胖，苔滑腻（痰湿证）。

按：食积胃肠又称食伤脾胃证，是指饮食不节而出现食滞中阻，脾胃纳化失常，升降失司等临床表现的概称。多由饥饱失常，或过食生冷、油腻不洁之物，损伤脾胃所致。常见于"胃痛"、"呕吐"、"泄泻"等疾病中。

本证在"胃痛"中，表现为胃脘胀满，疼痛拒按，嗳气吞酸，或呕吐不消化食物，吐后痛减。多由饥饱失常，恣食肥甘，食滞不化，脾胃纳化失常所致。治宜消食导滞，方用保和丸（《丹溪心法》）加减。在"呕吐"病中，表现为呕吐酸腐，得食更甚，吐后反舒，伴有脘腹胀满嘈杂，大便臭秽溏泻或秘结。多由过食生冷、油腻、不洁等食物，食滞不化，胃气上逆所致。治宜消食导滞，和胃降逆，方用保和丸（《丹溪心法》）合二陈汤（《和剂局方》）加减。在"泄泻"病中，表现为肠鸣腹痛，泻下粪便，恶臭难闻，泻后痛减，胃脘不舒，嗳气胀满，不思饮食，舌苔垢浊或厚腻。多由饮食过量，或过食生冷不洁之物，脾胃升降失调，传导失职所致。治宜消食导滞，方用保和丸加木香、枳实、白术、车前子等。兼有后重排便不爽者，亦可用枳实导滞丸（《内外伤辨惑论》）加减。

食积证多为新病，治疗及时即可痊愈。若正气素亏，治疗失宜，病证可由实转虚，或虚中夹实，复杂难愈。

痰湿咳喘又可称痰湿证，是指湿浊内停日久而产生的痰证。多因脾虚失运，水湿内停所致。常见于"咳嗽"、"喘"、"呕吐"，亦可见于"昏迷"疾病中。

本证可出现在多种疾病中。咳嗽与喘见于湿痰证者，多为湿痰阻肺，肺失肃降所致。咳嗽以咳嗽痰多，痰易咯出，色白质稀为特征，治宜健脾燥湿，化痰止咳，方选二陈汤（《太平惠民和剂局方》）加味；喘病以呼吸急促，痰鸣胸闷，甚至张口抬肩，鼻翼煽动为特征，治宜燥湿祛痰，降气平喘，方选三子养亲汤（《韩氏医通》）合二陈汤化裁；呕吐见湿痰证，则以反复呕吐痰涎为主者，此由湿痰中阻，胃气不降所致，治宜和胃降逆，燥湿化痰，方选小半夏汤（《金匮要略》），或二陈汤化裁。神识昏迷出现湿痰证者，喉中痰鸣，漉漉有声，呕吐痰涎，神志模糊，语言不清，昏迷不醒，此为湿痰上蒙清窍所致。治宜燥湿化痰，开窍醒神，方选涤痰汤（《奇效良方》）送服苏合香丸（《太平惠民和剂局方》）。

湿痰证每易见于肥胖之人，在夏末湿盛的季节，湿痰证患者往往症状加重。湿痰为阴邪，至夜得阴气之助，故夜间痰量增多。

沉滑脉的出现，每见于食积或湿痰证，亦见于邪热内陷，风水水肿等。其脉产生，多由饮食不节，损伤脾胃，或外感热邪，误下内陷，或水停气结，气血迫壅所致。《症因脉治·痰证论》："湿痰之脉，多见沉滑，滑实顽痰，滑软虚滞，滑而不数，脾湿生痰，滑而带数，湿热所致。"《伤寒论·辨太阳病》140条，以脉言证，当太阳病误下后，脉沉滑，沉为在里，滑主邪盛，说明表邪因误下内陷而出现下利便血，后世医家用白头翁汤治疗。《金匮要略·水气病》在论述风水水肿病时而见此脉，是以沉脉主里主水，滑脉亦主水湿，由于病情逐步发展，肿势加剧，水气相结所致。此脉出现，在里邪较盛的水肿病，亦可见到。

3.2 主病　常见内科、妇科等疾患而具有上述脉证者。

3.2.1 内科　急、慢性胃炎，胃、十二指肠溃疡病，胃癌、胃肠神经官能症、贲门痉挛、幽门痉挛或梗阻、胰腺炎、胆囊炎、急、慢性肠炎、肠结核等，出现以疼痛、呕吐、泄泻（饮食停滞或痰饮内阻）；急、慢性支气管炎、支气管扩张、肺部感染、肺气肿、肺心病，以及心力衰竭等疾病过程中，出现咳嗽、气喘（痰湿壅肺）；肺原性脑病、肝病、糖尿病酸中毒、尿毒症，以及中暑等出现昏迷（痰湿上蒙）。

3.2.2 传染科　流脑，乙脑，败血症，中毒性肺炎，中毒性痢疾（痰湿上蒙、壅肺阻肠）。

3.2.3 妇科　先兆子痫（脾虚湿阻），不孕症（痰湿）。

3.3 脉理

3.3.1 暴饮暴食，脾胃受伤，食滞中焦，脾失运化，气壅湿聚，痰食交阻，气血迫壅，脉见沉滑之象。

3.3.2 外感热邪，误用下法，邪陷于里，致使脾土壅实，运化失职，水停气结，气机不利，故脉来沉滑。

3.4 应用

3.4.1 邪热内陷　《伤寒论·辨太阳病》140条："太阳病下之……脉沉滑者，协热利。"《医宗金鉴》说："脉沉滑，宿食脉，有表误下，协热入里下利，法当从协热下利治也。"张隐庵说："脉沉滑者，协热利，言太阴脾土实而协阳热下利也。"

按：太阳病，用下法治疗，是属误治，可以出现许多变证，"协热利"即是其中之一。在治疗上，王日休提出："脉沉滑协热利，可用白头翁汤。"本条据脉定证，亦属太阳病下之后的变证变脉。

3.4.2 水肿病证　《金匮要略·水气病》："寸口脉沉滑者，中有水气，面目肿大，有热，名曰风水"。魏荔彤说："此言寸口沉滑为中有水，是沉滑之脉，乃水气之本脉，而浮之脉为风水之本脉也。"尤在泾说："风水其脉自浮，此云沉滑者，乃水脉，非风脉也，至面目肿大有热，则水得风而外浮，其脉亦必变而为浮矣。"

按：风水之脉应浮，今观脉之沉滑，乃水气相结之征，风水病有增剧的趋势。近人时振声认为："以沉脉主里主水，滑脉亦主水湿，此沉滑主风水者，是指风水逐步发展，肿势加重，脉由浮变为浮洪，再变为沉滑所致。"（时振声：对《伤寒论》、《金匮要略》中有关脉诊的探讨. 云南中医学院学报，4：35；1979）

3.4.3 卒厥病证 《金匮要略·脏腑经络先后病》："寸脉沉大而滑，沉则为实，滑则为气，实气相搏，血气入脏即死，入腑即愈，此为卒厥……唇口青，身冷，为入脏即死；如身和，汗自出，为入腑即愈。"时振声说："以沉大为血实，滑为气实，血实与气实相并上逆而致卒厥，沉大而滑，指气血俱实之脉象。"

按：本条从卒厥证中，说明病证入脏者难治，入腑者易愈。本文言脉，具为解释卒厥病理的。沉大为血实，滑为气实，血气并实，故云入脏即死，入腑即愈。

## 4. 沉细脉

阴阳属性相同脉象相兼，二者皆为阴脉，主气血不足的病证。

4.1 主证

气血亏损 神疲乏力，心悸气短，头晕目眩，面色苍白，手足麻木，指甲色淡，或月经量少，色淡质稀，血崩漏下，舌淡而嫩。

按：气血亏损证，亦称气血两虚证，是指机体元气不足，化源亏乏，气不生血而致气与血二方面亏损，导致人体生命活动物质基础不足，脏腑功能衰退的一系列临床症候的出现。本证多因饮食劳倦内伤，或久病不愈，或失血耗气所致。常见于"虚劳"、"眩晕"、"心悸怔忡"、"痿证"、"不寐"、"月经不调"及各种出血性疾病中。

临床上，在多种疾病变化过程中，都可见到气血两虚证。如本证在"虚劳"病中，由后天失调，久病失养，以致脾胃受损，气血生化之源不足，症见神疲乏力，气短自汗，纳谷减少，头晕心悸，形瘦，舌淡苔薄，脉或细软，治宜调理脾胃，气血双补，方选八珍汤（《正体类要》）加减；若气血不足，腠理不密，外邪乘虚而袭，症见形瘦神疲，气短心悸，易于感冒，或肢痛麻木，治宜扶正祛邪，方选薯蓣丸（《金匮要略》）加减。

本证在"眩晕"病中，多为思虑过度，脾胃素虚，气血无以上荣头目，脑失所养，症见头晕目眩，稍劳为甚，面色苍白，口唇指甲无华，神疲，多梦，纳呆，便溏，舌淡，治宜补养气血，健运中土，方选归脾汤（《济生方》）。本证在"心悸"病中，多为忧愁思虑，劳伤心脾，气血耗损，血不养心，症见心悸怔忡，健忘失眠，神疲纳呆，舌淡，治宜气血双补，心脾同治，方选归脾汤加朱砂、龙齿等。又如"不寐"，也可因气血亏损所致，症见多梦易醒，失眠，心悸，头胀健忘，神疲乏力，面色少华，舌淡，苔薄。治宜益气生血，宁神定志，方选归脾汤或养心汤（《证治准绳》）加减。又如气血两虚的"痿证"患者，多因邪热伤气耗津，而致阳明生化无权，水谷精微无以灌四旁，润宗筋，主束骨而利关节，又脾胃虚弱而致肝血不足，肝主筋，肝血不足则无以濡养筋脉而成痿，症见肌肉瘦削，肢体痿软，食少神疲，或头晕，身重，口苦，舌淡红，苔薄黄腻，治宜补中益气，养血柔肝，选方补中益气汤（《脾胃论》），或四物汤（《医学正传》）加减。

本证常见于慢性疾病的中、后期。素有气虚或血虚者，或有慢性出血性疾病者，可以见到沉细脉，或细弱的脉象。在分科上，其证各具特点。例如妇科方面的月经不调、崩漏、胎漏、缺乳等，皆因气不生血，气不摄血。若月经不调，症见经量少、色淡、经水清稀、纳呆等，若漏下者，症见经水淋漓、色淡、质稀，面色苍白；若产后缺乳，症见乳汁少而淡，质稀或无，乳房软等。

外科方面，所患疾病病程长，如疮疡肿胀而不溃，肿势不高而平塌，根脚散漫，痈疽不痛而麻木，脓液呈败浆，疮面色晦，疮口不敛而难收等。

儿科方面，患儿若后天脾胃调摄失当受损，气血不足，疾病则缠绵不愈。常见于小儿疳积，五迟，五软等病中，症见发育缓慢，纳呆，形瘦，面黄，唇淡，痴呆，肢软，声低等。防治上，补益气血，健运脾胃，饮食适当，为其主要。

沉细脉的出现，一般多见于气血亏损。另外，在《伤寒论》中，提出痓病、湿痹等，亦可见到此脉。其产生机理，多由气血（精）不足，脏腑功能衰退，或外邪入里，闭阻脉道所致。《金匮要略·痓湿暍病篇》有2条提及沉细脉的应用，前条属气血不足，正虚邪实所致，后条是湿邪阻滞体内所致。

本证病源在脾胃，一般由气虚而累及血虚；若失血多亦可耗气。进一步发展可出现“阴阳两虚证”，即由脾及肾，从气血虚转化为阴阳虚。在其演化中，可出现二种转归，一是血虚伤阴，出现“气阴两虚”，亦可出现阴虚火旺证，这时沉细脉可兼数象。二是气虚伤阳，由脾及肾，出现“脾肾两虚证”。亦可见阳虚生寒症状，这时沉细脉中可兼迟象。这两种转归，对于素体阴虚或阳虚者，表现尤为突出。本证出现，可导致机体抗病力低下，常易感受外邪，或兼夹痰、食、瘀等病邪，表现为虚实夹杂，故辨证时，注意兼夹症和脉象。

4.2 主病 临床常见于内科、儿科、妇科、外科等某些虚弱病证。

4.2.1 内科 心绞痛及心肌梗塞，急性胃肠炎，出血热（气阴两伤）；慢性腹泻，门静脉性肝硬化，缺铁性贫血，急、慢性贫血，再障，支气管哮喘，慢性肾炎，泌尿系感染，结石（脾肾两虚）；肝昏迷，充血性心力衰竭（气虚阳竭）；尿毒症（阳衰阴竭）；矽肺（肺肾两虚）；支气管哮喘缓解期，神经官能症（肾阳虚弱），乳糜尿（肾虚不固）；肺心病（肾虚水逆）；高血压（肝肾阴虚、阴阳两虚）；神经衰弱（肝肾亏损、心脾两虚），精神病（心血失养）；急性肾炎（水湿停蓄）。缩窄性心包炎、心肌病（气血不足）。

4.2.2 儿科 小儿麻痹瘫痪晚期（久病伤正，肝肾两虚），进行性肌营养不良（脾肾两虚，肢痿髓少）；肾病综合征中、后期，水肿为主（脾肾两虚，水湿泛滥）；慢性迁延性肾炎以血尿为主（真阴不足、阴虚血热）；糖尿病（下元虚寒，蒸腾无权）；结核性腹膜炎粘连腹疼（中焦虚寒、气血凝涩）。

4.2.3 妇科 盆腔炎，带下病（肾虚）；子宫脱垂（气虚）；子宫外孕（不稳定型、休克型）；功能性子宫出血，更年期综合征，妊娠水肿，卵巢功能失调闭经，绝经期症候群（脾肾两虚）。

4.2.4 外科 手术粘连性肠梗阻（瘀血凝结）；烧、烫伤后期（气血亏损）；骨与关节结核初、中期（气血双亏、阴毒未尽）。

4.2.5 肿瘤科 子宫颈癌（脾肾阳虚），食道癌与胃癌（气虚阳微）；胃癌（脾胃虚寒）；肝癌晚期（气血大亏）。

4.3 脉理

4.3.1 内伤久病，气血亏耗，或精血虚损，或脏腑机能衰退，脉行潜降于里，脉道收敛变窄，故见沉细无力之象。《中医脉象研究》说：“沉细无力脉：表示心搏出量少，血压偏低，或血容量不足，但动脉管壁的弹性良好。”

4.3.2 外感阴邪，入里日久，闭阻遏滞脉道，气血运行，艰而不畅，故脉见沉细有力之象。

4.4 应用

4.4.1 痉病正虚 《金匮要略·痉湿暍病篇》:"太阳病,发热,脉沉而细者,名曰痉,为难治。"徐可忠说:"古人以强直为痉,外证与伤寒相似,但其脉沉迟弦细而项背反张,强硬如发痫状为异耳……痉脉本伏,弦细则元气惫,即难治,非痉病另有脉浮大者易治而此之沉细为难治也。"

按:本条说明痉病见沉细脉难治,太阳病发热,为病在表,脉应浮,若成痉病,亦应弦紧有力,今反见沉细,是气血不足,无力抗邪所致。

4.4.2 肺经虚证 据史朝珍报导:史某,男,30岁。主诉:胸闷气短,诊右寸关脉沉细无力,断为肺经虚证。取太渊施治,针后四、五分钟,患者自诉胸部舒适,再诊其脉已变为中取和缓脉象,此即以阴补阴法。(河北中医.3:50;1981)

4.4.3 湿痹证治 《金匮要略·痉湿暍病篇》:"太阳病,关节疼痛而烦,脉沉而细者,此名湿痹。湿痹之候,小便不利,大便反快,但当利其小便。"尤在泾说:"湿为六淫之一,故其感人亦如风寒之先在太阳,但风寒伤于肌腠,而湿则流入关节,风脉浮,寒脉紧,而湿脉则沉而细,湿性濡滞而气重看,故亦名痹。"

按:本条论述湿痹之证。湿为六淫之一,先伤太阳而见表证,湿性凝滞,阻遏在里,气血运行不畅,脉见沉细之象。

4.4.4 少阴禁汗 《伤寒论·辨少阴病篇》285条:"少阴病,脉细沉数,病为在里,不可发汗。"薛慎庵说:"人知数为热,不知沉细中见数,为寒甚,真阴寒证,脉常一息七八至者,尽概此一数字中,但按之无力而散耳,宜深察也。"

按:此条指出细沉数脉是少阴里证的脉象,禁用汗法。少阴病,脉细为血虚,沉为在里,数脉与沉细并见,且不发热,不能认为数为热而误以汗解。阴寒之证,常有一息七、八至者,但按之散而无力。今见少阴病细沉数脉,亦当无力。一般病在里,不可发汗,少阴里病,更应戒之。

## 5. 沉微脉

阴阳属性相同的阴脉相兼,其主病多为阴寒内盛,或阳气大衰之证。

5.1 主证

阳衰阴盛 冷汗淋漓,汗液清稀,畏寒蜷卧,四肢不温,神情疲惫,或下利清谷,肢冷浮肿,痰壅气喘,气息微弱,舌淡苔灰白而润。

按:阳衰,即阳气衰微,是指机体在发生疾病过程中,阳气虚损较甚,机能活动严重减退,或出现衰竭的程度,温煦作用低下,热能减少的状态。一般而言,其特点多表现阳气严重不足,超出阳虚范围,阳不制阴,阴相对偏盛出现虚寒的病理变化,其原因,多由久病耗伤阳气过甚,或先天禀赋不足,或后天失于调养,或饮食劳倦损伤等。

阳气衰微,一般以心、脾、肾三脏较为多见。如心阳虚证,可见心悸怔忡,胸闷气短,活动为甚,伴畏寒肢冷,心痛,面色苍白或晦暗,舌淡胖苔白滑。心气虚衰,心中空虚,可见心悸怔忡;心气衰微,胸中宗气失布,则胸闷气短,动则气耗则诸症加剧;气虚阳衰,不固肌表而冷汗出,心气虚衰,血不上荣,则面色淡白或苍白;气虚损及于阳,阳虚则外寒,故见畏寒肢冷;阳衰寒盛,寒凝经脉,气机郁滞,心脉痹阻不通,故心痛;心气虚衰,脉气搏动无力,故见沉微之象。若肾阳虚衰,症见腰膝酸软冷痛,头晕耳鸣,面色苍白或黧黑，形寒肢冷，下肢较甚，神疲嗜睡，男子阳痿精冷，女子宫寒不孕，尿频清长，或尿少浮肿，腰下肿甚，按之凹陷，腹胀、气喘、心悸，舌淡胖苔白。本证多由素体阳亏，命门火衰，或病久伤阳，或他脏阳气亏虚，病久及肾，或房劳过度引起，以全身机能低下，伴见寒象为本证要点。肾阳虚衰，腰及骨骼失其温养，则腰膝酸软冷痛。肾阳不足，鼓动无力，精血不能上荣头面，故头晕耳鸣，面色苍白或黧黑；阳虚不温肌肤，故形寒肢冷。肾居下焦，肾阳不足，故寒甚于下，命门火衰，生殖机能减退，故男子阳痿、精冷，女子宫寒不孕。肾阳虚衰，膀胱气化失司，开多合少，则气不化水而尿频清长；若合多开少，则尿生成与排泄障碍，则尿少浮肿，水液下趋，故腰以下肿甚，按之凹陷不起。水湿阻滞气机，故腹胀；水邪抑遏心阳，则心悸气短，水泛为痰，痰饮停肺，肺气上逆，则气喘。舌淡苔白，脉沉微，均为肾阳大衰之象。

脾阳虚衰，机体失于温润所表现的证候。症见腹胀纳少，腹痛喜温喜按，便溏清稀，面色苍白，肢冷困重，或周身浮肿，小便不利，或白带量多质稀，舌淡胖，苔白滑。本证由脾气虚发展而来，或过食生冷，或肾阳虚，火不生土所致，临床常称为“脾胃虚寒证”。以脾失健运之征并见寒象为辨证要点。

腹胀纳少为脾不健运之症，脾脏阳衰，不能温煦，故肢冷，面色苍白。阳虚阴盛，寒自内生，寒凝气滞而不通，故腹痛喜温喜按。中阳不振，不能运化水湿，水湿内停，则小便不利；流溢肌肤则肢体困重，全身浮肿；水湿下渗则见女子白带清稀量多，或便溏清稀。舌淡苔白滑，为阳虚水寒不化之象。

阴盛，即阴胜，是机体在疾病发展过程中，所表现的一种阴气偏盛，机能障碍或减退，产热不足，以及阴寒性病理产物积聚的状态。本证所言阴盛，必然会导致不同程度的阳气耗损，出现面色苍白，小便清长，大便稀溏等寒盛伤阳的表现。“阴胜则阳病”、“重阴必阳”，是阴偏盛病变的发展趋势。“阴胜则阳病”，即阴盛导致阳偏衰，二者互为因果。阴盛发展到某一种程度，机能的阳气严重受损，其脉出现沉微之象。

沉微脉的出现，临床一般是里虚不足，阳气衰微为主。其产生原因，多由气血耗竭、阴阳两败；阴盛格阳，阳虚阴胜；邪热瘀经，与血相结所致。如见寸沉尺微，则属上盛下虚，表邪下陷，随经瘀热，是与血相结的太阳蓄血证。《伤寒论·太阳病篇》61条提出所见沉微脉，沉脉主里，微是阳虚，此属阳衰阴盛之候，阳气衰微则为最要。300条是指少阴本证的脉象。124条指出太阳蓄血证，因血滞于内，气行不畅，故脉微而沉，乃由气血壅阻所致，于上2条有别。《金匮要略·痰饮咳嗽病篇》提出误服小青龙汤后，出现的变证，寸脉沉指内有支饮上盛，尺脉微指下焦真阳受损，故为上盛下虚之证。仲景设方以茯苓桂枝五味甘草汤治之。

5.2 主病 常见于内科、儿科、妇科等病发展至阳衰寒盛的休克期，或见于某些严重疾患的垂危阶段。

5.2.1 内科 心肌梗死合并休克，心力衰竭，心性水肿（心阳欲脱）；脑血管意外（阴竭阳亡）；精神病（心肾虚衰）；中毒性肺炎，中毒性菌痢，中毒性休克（阳气衰微），急、慢性肾炎（肾阳衰微）。

5.2.1 儿科 流行性乙型脑炎（邪入营血），重型慢惊风（心脾两虚），小儿泄泻，重度消化不良（脾肾两虚）。

5.2.2 妇科 白带过多（脾肾两虚），产后虚证（气血大亏、阳气不足），崩漏下血

（亡阴脱气）。

5.3 脉理

5.3.1 阳气极度衰弱，阴盛之极，或阴阳两败，气血耗竭，脉来沉微无力。

5.3.2 重病出现阴阳格拒，阴盛格阳，阳虚阴胜，阴胜邪潜而脉沉，阳虚气弱而脉微，故合见沉微之象。

5.3.3 外感表邪不解，随经瘀热，下陷于里，邪热与血相结，血滞于内，气行不畅，脉道失充，故见沉微之象。

5.4 应用

5.4.1 阳虚阴盛 《伤寒论·太阳病篇》61条："下之后，复发汗，昼日烦躁不得眠，夜而安静，不呕不渴，无表证，脉沉微，身无大热者，干姜附子汤主之。"《卫生宝鉴》："身冷，脉沉微，烦躁不饮水，此名阴盛格阳。干姜附子汤加人参半两，可以治疗。"

按：此条是下后复汗，导致阳虚阴盛的证治。脉见沉微，沉主里，微候阳虚，合则属阳虚阴胜之候，故予干姜附子汤退阴复阳。

5.4.2 阴阳两败 《伤寒论·少阴病篇》300条："少阴病，脉微细沉，但欲卧，汗出不烦，自欲吐，至五六日，自利，复烦躁不得卧寐者死。"喻嘉言说："脉微细沉但欲卧，少阴之本证也，汗出不烦，则阳证悉罢，而当顾虑其阴矣，乃于中兼带欲吐一证……至五六日自利有加，复烦躁不得卧寐，非外邪至此转增，正少阴肾中真阳扰乱，顷刻奔散，即温之亦无及，故主死证也。"

按：此条是迁延失治，阴阳两败的死证，脉微细沉，但欲卧，自欲吐，是少阴虚寒证及至汗出不烦，残阳欲绝阶段，迁延五六日，病转恶化，下利烦躁不能卧寐，属少阴病阴盛阳脱的少阴死候。

5.4.3 太阳蓄血 《伤寒论·辨太阳病篇》124条："太阳病六七日，表证仍在，脉微而沉，反不结胸，其人发狂者，以热在下焦，少腹当鞕满；小便自利者，下血乃愈。所以然者，以太阳随经，瘀热在里故也，抵当汤主之。"程郊倩说："六七日为时既久，邪气自入传里，纵表证仍在，而脉微而沉，是徒有表证，而已无表脉，况反不结胸，将不复在于上焦可知，而为蓄血证无疑。"

按：本条是太阳随经瘀热在里的蓄血证治。太阳病多日，多为表邪入里，若表病尚在，脉当见浮，今脉微而沉，是沉滞不起之状，由气血壅阻所致，脉当沉而有力，或见沉涩或沉结之象，这与精血大亏有别。虽有表证，凭脉知邪陷入，参以证候，可知太阳本经邪热与下焦血分搏结的缘故，属蓄血证。治疗蓄血，如有表证，当先解表，但也有例外，如本条用抵当汤，因里证急，虽表证未解，亦当先攻其里。

5.4.4 上盛下虚 《金匮要略·痰饮咳嗽病篇》："青龙汤下已，多唾口燥，寸脉沉，尺脉微，手足厥逆，气从小腹上冲胸咽，手足痹，其面翕热如醉状，因复下流阴股，小便难，时复冒者，与茯苓桂枝五味甘草汤，治其气冲。"

按：此条言明服小青龙汤后，所产生一系列的变证现象和救治之法。由于下焦真阳素虚，支饮上盛，是一种下虚上实之证，故寸脉沉，尺脉微弱，四肢厥逆等，乃阴阳俱不足之候。气冲则属变证中最急者，故仲景先用桂苓五味甘草汤以平冲散饮。

## 6. 沉弦脉

沉脉与弦脉相兼，其主病多为肝气郁结，痰气互结及饮邪诸痛等证。

6.1 主证

6.1.1 肝气郁结　精神抑郁，胸胁满闷或疼痛，善太息，或乳房，少腹胀痛，大便失常，月经不调，苔薄。

6.1.2 痰气互结　急躁易怒，胸胁满闷，善太息，咽喉如有梅核堵塞，或吞咽梗阻，或神志痴呆，或发瘰疬瘿瘤，舌苔薄腻。

按：肝气郁结证，是指肝脏因情志不畅，郁怒所伤，失于疏泄，所致气机郁滞，木不条达而出现症状的总称。常见于"癫证"、"胁痛"、"胃脘痛"、"腹痛"、"梅核气"、"积聚"、"噎膈"、"胸痹"、"瘿瘤"、"瘰疬"、"月经病"等与精神神志密切相关的疾病中，由于临床特点不同，因此，治疗亦有所区别。

本证候在癫证中，常见精神抑郁，或自言自语，语无伦次，或哭笑无常，时悲时喜，或如痴如呆，不思饮食，舌苔薄腻，脉或弦滑，多为思虑太过，所求不得，郁怒气结，木不疏土，脾气不升，痰湿内蕴，痰气郁结所致。治宜开郁化痰，用逍遥散（《和剂局方》）与温胆汤（《千金方》）合方。在胁痛、胃脘痛、腹痛中，表现疼痛以胀痛为主，或胀甚于痛，或气走窜，疼痛时随情志变化有关，伴胸闷不适，脘腹痞满，纳食减少等，为七情所伤，肝气郁滞所致，治宜疏肝理气，用柴胡疏肝散（《景岳全书》）与金铃子散（《素问病机气宜保命集》）合方。在梅核气中，症见咽中梗塞，如物咯之不出、咽之不下，时聚时散，为气郁挟痰所致，治宜理气化痰，用半夏厚朴汤（《金匮要略》）或四七汤（《太平惠民和剂局方》）化裁。积聚病中，症见腹内积块，时聚时散，或胀痛，为忧思郁怒，脏腑失和，气血阻滞所致，治宜行气消积，活血通络，用大七气汤（《医学入门》）。月经病中，症见月经先后无定期，经行不畅，胸闷不舒，两乳、两胁及少腹胀痛，情志躁烦或抑郁，舌质暗红，乃气机郁滞、冲任失调所致，治宜疏肝解郁，理血调经，方用定经汤（《傅青主女科》）。

肝气郁结，多发于成人女性，在绝经前后，常易情绪激动，烦躁不安，悲伤欲哭，心悸，失眠，健忘，耳鸣等，与情志变化密切相关，情绪不稳时易发，故移情移性者，不易罹患此证。其病机在发展演化过程中，又与气血关系密切，气郁则血滞，可见胸胁刺痛，痛有定处。肝气犯脾，脾胃受损，运化失常，可见饮食不化，呕吐嗳气，腹痛腹泻。气郁生痰，可见胸闷，脘痞，纳呆，苔腻。

痰气互结证，往往是在肝气郁结的基础上，发展演变而来。痰气互结，气机不畅，又可使肝气郁结加重。痰与气郁结于身体各部，出现一系列不同症状。若痰气痞结于胸，可致胸痹，症见胸闷痞满，短气不利，痛引心背，俯仰不舒，治宜宣通降逆，行气化痰，方选橘枳姜汤（《金匮要略》）化裁。若痰气交阻于食道则致噎膈，症见吞咽梗阻，呕恶痰涎，胸膈痞满，口干咽燥，治宜开郁化痰润燥，方选启膈散（《医学心悟》）化裁。若痰气互结于经络可成瘿瘤，症见颈前肿物，漫肿或结块，皮色不变，按之柔软，治宜理气解郁，化痰软坚，方选海藻玉壶汤（《外科正宗》）加减。亦有结于颈项、腋、胯之间成为瘰疬，局部结块如豆，累累如贯珠状，数目不等，无痛无热，增大串生，或有微痛，治宜疏肝解郁，软坚化痰，方选消瘰丸（《医学衷中参西录》）化裁。

沉弦脉的出现，临床一般在肝气郁结，痰气互结，痰饮诸痛等证候中见到，其产生机理，主要由情志郁结，恼怒伤肝；邪积于里，壅滞气血；肾阴不足，肝气偏旺所致。若肝肾阴亏，肝阳亢逆，脉见沉弦，多为肝脏真脏之脉，若脉沉弦大，按之则豁然中空，《内经》谓“如循刀刃责责然”，此多提示较为难治之证。

仲景《伤寒论》中，论证以辨脉为要。“厥阴病篇”365条对下利的轻重，脉见沉弦，是邪气下迫，主里急后重。《金匮要略·呕吐下利病篇》有相同之条文，“痰饮咳嗽病篇”论述“悬饮内痛”中，脉沉弦是由水饮内结所致。“惊悸吐衄下血胸满瘀血病篇”论述衄血时，脉见沉弦，是沉以候肾，弦为肝脉，肾虚不能养肝，肝气偏旺，肝旺气升，气逆血溢所致。“血痹虚劳病篇”在论及虚劳病中，若脉虚沉弦，乃是沉取带弦而少力之象，兼无外感之证，则为气血两虚所致。“黄疸病篇”对酒疸病的证治中，以脉象判断病变部位，若脉沉弦，知邪盛于里，故用下法治疗。

总之，仲景所列气郁（利下）、痰饮内痛（悬饮）、阴虚肝旺（衄血）、气血两虚（虚劳）、邪盛于里（酒黄疸）诸病中，都可见到沉弦脉的应用。

6.2 主病　常见于内科、妇科、外科、肿瘤的一些急、慢性疾病。

6.2.1 内科　冠心病、心绞痛、心包炎及其他心脏病出现心痛（痰浊痹阻）；肝胆疾病、肋间神经痛、胸膜炎所致胁痛（肝气郁结）；渗出性胸膜炎（饮停胁下）；肝硬化，结核性腹膜炎所致腹水（气滞湿阻）；急、慢性胃炎，胃、十二指肠溃疡病，胃神经官能症、急性胰腺炎、胃肠痉挛、消化不良所致胃脘痛、腹痛（肝郁气滞、胃失和降）；贲门痉挛、食道憩室、食道炎、食道神经官能症所致噎膈（痰气交阻）；胃肠功能紊乱，肠梗阻，幽门梗阻（气机阻结）。

6.2.2 妇科　月经不调，盆腔炎，附件包块，子宫外孕，子宫肌瘤，卵巢囊肿（气滞）；痛经（风寒或气滞血瘀），恶露不绝（瘀血滞留）；卵巢囊肿或输卵管积水（痰湿凝滞），不孕症（肝郁气滞）。

6.2.3 外科　胆道蛔虫症（胃寒积滞）；胸部扭挫伤（气瘀互阻）；单纯性甲状腺肿（肝郁气滞，痰凝）；颈淋巴结结核（肝气郁滞、痰核内结）。

6.2.4 肿瘤科　食道癌，贲门癌（胸膈气滞，或痰气交阻）；腹腔肿瘤（气滞湿阻）；胃癌（肝气犯胃）。

6.3 脉理

6.3.1 多因情志不舒，恼怒伤肝，筋脉拘急，气血运行受阻，脉道内拘，故见沉弦之象。

6.3.2 邪气结聚于里，壅滞于气，气机不利，搏击脉道坚劲，故见沉弦有力之象。

6.3.3 平素体虚，气血不足，肝血亦亏，而致筋脉拘急，脉道内敛，气血运行失畅，故脉可见沉弦少力之象。

6.4 应用

6.4.1 痢疾预后《伤寒论·厥阴病篇》365条：“下利，脉沉弦者，下重也。”钱天来说：“寒邪下利，其脉本当沉迟虚细，然沉主下焦，弦则坚劲，故脉沉则阴寒在下，脉弦则里寒未解……故沉弦为下焦之寒邪甚盛，其气随下利之势而下攻，必里急后重也。”汪苓友说：“此辨热利之脉也，脉沉弦者，沉主里，弦主急，故为里急后重，如滞下之证也。”

按：本条是从脉证上辨别下利（痢疾）的预后。下利属里证，沉脉主里，为脉证相得，而弦脉主痛。李士材说："沉弦内痛。"下利脉沉弦，为邪结在里，下重之象由大肠壅滞，气机不利所致。钱氏认为属寒邪，汪氏认为是热邪，理均可通，但须脉证合参，方可辨别无误。

6.4.2 悬饮内痛 《金匮要略·痰饮咳嗽病篇》："脉沉而弦者，悬饮内痛。"尤在泾说："脉沉而弦，饮气内聚也，饮内聚而气击之，则痛。十枣汤蠲饮破癖，其力颇猛，《三因方》以三味为末，枣肉和丸，名十枣丸，亦良。"

按：本条是说明悬饮脉证，脉见沉弦，是由水饮内结所致，脉沉主水饮，弦则主痛，重按有力，故悬饮内痛，脉见沉弦。治疗上须破积逐水，用十枣汤主之。

6.4.3 黄疸证治 《金匮要略·黄疸病篇》："酒黄疸者，或无热，靖言了，腹满，欲吐，鼻燥，其脉浮者先吐之，沉弦者先下之。"《脉学刍议》："酒疸腹满，为湿热蕴蓄的外候，如'欲吐脉浮'乃湿热有上行的趋向，可以先用吐法以驱邪外出；倘脉沉弦，无脉浮欲吐，则为湿热有下行之势，可以先用下法以驱邪。"

按：酒疸是湿热内蕴于胃所致。治疗上，欲吐者当用吐法，腹满者当用下法，今见腹满欲吐，治法难定，仲景采用以脉来判断邪行部位，若脉浮则病在上，可先用吐法，脉沉是病近于里，可先用下法，从脉阐述病机，指导用药，但还应结合全身症状，分清标本缓急而施治，才能达到预期效果。

6.4.4 衄血失血 《金匮要略·惊悸吐衄下血胸满瘀血病篇》："病人面无血色，无寒热。脉沉弦者，衄。"尤在泾说："无寒热，病非外感也；衄因外感者，其脉必浮大，阳气重也；衄因内伤者，其脉必沉弦，阴气厉也，虽与前尺脉浮不同，其为阴之不靖则一也。"

按：本条论述鼻衄是由内伤所致，脉见沉弦，沉候肾，弦为肝，此属肾虚不能养肝，肝气偏旺，肝旺气升，气逆血溢，故衄血是由内伤引起的。

6.4.5 气血两虚 《金匮要略·血痹虚劳病篇》："男子脉虚沉弦，无寒热，短气，里急，小便不利，面色白，时目瞑兼衄，少腹满，此为劳使之然。"《医宗金鉴》："脉虚沉弦，阴阳俱不足也。"

按：脉虚沉弦，乃是指沉取带弦而少力之象，见到这种脉象，又无外感的寒热证状，此属气血两虚所致。

## 第三节 迟脉合脉纲

在合脉中，凡以迟脉为主，兼合其他一种或二种以上的脉象，皆可归类于迟脉纲中，临床多以主里寒病证为主，并以脉的有力无力来辨别虚实，亦可见于宿食等证。仲景在《伤寒论》、《金匮要略》书中，以迟脉兼合其他脉象诊治疾病约有2种以上，今介绍如下几种。

## 1. 迟滑脉

两者相兼，迟为有实邪，滑为有热，多主实热下利之证。

1.1 主证

实热泄泻　腹痛肠鸣，泻下粪便，臭如败卵，挟有不消化食物，泻后痛减，脘腹痞满，嗳腐酸臭，不思饮食，舌苔垢浊，脉或滑数。

按：实热泄泻证，是指饮食过量，致宿食停滞，或恣食肥甘，过食生冷，误食不洁之物，损伤脾胃，致运化失职，升降失调而发生泄泻。正如《景岳全书·泄泻》说："饮食不节，起居不时，以致脾胃受伤，则水反为湿，谷反为滞，精华之气不能输化，乃致合污下降而泻利作矣。"亦称"飧泄"、"下利"、"大肠泄"等。

本证由饮食不节，宿食内停，阻滞肠胃，致传化失常，故脘腹痞满，腹痛肠鸣泄泻；积食不化，浊气上逆则嗳腐吞酸；下注则泻下粪便臭如败卵；泻后腐浊得以外泄则腹痛减轻，苔垢浊宿食内停之征。治宜消食导滞，方选保和丸（《丹溪心法》）化裁。

迟滑脉的出现，临床一般在实证，或宿食不消，或泄泻下利时可以见到。泄泻下利脉迟滑，为里有实热，迟为实邪，滑为有热，若脉迟大流利，重按有力，则可确诊无疑，这与虚寒无力的迟脉不同。《金匮要略·呕吐哕下利病篇》指出下利实热证的治法。脉迟本主寒，如与滑脉并见，则不主寒而主实。下利即由于邪实，实不去则利不止，故宜急下。《脉经》曰："脉滑者为病食也。"有宿食，攻下则愈。

1.2 主病

一般常见内科消化系统某些疾病。急、慢性肠胃炎，消化不良，单纯性肠梗阻，过敏性肠炎（食滞肠胃）；痢疾初起（毒邪积肠）。

1.3 脉理

1.3.1 饮食过量，宿食停滞，邪气壅积于内，脉气运行怠慢（迟），食气壅盛，血涌于脉，旋转流利（滑），故合见迟滑之象。

1.3.2 实邪内盛，阻遏气机，气行怠慢（迟），实邪化热，迫血涌急，通行流利（滑），故合见迟滑之象。

1.4 应用

1.4.1 食滞下利　《金匮要略·呕吐哕下利病篇》："下利脉迟而滑者，实也，利未欲止，急下之，宜大承气汤。"尤在泾说："脉迟为寒，然与滑俱见，则不为寒而反为实，以中实有物，能阻其脉行之机也。夫利因实而致者，实不去则利不已，故宜急下。"

按：本条是论述食积中阻影响肠胃而下利的脉证。由于食积伤胃，积滞中阻，气机不畅，故脉迟而滑，而证为实非虚，故积滞不消，则下利不止，治以急下之法。以大承气汤荡积腐垢，则下利自止，并防利下亡阴之弊。

## 2. 迟涩脉

两者相兼，迟为寒，涩为血不足，多主血虚感寒为主的病变。

2.1 主证

血虚感寒　精神萎靡，面色无华，肢体麻木，皮肤不泽，手足清冷，恶寒畏寒，心腹冷痛，得热痛减，女子则月经错后，涩少不畅，色暗淡有块，或经闭、痛经，或产后恶露不净，宫寒不孕等。

按：血虚感寒证，是指年高体弱，气虚失其温煦，津血亏损，复感寒邪，而出现血脉凝滞、收引等临床表现的概称。常见“冻伤”、“中寒”、“脱疽”、“腹痛”及妇女“月经不调”等多种疾病中。如在冻伤病中，则在指、趾、耳、鼻等部位，初起局部皮肤苍白，冷痛麻木，继则暗红漫肿，或青紫成块、疼痛、瘙痒等。此由寒邪侵袭肌肤，伤及血脉，气血凝滞所致。治宜温阳散寒，调和营卫。方用桂枝加当归汤（《中医外科学》）合黄酒服之。若中寒病后，症见卒然战栗，面青咬牙，吐泻腹痛，四肢冰冷，或手足挛蜷，脉迟涩转微。此由素体虚弱，外受寒邪，或内受饮食之冷所致。治宜温阳散寒，调补气血。方用参附汤（《妇人良方》）合黄酒服。若脱疽病中血虚感寒，症见面色暗淡无华，畏寒怕冷，患肢麻木，小腿搐痛，肌肉萎缩，趾甲变厚，足趾暗红，或青紫而冰凉，疼痛剧烈，舌紫黯。多由肝肾不足，外感寒邪，以致寒凝血滞，阻塞经络所致。治宜温阳散寒，活血通络，方用阳和汤（《外科全生集》）合桃红四物汤（《医宗金鉴·妇科心法要诀》）。若在腹痛病中，症见体弱面色无华，下腹刺痛或胀痛，牵引睾丸坠痛，甚则攻痛连胁，伴肢冷畏寒，舌苔白滑。此为下焦虚寒，复受寒邪，凝滞肝脉所致。治宜温肝散寒，方用温经汤（《金匮要略》）加减。妇人血虚受寒所引起月经错后、经闭、痛经、小腹痛、不孕、产后等。多由寒邪客于血脉之中，血凝涩不行，络脉阻滞所致，并可遂成寒客血瘀之证。

迟涩脉的出现，临床所见不多，一般在气血不足而兼寒证时可见到，多由脏气虚衰，或感受寒邪，气行怠慢，血少不足所致。仲景《金匮要略》一书中，仅载一条，如“水气病篇”提出以寸口、趺阳合诊，来说明气血不足而兼感受寒邪者，出现迟涩脉及肢冷、腹满、肠鸣等症。

2.2 主病　常见内科、妇科、外科等病所致内脏功能减退兼气血不足的患者。

2.2.1 内科　心力衰竭（心阳不足、气血两虚）；神经衰弱（脾肾两虚、气血不足）；上呼吸道感染（血虚体弱、复受寒邪）；慢性胰腺炎，神经官能性腹痛（中阳不足、虚寒内生）；动脉硬化（肝肾不足、血虚受寒，或血瘀阻络）。

2.2.2 外科　冻伤（寒邪侵袭、气滞血凝），血栓闭塞性脉管炎，糖尿病坏疽（肾阳虚弱、血瘀阻络，或阳虚血滞，寒邪阻络）。

2.2.3 妇科　月经不调（月经后期、血虚受寒）；痛经（血虚受寒）；不孕症（肾虚虚寒、或瘀血阻胞）；产后恶露不绝（气虚血瘀）。

2.3 脉理

2.3.1 素体虚弱，或脏气衰减，气血不足，脉道失却濡润，缩窄变细，气弱无力推动血液，血行怠慢而不畅，故脉见迟涩之象。

2.4 应用

2.4.1 血虚感寒　《金匮要略·水气病篇》：“寸口脉迟而涩，迟则为寒，涩为血不足，趺阳脉微而迟，微则为气，迟则为寒，寒气不足，则手足逆冷……。”《医宗金鉴》：“寸口脉迟为寒，脉涩少血，趺阳脉微乏气，迟亦为寒，是则气血俱虚，为寒气所干，营卫不利，阴阳不通……此气血俱虚，寒气内客之气胀，故曰气分。”

按：此条以寸口、趺阳合诊，以说明气血不足而兼寒者，可出现手足逆冷，腹满，肠鸣等症状，甚至影响膀胱的功能。寒阻气行则脉迟，脉道缩窄，血行不畅则脉涩，脉见迟涩，说明血虚感寒之故。

3. 迟缓脉

两者相兼，表示脉至数不及正常，脉张力或弹性较差，多主营卫不足，复感受外邪所致病证。

3.1 主证

卫伤营虚：恶风，出汗多，头痛，身痛，心悸易惊，短气烦倦，甚或身痒，瘾疹，面色苍白，舌淡苔白。

按：本证表虚，伤及卫阳，皮毛疏松，风邪乘虚入侵而致自汗恶风，头痛，身痛，汗后身痛不减，此乃汗出过多而使营阴损伤，阴液亏耗，以致营血不足，不能濡养周身，身不得营血之濡养，故疼痛不减，营阴失藏，耗伤心气，气阴两亏，则心悸易惊，烦倦短气。风郁皮表，可发生风疹，身体奇痒，甚至出现皮疹，时发时止，经久不愈。卫伤表虚则脉缓，营虚血少，脉行怠慢则见迟象。治宜益气固表止汗，兼以祛风养血。宜玉屏风散（《丹溪心法》）合四物汤（《太平惠民和剂局方》）化裁，若汗出过多，久而不止，耗伤心阴，虚热内扰，症见心悸易惊，烦倦短气，宜固肌表，敛汗液，益气阴，方用牡蛎散（《太平惠民和剂局方》）。若气虚甚者，可加人参、白术以益气健脾。或桂枝新加汤（《伤寒论》）调和营卫，益气养荣血。

迟缓脉的出现，临床所见并不多，一般由卫伤营虚，营卫不和所致，在表虚伤风、风湿在表，风疹、瘾疹等病证方可见到。仲景《金匮要略》一书中，仅有一条，“中风历节病篇”所述“身痒而瘾疹”的风疹病患者，脉可见迟缓，迟则血气里虚，闭遏不得宣通所致，缓则营卫俱虚，脉行浮缓而无力，合则迟缓乃为营卫不足，气阴两虚所致。时振声认为：“所谓‘营缓’指沉取而缓，是脉中营血不足，故现脉迟，‘卫缓’是指浮起而缓，脉外卫气，受风邪阻塞，故称中风。”

3.2 主病　常见内科、外科、妇科等病出现内脏虚弱，或气血不足，感受外邪而致病患者。

3.2.1 内科　感冒、流行性感冒，上呼吸道感染（正虚受邪）。

3.2.2 外科　荨麻疹（营卫不足、风邪内入）。

3.2.3 妇科　月经不调（后期血寒）。

3.3 脉理

3.3.1 平素体虚，风邪外袭，卫伤及营，气阴不足，腠理失疏，脉络受损，气血运行不畅，故脉来见迟缓之象。

3.4 应用

3.4.1 风病辨证　《金匮要略·中风历节病篇》：“寸口脉迟而缓，迟则为寒，缓则为虚。荣缓则为亡血，卫缓则为中风。邪气中经，则身痒而瘾疹，心气不足，邪气入中，则胸满而短气。”《金匮要略悬解》：“寸口脉迟而缓，迟则为血气之寒，缓则为营卫之虚，荣缓则为里虚而亡血，卫缓则为表虚而中风。邪气中于经络，风以泄之，而卫气愈敛，闭遏营血不得外达，则身痒而瘾疹，痒则气欲行而血不行也。血郁外热发于汗出之外，则成红斑。卫气外敛不能透发……是为瘾疹。营气幽郁不得畅泄是以身痒，若心气不足，邪气乘虚而入，壅遏中气，则胸胁胀满而短气不舒也。”

按：本条是论述瘾疹和胸满两种风病的辨证。营血不足，脉行无力，故曰缓则为虚，为亡血。卫气不足，气行不及，故曰迟则为寒，营卫两虚，易受外邪，则为中风。此乃邪在浅表，尚未中经。若风邪中经，气血不得行，汗湿不得透畅，风湿郁滞皮表，则发风疹，身体奇痒。心气不足，风邪乘虚内传心肺，气机不利，则胸胁胀满而短气。

## 第四节　数脉合脉纲

在合脉中，凡以数脉为主，兼合其他一种或二种以上的脉象，皆可归类于数脉合脉纲中，临床主证多以热为主（并以脉之有力无力来辨别虚实），亦可见于阴寒之证，张仲景《伤寒论》、《金匮要略》中，数脉兼合其他脉象的具体应用约有3条以上，今介绍如下几种。

### 1. 细数脉

两者相兼，细则脉体小，数为至数快，多为里虚有热之象。

1.1　主证

阴虚内热　形体消瘦，口燥咽干，眩晕失眠，潮热盗汗，五心烦热，午后颧红，尿少色黄，大便干结，舌红少苔。

按：本证是指精血不足或津液亏损而出现的阴虚液少、阴不制阳的临床表现的总称。多因先天亏虚，久病劳损，或热病后，阴液耗伤所致。本条所述之证，是指机体整体阴虚液少而言，与各脏腑的阴虚证既有联系又有区别，各脏腑的阴虚证分别散见各有关章节中，此不再赘述。

阴虚内热证，常见于“虚劳”、“劳瘵”、“消渴”、“眩晕”等疾病中，由于其病因、病位不同，故临床表现亦各异。如虚劳而见阴虚内热证者，多因禀赋不足，房劳过度，阴精亏耗，脏腑虚损所致，症见头晕、颧红、咽痛、失眠、盗汗、五心烦热、腰酸、遗精、舌红苔光剥。此皆阴虚火旺之象，治宜壮水之主，以制阳光，方用六味地黄丸（《小儿药证直诀》）。若劳瘵而见本证者，多为痨虫侵入，肺脏受损，日久肺阴亏损，阴虚则生内热，故见骨蒸劳热、颧红、咳嗽咯血、胸肋疼痛、盗汗、心烦失眠、舌红绛等症状，治宜养阴清肺，方用秦艽鳖甲散（《卫生宝鉴》）加减。若消渴病出现阴虚证，多为素体阴虚，复因劳伤过度，或情志失调，膏粱厚味，蕴热伤阴所致。其症为大渴引饮，多食而瘦，尿有甜味，舌质红。治宜滋养阴液，方用六味地黄丸加减。若眩晕病中出现阴虚证，多为阴虚导致肝风内动，故见眩晕耳鸣，肢体震颤，筋惕肉瞤，五心烦热，恶心呕吐，舌红等症。治宜养阴熄风，方选大定风珠（《温病条辨》）加减。

阴虚内热证，常见于慢性疾患中，病变日久，易耗伤阴液。平素喜食炙炸煎炒之物者，亦易积热动火而伤阴津。吴鞠通说：“热之所过，其阴必伤。”故温热病后期皆有伤阴之势而常出现此证。

阴虚证在病机演化过程中常有三种情况：一是阴虚液少，阳气失所御制，阳亢化风而见阴虚动风证。二是阴虚证迁延日久，阴虚及阳而见阴阳两虚证。三是在温病后期，或某些内伤杂病，阴液亏损，元气亦伤，出现气阴两虚证。由于证候表现不同，其脉象亦有不同变化。

细数脉的出现，临床一般在真阴不足，虚热内盛时见到，但亦可见于阴寒在里的病证，如重症的休克期，近代医家十分重视细数脉在临证中的作用。故应用广泛。此脉产生，多由湿热之病，邪热深伏阴分不出，或虚火上炎，耗伤阴液（血），脉道失养，气血不足，邪热（虚热）迫血行速所致。仲景在《伤寒论》、《金匮要略》书中，载有2条，并在《伤寒论》285条，提及细沉数脉一条，为后世医家广泛应用，开辟了先例。“太阳病篇”120条，提出太阳病误吐出现脾胃气虚，关脉细数，乃脾胃气伤所致。140条是太阳病用下法，误治产生变证，其中头痛则属邪热因误下而内陷所致，脉细数是里虚邪盛所致。

1.2 主病 常见于内科、传染科、妇科、儿科、外科、肿瘤科、五官科等病，具有上述脉证者。

1.2.1 内科

1.2.1.1 呼吸系病 肺炎并发脑膜炎（热入心营），支气管哮喘缓解期（肺肾阴虚），胸膜炎后期并结核活动（阴虚内热），低热（阴虚发热）。

1.2.1.2 循环系病 贫血性心脏病（阴血俱虚），充血性心力衰竭（心阴血虚），风心病（阴虚肺热），脑血管意外（阴竭阳脱），冠心病缓解期（心阴不足），心肌炎（风湿化燥、伤及心阴）。

1.2.1.3 消化系病 上消化道大出血（胃中炽热）、慢性胃炎（胃阴不足、虚热内生）。

1.2.1.4 泌尿系病 慢性肾盂肾炎，肾结核（肾虚火旺），尿毒症（阴竭阳脱），泌尿系结石（湿热伤阴），乳糜尿（肾虚不固）。

1.2.1.5 血液系病 再生障碍性贫血（肾阴虚），缺铁性贫血，急、慢性失血，再障（肝肾阴虚），慢性原发性血小板减少性紫癜（阴虚火旺）。

1.2.1.6 其他方面 神经官能症（阴虚肝旺、心肾不交），弛缓性瘫痪（肺胃津伤、湿热伤阴），晚期类风湿性关节炎和骨关节炎（痰瘀痹阻），重症中暑（气阴两脱），糖尿病（肾虚精亏）。

1.2.2 传染科 细菌性痢疾（疫毒），慢性菌痢（久痢阴伤、邪入营血），流行性出血热（阴虚热结），肺结核（肺阴不足、阴虚火旺、气阴两虚），肝昏迷（气阴两竭），矽肺（阴虚肺热），流行性乙型脑炎恢复期（正虚邪恋），猩红热（余毒伤阴），麻疹并发肺炎（热毒闭肺），结核长期低热（真阴不足、阴虚内热）。

1.2.3 儿科 长期低热（阴虚发热），再生障碍性贫血（精血不足、虚火偏亢），血小板减少性紫癜（毒热不尽、耗阴动血；阴血不足，血不归经），糖尿病（真阴不足、阴虚火旺），肺炎恢复期（余邪不尽、肺阴已虚），支气管炎后期正虚（余邪不尽、久病阴虚）。

1.2.4 妇科 月经不调（血热过多、肾阴不足），经行吐衄，产后发热（阴虚），血枯经闭（热灼），更年期症候群（肝肾阴虚），结核性盆腔炎（阴虚内热），功能性子宫出血，阴道炎，宫颈炎，盆腔炎（肾阴虚），产后恶露不绝（血热妄行、阴虚内热），月经先期（阴虚血热），异位妊娠（血脱气竭、兼挟血瘀、休克型），不孕症（阴虚血少）。

1.2.5 外科 烧、烫伤中期（热盛伤阴）、烧伤败血症期（火毒炽盛）、全身性化脓性感染（阴虚邪恋），颈淋巴结结核（阴虚内热），骨与关节结核（阴虚内热、阴毒未尽），复发性口疮（阴虚火旺），痈（火盛阴伤、气血虚，毒热盛），疖（毒热入营血）。

1.2.6 五官科 慢性结膜炎，浅层角膜炎（肺阴不足），慢性充血性青光眼（阴虚火旺）。

1.2.7 肿瘤科 食管癌（阴虚火盛），肺癌（阴虚毒热），后期（肺阴虚）；子宫颈癌（肝肾阴虚、肾阴亏损、气血亏虚）。

1.3 脉理

1.3.1 湿热之邪，深伏阴分而不出，正不胜邪，心失主宰，邪滞脉道，狭窄变小，气血迫壅而行速，故脉见细数有力之象。

1.3.2 久病伤正，耗损真阴，阴虚而生内热，阴血不足，脉道失充而变细，虚火迫血而行速，故见脉来细数无力之象。

1.3.3 阴寒之邪，直中于里，正邪相搏，阳虚寒盛，寒邪凝敛脉道（沉细），气血迫壅行速无力或有散乱，故脉来沉细而数，按之或散而无力。

1.4 应用

1.4.1 少阴治禁 《伤寒论·少阴病篇》285条：“少阴病，脉细沉数，病为在里，不可发汗。”薛慎庵说：“人知数为热，不知沉细中见数，为寒甚，真阴寒证，脉常一息七八至者，尽概此一数字中，但按之无力而散耳，宜深察也。”

按：本条指出少阴病脉细沉数禁发汗。然少阴病有寒化、热化之分，热化证，脉沉主里，细数为阴虚有热，不可发汗，误发汗可竭阴动血。若寒化证，脉沉主里，细数为虚阳浮越之象。真阴寒证，亦有数象，按之散而无力，亦不可发汗，误汗可亡阳。应以脉证合参，若脉沉细数，按散无力，伴有阴寒证，则为阳虚寒盛，若脉沉细数而有力，伴有阴虚内热证，则属阴虚内热，二者均不可发汗。

1.4.2 胃中虚寒 《伤寒论·太阳病篇》120条：“太阳病，当恶寒发热，今自汗出，反不恶寒发热，关上脉细数者，以医吐之过也。”章虚谷说：“自汗出而不恶寒发热者，表邪去，荣卫和也。邪去则脉和，今关上细数者，知医以吐伤胃中阳和之气也。”

按：此条论太阳病误用吐法而致胃中虚寒的后果。太阳表证，应该用汗法，今用吐法，伤及胃气，引起变证，关部为脾胃所主，其脉细数，似脾胃有热之象，细为血少，数为有热，然是误吐后，胃阳虚躁之假象，参以欲食冷物等症，此乃脾胃受伤，胃气虚冷矣。

1.4.3 表证误治 《伤寒论·太阳病篇》140条：“太阳病，下之……脉细数者，头痛未止。”张隐庵说：“脉细数者，头痛未止，以里虚风胜之脉，而见厥阴头痛之证。”《医宗金鉴》：“脉细数当是脉紧……脉紧太阳脉，头痛太阳证，误下邪仍在表，法当从太阳治也。”

按：太阳病，用下法，当属误治。张氏认为头痛，是邪已入厥阴经所致。在治疗上，王日休提出：“脉细数，头痛未止，可用当归四逆汤。”若以金鉴所言，法又当以解表为主，临床可辨清疾病性质，以用川芎茶调散或桑菊饮之类方，但据仲景原文所释，则与理不合，故应脉证合参，辨证施药。

## 2. 滑数脉

滑与数为阳脉。二者是属性相同的脉象相兼。滑则流利，数则至数快，多为痰、食、湿、实、热之象。

2.1 主证

2.1.1 食积化热　腹痛肠鸣，泻下粪便臭如败卵，挟有不消化食物，泻后痛减，脘腹痞满，嗳腐酸臭，不思饮食，舌苔垢浊。

2.1.2 湿热下利　腹痛下痢赤白，里急后重，肛门灼热，尿赤，苔黄腻（痢疾）。或泻下粪色黄褐而臭，急迫或不爽，烦热口渴等（泄泻）。

2.1.3 痰热壅盛　发热咳嗽，痰鸣，胸膈满闷，咯痰黄稠，或痰中带血，甚则呼吸迫促，胸胁作痛，舌红、苔黄腻。

按：食积化热证，是指饮食过量，致宿食停滞，或恣食肥甘，过食生冷，误食不洁之物，损伤脾胃，久而不化，气滞不行，所形成的一种肠胃疾患，多由宿食积滞，或小儿乳食内积，脾胃受伤而发为脾胃食滞证。又胃为燥土，本性喜润恶燥，若过食辛辣炙煿之品，或日久食郁化热，则成食积化热证。本证常见于“呕吐”、“泄泻”、“胃脘痛”等疾病中。临床以不思乳食，食而不化，腹部胀满，嗳腐吞酸，大便酸臭为其特征。由于疾病不同，故临床各有特点，应加辨析。如呕吐病，症见恶心呕吐，吐物为酸臭乳片（小儿），或为不消化食物，口臭，腹胀，不思乳食，手足心热，身热，舌苔厚腻，小儿指纹暗滞。此因乳食过饱，胃失受纳，脾不健运，升降失调，胃气上逆所致。若腹泻病，症见腹痛泄泻，腐馊臭秽，泻后痛减，腹胀肠鸣，烦热口渴，苔黄腻。若痢疾病，症见腹痛，里急后重，下痢赤白脓血，苔黄腻或燥等，此因感受湿热、疫毒之邪，或饮食不节，损伤脾胃与肠腑而形成。在治疗上，食滞化热证，治法总宜清热消食导滞。伤乳用消乳丸（《证治准绳》）化裁，伤食用保和丸（《丹溪心法》）或枳实导滞丸（《内外伤辨惑论》）化裁。若胃脘痛，症见脘腹胀满，疼痛拒按，吞酸嗳腐，或吐或泻，吐泻后痛减，舌苔腻微黄。此乃饮食不调，停滞脘腹，中气阻塞，胃肠失和，以致脘腹疼痛。治宜消积导滞，行气止痛，方用保和丸加味，甚者用小承气汤（《伤寒论》）下之。

脾胃食滞证，多见于小儿和婴幼儿，因小儿脏腑柔嫩，精气未充，喂养不当，易发斯证。此证在病机演化过程中，常因脾胃失健，乳食精微无从运化，脏腑气血缺乏供养，渐至身体羸弱，气液亏损，发为疳证。同时其他脏均可产生病变，故应早期预防和治疗。

痰热壅盛又称痰热壅肺证，本证是外邪犯肺，郁而化热，热伤肺津，炼液成痰，或素有宿痰，复感风热而出现痰与热结、壅阻肺络的临床表现的概称。本证常见于“哮证”、“失音”、“胸痛”、“肺痈”等疾病中。如哮证病中，症见呼吸迫促，喉中有水鸡声，咳嗽痰稠而黄，胸膈满闷等“热哮证”为特点，此由痰热交阻，郁蒸于肺所致，治宜清热化痰，平喘降逆，方用定喘汤（《摄生众妙方》）。若失音病中，症见声音重浊不扬，咳痰稠黄，咽干而痛，口燥，此由痰热蕴伏于肺，阻塞气道所致，治宜清热化痰利咽，方用清咽宁肺汤（《统旨方》）。若胸痛病中，症见胸痛咳喘，咯痰黄稠，或见咳血，或咳痰腥臭，烦闷发热，此由肺蕴痰热，灼伤肺络，气机不畅所致，治宜涤痰泻热，宽胸开结，方用小陷胸汤（《伤寒论》）加减。若肺痈病中，症见壮热汗出，寒战，胸闷作痛，转侧不利，咳嗽气急，咳吐脓痰，其味腥臭，口干咽燥，心烦不安等，此由痰热蕴结，邪毒壅肺，热壅血瘀，蕴结成痈，腐而成脓，治宜清热化痰，解毒排脓，方用千金苇茎汤（《备急千金要方》）。

本证在其病机演变过程中，每易化火而成痰火之证，出现“痰火痉”、“痰火头痛”、“痰火眩晕”、“痰火怔忡”等之变证，应注意脉象变化，亦可单独发病，治宜清化热痰以解肺壅，或佐以镇痉、熄风、安神、降火等法。随证用药，以适病情。

滑数脉在临床诸多病证中，皆可见到，应用广泛，其产生原理，多由痰热壅盛或湿热之邪亢盛，宿食蕴积胃肠而化热，热邪流注脏腑经络，热迫气血行速而流畅所致。《伤寒论·辨阳明病篇》提出阳明和少阳合病，发生下利，脉见滑数，此由肠中积滞所致。《金匮要略·腹满寒疝宿食病篇》有相同条文。“肺痿肺痈咳嗽上气病篇”指出肺痈脉见滑数，是由实热壅闭于肺，热邪充斥气血，脉道壅盛流畅引起。“妇人杂病篇”论述阴中生疮脉见滑数，是由湿热蕴结下焦所致，故滑数脉一般多见于痰热、湿热壅盛之证，亦可见于宿食积滞化热之证。

2.2 主病　常见内科、传染科、外科、儿科、肿瘤科等疾病而具有上述脉证者。

2.2.1 内科

2.2.1.1 呼吸系病　肺炎（热郁肺气，肺热壅盛），支气管哮喘，慢性支气管炎，支气管扩张咳血（痰热蕴肺，肺热壅盛），肺化脓症（热壅肺络，血瘀成痈；血败肉腐，肺络溃脓），肺气肿脑病（痰蒙心窍）。

2.2.1.2 消化系病　上消化道大出血（湿热熏蒸），胃溃疡，慢性肥厚性胃炎吐血，门静脉性肝硬化（胃热内盛），急性胃肠炎（热滞型），慢性胃炎及消化性溃疡（食滞于胃）。

2.2.1.3 循环系病　肺原性心脏病（伏饮感邪），急、慢性心肌炎（痰热扰心）。

2.2.1.4 泌尿系病　泌尿系感染急性期（下焦湿热，膀胱蕴毒），泌尿系结石（下焦湿热，蕴积成石），慢性肾炎（肺失宣降，脾运不健）。

2.2.1.5 其它方面　关节炎（风湿热邪、杂至成痹），糖尿病（胃燥阴伤），低热（湿热毒邪、阻遏膜原），中暑（暑犯心包，热郁气机）。

2.2.2 传染科　急性菌痢（湿热内阻，热重于湿），钩端螺旋体病（热盛，气营两燔），肠伤寒（湿热郁阻，脾胃不和），无黄疸型传染性肝炎（湿热内蕴，脾胃不和），白喉（痰火壅阻），百日咳痉咳期（痰热蕴肺），乙脑（感受暑湿，郁阻气机，邪在卫气），流行性脑脊髓膜炎普通型（疫毒化火，病在气营），部分原发综合征或粟粒性结核发热（肺胃蕴热，复感外邪），麻疹见形期（外邪夹疹，热毒炽盛），流行性腮腺炎中、后期（邪热互结，壅遏少阳）。

2.2.3 小儿科　小儿麻痹症前期（湿热郁蒸），小儿呕吐（热吐），小儿遗尿（肝胆郁热），肺炎（外寒里热，痰热闭肺），上呼吸道感染、支气管炎（宿食停滞，复感外邪；肺胃蕴热，兼感外邪），扁桃腺炎（肺胃蕴热，兼感外邪），小儿麻痹前驱期及瘫痪前期（湿热夹风、脾肺受邪）。

2.2.4 妇科　妊娠呕吐（胃热），阴痒（湿热下注），子宫脱垂（湿热），先兆流产（血热动胎），月经先期（血热妄行），痛经（血热瘀结），不孕症（血热阳盛），功能性子宫出血合并盆腔炎（湿热内蕴），先兆子痫（阴虚阳亢、脾失健运），产后关节痛（湿热内蕴、外感风邪）。

2.2.5 外科　急性阑尾炎、胆囊炎、胰腺炎（湿热或热毒），痈疮实证初期（毒热炽盛、壅阻经络）。

2.2.6 肿瘤科　肺癌（痰湿蕴毒）、食管癌（湿热积聚）、子宫颈癌（湿热蕴毒、或瘀毒）、胃癌及食管癌吐血（胃热内盛）。

2.2.7 五官科　翼状胬肉（脾胃积热）。

2.3 脉理

2.3.1 痰火或湿热之邪亢盛，正邪交争相搏，充斥脉道，气血冲涌流利（滑），行速增快（数），故脉见滑数之象。

2.3.2 饮食不节，宿食停滞胃肠，郁久蕴热，邪热壅盛，迫涌脉道，气血行速而流利，故脉来见滑数之象。

2.4 应用

2.4.1 宿食下利　《伤寒论·阳明病篇》256条："阳明少阳合病，必下利……脉滑而数者，有宿食也，当下之，宜大承气汤。"成无已说："阳明土，少阳木，二经合病，气不相合，则必下利……脉经曰，脉滑者为病食也。又曰，滑数则胃气实，下利者脉当微厥，今脉滑数，知胃有宿食，与大承气汤以下除之。"

按：阳明少阳合病，从脉象判断顺逆和决定治疗方法。宿食所致下利，除脉见滑数，当有腹满胀痛拒按，舌苔黄垢等见症。今脉滑数，为阳明有宿食之脉，故用大承气汤攻下即愈。

2.4.2 肺痈病证　《金匮要略·肺痿肺痈咳嗽上气病篇》："若口中辟辟燥，咳即胸中隐隐痛，脉反滑数，此为肺痈咳唾脓血。"沈明宗说："若口中辟辟燥，咳即胸中隐隐痛，乃风寒侵入肺中，凝滞荣血为痈，故脉滑数，而咳唾脓血。"

按：本节是说明肺痈的脉证。滑数脉主湿热火毒壅盛，壅塞于肺，实热充斥脉道所致。

2.4.3 阴中生疮　《金匮要略·妇人杂病篇》："少阴脉滑而数者，阴中即生疮，阴中蚀疮烂者，狼牙汤洗之。"《金匮要略心典》："脉滑者，湿也；脉数者，热也；湿热相合，而系在少阴，故阴中即生疮，甚则蚀烂不已。狼牙味酸苦，除邪热气，疥瘙恶疮，去白虫，故取治是病。"

按：本条是论述湿热阴中生疮的证治。湿热蕴于下焦，故少阴脉滑而数，主阴中有伏热。湿热下注，腐蚀糜烂，故阴中生疮而痛痒不止。治宜狼牙汤洗涤阴中。狼牙草味苦性寒，清热燥湿杀虫。

### 3. 洪数脉

3.1 主证

热毒炽盛　壮热面赤，头痛如裂，口干口渴，烦躁不安，腹痛胀满，便干尿赤，吐衄便血，或神昏谵语，斑疹密布，舌质绛紫，苔焦起刺。

按：热毒炽盛证，是指温病或疮痈疖肿热毒炽盛，气分火热，燔灼营血的证候。常见于各种温热疾病。疮痈疖肿初中期，以及某些疾病的高热期。如温热病在发生、发展过程中，由浅入深，邪入脏腑，正盛邪实，正邪剧争时，出现阳热亢盛的里热证，临床表现以发热、不恶寒、口渴、舌红、苔黄为特点。温热病可分为"风温"、"春温"、"暑温"、

“温毒”、“温疫”诸多疾病。因此，里热范围甚广，目前分卫气营血四个阶段，其中气分证即属里热范畴，由于所犯脏腑、部位的不同，所以可分为很多证型。若邪热入里，扰于胸膈，郁而不达，症见身热，心烦懊侬，坐卧不安，舌苔微黄；甚则壮热，烦躁不安，胸膈灼热，唇焦咽燥，口渴，便秘，舌红苔黄，此为热邪亢盛，热阻胸膈之重证。治宜清透郁热为法，方用栀子豉汤（《伤寒论》）；热阻胸膈之重证，治宜清热泻火通便为法，方用凉膈散（《太平惠民和剂局方》）。若热壅于肺，症见身热、烦渴、汗出、咳喘、胸痛，甚则鼻翼煽动，舌红苔黄，治宜清肺泄热为法，方用麻杏石甘汤（《伤寒论》）。若热炽阳明或肺胃气分热证，症见壮热头痛，烦渴引饮，面赤恶热，大汗出，此为热邪内盛，入于阳明胃经所致，治宜清热生津，方用白虎汤（《伤寒论》）。若邪热深入心包，症见发热、神昏谵语，或昏愦不语，此温热之邪，内陷心包，心营热盛所致，治宜清心开窍为法，方用清宫汤（《温病条辨》），或选用安宫牛黄丸（《温病条辨》），至宝丹（《和剂局方》），紫雪丹（《和剂局方》）。若邪热深入血分，出现耗血、动血、伤阴、动风特征，如血分实热，症见烦热躁扰，甚或发狂，斑疹显露，吐血，衄血，尿血，便血，或四肢抽搐，颈项强直，角弓反张，两目上视，牙关紧闭，多因热炽血分，脉若见细数，则为实热伤阴之象。出血为主者，治宜凉血散瘀为法，方用清热地黄汤（《备急千金要方》）；热极生风动风者，治宜凉肝熄风为法，方用羚角钩藤汤（《通俗伤寒论》）。

在疮疖痈肿的疾病方面，如多发性疖病，生于皮肤浅表的急性化脓性疾病，常见有“暑疖”、“蝼蛄疖”、“多发性疖病”，随处可生，可分有头、无头两种，在外感毒热或内郁湿热，蕴于肌肤而成，为热毒甚盛时，可见尿赤，便干，发热，烦渴，脉洪数等症。内治以清热解毒、凉血和营、泻热通便为主，方选五味消毒饮（《医宗金鉴》），暑疖加藿香、佩兰、六一散。多发性疖病则加赤芍、丹皮以凉血和营。疔疮是发病急而危险性较大的一种急性化脓性感染及部分特殊感染性疾患。形小根深坚硬，如钉丁状，根据发病部位和原因的不同，可分颜面疔、手足疔、红丝疔、烂疔、疫疔等。在中、极期，患处肿势增大，红热疼痛，伴发热口渴，二便不利。毒热炽盛极期，则肿势扩散，皮肤暗红，伴壮热烦躁，恶心呕吐，神昏谵语，胁痛气急，舌苔黄糙，舌质红绛。内治法皆以清热泻火、解毒消肿，或凉血利湿为主，方选黄连解毒汤（《外台》引崔氏方）、五味消毒饮（《医宗金鉴》）、犀角地黄汤（《千金方》）、三妙丸（《医学正传》）加减化裁。痈疽是一种发于皮肉之间，或肌肉间的急性化脓性疾患（外痈、有头疽），多因外感六淫，及过食膏粱厚味，内郁湿热火毒，或外感毒气等，引起邪毒壅聚，在初期或达成脓期，局部肿势高突，痛如鸡啄，全身发热不退，便秘溲赤，苔黄腻，治宜清热解郁，散风透脓，佐以活血祛瘀，方选透脓散（《外科正宗》）、仙方活命饮（《医宗金鉴》）加减化裁。热毒炽盛证，四季疾病均可出现，若正气充足，虽症状严重，治之及时得当，尚可获愈；若正气虚衰，正不胜邪，斑疹黑而晦暗，预后则多不良。

洪数脉的出现，一般在里热炽盛，或热毒炽盛时皆可见到，此脉产生，多由邪热入里，气盛血实，充斥于脉，脉道扩大，流速加快所致。

仲景《金匮要略·疮痈肠痈浸淫病篇》指出肠痈是否成脓，主要从脉的迟紧与洪数来判断，凡脉见洪数者，脓已成。热毒甚而致肠痈脓成，热邪炽盛脉显洪数之象。治疗上用大黄牡丹汤治疗，若脓已成而属虚证、寒证者，可用薏苡附子败酱散治疗。《脉学研究十讲》说：“患盲肠炎的脉搏已见洪数，是炎症蔓延，病机尚趋于亢进中，大有溃脓的象征。”

3.2 主病　常见于内科、外科、传染科等病的中、极期具有上述脉证者。

3.2.1 内科　中暑或重症中暑（暑闭、暑热蒙心）。

3.2.2 传染科　暴发型传染性肝炎（热毒内陷），流行性脑脊髓膜炎（气血同病，热犯肝心），猩红热（毒壅上焦，热燔气血），钩端螺旋体病（湿热郁蒸），疫疟（热毒炽盛），破伤风中期（风毒入里）。

3.2.3 外科　疔疮走黄（走黄阶段），痈、急性外科感染、全身化脓性感染、烧伤败血症期（火毒炽盛），胃痈（火毒成脓），丹毒（火毒兼风），脓肿（余毒流注，瘀血流注），剥脱性皮炎（火毒夹湿），急性化脓性胆囊炎或胆囊穿孔（实火内盛）。

3.2.4 其他　功能性子宫出血（血热妄行），扁桃体炎（热毒炽盛）。

3.3 脉理　外感寒邪入里化热，或邪毒内传，毒热炽盛，蒸腾机体，气盛血涌，脉道充盈阔大，流速增快，故脉见洪数之象。

3.4 应用

3.4.1 肠痈脓成　《金匮要略·疮痈肠痈浸淫病篇》：“肠痈者，少腹肿痞，按之即痛，如淋，小便自调，时时发热，自汗出，复恶寒……脉洪数者，脓已成，不可下也，大黄牡丹汤主之。”《金匮玉函经二注》：“肠痈而少腹不可按，阳邪下结，部位牵引也，按之如淋，形容痛状，情所必至。夫血病而气不病。故小便自调，然阳邪已盛，卫气斯虚。遂发热汗出而畏寒也，痈证如是……脉若洪数者，则已成矣，岂复有瘀可下，此大黄丹皮以涤热排脓，势所必用也。”

按：本条是论述肠痈的证治。火毒邪气，郁于肠内，虽聚成脓，然尚未腐肉化脓，故见少腹肿痞，肿痞瘀阻，逼及膀胱，故按之即痛如淋，小便自调。毒邪内聚，与营卫相争，故发热、自汗出。脉见洪数，热势成脓，故不可下。治以大黄牡丹皮汤，泻热逐瘀为主，亦可清热解毒，排脓消肿，慎用攻下之法，以防更伤正气。

## 4. 弦数脉

4.1 主证

4.1.1 肝火上炎　头痛眩晕，耳鸣如潮，或失听耳聋，面红目赤，口苦咽干，胁肋疼痛，烦躁易怒，失眠多梦，吞酸，吐血衄血，便结溺黄，舌边尖红，苔黄。

4.1.2 肝胆湿热　口苦，纳呆，呕恶，脘腹胀闷，胁肋胀痛，尿赤，大便不调，或身目发黄，或阴囊湿疹、睾丸胀痛，女子外阴瘙痒、带下黄臭，舌苔黄腻。

按：肝火上炎，是指肝气郁结化火，火气上逆，以头痛目赤，耳鸣口苦为主的证候。多因木郁不达，肝用太过而形成。可见于多种疾病中，如“头痛”、“耳鸣耳聋”、“出血”、“不寐”、“吞酸”、“狂躁”等。

在头痛中，症见头巅顶痛，如刀劈或胀闷，眩晕目赤，舌红苔黄。乃由情志郁结化火，火性炎上，清窍被扰，气血逆乱所致，治宜清肝泻火，用龙胆泻肝汤（《医宗金鉴》）。如耳鸣耳聋，心烦多怒，头晕不寐，口苦咽干等症，乃情志抑郁化火，或暴怒伤肝，肝火循经上壅于耳，清窍被蒙所致，治宜清肝泄热，降火通窍，可用龙胆泻肝汤合通气散（《医林改错》）。若出血，症见吐血、衄血色鲜，胁痛，口苦，咽干，心烦善怒，躁扰不宁，目赤多眵，舌红苔黄，乃由情志伤肝，气郁化火，火气交迫，阳络受损，血上溢口鼻所致，治宜清肝泻火，凉血止血，用龙胆泻肝汤合犀角地黄汤（《千金方》）。若不寐，症见夜寐失眠、惊恐、心烦、善怒、目赤、口苦、咽干、便结、头晕、耳鸣、舌红苔黄，乃由肝火扰心，神不守舍所致，治宜清肝泻火，宁神定志，方用泻青丸（《小儿药证直诀》）。若吞酸，表现为胁或胃脘灼痛，泛吐酸水，脘痞胸闷，嘈杂嗳气，口干而苦，乃由肝失条达，气郁化火，火逆犯胃，胃失和降所致，治宜清肝泻火，方用左金丸（《丹溪心法》）。若狂躁，症见头痛失眠，双目怒视，面红目赤，逾垣上屋，殴人毁物，力大过人，尿赤便结，舌红苔黄燥，乃由恼怒伤肝，气火灼津炼液为痰，痰火上壅、神明逆乱所致，治宜清肝泻火，豁痰宁神，方用当归龙荟丸（《宣明方论》）合礞石滚痰丸（《养生主论》）。

肝火上炎证，在病机演变过程中，因火邪炎上，伤津的特点，常可兼夹其他证候，如肝火上炎，乘于肺金，出现肝火犯肺的证候；肝体阴而用阳，赖肾水以涵养，若肝火内炽日久，不特灼伤肝阴，必下汲肾水，出现肝肾阴虚证候。

肝胆湿热证，为湿热交阻，肝胆疏泄失常，或湿热循经下注而出现的一系列症状的概称。多由湿热外邪或嗜酒，过食肥甘，酿生湿热或脾胃运化失常，湿浊内生，郁而化热，蕴结肝胆所致。可见"胁痛"、"黄疸"、"阴囊湿疹"、"睾丸肿痛"、"妇女阴痒"、"带下"、"淋浊"、"癃闭"等病。若胁痛，多因湿热蕴结于肝胆，胆络失和，肝失疏泄，症见口苦，胁肋胀痛，舌红苔黄腻，伴胸闷纳呆，呕恶等，治宜清热利湿，疏肝理气，方用龙胆泻肝汤（《医宗金鉴》）化裁。若黄疸病，多因湿热交蒸于肝胆，肝失疏泄，胆汁外溢，浸淫肌肤，症见身目俱黄，脘腹胀闷，口苦纳呆，尿黄便溏，治宜清热利湿退黄，方用茵陈蒿汤（《伤寒论》）加减。男女前阴诸疾亦可见本证，肝经绕阴器而过，湿热循经下注，症见男子阴囊湿疹，睾丸肿疼，女子外阴瘙痒或带下黄臭，局部红肿痛痒，黄水淋漓，伴口苦咽干，寒热往来，尿赤便结，舌红苔黄腻，治宜清热利湿解毒，方选龙胆泻肝汤（《医宗金鉴》）化裁，辅以银花、黄柏等。若淋证，因湿热蕴结肝胆，下注膀胱，症见尿急、尿痛、尿赤，伴口苦、胁痛，舌红苔黄腻等，治宜清热利湿通淋，方选沉香散（《金匮翼》）或八正散（《和剂局方》）化裁。肝胆湿热证，因湿热互结，膀胱气化障碍，形成癃闭，兼见小腹胀满，苔黄腻。治宜清利湿热，通利小便，方选八正散加入通闭利窍之品。

湿热蕴于肝胆，疏泄失职，影响脾胃，本证可挟有肝脾不调或肝胃不和的证候，若湿热侵犯脾胃，本证常与脾胃湿热证并存，若湿热下注，又可见膀胱湿热的证候。

弦数脉的出现，一般在肝火上炎和肝胆湿热等证候较盛的情况下出现，此脉产生，多由肝火内盛，或肝胆湿热偏胜时，热邪充斥气血，脉道拘紧，气血流行增速，故见弦数有力之象。另外，若热邪日久伤阴的某些阴虚证候。如肝肾阴虚可出现弦数无力之象。

仲景在《金匮要略·疟病篇》论及疟病，脉见弦数多热，因数则为热，故疟病发作而热者，脉可出现弦数。"痰饮咳嗽病篇"有"脉弦数，有寒饮，冬夏难治。"弦主痰饮，因患者属寒饮，脉应弦迟，反见弦数（属热），脉证不符，故其病难治。

4.2 主病 常见内科、传染科、妇科、外科等病，具有上述脉证者。

4.2.1 内科 上消化道出血（肝火犯胃），急性胃肠炎（湿热初起），溃疡病（火郁），慢性支气管炎（肝火或肝火犯肺），高血压（肝阳上亢、肝火化风、肝热），关节炎（热痹），过敏性紫癜（血热妄行），血小板减少性紫斑（毒热郁营、热迫血溢），泌尿系感染，结石（下焦湿热、蕴积成石），乳糜尿（湿热下注），甲状腺机能亢进（阴虚阳亢），胆囊炎，胆石症（湿热互结，邪犯肝胆），中暑（暑热动风）。

4.2.2 传染科 疟疾（邪伏少阳、热毒炽盛），钩端螺旋体病（湿热郁蒸、热伤肺络），急性无黄疸型传染性肝炎（肝郁气滞化热），黄疸型传染性肝炎（湿热蕴结，热重于湿），迁延性、慢性肝炎（肝阴不足），肝硬变伴肝坏死（湿热蕴结），肝昏迷（痰热内闭），流行性感冒（热入肝心），流行性乙型脑炎（热犯肝心），流行性脑脊髓膜炎暴发型（热入心包，肝风内动），流行性腮腺炎（热甚动风，肝络毒壅），布鲁氏菌病急性期（热入胆府），猩红热（毒壅上焦，毒燔气血）。

4.2.3 妇科 经闭（血滞、气郁），带下病、不孕症（肝郁），乳汁自流、阴痒（肝经郁热），子痫（肝热，阳亢风动），产褥感染（胞宫热毒），青春期功能性子宫出血或发病初期（气郁、肝郁血热），急、慢性盆腔炎急性发作（湿热夹瘀）。

4.2.4 外科 急性胆囊炎、胆石症（实火、湿热蕴结），急性胰腺炎、总胆管结石、化脓性胆囊炎（湿热互结、实火），急性肠梗阻（气滞瘀阻），功能性肠梗阻、腹腔炎症、外伤引起肠麻痹（腑气闭结）。

4.2.5 其他 小儿呕吐（惊吐），食管癌（火盛、瘀血内结），树枝状角膜炎（肝经风热），角膜溃疡（肝胆火盛），急性充血性青光眼（肝胆火盛）。

4.3 脉理

4.3.1 肝火炽盛，或肝气郁久化热，热邪充斥气血，阻滞脉道拘紧，气血流速增快，故脉来弦数有力。

4.3.2 肝胆湿热互结，肝失疏泄，胆络失和，脉道拘紧，气血逆乱，运行增速而受阻，故脉来弦数有力。

4.4 应用

4.4.1 疟病论治 《金匮要略·疟病篇》：“疟脉自弦，弦数者多热……弦数者风发也，以饮食消息止之。”尤在泾引喻氏曰：“仲景既云弦数者多热矣，而复申一义云弦数者风发，见多热不已，必至于极热，热极则生风，风生则肝木侮土而传其热于胃，坐耗津液，此非可徒求之药，须以饮食消息止其炽热。”

按：疟病邪伏少阳，若邪入里与阴相争则恶寒；若外出与阳相争则发热，故见寒热往来，疟邪病于少阳，其脉弦，故疟脉也脉弦。此外，体质不同，化寒化热亦不同，故弦数者多见有热，乃疟病阳热内盛，可伤阴动风，而成“风发”之变，可用清热之法治之，从饮食方面酌情调理，如饮以梨汁、蔗汁、甘寒生津，熄风则愈。

4.4.2 寒饮病证 《金匮要略·痰饮咳嗽病篇》：“脉弦数，有寒饮，冬夏难治。”尤在泾说：“脉弦数而有寒饮，则病与脉相左，魏氏所谓饮自寒而挟自热是也，夫相左者，必相持。冬则时寒助饮，欲以热攻，则脉数必甚；夏则时热助脉，欲以寒治，则寒饮为碍，故曰难治。”

按：本条论述寒饮冬夏难治之脉。寒饮内停，故脉弦。寒饮久郁，郁阳化热，故脉数。冬季寒冷，饮邪加重，欲温其寒，不利于热；夏季炎热，郁热加重，欲清其热，不利于饮，故冬夏难治。

4.4.3 厥阴实证 据史朝珍报道：杨某，女，30岁。主诉胸脘满疼，目赤，口苦咽干，心中烦热，呕吐，脉弦数。诊为厥阴经实证，取手足厥阴经泻穴泻之，针行间、大

陵、针后心烦、呕吐立止。（“十二经补泻穴”的临床应用． 河北中医，3：50；1981年）

4.4.4 针治痢疾 据史朝珍报道：杜某，女，21岁。患急性痢疾，腹疼，便脓血，里急后重，高烧40.2℃，自汗心烦，脉弦数。此脾胃实证，针三里、天枢，配合谷、内庭，针一次腹疼减轻，排便次数减少，第二日体温37.5℃，又针一次痊愈。（“十二经补泻穴”的临床应用． 河北中医，3：50；1981年）

## 第五节 弦脉合脉纲

在合脉中，凡以弦脉为主，兼合其他一种或二种以上的脉象，皆可归类于弦脉合脉纲中，临床主证多以寒入痰阻等阴邪在肝、胃经所致，其脉多见弦而有力之象；如见气血不足，病变多由肝肾不足所致，其脉多见弦而无力之象。由于兼脉不同，故主证所出现的寒热虚实，应脉证合参，方可确定。仲景《伤寒论》、《金匮要略》中，弦脉兼合其他脉象的应用约有数条，介绍如下几种。

### 1. 弦迟脉

1.1 主证

1.1.1 寒痰阻肺 胸闷咳喘，痰白清稀，形寒肢冷，巅顶头痛，痛时欲呕，胃痛喜按，尿清便溏，舌质淡，苔白滑。

1.1.2 寒滞肝脉 下腹胀痛，牵引睾丸坠痛，阴囊收缩，得热痛减，畏寒肢冷，面色苍白，小便清长，女子带下清冷，痛经，舌苔白滑，或脉见沉滑。

按：寒痰阻肺，是指寒与痰相搏，结聚于胸所表现出来的一系列证候。本证是由于素有痰浊又感外寒，或阳虚生寒，水湿不运，寒与痰相搏，结胸阻肺所致。

本证常见于“哮”、“咳嗽”、“呕吐”等疾病中，虽然都有痰与寒结的共同表现，但又有各自的特点。在哮与咳嗽病中，其病因病位相同，均可出现上述见症，但哮为寒痰伏肺所致的反复发作的痰鸣气喘病，不发时如平人，发作时以呼吸急促，喉间哮鸣为特征，治宜温化寒痰，利气平喘，方选小青龙汤（《伤寒论》）。咳嗽若为寒痰阻肺，肺失肃降所致，以咳嗽日久，时轻时重，后背冷为特征，治宜温肺散寒，化痰止咳，方选苓甘五味姜辛汤（《金匮要略》）合二陈汤（《和剂局方》）化裁。呕吐出现本证是由于寒痰内停，胃失和降所致，症见胃脘胀闷，喜温恶寒，呕吐痰涎。治宜温化寒痰，和胃降逆，方选小半夏汤（《金匮要略》）合茯苓桂枝白术甘草汤（《伤寒论》）化裁。

寒痰阻肺多见于阳虚之人，阳虚寒盛，水湿阻滞，凝结成痰。老年人阳气不足，较易出现寒痰阻肺，凝滞于胸。冬季寒盛，内外合邪，故本证在冬季发生或加重，或夜间加重，因夜晚阴气盛，此证北方人多见。本证在病机演化过程中，易兼夹脾阳虚和肾阳虚，临床应参合脉证进行辨证施治。

寒滞肝脉，是指寒邪内侵肝经致疏泄失常，气血凝滞而以少腹寒凝气滞疼痛为主要表现的证候。常见于“疝气”、“腹痛”、“痛经”等疾病中。由于感寒、禀赋、病变部位不同，故不同疾病的见证亦不同。如疝气病中，症见少腹牵引睾丸坚胀疼痛，痛势缓，伴形寒肢冷，舌苔白滑，此为寒邪微，气机阻滞尚轻，治宜暖肝散寒，温通并用，方选暖肝煎（《景岳全书》）；重者少腹阵痛绕脐，甚或绞痛，疼牵睾丸，伴恶寒汗出，手足厥冷，脉或弦紧，因阴寒内结，阳气衰微，治宜散寒止痛，方选大乌头煎（《金匮要略》）。腹痛病中见本证，亦少腹疼为主，痛势连及全腹和两胁，有拘急感，与疝气痛引睾丸有别，治宜疏肝理气，温散结合，方选天台乌药散（《医学发明》）。妇人痛经病中见本证，症见少腹疼痛，多在行经之前，经色黑而清稀，四肢清冷，得温痛减，带下淋漓，舌淡苔白腻，治宜温经理气，散寒止痛，方选温经汤（《金匮要略》）加减。

本证多发于阳气不足，阴寒内盛之人，因阳虚生内寒，寒凝则痛。在病机演变过程中，若由寒邪外犯，肝经气机阻滞，邪实为主，其脉多弦迟有力，若素体阳虚，阴寒内盛，寒凝肝脉，以虚寒为主，其脉多弦迟无力。另外，寒凝亦可化热，寒凝脉痹，亦可血瘀，故其脉可兼合他脉出现。

弦迟脉的出现，一般在寒痰内阻的情况下可以见到，临床如痰实阻胸，或疟疾病未发作时，亦可见到此种脉象，多是由寒痰内盛，阳气不布，或素体阳虚，寒自内生；或寒滞肝脉，气机阻滞等原因所致。

仲景《伤寒论·辨少阴病篇》324条阐述少阴病，脉见弦迟，是胸中痰实阻遏，阳气不布所致。《金匮要略·疟病篇》所论疟病脉见弦迟，是因体质及病证偏寒所致，并以温法治之。

1.2 主病　常见于内科、妇科等病具有上述脉证者。

1.2.1 内科　上呼吸道感染，急、慢性支气管炎，支气管哮喘、扩张，肺炎（寒痰阻肺，或脾肾阳虚）胃炎，胃神经官能症，贲门、幽门、膈肌痉挛或梗阻，胰腺炎，胆囊炎，肝硬化（胃中寒冷，气机阻滞，或阳虚气滞），美尼尔氏综合征（寒痰内阻），神经性头痛（寒滞肝脉）。

1.2.2 妇科　经闭，痛经，产后腹痛（寒凝气滞），妊娠呕吐（寒痰停胸）。

1.2.3 其他　疟疾（寒邪偏重），疝气（寒滞肝脉），急性肠梗阻（食积中阻）。

1.3 脉理

1.3.1 素体痰饮内盛，阳气不布，寒凝痰饮内阻，脉道坚紧（弦），气血运行怠慢（迟），故合见弦迟之象。

1.3.2 素体阳虚，寒自内生，寒凝经脉，阻遏气机，搏击脉道而拘紧，气血运行力弱而缓慢，故见弦迟无力之象。

1.3.3 寒邪内侵，寒凝肝脉，气机不畅，脉气紧张，血行滞缓，脉合见弦迟有力之象。

1.4 应用

1.4.1 胸中寒饮　《伤寒论·辨少阴病篇》324条："少阴病，饮食入口则吐，心中温温欲吐，复不能吐，始得之，手足寒，脉弦迟者，此胸中实，不可下也，当吐之。"尤在泾说："若始得之，手足寒，脉弦迟者，胸中邪实而阳气不布也，则其病不在下而在上，其治法不可下而可吐，所谓因其高者而越之也。"

按：本条阐述少阴病，因胸有痰涎实邪阻塞，故饮食入口则吐，不当进食时，也感胸中泛泛欲吐，但痰涎胶滞，又欲吐不能，手足寒是胸阳为痰浊所阻，不达四肢。弦脉主痰饮，弦迟者，是痰浊阻遏，阳气不布，胸中实为邪在上，若攻下，药所不能驱除，故当吐之，瓜蒂散可选用。

1.4.2 疟病证治 《金匮要略·疟病篇》："疟脉自弦，弦数者多热，弦迟者多寒……弦迟者可温之。"《金匮要略心典》："疟者少阳之邪，弦者少阳之脉，有是邪，则有是脉也。然疟之舍，固在半表半里之间，而疟之气，则有偏多偏少之异。故其病有热多者；有寒多者……迟既为寒，温之无疑。"

按：本条指出疟疾病的主脉是弦迟，是由病人体质及病证偏寒所致。因此，在治疗上可用温中散寒之法。

## 2. 弦细脉

2.1 主证

肝血不足 面色苍白或萎黄，形瘦，目涩，夜盲，视物模糊，耳鸣，眩晕，四肢麻木，筋脉拘急，爪甲不荣，女子月经量少，甚则经闭，舌质淡白。

按：肝血不足证，是指肝血虚，筋脉失于濡养而出现视物昏花，筋脉拘急，爪甲不荣，舌质淡，脉弦细等症状的概称。多由失血过多，或血之化源不足，以及久病耗伤肝血所致。常见于"虚劳"、"眩晕"、"不寐"、"麻木"、"雀盲"、"月经不调"、"痛经"等疾病中。如妇女月经不调病出现本证，以月经后期，量少，色淡，质稀，或闭经为特点。乃由肝血不足，血海空虚，不能满盈所致。治宜补肝养血调经，方用小营煎（《景岳全书》）。若见于痛经病中，以经行或经后少腹绵绵作痛、喜按，腰膝酸软，眩晕耳鸣为特点，多由肝血不足，损及肾精，冲任俱虚，胞脉失养所致。治宜调补肝肾，方用调肝散（《傅青主女科》）。虚劳病中出现本证者，症见面色不华，形瘦肢麻，或筋脉拘急，爪甲脆而枯薄，或变形等。乃由肝血不足，清窍失养所致。治宜滋肝养血明目，方用四物汤（《太平惠民和剂局方》）加味。若见于"不寐"病中，症见失眠、多梦、易惊醒、头晕目眩等，多由肝血不足，神失所养所致。治宜养血、补肝、安神，方用酸枣仁汤（《金匮要略》）加减。

肝血不足证，常见于失血过多，营血化生不足的患者，妇女为多，症见经少，色淡、后期，闭经，经后腹痛，胎动不安，缺乳，不孕等。

肝血不足，肝失所养则疏泄不及，可出现肝气郁结之证；若血虚阳浮，虚热内生则出现肝阳上亢证。在病机演变过程中，肝血不足，日久不愈，常可致肝肾亏损。又肝血不足，气机不畅，血行滞涩，常挟杂气滞血瘀，若瘀血阻滞，新血不生，又复致肝血亏虚，故其脉亦随着变化，临床则可明鉴。

弦细脉的出现，一般在肝血不足，肝郁血少的情况下见到，亦可见于邪在少阳，或肝气犯脾，肝郁脾胃虚弱等。产生原理是由肝血不足，脉道失充；肝郁脾虚，脉道狭小或外邪入经，病在少阳所致。仲景《伤寒论·辨少阳病》265条，阐述病在少阳，脉见弦细，是少阳经病与太阳、阳明经病的鉴别要点。《金匮要略·痉湿暍病篇》所论述伤暑（中暍）病，脉见弦细芤迟，是体内气阴两虚所致。

2.2 主病 常见内科、妇科、外科、五官科、肿瘤科等某些贫血虚弱症，具有上述脉证者。

2.2.1 内科 慢性萎缩性胃炎、溃疡病（胃阴不足，肝郁血少），冠心病（肝肾阴虚、气滞血瘀)，慢性肾炎高血压型(肾虚肝旺)，脑血栓、脑栓塞、脑血管痉挛(风痰入络)，精神病(气郁血少、气滞血瘀)，病毒性肝炎(肝肾阴虚)，早期肝硬化(气滞湿阻，肝虚血瘀)，肝昏迷(阴虚阳亢)，高血压(阴虚阳亢，肝肾阴虚)，机能衰退症(肝虚火郁，肝肾不足)，风湿性关节炎(风寒湿邪，留着关节)，泌尿系感染(虚实挟杂)，尿毒症(浊阴上逆)。

2.2.2 妇科 月经不调(气滞血瘀、肝气郁结)，慢性盆腔炎(肝郁气滞)，卵巢功能失调或刮宫过深(肝肾阴亏)，功能性子宫出血(肝肾阴虚)，子宫肌瘤(血瘀凝聚)。

2.2.3 外科 胆石症(肝胃不和、肝郁气滞)，急性肠梗阻(虫积夹滞)，动力性肠梗阻，腹腔炎症，外伤引起肠麻痹(腑气闭结)。

2.2.4 五官科 泪道狭窄、泪道阻塞、老年性白内障、玻璃体混浊、视神经萎缩(肝肾亏损)，翼状胬肉(阴虚血少，或兼火旺)，视网膜色素变性(肝虚血少)。

2.2.5 肿瘤科 子宫颈癌(肝肾阴虚，瘀毒内结)，食道癌与胃癌(阴津枯竭，痰凝气滞)。

2.3 脉理

2.3.1 肝血亏虚，肝失所养，不能濡养经脉，经脉拘紧而不利，脉道挛缩而狭小，气血不得畅行，故合见弦细之象。《中医脉象研究》说："沉取脉象细而弦且有力，常示血管痉挛收缩，血管阻力增加。"

2.3.2 邪气侵体，入在少阳，正邪交争，经脉经气抗邪而拘紧(弦)，邪气欲入阴经，气血阴津损伤，不足以充盈脉道而变细，故合见弦细之象。

2.4 应用

2.4.1 邪在少阳 《伤寒论》265条："伤寒，脉弦细，头痛发热者，属少阳。少阳不可发汗，发汗则谵语。此属胃，胃和则愈；胃不和，烦而悸。"尤在泾说："经曰，少阳之至，其脉弦。故头痛发热者，三阳表证所同，而脉弦细则少阳所独也。"

按：此条指出脉弦细为少阳病辨证要点，并提出少阳病禁用发汗之法。头痛发热，三阳证皆有，今头痛发热而脉弦细，知属少阳，细乃邪欲入阴所致。故不可发汗。误汗则津液外泄，胃中干燥，津伤热炽，故发谵语。谵语是胃热所致，故云"此属胃"。治疗当泄热和胃，则谵语自止。若胃不和，则胃燥津伤更甚，不仅谵语不止，更增烦而悸，此皆少阳发汗之过，故少阳病禁用汗法。

2.4.2 中暑证治 《金匮要略·痉湿暍病篇》："太阳中暍，发热恶寒，身重而疼痛，其脉弦细芤迟，小便已，洒洒然毛耸，手足逆冷，小有劳，身即热，口开前板齿燥，若发其汗，则其恶寒甚；加温针则发热甚；数下之则淋甚。"

按：本条论述中暑的证治特点。夏天伤暑，暑热则耗阴伤气，故见口开喘息，门齿干燥，发热，心烦，口渴，出汗等。或因暑热又乘凉饮冷，寒伤于外，湿伤于中，故又发热，恶寒，呕吐，泄泻，身重疼痛等。卫阳不达四肢，故手足厥冷。暑热伤气则脉芤，暑热伤阴则脉细；寒伤于外则脉弦，寒湿伤中则脉迟，此言其脉有弦细芤迟之变。本病既有寒伤外，阳内虚，若发汗，则阳气外散，故恶寒更甚；本病寒湿伤中，又有阴气虚，若加温针则伤阴分而发热甚；本病湿伤于中，又有津亏，若再下之，则津内竭，必小便混浊涩痛。

2.4.3 肝气犯脾 据计永康报导：顾某，女。腹痛，腹鸣，痛即泻，精神忧郁不舒，

纳食少思，舌淡，脉弦细，诊趺阳脉亦弦，以痛泻要方治愈。（浅谈趺阳脉．浙江中医杂志，9：397；1981年）

2.4.4 肝郁脾虚 报史朝珍报导：刘某，女，43岁。主诉：脘胁胀闷，食欲不佳，胸闷气短，头晕目眩，每日早晨腹泻一次，月经赶前量少，舌红，薄白苔，舌边有齿印，左脉弦细，时有力，右关弦而虚，右尺沉细。按脉后，尺部皮肤有指压印。此肝郁脾胃虚。治宜疏肝、补脾胃……取穴：疏肝取太冲，补脾胃取大都、解溪。针后患者自觉胸胁舒适，脉见和缓。（"十二经补泻穴"的临床应用．河北中医，3：50；1981年）

## 3. 弦紧脉

### 3.1 主证

寒实凝结 头痛身痛，形寒肢冷，抽搐发痉，胸胁作痛，腹痛拒按，口淡不渴，女子月经不调，经来色暗，或恶寒发热，咳吐白痰，寒痹作痛。面色苍白，尿清便结，舌苔白。

按：寒实凝结证，是指寒邪结滞于内，阴寒过盛，困遏阳气，机体的机能活动衰减所表现的证候。多由阴寒邪气直中，或过服生冷寒凉，阴寒内盛所致。常见"寒中"、"寒疝"、"寒疟"、"腹痛"、"痛痹"、"咳嗽"等疾病中。如寒中病出现本证者，症见身体强直，口噤不语，四肢战摇，猝然眩晕，无汗身凉等，乃由暴中寒邪，经脉拘挛所致。治宜温里散寒，方用附子理中丸（《和剂局方》）加减，重症先用苏合香丸（《和剂局方》）。寒疝病中，症见腹中拘挛，绕脐疼痛，出冷汗，恶寒肢冷，甚则手足麻木，周身疼痛等，多因寒邪凝滞腹内，气机不利而经脉拘紧所致。治宜温里散寒，行气除湿，方选天台乌药散（《医学发明》）加减，若是阴囊冷痛为主的疝症，出现阴囊寒冷，硬结如石，疼痛，或不育等，此由寒湿之邪侵犯肝经所致，治宜暖肝散寒，方选吴茱萸汤（《伤寒论》）加附子、葫芦巴、乌药、茴香等。若寒疟病，症见先寒后热，寒多热少或但寒不热，腰背头项痛，无汗等，多因寒气内伏，秋凉再感疟邪所致，治宜温解，方用柴胡桂枝干姜汤（《伤寒论》）加减。若是寒痹（痛痹），症见四肢关节疼痛，痛势较剧，遇寒更甚，得热减轻，可兼见手足拘挛，多因风寒湿邪侵袭肢节、经络，其中又以寒邪为甚的痹证，治宜温经散寒，兼疏风祛湿，参以益火。方选茯苓汤（《医部全录》）、五积散等。若是寒嗽病，症见咳嗽，痰白带泡沫，面白，脉或弦细，冬月受寒，症又可见恶寒发热，无汗鼻塞。多由外感寒邪伤肺，或食生冷伤脾所致，治宜温肺疏解，可用小青龙汤（《伤寒论》）、紫苏饮子（《杂病源流犀烛》）等方化裁。若寒气腹痛病，症见腹痛拘急且剧，得热痛减，遇冷痛甚，饮食减少，口不渴，尿清或便溏，手足逆冷，苔白腻。多由寒气内结，阳气不运，气血阻滞所致，治则温散寒邪，以助脾阳，方选暖肝煎（《景岳全书》）合豆蔻丸（《脉因症治》）化裁。

本证在其演化过程中常出现两种情况，阴寒盛极可损及阳，造成阳气虚衰证，阴寒过盛，浊阴积聚，水湿阻滞，痰饮、瘀血等相继而生。

弦紧脉的出现，一般主里寒实证，无论外感还是内伤，皆可见到此脉，产生原理多由寒邪盛极，入侵经脉，气机不利，脉道紧张所致。《金匮要略》在"疟病篇"指出疟脉见弦紧，主风寒在表，故用"发汗"法。"水气病篇"提出水肿病脉见弦紧，是由寒气外束，卫气不行所致。"腹满寒疝宿食病篇"提出弦紧脉主寒，寒邪内侵，胃阳被困，故不欲食等。这些便是对弦紧脉具体应用的先例。

3.2 主病 常见于内科、外科、妇科等病具有上述脉证者。

3.2.1 内科 急性支气管炎、支气管哮喘、哮喘型支气管炎发作（寒邪伏肺，痰壅气阻），渗出性胸膜炎、胃肠功能紊乱及不完全性幽门梗阻、肠梗阻（饮犯胸肺，或饮停胃肠），风湿性关节炎（痛痹），胃炎、胃及十二指肠溃疡病（寒邪犯胃）。

3.2.2 外科 急性阑尾炎（寒凝血瘀），急性胆囊炎、急性胰腺炎（寒凝气滞），急性肠梗阻（虫积夹滞），严重肋骨骨折并发血胸或气胸、胸部扭挫伤（肺伤气逆）。

3.2.3 妇科 经闭（寒凝气结），痛经（寒滞血脉）。

3.3 脉理 寒邪侵体，阴寒盛极，凝结经脉而拘急，气机阻滞，血行不利，脉道不畅而紧张，故合见弦紧之象。

3.4 应用

3.4.1 疟病证治 《金匮要略·疟病篇》："疟脉自弦……弦紧者可发汗、针灸也。"尤在泾引徐氏曰："弦紧不沉，为寒脉而非阴脉。非阴，故可发汗针灸也。"

按：本条是论述疟病证治的。疟病是邪伏少阳之半表半里部位。若邪入里与阴相争则恶寒；若出外与阳相争则发热，故有寒热往来之症。疟病在少阳，少阳脉弦，故疟脉弦。若疟脉弦紧者，是疟病兼有风寒之邪，宜用针灸发汗法。《金匮述义》指出："弦紧者可发汗，牡蛎汤是也。"

3.4.2 水气病机 《金匮要略·水气病篇》："寸口脉弦而紧，弦则卫气不行，即恶寒，水不沾流，走于肠间。"赵以德曰："脉紧为寒，弦为水，卫气喜温而恶寒，水寒则卫气无以温分肉，肥腠理，故恶寒也。然肺者营卫之主，通调水道……今卫气不行，即肺之治节不行，则输化之职废，故不得沾流水道，反走肠间。"

按：本条是论水气的病机。水气病在将成未成之际，寸口脉弦而紧。紧为寒，弦则卫气为寒邪所结而不行。卫气不行，则阳气无以肥腠理，司开合。今藩篱不固，因而恶寒；卫阳不行，则水液不沾，流走肠间，遂横流于肌肤肢体为肿。此水病初成，责在卫阳之虚，以寸口主卫气也。总在寒从外得，阳气被抑，而生水气之证。

3.4.3 寒疝腹痛 《金匮要略·腹满寒疝宿食病篇》："腹痛，脉弦而紧，弦则卫气不行，即恶寒，紧则不欲食，邪正相搏，即为寒疝。"《医宗金鉴》："脉弦而紧，主急主痛，此寒疝应有之脉证也。"尤在泾说："弦紧脉皆阴也，而弦之阴从内生，紧之阴从外得；弦则卫气不行而恶寒者，阴出而痹其外之阴也；紧则不欲食者，阴入而痹其胃之阳也；卫阳与胃阳并衰，而外寒与内寒交盛，由是阴反无畏而上冲，阳反不治而内伏，所谓邪正相搏，即为寒疝者也。"

按：本条论述寒疝的病机与证治。寒结内而不散，犯寒即发，谓之寒疝。初起腹痛而脉弦紧，弦紧脉属阴，但弦之阴从内生，紧之阴从外得。弦则卫气不行即恶寒，阴出而痹在外之阳；紧则不欲食，阴入而痹其胃内之阳。卫阳与胃阳两衰，内寒与外寒交盛，阴反无畏而上冲，阳反不治而下伏，则谓"寒疝绕脐痛"。

3.4.4 肠炎腹痛 据报导：陈某，男，44岁，医生。患慢性结肠炎多年。因腹胀腹痛，呕吐，于1977年9月9日住院治疗。经西医灌肠、肛门排气及注射新斯的明等处理腹痛不减。X光腹部透视及钡剂灌肠，发现下腹有三个液平面，拟诊为肠梗阻。9月14日邀中医会诊。症见：腹胀满不能平卧，痛苦呻吟，烦躁不安，尤以两侧肋下疼痛拒按为甚，大便三天未解，体温38℃，舌淡苔白，脉弦紧。综上脉症，“属寒邪内积，腑气不通，不通则痛”。诊为寒疝腹痛。宗金匮大黄附子汤。处方：附子18g，大黄10g，细辛6g，水煎服。服后十小时大便仍不通。嘱再进一剂，约三小时许，大便得通，腹痛大减，依原方再服三天，每天一剂，诸症解除。后用黄芩汤合赤小豆当归散调理而安，于9月20日痊愈出院。（摘自《福建中医药》5：29；1981年）

## 第六节　微脉合脉纲

在合脉中，凡以微脉为主，兼合其他一种或二种以上的脉象，皆可归类于微脉合脉纲中，临床主证多以邪滞于里，阳虚寒盛，或气滞血瘀；气阴两虚，或阴虚内热；阳衰阴竭，或气虚湿滞；或正气恢复，邪已衰退之候。

由于兼脉不同，故临床虚实寒热应脉证合参，仲景在微脉兼合其他脉象主证中，约有数条，今据《伤寒论》、《金匮要略》为例，列为合脉六纲之一，并介绍临床常见几种兼合之脉。

### 1. 微数脉

1.1　主证

1.1.1　气阴两虚　头晕目眩，神疲乏力，汗出气短，干咳少痰，口干咽痛，食少纳差，午后潮热，手足心热，心悸烦躁，腰酸耳鸣，尿少便结，舌红绛，苔少，脉或细数。

1.1.2　阴虚内热（详见第4节细数脉）

1.1.3　气衰血少（详见第2节沉细脉）

按：气阴两虚证，是指机体的元气和真阴出现不足，既有肺、脾、肾三脏元气亏损的症状，又有五脏津液内耗，营阴不足的阴虚热盛的表现。本证常见于外感温病及内伤杂病的中后期，或经久不愈，或汗、吐、下、利太过，气阴耗伤所致。

本证散见于外感温热病中及内伤杂病的“胃脘痛”、“肺痨”、“心悸”、“劳淋”等病变中。

本证在外感温热病中，若是“湿温”病，屡经发汗，汗出湿热不解，这是湿性粘滞，湿邪遏郁而气阴大亏，症见发热汗出，神倦气怯，胸腹部白疹干白如枯骨，舌淡、苔滑腻等，治宜益气养阴，生津敛液，方选生脉散（《内外伤辨惑论》）或沙参麦冬汤（《温病条辨》）加减。若在“秋燥”中，秋令燥邪犯肺，燥易化热而伤气阴，症见身热、干咳无痰、气喘口渴、心烦、胸胁胀闷、口鼻干燥、苔少、舌边尖红等，治宜清肺润燥，方选清燥救肺汤（《医门法律》）加减；若燥邪化热，灼伤肺胃，津液内耗，便可出现肺胃气阴两伤，症见身热不扬，干咳不已，胸腹隐痛，胃脘灼热，咽干口渴，舌燥苔剥等，治宜清养肺胃，方选沙参麦冬汤加减。在内伤杂病中，若是胃痛病，症见胃痛隐隐，心烦嘈杂，口干欲饮，大便干结，舌红少津，苔少或花剥，多由气阴两虚，胃失濡养所致，治宜护阴益气养胃，方选益胃汤（《温病条辨》）加减化裁。若是“肺痨”见本证者，多是禀赋虚弱，起居不慎，劳倦思虑，耗散元气，正气不足，瘵虫乘虚而入，损伤肺阴，出现脾胃肺之气阴两虚，症见咳嗽咯血，午后潮热，面泛桃红，气短神疲，语声低微，自汗盗汗，食少，舌红苔少。治宜益气养阴，培土生金，方选月华丸（《医学心悟》）加减。若在“心悸”病中，多因素体虚弱，脾胃不足，思虑过度，耗伤心血，血虚阴亏，出现脾胃心之气阴两虚，症见心悸不宁，头晕目眩，面色苍白，口干咽痛，手足心热，神疲乏力，舌淡红，苔少等，治宜益气养心，滋阴宁神，方选天王补心丹（《世医得效方》），或炙甘草汤（《伤寒论》）加减。若在“淋证”中，多因久淋不愈，脾胃元气亏损，更兼劳累过度，房室不节，或渗利伤津，出现脾胃肾之气阴两虚，遇劳即发，症见小便淋沥，反复发作，精神困惫，少腹胀坠，口干咽痛，五心烦热，舌红苔少等，治当健脾益气，滋阴补肾，方选七味都气丸（《医宗已任编》）加减。以上是论述由脾胃气虚而影响它脏出现本证，另外，肺、肾气虚影响它脏出现本证，可见肺脾气阴虚所致“肺痿”；肺心气阴两虚所致的“怔忡”；肺肝气阴两虚所致的“咳血”；肺肾气阴两虚所致的“喘证”；心肾气阴两虚所致的“不寐”；肝脾肾气阴两虚所致“中风”等。除上述病因外，尚应重视医源性因素，由于误下、误吐、发汗过多、渗利无度等，可使机体元气亏损，阴液丢失，脉显微数或细数之象。

本证在演化过程中，常可兼夹郁、痰、瘀等病邪，其脉亦随之发生改变，气阴两虚证，若不能渐渐恢复，气虚及阳，可导致阴阳两虚证。

微数脉的出现，临床多见于气阴俱虚，或阴虚内热，或气血亏损较重者。其产生机理多认为：微为阳气衰微，气血不足，脉内气衰血少，数为有热，虚热迫血行速，微数是气阴俱虚，血少而有内热所致。

仲景《伤寒论·太阳病篇》116条，有“微数之脉慎不可灸。”脉微为血少，数为有热，微数是阴虚血少而又有内热之象，不可用灸法治疗。《金匮要略》“百合狐惑阴阳毒病篇”曰：“百合病者……其脉微数。”此脉微数和诸证，亦说明由心血肺阴两虚，阴虚内热引起的疾病。“中风历节病篇”所指“半身不遂”，脉见微数，是由正虚卫弱，血虚而致肝风内动所致。“呕吐哕下利病篇”有“寸口脉微而数，微则无气，无气则荣虚，荣虚则血不足，血不足则胸中冷。”亦是指气弱营虚引起的。“肺痿肺痈咳嗽上气病篇”，提出肺痈“寸口脉微而数”，是由风热之邪引起的。

1.2 主病　常见内科、外科某些疾病具有上述脉证者。

1.2.1 内科　大叶性肺炎（热闭阳脱），脑神经衰弱（阴虚内热），癔病（心肺阴虚），感冒（虚挟风邪），神经官能症（气血不足）。

1.2.2 外科　烧伤中性休克（阴伤阳脱）。

1.3 脉理

1.3.1 营血大亏，阴液不足，而致虚热内生，血亏则气弱，脉道失充而变细弱之甚，虚热则迫血行速，故见微数之象。

1.3.2 脏腑虚衰日久，气血失调，气衰阳虚之极则阳虚动甚，血亏阴枯将竭则脉内敛细甚，故合见微数之象。

1.3.3 风邪入侵，卫虚营弱，阴阳失和，风内郁日久化热，邪热内炽，故见微数之象（微，此处指风入营不见浮象而沉取无力呈微之义）。

1.4 应用

1.4.1 禁灸脉证　《伤寒论·太阳篇》116条：“微数之脉，慎不可灸，因火为邪，则为烦逆，追虚逐实，血散脉中，火气虽微，内攻有力，焦骨伤筋，血难复也。”成无己说：“微数之脉，则为热也，灸则除寒，不能散热，是慎不可灸也。”

按：本条提出微数之脉，禁灸及误灸后的危害。阳虚寒证采用灸法，功效显著。阴虚热证，不宜用灸。本条微为血少，数为热，脉微数是阴虚血少又有内热之象。治宜滋润清热养血，慎不可灸。若误用灸法，则火热亢灼，阴分受伤，则心神烦乱，血虚用火法则劫阴（追虚）；热为实，用火法则增热（逐实），阴虚阳亢者，误用灸法，火热入体，易致内热炽盛，消灼血液，筋骨受损，难以恢复。

1.4.2 中风脉证 《金匮要略·中风历节病篇》：“夫风之为病，当半身不遂，或但臂不遂者，此为痹。脉微而数，中风使然。”《脉学刍议》：“脉微而数，说明中风证的病机，因正气虚弱，外邪趁虚侵入。是虚挟风邪之候。”

按：本条是论述中风的脉证。中风前先正气虚，卫阳不足，故脉来微。阴血虚则肝风动，风燥化火，或五志化火，故脉又数，热灼液为痰，瘀阻经脉，闭塞不通，气血不畅，筋脉失养，故中风偏瘫也。

1.4.3 肺痈脉证 《金匮要略·肺痿肺痈咳嗽上气病篇》：“寸口脉微而数，微则为风，数则为热；微则汗出，数则恶寒。风中于卫，呼气不入；热过于荣，吸而不出；风伤皮毛，热伤血脉；风舍于肺，其人则咳，口干喘满，咽燥不渴，多唾浊沫，时时振寒。热之所过，血为之凝滞，蓄结痈脓，吐如米粥。”尤在泾说：“此云微者，风入营而增热，故脉不浮而反微，且与数俱见也。”

按：本条是论述肺痈的病因病理的。寸口脉微而数，微，此处指沉取无力，乃浮脉之变象，为风中卫；数脉为热，主热在内。微为风，风性疏泄则汗出；数为热，内热外风则反恶寒。风伤卫，气得风而浮，吸气不入，故气呼利而吸难；热过于荣，血热而壅，气不得伸，故气吸而不出，风伤皮毛虽浅，而热伤血脉则深。风从卫入荣，内舍于肺，结而不散，肺气不利而咳。肺热而壅，则口干喘满；热在血中，故咽燥不渴；热邪逼肺，津液不布，故多唾浊沫；热盛于里而反时时振寒，热之所过，则血凝滞，蓄结于肺而为痈脓，故吐如米粥之脓样物。

1.4.4 百合病 《金匮要略·百合狐惑阴阳毒病篇》：“百合病者，百脉一宗……口苦小便赤，诸药不能治，得药则剧吐利，如有神灵者，身形如和，其脉微数，每溺时头痛者，六十日乃愈。”

按：本条论述百合病的病因、病机、症状和预后。此乃心血肺阴两虚，阴虚内热所致。其中口苦，小便赤，脉微数三证，则反映了内有邪热不解。若其人每溺时而头痛者，此乃热邪之甚者，必俟六十日之久，使阴气复而病则愈。

## 2. 微弱脉

### 2.1 主证

2.1.1 湿胜阳微 面白，身重，胸闷，腹胀，痞满，泄泻，水肿，舌淡，苔白。

2.1.2 阳气不足 （详见第2节 沉弱脉）

2.1.3 气血亏损 （详见第4节 沉细脉）

按：湿胜阳微证，是指湿邪过盛伤害阳气出现的一系列阴盛阳衰，本虚标实的病证概称。本证常见于水肿、泄泻、虚劳、厥证等有关病变中。

湿为重浊粘滞的阴邪，能阻滞气机，尤易损伤脾、肾的阳气，气化不利，导致水液运化失常，而出现湿困、饮停、水留的病理变化，症见胸闷，腹胀，身重等。若水湿潴留，溢于肌肤，可导致头面、四肢、胸腹等水肿，症见面浮身肿，腰以下甚，按之凹陷，腰酸重冷痛，尿少肢冷，怯寒身疲，舌质淡胖，苔白。

本证多由肾阳虚衰，水湿下聚，不能化气行水所致。治宜温肾助阳，化气行水，方选真武汤（《伤寒论》）或济生肾气丸（《济生方》）化裁。

若泄泻病中，症见黎明之前，脐腹作痛，肠鸣即泻，泻后即安，形寒肢冷，腰膝酸软，舌淡苔白等。多由肾阳虚衰，命门之火不能温煦脾土，脾虚不能腐熟水谷所致。治宜温肾健脾，固涩止泻为主，方选四神丸（《证治准绳》）或合桃花汤（《伤寒论》）化裁。若虚劳病，症见形瘦神疲，纳食减少，便溏或完谷不化，畏寒肢冷，腰酸腿软，或见阳痿，滑精，腹部冷痛，面浮色黯，舌淡胖有齿痕等，多由脾肾阳虚所致。脾阳不足，运化失职，肾阳不足，不能温煦脾土。在治法上，宜温补脾肾，方选右归丸（《景岳全书》）合附子理中丸（《和剂局方》）。若厥证，症见突然眩晕昏仆，不省人事，面色苍白，呼吸微弱，汗出肢冷，舌淡苔白等。多由气虚，清阳之气不能上承，清窍失养所致。治宜补气回阳，方选补中益气汤（《脾胃论》）或归脾丸（《济生方》）加减化裁。

微弱脉的出现，一般主湿胜阳微，阳气不足，或气血不足之证。多由阳衰阴盛，气机不利，或湿邪过盛，伤害阳气，气血亏损，脉气不得畅行所致。

仲景《伤寒论·太阳病篇》27 条，在桂枝二越婢一汤的适应证及禁例中，指出脉见微弱，是阳气已虚之征象。38 条在大青龙汤脉证及禁忌中，提出脉见微弱之象，是邪传于里，属表里俱虚之证。139 条在太阳病误下后成结胸或协热利的病变中，提出脉见微弱是寒饮积于心下，为邪阻所致。365 条用辨脉以决下利的轻重中，提出“脉微弱数者，为欲自止，虽发热，不死。”脉微弱是邪气已衰，又兼数是正气渐复，为下利将愈之兆。《金匮要略·呕吐下利病篇》有相同之文。在“痉湿暍病篇”中暍挟湿证中，指出脉微弱，是由暑湿郁遏，阳气不得伸展，脉气不振所致。“妇人产后病篇”，在产妇郁冒和大便难的脉因证治中，脉见微弱是由血虚，血虚则阴虚，阴虚则阳气偏胜，以致郁冒。

2.2 主病　常见内科、传染科某些疾病具有上述脉证者。

2.2.1 内科　心绞痛及心肌梗塞（心阳虚脱），风湿性心脏病（心阳虚衰），休克，中暑，癔病性晕厥，高血压脑血管痉挛，低血糖，出血性及某些心原性晕厥，或直立性血压过低等出现厥证者（阳气虚衰，清窍失养；血虚气弱，不能上荣）；慢性消耗性疾病（脾肾阳虚），急、慢性肾小球肾炎，肾病综合征，充血性心力衰竭，内分泌失调，以及营养障碍等疾病出现水肿者（脾阳虚衰，水湿内聚；肾阳虚衰，水湿内盛）；急、慢性肠炎，肠结核、肠功能紊乱等（脾胃虚极或肾阳虚衰）。

2.2.2 传染科　流行性乙型脑炎，流行性脑脊髓膜炎（热闭正脱）。

2.3 脉理

2.3.1 脏腑虚衰已久，气阳虚甚，津血枯竭，脉道失养，气血运行艰难而无力，故脉来见微弱之象。

2.3.2 阴邪侵体，湿盛伤及阳气，气化不利，湿滞脉道，阳气郁遏不得伸畅，故见微弱中稍带有力之象。

2.3.3 阴血大亏，津液源涸，气耗力衰，随血而脱，脉道失养，脉鼓搏而无力，故见微弱之象。

2.4 应用

2.4.1 阳虚禁汗 《伤寒论·太阳病篇》27条："太阳病，发热恶寒，热多寒少，脉微弱者，此无阳也，不可发汗，宜桂枝二越婢一汤。"

按：此条说明太阳病表未解，而内有热的证治。文中"脉微弱者，此无阳也"，乃是倒装文法，所谓"无阳"，即阳虚不可发汗，其中"脉微弱者"则是正虚不足的确凿证据。故应舍证从脉，禁用汗剂。

2.4.2 寒饮内聚 《伤寒论·太阳病篇》139条："太阳病，二三日，不能卧，但欲起，心下必结，脉微弱者，此本有寒分也。"《医宗金鉴》说："太阳病，谓头项强痛而恶寒也，二三日见不得卧但欲起之证，谓传阳明也，心下，胃之分也，必结，谓胃分必有结也，则当下之，今脉微弱，是胃分有寒而结也，法不当下。"

按：太阳病二三日，见卧起不安，心下痞结，是邪传里之证，若见洪大滑实之脉，属邪传阳明，但脉今见微弱，并非阳明热实，为平素有寒饮蓄聚所致。

2.4.3 暑病挟湿 《金匮要略·痉湿暍》："太阳中暍，身热疼重，而脉微弱，此以夏月伤冷水，水行皮中所致也。一物瓜蒂汤主之。"《脉学刍议》："身热疼重和脉微弱，是由于暑热挟水湿留于肌腠所致。"

按：本条是论述暑病挟湿的证治。病人中暑，邪在太阳之表，故身发热；又伤冷水，水行皮中故身疼；中暑伤气致虚，故脉微弱。治用瓜蒂散，治身面四肢浮肿，散皮肤中水气，苦以泄之法也。

2.4.4 产后虚证 《金匮要略·妇人产后病篇》："产后郁冒，其脉微弱，呕不能食，大便反坚，但头汗出，所以然者，血虚而厥，厥而必冒，冒家欲解，必大汗出，以血虚下厥，孤阳上出，故头汗出……小柴胡汤主之。"《医宗金鉴》："产妇昏冒，脉微弱者，是气血俱虚应得之诊也。"

按：此条是论述产后郁冒与大便难的证治。脉见微弱，呕不能食，大便坚，但头汗出，皆由血虚所致，血虚则阴虚，阴虚则阳气偏盛，故上厥而为郁冒。

### 3. 微细脉

3.1 主证

3.1.1 阴阳两虚 形体羸弱，精神萎靡，少气懒言，倦怠乏力，形寒肢冷，稍动则发热汗出，心悸目眩，头晕耳鸣，舌淡而少津，或有齿痕，或光剥，脉或兼数象。服温热药则阴虚症状明显，服苦寒药则阳虚症状明显，其症复杂易变，伴见脏腑阴阳虚衰之象。

3.1.2 阳衰气脱 突然大汗淋漓，精神萎靡，目合口张，面色苍白，气短不续，二便自遗，舌淡胖，脉或芤大等。

3.1.3 气阴两伤 （详见本节微数脉中）。

按：阴阳两虚证，是全身阴阳俱虚所出现的一系列虚弱症状的概称。本证多因久病不复，阴阳俱损，或阳损及阴，或阴损及阳所致。本条所述阴阳两虚证，是指机体整体的阴阳两虚而言，关于某一脏腑的阴虚阳虚，或气阴两虚，气血极虚证，详见本章及其他章节内容。

本证常见于许多疾病的后期，并多以脏腑的病变为基础，故阴阳两虚证往往表现为某些脏腑的阴虚阳虚证候。各脏腑的阴阳两虚证，常见于何种疾病，参见脏腑证候的有关章节。

本证常见于久病虚弱之人。若患者脏腑阴阳俱虚，对冷热气候均不适应，冬不耐寒，夏不耐热，且易在春秋换季时病情加重。由于体弱，抗病能力低下，更易罹患它病。本证见于婴儿则发育迟缓，见于老人则加速衰老。若再染它病，则缠绵难愈，且病证危重，辨证施治时，应特别慎重。

阴阳两虚证多发生于久病患者，往往由于阴虚及阳，或阳虚及阴所致。阴阳两虚进一步发展，则阴阳俱竭，其见症既有水肿，少气喘逆，声音低微，目光迟钝，又有潮热，舌上脱液，口腔起霉，呃逆，汗出如珠，四肢厥冷，脉微数欲绝等危重证候。

阳衰气脱证，是指机体正气虚怯，元气衰惫，气随血脱，阴阳欲离而出现的多种危急症状的总称。多由外感或内伤，久病不愈，正不胜邪，或外伤，崩中，产后大出血等原因所致，常为病情突然变化而出现的危重证候，应中西医配合治疗抢救。

本证散见于“昏迷”、“战汗”、“中风”、“崩漏”、“产后血晕”等病变中。若在“昏迷”之前见之，多因外感热病不愈，邪热羁留，消灼津液所致。此时若误汗、误下，则可见汗出或泻下，精神萎倦，目合气短，手足瘛疭，脉气微弱，舌绛苔少，时时欲脱等。治宜滋阴熄风，益气固脱，方选大定风珠（《温病条辨》）加减。若素体肾虚，元气不足，久病不愈，或误汗、误下，症见大汗淋漓，精神萎顿，面色苍白，舌淡胖。治宜益气固脱，回阳救逆，方选独参汤（《十药神书》）、参附龙牡汤（《验方》）加减。若因“战汗”太过，温邪留恋气分，但未入营，正气盛而邪气不退，欲经战汗而使病邪外解。战汗是正邪交争，全身战栗汗出，使病邪随汗而透达。若战汗后，汗出肢冷，神清倦卧，脉和缓，宜调摄护养，正气复则向愈。若汗出肢冷，烦躁不安，脉或急疾，乃为战汗后正气虚脱的征象，当极力抢救，治宜益气养液而救脱，急投独参汤或生脉散（《内外伤辨惑论》）加减。若见“中风”脱证，此为将息失宜，元气旷乏，肝肾不足，虚风内动所致，症见猝然晕仆，面色苍白，目合口张，手撒肢冷，二便自遗，口眼㖞斜，半身不遂，舌痿言蹇等，治宜益气救脱，方用独参汤或参附汤（《妇人良方》）加减。若妇人“崩中”而致气脱者，多因饮食劳倦所伤，或思虑过度，以致脾胃气虚，元气亏乏，气不摄血，冲任不固，症见经水过多，色淡如水，两目昏黑，眩晕，颜面苍白，精神委顿，纳呆少气，腰酸肢软，舌淡胖；若“产后失血过多”而致气脱者，多因胎产过多，或胞宫受损，冲任空虚，元气衰惫，大量出血，气随血脱，症见产后出血不止，恶露连绵，冷汗淋漓，神困乏力，面白目陷，气短肢冷，舌淡，脉见虚大而芤。

本证与肺、脾、肾三脏关系密切。多因肺脾气虚，猝然大汗淋漓而致本证的发生，亦可因脾肾气虚，骤作下利不止而导致本证。或因气虚不足发展而来，汗出过多必伤阳，阳衰气脱可亡阳。汗为津液所化，气虚不固，汗出不止，会伤津失液，气脱可致亡阴。下利无度，亦会耗气脱液，临床应重视气脱证的抢救。

微细脉的出现，临床一般主阴阳两虚之证，亦可见于某些急性疾患出现的正虚邪陷，阳衰气脱、气阴两伤者，亦是少阴证的主脉之一。

其产生机理，一般认为微为阳气微，阳气微则气不能鼓搏而出，脉气微弱；细为阴血不足，血少不充脉道，脉道失养而缩窄细小，或由阳气郁塞，血行阻遏，脉气难伸，故见微细之象。

仲景《伤寒论·太阳病篇》60条指出下后复汗，脉见微细，是内外俱虚之候。“少阴病篇”281条提出“脉微细，但欲寐”，是少阴病提纲。此脉产生，是由气血虚少，阴阳俱虚所致。又“少阴病篇”300条提出“少阴病，脉微细沉”，脉沉为在里，脉微细沉，是指少阴病出现阴盛阳脱，正不胜邪的危候之象。

在太阳阴阳俱虚证中，症见恶寒，汗出，脚挛急，苔白等，是太阳病误汗后，损伤阳气与阴液所致恶寒，脚挛急之候。《伤寒论》提出“发汗，病不解，反恶寒者，虚故也。芍药甘草附子汤主之。”其方临床可用于治疗“痹证”、“痉病”、“腹痛”、“霍乱”等。

在太阳阴阳两虚、虚阳上扰证中，症见恶寒、肢厥、烦躁、心悸、小便不利、下利、舌淡苔白，脉或沉微等，这是太阳病汗下后，阴阳两虚，而致厥逆烦躁。《伤寒论》提出：“发汗，若下之，病仍不解，烦躁者，茯苓四逆汤主之。”其方临床可以治疗“厥证”、“泄泻”、“霍乱”、“癫狂”等。

3.2 主病 常见内科、妇科、传染科某些疾病具有上述脉证者。

3.2.1 内科 重症肺炎并发心衰（正虚欲脱），心力衰竭（心阳气脱），精神病（肾气虚损），急性胃肠炎（脾胃虚寒，中阳不振），慢性肠炎发作后（阳虚欲脱），尿毒症（阳虚欲脱），脑出血，脑血栓形成，脑栓塞，蛛网膜下腔出血，脑血管痉挛（阴阳欲绝，正气虚脱），肺原性脑病，糖尿病酸中毒，中暑等出现昏迷（阴竭神败，阳气欲脱）。

3.2.2 妇科 功能性子宫出血（气随血脱），产后血晕（气随血脱），产后发热（血虚阴亏）。

3.2.3 传染科 肺结核（气阴两伤、精血亏涸），急性暴发型菌痢中毒性休克（正虚邪陷），暴发型败血症型流脑（邪陷正脱），流行性脑脊髓膜炎暴发休克型（疫毒壅盛，阳气暴虚），肝昏迷（阳气欲脱，元神衰败）。

3.3 脉理

3.3.1 内伤久病，阳气极度衰弱，营血亏竭，脉道失充而缩窄变细，脉气鼓搏极无力，而呈显微细之状。

3.3.2 阳气大虚，阴寒盛极，阳衰则脉气无力运行，寒盛则脉道凝缩内敛，故见微细之象。

3.3.3 邪气侵体，阳气郁塞，血行滞遏，脉气不伸，难以鼓搏，脉亦可见微细之状。

3.4 应用

3.4.1 阴阳两虚 《伤寒论·太阳病篇》60条：“下之后；复发汗，必振寒，脉微细，所以然者，以内外俱虚故也。”尤在泾说：“振寒，振慄而寒也；脉微为阳气虚，细为阴气少。既下复汗，身振寒而脉微细者，阴阳并伤，而内外俱虚也，是必以甘温之剂，和之养之为当矣。”

按：本条是汗下后阴阳两虚的脉证。下之损阴液而虚其里，里既虚而复汗之，损阳气以虚其表，是为阴阳俱虚，阳主卫外，阳虚则振栗而恶寒，脉微是阳气无力鼓动，脉细是阴血不足，阴虚不能充养脉道，汗后而见之，则是内外，阴阳俱虚之候。

3.4.2 少阴病证 《伤寒论·少阴病篇》281条：“少阴之为病，脉微细，但欲寐也。”

按：本条是少阴病提纲。少阴属心肾，心主血属火，肾藏真阴真阳之气。邪入少阴，为心肾虚衰，气血不足之病，故见“脉微细，但欲寐”等症。阳气衰微，鼓动无力，故脉微；阴血不足，脉道不充，则脉细。但欲寐是心肾虚衰，阴寒内盛，正不胜邪，反被邪困之征。

3.4.3 阴盛阳脱 《伤寒论·少阴病篇》300条："少阴病，脉微细沉，但欲卧，汗出不烦，自欲吐。至五六日，自利，复烦躁不得卧寐者，死。"

按：本条论述少阴病，阴盛阳脱之危候。脉微细沉，但欲卧，为少阴本证。汗出不烦是阳气外亡，自欲吐是阴邪上逆所致，此时治当急温，若失此不治，至五六日而见自利，复加烦躁不得卧寐，则是阴盛阳脱，正不胜邪，病已垂危。

### 4. 微涩脉

4.1 主证

4.1.1 气虚血瘀 面色苍白，少气乏力，自汗气喘，心悸气短，纳少食减，颜面浮肿，手足麻木，或胸中隐痛，或腹胀满痛，或有积块，或为偏瘫，舌青紫或有瘀斑。

4.1.2 气血不足 （详见第4节 沉细脉）。

4.1.3 阴阳俱虚 （详见本节 微细脉）。

4.1.4 实邪壅积 （参阅滑数脉、弦紧脉）。

4.1.5 亡阳血脱 （参阅微细脉）。

按：气虚血瘀证，系指气虚无力推动血液运行，致血流不畅而成瘀，或离经之血积于体内，造成阳虚气衰，影响血脉运行所产生的某些临床表现的概称。多因素体虚弱，劳伤过度，跌打损伤，内伤出血所致。

常见于"胃脘痛"、"腹痛"、"噎膈"、"胁痛"、"黄疸"、"臌胀"、"腰痛"、"心悸"、"胸痛"、"头痛"、"中风"、"痉病"、"痛经"、"经闭"等疾病中。若胃脘痛病见本证者，症见胃脘隐痛，痛有定处而拒按，多为刺痛，食后痛甚，或吐血便黑，面色苍白，头昏目眩，舌质淡红等。此多由血瘀内停，胃络损伤，脾不统血所致，治宜养血止血，益气健脾为主，佐以柔肝敛肝，方选调营敛肝饮（《医醇剩义》）合归脾汤（《济生方》）化裁。若腹痛病见本证者，症见腹部刺痛，按之痛甚，固定不移，或有包块，伴面色无华，神疲气短，畏寒，舌淡苔白。多由中阳不足，脉络失养，瘀血阻滞，气行不畅，治宜温中补虚，活血化瘀为主，方选小建中汤（《伤寒论》）合少腹逐瘀汤（《医林改错》）加减。若噎膈病见本证者，症见食入即吐，水饮难下，吐物如赤汁，大便干结，形体消瘦，面色苍白，肌肤不泽等，此由脾肾阳虚，瘀血内结，阻滞食道，甚或伤络血溢，治宜温补脾肾，滋阴养血，破结行瘀，方选补气运脾汤（《统旨方》）、右归丸（《景岳全书》）、通幽汤（《兰室秘藏》）化裁。若胁痛病见本证者，症见胁疼如刺，动则痛剧，痛处不移，入夜尤甚，或隐痛不止，心烦少寐，头晕目眩，舌红或有瘀斑。此由跌扑损伤，挫伤屏伤，肝阴不足，日久导致血瘀，痹阻脉络，治宜活血祛瘀，养阴柔肝，通络止痛，方选一贯煎（《柳州医语》）合复元活血汤（《医学发明》）。若黄疸病见本证，症见双目及皮肤发黄晦暗，面黄黯滞，或胁下有肿块疼痛，皮肤可见蛛蚊丝缕，纳少神疲，腹胀，便溏，舌质青紫，或有瘀斑，脉或细涩等"阴黄"特点，多由脾阳虚惫，阳气不运，瘀血停积，湿浊残留所致，治宜健脾益胃，活血化瘀，利湿退黄，方选香砂六君子汤（《时方歌括》）、逍遥散（《和剂局方》）、膈下逐瘀汤（《医林改错》）、鳖甲煎丸（《金匮要略》）加茵陈化裁。若臌胀病见本证者，症见腹大坚满，胁腹胀痛，口渴不欲饮，形体消瘦，神疲纳少，尿少便溏或大便色黑，面色黯黑，掌赤唇紫等，多由脾肾阳虚，肝郁血瘀，虫毒伤害，脉络受阻，水气内聚而成，治宜温补脾肾，活血化瘀，化气行水，方选济生肾气丸（《济生方》）、苓桂术甘汤（《金匮要略》）、调营饮（《证治准绳》）。若腰痛病见本证者，症见腰痛如刺，痛有定处，按之痛剧，活动受限，伴神疲乏力，手足不温，面色皖白，少腹拘急，舌淡或紫暗，或有瘀斑，或有外伤史，多由肾阳不足，精气亏虚，瘀血留滞，络脉受损所致，治宜补肾益精，活血化瘀，理气止痛，方选右归丸（《景岳全书》）、青娥丸（《和剂局方》）、身痛逐瘀汤（《医林改错》）、活络效灵丹（《医学衷中参西录》）加味。若胸痛病见本证者，症见胸闷刺痛，心痛彻背，痛处不移，入夜尤甚，心悸气短，舌质紫黯或有瘀斑等，此由胸阳失运，气滞血瘀，心脉痹阻或寒湿之邪搏结于脉，内犯于心所致，治宜宽胸通阳，活血化瘀，通络止痛，方选枳实薤白桂枝汤（《金匮要略》）合血府逐瘀汤（《医林改错》）化裁。若头痛病见本证者，症见头痛日久，痛如锥刺，固定不移，或有外伤史，伴体倦无力，畏寒少气，过劳则甚，时发时止，舌质淡或紫暗，有瘀斑等，此由气虚清阳不升，浊阴不降，久痛入络，瘀血阻滞，或外伤致瘀血内停所致，治宜益气升清，活血化瘀，方选顺气和中汤（《证治准绳》）合通窍活血汤（《医林改错》）化裁。若中风病见本证者，多属中风后遗症，症见半身不遂，语言蹇涩或失语，口眼㖞斜，肢软无力，患侧手足浮肿，面色萎黄或黯淡无华，舌嫩淡紫等，此由气虚血运迟滞，进而瘀血阻塞经络以致肢体痿废不用，治宜益气活血通络，方用补阳还五汤（《医林改错》）。若痉病见本证者，症见颈项强直，四肢抽搐，形体消瘦，头痛如刺，头晕昏眩，神疲短气，舌质淡红或紫黯等，此由久病不愈，邪气羁留，气血两虚，不能营养筋脉，以致瘀血内停所致，治宜滋阴养血，熄风定痉通络，活血化瘀，方选四物汤（《和剂局方》）合大定风珠（《温病条辨》）及通窍活血汤加减。气虚血瘀日久，可产生病理变化，一是瘀血阻脉，血流不通则溢于脉外，可出现出血证，二是瘀阻日久，新血不生，而致血虚，肌肤经脉失养，可见血瘀血枯证。

微涩脉的出现，多主气虚血瘀，阴阳俱虚，或亡阳脱血之证，亦可见于实邪壅积或气血不足之证。产生原理多是气衰血枯，脉道失养；实邪壅塞脉道，气血难行；阳虚邪入，血痹阻脉所致。《伤寒论》中，“阳明病篇”214条提出阳明病谵语潮热，肠有燥屎，服小柴胡汤后，脉微涩，是气血两虚之义；“少阴病篇”325条少阴下利，脉微是气虚，涩为血少，乃为阳气阴血双虚所致。“霍乱病篇”384条记载霍乱病脉见微涩，是亡阳脱血之兆。“太阴病篇”274条“太阴中风，四肢烦疼，脉阳微阴涩而长者，为欲愈。”说明太阴中风，脉微涩而转为长脉者，为欲愈之象。《金匮要略·血痹虚劳病篇》提出血痹证脉微主阳微，涩主血滞，紧是外受风寒反应，因受邪浅，故紧显于寸口和关上，故用针刺以引阳气，以便气行则血行之意。“腹满寒疝宿食病篇”提出宿食病脉见微涩，提出寸口脉浮取脉大而有力，重按反见涩，尺脉重按亦微带涩而有力，故知宿食壅积，胃肠食滞所致。

4.2 主病　常见内科、肿瘤科、传染科、妇科等某些疾病具有上述脉证者。

4.2.1 内科　急、慢性胃炎，胃及十二指肠溃疡病，胃神经官能症（血瘀内停，胃络损伤；中气不足，脾不统血），食道憩室，食道神经官能症及食道炎（气虚阳微，血瘀阻络），胰腺炎，胃肠痉挛，消化不良，神经性腹痛（中气不足，脉络瘀阻），肝胆疾病，肋间神经痛，胸膜炎（肝阴不足，血瘀胁肋），心律失常，心力衰竭，心肌炎，心包炎

（心血亏虚，脉络瘀阻；心阳不振、血脉瘀阻），冠心病，心绞痛、心包炎（气阴两虚，气滞血瘀），高血压，颅内疾病，神经性头痛（气虚清阳不升，瘀血入络），脑血管病变后遗症（气虚血瘀，经络受阻），肾病，腰脊柱病，脊柱旁软组织病，脊神经根病（阴阳两虚，瘀血阻络）。

4.2.2 肿瘤科　胃癌（瘀血阻络，脾胃虚弱），食道癌，贲门癌（脾肾阳虚，瘀血内结），腹腔肿瘤（脾肾阳虚，血瘀阻络），脑肿瘤（气血双虚，瘀血阻窍）。

4.2.3 传染科　黄疸型肝炎（阳虚湿滞，瘀血内停），肝硬化、结核性腹膜炎（脾肾两虚，瘀血内滞），破伤风，流脑，乙脑，继发于各种传染病后的脑膜炎（阴虚血亏，瘀血阻窍）。

4.2.4 妇科　月经先期（气虚血瘀），月经过少（肾虚血瘀），痛经（肝肾不足，气血虚弱），闭经（肝肾亏损，气滞血瘀），功能性子宫出血（脾肾两虚，瘀血阻滞）。

4.3 脉理

4.3.1 脏腑虚衰，气血亏损，气弱则脉气鼓动乏力，血少则脉道枯竭而艰涩，故见微涩之象。

4.3.2 实邪壅积于内，经脉之气受阻，脉道阻遏不畅，血液运动蹇滞，故见微涩之状，但按之必有力。

4.3.3 禀赋体弱，阳气不足，邪袭入里，气机不畅，痹阻经脉，血滞难行，脉道蹇涩，故见微涩之象。

4.4 应用

4.4.1 邪实正虚　《伤寒论·阳明病篇》214 条："阳明病，谵语发潮热，脉滑而疾者，小承气汤主之……脉反微涩者，里虚也，为难治，不可更与承气汤也。"方有执："滑以候食，故为大便鞕之诊，疾，里热甚也，然滑疾有不宁之意，不可不知。微者，阳气不充，涩者，阴血不足，故曰里虚也。难治者，气不充则无以为运行，血不足则无以为润送，故曰阳微不可下，无血不可下，此之谓也。"

按：本条提出小承气汤的脉证、服法和变证。阳明病，言语谵妄，发作潮热，脉滑疾的，用小承气汤主治。若服药后，脉反转微涩的，微为气虚，涩为血少，是气血两虚表现，邪实正虚，攻邪则伤正，扶正则碍邪，故为难治之候，承气汤则不宜再用。后世医家多用黄龙汤，增液承气汤一类方药，可作参考。

4.4.2 少阴下利　《伤寒论·少阴病篇》325 条："少阴病，下利，脉微涩，呕而汗出，必数更衣，反少者，当温其上，灸之。"方有执："微，阳虚也；涩，血少也，汗出阳气不能外固，阴弱不能内守也，更衣反少者，阳虚则气下坠，血少所以勤努责，而多空坐也，上谓顶，百会是也，灸，升举其阳，以调养夫阴也。"

按：此条是少阴病腹泻，阴虚血少而汗出亡阳者，用灸法以急救回阳。脉微涩者，微是阳气虚，涩是阴血少。兼析它证，此乃阴阳两虚，气血不足所致，以阳虚为急。急当回阳救阴，灸百会穴，亦可用四逆加人参汤治之。

4.4.3 霍乱伤寒　《伤寒论·霍乱病篇》384 条："伤寒，其脉微涩者，本是霍乱，今是伤寒，却四五日，至阴经上，转入阴必利，本呕下利者，不可治也。"成无己："微为亡阳，涩为亡血，伤寒脉微涩，则本是霍乱，吐利亡阳亡血，吐利止，伤寒之邪未已，还是伤寒，却四五日邪传阴经之时，里虚遇邪，必作自利……又伤寒之邪，再传为吐利，是重虚也，故为不治。”

按：本条是论述霍乱与伤寒的脉证，以及邪传阴经的预后诊断。先病霍乱，正气已虚，又受寒邪，症见发热恶寒，头痛身疼，故今为伤寒。伤寒病，脉应浮紧，今反见微涩，是由吐泻后，正气虚弱，脉来无力。四五日，邪入阴经，必然下利，一利再利，正气重虚，故曰不易图治。

4.4.4 宿食证治《金匮要略·腹满寒疝宿食病篇》：“人病有宿食……寸口脉浮而大，按之反涩，尺中亦微而涩，故知有宿食，大承气汤主之。”《医宗金鉴》：“宿食病……寸口脉浮而大，按之反涩，谓按之且大且涩且有力也；关上尺中亦然，大涩有力为实而不利，故知有宿食也，当下之，宜大承气汤。”

按：本条从脉象变化论述宿食的证治。宿食多因饮食不节，食积不化，滞阻中焦而成。宿食积滞，谷气内盛，壅塞于中，胃气上逆，故寸口脉浮而大，宿食壅遏脾胃，中焦气机不畅，故按之脉涩；食滞久郁，脾胃不能运化，糟粕停于大肠，下焦气血不得宣通，故尺中脉微而涩。治宜通泻胃肠，消食导滞，方选大承气汤。

# 第十一章　怪脉与病证

怪脉，又称“败脉”、“绝脉”、“死脉”、“奇脉”、“真脏脉”。即五脏的真气败露，毫无生机，转归不佳，生命垂危之时，出现的危候脉象。皆因五脏之病，发展到严重阶段，某脏的精气枯竭，胃气将绝，而呈显出各种极为特别的脉象。《素问·平人气象论》有“如操带钩”、“如新张弓弦”、“如鸟之距”、“发如夺索”、“辟辟如弹石”句（《甲乙经》有同样之文）。《素问·脉要精微论》：“心脉搏坚而长，当病舌卷不能言；其耎而散者，当消环自已。”（《甲乙经》卷四第一中、下篇亦有此文）。《素问·大奇论》有“如火薪”、“如散叶”、“如省客”、“如偃刀”、“如丸泥”、“如交漆”等（《甲乙经》卷十一第八和卷四第一、《经脉》下篇亦有此文）。《灵枢·邪气藏腑病形》篇，有自黄帝曰：请问脉之缓急至调其甘药，与《黄帝内经太素》卷第十五，五脏脉诊等篇，均有详述描绘，如肝的真脏脉弦硬劲急，紧张度高，切按如触刀刃般绷紧；心的真脏脉坚硬搏手；肺的真脏脉大而空虚；肾的真脏脉搏手若转索欲断，或如以指弹石般的坚实；脾的真脏脉是软弱无力，快慢不匀。其中皆无“胃、神、根”之脉气，尤其失去从容和缓的胃气，表明五脏真气将绝，败露于外之征象。

真脏脉产生于胃气。胃的水谷精微之气，由肺的经脉而输布全身，使五脏得其濡养，故胃气充实，五脏之气才得以充沛，于是从手太阴（寸口脉）经脉反映出，肝脉微弦，心脉微钩……等从容柔和有胃气的脉象。故《素问·玉机真藏论》：“胃者五脏之本也，藏气者，不能自至于手太阴，必因于胃气，乃至于手太阴也。”若胃气衰败，不能输布水谷精微之气，五脏机能失其濡养，胃气不能伴随五脏之气到达手太阴（寸口），可出现但弦无胃，但钩无胃……等真脏之气独见之脉。《素问·玉机真藏论》：“所谓无胃气者，但得真脏，不得胃气。”又：“邪气胜者，精气衰也，故病甚者，胃气不能与之俱至于手太阴，故真脏之气独见。独见者，病胜藏也，故曰死。”这是从邪正斗争方面，论述了真脏脉的形成原因，是正虚邪胜，胃气消亡，乃至化源告竭，脏真独露，脉显怪象，此为疾病危候征象，临证不可不察。同时，又要四诊合参，从人体的形、气、色、脉全面观察，了解机体盛衰，正气强弱，色泽荣枯，脉象虚实，疾病新久，进行综合分析，及时治疗。故《素问·玉机真藏论》：“凡治病，察其形气色泽，脉之盛衰，病之新故，乃治之。”若“形气相得，谓之可治……形气相失，谓之难治”、“形盛脉细，少气不足以息者危”、“形瘦脉大，胸中多气者死”、“形肉已脱，九候虽调，犹死”等，是属形气相失之例证。若见“色泽以浮，谓之易治；色夭不泽，谓之难已”，说明色浮泽光明者，其邪轻浅易治；色沉浊晦暗者，邪深重难治，故《灵枢·五色篇》：“察其浮沉，以知浅深，察其泽夭，以观成败。”若“脉从四时，谓之可治……脉逆四时，为不可治。”说明人随春温、夏热、秋凉、冬寒的不同变化，而见春弦、夏钩、秋毛、冬石的不同脉象。符合气候变化规律，即便有病亦易治，若“春得肺脉，夏得肾脉，秋得心脉，冬得脾脉，甚至皆悬绝沉涩者”，谓脉逆四时，预后不良，只有明确真脏脉的意义，注重四诊合参，本着“乃治之无后其时”、“取之以时”的原则，早期进行治疗，防止真脏脉的出现。

汉代，在《黄帝八十一难经》中记载的内容，基本与《内经》所载类同，如《难经·十五难》：“啄啄连属，其中微曲曰病；来如解索，去如弹石曰死。”王叔和《脉经》中，记载怪脉有八种，如釜中汤沸，如鱼之翔者死；如转豆者死；如偃刀者死。

唐代，在孙思邈所著《千金方》中，记载了九种“反逆脉”的名称。对其脉象的形状，却未详细描述。

元代，医家危亦林，将这些不同形状的真脏脉，提出怪脉学说，在所著《世医得效方》一书中，列出十个怪脉：釜沸、鱼翔、弹石、解索、屋漏、虾游、雀啄、偃刀、转豆、麻促十种脉象，以上称为十怪脉，均为脏气衰败之后出现的真脏脉象。后世医家一些文献中据此引用，如明·李梴的《医学入门》、《医宗必读》中，列有“死脉总诀”、“死绝脉”类，亦有的医家将“十怪脉”中的偃刀、转豆、麻促三脉除去，而称为“七怪脉”。如建国后，出版《中医诊断学讲义》中，便列有“七怪脉”等名称。这些怪脉，一般是由复合脉象组合而成的，以单个形容词，很难概括全面，因此，多采取譬喻方法，借助二个汉字词语，描绘一种脉的征象，如“鱼翔”、“雀啄”、或“屋漏”等，颇为生动。

十怪脉也是后世若干医生，临床脉诊经验的积累，由于古代条件的限制，脉诊经验在某种程度上，是采取口传心授，文字记述不多。各种脉象所指，难免有重复，或不当之处。例如“釜沸”和“转豆”，都有运行频数，纷乱和细弱的特点；“鱼翔”、“解索”、“虾游”都是脉至不定，息数俱无，脉形浮泛或隐约。而每种怪脉所表现的临床情况或心律改变，亦互有重叠的地方。

十怪脉虽然与常见的脉象有很大差别，但尚未被临床医务工作者所普遍熟悉。由于十怪脉，对临床急、危、重症的诊断，病情观察和预后评估，都有较大的价值，手段简单，无需任何设备，所以是祖国医学中极为宝贵的遗产。因此，值得进一步发掘、整理与研究。这是摆在我们今后工作中一项艰巨的任务。

## 第一节　散涩釜翔类

在怪脉类的范围内，此类脉具有散、涩、结、代的特点组合成的脉象，乃由阳气独盛，血少亡阴，阴阳离决之时。脉一息十至左右，脉搏急数，往来无力，浅露肌表，节律不整的脉象，脉率160次/分左右。《内经》称为“死脉”、“浮合脉”，《难经》称“至脉”。如釜沸、鱼翔、解索、虾游、麻促等脉，皆可归类于本节内。

### 1. 釜沸脉

#### 1.1　位形与诊法

浮数之极，一息十至，有出无入，如釜沸中空。

《素问·平人气象论》：“死肺脉来，如物之浮，如风吹毛，曰肺死。”

《难经·十五难》：“按之消索，如风吹毛曰死。”

按：肺之死脉，其形飘浮无根，如物浮在水面而无根，如风吹草散乱飘腾之象，又如风吹毛而浮散无伦。此属但毛无胃，失去冲和胃气的死脉。消索，是衰落消寂的现象，其义同上。

《素问·大奇论》："脉至浮合，浮合如数，一息十至以上，是经气予不足也。微见九十日死。"

按：脉来应指，如水之波浪，忽分忽合，极难分辨，行疾速而动，其状如汤沸一样，一息十至以上，乃经气衰极所致。始见此脉，预期九十日死，若见此脉已久，则不必九十日也。

《脉经》："三部脉如釜中汤沸，朝得暮死，夜半得日中死，日中得夜半死。"

《世医得效方》："釜沸，脉在皮肤，有出无入。如汤涌沸，息数俱无。乃三阳数极，无阴之候。"

按：危亦林在《内经》、《难经》、《脉经》的基础上，明确提出釜沸是怪脉之形，给后世脉学的发展，产生了深远的影响。本文"息数俱无"句，言之不当，此属六脉搏动不见之象，据前文言，当为息数不清为妥，今改之。

《普济方》："釜沸之状，如汤涌沸，指下寻按之，中央起四畔倾流，有进有退，殊无息数。"

按：朱氏等人对釜沸脉的描述，有一定独特见解，但对"有进有退"句，当为有进无退之谓也，是原文之义，或是传写之误，尚不得而知。然据下文"釜沸之状，气有出而无入，有来而无往"，当为复写之误。

《医学入门》："釜沸脉在肉，有出无入，涌涌如羹上之肥，皆死脉也。若用药饵克伐立亡，暴见者，急宜参、芪、归、附救之，多有余生。"

按：釜沸脉位，在肌肉之上，皮肤之下，有出无入，如汤沸一样，沸腾外涌。又好似餐盘里汤羹上漂浮的油脂，不断向外溢出。见到这种脉的形状，便是凶候绝死之脉。若用攻伐药治之，病会加剧。因此，急性病治之，宜采用人参、黄芪、当归、附子之类药救治，尚有挽回的余地。

《时氏诊断学》："釜沸：如汤沸之无根。"

《中医诊断学》："脉在皮肤，浮数之极，如釜沸中空，绝无根脚。"

《中医名词术语选释》："釜沸脉……浮数之极，有出无入，如锅中水沸，绝无根脚。"

汪慎之："如釜中沸汤。"

崔玉田："如釜中水，火燃而沸，有出无入，阴阳气绝也。"

按：以上据经文及各家论述之意，釜沸脉搏动，其位浮浅于皮肤，有出无入，脉率极快，一息十至以上，约合 180 次/分以上，息数尚清楚，节律基本上规则。其状如锅中煮沸之水，沸腾时而不停的外冒水泡似的，其内中空，故称谓釜沸。

1.2 特点

1.2.1 釜沸脉体在肌肤浅表层可触及到搏动，脉率极快，一息十余至，约合 150～200 次/分以上，息数尚清晰，如釜中汤沸，有出无入，绝无根脚。

1.2.2 轻触及即应指，脉来极数而滑利无力，稍重按脉动消失，其脉搏节律基本规整，无疏密表现，但计数较为困难。

1.2.3 脉中无冲和之象，失掉了胃气、神气、根蒂的形态。

1.2.4 釜沸脉具有散、涩、结、代脉等特征，心率值约在 150～200 次/分以上，不易测定，脉律虽然基本规则，但它常可突然发作，突然终止的出现。

1.2.5 相应的心电图改变 心脏房颤频率快，多见室性心动过速；室上性心动过速的频率极快，且持续时间较长。

1.2.6 脉波图变化 脉波频率极快，约在180次/分以上，节律较规整。主波幅有明显降低倾向，波群形状多呈丘状型图象。

1.2.7 临证特征 具有多次反复发作史，一日数次或数日一次，数月数年一次，或一生一次者；发作持续时间：有秒、分、时、日的数目不等，个别可持续7天左右。

1.2.8 人迎脉处可触到或闻及“大炮波”、“大炮音”，（心房与心室同时收缩，或心房收缩在三尖瓣开放前形成）。

1.3 脉理 阳热炽盛，阴液枯竭，阴阳离和，热极则阳亢，鼓搏于脉，脉气运行极速，阳亢则孤阳浮越于表；阴液枯竭，阴血极少，脉道源竭，搏血不足，脉行无力。如釜沸中空，漫无根脚之象。《普济方》：“夫阴在内阳为之守也。阳数极而亡阴，则气无所守，故奔腾而沸涌。气亡则形亡，此所以为必死。”

现代医学认为 交感神经异常兴奋性增高，心脏发生严重机能或器质性改变，心率骤然增快，心脏舒张期缩短，心室舒张不全，心血充盈量减少，心输血量减少，周围血管扩张，外周阻力极度降低，血压降低或无，微血管衰竭所致。王端义：“釜沸脉：心率很快，血管弹性阻力很差。”（山东医药.2：26；1978）郭云赓：“因心室率过快，心排血量低，故脉压差很小，脉搏快弱，计数不清。心音微弱，血压很低，如非及时处理，易致死亡。”（论十怪脉.中医杂志.1990.7；11页）

1.4 主证

1.4.1 三阳热极 突然寒战高热，头痛恶心，烦躁口渴，苔黄。或见头面红肿，或颐肿，或咽喉肿痛白腐，或身发斑疹。

1.4.2 阴津枯竭 心悸烦躁，恐惧惊厥，手足麻木，呼多吸少，倚息不得卧，或视力模糊，头目昏晕，甚至晕厥不省人事。

按：釜沸脉属于七怪脉范畴，脉见浮数之极，次数难以测定，节律尚且规整，如锅中水沸之空泡，有出无入，绝无根脚。多为阳热极盛，阴精竭绝之危候。危亦林提出：“乃三阳数极，无阴之候，朝见夕死，夕见朝死。”《普济方》：“三阳之数极而亡阴之候，盖火为阳，水为阴，以阳亡阴，以水胜火，所以取于釜沸者，名与义俱得之者也……故诊见之，旦占夕死，夕占旦死。”《三指禅》：“沸釜之脉涌如羹，一占此脉旦夕死。”

临床确实有些病证，在危候之时可以出现此脉。例如，一些传染性热病，高热昏迷的危重期，各种严重器质性心脏病患者，无器质性心脏病的人，可由情绪过度激动，劳累过度，饮酒过量，或吸烟过多等，亦可引发釜沸脉。其次电解质紊乱的低血钾症，以及药物中毒，或用量不当，皆可诱发。

心脏有无器质性改变，与釜沸脉出现时的证候特征，以及持续时间的长短，有着密切的关系。无器质性心脏病人，若釜沸脉持续时间较短，症见心悸、恐惧、头昏、肢麻等，预后较好；若釜沸脉持续时间长者，达数日或七天以上者，症见心衰、晕厥，甚至可产生死亡。有器质性心脏病者出现釜沸脉，症见呼多吸少，张口而喘，不能平卧，血压降低等。如冠心病者，此时可出现心绞痛，或急性心肌梗塞，或见脑缺血者，症状出现，头昏目眩，视物模糊，面色苍白，晕厥不知人事。再如，室性心动过速，大多见于严重心脏病患者，其间易转化为室颤，或室扑而猝死，此时出现釜沸脉，提示预后不良。

在治疗上，根据临床表现，结合现代医学检查，以获得早期、及时的中西医治疗。同时根据釜沸脉出现及持续的时间，配合一些辅助治疗方法。如针刺三阴交、内关、人中穴。采取平补平泻或泻法，留针30分钟左右。或按压人迎脉，此处有颈动脉窦，位于下颌角下方。病人平卧，医者站立右侧，左拇指触及脉动处，向后内按压，并进行按摩，开始稍用力，逐渐加力，但不宜过重，避免完全阻断血行。在按压时，若脉率突然转慢，有力，即可中止。若按压后，1分钟内无改变，可停止一会，然后再重复按压一次，仍无效果，可更换另外一侧。有时重复按压5~6次，才能使脉率转变。或者结合屏气法（患者深吸气至不能再吸时，屏气闭声门，然后再用力呼气，直至不能坚持屏气为止）先用屏气法，后用此法，加强效果。本法老年患者慎用，有颈动脉狭窄及脑动脉硬化者禁用。严禁同时按压双侧的人迎脉。亦可用左手拇、食二指，分别按压左右眼球上部（术前病人闭目），用力要适当。对患有青光眼和高度近视者禁用。同时应尽快选用对症药物治疗。积极进行病因的治疗，消除隐患，达到治本的目的。

1.5 主病

1.5.1 传染科 某些乙脑、流脑、菌痢、败血症的极期或危重期，出现昏迷、晕厥，属阳热炽盛，或阴津脱竭阶段。

1.5.2 内科 各种器质心脏病患者，如冠心病、先天性心脏病、风心病、心肌病、甲亢性心脏病所致的充血性心力衰竭、心律紊乱，多见于阵发性心动过速、心房扑动，或严重的心律失常，属阳热亢盛，或阴津脱竭。呼吸衰竭、严重贫血、白血病晚期、脑血管溢外危候期，证属亡阳、亡阴时。

1.5.3 其他 胸膈肿瘤晚期，肺癌晚期，证属阴阳离绝，气阴脱竭期。过量饮酒，劳累过度，情志极度激动，或服某些药物中毒，或服之不当，如洋地黄、异丙基肾上腺素、低血钾等，可出现一时性脉象改变。

1.6 鉴别

釜沸脉与鱼翔、麻促等脉，在脉率至数上皆极数。釜沸脉的节律大多较为规则。在力势上，其搏动从开始发现，到终止时，无明显改变。鱼翔脉自初期出现，或者在短时间内，其脉来有力，但继而开始变弱而无力，似有似无，节律出现不规整。麻促脉的节律极度紊乱，脉形微弱，搏动极其无力。在诊法上，釜沸脉触及到，便一直形体清楚，无大的变化。鱼翔脉初期或短时间内，脉体清晰，自后形体不清楚，似有若无，状似伏脉，但浮泛极数。麻促脉的形体始终模糊，辨别不清。在脉图上，釜沸脉图变化大，波群规则，多呈丘状波；鱼翔脉象图，其脉出现前后的图形相类似，脉波图形无明显变异；麻促脉图波群间的振幅，大小与时限长短变化显著。

在心电图上，釜沸脉多为室上性心动过速；鱼翔脉为室性心动过速；麻促脉为多源性室性心动过速，三者不难区分。

1.7 歌诀

釜沸中空极浮数，有出无入如汤沸。
一息十至无根神，阳热炽盛阴津涸。
壮热寒战头痛渴，咽肿烦躁心动弱。
肢麻晕厥人不识，气喘息微命被夺。

## 2. 鱼翔脉

2.1 位形与诊法

脉行浅表，数急而乱，关部微弱，寸尺显见，或寸关微弱，尺部显见。

《脉经》："鱼翔者，似鱼不行而单掉尾动头，身摇而久住是也。"

按：王叔和在"扁鹊诊诸反逆死脉要诀"中，提出鱼翔脉，为后世医家论述怪脉学说奠定了基础。所谓鱼翔，即似鱼在水中，静止不动，而其尾与头摆动，又似鱼身在原地不停的摇动，始终身不离其位。以此比喻寸口脉中，寸关尺三部脉搏动的不同形态，或寸（头）尺（尾）部脉清晰可见，而关部脉极微弱似无之感，或寸关尺三部搏动极其微弱，但尚能辨别出其动，不离其位。

《脉诀》："鱼翔似有一似无。"

《脉诀刊误》："《脉经》云：鱼翔者，似鱼不行而但掉尾动头，身摇而久住者，是也。"又引吴仲广："脉来指下，寻之即有，泛泛高虚，前定而后动，殊无息数，宛如鱼游于水面，头不动而尾缓摇之貌。"

《世医得效方》："脉在皮肤，头定而尾摇，浮浮泛泛，三阴数极……鱼翔脉似有似无。"

按：以上诸家皆据《脉经》之意，提出鱼翔脉来，浅露于皮表，在寸口脉寸（关）处搏动微弱不显，而尺部搏动显见，故曰"头定而尾摇"。或关部脉动微弱，而寸尺部脉动显见，故曰"似鱼不行而但掉尾动头。"浮泛乏力，搏动极数，息数乱而不清。稍按则无，或脉行似有潜伏，故曰"似有似无"。

《普济方》："鱼翔之状，宛如鱼游于水面，但尾掉而身首俱不动，其脉浮于肤上，不进不退，指下寻之，其首定而尾缓摇，时起时下，有类乎鱼之游于水，是为鱼翔也。"又："夫鱼之为物，浮阳者也，阳潜则在于渊未翔也，阳升则在乎渚斯翔也。"

《医学入门》："鱼翔脉在皮肤，其本不动而末强摇，如鱼在水中，身首帖然，而尾独悠飏之状。"

《脉诀乳海》："鱼跃者，鱼翔脉也。迟疑掉尾者，头不动而尾摇，撇然一厥也。"

《三指禅》："鱼翔澄澄而迟疑掉尾。"又："加以两息一至，犹鱼之在水中，头身贴然不动，而尾良久一掉。"

按：两息一至，乃为败损之脉，是一种异常缓慢的脉率。诸家认为鱼翔脉极数，非是"迟疑掉尾"、"两息一至"，故此说存疑。

《中医诊断学》："鱼翔：脉在皮肤，头定而尾摇，浮浮泛泛，似有似无，如鱼翔的状态。"

《时氏诊断学》："鱼翔：泛泛欲浮。"

《四诊诀微》："鱼翔脉，其脉本不动，而末强摇。"

《中医名词术语选释》："脉搏似有似无，如鱼翔之状。"

按：从以上诸多医家的论述，结合临床实践体验，鱼翔脉位浅露皮表，脉率极数，约在160～200次/分左右，节律不齐，寸口三部脉搏动以无力为主，但常表现强弱不一，如脉寸、关部搏动有微弱似无之感，而尺部搏动似有而显见，或稍按即无，或似有似无，且易合并或转化为其他怪危之脉形象。

2.2 特点

2.2.1 位浮浅表，初期形体轮阔清晰，起落变化易见，持续一段时间之后，脉的力势逐渐或突然减弱。脉率极数，约160～200次/分间，节律多不规则。

2.2.2 寸口脉中，可出现关部弱，范围固定，但有模糊似无感，寸、尺部较关部浅而易见，似有感觉；或寸关尺三部脉来似有，但极其微弱，不离其位。或寸关微弱，而尺部显见。

2.2.3 切诊时，手指开始触及似有，稍按即无，或似有若无，其体极其软弱无力，毫无冲和之象。脉中胃气、神气、根蒂全失。

2.2.4 脉图特征 脉波频率快，一般在160～200次/分间。主波振幅较发作前明显降低，脉波群的形态可无变化，柱状波型，潮波与重搏波消失，或重搏波低位。

2.3 脉理

阴寒之邪盛极，损伤阳气，以致阳气衰微而无力鼓搏脉行；阴阳将离，孤阳无依而浮越于外，呈虚性亢进之势，脉气行速极数而乱，浮泛无力，似有似无，如鱼翔之状。《普济方》："脉至若是者，乃以三阴数极，不能与阳相使，故动翔，应诊于肤表。"

现代医学认为 多与交感神经与迷走神经发生异常，心脏产生严重的实质性损害，心室率搏动过速，心率超过160次/分以上，心排血量减少，心肌极度疲劳，节律紊乱，循环缺血，外周阻力极度降低，血管壁弹性减弱，血压降低或无，微血管衰竭等因素有关。

2.4 主证

2.4.1 三阴寒极 身凉肢冷，下利清谷，小便遗失色清。

2.4.2 肾竭阳亡 面色苍白，四肢逆冷，呼吸微息，精神恍惚，大汗淋漓。

按：鱼翔脉属于七怪脉范畴，脉行浅表，寸尺显见，数急而乱，关部微弱。"似鱼不行而单掉尾头"（《脉经》）、"脉在皮肤，头定而尾摇"（《世医得效方》）。多主三阴寒极，肾绝阳亡之候。元·戴起宗引吴仲广："主肾与命门俱绝，卫气与营气两亡，旦占夕死。"《普济方》释："主肾与命门俱绝，卫气与荣血两亡，'阴阳别论'曰：'别于阳者，知病从来，别于阴者，知死生之期，脉至于此，阴极而亡阳，则不可期以日矣，故夜半占日中死，日中占夜半死'。"《中医诊断学讲义》："乃三阴寒极，为亡阳之候。"

现代医家认为鱼翔脉的出现，是一种严重的心律失常所引起的脉搏变化，常见于室性心动过速。极快的心室率会严重损害心脏。临床多见于急性广泛性心肌梗塞、严重心肌缺氧、重度心肌炎等，可发生晕厥、昏迷、休克，迅速并发肺水肿和心绞痛。另外，在药物中毒或严重过敏情况下，亦会出现。对于慢性消耗性疾病，不能饮食，出现低血钾证候时，亦可出现鱼翔脉。因此，见到此脉时，应立即组织人员抢救，并用心电图机进行监护，随时进行治疗。若救治不及，或治疗不得当，便可发生心力衰竭，心室颤动易使心脏搏动骤然停止，亡阳气绝而失去生命。

2.5 主病

2.5.1 内科 各种器质性心脏病患者，如风心病、心肌病、冠心病、心绞痛、克山病等，导致心脏发生严重的实质损害，出现急性、广泛性心肌梗塞，严重心肌缺氧，心律紊乱，高度房室传导阻滞，完全性房室传导阻滞，证属亡阳气衰者。尿毒症晚期，证属肾竭亡阳者。呼吸衰竭、休克型肺炎，证属三阴寒极，气微亡阳者。脑血管溢外危重型，证属阴阳离绝者。或见于一些慢性消耗性疾病，长期纳食量少，或不能进食，极度消瘦，缺钾严重，证属气津竭绝者。

2.5.2 其他 药物中毒，如川附子、奎尼丁，用量过大，洋地黄中毒。各种癌肿晚期，极度消瘦，不能进食，或呕吐、泻下太过，证属气阴枯竭，阴阳离绝之时。

2.6 鉴别 鱼翔脉与釜沸脉的鉴别，详见釜沸脉节。

2.7 歌诀

鱼翔皮表急数乱，掉尾动头身摇般。
似有若无形虚极，肾竭阳绝三阴寒。
关部微弱寸尺看，寸关弱微尺部掺。
身凉肢冷清谷下，营卫衰败津液干。

### 3. 麻促脉

3.1 形数与诊法

细微至甚，急促纷乱，浮沉显见，如麻子动摇。

《素问·玉机真藏论》："真肺脉至，大而虚，如以毛羽中人肤，色白赤不泽，毛折乃死。"

按：《内经》提出肺的真脏脉，其形大而空虚，似羽毛循摩人的皮肤一样，轻虚力软。白色乃肺所系，若兼赤色而晦暗者，火刑金也，故曰死也。为后世医家创立麻促之脉，开辟了先河，奠定了基础。至今在临床仍有一定学术研究价值。

《脉经》："脉有表无里者死……结脉在指下如麻子动摇属肾，名曰结去，死近也。"

按：魏晋时期，王叔和《脉经》，首次将"麻子动摇"之脉，称为"结去"脉，最早认识到此脉有类乎结脉之象，其形如麻子粒那样细小，搏动没有一定规律，往来零乱，有出无入，浅显于肌表，此乃肾之真脏脉外露，属肾脏机能将竭之先兆也。对于属肾与"结去脉"所论，后世医家多不赞同。

《医世得效方》："脉如麻子之纷乱，细微至甚。"

按：元代危亦林在《脉经》基础上，更加具体提出麻促脉的搏动如麻子一般，纷乱无序，且形体极其细小，以致有往来不清之意，故提名为麻促之脉，得到诸多医家的认同。

《普济方》："麻促之状，应指如麻子之戚促，散乱分离，殊无均和之意，盖麻之生也，其征不一，毅之甚细而分错者也。"

汪慎之："麻促：脉如麻子之纷乱细微。"

《中医名词术语选释》："麻促脉，十怪脉的一种，脉搏急促而零乱。"

王端义："脉如乱麻，细微至甚。"（山东医药.2期.1978年）

《中医脉象研究》："麻促脉常居沉位，脉来细弱无力，脉律不齐，脉率疾数而见有结脉象。脉率多在150次/分以上，有时测数困难。"

按：总观上述各家之说，麻促脉来，细微至甚，往来急促，脉率达160次/分左右，节律不规整，沉候方显，如麻子动摇不定。

3.2 特点

3.2.1 麻促脉俱有细、微、散、涩、疾、促、结等脉之特征。

3.2.1.1 形体极其细小，近乎于微，甚或触摸不清。

3.2.1.2　有出无入，搏动零乱如麻子，浅显于肌表。

3.2.1.3　脉率极数，约在160次/分以上，不易测定其数。

3.2.1.4　脉律不规则，带有急促、结代之象。

3.2.2　沉候时，脉的搏动仍显见，但极其微弱，按脉动的感觉可分为：

3.2.2.1　指下有脉动感，呈细微欲绝象。

3.2.2.2　指下无脉动感，呈细微已绝象。

以上这两种情况，用脉象仪等仪器测绘，有时均能描记到脉搏的存在，脉幅低，出现呈细脉脉图。

3.2.3　其脉全失胃气、神气、根蒂之象。

3.2.4　相应的心电图改变

3.2.4.1　有心搏存在

3.2.4.1.1　可见阵发性心动过速，特别是室性者。

3.2.4.1.2　阵发性心房扑动传导比例为1：1者。

3.2.4.1.3　各种休克，如窦性心动过速伴有新近心肌梗塞并发休克者。

3.2.4.1.4　急性心衰，心动过速。

以上病情在用手指切按过程中，可有指感或无指感（见3.2.2.1~3.2.2.2）。

3.2.4.2　心室收缩失调

3.2.4.2.1　完全性房室传导阻滞开始时，或阻滞过程中可见到。

3.2.4.2.2　阵发性心室扑动和心室纤颤时，可见到此脉。

3.2.5　脉图的变化

3.2.5.1　脉波率急速，常在160次/分以上。

3.2.5.2　脉波节律不规则，波群间存在有长间期。

3.2.5.3　主波幅降低明显，波群形态有变异，各波群形态基本相同。

3.3　脉理

肺主气司呼吸，敷布水谷之精，调养脏腑之机能，以朝百脉。今肺气将绝，津液输布失司，卫枯营竭，脉道缩涩而细微，相傅阴亡，心阳亦亡脱而无助，呈虚性亢进之势，阳浮散于外，故脉动呈显麻促纷乱之状。《普济方》："由肺元已绝，卫气已枯，荣气独涩，而阴阳错乱，故取于麻促之状也。"

现代医学认为　多与交感神经发生异常兴奋性，心脏出现严重心律紊乱，呈现多源性室性心动过速，心率可达160次/分以上，心律不齐，心输血量极度减少，循环血量降低，血管壁弹性异常减弱，外周阻力显著低下，血压降低或无，微血管缺血等因素有关。《中医脉象研究》："麻促脉主要为多源性室性心动过速（紊乱性心室律）时的脉象。多源性室性心律常由多个节凑点控制，此时心室内可能同时存在几种心律失常，如短阵性室速、心室扑动、心室颤动、多源性室性早搏等。因此，心室率快而又极度紊乱，导致脉率极数，脉律零乱如麻子之纷乱；同时，由于心室律过快，心搏出量低，充盈血管不足，使脉体细弱无力。"

3.4　主证

3.4.1　肺气败绝　呼吸急促而微弱，喘息无力。

3.4.2　卫枯营竭　面色苍白，肌肤寒冷，全身消瘦，皮毛枯槁，毫无光泽。

按：麻促脉属于十怪脉的范畴，其形体细小之极，微弱无力，浮沉取皆可见到，往来急促，如麻子纷乱，是一种严重心律紊乱时的脉搏表现。脉率极数，约160次/分以上，节律极不规则，由于心室输出血量明显减少，循环缺血，血压显著降低时，故脉搏细微力弱似绝之象。自《脉经》之后，诸多医家认为主肺脏败绝，营卫枯竭之候。元·危亦林："盖卫枯荣血独涩，轻者三日死，重者一日殂矣。"《医宗金鉴》："肺绝维何？如风吹毛，毛羽中肤，三日而号。"此种说法，与《内经》提出"真肺脉至"，与肺真脏脉的出现是相一致的。

从临床实践验证，麻促脉主要见于濒死的人，严重的心脏病，急性热病，出现高热不退，伤阴脱液太过，或胃肠疾患，长期少食，大量吐泻，或手术后，出现电解质紊乱，严重低血钾，或某些药物中毒，引起多源性室性心动过速，并随时可出现心室颤动，预示疾病危候即至，此时应积极组织人员抢救治疗。如果处理恰当，尚有挽留病人的一分生机。若出现低血钾症，应及时静脉补钾补液，进行心电图监护，检测血钾离子量，必要时配合针刺人中、足三里、内关穴等，根据病证轻重，施以补泻手法，并进行留针。

对于药物中毒引起的，如洋地黄口服过量，应立即停服此类药物，在有经验医师指导下，或静脉注射苯妥英钠等药，留病人住院观察治疗。采用多种仪器进行监护。

3.5 主病

3.5.1 各种严重心脏病，出现异常心律紊乱，一般常见于多源性室性心动过速。如多源性室性早搏，心室颤动，心室扑动等。属阴竭阳脱，阴阳离决之时。或见于胃肠疾病，饮食不进，呕吐泄泻引起重度脱水，或热病伤阴，脱液严重者，证属液亏气脱，亡阴亡阳，危候病人。

3.5.2 其他　热性传染病的极期，证属热病伤阴，气脱亡阳。严重的药物中毒，如洋地黄、锑剂等用之不当，证属心阳欲脱，阴阳败离时。

3.6 鉴别

3.6.1 麻促脉与鱼翔脉　两者脉率至数均极数。但麻促脉的节律紊乱不齐，搏动细微，力弱，纷乱，如麻子状，无强弱交替的改变；鱼翔脉的搏动节律基本规整，搏动力弱，亦可突然增强，可出现强弱交替的变化。同时在搏动力减弱的情况下，易与麻促脉相混淆。

3.6.2 麻促脉与解索脉　两脉节律皆不规整，散乱无序。麻促脉率极数，细微力弱，迟数与强弱的变化，时有时无不典型，搏动形体模糊不清。解索脉率较之缓慢，迟数与强弱变化明显，非常典型，搏动形体清楚易辨。

3.7 歌诀

麻促零乱急促接，举按细微动摇觉。
脉中失却胃根神，指下未绝或已缺。
肺败卫衰营阴竭，气脱无助力行怯。
精血散尽肌肤冷，皮毛枯槁命光灭。

## 4. 解索脉

4.1 形态与诊法

乍疏乍密，忽大忽小，力强或弱，散乱无序，如解绳索。

《素问·平人气象论》：“死肾脉来，发如夺索。”

吴昆：“两人争夺其索，引长而坚劲也。”

按：经文主要描述了肾脏死脉的形象。夺索，是形容如两人争夺挺长而硬绳索，坚劲有力之状，为后世医家论述的解索脉象，奠定了基础。

《素问·玉机真藏论》：“真脾脉至，弱而乍数乍疏，色黄青不泽，毛折乃死。”

按：此经文提出脾真脏脉来，“弱而乍数乍疏”，疏，动稀之义，数，连动之义，即脉动有忽密忽疏形象，往来快慢交替出现而无规律，但后世以乍疏乍密相称，譬做解乱绳之状，并归于解索脉中，虽与经文原意相违。但以此形容解索脉，却十分恰当。

《难经·十五难》：“冬脉石，反者为病……来如解索，去如弹石曰死。”

按：本难提出冬石脉，由脉气来时，沉濡带滑而显石象，为正常冬季脉象。并以常衡变，若脉气来时长而软，似解绳索那样地无力，而去时则急促有力，象以弓弹石一般，即为死脉。冬石脉，它相应肾脏，属于冬旺的北方水。脉中只有石象，没有冲和的胃气，便是肾真脏脉显露，故称为死脉了。

《伤寒论》：“脉至乍数乍疏者死，脉至如转索，其曰死。”

按：这是仲景以脉象判断疾病的死候。脉来忽而快，忽而慢，毫无秩序的必死。脉紧急而硬，好象绞紧的绳索，也主死候。脉紧急如转索，此必无柔软之象，乃胃气已绝，故主死。

《脉经》：“脉来如解索者死。解索者，动数而随散乱，无复次绪也。”

按：叔和提出解索脉，脉来至数较快，散乱无序，反复出现，而无一定规律性。好象用手摸在长而散乱无序的绳索上那样，乍疏乍密。

高阳生《脉诀》：“搭指散乱真解索。”

《脉诀刊误》：“解索者，动数而随散乱，无复次序也。”又引吴仲广：“解索者，其形见于两尺，脉来指下，散而不聚，若分于两畔，更无息数。”

按：这是元·戴起宗据《脉经》及吴仲广所说，进一步解释解索脉，时快时慢，散乱无序，反复不定之象。或其脉见于两寸口脉的尺部，脉来时其形散漫不聚者，乃是肾气与命门之火皆亡。若脉来如弹石，去如解索。《难经·十五难》：“来如解索，去如弹石”，通指一脉来去而言，今分为两脉（两畔），岂不更散乱无序，息数更难测定了。故戴氏又引汪机之语：“机按：《脉经》云‘来如弹石，去如解索’，似通指一脉来去而言也，今此分为二脉，则与脉经相反矣，宜考之。”（《脉经》应为《难经》，此有传写之误）

《世医得效方》：“解索，脉如解乱绳之状，散散无序。”

《医学入门》：“解索脉如解乱绳之状，指下散散无复次弟，五脏绝也。”

《普济方》：“解索之状，指下散乱，息数无准，或聚或散，如绳索之解，而无收约。”

《三指禅》：“解索散散而无聚。”又：“解索之脉，犹解乱索，指下乍疏乍密。”

《脉诀乳海》：“解索者，谓如索之朽坏，解散无复次序也。”

《脉义简摩》：“解索者，动数而随散乱，无复次绪也。”

《时氏诊断学》：“夺索，乱如解索之状。”

《中医诊断学》：“脉在筋肉之上，乍疏乍密，散乱无序，如解乱绳之状。”

汪慎之：“解索：或聚或散，如绳索之解。”

《中医名词术语选释》：“脉象忽疏忽密，节律紊乱，如解索之状。”

《脉象图的研究》："解索脉：如解乱绳，散散无序，忽疏忽密，忽大忽细。"

按：自元代危亦林提出解索脉的名称及形状后，后世医家与此的见解基本一致，认为解索脉来，忽快忽慢，忽强忽弱，忽大忽小，散漫不聚，反复出现，如解绳索，速率多在85～140次/分之间，其快慢与强弱交替出现较为明显，且多见于两尺部，宜在浮、中二部探取之。

4.2 特点

4.2.1 解索脉脉律不规则，散乱无序，脉率时快时慢，多在90～130次/分之间；脉体或大或小，脉力可强可弱，强者坚劲有力而长，弱者细软无力而散，且速率快慢与力势强弱常交替出现，形象清晰。

4.2.2 临床常分阵发性与持久性两种类型：阵发性解索脉发作时间短，常出现在数秒、数小时、数日内，脉率较快，常在100次/分以下；持久性解索脉可持续数周、数月、或数年以上，脉率常在100次/分以下。阵发性解索乱，经反复发作，甚至可演化为持久性的解索脉。

4.2.3 解索脉全无胃气、神气、根蒂之象。

4.2.4 相应的心电图改变 具有多源性异位起搏点，且在一定时间内有多变的心律失常。

4.2.4.1 病窦表现为心动过缓－心动过速交替综合征者。

4.2.4.2 房性心动过速伴显著不规则的房室传导阻滞。

4.2.4.3 连接区性或室性心动过速伴显著不规则的传出阻滞。

4.2.4.4 房颤，出现如短暂性阵发性房颤。

4.2.5 脉图特征

4.2.5.1 各波群形态可出现变异或不规正。

4.2.5.2 有的波群间期时限存有差异。

4.2.5.3 脉搏率快，多在100次/分上下，频率快慢有变，节律无规则。

4.2.5.4 脉波振幅高低不等，差异极大。

4.3 脉理

"肾为先天之本"，命门则是人体生命的根蒂，内涵真阳，并蕴藏真阴，肾与命门之火俱亡，阴无蒸腾则不化，有阴无阳，则"孤阴不生"，脉中气血逆乱，动行无序，故脉见忽快忽慢，忽强忽弱，散乱不聚，如解绳索状，或尺部显见。《普济方》："夫索之为物，纠而成之者也。纠则合，解则散，合则包而实。散则利而流。"《内经》曰："冬脉如营，万物之所以合藏，故两尺之脉，则宜纠而合、包而实者为正，今也根本离索，真气无所结固，而解散不能以纠合矣，则脉亦如之。"

现代医学认为 多与交感神经兴奋性异常增高，心脏产生严重的器质性或功能性改变，心房的自律性增高，发生心房颤动，可引起心室率快慢不匀和心室搏动强弱不一的交替出现。脉亦会发生忽快忽慢，忽强忽弱的变化。当连续两次心脏收缩的时距变短，心室舒张充盈时间缩短时，回心血量与心排血量减少，脉的搏动则变弱，若连续两次心脏收缩的时距变长，心室得到全部充盈，心排血量增多，脉的搏动则变强。脉象这种变化还与周围血管，血管壁弹性，外周阻力，微血管等因素极度异常有关。因此，具备以上条件，便可出现解索脉。

4.4 主证

4.4.1 肾脏气绝　面色黯暗，耳聋，目不视物，二便失禁，昏厥不知人事。

4.4.2 命门火亡　精神萎靡，或神识不清，腰脊冷痛，面部浮肿，二便皆无。

按：解索脉属于七怪脉的范畴，《内经》最早称为“夺索”。自元代医家危亦林提出为十怪脉之一，后世医家皆赞同之。认为解索脉忽疏忽密，动数散乱，澳漫不聚，无复次绪，状如解索。多主肾气竭绝，命门之火消亡之候。《世医得效方》：“解索……肾与命门之气皆亡。戊己日笃，辰巳日不治。”《普济方》认为：“由肾与命门气皆亡，形枯髓竭，故脉之应如是也……故解索之脉形于两尺者，以戊己日笃，辰巳曰死。”近人崔玉田：“散乱如解绳索，精血竭绝也。”

现代医学认为，出现解索脉大多数病人，心脏必有器质性改变，有较严重的心肌病变的存在。临床常见冠心病，高血压性心脏病，风心病，肺心病，心肌病，心包炎及先天性心脏病等。如冠心病发作时，病人可出现心绞痛，或导致心肌梗塞，症见心前区疼痛，胸闷憋气，心悸气短，口唇发绀，周身乏力等。严重者，可并发心力衰竭和心源性休克（心阳衰亡），此时可见到阵发性解索脉。还有一些心脏病患者，处于严重二尖瓣狭窄及关闭不全的情况，可见到持久性解索脉，脉率不快，常在80～100次/分之间，无明显体症存在。当脉率增快在100～130次/分时，二尖瓣严重狭窄，出现心力衰竭及肺内瘀血时，同时存在明显症状，如呼吸困难，口唇紫绀，咯吐鲜血，神识不清等。又可出现阵发性解索脉加重情况，应尽快急救回阳，益气固脱，中西医结合治疗，输入黄芪、丹参、生脉饮，或洋地黄类药物，或口服人参、西洋参、麦冬等药益气回阳。同时应卧床休息，服用其他一些药物治疗，并随时用心脏仪器监护，以便及时的进行调治。

4.5 主病

4.5.1 内科　冠心病，高血压性心脏病，风心病，肺心病，心肌炎，缩窄性心包炎，先天性心脏病的房间隔缺损等，发生心绞痛，或心肌梗塞，或心力衰竭，或心源性休克，甲状腺机能亢进并发心衰者。证属心阳暴脱，阴阳离决时。

4.5.2 其他方面　饮酒、饮食过量，过度劳累，情绪激动，严重呕吐、剧烈疼痛，肺内炎症等，可引起交感神经兴奋性亢进和心房的自律性增高，出现阵发性的解索脉，证属心阳欲脱，气血逆乱。

4.6 鉴别

4.6.1 解索脉与结脉　两脉动中皆有歇止象，止无定数。解索脉乍疏乍密，散乱无序，脉力强弱不一，其快慢与强弱交替出现显著。结脉迟时见有歇止，或数时见有歇止，只是单一出现，脉律规整，脉图易于鉴别。

4.6.2 解索脉与鬼祟脉　两脉均能出现强弱交替的改变。鬼祟脉，心搏节律正常，脉形可见忽大忽小变化，脉力可强弱交替出现，有一定规律性，无快慢不一的现象。弱者，一次脉动后无代偿期，体小而短，不能充满寸口脉三部，多见一部显露，随即而逝；强者，体大而长，搏动有力，能充满寸口脉三部。脉搏交替变化的强弱比例呈1∶1、1∶2、2∶2、2∶1等。有的指下不显，可由脉象仪测出。解索脉快慢与强弱交替的变化显著，无有规律性，散乱无序，极不规则，如解绳索状，脉图易于鉴别。

4.7 歌诀

散乱无序如解索，忽大忽小强弱拨。
息数无准聚或散，急缓交作随时过。
命门火亡肾气脱，腰脊冷痛久病卧。
目昏耳聋谷道停，身枯髓竭寿夭折。

## 5. 虾游脉

### 5.1 脉位形率

浮行皮肤，急数无力，隐约时显，短暂反复，如虾游水面。

《脉经》："脉如虾之游……虾游者，苒苒没不知所在，久乃复起，起辄迟而没去速者是也。"

按：这是王叔和《脉经·扁鹊诊诸反逆死脉要诀》中，提出脉往来似虾游状，浮于水面，有时则跃然而去，隐没消逝，稍停又复出，来时行迟而慢，去时脉数，极快的隐匿不显。出现脉律不整忽快忽慢，脉位浮沉不定，脉率偏数而紊乱之状。

《千金方》："脉如虾之游，如鱼之旋者死。"

高阳生《脉诀》："虾游静中跳一跃。"

《脉诀刊误》："《脉经》曰：'虾游者冉冉而起，寻复退没，不知所在，久乃复起，起辄迟而没去速者是也'。"又引吴仲广："脉来指下，若虾游于水面，沉沉不动，瞥然惊掉而去，将手欲趁，杳然不见，须臾于指下又来，良久准前复去，如虾游入水之形，瞥然而上，倏然而去。"

按：戴氏遵《脉经》之旨意，又引证吴氏之说，提出虾游脉浮在水面，即脉浅露皮肤表面。沉，隐也。其形隐隐约约，时而一跃而消逝，用手稍按则杳然不见，一会又复来，时隐时现，反复出现，持续很短时间又消逝。

《世医得效方》："脉在皮肤，如虾游水面，杳然不见，须臾又来甚急，又依前隐然不动。"

按：元·危亦林认为，此脉浅露于皮肤，如虾浮游水面，时而跃然而去不见，一会儿脉来甚急而数，依前又时隐时现搏动。此说与《脉经》"起辄迟而没去速者"之意类同。因此，脉律失常，可出现行速较快，浅露皮表，搏动无力，时隐时现，反复无常的状态。

《普济方》："虾游之状，指下寻之，若虾游于水面，不进不退，瞥然惊掉而去，冉冉寻之，杳然不见，须臾复于指下隐隐而来，应诊不动，倏尔还去。"

《医学入门》："虾游脉在皮肤，始则冉冉不动，少焉瞥然而去，久之倏尔复来。"

《三指禅》："虾游冉冉而进退难寻。"又："脉已濡细矣，加以十一二至满指是脉，犹虾之拥于水中，冉冉而进退难寻脉已沉矣。"

《脉诀乳海》："虾游者，冉冉而起，及细寻之，不知脉之所在，久而复起，迟迟辄没，言来迟去速也。"

按：清·王邦付《脉诀乳海》提出"迟迟辄没，言来迟去速"，是袭《脉经》之语，言虾游脉数极快之时，因搏动时隐时现，则无法测计其数。

《四诊抉微》："虾游脉，始则冉冉不动，沉时忽一浮。"

《时氏诊断学》："沉脉中间一浮，如虾之游动也。"

崔玉田："沉时忽浮，如虾游然，静中一动。"

按：虾游脉据众多医家所言，脉位浅露在皮肤，如虾游水面之状，脉的跳动无力，时隐时现，反反复复。沉，乃脉位极沉，近行筋骨，是有根蒂之象，虾游无胃无根，何能沉中一浮，此说不当。元·戴起宗引吴氏"沉沉不动"语，乃是隐隐约约、隐没之义，医者自当深悟其义。

《中医诊断学》："脉在皮肤，来则隐隐其形，时而跃然而去，如虾游冉冉，忽而一跃的状态。"

《中医名词术语选释》："脉跳时隐隐约约，去时一跃而消逝，如虾游之状。"

《脉象图的研究》："脉在皮肤，如虾游水，杳然不见，须臾复来。"

按：总上诸家所言，虾游脉是在危证时出现的一种脉象，脉的搏动极数行速，偶尔又可变的缓慢，脉率多在160次/分以上，脉位多浅表在皮肤，浮取无力，时隐时现，稍按则无，反复短暂的出现，如虾游水面，杳然不见。须臾又来，隐约甚急，倏尔还去。

5.2 特点

5.2.1 脉位浅露于肌表，如虾游水面；脉行急数，脉率可达160次/分以上；起落无力，时隐时现，时间短暂，反复出现；脉律紊乱，极不规则，此种脉象持续的时间较短，出现时仅有数秒、数分钟之间，个别可达1小时左右，心律极度紊乱不齐。

5.2.2 浮取搏动极其无力，稍按则无，脉数难以测定。

5.2.3 全失胃气、神气、根蒂之象，极其软弱，毫无冲和之气。

5.2.4 相应的心电图改变

5.2.4.1 房颤合并Ⅱ度房室传导阻滞。

5.2.4.2 显著窦性心动过缓（或伴连接区性逸搏心律）并发短阵室上性心速或房扑等，此为心动过速－心动过缓交替现象。上述二种心律失常均为病窦的表现。

5.2.4.3 窦性停搏伴结性逸搏者。

5.2.5 脉象图特征。

5.2.5.1 脉波频率较速，常在160次/分以上。

5.2.5.2 主波振幅常偏低明显。

5.2.5.3 常有短阵隐匿波出现。一般3～8个不等，可呈逐渐升高，或逐渐减低状态，波群形态变异，隐匿波反复出现。

5.3 脉理

病久不愈，阴损及阳，胃中阳竭，真脏脉显露，命门之火衰败，不能熏蒸脾土，脾失运化，则饮食不入，谷气已绝，气不接续，脉行无力，时隐时显；肾之精气耗尽，阳浮散于外，致脉速甚急或缓，故其状如虾游水面，隐隐有形，时而跃然而去。《普济方》："夫谷气以真气为本，相附而周荣于一身，以应十二脉之动，今也真气即丧，而谷气独存，则神无所依，故魂魄飞扬矣。"

现代医学认为 心脏发生器质性或功能性改变，心律极度紊乱，心室自律性增高而出现异位心律，发生扭转型室性心动过速，心输血量显著减少，周围血管收缩兼有偶尔扩张，外周阻力减弱，微血管衰竭，血压降低或无等因素有关。《中脉脉象研究》认为："由于心肌细胞内的钾离子大量丢失，心肌细胞动作电位产生不同程度的延长，使超常期兴奋性提高，心室自律性亦提高而产生异位心律，出现扭转型室速。发生扭转型室速时，心排血量明显减少，血压和脉搏消失，此种改变多是短暂的，一般只有3~5秒钟，可反复出现。因此，脉搏时隐时现，来则隐隐有其形，时而跃然而去，如虾游之状。”

5.4 主证

5.4.1 脾胃气竭 面色萎黄无华，精神疲惫，或神识不清，饮食不入，形体消瘦，肌肉枯削。

5.4.2 命火将亡 呼吸微弱，气短难续，面色苍白，神情恍惚，甚或不省人事，四肢厥冷，汗出不止。

按：虾游脉属于七怪脉的范畴，脉行表浅在皮肤，其搏动时隐时现，反复隐没，速率极数，多在160次/分以上，不易测计，节律紊乱，应指浮而无力，稍按则无，如虾游水面，冉冉不动，忽而一跃，瞥然而去，久乃倏尔复来，多主脾胃气绝，命门衰微之候。《世医得效方》：“醒者七日死，沉困者三日不治。”《脉诀刊误》认为：“此是神魂已去之候。一说，脾胃绝也。”《医学入门》：“脾胃绝也。”

现代医学认为，虾游脉是一种严重心律紊乱，危候征兆的脉象。多见于各种器质性心脏病，心肌病并发完全性房室传导阻滞，或服某些药物引起的反应，如灭虫宁、氯奎、奎尼丁、夹竹桃中毒。近人崔玉田认为：“多见于心肌疾病，风湿性心脏病，甲状腺中毒症，过量的服用毛地黄，但也可见于无心脏病的正常人。”《中医脉诊学》：“这种脉常见于梅毒性心脏病，动脉粥样硬化性心脏病伴发主动脉瓣关闭不全及心律失常和心力衰竭的状况之下。”

在治疗上，及时采用中西医结合抢救治疗。给予输液、补钾、中药口服，或用丹参、黄芪、生脉注射液，静脉给药，或扩充血糖，注射强心甙等药，尚有挽救余地。

5.5 主病

5.5.1 内科 各种器质性心脏病，出现充血性心力衰竭，严重的心律紊乱。如冠心病、心肌病、甲亢性心脏病伴发完全性房室传导阻滞者，或心动过缓，结性心律，室性自搏等发生高度房室传导阻滞者。证属心肾阳亡，脾胃气绝，或胃气枯竭，命门火衰。

5.4.2 其他 某些药物口服过量，或中毒时出现的反映：例如灭虫宁、奎尼丁、氯奎、双异丙吡胺、夹竹桃中毒。颅脑严重外伤情况下。

5.6 鉴别

5.6.1 虾游脉与麻促脉 两者脉来其速急数，脉率达160次/分以上，节律不齐，往来无力。虾游脉位浮在皮肤浅表层，时隐时现，反复隐没，持续时间较短；麻促脉，细微至甚，零乱如麻子，脉有结象。心电图：前者房颤合并Ⅱ度房室传导阻滞，显著窦性心动过缓并发短阵室上性心速或房扑等。出现心动过速－心动过缓交替现象，后者阵发性心动过速（室性），完全性房室传导阻滞初期或阻滞过程中可见到。脉图：两者脉波率频速，均在150~160次/分以上，脉波节律不规则。主波幅降低。麻促脉波群形态变异，但大多数波群相似；虾游脉波群形态变异，有短阵隐匿波反复出现。

5.7 歌诀

虾游浮中跳一跃，行速急数力虚怯，
寻复退没不知去，冉冉又起倏然歇。
谷气已绝脾胃竭，肾精耗尽命光灭。
面黄神疲汗不止，形消肌削肢冷厥。

# 第二节　败损屋漏类

在怪脉范围内，此类脉具有败损脉的特点。败，脏败；损，减损。乃由阴气独盛，精夺亡阳，阴阳离绝之时，脉一息一、二至，二息一至，或三、四息一至不等，是一息一至以下，一种搏动异常缓慢的脉象。脉率在20次/分以内为败脉，脉率约在30～40次/分为损脉，即“二损一败”之意。《内经》称为“少气”脉，《难经》称“损脉”，亦称“离经脉”。如七怪脉中“屋漏”脉，即为典型败损脉，归类于本节内。

1. *屋漏脉*

1.1　脉位率势

一息二至（以下），起落极慢，不匀或齐，三部有脉。

《素问·平人气象论》：“人一呼脉一动，一吸脉一动，曰少气。”又：“如屋之漏，如水之流，曰脾死。”

按：一呼脉动一次，一吸脉动一次，一息二至，乃少于平人之半，属正气不足，阳衰之兆，故曰少气。脾之真脏脉来，如鸟嘴之锐，如鸡爪后尖突之坚，又似屋之漏水，点滴无伦，如水流去而不能复返，皆为脾气绝，胃气无之象。

《难经·十四难》：“一呼一至曰离经，再呼一至曰夺精，三呼一至曰死，四呼一至曰命绝，此损之脉也。”又：“一呼一至，一吸一至，名曰损，人虽能行，犹当着床，所以然着，血气皆不足故也。再呼一至，再吸一至，呼吸再至……人虽能行，名曰行尸。”

按：《难经》提出损脉的论述，凡一息二至，一息一至，二息一至，或三、四息一至等，虽各设脉名，但均概括在损脉范畴。并又具体提出一息二至，称为损脉，人虽能走，但卧床不起时居多，乃由气血不足之故。一息一至者，虽能勉强行走，也只能叫做行尸，因已没有魂的病人。这是《难经》根据呼吸定息来判断疾病轻重之法，较《内经》更为鲜明具体实用，并为屋漏脉之说确立了标准。虽然后世有的医家，提出“二损一败”、“两息夺精”之说，但不及《难经》论述精辟，故历来无人随从。

《难经·十五难》：“脾者，中州也，其平和不可得见……如水之下漏，是脾之衰见也。”

按：《难经》提出脾主中州，脉气平和，正常之时，所见无特殊之形。只有在脾脏衰败时，才会出现如下漏水滴一样的脉象。这种提法，给后世医学的发展，起到承前启后的作用，并对以后屋漏脉产生，认识与应用奠定了基础。

《脉经》：“屋漏者，其来既绝而止，时时复起而不相连属也。”

按：叔和认为屋漏脉来，如屋漏滴水似的，水已滴尽而停止，而又复滴，滴滴之间不相连续，以此比喻脉的起落缓慢。脉率不快，其节律尚规整，但有时也不完全规则。

《脉诀》：“屋漏半日一点落。”

《脉诀刊误》引证《脉经》原文（见上），又引王叔和云：“屋漏将绝而复起。”又引吴仲广云：“脉来指下，按之极慢，一息之间，或来一至，若屋漏之水，滴于地上，而四畔溅起之貌。”

按：高阳生《脉诀》所概括的屋漏脉，如屋漏滴水一样，停止很长时间才落下一滴，虽然形容十分生动，但却概念模糊，不切合实际。为此，戴氏引证《脉经》之语进行解释，又引吴氏之说，认为脉来指下，按之极慢，无论浮候沉取皆无力，一息一至，似屋漏之水下滴于地，四面溅起无序之状。

《世医得效方》：“脉在筋肉间，如残溜之下，良久一滴，溅起无力，状如水滴溅地貌。”

按：元代危亦林明确提出，屋漏脉位在筋肉之间搏动，如房屋上残存雨水，下流将尽，停止一会才滴下一滴，落地溅起无力。用此形容脉的起落无力，败损之至的状态。

《普济方》：“屋漏之状，如屋之漏，滴滴然不相连续，或来或止，时动时复，其诊亦如之。”

《医学入门》：“屋漏脉在筋肉间，如残溜之下，良久一滴，溅起无力。”

《三指禅》：“屋漏将绝而复起。”又：“屋漏之脉良久一滴。”

《脉诀乳海》：“屋漏者，其来既绝而止，时时复起，不相连属也。”

《四诊诀微》：“屋漏脉，如残漏，良久一滴。”

《时氏诊断学》：“屋漏：一呼吸只跳动一次。”

汪慎之：“极缓，二息一至。”

《中医名词术语选释》：“脉搏很久才跳动一次，且间歇时间不匀，如屋漏滴水之状。”

按：综述各家之言，屋漏之脉，起落极慢，一息二至，脉率多在18~40次/分之间，搏动无力，节律尚且规则，亦有不规整时。诊脉时，浮取、沉候皆有，但在筋肉间（中取）候之，最为明显。

1.2 特点

1.2.1 屋漏脉起落缓慢，一息二至以下，脉率在18~40次/分之间，常见多在30次/分左右，节律尚且规整，亦有不规则时，如屋漏滴水，良久一至。

1.2.2 切诊时，浮中沉三部应指皆有脉，搏动无力，以筋肉间（中取）候之，最为明显，如残溜之下，良久一滴，溅起无力。

1.2.3 脉气全失，无胃气、神气、根蒂之象。往来软弱，毫无冲和之气。

1.2.4 相应的心电图改变

1.2.4.1 完全性房室传导阻滞时的室性自身心律。

1.2.4.2 Ⅱ度Ⅱ型房室传导阻滞传导比例较小者。

1.2.4.3 严重病窦时出现的室性自身心律（或与缓慢的房室连接区性心律交替）。

1.2.4.4 明显窦性心动过缓伴Ⅱ度窦房传导阻滞或窦性静止等。

1.2.5 脉图改变

1.2.5.1 主波振幅明显升高。

1.2.5.2 脉搏波频率在20次/分左右。

1.2.5.3 脉波节律不齐。

1.2.5.4 波群形态基本相同，波入时间可延长。

1.3 脉理

1.3.1 久病胃气竭绝，宗气已泄，不能助肺以行气，气耗血枯，营卫不通，心失所养，精气被夺，心阳虚衰，渐至亡脱，阴阳离决，阳衰生寒，凝阻脉道，气将竭尽，运行缓慢而无力，故脉来一息一至，如屋漏滴水，溅起无力。《普济方》："此脾胃已绝，谷气空虚，失于长养之令者然耳。夫脾主中州，呼吸之间，脾受谷气，脉行有常，今胃气与荣络俱绝，而呼吸不得其常，则脉以应之。"

1.3.2 阴邪侵体，寒湿极盛，损伤阳气，心阳闭塞，凝滞于脉，阻遏脉道，脉气运行极度缓慢，一息一至，或可见搏动有力之象。

现代医学认为 心脏受到严重损害，出现各种严重的传导阻滞，致窦房结与房室结处于停顿状态时，心室自身节律极低，心搏无力，节律不齐，心输血量减少，血压降低或无，血管壁弹性减弱，脉搏极度缓慢，细弱无力。或者心脏发生机能性改变，心室率过度缓慢，心室舒张期延长，心室充盈度大，每搏输出量增多，致收缩压高，舒张压降低，脉压差增大，周围血管扩张，外周阻力增强，血管壁弹性增强，脉率极度缓慢，节律规整有力。郭云赓："因心率极慢，舒张期充盈多，心每搏量较大，脉搏可能较强。"

1.4 主证

1.4.1 脾胃气绝 胸闷气满，饮食难咽，肌肉瘦削，或抽搐，喘息声微，神志不清，二便皆无。

1.4.2 营卫枯竭 毛发脱落，皮肤皱缩，色泽枯萎，筋缓不握，骨枯脚软，久卧不起，无力难行。

按：屋漏脉属于七怪脉的范畴，脉搏起落缓慢，一息一至，或一息二至，约18~40次/分左右，似屋漏滴水，良久一滴，溅起无力，三部有脉，应指无力，以中取显见。脉律不匀，或者规整，多主脾胃无气，营卫枯竭之候。元·危亦林："胃气营卫俱绝，七八日死。"《脉诀刊误》："主胃经已绝，谷气空虚，立死之候，据此云胃绝。"《普济方》："如屋之漏，时滴时止，岂复能有常哉，期以八日而死。"《医宗金鉴》认为："脾绝……又同屋漏，复杯水流，四日无救。"又："经曰：脾绝，四日死。"以上医家这些说法，不无道理，在见到屋漏脉显，应知属病危之兆，加以重视，并及时进行治疗。

现代医学认为屋漏脉的出现，是由各种心脏病重度发展所致。如冠心病严重出现心肌梗塞时，风心病各瓣膜严重损害，其他风湿热，病毒或细菌感染对心肌的损害，先天性心脏病中，较大的室间隔缺损，以及某些药物过量服用或中毒，严重电解质紊乱（如高血钾）等，均能出现此脉。除窦房结功能衰竭或双结病变外，一般均是可逆的，暂时的。但出现屋漏脉时，常有一定危害性，特别是在心脏损害的情况下，应当紧急处理。上世纪50年代，崔玉田指出："可能是房室传导完全阻滞。其发生的原因，是由于房室节或希氏束的传导组织发生阻断，心房的激动，不能传达到心室，所以发生心室性自动节律，心室率一分钟约在30~40次，是符合上面所说的良久一至的。多由于先天性心脏病，梅毒性心脏病及急性传染病所致，其发生即代表心脏有严重的器质性改变。"王端义等人通过临床实践观察到："可见于高度房室传导阻滞，Ⅲ度房室传导阻滞，室性自身节律及其他严重心律失常。"

在治疗上，首先要查明屋漏脉产生的原因，进行病因方面的调治。对于脏气衰败，脾胃气无者，宜用益气养阴、回阳救脱的方药，如人参、西洋参、麦冬、石斛、桂枝、附子等药。属热毒攻心蒙窍者，宜用清热、解毒、开窍的方药，如双花、连翘、黄连、柴胡、羚羊角、牛黄，配以益气养阴药，如黄芪、麦冬、五味子，或输液。配用抗生素、激素等西药。对于过量服用一些药物引起的中毒反映者，应立即停用该药，并使用针对病因，采用有效药物治疗。血压过低，脉弱无力者，静脉滴入参附注射液，或用去甲肾上腺素等药配合。对于病情严重者，出现心力衰竭或心绞痛者，应迅速组织抢救，采用人工起搏器等仪器配合治疗。以防心源性脑缺血而产生晕厥抽搐，即所谓的阿－斯综合症的发生，屋漏脉往往是临终前所出现的脉象。

1.5 主病

1.5.1 内科　各种严重的心脏病，如冠心病发生心肌梗塞，风心病严重瓣膜损害，先天性心脏病较大面积室间隔缺损，所出现完全性窦房传导阻滞、结性心律、心室自主性心律、极度缓慢的结性逸搏、窦性静止等严重心律紊乱，窦房结功能不全。证属气血枯竭，营卫不通，或阴气独盛，阳气败亡者。急性风湿热，病毒、细菌感染所致心肌病，证属毒热伤阳，气血双亏者。过度劳累或精神紧张者，引起心脏极度窦性心动过缓，证属气血失调，阴盛阳衰者。

1.5.2 流脑、乙脑出现脑死亡期，或白喉并发严重的心肌病，证属毒邪亢盛，阳气败绝者。

1.5.3 药物中毒或过量、过敏者。如洋地黄中毒，奎尼丁服用过量。证属药毒攻心，阴盛阳衰者。

1.6 鉴别　损脉当中，据《难经》所述，包括有“离经”、“夺精”、“死脉”、“无魂”等。《脉经》、《世医得效方》提出“屋漏脉”，《四言举要》：“二损一败，病不可治。”等，亦应包括在内。因此，屋漏脉（损脉）本身由两种类型需要鉴别。

1.6.1 屋漏脉来，一息二至，或一息一至，脉搏频率在40～20次/分，寸口三部，脉气充盈，浮中沉候之，实而有力。来时脉有大象，去时缓而少力，似洪脉状，甚可见手指甲床的毛细血管的搏动，伴见人迎脉（颈）动增强。此由迷走神经兴奋性异常，心室率过度缓慢，心室舒张期延长，心室充盈度大，输血量增多，脉压差大有关。

1.6.2 另一种屋漏脉来，一息一至，二息一至，脉搏频率在10～20次/分以下，起落极度缓慢，节律不规整，脉搏无力，呈现细弱而微之象，甚至不能触到。此多为心脏停搏的表现，心脏有严重器质性损害，严重的充血性心力衰竭，心脏排血异常减少，出现濒死状态下心室自搏节律。脉中胃、根、神气全无。

1.7 歌诀

屋漏息间一至三，起落不匀行缓慢。
举按力弱脉虚极，筋肉中取形显然。
根蒂尽失胃神散，谷气已绝饮食难。
营卫津竭毛发削，骨枯喘微四八天。

## 第三节　疾促雀啄类

在怪脉类的范围内，此类脉具有疾、促、结、代脉交替变化的特点，乃由脾气将绝，诸经之气亡竭之时，脉来急数，三五不调，止而复作。一般是在平脉后，连续快速出现3

~5 次不等搏动之后，出现一次稍长的歇止期，并反复发作的短阵性不规则脉象。在十怪脉中，雀啄脉较为典型。《内经》称为“乌之喙”，《难经》称为“雀之啄”，《脉经》称为“雀啄”，将在本节中讨论。

### 1. 雀啄脉

#### 1.1 脉形数率

连来急数，三五不调，止而复作，如雀啄食。

《素问·平人气象论》：“死脾脉来，锐坚如乌之喙，如鸟之距。”

按：乌，即乌鸦。喙（hui），是乌鸦之嘴。距，鸟爪后方所生之尖突。《内经》提出脾脏死脉来，好似乌鸦的嘴，鸟爪后方所生的尖突一样，尖锐而不柔和之状。

《难经·十五难》：“脾者，中州也，其平和不可得见，衰乃见耳，来如雀之啄……是脾之衰见也。”

按：《难经》认为，脾主中州，在正常时，它的脉气平和，不会出现其他形象，只有脾脏衰微时，才会见到如雀啄食似的，这便是脾气衰微的征兆。

《脉经》：“脉来如雀啄者死。雀啄者，脉来甚数而疾绝，止复频来也。”

按：王叔和《脉经·扁鹊诊诸反逆死脉要诀》中，提出雀啄脉，“脉来甚数而疾绝”，是指脉搏连续快速的搏动三五次以上而突然终止。“止复频来”，然后出现一次较长时限的歇止，反复发作，连连不断出现短阵性不规则的脉象。

《世医得效方》：“脉在筋肉间，连连凑指，忽然顿无，如雀食之状，盖来三而去一也。”

按：危亦林认为，雀啄脉来，以在筋肉之间（中取）诊候较为清晰，连连速跳而应于指下，突然终止，如雀啄食一样，连续急数搏动三次而歇止一次。

《脉诀》：“雀啄连来三五啄。”

《脉诀刊误》：“《脉经》曰：‘雀啄者，脉来数而疾绝，止复顿来也’。”又引《诊脉要诀》云：“其脉来指下，连连凑指，数急殊无息数，但有进而无退，顿绝自去，良久准前又来，宛如鸡践食之貌。”

按：戴氏依据《脉经》（见上论述），又提出脉在指下，连续速跳，搏击手指，脉行急数，息数难测不清，连续出现三五次以上这样的急数搏动，呈现有进而无后退之象，骤然终止，歇止稍长时间，然后又反复发作出现。又如鸡寻觅到食物后，不停用坚锐的嘴，急速地啄食吞入之貌。

《普济方》：“雀啄之状，来而急数，频绝而止，良久准前复来，若雀啄食之状，并来三而去四也。”

按：朱氏等医家认为，雀啄脉来，接连速跳急数，频频发作，搏动顿然歇止，歇止稍长时间后，又同前一样，反复发作。如雀鸟啄食，复啄三次而又停止四次似的。

《四诊抉微》：“如雀啄食，连三五至忽止，良久复来。”

《三指禅》：“雀啄顿来而又住。”又：“雀啄之脉犹雀之啄食，连连凑指，且坚且锐，忽住复来。”

《中医诊断学》：“脉在筋肉间，连连急数，三七不调，止而复作，如雀啄食之状。”

《中医名词术语选释》：“脉象急数，节律不调，止而复作，如雀啄食之状。”

《脉诀乳海》："凡雀之啄食，必连连啄之，时一回顾，恐人之将捕也。怪脉之来，连连数急，时复一止，如雀啄食之状。"

按：综上所述，雀啄脉是一种接连出现三五次不等的急数而弱的跳动，且呈频繁、短绌、阵发性、不规则的搏动，之后有一次较长时间的歇止，接着又连连出现急数而弱，三五次不等的搏动；或者先出现几次正常脉动后，又突然出现三五次不等的急数而弱的搏动，反复发作，如雀啄食，三七不调，止而复现。

1.2 特点

1.2.1 具有疾、促脉与结、代脉交替变化特点，可由偶发或频发性疾、结脉特性，也可转变成偶发或频发性促、代脉形式。因此，雀啄脉具有一种短绌、阵发、频繁、不规则的搏动，并具有一定时间歇止。

1.2.2 脉来急数而弱，呈现频繁三五次不等的短绌、阵发性、不规则的搏动，之后顿然停跳，歇止时间较长，接着又复发作；或者出现几次正常搏动后，才突然出现三五次不等急数而弱的搏动，反复出现，息数不清。故诸多医家提出此脉"连连急数，三五不调，止而复作，如雀之啄食。"

1.2.3 诊脉时，在筋肉间（中取）诊候，清晰易见。

1.2.4 脉体坚锐无柔软之象，真脏脉显，全失胃气、神气、根蒂。

1.2.5 相应的心电图改变

1.2.5.1 阵发性心动过速，连续3~5个房性、房室连接区性和室性早搏引起者较为多见。

1.2.5.2 多源性室性早搏。

1.2.5.3 房颤脉搏短绌明显者。

1.2.5.4 窦性心动过速伴4：3、5：4和6：5房室传导阻滞者较为少见。

1.2.6 脉象图的特征

1.2.6.1 在正常波群后，常见有3~5个频率快数的小波群，节律不齐，小波群间的时限极短，小于常态波群的时限。

1.2.6.2 正常波的主波幅高度明显高于小波群的主波幅，频率快数的小波群形态常有改变。小波群成组，反复出现。

1.2.6.3 小波群之后，常出现较长时间的歇止，基线可有下移。

1.3 脉理

脾为后天之本，脾性濡，曰稼穑，主中和。脾气将绝，真脏脉气独显，坚硬而不柔，宗气尽泄，诸经所存留之气尚未全失，呈现聚散无常状态，聚在脉道，脉行连连急数，三五不调，散则气不接续，脉行骤然停止，时聚时散，动止复作，故呈雀啄之脉象。《普济方》："由脾无谷气已绝于内，肠胃虚乏，无所禀藏，而不能散于诸经。则诸经之气，随而亡竭矣。"

现代医学认为 器质性心脏病，或广泛性心肌严重受损，心率过速，心律紊乱，多出现短绌，阵发、频繁不规则的房速或室速搏动，心排血量减少，血管壁弹性极度减弱，循环血量不足，血压下降或无等因素有关。《中医脉象研究》："雀啄脉主要由短阵频发性室上性或室性心动过速所引起。次数过快的心室收缩，心室充盈不足，心脏排出血量减少，动脉血压降低，故脉来指下表现连连急数，或数急者无息数（脉搏间期<0.37秒），有进

无退之感。”

1.4 主证

1.4.1 谷气内绝 数日不食，肌肉消脱，周身骨露，呼吸息微，神识不清，或昏迷不醒。

1.4.2 脾脏败亡 数日不食，或突然善饥大进，食量多于平日数倍，继而胸闷憋气，神识不清。

按：雀啄脉属于七怪脉的范畴。其形态如雀啄食一般，坚锐而硬，连连急数，三五不调，骤然停止，良久复来，反复发作，宜在筋肉之间诊取，清晰可见，多主谷气内绝，脾脏败亡之候。《世医得效方》：“脾无谷气，已绝于内，醒者十二日死，困者六七日死。”《脉诀刊误》：“王叔和云：雀啄顿来而又住，据此云脾绝之脉。”

现代临床医家多认为，原有器质性心脏病，广泛性心肌严重损害，药物中毒，或劳累过度，情志失调等情况，可出现雀啄脉或一时性雀啄脉，预示病情较为严重。可导致休克、肺水肿、心绞痛的发生，进一步可出现心肌梗塞，或脑血栓形成等危重的病证。

在诊治方面，临床出现雀啄脉的病人，症见心悸，心慌，眩晕，颈部发胀，亦有患者惊恐不安，烦躁，焦急等情绪异常表现。见到雀啄脉后，应进行心电图检查，对判断心律紊乱的性质，分析病情，辨证施治及预后等方面，极为重要。如心脏为短绌阵发性室速，证属气阴亡脱者，方选生脉散（《内外伤辨惑论》），肌注或静注“生脉注射液”，每次2~4毫升，一日4~6次。针刺或指压人中、内关穴。或单以手指按压人迎脉诊处，压力向膀胱经方向按压，配合按摩，时间不宜长，一般不超过5~10秒钟。注意观察病人的神色和心脏变化，做到中、西医两法治疗。若能及早控制疾病的发展，消除雀啄脉的出现，则有可能取得治疗上的成功。

1.5 主病

1.5.1 内科 某些冠心病、风湿性心脏病、高血压性心脏病、心肌病所致心肌梗塞、心绞痛，或心力衰竭，可出现快速型心房纤颤；短绌、阵发、频繁的室上性或室性心动过速，证属津亏气脱，阴阳离决之时。

1.5.2 药物中毒 服用某些中、西药过量，引起中毒性反映，如洋地黄、川乌、草乌、马钱子等。

1.5.3 其他方面：过度劳累，大量饮酒，进食过饱，强烈精神刺激，情绪错乱，愤怒激动，均可出现一时性雀啄脉。

1.6 鉴别

1.6.1 雀啄脉与解索脉 两者脉率快，节律紊乱而不齐。雀啄脉连连急数，三五不调，突然停止，良久复来，反复发作。常连续急数而弱搏动三五次搏动后，出现一次较长歇止期。解索脉来，时快时慢，时强时弱，交替出现，散乱无序，如解绳索。在脉图上，雀啄脉波节律不规整，在常态波群后，有3~5个急数小波群后有一较长间期的歇止。

解索脉频率快慢不等，脉波节律散乱无序，脉波振幅高低差异大，各波群形态有变异。

1.6.2 雀啄脉与促脉 促脉来，疾数中有一次短暂的歇止，节律规整，脉率在90~150次/分之间，息数清楚。

雀啄脉是在短绌、阵发、频繁的3~5次急数搏动后，有一次稍长时间歇止，脉率虽快，但触摸不清息数。节律多不规整。

1.7 歌诀

三五不调如雀啄，止而复作行急数。
筋肉之间脉显见，真脏无柔坚锐恶。
谷气内竭胃失活，骨露肉脱神识弱。
脾败不食日六七，回光返照饥餐多。

## 第四节 弦劲弹石类

在怪脉类的范围内，此类脉具有急数、弦劲特点，乃由心、肺、肝、肾气阴将绝之时，脉来快速，形体坚硬，毫无弹性。因此，这一类的脉象是由弦、数、细、紧复合组成的脉象。在十怪脉中，弹石、偃刀较为典型，将在本节中讨论。

### 1. 弹石脉

1.1 脉率形体

急促而数，沉实坚硬，强劲有力，如指弹石。

《素问·平人气象论》："死肾脉来……辟辟如弹石，曰肾死。"

按：此经文主要描述肾脏死脉的形象。"辟辟如弹石"，是指肾真脏脉来，坚实强劲，如以指弹石，劈劈坚硬，凑于指下之感。

《素问·玉机真藏论》："真肾脉至，搏而绝，如指弹石，辟辟然，色黑黄不泽，毛折乃死。"

按：本经文提出肾之真脏脉（死脉）来，坚硬搏指而不连续，似指弹石一般，坚硬强劲之状。色黑者肾水之色，兼黄不泽者，土克水故死。

《难经·十五难》："冬脉石，反者为病……来如解索，去如弹石曰死。"

按：本难提出冬季常脉是石脉，反常的就是病。脉来时，长而软，象解开绳索那样地无力，而去时，则急促坚硬，如指弹于石上一般，即为死脉。

《脉经》："脉来如弹石去……弹石者，辟辟急也。"

按：《脉经》在"扁鹊诊诸反逆死脉要诀"中，提出弹石脉，其形体劈劈似坚硬之物，往来急促而坚貌。

《世医得效方》："弹石，脉在筋肉间，辟辟凑指，促而坚。乃肾经真脏脉见。"

按：危亦林认为，弹石脉在筋肉间而动，如指弹石，沉实坚硬，凑于指下，脉行急数而不柔，便是肾之真脏脉独显所见。

《决脉精要》："弹石之状坚而促，来迟去速，指下寻之至搏而绝，喻为指弹石，此真肾脉也。"

《普济方》："弹石之状，坚而促，来迟去速，指下寻之，至搏而绝，喻如指弹石，辟辟然，坚而不可入。"

按：黎、朱等人对弹石脉描述，是据唐·王冰注释《内经》："辟辟如弹石，言促又坚也。”“搏而绝”，是《内经》之句。“促”与“至搏而绝”，是言脉来，急促中有一歇止，复又搏动，一会又停止，接连如此。“来迟去速”，乃言脉率较快速而不齐。“坚而不可入”，是形容脉体硬而坚，手指不能入深的触及。

《脉诀》：“弹石硬来寻即散。”

《脉诀刊误》：“弹石者，辟辟急也……盖石乃肾之本脉，合沉濡而滑，今真脏脉见，如弹石，劈劈然凑指，殊无息数，死无疑矣。一说脉来指下，如坚硬之物击于石，貌劈劈然无息数。”

《医学入门》：“弹石脉在筋肉间，举按劈劈然，肺绝也。”

《三指禅》：“弹石劈劈而又急。”又：“弹石之脉，若坚硬之物，击于石上。”

《脉诀乳海》：“弹石者，如指弹于石上，劈劈而坚硬也。”

《时氏诊断学》：“坚硬如石。”

《中医诊断学》：“脉在筋肉之下，辟辟凑指，如指弹石，乃肾经真脏脉也，难治。”

《中医名词术语选释》：“脉象沉实，有如用指弹石的感觉。”

按：以上诸家所提出“脉在筋肉之下”、“脉象沉实”，是言弹石脉位较深，一般在沉部候取，搏动强劲有力，如指弹石，硬实而坚，毫无柔和之形，往来急数，速率多在100~150次/分之间，节律不齐，或有间歇之象。

1.2 特点

1.2.1 脉来急促而数，速率多在100~150次/分之间，节律不齐，或在急促中有一歇止，复又搏动，一会又停止，接连如此。

1.2.2 脉位较深，一般在沉部诊候，亦可在筋肉间候取，搏动强劲有力，如指弹石，硬实而坚，毫无柔和之象。

1.2.3 其脉无胃气、神气、根蒂，体硬而坚、柔软弹性全失。

1.2.4 相应的心电图改变 多为高血压病伴动脉硬化引起窦性心动过速，阵发性心动过速或其他心室率快速的心律失常的患者。

1.2.5 脉象图特征

1.2.5.1 脉波频率过速，多在100~150次/分之间，节律规整或不齐。

1.2.5.2 主波角增宽或圆滑，潮波、重搏波多不显或无。

1.2.5.3 波群中的主波幅高度不齐，幅度大小变化没有一定的规律性。

1.3 脉理

1.3.1 肾阴枯竭将绝，肝阴亦将内涸，则肝阳偏亢，阴阳相离而不能相济，独阳亢进，化火而动，气血行速，急促而数，壅滞经脉，脉道坚满；气机不畅，经脉之气紧束不伸，搏动强劲，脉来硬实，如指弹石，毫无柔软之象。

1.3.2 肺脏将绝，气失肃降之功，则肝失升发之职，气机郁结化火，火热迫涌气血，急促而行，经脉滞满，运行阻遏，脉道拘急而坚，真脏脉显，劈劈如弹石状。

现代医学 心脏发生器质性病变，或心肌损害，心率过速，心律规整或不齐，心输出量减少，血管壁弹性极度减弱，外周阻力异常明显增高，血压升高或降低，肾上腺素分泌异常增多，微血管衰竭等有关。

1.4 主证

1.4.1 肾气竭绝 四肢凉，大量出冷汗，尿频失禁，或无尿，呼多吸少，面色黑，或黄而无光泽。

1.4.2 肺气衰绝 呼吸微弱，皮毛枯槁，神识昏蒙，语声低弱。面色苍白无华。

按：弹石脉属于十怪脉的范畴，脉来急促而数，沉实坚硬，其搏动强劲有力，如指弹石，劈劈凑指，多为肾、肺之气败绝之候。《脉诀刊误》：“当以谓肾绝为正。”《世医得效方》：“弹石……乃肾经真脏脉见，遇戊己日则不治。”《普济方》：“惟见戊己日即死矣。”《医宗金鉴》：“肾绝……辟辟弹石，四日而作。”《中医脉象研究》：“主病为肾肺气绝。”近人崔玉田认为：“从骨间劈劈而至，如指弹石，肾绝也……这是血管硬化的一种具体表现，在临床上常为恶性高血压病，萎缩肾，如慢性肾炎等，这些疾病的预后，都是不良的。”

临床可见于冠心病，肾动脉硬化，高血压性心脏病等引起全身动脉硬化或梗塞时，可以出现弹石脉。或者原患有冠心病的患者，若突然出现心绞痛，脉见弹石状，应尽快进行检查，以明确诊断。若是急性心肌梗塞者，应辨证施治，静脉输入丹参注射液或生脉注射液，或急服四逆汤（《伤寒论》），或参附汤（《正体类要》）。若高血压病年龄偏高者，症常见头痛，头晕，汗出，耳鸣及恶心，见有弹石脉出现，多属肝肾阴竭，肝阳亢极，或心阳竭绝之时。郭云赓认为：“弹石常见于重症肾阴虚或肝阳亢盛，如高血压患者，收缩压多在200mmHg以上，往往是合并脑卒中时。患者左心室肥大，但无心力衰竭，故脉搏有力。若病情急剧恶化，则血压骤降，患者濒危，弹石脉消失。故曰‘硬来寻即散’。”弹石脉虽属危候、凶险之脉象，但治疗得当或适时，尚有生存的生机。

1.5 主病

1.5.1 内科 冠心病，高血压性心脏病，肾及脑动脉硬化，心肌损害引起心率过速，或心房、心室扑动，证属肝肾阴竭，肝阳极亢，或肺气将绝，木火刑金。

1.5.2 其他方面 过度劳心劳神，情绪长期激动，长期不良饮食，某些糖尿病，出现血管活动的改变，使脂质与脉管发生改变，证属肝肾阴亏，肝阳偏亢；或肺气不宣，火毒壅心。

1.6 鉴别

1.6.1 弹石脉与偃刀脉 两者均有坚硬与弦劲的特点，弹石脉则急促而数，往来有力，如指弹石，指下有沉实之感觉。脉图的主波角圆滑。偃刀脉则细紧而急，如抚刀刃，按之坚大，脉图的主波角呈锐峰或圆顶形。

1.6.2 弹石脉与弦脉 两者均有弦劲不移的特点，但弦脉之体含有柔软之象，富有弹性，如按琴弦之感。弹石脉体坚硬，毫无弹性和柔软之象，如指弹石，劈劈而急。

1.7 歌诀

弹石辟辟急数过，沉实坚硬有力搏。
无绪不齐脉有止，真脏失柔肾疾多。
阴枯津竭阳热灼，肺衰气郁火壅迫。
肢冷汗凉溺频频，息微神昏寿几何。

## 2. 偃刀脉

2.1 脉位形数

浮细弦急，按之坚大，其数无准，如循刀刃。

《素问·平人气象论》："死肝脉来，急益劲，如新张弓弦，曰肝死。"

按：本经文是论述肝脏死脉的形象。肝脉来弦劲强急，似新张弓弦一样，这便是但弦无胃气的肝之死脉。

《素问·玉机真藏论》："真肝脉至，中外急，如循刀刃，责责然，如按琴瑟弦，色青白不泽，毛折乃死。"

按：本经文提出肝的真脏脉来，表现出里外劲急，弦细而硬，如用手按在刀刃和琴弦上一样，毫无柔和之象。青本木色，兼白不泽者，金乃刑木，必毛折而死。

《素问·大奇论》："脉至如偃刀，偃刀者浮之小急，按之坚大急。"

按：经文提出脉来如偃刀之状。偃，仰也，脉如仰起之刀，其刃锐利而背钝厚而坚，以指轻抚（浮取）之，则细小弦紧，如抚摸刀刃，重按（沉取）之，则坚大而急，往来急速，其数不清，如触其刀背之状。

《世医得效方》："脉如手循刀刃，无进无退，其数无准。"

《普济方》："偃刀之状，寻之如循刀刃，责责然无进无退，其数无准。"

按：上述医家所言，偃刀脉来，如手指循摸在刀刃上，细弦而又坚硬，往来急数，次数既无增进又无减少，但其息数却难以把握。触摸不清。

《时氏诊断学》："偃刀：如循刀刃，毫无和缓之态。"

《中医诊断学》："如抚刀刃，浮之小急，按之坚大而急，是肝之危脉。"

《中医名词术语选释》："'偃刀'，即仰起的刀，口锐而背厚。形容脉象弦细而紧急，有如用手摸在刀刃上的感觉。"

郭云赓："偃，仰也。脉如仰起之刀刃，坚而锐利，浮取小而急，重按坚而大。其数无准，心率快或慢不定。如循刀刃，如按琴弦，提示桡动脉硬化明显。"

按：综合以上诸家所见，偃刀脉来，浮取稍按（中候）细弦坚硬，沉候则坚大弦紧，搏动有力，往来急数，次数既无增进又无减少，息数难以把握。如手循其刀刃，无进无退，其数无准。

2.2 特点

2.2.1 偃刀脉浮取或中候，细弦坚硬，沉部候之，坚大弦紧，搏动有力，如手循刀刃之感。

2.2.2 往来急数，次数既无增进又无减少，其息数难以把握，触摸不清。

2.2.3 脉全失胃气、神气、根蒂，其体弦紧坚硬，毫无柔和之象。

2.2.4 脉象图特征

2.2.4.1 重搏波不显著，升支直立。

2.2.4.2 主波角呈圆顶或尖峰形状。圆顶形的主波角，可呈平顶或顶圆形状，重搏波消失；尖峰形的主波角尖锐，上升支直立，主波幅偏高。

2.3 脉理　肝阴枯竭，肝气疏泄太过，气旺化火上逆，脉气偏移上浮；肝竭及肾，肾阴亏则阴血枯涸，筋脉失养而拘紧，脉道内缩，脉来细弦而紧；肝阴将竭，肝阳偏亢过极，脉气冲盛，流速增快而急数；肝血不藏，火迫气涌，流注诸经，壅积而行，脉道拘急，紧束不伸，沉潜于内，故按之则显弦硬坚大之象。阴阳离绝将亡，虽急数有力，但息数无准，脉呈偃刀之状。《普济方》："由心元血枯，真火之象，无所归宿，而胃气独居，不能相为导续，是伤于真心者如此。心主血也，肺主气也，血荣气卫，肺之所依以行，血枯而卫气独居，则心不能克制，而肺金胜矣，刀金也，金为之物，刚而利也。其脉之状应于诊者，皆气之使然也，故有取于偃刀焉。”

现代医学认为　心脏发生器质性改变，心率异常过速，心输出量减少，回心血量少，循环血量存积，血管紧张度增强，外周阻力增加，周围血管收缩，血压增高，肾上腺素分泌异常增多，微血管痉挛等因素有关。《中医脉象研究》认为：“偃刀脉的形成，主要为中小动脉的紧张性高度增强与有动脉硬化基础产生的。过强的小动脉收缩，外周血管阻力增加，血管紧张度大，致脉象呈现极细而弦坚，如触偃刀之硬的脉象。”

2.4　主证

肝阴枯竭　面色萎黄，或青白无光泽，头晕目眩，或神昏不醒，头身及四肢疼痛，麻木不仁，脘腹胀满，浮肿。

按：偃刀脉属于十怪脉的范畴。其脉浮取弦细紧急，按之则坚大而硬，如偃刀之状，多为肝阴竭绝之候，并与心肾病变有关。《素问·大奇论》：“脉至如偃刀……五脏菀熟，寒热独并于肾也，如此其人不得坐，立春而死。”此属五脏郁热，寒热交并于肾，这种病人但能卧而不能起坐，到立春时节死亡。《世医得效方》：“由心元血枯，卫气独居，无所归宿，见之四日难疗。”《普济方》：“若是者期以四日而死。”《中医诊断学》：“是肝之危脉。”

现代医学认为肝、肾功能严重损害，导致阴阳平衡失调的情况下，可出现偃刀脉。如高血压病，证属肝肾阴亏，肝阳上亢，严重者可出现肝风内动。其机理变化，主要是由动脉粥样硬化，肾血管病变及肾素分泌偏高等因素所致。血压偏高，一般可在210/105mmHg，严重者可达到280/125mmHg左右。属原发性高血压病，出现高血压危象时，可见到偃刀脉，证属肝肾阴竭，肝阳化风。应全面进行检查，测血压、心电图、脑血流图、眼底动脉、肾功能等，及时进行治疗。选用滋阴潜阳，平熄内风的方药，如镇肝熄风汤（《医学衷中参西录》），羚角钩藤汤（《重订通俗伤寒论》），或天麻钩藤饮（《杂病证治新义》）。

2.5　主病

高血压性心脏病，冠心病发作，引起充血性心力衰竭，心肌梗死，出现心律紊乱，心率过速，心房、心室扑动，证属心肾衰微，阴阳离绝。原发性或肾性高血压，肾炎晚期，肾病综合征，脑血管溢外，证属肝肾阴竭，肝阳亢极患者。

2.6　鉴别

2.6.1　偃刀脉与弦脉　两者均有弦象，偃刀脉在浮取时，脉有细弦、坚硬之感。沉候时坚大、弦紧，搏动有力。状如偃刀。弦脉则以端直以长，挺然指下，如张弓弦状。

2.6.2　偃刀脉与弹石脉　详见弹石脉节。

2.7　歌诀

偃刀如指循刀刃，无增无减数不准。
浮中细小弦急劲，沉候坚硬大且紧。
五脏菀熟寒热甚，肝肾枯竭气火奋。
面黄或青脘腹胀，浮肿肢痛晕眩昏。

# 第五节　疾滑转豆类

在怪脉的范围内，此类脉具有疾、滑、动、数的特点，乃由脏腑虚衰，心阴竭绝之时。脉来行速，其形如豆，圆滑流利。因此，这一类的脉象是由滑、疾复合组成的脉象。在十怪脉中，转豆脉较为典型，将在本节中介绍。

1. **转豆脉（转丸脉）**

1.1 脉形数率

短小如豆，圆滑坚实，躁疾流利，展转周旋，如循薏仁。

《素问·平人气象论》："死心脉来，前曲后居，如操带钩，曰心死。"

按：本经文论述心脏死脉之象。"前曲"，为脉来时，虽似盛而不伸。轻手触之，即感坚强而不柔。"后居"，为脉去时，更不明显，谓按取之，脉见牢实而不动。"如操带钩"，操，持也。如摸到革带之钩，而全失冲和之气，乃但钩无胃气也。好象摸到带钩而无胃气之脉，这便是心脏的死脉。《内经》这种描述与后世的论叙不尽相同，但起到了承前启后的作用。

《素问·玉机真藏论》："真心脉至，坚而搏，如循薏苡子，累累然，色赤黑不泽，毛折乃死。"

按：本经文是论述心的真脏脉的形象。"坚而搏"，坚，坚急，坚强，牢实之义；搏，搏击之义。指心的真脏脉来，实强而短，坚硬搏指，如手按循在一串薏苡子上面，感觉到其形短小圆实之状。"色赤"，乃火之色，而兼黑无光泽者，此为水克火，故为死候。

《脉经》："脉如转豆者死。"

按：《内经》提出脉"如循薏苡子，累累然"，《脉经》则提出"脉如转豆"，豆，指小豆，如赤豆，绿豆状，则较《内经》更为具体形象。"转豆"，是言明其脉短小如豆，且能旋转。为后世医家创立转豆脉，奠定了基础。

《世医得效方》："转豆，脉形如豆，周旋展转，并无息数。"

按：元·危亦林医家在《内经》、《脉经》基础上，明确提出转豆脉为十怪脉之一，并具体将其脉形与数率进行描述，"如豆周旋展转"，是言脉体短小如豆，其形圆滑、流利，能够展转周旋。"并无息数"，是言脉率极快，脉律不规整，其息数难以测定。

《普济方》："转豆之状，脉来应指，混然如豆之周旋展转，不进不退，殊无息数，故谓之转豆者。"

按：朱氏等人，是在危亦林提出转豆脉基础上，润笔添彩，增加不少文句，但实未增添新的内容。"不进不退，殊无息数"，是言脉的来去速度疾数，既无增进又无减少，一直那样快速、不变动的进行搏动，息数难以测定计算。

《医宗金鉴》："转豆者，即经所谓如循薏苡子，累累然，状其短实坚强，真脏脉也。"

《时氏诊断学》："转豆：脉来形大，且短且坚而涩也，一名泥丸。"

按：《内经》提出转豆脉"如薏苡子"，《脉经》提出"脉如转豆"皆当脉体短小，似苡仁或小豆状。时氏言“脉来形大”不当，“惟且短且坚而涩也”，一句颇佳。涩，形之细小也。

《中医诊断学》：“脉来累累，如循薏仁之状，是心之死脉。”

《中医名词术语选释》：“转豆脉……脉来去捉摸不定，如豆之旋转状。”

郭云赓：“转豆脉细小，极频速，律齐或不齐。”

按：综述以上诸家之见，转豆脉来，其形短小如豆，圆滑坚实，躁疾流利，展转周旋，三部有脉，浮中较显，沉候力弱。行速极数，其息数难以测定，一般脉率110次/分以上，节律规整或不齐。

1.2 特点

1.2.1 脉形短小如豆，圆滑坚实，躁疾流利，展转周旋，如循薏仁。

1.2.2 脉率过速，一般在110～150次/分，若达130次/分以上者，其息数难以测定，节律规整，或稍有不齐。

1.2.3 三部诊候有脉，浮中二部，脉体清晰，搏动有力，沉候稍差，力势减弱。

1.2.4 其脉全失胃气、神气、根蒂的形态。坚硬强实，毫无柔软之象。

1.2.5 相应的心电图改变

1.2.5.1 可能为短串房性早搏伴不规则房室传导阻滞，或短串连接区性，或室性早搏伴不规则传出阻滞等。

1.2.5.2 可见于阵发性心动过速伴有传导阻滞时，或心律不规则时。

1.2.6 脉象图特征

1.2.6.1 脉波率较快，可达110～150次/分以上，脉波节律基本规整，或不齐。

1.2.6.2 重搏波可明显增高，升支直立。

1.2.6.3 在浮、中部进行描记，波群形态清晰，但主波幅常偏低。

1.3 脉理

1.3.1 阴血亏耗，心阴枯竭，心失所养，心阳独亢，虚热内生，热迫血涌，壅遏脉道，往来流速增快而无制，有进无退，欲争难伸，故脉来躁疾圆滑，短小如豆，展转周旋，如循薏仁。

1.3.2 火毒入心，阴血损耗欲竭，阳盛偏亢而无制，阴阳偏离，毒热壅滞脉道，与气血相搏，流速增快，脉来躁疾，邪毒盛实，暴虐妄行，气血逆乱，元阳将脱，故脉短小如豆，展转圆滑，形如转豆状。《普济方》：“不通之象也，血气虽已败，然其动必转焉。及之元正气已散，五脏六腑空虚，中无所流矣。”

现代医学认为　心肌受损，心率增快，心搏有力，心输出量增多或减少，循环血量增多，循环时间缩短、血管弹性较弱、血液粘度降低，血沉率过快等因素有关。《中医脉象研究》：“血液循环产生明显代偿变化，表明有心动过速，此时心脏搏动，动脉与毛细血管搏动增加，脉压增宽，循环时间缩短，心输出量增加等。加之贫血时红细胞压积减少，血沉率增快，血液粘度降低，血流增快等而导致脉象疾数与重滑的转豆脉。”

1.4 主证

心阴将绝：面色苍白无华或萎黄，毛发干枯，肌肤干燥，惊悸不安，神志恍惚，或神识不清，昏迷。

按：转豆脉属于十怪脉的范畴，其脉短小如豆，往来躁疾，如循薏苡仁而带圆实之象，多为心阴竭绝之兆。《世医得效方》：“脏腑空虚，正气瓢散，象曰行尸。其死可立待也。”《医宗金鉴》：“心绝之脉，如操带钩，转豆躁疾，一日可忧。”又：“心绝，一日死。”临床可见于心肌损害，某些血液系统的疾病，如重度贫血，再生障碍性贫血，白血病，恶性淋巴肉瘤等。

在治疗方面，对于血虚贫血较重的患者，应益气补血为主，方选八珍汤（《正体类要》），或人参养荣汤（《太平惠民和剂局方》）化裁。若毒热内蕴入心，损阴耗阳，心血亏损者，治宜益气补血，滋护心阴，清热解毒，方药以辨症施用，如西洋参、黄芪、当归、白芍、麦冬、五味子、双花、连翘、苦参、竹叶等配伍应用。或住院治疗，输血输液、抗生素、激素等联合应用，可以较快稳定病情，消除转豆脉的出现。

1.5 主病

1.5.1 内科　心脏器质性病变或心肌损害，严重时，发生充血性心力衰竭、心肌梗死、休克，出现心律紊乱，如心室率极快的室上性心动过速或心房颤动。偶尔见于窦性心动过速，证属心阴枯竭，心阳将绝。某些血液系统疾病，如急、慢性再生障碍性贫血，白血病，恶性淋巴肉瘤等，证属毒热内蕴，气血亏耗，阴损阳脱者。

1.5.2 药物中毒　洋地黄、奎尼丁、普鲁卡因酰胺、锑剂中毒，证属阴阳欲脱之时。

1.6 鉴别

1.6.1 转豆脉与疾脉　两者脉率均躁疾而数；转豆脉息数，一息七八至以上，脉率110～150次/分以上，息数难以测定计算，且兼滑象。疾脉一息七八至，脉率110～140次以下，息数清晰，不兼滑象。

1.6.2 转豆脉与釜沸脉　两者脉率均极快速，息数俱无，难以测定。转豆脉短小如豆，圆滑坚实，展转周旋，具有滑、疾、数、动特点。脉图中脉波升支直立；釜沸脉如釜沸中空，有出无入，绝无根脚。具有散、涩、结、代特点，脉图脉波群呈丘状波。

1.7 歌诀

转豆躁疾短实坚，如循薏仁展旋圆。
浮中有力沉候弱，真脏败露脉欠软。
心阴枯竭孤阳怨，热迫血涌毒邪顽。
面唇无华肌肤燥，惊悸昏蒙元神散。

# 附录　脉象诊断歌诀

## 1. 脉名种类歌

浮洪芤革微虚散，沉伏牢实细弱濡，迟缓结代长短涩，数促动滑紧疾弦。

## 2. 小儿诊疾歌

幼儿有疾切脉观，位小一指定三关[1]。脉象之形似成人，惟有至数从岁算。
一岁二岁至岁三，息数平和六至[2]安。不足为迟过则数，大小短长邪多般。
浮主表证属外感，沉伤乳食胃胀满[3]。邪热入府脉常数，阴寒结脏迟中牵。
滑伤痰湿胃肠寒，紧则惊哭乃风痫。涩缘血少芤失血，虚为诸虚实余[4]看。
骨蒸发热沉数间，脉大风热洪火燔。牢实内结便不通，腹痛紧弦两相兼。
弦饮结聚[5]风长弦[6]，沉紧腹痛中寒顽。浮洪风热邪火盛，虚濡气弱察心胆。
前大后小顺自然，后大前小细察验。烦满脉洪四至端，沉细腹冷脾失健。
迟中力势虚实[7]辨，八九至多火热煎。浮散无根沉难寻，临床脉证应合参。

**注释**

[1] 一指定三关　是一种诊断幼儿病的切脉方法，因小儿臂短，寸关尺三部，不能容纳三指，故用右手拇指按于掌后高骨脉上，替代其余三指，来诊候疾病。

[2] 息数平和六至　一般以拇指按持候切。1~3岁小儿的平和之脉，《医宗金鉴·幼科心法要诀白话解》：为“小儿周岁当切脉……一息六至平和脉。”《简明中医儿科学》认为：1~4岁的平脉，合成人每次呼吸6~7至；《针灸大成》：“小儿一岁至三岁，呼吸须将八至看。”

[3] 沉伤乳食胃胀满　《针灸大成》：“沉脉须至气化难……沉重原因乳食结。”

[4] 实余　指实脉，主诸实有余之病。《医宗金鉴》：“实主诸实有余看。”

[5] 弦饮结聚　指饮邪结聚之证可见弦脉。《医宗金鉴·幼科心法要诀》：“弦饮结聚促惊痫。”

[6] 风长弦　《针灸大成》：“弦长多是肝胆风。”

[7] 迟中力势虚实辨　迟而有力，为实寒证；迟而无力，为虚寒证。

## 3. 伤科诸病歌

伤科之脉听吾提，临证细审莫失机。蓄血之证宜洪大，洪大失血急须医。
血蓄在中牢大吉，沉涩而微愈少期。失血诸疾应见芤，缓小可疗数大凄。

浮芤缓涩血多失，数大邪盛凶险至。蓄血脉微气不足，脉证相逆药难施。
浮紧带弦左脉际，风寒外袭表证析。右脉洪大兼实象，内伤蓄血何须疑。
脉沉或伏寒气闭，乍疏乍数传变奇。沉滑而紧痰瘀作，浮滑且数风痰迷。
六脉模糊病所忌，和缓有神不妨医。重伤痛极脉见代，辨症施治此作基。

## 4. 妇儿脉法歌

妇人之本贵为血，血旺易胎气旺遮[1]。阴搏阳别[2]妇有子，少阴动甚其胎结[3]。
滑疾[4]而散胎三月，但疾不散五月确。左男右女孕乳[5]主，女腹如箕[6]男釜[7]决。
离经[8]欲产从脉测，新产小缓[9]吉者多。牢大实弦不宜见，证候凶险非小可。
小儿七至脉平和[10]，更察虎口[11]色与舌[12]。欲知其要临证验，详记妇儿脉法歌。

**注释**

[1] 气旺遮　遮，掩盖。这里作难于受孕讲。

[2] 阴搏阳别　寸为阳，尺为阴，言尺阴之脉，滑数搏指，异于寸部阳脉，此妊娠孕胎之征兆。

[3] 少阴动甚其胎结　手少阴心脉，左寸滑数，是血聚养胎的妊娠之兆。因心主血，血主胎，故胎结而动甚。动者，数也。谓往来流利而滑数，非厥厥摇动为病之动。

[4] 滑疾　疾，即数也，滑而且数，按之而散，三月之胎。

[5] 左男右女孕乳主　女子怀孕五、六月后，孕妇之乳房有核，吮之有乳，则主有子之征。

[6] 女腹为箕　箕，这里指女胎腹部胀大呈簸箕形，圆而稍平。

[7] 男釜　釜，这里指怀男胎腹形，胀大有似釜（锅）底，圆而尖凸。

[8] 离经欲产　即孕妇快到临产时，脉也有较大改变。它与常见脉象有极大的区别，故这种脉叫“离经”脉。

[9] 新产少缓　女子产后气血两虚，若见小缓，或缓滑无力等虚脉为吉。

[10] 七至脉平和　这里指3~5岁以下小儿，一息脉来七至，则为正常。

[11] 虎口　即手大指和食指的交叉处“虎口”。在小儿有虎口三关，是指看小儿食指的风、气、命关络脉。

[12] 色与舌　主要指观察小儿指纹络脉的颜色，小儿的面色和舌质与舌苔的变化。

## 5. 奇经八脉诊式歌

奇经[1]八脉[2]诊法殊，直上直下浮为督[3]，牢则为冲[4]紧任脉[5]，寸弹左右阳跷出[6]，
尺弹左右阴跷束[7]，带脉关紧弹不除[8]，阴维尺外斜至寸[9]，阳维尺内斜寸浮[10]。
脊强癫痫督脉露[11]，任脉七疝瘕聚诉[12]。逆气里急冲脉病[13]，带脉脐痛精带污[14]。
阴维胸胁心痛猝[15]，阳维寒热目眩仆[16]。阴缓阳急[17]阴跷疾，阳缓阴急[18]阳跷呼。

**注释**

[1] 奇经　奇，即奇异，这里主要指不与脏腑直接联系，与正经不相同的经脉。

[2] 八脉　有任、督、冲、带、阴跷、阳跷、阴维、阳维脉八种。

[3] 督　指督脉病，在寸、关、尺三部，脉来皆浮，而且直上直下，颇有弦长的形象。

[4] 牢则为冲　冲脉病变，反映在寸、关、尺三部，脉来皆现牢象，也直上直下，颇有弦实形状。

[5] 紧任脉　任脉病变，寸部脉紧，或从寸到关，可见细长而实的脉象。

[6] 寸弹左右阳跷出　寸弹左右，即寸部脉左右弹指。阳跷脉的病变，寸部脉来显紧象，好象左右弹动似的。

[7] 尺弹左右阴跷束　阴跷脉的病变，尺部脉紧，同样具有左右弹动的情况。

[8] 带脉关紧弹不除　带脉的病变，关部脉紧，也是左右弹动不能消除。

[9] 阴维尺外斜至寸　阴维脉的病变，尺部脉多斜向大指（外斜），而上至寸部，其搏动沉大而实。

[10] 阳维尺内斜寸浮　阳维脉的病变，尺部脉多斜向小指（内斜），而上至寸部，其搏动浮大而实。

[11] 脊强癫痫督脉露　督脉的病变，可使脊柱强直，还可发生癫病或痫病。

[12] 任脉七疝瘕聚诉　任脉病变，多为血分虚寒，多发寒疝、水疝、筋疝、血疝、气疝、狐疝、㿗疝（七疝）或瘕积一类的肿块病。

[13] 逆气里急冲脉病　冲脉病变，多见气逆上行，腹内里急。

[14] 带脉脐痛精带污　带脉病变为妇女带下，脐腹疼痛、男性遗精等精带污浊之疾病。

[15] 阴维胸胁心痛猝　阴维脉病，是由营血虚亏，不能滋养心脏，而致心痛，甚至胸胁刺痛，悸动不安等症。

[16] 阳维寒热目眩仆　阳维脉病，是由卫虚不固，而见恶寒发热等表证，不上于头，便见两目眩晕，或突然颠仆，僵直不省人事，有如尸厥。

[17] 阴缓阳急　阴跷脉病，外踝以上经脉拘急，内踝以上经脉弛缓，都叫做“阴缓阳急”。

[18] 阳缓阴急　阳跷脉病，内踝以上经脉拘急，外踝以上经脉弛缓，内为阴、外为阳，故曰“阳缓阴急”。

## 6. 寸口寸关尺配脏腑部位歌

脉为血府[1]百骸通，寸口动脉大会宗。诊人之脉高骨取[2]，界乎寸尺关中定[3]。
至鱼至泽寸尺应[4]，阳寸阴尺源此称。寸口无脉寻臂外，生理反关[5]有变更。
左寸心膻右肺胸，右关脾胃察中宫。左关肝胆自古立，三部三焦尺肾同[6]。
右为气口[7]左人迎[8]，外感内伤详辨清。左小膀胱右大肠[9]，命门属肾气原生。
浮中沉部七诊丛[10]，左右推寻[11]上下竟[12]。男左女右大为顺，女盛男弱尺脉行[13]。
天地人部上下中[14]，各部有三九候名[15]。额颊耳前腕歧锐[16]，肝肾脾胃下足经[17]。

**注释**

[1] 脉为血府　脉为血之府，周身血脉运行，皆由此贯通。

［2］诊人之脉高骨取　诊病人脉，令仰其手，见腕后有高骨（桡骨凸）隆起，即是按诊脉处（关部脉）。

［3］界乎寸尺关中定　医者先将中指按诊关部，然后再下前、后二指于寸、尺部位上。

［4］至鱼至泽寸尺应　从高骨上至鱼际，长一寸，此名为寸；从高骨下至尺泽，长一尺，此名为尺。此指寸口脉的寸部与尺部。

［5］生理反关　“寸口”无脉，在手臂外侧，即“寸口”上方，可摸到脉动，就叫“反关脉”。（详见第七章正常脉象，第八节诊脉方法，反关脉）

［6］三部三焦尺肾同　以上四句是据《内经》寸口脉三部分候脏腑法。

［7］右为气口　右手寸部叫“气口”，凡属内伤里证都在这里诊察。

［8］左人迎　左手寸口脉的寸部叫“人迎”，凡属外感表证都在这里诊察。（详见第四章气口与人迎脉诊）

［9］左小膀胱右大肠　滑寿以左尺候小肠，膀胱前阴之病，右尺候大肠，后阴之病。（详见第六章寸口脉中寸关尺三部配脏腑）

［10］浮中沉部七诊丛　寸口浮中沉三部诊法及推、寻、上竞、下竞法，皆归列在这七种诊法之内。浮，轻下指于皮脉间诊候；沉，重下指于筋骨间诊候；中，不轻不重，下指于肌肉间诊候。

［11］左右推寻　即用左右手或左右推寻的方法诊取脉象的形态及至数力势等。

［12］上下竟　上者，是为两寸；竟者，即《内经》上竟上者，胸喉中事也。下者，是为两尺；竟者，即《内经》下竟下者，少腹、腰、股、胫、足中事也。根据经文，临床应尺肤诊与寸口脉三部分诊相参之法，诊断疾病。

［13］女盛男弱尺脉行　寸为阳，尺为阴，男子阳气偏盛，故寸脉盛，尺脉弱为宜；女子阴血偏盛，故尺脉盛，寸脉弱为宜。

［14］天地人部上下中　《内经》有三部九候，以十二经中动脉为诊脉之法。

［15］各部有三九候名　三部各有天、地、人，三而三之，合为九候之名也。

［16］额颊耳前腕歧锐　额，即两额；颊，即两颊。上部天，两额动脉，当颔厌之分，足少阳脉气所行，以候头角。上部地，两颊动脉，即地仓、人迎之分，足阳明脉气所行，以候口齿。上部人，耳前之动脉，即和髎之分，手少阳脉气所行，以候耳目。腕，即寸口脉。腕歧锐，谓寸口手腕处的歧骨、锐骨。中部天，掌后经渠之次，寸口动脉，手太阴脉气所行，以候肺。中部地，手大指次指歧骨间，合谷之动脉，手阳明脉气所行，以候胸中。中部人，乃掌后锐骨下神门之动脉，手少阴脉气所行，以候心。

［17］肝肾脾胃下足经　下足经，即下部足三阴经，包括五里、太溪、箕门、肝、肾、脾、胃也。下部天，乃气冲下三寸，五里之动脉，足厥阴脉气所行，以候肝。下部地，乃内踝后跟骨傍，太溪之动脉，足少阴脉气所行，以候肾。下部人，乃鱼腹上越筋间，箕门之动脉，足太阴脉气所行，以候脾胃。

## 7. 五脏平脉歌[1]

心脉之浮浮大散[2]，肺脏脉浮涩短间。肾脉之沉沉滑软[3]，肝脏脉沉沉长弦[4]。

脾胃脉来总和缓[5]，此作五脏本脉看。春弦夏洪季节脉，秋毛[6]冬石[7]随时迁。
察病诊脉宜平旦[8]，虚静宁神调息观。太过实强多外感[9]，不及虚微内失安[10]。
饮食劳倦右关端，有力无力实虚辨。四时细察胃根神，上工良医据此参。

**注释**

[1] 五脏平脉　五脏的正常脉象，常通过浮、中、沉三候来观察。

[2] 心脉之浮浮大散　心脉之浮，浮中显得大而散，就是指尖稍微着力，便觉脉体粗大，再稍着力，脉体阔大软散。

[3] 肾脉之沉沉滑软　肾脉的沉，有壮实兼软滑感觉。

[4] 肝脉之沉沉长弦　肝脉的沉，脉形显得较长，还具有张力较大弦象。

[5] 脾胃脉来总和缓　脾和胃的脉象，总以不快不慢，和缓为常。

[6] 秋毛　毛，这里作“浮而轻虚”讲，秋毛，指秋季阳气渐衰，脉相应轻虚浮软而见毛象。

[7] 冬石　石，这里作“沉而有力”讲，冬石，指冬季气候严寒，脉相应沉潜有力而见石象。

[8] 平旦　平旦之时，人之气血，安静调匀，未受其他外来因素干扰，故脉象最能反映体内的真实情况。

[9] 外感　邪气有余的病变，如风、寒、暑、湿、燥、火之邪，侵袭人体，脉多出现洪大紧数，弦长滑实而太过实强之脉象。

[10] 内失安　凡四季脉中，出现虚、弱、细、微的脉象，大多是内伤，属于正气不足的病变。

## 8. 杂病顺逆歌

中风之脉宜浮迟，坚大急疾凶可知。伤寒热证浮洪顺，沉微涩小危候期。
汗后脉静身凉喜，身热脉躁火亢极。阴证见阳困无害，阳证见阴急寻医。
疟脉自弦代散顽，弦数多热弦迟寒。沉小滑弱泄利吉，实大浮数火热燔。
呕吐反胃浮滑现，沉数细涩结肠炎。劳倦伤脾脉虚弱，自汗脉躁身难安。
霍乱脉代无惊险，舌卷囊缩厥伏间。咳嗽宜浮浮濡治，沉伏而紧疾缠绵。
浮滑喘息顺之连，沉涩肢冷属虚寒。热证洪数实火看，微弱无神本离散。
骨蒸发热虚数惧，热而涩小殒身躯。浮软微弱虚劳甚，细数火炎弦脾虚[1]。
失血诸证脉多芤，缓小乃顺数大忧。蓄血在中宜牢大，沉小涩微药难投。
小便淋闭面色黄，实大宜医涩小狂。消渴脉来数大喜，细微短涩脏已伤。
癫狂浮洪脉顺昌，沉急凶险遇之殃。痫多风痰脉浮缓，沉小急实必不良。
脘腹作痛类有九[2]，细迟速愈浮大忧。疝病属肝脉弦急，牢急可生弱急愁。
湿热黄疸微涩逆，浮大洪数病可医。肿胀浮大洪实适，细而沉微复慎思。
六腑邪聚五脏积，沉细难愈实强宜。乍数乍迟鬼祟脉，大小不一律难齐。
痈疽未溃宜洪大，已溃洪大证惧怕。中恶腹胀喜紧细，浮大邪深疾又发。
肺痈已成寸数实，数而无力肺痿际。痈痿色白脉短涩，数大相遇气血失。
肠痈实热滑数至，沉细无根症危知。临证欲得真要诀，杂病顺逆要牢记。

注释

［1］弦脾虚　指右关脉弦，是肝木乘脾土，属于脾土衰败之象。

［2］脘腹作痛类有九　脘，胃脘；腹，胃脘以下，古代文献称胃痛为“心痛”、“心下痛”，脘腹痛称“心腹痛”。《灵枢·邪气藏腑病形篇》：“胃病者，腹䐜胀，胃脘当心而痛。”古方有九种心痛之说，即：虫痛、注痛、悸痛、食痛、饮痛、冷痛、热痛、风痛、去来痛。(一说无风痛、去来痛、有气痛、血痛)

# 后记

《脉理探邃》丁亥年夏审校定稿，与读者见面了。从最初设计、编写到成书，历经数十年的勤奋努力，艰苦写作，实践验证，修改充实，走过了许多坎坷道路，有辛酸，有付出，也有收获，同时也留下对本书许多美好的回忆、思考和感慨。

1973年春，便萌生了编写此书之念，当时资料不多，就到图书馆借阅有关脉学方面的书籍，查寻各个时期医学杂志、院校期刊。凡能阅览到资料、文章，逐一抄录，学习研究，制定计划，设立大纲，分门别类，归纳总结，引证注释，统筹安排，将其资料分列到全书有关章、节中去。遇到不懂的问题，请教老中医、老专家；实践经验不足，时常到各个医院、诊所，向有脉学专长的同行学习，吸收他们的经验与心得体会。在临床工作中，不断实践探索，提高医术，领悟要领，这样边学边干边写，经过几十年努力，终于成为一个脉学造诣较深的行家里手了。

在成书过程中，首先将中医经典《黄帝内经》、《难经》、《伤寒论》、《金匮要略》、《脉经》及古今医籍，脉学专辑，有关文献，作为本书主要参考依据，并按照年代、人物、脉法等不同内容，深入学习，从原作中，把精华部分提炼出来，放在本书重要章、节中，进行详细阐述，有的并将其升华到现代医学概念中来，便于读者学习与了解。例如：在“脉学源流”一章里，以黄帝、岐伯、扁鹊、张仲景、王叔和等人物生平、事迹、著作及脉法方面的内容，按历史年代，先后顺序，撰写简介，组成脉史记略，能够使读者系统了解脉学的起源、创始人、各历史时期的医家事迹与著作。在“脉象图形”里，从最初模式脉象图形到脉诊客观化的脉象仪诞生、描绘成图的发展、演变过程，可以简明的了解全貌，使读者很容易认识脉象与脉图之间关系的重要性及意义。在“脉象纲目”中，介绍了古今医家众多的脉纲统目之法，只要医者从中掌握某一脉纲的划分，便可进行临床使用。在“分类与简化”里，通过掌握脉象分类与简化标准，便能更好服务于实践。

按现代医学院校教学模式与教材内容，将本书的章节与内容进行编排与之相适应。先以中医基础学的程序模式，放在本书里，重点突出了脉象的整体观，以脉象为主线，将阴阳、脏腑、经络、气血津液、内外环境、病证关系等，串连一起，高点定位，逐节论述，内容规范，层次分明，条理清晰，起到了脉学宏观调控的现实意义。在基础理论的框架结构中，使脉象内容得到了系统规范的延伸与发展，并为学习掌握这一学说，做了一个良好的开端。

在脉与证结合方面，重点放在“病理脉象”一章，列举了常见脏腑、妇科、儿科等方面的内容，将疾病的证候特点与病理脉象组合，以便能够准确找出病因症状，辨审类型，脉象所起的作用与意义是不容置疑的。例如：症见心烦不寐，面赤口渴，尿黄便结，舌尖红赤苔黄，脉数有力，证型属心火亢盛，其因常由气郁化火，火热内侵，嗜食辛辣之物，火自内生，或郁久化热所致。以心、舌、脉表现出实热之象，为辨证要点。这样脉证结合，由浅入深，全面了解，整体衡量，便得到了确切的诊断依据，可以大胆放心用药治疗，掌握治疗主动权，对了解疾病的转归与预后，脉象起到了关键的作用。

科学技术发展到当今时代，西医教学是必不可缺少的，其教学内容与教材，是医学生必修之课，也是临床治病的重要环节。因此，在编写本书过程中，尽量将一些现代医学内容，如解剖、生理、病理、临床学的有关知识与脉学联系一起，以有利于中西医结合、学习应用与提高。在“正常脉象”里，脉象的产生、形成、调节、变化、形态、诊断等方面，也将解剖、生理学中的心血管系统、血液循环、心脏动脉、分布位置、神经体液调节等内容，插入其中，互相对照；对脉搏波形的产生，脉象仪器测定及临床意义，特别对脉搏部位、节律、速率、压力、脉道宽窄、形状与动态变化的描绘，从脉图可直观到结果，脉象图的科学试验，对脉象学发展起到巨大的推动作用，都作了一定的介绍与说明。但由于人力、物力所限，这一方面所做工作甚少，今后有待与有志于脉学研究的人士一起合作，开展这方面的科学实验工作。

脉象在临床应用方面，也是以中医的证与西医的病结合为主进行论述的。在单脉、合脉、怪脉与病证章节中，将现代医学确定的病名，归纳在“主病”栏里，将中医根据证候所辨出的证名，归类在“主证”中，二者进行有机结合。例如：洪脉（单）主病，在感染科，常见于某些流感、流脑、乙脑、猩红热等感染性热病中、极期，证属邪热亢盛，或热毒炽盛；浮洪脉（合）主病，在内科，见于急性肾小球肾炎初期，证属疮毒型；败血症早期，证属热毒入里；虾游脉（怪）主病，在内科见于各种器质性心脏病，出现充血性心力衰竭、严重的心律紊乱、完全性房室传导阻滞，证属心肾亡阳，脾胃气绝，或胃气枯竭，命门火衰。虽然举例不多，但读者或医者自会领悟，举一反三。能够做到辨证与辨病有机结合，才能不断提高疾病诊断水平，在治疗上，采用中、西两法，或中西医结合，尽快祛除疾病的病因与症状，提高临床治愈率。

对于脉中“胃气、神气、根蒂”，有无与多少，可以判断人体内正邪进退和预后安危，对辨识疾病的轻重与死生，有着独特的意义与价值。“气口与人迎脉诊”，根据《内经》记载，从命名、定位、来源与演变过程，在生理联系、病理诊断、标准设立等方面，详细阐述。“寸口脉分候寸关尺三部诊法”，对寸、关、尺的命名、定位、长度的来源与演变过程，进行深入考证、分析与探讨，为寸关尺配合脏腑内容及应用奠定了基础。“寸口脉寸关尺三部分配脏腑”，考证了《内经》、《难经》、《脉经》及后世诸家的分配方法，找出分候依据，采用手法，验证结果，进行深入研究，高度概括总结。由于这些内容的重要与独特，故单独设立章节论述。其中有许多内容，是历史上遗留下来悬而未解的难题。例如“尺寸终始一寸九分”、“气口与人迎”中关脉、气口、人迎的命名、定位、长度等问题，可在本书得到确切的解答，所提出的论点，都有一定的论据、论证可考。

总之，本书是多年教学与临床实践经验汇集的结晶，是中西医结合的力作。其优势在于：（一）概括全面；（二）定位准确；（三）论述系统；（四）内容规范；（五）具体实用。因此，可以作为中医必修、中西医结合、教研参考的工具书和科普读物，有着一定的科学技术含量与实践应用价值。在这里，我大胆建议，今后是否通过进一步验检与修改，作为当今医学生在校学习的一门学科——《中医脉象学》。以便对祖国医学丰富多彩的技法，有更多的认识、学习、掌握的机会，为全人类健康服务。

在《脉理探邃》出版之际，我深深感到，能把数千年来，古代先贤与众多医家的智慧、精华、经验汇集成册，我做了一件有益的工作。能够将祖国医学继承发扬光大，此生无怨无悔。在完成这项使命之后，还有许多工作要做，今后要走的路程还很长，许多疑难顽疾需要攻克。我将牢记为人民服务这个宗旨，不负众望，为人民的健康、民族的强盛，不畏艰难险阻，大胆走下去。面临着祖国医学事业蓬勃发展的大好局面，我将和卫生界同仁一起，与时俱进，再创佳绩，老骥伏枥，志在千里。振兴中华，敢闯医学崎岖路；弘扬国粹，愿做救死扶伤人。

杨洪明

2007 年 7 月

# 主要参考文献


1. 补注黄帝内经素问．唐·王冰．人民卫生出版社，1956 年影印
2. 黄帝内经素问注证发微．明·马莳．清·嘉庆十年右歙鲍氏慎余堂刻本
3. 黄帝内经太素．隋·杨上善．人民卫生出版社，1955 年据兰陵堂仿宋嘉祐本影印
4. 内经教学参考资料．南京中医学院．江苏人民出版社，1959
5. 内经讲义．北京中医学院．上海科学技术出版社，1964
6. 黄帝素问直解．清·高士宗．科学技术文献出版社，1980
7. 素问今释．王琦．遵义人民出版社，1981
8. 素问注释汇粹（上、下册）．程士德，等．人民卫生出版社，1982
9. 内经知要．明·李念莪．人民卫生出版社，1982
10. 内经知要浅解．秦伯未．人民卫生出版社，1983
11. 灵枢经．人民卫生出版社影印，1982
12. 灵枢经校释．（上、下册）．河北医学院．人民卫生出版社，1982
13. 难经白话解．陈璧琉．人民卫生出版社，1963
14. 难经正义．清·叶霖．上海科学技术出版社，1981
15. 类经．明·张介宾．人民卫生出版社，1957 年影印
16. 针灸甲乙经校释．山东中医学院．人民卫生出版社，1980
17. 伤寒论译释（上、下册）．南京中医学院．上海科学技术出版社，1959
18. 重订通俗伤寒论．俞根初．上海科学技术出版社，1959
19. 伤寒论选读．湖北中医学院，等．上海科学技术出版社，1979
20. 金匮要略诠解．刘渡舟，等．天津科学技术出版社，1984
21. 金匮要略方论．汉·张仲景述，晋·王叔和集．人民卫生出版社，1963
22. 脉经．晋·王叔和．人民卫生出版社影印，1982
23. 医门补要．清·赵濂．上海科学技术出版社，1959
24. 几种中医简易诊断法．杨春波．人民卫生出版社，1964
25. 医宗金鉴·幼科心法要诀白话解．刘弼臣，等
26. 医宗金鉴·四诊心法要诀白话解．何任．人民卫生出版社，1982
27. 脉学指南．卢敬之．中国书店影印，1987
28. 医效秘传．清·叶天士述，吴金寿校
29. 医宗己任编．清·高鼓峰．科技卫生出版社
30. 中国医学人名志．陈邦贤，等．人民卫生出版社，1956
31. 中医各家学说．北京中医学院．上海科学技术出版社，1979
32. 中国医学史．北京中医学院．上海科学技术出版社，1964
33. 脉学发微·病理杂谈．恽铁樵．科技卫生出版社，1959
34. 脉学研究十讲．任应秋．上海卫生出版社，1957

35. 脉诀刊误．元·戴起宗．上海科学技术出版社，1958
36. 脉诀汇辨．清·李延昰．上海科学技术出版社，1982
37. 诊治备览．李筱圃．云南中医学院，1978
38. 河北医籍考．郭霭春，等．河北人民出版社，1979
39. 医易通说．清·唐宗海．中医古籍出版社，1989
40. 中国医学史略．贾得道．山西人民出版社，1979
41. 三指禅．清·周学霆．中国中医药出版社，1992
42. 诊家正眼．明·李中梓．中国书店影印，1987
43. 脉学阐微．邢锡波．河北人民出版社，1979
44. 脉诊．刘冠军．上海科学技术出版社，1979
45. 医学传心录．钱乐天，等．河北人民出版社，1975
46. 中医基本理论．中山医学院．广东人民卫生出版社，1972
47. 中医学基础（诊法、辨证教学参考资料）．林沛湘．广西中医学院印刷厂，1980
48. 脉确．清·黄琳．中医古籍出版社，1981
49. 濒湖脉学白话解．北京中医学院．人民卫生出版社，1973
50. 濒湖脉学新释．王汝琨，等．河南科学技术出版社，1983
51. 谈切脉．张翼．青海人民出版社，1976
52. 脉学刍议．张琪．黑龙江人民出版社，1965
53. 中医诊断学．广东中医学院．上海人民出版社，1972
54. 辨证施治纲要．北京市中医学校．人民卫生出版社，1965
55. 病理与诊断治疗纲要．陈育鸣．宁夏人民出版社，1973
56. 中医学基础．北京中医学院．上海人民出版社，1974
57. 简明中医儿科学．广州中医学院．上海人民出版社，1971
58. 中医学基础．遵义医学院．上海人民出版社，1974
59. 妇产科学．湖北中医学院．上海人民出版社，1974
60. 中医名词术语选释．广东中医学院，等．人民卫生出版社，1973
61. 资料选编（内部资料）．成都中医学院附属医院，1976
62. 医学启源．金·张元素．人民卫生出版社，1978
63. 中医诊疗要览．唐正有．人民卫生出版社，1956
64. 诊余集·赵恩俭医学论文第二辑．李特校录．天津市中西医结合急腹症研究所，1979
65. 决生死秘要．周信有，等．甘肃科学技术出版社，1988
66. 时氏诊断学．时逸人．上海千顷堂书局，1954
67. 中医诊疗．叶橘泉．上海卫生出版社，1957
68. 中医诊断学．南京中医学院．科技卫生出版社，1959
69. 脉因证治．元·朱丹溪．科技卫生出版社，1959
70. 中医诊疗常识．胡友梅．福建人民出版社，1958
71. 简明中医辞典（试用本）．中医辞典编委会．人民卫生出版社，1979
72. 备急千金要方．唐·孙思邈．人民卫生出版社，1955

73. 千金翼方．唐·孙思邈．人民卫生出版社，1955
74. 普济方．明·朱橚，等．人民卫生出版社，1960
75. 中国医籍考．日·丹波元胤．人民卫生出版社，1956
76. 中医儿科学．刘慧瑾主编．山东科学技术出版社，1998
77. 方剂学．王蓉新主编．江苏科学技术出版社，1999
78. 中医妇科学．王伟渝主编．山东科学技术出版社，1999
79. 中医外科学．吴恒亚主编．江苏科学技术出版社，1999
80. 中医内科学．白淑仪主编．江苏科学技术出版社，1999
81. 针灸学．王新明主编．江苏科学技术出版社，1998
82. 中医学基础．张珍玉主编．中国中医药出版社，2002
83. 中医眼科学．廖品正．上海科学技术出版社，1986
84. 四诊抉微．清·林之翰．人民卫生出版社，1983
85. 内科手册．上海第二医学院．上海人民出版社，1971
86. 中医证候鉴别诊断学．中国中医研究院．人民卫生出版社，1989
87. 中医脉诊学．赵恩俭，等．天津科学技术出版社，1990
88. 现代中医脉诊学．费兆馥，等．人民卫生出版社，2003
89. 中医脉象研究．黄世林，等．人民卫生出版社，1990
90. 中医学概论．南京中医学院．人民卫生出版社，1959
91. 脉法精粹．许进京，等．中医古籍出版社，2003